改訂第**9**版

内科学書 Vol.**4**

●総編集
南学　正臣（東京大学医学部腎臓・内分泌内科学 教授）

■消化管・腹膜疾患
●編集
千葉　勉（関西電力病院 院長）

■肝・胆道・膵疾患
●編集
持田　智（埼玉医科大学消化器内科・肝臓内科 教授）

●編集協力
塩沢　昌英（獨協医科大学 特任教授/兵庫医科大学 客員教授）

中山書店

**《内科学書》
改訂第9版**

● 総編集

南学　正臣　東京大学医学部腎臓・内分泌内科学　教授

● 部門編集　(五十音順)

伊藤　　裕　慶應義塾大学医学部腎臓内分泌代謝内科　教授

大田　　健　公益財団法人結核予防会　複十字病院　院長

小澤　敬也　自治医科大学名誉教授／客員教授

下村伊一郎　大阪大学大学院医学系研究科内分泌・代謝内科学　教授

田中　章景　横浜市立大学神経内科学・脳卒中医学　教授

千葉　　勉　関西電力病院　院長

伴　信太郎　愛知医科大学特命教授／医学教育センター長

平井　豊博　京都大学大学院医学研究科呼吸器内科学　教授

深川　雅史　東海大学医学部内科学系腎内分泌代謝内科　教授

福田　恵一　慶應義塾大学医学部循環器内科　教授

藤田　次郎　琉球大学大学院医学研究科感染症・呼吸器・消化器内科学（第一内科）教授

三森　経世　医療法人医仁会武田総合病院　院長

持田　　智　埼玉医科大学消化器内科・肝臓内科　教授

山本　和利　松前町立松前病院　病院事業管理者

● 基準値一覧 編集

山田　俊幸　自治医科大学臨床検査医学　教授

● 編集協力

塩沢　昌英　獨協医科大学　特任教授／兵庫医科大学　客員教授

序

　優れた医師となるためには，疾患の機序を理解し，そのうえで臨床的なエビデンスを踏まえ，診断と治療を進めることが重要です．表面的に羅列された所見や検査結果を記憶したのみの医師は，典型例には対応できても，非典型的な経過を示す患者の前では無力です．なぜ，その所見や検査結果がみられるのか，また治療がどのように効くのか，そのメカニズムまで理解した医師になってはじめて，限りない多様性を示す現実の患者に，適切に対応することができます．

　本書は，1971年の初版刊行以来，現象面の背後にある基本原理をきちんと考察することを重視し，基礎医学を踏まえた疾患の理解に重点を置きながら，臨床的基礎がしっかりと身につくよう編集されています．

　医学の進歩は日進月歩であり，医療の世界には革新的新技術が次々に導入されています．多くの臨床試験が行われ，免疫チェックポイント阻害薬をはじめ新しい薬理機序による治療薬も登場してきました．これに伴い，各学会からの診療ガイドラインも，一定期間の成果をまとめて改訂が繰り返されています．前版である第8版が刊行された2013年以降も，多くの革新的進歩があり，経験豊富な医師であっても常に知識をアップデートすることが必要です．

　今回の改訂では，前版刊行以後の新知見を盛り込むことはもちろん，項目についても見直しを行い，急激に変化している社会情勢にも合わせて内容の最適化を図っています．

　各分野の編集，編集協力，執筆の先生がたは，現在の日本のトップランナーばかりですが，その大半が本書のかなり前の版を学生時代に愛用していた世代です．私自身を含め，本書で勉強した世代の医師が，時を経て編集作業の中心的立場を担い，総力を結集して作成したものが本書の改訂第9版です．

　本書は，長年，日本の内科学の教科書の金字塔であり続けています．これまで，学生たちにとっては日常の学習や国家試験の準備のための定本として，また若手医師から経験豊かな医師に至るまで，診療現場の机上にあって知識の再確認や更なる自己研鑽に役立つ成書として愛読されてきました．この改訂第9版も伝統を受け継ぎ，格調が高く，しかも読みやすいものに仕上がっています．今また新しい息吹を放つ本書が，読者に愛用され，役立つことを心より願っております．

　　2019年6月

編集代表　南学　正臣

内科学書　Vol.4

執筆者一覧

（執筆順）

消化管・腹膜疾患

相磯　貞和	芝浦工業大学 SIT 総合研究所　教授
本郷　道夫	公立黒川病院　管理者
庄司　知隆	東北大学病院心療内科　助教
根本　泰宏	東京医科歯科大学大学院医歯学研究科官システム制御学系専攻消化代謝病学講座消化器病態学分野　医学部内講師
渡辺　　守	東京医科歯科大学大学院医歯学研究科官システム制御学系専攻消化代謝病学講座消化器病態学分野　教授
福井　広一	兵庫医科大学内科学消化管科　准教授
上野　　哲	高島市民病院内科　科長
伊藤　俊之	滋賀医科大学医学・看護学教育センター　副センター長（教授）
辻　　喜久	滋賀医科大学 IR 室　室長（准教授）
眞部　紀明	川崎医科大学検査診断学（内視鏡・超音波）教授
春間　　賢	川崎医科大学総合内科学 2 特任教授
畠　　二郎	川崎医科大学検査診断学（内視鏡・超音波）教授
炭山　和毅	東京慈恵会医科大学内視鏡医学講座　主任教授
田尻　久雄	東京慈恵会医科大学先進内視鏡治療研究講座　教授
田中　信治	広島大学大学院医系科学研究科内視鏡医学　教授
齋田　幸久	東京医科歯科大学放射線診断科　特任教授
玉木　長良	京都府立医科大学放射線医学　特任教授
西村　元喜	京都府立医科大学放射線医学　助教
松島　成典	京都府立医科大学放射線医学　助教
市川　一仁	神鋼記念病院病理診断センター　センター長代行
三富　弘之	小田原市立病院病理診断科・臨床検査科　主任部長
藤盛　孝博	神鋼記念病院病理診断センター　センター長
山崎　尊久	兵庫医科大学内科学消化管科　助教
三輪　洋人	兵庫医科大学内科学消化管科　主任教授
飯島　克則	秋田大学大学院医学系研究科消化器内科学・神経内科学　教授
栗林　志行	群馬大学医学部附属病院臨床試験部　助教
浦岡　俊夫	群馬大学大学院医学系研究科内科学講座消化器・肝臓内科学分野　主任教授
草野　元康	群馬大学医学部内科学第一講座　客員教授
福田　能啓	兵庫医科大学名誉教授，第二協立病院　院長
村上　和成	大分大学医学部消化器内科学講座　教授
瀬戸山　健	大阪赤十字病院消化器内科
清水　孝洋	京都大学大学院医学研究科消化器内科学　医員
宮本　心一	京都大学大学院医学研究科消化器内科学　講師
八隅秀二郎	公益財団法人田附興風会医学研究所北野病院消化器センター内科　主任部長
工藤　　寧	公益財団法人田附興風会医学研究所北野病院消化器センター内科
栗田　　亮	公益財団法人田附興風会医学研究所北野病院消化器センター内科
園部　純也	京都大学大学院医学研究科感覚運動系外科学講座歯科口腔外科学分野　講師
別所　和久	京都大学大学院医学研究科感覚運動系外科学講座歯科口腔外科学分野　教授
渡邉　拓磨	京都大学大学院医学研究科感覚運動系外科学講座歯科口腔外科学分野　助教
足立　経一	島根県環境保健公社総合健診センター　院長
梅原　久範	市立長浜病院リウマチ・膠原病内科　責任部長
佐藤　智美	市立長浜病院リウマチ・膠原病内科
中村　拓路	市立長浜病院リウマチ・膠原病内科
田中裕次郎	名古屋大学大学院医学系研究科小児外科　准教授
岩中　　督	埼玉県病院事業管理者
於保　和彦	柳川病院　院長
木下　芳一	製鉄記念広畑病院　病院長
河村　　修	群馬大学医学部附属病院光学医療診療部　講師
武藤　　学	京都大学大学院医学研究科腫瘍薬物治療学講座　教授
野村　基雄	京都大学大学院医学研究科腫瘍薬物治療学講座
下山　康之	群馬大学大学院医学系研究科内科学講座消化器・肝臓内科学分野　病院講師
中村　武史	関西電力病院　副院長
保坂　浩子	群馬大学医学部附属病院　消化器・肝臓内科
猪熊　哲朗	神戸市立医療センター中央市民病院消化器内科　部長

遠藤　由香	東北大学病院心療内科　助教
坂本　長逸	夢眠クリニック大宮北消化器内科
河越　哲郎	日本医科大学消化器内科学　講師
上村　直実	国立国際医療研究センター国府台病院　名誉院長
山本　博幸	聖マリアンナ医科大学消化器・肝臓内科　准教授
篠村　恭久	川西市医師会メディカルセンター　所長
佐藤　貴一	国際医療福祉大学医学部消化器内科　教授
中村昌太郎	岩手医科大学.医学部消化器内科消化管分野　准教授
河本　博文	川崎医科大学総合内科学2　教授
鎌田　智有	川崎医科大学健康管理学　教授
末廣　満彦	川崎医科大学総合内科学2　講師
池田　一毅	関西電力病院消化器・肝胆膵内科　部長
千葉　勉	関西電力病院　院長
武田　宏司	北海道大学大学院薬学研究院臨床病態解析学　教授
加藤　元嗣	国立病院機構　函館病院　院長
長尾　吉泰	九州大学大学院医学研究院先端医療医学講座災害・救急学分野　助教
赤星朋比古	九州大学大学院医学研究院先端医療医学講座災害・救急学分野　准教授
橋爪　誠	九州大学大学院医学研究院先端医療医学講座災害・救急学分野　教授
牧山　和也	社会医療法人春回会井上病院　顧問
辻川　知之	国立病院機構　東近江総合医療センター　副院長
藤山　佳秀	地域医療機能推進機構　滋賀病院　顧問
三浦総一郎	国際医療福祉大学　入学院長
福土　審	東北大学大学院医学系研究科行動医学分野　教授
後藤　秀実	国家公務員共済組合連合会名城病院　院長
大川　清孝	大阪市立十三市民病院　顧問
岡崎　和一	関西医科大学内科学第三講座　主任教授
北野　厚生	若草第一病院消化器内科・内視鏡センター　名誉院長
飯室　正樹	兵庫医科大学炎症性腸疾患学講座内科部門
中村　志郎	兵庫医科大学炎症性腸疾患学講座内科部門　教授
仲瀬　裕志	札幌医科大学医学部消化器内科学講座　教授
福田　知広	慶應義塾大学医学部内科学教室（消化器）　助教
長沼　誠	慶應義塾大学医学部内科学教室（消化器）　准教授
金井　隆典	慶應義塾大学医学部内科学教室（消化器）　教授
牟田口　真	慶應義塾大学医学部内科学教室（消化器）　助教
樋渡　信夫	広瀬病院　院長
松本　主之	岩手医科大学医学部消化器内科消化管分野　教授
矢野　智則	自治医科大学内科学講座消化器内科学部門　准教授
山本　博徳	自治医科大学内科学講座消化器内科学部門　教授
樫田　博史	近畿大学医学部内科学教室（消化器内科部門）　教授

田代　敬	神鋼記念病院病理診断センター　副センター長
藤井　茂彦	京都桂病院消化器センター・消化器内科　副部長
平田　一郎	大阪中央病院消化器内科　特別顧問
二宮　悠樹	広島大学病院内視鏡診療科　医科診療医
大平　学	千葉大学大学院医学研究院先端応用外科　講師
松原　久裕	千葉大学大学院医学研究院先端応用外科　教授
河南　智晴	大津赤十字病院　副院長
山名　哲郎	東京山手メディカルセンター大腸肛門外科　部長
冨田　尚裕	兵庫医科大学外科学講座下部消化管外科　主任教授
岡田　明彦	大阪府済生会中津病院消化器内科　主任部長
小濱　和貴	京都大学大学院医学研究科消化管外科　准教授
坂井　義治	京都大学大学院医学研究科消化管外科　教授
北島　政樹	山王病院名誉病院長，国際医療福祉大学名誉学長
似鳥　修弘	国際医療福祉大学医学部消化器外科　准教授
三上　博信	島根大学医学部内科学講座第二
藤原　幹夫	関西電力病院消化器・肝胆膵内科　医長
榊　信廣	公益財団法人早期胃癌検診協会　理事長
藤森　俊二	日本医科大学千葉北総病院消化器内科　教授
小熊　潤也	国立がん研究センター中央病院食道外科
小澤　壮治	東海大学医学部消化器外科　教授

肝・胆道・膵疾患

畠橋　健太	金沢大学医薬保健研究域医学系人体病理学
原田　憲一	金沢大学医薬保健研究域医学系人体病理学　教授
小田桐直志	大阪市立大学大学院医学研究科肝胆膵病態内科　病院講師
松原三佐子	大阪市立大学大学院医学研究科肝胆膵病態内科　特任講師
河田　則文	大阪市立大学大学院医学研究科肝胆膵病態内科　教授
高村　昌昭	新潟大学大学院医歯学総合研究科消化器内科学分野　准教授
寺井　崇二	新潟大学大学院医歯学総合研究科消化器内科学分野　教授
森川　賢一	北海道大学大学院医学研究院消化器内科学教室　助教
坂本　直哉	北海道大学大学院医学研究院消化器内科学教室　教授
阪森亮太郎	大阪大学大学院医学系研究科　消化器内科学　学内講師
竹原　徹郎	大阪大学大学院医学系研究科　消化器内科学　教授
瀬川　誠	山口大学医学部附属病院漢方診療部　准教授
坂井田　功	山口大学大学院医学系研究科消化器内科　教授

西口 修平	兵庫医科大学内科学肝・胆・膵科 主任教授
榎本 平之	兵庫医科大学内科学肝・胆・膵科 准教授
森下 朝洋	香川大学医学部消化器・神経内科 助教（学内講師）
野村 貴子	香川大学医学部消化器・神経内科 助教（学内講師）
正木 勉	香川大学医学部消化器・神経内科 教授
八橋 弘	国立病院機構長崎医療センター臨床研究センター長，肝臓内科
四柳 宏	東京大学医科学研究所先端医療研究センター感染症分野 教授
中山 伸朗	埼玉医科大学消化器内科・肝臓内科 准教授
榎本 信幸	山梨大学医学部内科学講座第一教室 教授
大平 弘正	福島県立医科大学医学部消化器内科学講座 主任教授
田中 篤	帝京大学医学部内科学講座 教授
杉本 和史	三重大学大学院医学系研究科消化器内科
竹井 謙之	三重大学大学院医学系研究科消化器内科 教授
米田 政志	愛知医科大学内科学講座（肝胆膵内科） 教授
角田 圭雄	愛知医科大学内科学講座（肝胆膵内科） 准教授
鍛治 孝祐	奈良県立医科大学内科学第三講座 講師
吉治 仁志	奈良県立医科大学内科学第三講座 教授
柿坂 啓介	岩手医科大学消化器内科肝臓分野 講師
滝川 康裕	岩手医科大学消化器内科肝臓分野 教授
吉田 理	愛媛大学大学院医学系研究科消化器・内分泌・代謝内科 講師
日浅 陽一	愛媛大学大学院医学系研究科消化器・内分泌・代謝内科 教授
加藤 直也	千葉大学大学院医学研究院消化器内科 教授
乾 あやの	済生会横浜市東部病院小児肝臓消化器科 部長
山下 竜也	金沢大学先進予防医学研究センター 准教授
金子 周一	金沢大学大学院消化器内科 教授
森山 光彦	日本大学医学部内科学系消化器肝臓内科学分野 主任教授
神田 達郎	日本大学医学部内科学系消化器肝臓内科学分野 准教授
柴田 英貴	長崎大学病院消化器内科 助教
中尾 一彦	長崎大学病院消化器内科 教授
徳重 克年	東京女子医科大学消化器内科 教授・講座主任
森内 昭博	鹿児島大学大学院医歯学総合研究科消化器疾患・生活習慣病 講師
馬渡 誠一	鹿児島大学大学院医歯学総合研究科消化器疾患・生活習慣病 助教
井戸 章雄	鹿児島大学大学院医歯学総合研究科消化器疾患・生活習慣病 教授
清家 正隆	大分大学医学部肝疾患相談センター 診療教授
藤澤 知雄	済生会横浜市東部病院小児肝臓消化器科 顧問
本多 彰	東京医科大学茨城医療センター内科（消化器）教授，共同研究センター長
良沢 昭銘	埼玉医科大学国際医療センター消化器内科 教授
菅野 啓司	広島大学病院総合内科・総合診療科 准教授
小林 知貴	総合内科・総合診療科 助教
田妻 進	総合内科・総合診療科 教授
伊佐山浩通	順天堂大学大学院医学研究科消化器内科学講座 教授
斉藤 紘昭	順天堂大学大学院医学研究科消化器内科学講座 准教授
上野 義之	山形大学医学部内科学第二講座（消化器内科学）教授
山本健治郎	東京医科大学消化器内科
糸井 隆夫	東京医科大学消化器内科 主任教授
佐々木英之	宮城県立こども病院外科 部長
丸山 治彦	宮崎大学医学部感染症学講座寄生虫学分野 教授
安部井誠人	筑波大学医学医療系消化器内科 准教授
眞嶋 浩聡	自治医科大学附属さいたま医療センター総合医学第1講座消化器内科 准教授
川 茂幸	松本歯科大学歯学部内科学 特任教授
岡崎 和一	関西医科大学内科学第三講座 主任教授
竹山 宣典	近畿大学医学部外科 教授
正宗 淳	東北大学大学院医学系研究科消化器病態 教授
池浦 司	関西医科大学内科学第三講座 講師
内田 一茂	関西医科大学内科学第三講座 准教授
古瀬 純司	杏林大学医学部腫瘍内科 教授
伊藤 鉄英	福岡山王病院膵臓内科・神経内分泌腫瘍センター センター長
藤山 隆	福岡山王病院膵臓内科・神経内分泌腫瘍センター
宮原 稔彦	福岡山王病院膵臓内科・神経内分泌腫瘍センター
鈴木 裕	杏林大学医学部外科 准教授
杉山 政則	杏林大学医学部外科 教授
菅谷 武史	獨協医科大学医学部内科学（消化器）講座 学内講師
入澤 篤志	獨協医科大学医学部内科学（消化器）講座 主任教授
富永 圭一	獨協医科大学医学部内科学（消化器）講座 講師

内科学書　Vol.4

目次

消化管・腹膜疾患

1　消化管の構造と機能

消化管の構造————————————相磯貞和　2
　基本構造————————————2
　血管————————————2
　自律神経支配————————————2
　口腔，咽頭————————————2
　食道————————————2
　胃————————————4
　小腸，結腸————————————5
　直腸，肛門————————————7
　腹膜，腹壁————————————7
消化管の運動————————本郷道夫，庄司知隆　8
　消化管運動の生理学————————————8
　消化管各部の運動の特徴————————————10
消化管の免疫機構————————根本泰宏，渡辺　守　10
　物理的／化学的バリアによる非特異的防御機構　10
　腸管特有のリンパ組織 GALT による獲得免疫
　　の誘導————————————10
　腸管特有のリンパ球分画による獲得免疫系————10
　免疫寛容による腸管免疫恒常性の維持機構————12
　腸内細菌と腸管粘膜免疫————————————12
消化管ホルモンおよび胃液，膵液，腸液分泌
————————————福井広一　13
　ガストリン————————————13
　コレシストキニン————————————13
　セクレチン————————————13
　ソマトスタチン————————————13
　血管作動性腸ポリペプチド（VIP）————————13
　セロトニン————————————13
　モチリン————————————13
　グレリン————————————13
　インクレチン————————————14
　グアニリン————————————14

2　身体診察

————————————上野　哲　15
　消化器疾患における全身の診察————————15
　腹部診察————————————16

3　消化管の検査法

消化管の一般検査————————伊藤俊之　25
　出血の検査————————————25
　悪性腫瘍の検査————————————25
　自己免疫・アレルギーの検査————————26
　その他の検査————————————27
消化管のX線検査————————辻　喜久　27
　腹部単純X線検査————————————27
　消化管造影X線検査————————————28
　CT colonoscopy————————————30
消化管の超音波検査
————————眞部紀明，春間　賢，畠　二郎　33
　体外式超音波検査（US）————————————33
　超音波内視鏡検査（EUS）————————————36
消化管の内視鏡検査————————————37
　総論————————————炭山和毅，田尻久雄　37
　上部消化管内視鏡検査————————————39
　小腸内視鏡検査————————————田中信治　40
　大腸内視鏡検査————————————40
　色素内視鏡検査————————炭山和毅，田尻久雄　42
　緊急内視鏡検査————————————43
その他の画像診断————————————44
　腹部CT————————————齋田幸久　44
　腹部MRI————————————45
　血管造影————————————46
　核医学検査————————玉木長良，西村元喜，松島成典　47
消化管の組織診断
————————市川一仁，三富弘之，藤盛孝博　53

概要 53	エプーリス 91
組織採取・切除 53	歯肉増殖症 92
組織の固定 54	色素沈着 92
病理組織診断の申し込み 55	舌疾患 足立経一 92
標本作製 55	黒色毛舌 92
組織診断の実際（概略） 65	地図状舌 92

消化管の機能検査 67

24 時間 pH モニタリング

山崎尊久，三輪洋人 67

胃酸分泌能検査 飯島克則 69

消化管運動機能検査

栗林志行，浦岡俊夫，草野元康 70

消化吸収試験 福田能啓 72

消化管の細菌学的検査 村上和成 76

Helicobacter pylori の検査法 76

腸内細菌の検査法 77

4 内視鏡的インターベンション

消化管の内視鏡的インターベンション

瀬戸山 健，清水孝洋，宮本心一 79

内視鏡的止血術 79

消化管上皮性腫瘍に対する内視鏡的切除術

80

内視鏡的バルーン拡張術および内視鏡的ス
テント挿入術 83

膵胆道の内視鏡的インターベンション

八隅秀二郎，工藤 寧，栗田 亮 84

概念 84

適応 85

禁忌 85

併発症 85

急性膵炎膵周囲体液貯留に対する EUS ガ
イド下ドレナージ 85

術後再建腸管に対するバルーン内視鏡を用
いた ERCP 87

EUS ガイド下胆道ドレナージ 88

EUS ガイド下膵管ドレナージ 88

5 口腔内疾患

口腔粘膜疾患 園部純也，別所和久 89

潰瘍性病変 89

白色病変 89

水疱性病変 90

歯肉疾患 渡邉拓磨，別所和久 91

歯周病 91

溝状舌 92

Moeller-Hunter（Hunter）舌炎 92

Plummer-Vinson 症候群 93

巨大舌 93

唾液腺疾患 梅原久範，佐藤智美，中村拓路 93

IgG4 関連疾患 93

Sjögren 症候群 94

付 悪性リンパ腫 94

6 食道疾患

食道の先天性疾患 田中裕次郎，岩中 督 95

先天性食道閉鎖症 95

先天性食道狭窄症 96

食道憩室 於保和彦 96

Mallory-Weiss 症候群 木下芳一 97

胃食道逆流症 98

特殊な食道炎 101

好酸球性食道炎 101

感染性食道炎 101

薬剤性・腐食性食道炎 101

アカラシアと食道運動異常 河村 修，草野元康 102

食道癌 武藤 学 105

食道悪性黒色腫およびその他の食道悪性腫瘍

武藤 学，野村基雄 108

食道悪性黒色腫 108

平滑筋肉腫 108

癌肉腫 108

食道粘膜下腫瘍・良性腫瘍 109

平滑筋腫 109

顆粒細胞腫 109

囊腫 109

その他 109

Boerhaave 症候群，食道破裂

下山康之，草野元康，浦岡俊夫 109

食道・胃静脈瘤 中村武史 111

横隔膜ヘルニア 保坂浩子，草野元康，浦岡俊夫 113

食道裂孔ヘルニア 113

先天性ヘルニア 114

外傷性ヘルニア，医原性ヘルニア 114

7 胃・十二指腸疾患

胃・十二指腸の位置・形態異常————猪熊哲朗 115
　肥厚性幽門狭窄症·················· 115
　幽門粘膜脱出症·················· 115
　胃重積症·················· 116
　胃軸捻症，瀑状胃·················· 116
　胃憩室·················· 117
　急性胃拡張·················· 118
　十二指腸憩室·················· 118
　新生児胃破裂·················· 120
　先天性十二指腸閉鎖・狭窄症·················· 120
機能性胃腸症（機能性ディスペプシア）
　　　　　　　　————本郷道夫，遠藤由香 121
急性胃十二指腸粘膜病変————坂本長逸，河越哲郎 122
慢性胃炎————————————上村直実 123
特殊な胃炎————————山本博幸，篠村恭久 125
　自己免疫性胃炎·················· 125
　サイトメガロウイルス胃炎·················· 125
　胃巨大皺襞症·················· 126
消化性潰瘍（胃十二指腸潰瘍）————佐藤貴一 127
　付 吻合部潰瘍（anastomotic ulcer）·················· 132
胃の上皮性腫瘍——清水孝洋，瀬戸山 健，宮本心一 132
　胃腺腫·················· 132
　胃癌·················· 133
胃 MALT リンパ腫————————中村昌太郎 142
胃粘膜下腫瘍————春間 賢，河本博文，鎌田智有 143
十二指腸腫瘍——末廣満彦，春間 賢，河本博文 148
　十二指腸良性腫瘍·················· 148
　十二指腸悪性腫瘍·················· 148
胃 angiodysplasia/angiectasia
　　　　　　　　————池田一毅，千葉 勉 151
門脈圧亢進症性胃腸症————————152
上腸間膜動脈症候群，上腸間膜動脈性十二指腸
　閉塞————————武田宏司，加藤元嗣 153

8 腸疾患

腸の先天性異常と位置・形態異常
　　　　　　　　————田中裕次郎，岩中 督 155
　先天性小腸閉鎖・狭窄症·················· 155
　先天性結腸閉鎖・狭窄症·················· 155
　内臓逆位症·················· 155
　腸回転異常症·················· 155
腸憩室，Meckel 憩室
　　　　　————長尾吉泰，赤星朋比古，橋爪 誠 156

大腸憩室·················· 156
　Meckel 憩室·················· 158
Hirschsprung 病————————牧山和也 159
吸収不良症候群————————辻川知之，藤山佳秀 160
乳糖不耐症————————三浦総一郎 163
セリアック病·················· 165
過敏性腸症候群————————福土 審 166
腸壁囊状気腫症————————牧山和也 167
腸 angiodysplasia————————後藤秀実 168
感染性腸炎————————大川清孝 170
　細菌性腸炎·················· 170
　ウイルス性腸炎·················· 172
　アメーバ性腸炎·················· 172
　旅行者下痢症·················· 173
抗菌薬起因性腸炎————————岡崎和一 173
　偽膜性腸炎·················· 174
　抗菌薬起因性出血性腸炎·················· 175
放射線性腸炎————————北野厚生 175
急性虫垂炎————————飯室正樹，中村志郎 176
腸結核————————仲瀬裕志，北野厚生 178
潰瘍性大腸炎————福田知広，長沼 誠，金井隆典 180
Crohn 病————牟田口 真，長沼 誠，金井隆典 186
腸管（型）Behçet 病と単純性潰瘍
　　　　　　　　————仲瀬裕志，樋渡信夫 193
非特異性多発性小腸潰瘍症————松本主之 195
microscopic colitis (collagenous colitis,
　lymphocytic colitis)·················· 196
虚血性腸炎·················· 198
腸管子宮内膜症————————牧山和也 199
小腸腫瘍————————矢野智則，山本博徳 200
大腸良性腫瘍，腫瘍様病変————樫田博史 201
　総論·················· 201
　各論·················· 206
消化管ポリポーシス
　　　　　————田代 敬，藤井茂彦，藤盛孝博 211
　家族性大腸腺腫症·················· 211
　Peutz-Jeghers 症候群·················· 213
　若年性ポリポーシス·················· 214
　Cowden 病·················· 214
　Cronkhite-Canada 症候群·················· 214
　過形成性ポリポーシス·················· 215
　Lynch 症候群·················· 215
大腸癌————————樫田博史 215
大腸粘膜下腫瘍————————平田一郎 226
　大腸非上皮性良性腫瘍·················· 227

目次　xi

大腸非上皮性悪性腫瘍 ……………………… 229
　gastrointestinal stromal tumor（GIST）……… 229
虫垂腫瘍 ――――――――二宮悠樹，田中信治 230
腸重積 ――――――――――大平　学，松原久裕 232
　付　結腸軸捻転症 ……………………………… 232
腸閉塞 ――――――――――――――――― 233
　付　偽性腸閉塞症 ……………………………… 236
粘膜脱症候群 ――――――――――河南智晴 237
　付　cap polyposis ……………………………… 238

9　直腸・肛門疾患

痔核 ――――――――――――――山名哲郎 240
肛門周囲膿瘍・痔瘻 ――――――――――― 240
直腸粘膜脱症候群 ――――――――――――― 242
肛門癌，肛門管癌 ――――――――冨田尚裕 243
直腸潰瘍 ―――――――――――――河南智晴 244

10　腹膜・腸間膜疾患，後腹膜疾患

腹膜炎 ―――――――――――――岡田明彦 247
腹膜偽粘液腫 ――――――――――――――― 247
腹膜中皮腫 ―――――――――――――――― 248
後腹膜線維症 ――――――――――――――― 249
腹部血管疾患 ―――――――――――辻　喜久 250
　腹部血管疾患の分類 …………………………… 250
　腸間膜虚血性疾患 ……………………………… 250
　非腸間膜血管疾患 ……………………………… 254
鼠径ヘルニア，大腿ヘルニア，閉鎖孔ヘルニア
　―――――――――――小濵和貴，坂井義治 255

11　急性腹症

――――――――――北島政樹，似鳥修弘 260

12　その他の消化管病変

消化管寄生虫症 ――――――足立経一，木下芳一 266
　アニサキス症 …………………………………… 266
　糞線虫症 ………………………………………… 267
　回虫症 …………………………………………… 268
　鉤虫症 …………………………………………… 268
　鞭虫症 …………………………………………… 268
　蟯虫症 …………………………………………… 268
　ランブル鞭毛虫症 ……………………………… 268
　横川吸虫症 ……………………………………… 268
　条虫症 …………………………………………… 269
消化管アレルギーと好酸球性消化管疾患
　――――――――――木下芳一，三上博信 269
　食物アレルギー ………………………………… 269
　好酸球性消化管疾患 …………………………… 269
蛋白漏出性胃腸症 ――――――――三浦総一郎 271
消化管リンパ腫 ――――――――――中村昌太郎 274
消化管 NET（胃カルチノイド含む）
　――――――――――藤原幹夫，千葉　勉 276
AIDS の消化管病変 ―――――――榊　信廣 278
膠原病の消化管病変 ―――――――仲瀬裕志 278
Henoch-Schönlein 紫斑病の消化管病変―― 280
消化管アミロイドーシス ――――――松本主之 281
薬剤性消化管障害（抗菌薬起因性腸炎を除く）
　――――――――――藤森俊二，坂本長逸 282
術後合併症 ―――――――――――――――― 284
　胃切除後症候群 ………………小熊潤也，小澤壯治 284
　盲係蹄症候群 …………………………………… 285
　術後逆流性食道炎 ……………………………… 285
　術後腸管癒着症（術後癒着性腸閉塞）
　…………………………大平　学，松原久裕 286

肝・胆道・膵疾患

1　肝疾患

肝臓の構造と機能 ――――髙橋健太，原田憲一 290
　肝臓の形態，構造 ……………………………… 290
　　肝臓の解剖学 ………………………………… 290
　　肝臓の血管・神経支配，胆汁排泄 ………… 290
　　肝小葉の構造と機能 ………………………… 292
　肝構成細胞の機能と病態での意義
　―――――小田桐直志，松原三佐子，河田則文 294

肝臓の構成細胞とその機能 …………………… 296
肝病態と肝構成細胞 …………………………… 299
肝疾患の身体所見と診察法――高村昌昭，寺井崇二 300
　肝疾患の身体所見 ……………………………… 300
　肝疾患の診察法 ………………………………… 302
肝炎ウイルス ――――――――森川賢一，坂本直哉 303
　A 型肝炎ウイルス（HAV）…………………… 304
　B 型肝炎ウイルス（HBV）…………………… 304
　C 型肝炎ウイルス（HCV）…………………… 305

D 型肝炎ウイルス··········305
E 型肝炎ウイルス··········305
肝疾患診断のための検査──阪森亮太郎, 竹原徹郎 306
　肝機能検査··········306
　肝画像検査と肝硬度検査
　　　　　　　　──瀬川　誠, 坂井田　功 311
　　超音波検査··········311
　　CT··········312
　　MRI··········314
　　血管造影··········316
　　核医学検査··········317
　　肝硬度検査··········318
　ウイルス学的検査──西口修平, 榎本平之 318
　　A 型肝炎ウイルス (HAV)··········318
　　B 型肝炎ウイルス (HBV)··········319
　　C 型肝炎ウイルス (HCV)··········321
　　D 型肝炎ウイルス (HDV)··········322
　　E 型肝炎ウイルス (HEV)··········323
　免疫学的検査──森下朝洋, 野村貴子, 正木　勉 323
　腫瘍マーカー··········324
急性肝疾患──────────325
　肝炎ウイルスによる急性肝炎──八橋　弘 325
　その他のウイルスによる急性肝炎──四柳　宏 330
　急性肝不全と遅発性肝不全──中山伸朗 331
慢性肝疾患──────────335
　ウイルス性慢性肝炎──榎木信幸 335
　　B 型慢性肝炎··········335
　　C 型慢性肝炎··········339
　自己免疫性肝炎──大平弘正 341
　原発性胆汁性胆管炎──田中　篤 344
　原発性硬化性胆管炎と IgG4 関連疾患*──348
　アルコール性肝障害──杉本和史, 竹井謙之 348
　非アルコール性脂肪性肝疾患
　　　　　　　　──米田政志, 角田圭雄 353
　肝硬変──鍛治孝祐, 吉治仁志 357
　特殊な肝硬変と肝線維症──柿坂啓介, 滝川康裕 363
　　二次性胆汁性肝硬変··········363
　　うっ血性肝硬変··········364
　　付 Fontan associated liver disease··········364
　　先天性肝線維症··········364
薬物性肝障害──────吉田　理, 日浅陽一 365
先天性高ビリルビン血症 (体質性黄疸)
　　　　　　　　────加藤直也 368
　ビリルビン代謝··········368
　Gilbert 症候群··········369

Crigler-Najjar 症候群··········370
　付 光線療法··········371
Dubin-Johnson 症候群··········372
Rotor 症候群··········373
代謝性肝疾患──────乾あやの 373
　Wilson 病··········373
　ヘモクロマトーシス··········374
　Reye 症候群··········374
　肝型糖原病··········374
　尿素サイクル異常症··········375
　シトリン欠損による新生児肝内胆汁うっ滞
　　　　　　　　··········376
　脂質蓄積症··········376
　肝性ポルフィリン症··········377
　肝アミロイドーシス··········377
　α_1 アンチトリプシン欠損症··········378
肝腫瘍──────山下竜也, 金子周一 378
　肝細胞癌··········378
　肝内胆管癌··········382
　転移性肝癌··········383
　その他の肝悪性腫瘍··········384
　　肝芽腫··········384
　　肝肉腫··········384
　　血管肉腫··········384
　肝良性腫瘍··········384
　　肝細胞腺腫··········384
　　肝血管腫··········384
　腫瘍類似病変··········384
　　異型結節··········384
　　限局性結節性過形成··········385
　肝嚢胞··········385
肝の感染症──────森山光彦, 神田達郎 386
　肝膿瘍··········386
　　化膿性肝膿瘍··········386
　　アメーバ性肝膿瘍··········388
　その他の肝感染症··········388
　　Weil 病 (黄疸出血性レプトスピラ症)··········388
　　肝の結核症··········388
　　肝の梅毒··········389
　　肝の真菌感染症··········390
　　Fitz-Hugh-Curtis 症候群··········390
　　肝のヒト免疫不全ウイルス (HIV) 感染症
　　　　　　　　··········390
肝寄生虫症──────柴田英貴, 中尾一彦 391
　日本住血吸虫症··········391

目次　xiii

肝吸虫症 391
肝蛭症 392
肝エキノコックス症 392

肝血行異常 徳重克年 393
特発性門脈圧亢進症 393
肝外門脈閉塞症 394
Budd-Chiari 症候群（BCS） 394
肝類洞閉塞症候群 395
肝中心静脈閉塞症 395

全身疾患に伴う肝障害
森内昭博，馬渡誠一，井戸章雄 396
循環不全と肝障害 396
虚血性肝炎 396
うっ血肝 396
膠原病と肝障害 397
血液疾患と肝障害 398
消化管疾患と肝障害 399
内分泌疾患と肝障害 399
糖尿病と肝障害 400
サルコイドーシスと肝障害 400
術後肝障害 400
AIDS と肝障害 401

妊娠と肝障害 清家正隆 401
妊娠と肝の変化 401
妊娠時に関連した肝障害 402
妊娠と関連のない肝疾患の管理 403

新生児と肝障害 乾あやの，藤澤知雄 403
新生児胆汁うっ滞症 403
特発性新生児肝炎 404

2 胆囊・胆道疾患

胆囊・胆道の構造と機能 本多　彰 406
胆囊・胆道の構造 406
胆囊・胆道の機能 407
胆汁の組成 407
胆汁の分泌 408
胆汁の排出機序 409

胆道疾患の身体所見，検査と診断法 良沢昭銘 410
身体所見 410
一般検査 410
超音波検査 410
腹部 CT 411
肝胆道シンチグラフィ 412
MRI，MRCP 412
胆道造影 413

胆道内視鏡 415
超音波内視鏡 416

胆石症 菅野啓司，小林知貴，田妻　進 416

胆道系の炎症 伊佐山浩通，斉藤紘昭 421
急性胆囊炎 421
急性胆管炎 424

原発性硬化性胆管炎と IgG4 関連胆管炎
上野義之 428

胆道系の腫瘍性疾患 山本健治郎，糸井隆夫 431
胆囊癌 431
胆管癌 432
胆道良性疾患 436

胆道形成異常 佐々木英之 438
胆道閉鎖症 438
膵・胆管合流異常 440
先天性胆道拡張症 441

胆道ジスキネジー 菅野啓司，小林知貴，田妻　進 442

胆道寄生虫症 丸山治彦 442
胆道回虫症 443
胆道肝吸虫症 443
胆道ジアルジア症 443
胆道クリプトスポリジウム症 443
その他 444
肝蛭症 444

その他の胆道疾患 安部井誠人 444
良性胆管狭窄 444
胆道出血 447
胆囊腺筋腫症 447
胆囊コレステローシス 448
石灰乳胆汁 448
陶器様胆囊 448

3 膵疾患

膵臓の構造と機能 眞嶋浩聡 449
膵臓の発生 449
膵臓の構造 449
膵臓を構成する細胞・組織 450
膵臓の機能 451

膵疾患の診断 川　茂幸 453
身体所見 453
臨床生化学・免疫学検査 454
膵外分泌機能検査 456
膵内分泌機能検査 456
膵画像検査 岡崎和一 457

膵炎 竹山宜典 459

急性膵炎	459	膵粘液性嚢胞腫瘍	482
慢性膵炎 正宗 淳	465	漿液性嚢胞性腫瘍	483
自己免疫性膵炎		充実性偽乳頭状腫瘍	484
岡崎和一, 池浦 司, 内田一茂	470	その他の膵嚢胞 菅谷武史, 入澤篤志	485
膵腫瘍と嚢胞性膵疾患 古瀬純司	475	**膵形態異常** 富永圭一, 入澤篤志	487
膵癌	475	先天性膵形成不全	487
膵神経内分泌腫瘍		輪状膵	487
伊藤鉄英, 藤山 隆, 宮原稔彦	479	膵管癒合不全	487
嚢胞性膵腫瘍 鈴木 裕, 杉山政則	481	膵・胆管合流異常	488
膵管内粘液性乳頭腫瘍	481	異所性膵	489

索引 ———————————————————————— 491

【本書の使い方】
■目次
タイトルに*がついている項目は，そのページには解説がなく，解説のある参照先を提示しています．
■ Learning More on the Web
本文中にある⒲のマークは，本書に連動したウェブ情報提供サイト "Learning More on the Web" として
https://www.nakayamashoten.jp/nk9/lmw/
に，書籍の記述に関連した画像，動画などがアップロードされていることを示します．

アップロードされているのは図版もしくは写真です．
アップロードされているのは動画です．

消化管・腹膜疾患

編集●千葉　勉

1 消化管の構造と機能	▶	2
2 身体診察	▶	15
3 消化管の検査法	▶	25
4 内視鏡的インターベンション	▶	79
5 口腔内疾患	▶	89
6 食道疾患	▶	95
7 胃・十二指腸疾患	▶	115
8 腸疾患	▶	155
9 直腸・肛門疾患	▶	240
10 腹膜・腸間膜疾患, 後腹膜疾患	▶	247
11 急性腹症	▶	260
12 その他の消化管病変	▶	266

1 消化管の構造と機能

消化管の構造

基本構造

消化管は以下の基本構造を共有している.
①粘膜：内腔に面した上皮と，豊富な血管，リンパ管を含む粘膜固有層，平滑筋からなる粘膜筋板から構成される.
②粘膜下組織：血管，リンパ管，腺，Meissner 神経叢（副交感神経の支配を受けて，粘膜筋板の運動や腺分泌に関与する）を含む不規則性緻密結合組織層からなる.
③筋層：内側の輪状筋層と外側の縦走筋層の2層の平滑筋層から構成され，層間にある Auerbach 神経叢は，交感神経と副交感神経の支配を受けて筋層による蠕動運動に関与する.
④最外層は，疎性結合組織からつくられる外膜か，腹膜組織である漿膜である.

血管

胎児期に消化管は，前腸(咽頭下部～十二指腸上部)，中腸(十二指腸下部～横行結腸近位3分の2)，後腸(横行結腸遠位3分の2～肛門管櫛状線)から発生する.それによって，前腸由来の部位（胸部食道を除く）は腹腔動脈，中腸由来の部位は上腸間膜動脈，後腸由来の部位は下腸間膜動脈，のそれぞれの支配を受ける.静脈，リンパ管，神経支配についても，同様の支配様式を示す.静脈系の特徴は，胃から直腸までの腹腔動脈，上腸間膜動脈，下腸間膜動脈の支配領域からの血液が，門脈を経て肝臓に流れることである.食道下部と肛門管の静脈は，門脈圧が高い場合に門脈循環の体循環の静脈へのシャントとなる.

自律神経支配

交感神経系

腹部消化管を制御する交感神経については，第5胸髄～第3腰髄の側角にある中枢から発した節前線維が脊髄神経とともに前根を通り交感神経幹を通過し，胸内臓神経の大内臓神経（第5～9胸部交感神経節〈T5～T9〉），小内臓神経（T10～T11），最下内臓神経（T12），あるいは腰内臓神経（L1～L3）を経て，大動脈前（椎前）神経節（腹腔神経節←大内臓神経，

上腸間膜動脈神経節←大・小内臓神経，下腸間膜動脈神経節←腰内臓神経）でシナプスをつくったのちに腸管局所に分布する.

なお，交感神経の求心性感覚線維は由来する脊髄レベルに戻り，そのレベルのデルマトームの範囲に連関痛を引き起こす.

副交感神経系

主に迷走神経背側核からの副交感神経線維が，咽頭以下の頸・胸・腹部の各腸管に分布する直前で，その分布器官内や器官付近の神経叢（神経節と神経線維の集合構造）内の神経節に達し，節後線維となる.これと別に下行およびS状結腸，直腸へは，仙髄の側柱細胞からの線維が前根を通って第2～4仙骨神経内に入り，前仙骨孔を出て仙骨神経から分かれて骨盤内臓神経となり，下腸間膜動脈神経叢を経て交感神経線維とともに分布する.

口腔，咽頭

口腔，唾液腺，舌

口腔（oral cavity）は歯列を境として，口腔前庭と固有口腔の2つの部位から成る.このうち後方に位置する固有口腔は，口蓋，歯列，口腔底，舌に囲まれている.唾液は，主に大唾液腺（major salivary gland）である耳下腺，顎下腺，舌下腺から導管を介して分泌される.

舌（tongue）は，機械的な機能としての咀嚼や構音にかかわるほか，味蕾により味覚を感じる.

咽頭

咽頭（pharynx）は，❶のように上方は頭蓋底に，下方は第6頸椎の高さにあり，鼻腔後方の上咽頭（咽頭鼻部），口腔後方の中咽頭（咽頭口部），喉頭後方の下咽頭（咽頭喉頭部）の3部に分けられる.上皮は重層扁平上皮であり，筋層は咽頭を収縮させる外層（上咽頭収縮筋，中咽頭収縮筋，下咽頭収縮筋）と挙上させる内層（口蓋咽頭筋，耳管咽頭収縮筋，茎突咽頭筋）で構成される.

食道

臨床解剖学的区分

食道（esophagus）は，24～25cm長（切歯より

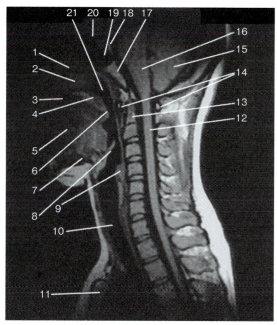

❶ 頸部を中心とした矢状断 MRI 像

1：中鼻甲介	8：喉頭蓋	15：小脳
2：下鼻甲介	9：披裂軟骨	16：延髄
3：口腔	10：気管	17：斜台
4：軟口蓋	11：胸骨	18：下垂体
5：オトガイ舌筋	12：脊髄	19：蝶形骨洞
6：口蓋垂	13：軸椎	20：視交叉
7：舌骨舌筋	14：環椎	21：上咽頭

約 15 cm から 40 cm）の筋性の管状器官で，咽頭下端と胃噴門の間に位置する．『臨床・病理食道癌取扱い規約』により臨床的に区分が定められている（❷）．

生理的狭窄部位

食道には生理的狭窄部位が 3 か所あり（食道入口部：第 6 頸椎の高さ，気管分岐部：第 4～5 胸椎の高さ，横隔膜通過部：第 11 胸椎の高さ），異物停留の好発部位とされている．

下部食道括約部（筋）

下部食道括約筋（lower esophageal sphincter：LES）の内圧は，横隔膜通過部位を中心として 4 cm の長さにわたって高圧（静止時約 20 mmHg）に保たれ，胃内容の逆流防止機構の一つとなっている．この高圧帯は，食道と明確に異なる生理的特性をもつ，隣接する輪状平滑筋により成立する．

組織学的構造（❸）の特徴

①上皮は重層扁平上皮から成る．
②筋層は，上部においては横紋筋，下部においては平滑筋であるが，中部においては両筋が混在している．
③疎性結合組織から成る外膜で囲まれ，食道と隣接す

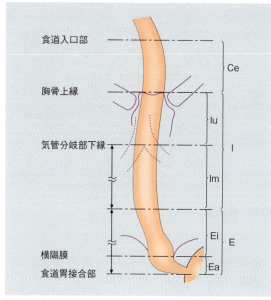

❷ 食道癌占居部位区分

Ce：頸部食道
I ：胸部上中部食道
Iu：胸部上部食道
Im：胸部中部食道

E ：胸部下部・腹部食道
Ei：胸部下部食道
Ea：腹部食道

（臨床・病理食道癌取扱い規約．）

❸ 食道の組織像

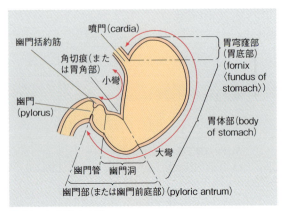

❹ 胃の各部位の名称

る諸器官とを結合しているため，食道の疾患が周囲臓器へ広がりやすい（癌の浸潤など）．

神経支配

食道へ分布する交感神経はT2〜T6からの節前線維が交感神経幹で節後線維となり食道枝を経て，副交感神経である迷走神経線維と食道神経叢で合して食道に分布する．

胃

胃（stomach）は容積が1,500 mLの嚢状の臓器で，その各部は❹のように呼ばれている．表面は腹膜で覆われているが，前面と後面を覆う腹膜は小彎において合わさって小網（肝胃間膜）として肝臓へ，また大彎で合わさって大網として横行結腸へと達する．脾臓と胃の間は胃脾間膜により固定されている．

組織学的構造の特徴

胃壁は粘膜，筋層，漿膜から成る（❺❻）．

粘膜

粘膜の表面は，すべて2〜3 mm大の凸面の区域（胃小区）が占め，さらにその表面には胃腺の開口部である微小な胃小窩がある．表層粘液細胞が内腔面を覆い，粘膜を消化作用から保護する粘液様物質を分泌する．胃体部では粘膜固有層に胃小窩が陥入し胃底腺を形成する．胃底腺は主細胞（ペプシノゲンを分泌），壁細胞（塩酸を分泌），副細胞（ムチンを分泌）の外分泌腺のほか，D細胞（ソマトスタチンを分泌），EC細胞（セロトニンを分泌），L細胞（グレリンを分泌）などの内分泌細胞が混在する．噴門部，幽門部では胃底腺は発達せず，大多数の腺細胞は粘液細胞である．ガストリンを産生・分泌するG細胞は幽門部に特異的に存在する．

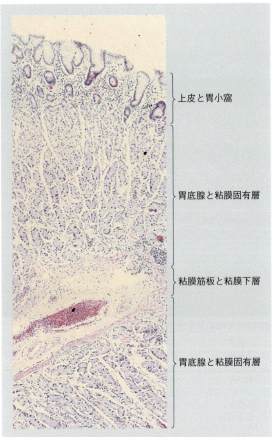

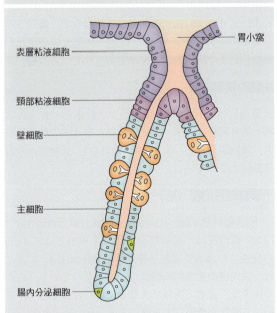

❺ 胃底腺領域の組織像と胃底腺の模式図

筋層

ほかの消化管と異なり3層の平滑筋層から構成され，最内層の筋は噴門の左側から下方に向かって斜走し，中層の筋は輪状に走り，外層の筋は縦走する．

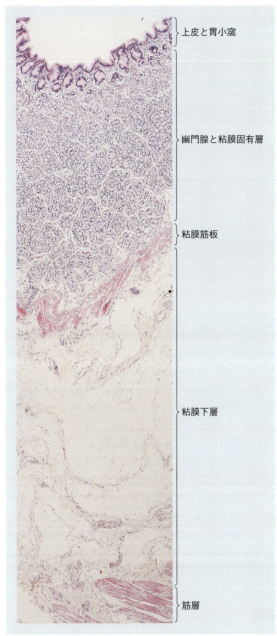

❻ 幽門部の組織像

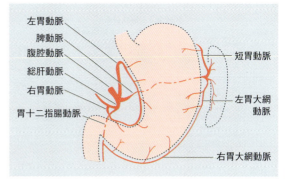

❼ 胃の動脈

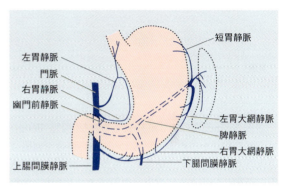

❽ 胃の静脈

神経

副交感神経
　左の迷走神経は前胃枝として胃の前面に，右の迷走神経は後胃枝として胃の後面に分布する．迷走神経は胃の緊張を高め運動を亢進する．求心性感覚線維を含み胃液分泌にかかわる．

交感神経
　T7～T9由来の神経線維は，大内臓神経，腹腔神経節を経て胃神経叢に至る．上部（上胃神経叢）は左胃動脈とともに走り小彎に達し，左迷走神経の前胃枝と合し，下部（下胃神経叢）は胃十二指腸動脈に伴行し胃大彎に達し，右迷走神経の後胃枝と合する．

小腸，結腸

　小腸（small intestine）は全長6.5～7 mで，胃幽門と盲腸の間にある．

　十二指腸（duodenum）は幽門から十二指腸堤筋（Treitz靱帯）まで長さ20～30 cmで，上部，下行部，水平部，上行部の4部に分かれる．下行部にある大十二指腸乳頭に膵管と総胆管が単独か，あるいは合流して開口する．水平部が第3腰椎の高さで下大静脈と下行大動脈の前を左走した後に上行部を経て空腸に至る．

血管
　胃に分布する動脈は腹腔動脈からの5本の動脈により支配される（❼）．胃の静脈はおおむね同名の動脈に併走し門脈に注ぐ（❽）．

リンパ
　小彎と大彎のリンパ節から，それぞれ動脈に伴行して，腹腔リンパ節を経て，腸リンパ本幹，乳び槽，胸管へと流れる．

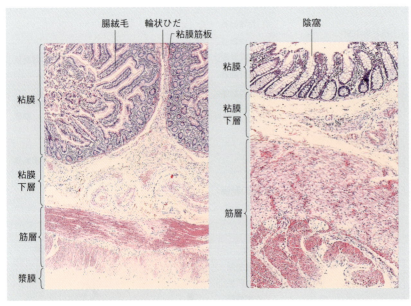

❾ 空腸（左）・結腸（右）の組織像

空腸（jejunum）は約3 m の長さを有し，回腸（ileum）は小腸の残りを占める．空腸は肉眼的に直径が回腸より大きく，壁は厚く，粘膜ひだも多く，絨毛も密である．空腸，回腸ともに全周は腹膜により覆われ，2葉の腹膜が腸管外壁の腸間膜付着部で合し，2葉の腹膜の間に血管，神経，リンパ管などを挟んだ二重層となって腸間膜を形成し後腹膜に付着する．大腸（large intestine）と小腸との間の回盲弁は内容物の小腸への逆流を防ぐ．

大腸は盲腸（cecum），結腸（colon；上行結腸，横行結腸，下行結腸，S状結腸），直腸（rectum）の三者を合わせた呼称で，長さは約170 cm である．大腸は小腸よりも太く多数の半球形の膨隆（結腸膨起）があり，それらは互いに深い切痕により区切られる．この切痕は腸内腔へ突出する半月ひだである．大腸表面には外縦筋層が発達した帯状の結腸紐（自由紐，大網紐，間膜紐）が互いに等間隔で3本縦走し，特に自由紐と大網紐に沿って有茎の脂肪小塊（腹膜垂）が多数垂れ下がっている．これらの特徴により，肉眼的に結腸は小腸と見分けられる．

組織学的構造（❾）

小腸，大腸ともに，壁は基本構造に準じ，最外層は漿膜である．小腸の上皮には特徴的な構造が認められる．小腸粘膜の全表面には約1 mm長の絨毛が密集し，絨毛間は陰窩と呼ばれる陥凹で，腸腺となっている．上皮は単層円柱上皮で，大部分は吸収上皮細胞から成り，それらの間には少数の粘液細胞である杯細胞が介在している．陰窩には杯細胞のほか，Paneth 細胞（リゾチームなどの抗菌物質を分泌する），基底顆粒細胞（セロトニンを産生する EC 細胞など消化管ホルモン産生細胞）などがある．十二指腸の陰窩には粘液を産生する好酸性の Brunner 腺が認められる．

大腸の粘膜は絨毛を欠き，小腸より長い陰窩が粘膜固有層を貫いている．上皮は吸収上皮細胞で占められ，介在する杯細胞の数は小腸に比して多い．陰窩では杯細胞が多数を占め，基底顆粒細胞も散在している．

小腸と大腸の粘膜固有層にはリンパ球の集合する径2〜3 mm の孤立リンパ小節が点在し，特に回腸においては腸間膜付着部の反対側に多数のリンパ小節が集合し，径10×50 mm の集合リンパ小節が存在する．これらのリンパ小節は，腸管免疫機構においてIgAの分泌を中心として液性免疫を担う Peyer 板や，上皮間リンパ球の供給源であるクリプトパッチと呼ばれる装置に機能上該当する．

脈管

小腸および結腸は3本の動脈系（上膵十二指腸動脈，上腸間膜動脈，下腸間膜動脈）により支配されている（❿）．同名の静脈により，静脈血は門脈を経て肝臓に至る．なお小腸では脂肪吸収と免疫機能を担うリンパ系の発達が特徴的である．粘膜の絨毛にある乳び管と呼ばれる特殊なリンパ管からのリンパ液が，腸管壁の小腸傍リンパ節，腸間膜リンパ節，上腸間膜動脈リンパ節を経て腸リンパ本幹，胸管へと流れる．

神経

小腸

迷走神経と交感神経（T8〜T10）は，腹腔神経叢あるいは上腸間膜神経叢を経て腸管壁に至る．迷走神

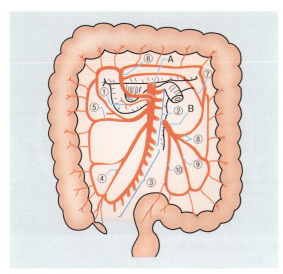

⓾ 小腸，大腸の動脈
A：上腸間膜動脈．①下膵十二指腸動脈，②空腸動脈，③回腸動脈，④回結腸動脈，⑤右結腸動脈，⑥中結腸動脈，⑦Riolanのアーケード．
B：下腸間膜動脈．⑧左結腸動脈，⑨S状結腸動脈，⑩上直腸動脈．

経は腸管壁の緊張と運動亢進と腺分泌の促進を，交感神経はこれらを抑制する作用をもつ．

結腸

盲腸，虫垂，上行結腸，および横行結腸は上腸間膜神経叢からの交感神経（T10～T12由来）と迷走神経の支配を受け，腸管壁に至る．左結腸曲から下行結腸，S状結腸は腰内臓神経，下腸間膜動脈神経叢からの交感神経（T12～L3）と骨盤内臓神経（S2～S4）由来で下腸間膜動脈神経叢を経由あるいは直接に直腸に至る副交感神経の支配を受ける．

直腸，肛門

直腸（rectum）は約20 cmの長さを有し，肛門（anal）を経て体外に通じる．骨盤腔内でDouglas窩の後方に（男性では膀胱，精嚢，前立腺の後方に，女性では子宮と腟の後方に）位置し（☞「Douglas窩」p.8），両性ともに仙骨と尾骨の前方にある．直腸の下部は内腔が拡張し，直腸膨大部となっている．直腸は腸間膜を欠き，内腔では半月ひだを欠き，粘膜は結腸より平滑である．膨大部の上方の3本の横ひだのなかで中央のものはKohlrauschひだと呼ばれている．

肛門管は膨大部の下の長さ4 cmの内腔が狭い部位である．肛門管の上端から肛門方向に向かって6～10条の縦ひだ（肛門柱）があり，その粘膜下に内縦走筋と粘膜下組織の内直腸静脈叢を含んでいる．肛門管の下部は痔帯と呼ばれ，内肛門括約筋により輪状に絞扼され，この痔帯の下端が肛門にあたる．肛門の直下の皮下には外直腸静脈叢が発達している．

血管

動脈については，上部は下腸間膜動脈の枝の上直腸動脈，中部は内腸骨動脈の枝の中直腸動脈，下部は内腸骨動脈に支配される内陰部動脈の枝の下直腸動脈から血液を受ける．静脈については，上部は上直腸静脈から下腸間膜静脈を経て門脈に，中下部の中直腸静脈と下直腸静脈は内腸骨静脈を経て総腸骨静脈から下大静脈へと注ぎ，肛門管粘膜下の発達した静脈叢（直腸静脈叢）は門脈系と下大静脈系との吻合部となる．

神経

肛門周囲の皮膚と外肛門括約筋（随意筋）には，陰部神経叢由来の陰部神経の枝の下直腸神経が分布する．直腸に分布する自律神経は，下腸間膜動脈神経叢から上直腸動脈神経叢と，下下腹神経叢から中直腸動脈神経叢，下直腸動脈神経叢とが，同名の動脈とともに直腸に分布している．なお生理機能にかかわる内臓求心性線維は副交感神経に沿ってS2～S4に至る．

腹膜，腹壁

腹壁

腹壁（abdominal wall）は表層より，皮膚，皮下組織（Camper筋膜：脂肪組織層，Scarpa筋膜：線維組織層），筋層，腹膜外結合組織，腹膜の5層により構成されている．筋層は，前腹壁においては腹直筋と腹横筋，側腹壁においては外腹斜筋，内腹斜筋と腹横筋から構成される．

抵抗減弱部位

白線，臍，鼠径管，大腿管，手術癒痕の5か所は，腹壁の抵抗が弱くヘルニアが生じやすい．横隔膜については，食道裂孔，大動脈裂孔，大静脈裂孔，腰肋三角（横隔膜腰椎部と肋骨部との間），胸肋三角（横隔膜胸骨部と肋骨部との間）が抵抗に弱い部位である．

感覚神経

腹壁の感覚は，肋間神経（T7～T11），肋下神経（T12），腸骨下腹神経（L1），腸骨鼠径神経（L1）により支配されており，支配領域の分布はデルマトームを示している．

腹膜（⓫～⓭）

腹膜（peritoneum）は，腹部において閉鎖した腔（腹膜腔）を形成し，壁側腹膜（腹壁の内面を覆う）と臓側腹膜（腹膜腔内にある内臓を包む）に分けられる．臓側腹膜が腹腔内の臓器を包んだ後にその両側からの葉が合わさって壁側腹膜やほかの臓器を包む臓側腹膜へと連なるとき，この2葉が合した腹膜を間膜と呼ぶ．

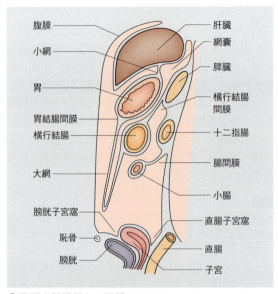

⓫ 腹膜と諸臓器との関係

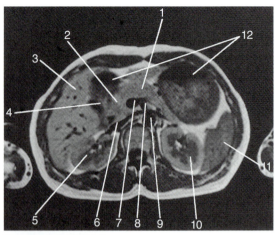

⓭ 上腹部横断 MRI 像
1：膵臓　　　　　　　　7：門脈
2：十二指腸下行部　　　8：上腸間膜動脈
3：肝右葉　　　　　　　9：大動脈
4：胆嚢　　　　　　　 10：左腎
5：右腎　　　　　　　 11：脾臓
6：下大静脈および左右腎静脈　12：胃

腸膀胱窩）を，女性においては直腸と子宮の間の陥凹部（直腸子宮窩）を Douglas 窩と呼ぶ．立位において腹腔内で最も低い位置となるために腹腔内出血や悪性腫瘍の腹腔内転移の有無の確認場所として臨床上重要である．

（相磯貞和）

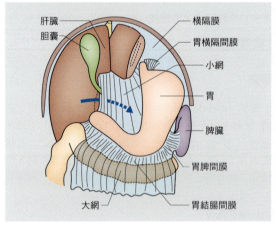

⓬ 胃を支持する間膜

間膜の種類には次のようなものがある．
①大網：胃の前後を包んだ腹膜は大彎において合して垂れ下がった（前葉）のちに反転して上行し（後葉），横行結腸に達する．これを大網といい，大網の前葉で胃と結腸を結ぶ部分を胃結腸間膜という．
②小網：前記「胃」の項目を参照．
②胃脾間膜：胃穹窿部と脾門とを結ぶ．
③腸間膜：空腸と回腸では腸間膜根を介して後腹壁に，盲腸，虫垂，横行結腸，S 状結腸では腹腔後壁につなげる．
④肝臓の間膜：横隔膜の下面と肝上面とは，肝冠状間膜，右と左の三角間膜により，横隔膜と前腹壁と肝臓の前面とは肝鎌状間膜によりつながっている．

Douglas 窩

男性においては直腸と膀胱の間の腹膜の陥凹部（直

消化管の運動

　経口摂取された飲食物は，嚥下により食道を通過し，胃に蓄えられる．胃での消化の過程を経て十二指腸に送り出され，空腸，回腸を経て結腸へ送られる．結腸では，上行結腸，横行結腸，下行結腸を経て S 状結腸に送り込まれ，排便までの間，貯留する．排便運動により，下行結腸，S 状結腸の内容物は直腸肛門を経て体外に送り出される．
　この一連の過程は，順行性移動，主要部位の間での逆行性移動の防止，適切な部位での攪拌と貯留などの消化管の運動によって制御される．

消化管運動の生理学

　腸管は，食道から大腸に至るまで，基本的に拡張部より近位側の収縮，遠位側の弛緩が起こり，内容物を遠位側に移送する機能をもつ．これを Starling の腸管の法則（Starling law of intestine）と呼ぶ（⓮）．収縮にはアセチルコリン（acetylcholine：ACH），弛緩には血管作動性腸ポリペプチド（vasoactive intestinal polypeptide：VIP）や一酸化窒素合成酵素（NOS）が

主要な役割を果たしている．

　消化管運動は，中枢，迷走神経および骨盤神経から成る副交感神経系による上位制御，壁内神経叢および粘膜下神経叢の神経系による直接制御を受け，モチリンやコレシストキニン（cholecystokinin：CCK）などによる脳腸ホルモンによる外的制御を受ける．グレリン，PYY（peptide YY），GLP-1などの脳腸ホルモンも消化管運動には何らかの影響を与える．感情などの大脳機能は，消化管運動に少なからぬ影響を与える．

　また，壁内神経叢においては，Cajalの介在細胞（interstitial cells of Cajal：ICC）が蠕動運動の自動能をはじめとする腸管運動に深くかかわり，さまざまな遺伝子が蠕動運動の周期性を制御している．蠕動運動の周期性は，胃からS状結腸までの消化管全体で，部位ごとに固有の周期で制御されている．また，腸管

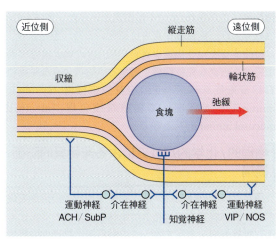

❶ Starlingの腸管の法則
ACH：アセチルコリン，SubP：サブスタンスP，VIP：血管作動性腸ポリペプチド，NOS：一酸化窒素合成酵素．

❶ 消化管各部の運動形態とその機能

部位		運動形態	機能		A	B	C	D
口腔	口腔咽頭 食道咽頭	嚥下運動	摂取物の食道への移送		横紋筋	随意	/	−
食道	上部食道括約筋	反射性弛緩収縮	摂取物の食道への移送 気道への侵入抑制（誤嚥防止）				+	−
	上部食道 下部食道	一次蠕動（嚥下に伴う） 二次蠕動（壁内反射による）	食塊の胃側への移送（蠕動運動）				−	−
	下部食道括約筋		胃内容物の食道への逆流防止				+	+
			食後期	空腹期				
胃	胃底部 胃体部	非蠕動性弛緩収縮運動	食物の受容性弛緩（食物貯留作用）	緊張性収縮による胃内容物の圧出	平滑筋	不随意運動	−	−
	胃前庭部	3 cpmの蠕動収縮運動	食物と胃液の攪拌および粥状化した食物の十二指腸への排出	強い規則的収縮運動による非消化物の排出				
	幽門		胃内容物の十二指腸への流入制御				+	−
小腸	十二指腸	11〜12 cpmの蠕動収縮運動	胃からの消化物と胆汁および膵液との混和（急速）	腸管内細菌叢の調節 壊死腸上皮細胞の剥離移送			−	−
	空腸	10〜11 cpmの蠕動収縮運動	急速な混和と移送					
	回腸	8〜10 cpmの蠕動収縮運動	比較的緩徐な混和と移送					
	回盲弁		結腸内容物の小腸内逆流防止				/	/
胆道系	胆嚢	脂肪摂取後の十二指腸からのCCK分泌により収縮運動	胆汁分泌のための収縮運動	胆汁濃縮運動			/	/
	Oddi筋		胆汁膵液排出制御					
結腸	盲腸 上行結腸 横行結腸 下行結腸	ハウストラ（結腸膨起）運動 非蠕動性分節運動と排便に関連する巨大蠕動運動	（運動面での機能不明） （通常運動） 水分吸収促進のためのハウストラ運動	（巨大収縮） 便意自覚時の巨大収縮			−	−
S状結腸		随意性収縮	排便までの内容物貯留				+	−
直腸			排便時の内容物排出					
肛門	内肛門括約筋 外肛門括約筋 肛門挙筋	随意性排便運動	随意性弛緩（排便） 不随意性収縮（排便コントロール）		横紋筋	随意	+	/

A：構成筋の種別，B：随意・不随意運動の別，C：口側腸管からの反射性の影響，D：肛側腸管からの反射性の影響．

のそれぞれの部位では，基本的には隣接の部位からの神経反射性の相互の影響はほとんどみられない．

消化管各部の運動の特徴

消化管各部位ごとに特徴的な運動を行い，それぞれの部位の間は括約機能を有する部位によって逆行性の移動を防ぐ作用をもっている．そのため，括約機能を有する部位は近側臓器の機能の影響を受けるが，遠側臓器の機能の影響はあまり受けず，例外は食道胃接合部の下部食道括約筋の示す胃過剰伸展時の一過性弛緩だけである．

消化管の部位別の運動の特徴を⓯に示す．消化管の運動は，内容物を口側から肛門側へ移動させることが基本であるが，その途中で，適宜，貯留すること，消化液と混和することが加わる．また，胃から小腸にかけて，食後期運動と空腹期運動とで大きく異なる運動がみられる．食後期運動は摂取した食物の消化と吸収にかかわる運動で，消化物が胃からすべて排出されると空腹期運動に移行する．空腹期運動は 60〜70 分続くほとんど収縮のない安静期と，徐々に収縮運動が出現する phase II が 5 分程度続き，規則的で強い収縮運動を示す phase III が 10 分程度続く．その後，再び安静期に入り，同じような運動を周期的に繰り返す．食事摂取によって食後期運動に移行する．空腹期運動は，非消化物の移送，腸内細菌叢の制御，壊死脱落粘膜上皮の排除などの機能を有する．空腹期収縮の障害は腸内細菌増殖を起こす．

大腸は分節運動と蠕動運動との異なるパターンの運動を呈し，排便に際しては全結腸をスイープするような巨大蠕動が出現する．

（本郷道夫，庄司知隆）

●文献

1) Wingate D, et al：Disorders of gastrointestinal motility：Towards a new classification. *J Gastroenterol Hepatol* 2002；17 (Suppl)：S1.

2) Kumar D, et al (eds)：An Illustrated Guide to Gastrointestinal Motility. Hoboken：John Wiley & Sons；1988.

消化管の免疫機構

人体は外側が皮膚，内側が消化管である 1 本の管にたとえることができる．皮膚が数層の上皮と皮下組織から成る強いバリア機構によって外界を遮断しているのに対し，"内なる外"である腸管粘膜は皮膚の約 200 倍の表面積を有し，単層の上皮細胞によって外界と接している．腸管粘膜は，常に無数の微生物や食餌性抗原にさらされ，水分や栄養素といった"良いもの"は取り入れ，病原体や有害抗原といった"悪いもの"は排除するという複雑な責務を果たすため，非常に高度でユニークな免疫機構を有する．このような粘膜における免疫システムを，全身免疫機構（systemic immunity）と区別して腸管粘膜免疫（intestinal mucosal immunity）と呼ぶ．

物理的/化学的バリアによる非特異的防御機構

消化管の蠕動運動は，微生物や大型分子の排泄を促す．小腸粘膜表面には粘液層が存在し，その 5％にムチン型糖蛋白を含有する．この粘液層は物理的障害に対する潤滑作用を有するだけでなく，微生物や抗原性を有する大型分子の粘膜上皮細胞への到達を防いでいる．また，これらの粘液層には細菌膜を溶解するリゾチームや，細菌の鉄代謝を阻害するラクトフェリン，さらにペルオキシダーゼ，界面活性物質などが含有され，化学的なバリアを形成している．また，小腸陰窩底部に存在する Paneth 細胞は抗ウイルス，抗菌活性を有するペプチドである α ディフェンシンを産生する．

腸管特有のリンパ組織 GALT による獲得免疫の誘導

消化管粘膜は生体内最大のリンパ組織であり，Peyer 板，虫垂，リンパ節など免疫反応の誘導組織と，粘膜固有層や粘膜上皮などの実効組織が存在する．これらのリンパ組織を，消化管関連リンパ組織（gut-associated lymphoid tissue：GALT）と称す（⓰）．Peyer 板は，小腸粘膜固有層に存在するリンパ小節の集合体で M 細胞から管腔の抗原を取り込み，樹状細胞（dendritic cell）やマクロファージなどの抗原提示細胞を介して，抗原特異的な B 細胞，T 細胞の分化を誘導する．近年，Peyer 板以外にも，粘膜固有層の樹状細胞が上皮間から管腔に突起を伸ばして直接抗原を取り込む経路が報告された．このように腸管粘膜は単なる障壁ではなく，多様な抗原を取り込むための門戸を有する．

腸管特有のリンパ球分画による獲得免疫系

B 細胞系：分泌型 IgA の産生

腸管組織で抗原提示を受けた B 細胞は，腸間膜リンパ節を介して腸管粘膜固有層に移動し，成熟形質細胞へと分化し抗体を産生する．末梢血中γグロブリンの大部分が IgG であるのに対して，消化管粘膜で分泌される抗体はそのほとんどが 2 分子重合した分泌型 IgA である．分泌型 IgA は腸管粘膜粘液層に豊富

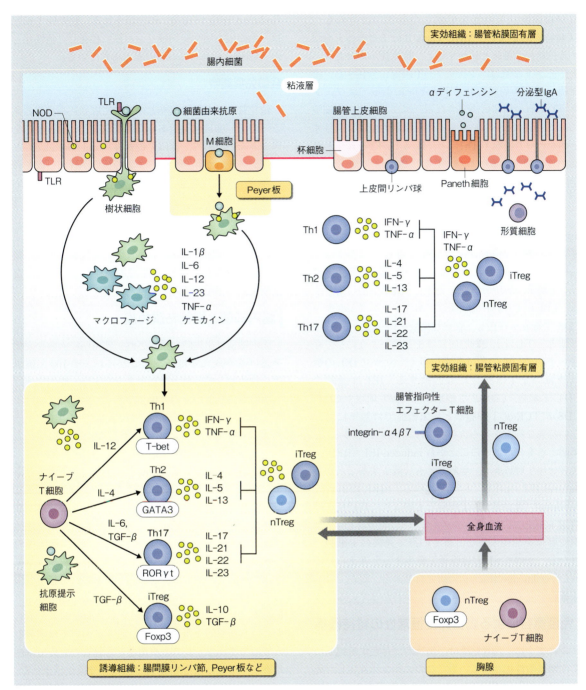

⓰ 腸管粘膜免疫機構

腸管上皮から取り込まれた抗原は，マクロファージ，樹状細胞などの抗原提示細胞によって認識され，Peyer板や腸間膜リンパ節などの誘導組織においてナイーブT細胞に対する抗原提示がなされる．ナイーブT細胞は抗原提示の際の周囲のサイトカインによってTh1, Th2, Th17あるいは誘導型Tregに分化する．分化したT細胞は腸管指向性であり全身血流循環を介して実効組織である腸管粘膜にmigrationし，サイトカインを分泌する．腸管粘膜免疫の恒常性維持のためにTregは免疫を負に制御する．
Th：ヘルパーT細胞，IFN：インターフェロン，TNF：腫瘍壊死因子，IL：インターロイキン，IgA：免疫グロブリンA．

に存在し，管腔内での液性免疫機構を担う．

T細胞系：LPLとIEL，腸管特有のT細胞分画

　腸管粘膜免疫におけるT細胞は，粘膜固有層リンパ球（lamina propria lymphocyte：LPL）と粘膜上皮間リンパ球（intraepithelial lymphocyte：IEL）に分類される．胸腺で分化したナイーブ$CD4^+$T細胞は全身血流→高内皮細静脈（high endothelial venule：HEV）→リンパ節→輸出リンパ管→胸管→血流とランダムな循環を繰り返している．ナイーブ$CD4^+$T細

胞が腸間膜リンパ節を経由した際に、自身のもつTCR特異的な抗原とMHC-class II分子複合体を発現する抗原提示細胞と接触すると、抗原提示がなされ、ナイーブT細胞はエフェクターT細胞に分化する。抗原提示の際の周囲のサイトカインによってエフェクターT細胞の種類は決定される。エフェクターT細胞には主にIFN-γ、TNF-αを産生し細胞性免疫に関与するヘルパーT細胞1（Th1）と、IL-4、IL-13を産生し液性免疫に関与するヘルパーT細胞2（Th2）、さらに近年同定されたIL-17、IL-21を産生するヘルパーT細胞17（Th17）に分類される。

エフェクターT細胞はintegrin-α4β7などのhoming receptorを発現し、血流を介して実効組織である粘膜固有層にmigrationしLPLとなる。このようにして分化、誘導されたエフェクターT細胞はサイトカイン分泌能や細胞障害能を発揮し、抗原除去に寄与する。LPLはCD4⁺T細胞優位であるが、エフェクターCD8⁺T細胞も存在し、細胞性免疫を担っている。

他方、IELは上皮細胞層にはまり込むようにして存在している。その数は非常に多く、マウスIELの数は脾臓の全T細胞数にも匹敵する。IELは通常のCD4⁺T細胞、CD8αβ⁺T細胞以外にγδT細胞やCD4⁻CD8αβ⁻TCRαβ⁺T細胞など、末梢血では数%に満たない特殊な細胞を多く含む。前者は出生時には少なく、年齢とともに増加することからinduced IEL（iIEL）、後者は出生時に多く、年齢とともに減少することからnatural IEL（nIEL）と定義される。nIELはunconventional（非通常性）T細胞とも呼ばれ、自己反応性TCRを有し、CD8ααホモダイマーやnatural killer細胞受容体を発現するなど多くの点で通常のT細胞と異なる。かつてnIELは腸管で発生すると考えられていたが、lineage tracingの研究結果から、現在では胸腺細胞を経て腸管で成熟することがわかっている。

免疫寛容による腸管免疫恒常性の維持機構

このように、腸管粘膜は、腸管内に存在する抗原により常に活性化されている。このような活性化した免疫反応を制御し、腸管免疫の恒常性を維持するために、腸管には免疫を抑制するさまざまなシステムが存在する。

制御性T細胞

1970年代、免疫を負に制御する抑制性T細胞の存在が提唱されたが、その分子マーカーの同定には至らなかった。近年、抑制性T細胞は、CD4⁺CD25⁺制御性T細胞であることが判明し、その分子マーカーの同定がなされた。制御性T細胞は主に胸腺から自然発生する内在型（natural Treg：nTreg）と抗原提示やサイトカインシグナルの結果発生する誘導型

（induced Treg：iTreg）に分類される。制御性T細胞は、粘膜固有層や腸間膜リンパ節に存在し、活性化したT細胞を抑制していると考えられている。

経口免疫寛容

消化管には食餌抗原などの、常に取り込む必要のある一方で"非自己"である異種蛋白などに免疫反応を起こさないために、経口免疫寛容（oral tolerance）というシステムが存在する。多量の抗原が経口摂取された場合、①抗原特異的T細胞の不活化、②抗原反応性クローンの除去、③制御性T細胞による活性化T細胞の抑制、などのシステムにより免疫寛容が誘導される。

このように腸管は常に免疫反応と免疫寛容の絶え間ない駆け引きが存在し、"生理的炎症"という絶妙な免疫反応の平衡状態にある。

腸内細菌と腸管粘膜免疫

腸内細菌は出生時に獲得され、乳児期に大きな変化を遂げるが成人では各個人ごとにおよそ100兆個以上の細菌から成る莫大な細菌叢を有する。腸内細菌は人類の誕生以前からの共生体であり、健常時における腸管粘膜免疫の恒常性維持、栄養素の供給、エネルギー代謝の調節など宿主において有益な役割を担う一方で、さまざまな疾患の関連性が近年注目されている。

2006年Jeffrey I. Gordonらによって、正常の無菌マウスに肥満マウスの腸内細菌を移植することにより肥満が誘導されるというセンセーショナルな報告がなされた。以後、腸内細菌と肥満や糖尿病の深い関連性が報告されている。また臨床においても、難治性のClostridioides difficile腸炎患者に健常者の糞便（ホモジナイズして、固形成分を濾過したもの）を経十二指腸的に投与する（fecal microbiota transplantation：FMT）とバンコマイシンを超える劇的な効果を示したという衝撃的な報告がある。近年においては細菌のみではなく、ウイルスや真菌なども腸管の免疫恒常性に寄与するとの報告もあり、さらなる知見が望まれる。

（根本泰宏、渡辺　守）

● 文献

1) Artis D：Epithelial-cell recognition of commensal bacteria and maintenance of immune homeostasis in the gut. *Nat Rev Immunol* 2008；8：411.

2) Macdonald TT, et al：Immunity, inflammation, and allergy in the gut. *Science* 2005；307：1920.

3) 清野　宏ほか：粘膜免疫—腸は免疫の司令塔. 中山書店；2001.

4) Turnbaugh PJ, et al：An obesity-associated gut microbi-

ome with increased capacity for energy harvest. *Nature* 2006；444：1027.

5) van Nood E, et al：Duodenal infusion of donor feces for recurrent Clostridium difficile. *N Engl J Med* 2013；368：407.

6) 根本泰宏ほか：腸炎．サイトカインのすべて．臨床免疫・アレルギー科特別増刊号，科学評論社；2012.

消化管ホルモンおよび胃液，膵液，腸液分泌

1902年のセクレチン，1906年のガストリン以来，多数の消化管ホルモンが発見された．消化管ホルモンは，①消化管の内分泌細胞のみならず神経細胞でも産生され，多くは中枢神経系でも発現する，②内分泌ホルモン（endocrine hormone）としてのみならず組織局所で作用したり（paracrine hormone），神経伝達物質（neurotransmitter）としても作用する，といった共通点があり，消化液の分泌や消化管運動に重要な役割を果たしている（❶）.

ガストリン gastrin

ガストリンは，食物中の蛋白質や胃内のpH上昇が刺激となって胃幽門部のG細胞から分泌される．ガストリンは，胃体部に存在する壁細胞のガストリン受容体に直接作用して，主に食後の胃酸分泌を促進させる．加えてガストリンは，ECL（enterochromaffin-like）細胞のガストリン受容体に作用してヒスタミン分泌を促進させ，間接的に壁細胞のH_2受容体を刺激して胃酸分泌を亢進させる．他方，ガストリンは，胃粘膜のD細胞にも作用してソマトスタチン分泌を促進させ，壁細胞のソマトスタチン受容体を介して過剰な酸分泌を抑制している．

胃平滑筋にはガストリン受容体が存在するため，食後ガストリン刺激が加わると胃運動が亢進すると同時に下部食道括約筋圧も上昇し，結果として胃内容物の食道への逆流を防いでいる．

コレシストキニン cholecystokinin（CCK）

コレシストキニンは，十二指腸と空腸に分布するI細胞に発現し，食物が十二指腸に移行した際に胃酸，アミノ酸，ペプチド，脂肪酸が刺激になって分泌される．分泌されたコレシストキニンは，内分泌ホルモンとしてCCK-A受容体に結合して膵外分泌を促進し，さらに胆嚢を収縮させて胆汁を排出させ十二指腸をアルカリ化させる．

セクレチン secretin

セクレチンは，胃酸や脂肪酸が刺激となって十二指腸および空腸のS細胞から分泌される．分泌されたセクレチンは，膵臓や胆嚢からのHCO_3^-分泌を亢進させ，十二指腸をアルカリ化する．

ソマトスタチン somatostatin

ソマトスタチンは，胃，小腸，膵臓のD細胞から分泌され，消化管のさまざまな分泌反応を抑制する．胃体部では上述の機序で壁細胞の酸分泌を抑制し，胃幽門部ではG細胞に作用してガストリン分泌を抑制する．さらには，膵臓や胆嚢の外分泌も抑制することが知られている．

血管作動性腸ポリペプチド（VIP）

VIPは，腸管粘膜の神経線維やAuerbach神経叢とMeissner神経叢に認められる神経ペプチドである．VIPは腸管平滑筋や血管平滑筋に作用し，サイクリックAMPを上昇させて筋を弛緩させる．WDHA（watery diarrhea-hypokalemia-achlorhydria）症候群では，血中VIPが腸上皮細胞のサイクリックAMPを増加させてCl^-チャネルが開き，その結果，腸液分泌が促進すると考えられている．

セロトニン serotonin

セロトニンは生理活性アミンの一つで，大部分は腸管のEC細胞に存在する．消化管平滑筋を支配するコリン作動性神経にはセロトニン受容体が存在し，セロトニン刺激を受けるとアセチルコリンを遊離して消化管運動を促進させる．

モチリン motilin

モチリンは，上部小腸，特に十二指腸に多く存在し，食事摂取によって分泌が抑制され，空腹期になると約100分の間隔で分泌が亢進して腸管運動を促進する．この周期的な分泌には，コリン作動性神経の関与が考えられている．モチリンは次の摂取に備えて空腹期に腸管内容物を大腸に送り込む作用があると考えられている．

グレリン ghrelin

グレリンは，成長ホルモン分泌促進合成ペプチド（synthetic growth hormone secretagogue：GHS）受容体の内因性リガンドとして，1999年に胃から発見された．グレリンは胃底腺の内分泌細胞に発現し，摂食促進作用を有している．また，絶食でグレリン発現が促進すること，さらにレプチンの作用を抑制するこ

⓱ 消化管ホルモンの局在と機能

	分泌部位	分泌細胞	分泌刺激	促進作用	抑制作用
ヒスタミン	胃体部	ECL 細胞 マスト細胞	ガストリン	胃酸分泌促進	
グレリン	胃体部	A-like 細胞	絶食	摂食促進 GH 分泌促進	
ガストリン	胃幽門部	G 細胞	アミノ酸 ペプチド 迷走神経 胃壁伸展	胃酸分泌促進 胃上皮細胞増殖	
ソマトスタチン	胃 小腸 大腸 膵臓	D 細胞	胃酸		ガストリン分泌抑制 胃酸分泌抑制
PP	膵臓	PP 細胞	蛋白質 脂肪		膵液分泌抑制
コレシストキニン	十二指腸 空腸	CCK 細胞	アミノ酸 ペプチド 脂肪酸 胃酸	胆嚢収縮 膵液分泌促進	胃排出抑制
セクレチン	十二指腸	S 細胞	胃酸 脂肪酸	膵液・胆汁分泌促進 ペプシン分泌促進	
GIP	十二指腸 空腸	K 細胞	グルコース 脂肪酸 アミノ酸	インスリン分泌促進	胃酸分泌抑制
GLP-1	回腸	L 細胞	摂食	インスリン分泌促進	胃酸分泌抑制 胃排出抑制
モチリン	十二指腸 空腸	M 細胞	不明	胃，十二指腸の運動	
VIP	腸管神経叢	神経細胞	神経分泌	膵液・腸液分泌促進	消化管壁内輪筋の弛緩
PYY	回腸，大腸	L 細胞	迷走神経 蛋白質		摂食抑制
グアニリン	回腸，大腸	EC 細胞	低 NaCl 食で抑制	腸液分泌	

PP：膵ポリペプチド（pancreatic polypeptide），GIP：胃抑制性ポリペプチド（gastric inhibitory polypeptide），GLP-1：グルカゴン様ペプチド 1（glucagons-like peptide-1），VIP：血管作動性腸ポリペプチド（vasoactive intestinal polypeptide），PYY：ペプチド YY（peptide tyrosine-tyrosine）.

となどから，グレリンがエネルギーバランスの調節に関与する可能性も示唆されている．

インクレチン incretin

インクレチンはインスリン分泌促進作用を有する消化管ホルモンの総称である．現在，上部小腸の K 細胞から分泌される胃抑制性ポリペプチド（gastric inhibitory polypeptide：GIP）と下部小腸の L 細胞から分泌されるグルカゴン様ペプチド 1（glucagons-like peptide-1：GLP-1）の 2 種類が知られている．これらは膵 β 細胞に作用して細胞内サイクリック AMP を増加させることによってインスリン分泌を促進する．加えて，GIP は脂肪細胞に作用して脂肪の蓄積に関与し，GLP-1 は胃に作用して胃酸分泌抑制や運動抑制をきたすことが知られている．

グアニリン guanylin

グアニリンは回腸から大腸の EC 細胞から分泌され，腸管上皮のグアニリン受容体（guanylate cyclase C：GC-C）を活性化してサイクリック GMP を増加させ，腸管上皮の Cl 分泌促進を引き起こす．GC-C 遺伝子の機能獲得変異によって familial diarrhea syndrome，機能喪失変異によって familial constipation syndrome が発症する．最近では，GC-C 刺激薬が便秘の治療薬として使用されている．

（福井広一）

●文献

1) Miller LJ：Gastrointestinal hormones and receptors. In：Yamada T（eds）. Textbook of Gastroenterology, 3rd edition. Philadelphia：JB Lippincott；1999. p.35.

2 身体診察

ていねいな身体診察は診断への糸口であり，また，患者との友好な関係を築くうえでも重要である．

消化器疾患における全身の診察

どの疾患領域においても，患者が診察室に入ってきたときから身体診察は始まっている．患者の体格，顔貌，表情などの情報を収集すべきである．肥満があればそれに伴うような症候（いわゆるメタボリックシンドローム）に留意するべきである．また極端な，るいそうがあれば，悪性疾患や慢性炎症性疾患などの栄養障害をきたすような疾患の存在に留意しなくてはいけない．

全身性疾患の表現型の一つとしての消化器疾患の可能性もあり，腹部のみならず，その他の部位の診察も系統的に行うべきである．

四肢の診察

上肢，特に手（掌）は露出していることが多く，容易に観察できる．手（掌）の診察では，爪の変化や皮膚の所見を得ることができる．たとえば，肝硬変症例で認める"白色爪（Terry nail）"❶や"手掌紅斑（palmar erythema）"❷などである．慢性的な消化管出血患者や胃切除後の患者では鉄欠乏性貧血をきたし"匙状爪（spoon nail）"を認めることもある．

大腿部内側・股関節周囲に疼痛を認めた場合，腹腔内臓器が逸脱した閉鎖孔ヘルニアの場合もあり（Howship Romberg 徴候），所見がはっきりしなくても慎重なアプローチが必要な場合もある．

下肢の診察では下腿浮腫にも注意する．下腿浮腫があれば足背の静脈や骨の浮き出しが目立たなくなる．浮腫が確認されたら，左右差や圧痕の有無について診察を進める．足背や内果後方，脛骨前面を母指で約10秒間圧迫し，圧痕の形成を確認する．圧痕を認める浮腫は圧痕性浮腫（pitting edema），圧痕を認めない浮腫は非圧痕性浮腫（non-pitting edema）と分類される．圧痕の程度はその深さにより，+1（2 mm），+2（4 mm），+3（6 mm），+4（8 mm以上）と評価される．圧痕性浮腫はさらに圧痕の消失時間により fast edema と slow edema に区分される．5 mm の深さで10秒間圧迫して形成された圧痕が40秒未満で消失すれば fast edema，40秒以上かかる場合を slow edema と区分される．低アルブミン血症に伴う浮腫では fast edema となる．したがって，両側の圧痕性浮腫で fast edema を認めた場合は，消化器疾患領域では肝硬変や蛋白漏出胃腸症，悪性腫瘍の存在を考える．進行したリンパ浮腫は非圧痕性浮腫を呈する．リンパ浮腫は骨盤部放射線治療や骨盤内手術の既往，または骨盤内悪性腫瘍によるリンパ管閉塞により発症する．悪性腫瘍のリンパ管閉塞による下肢リンパ浮腫の

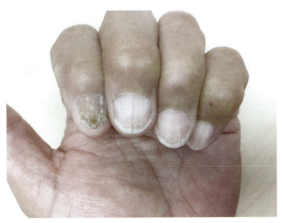

❶ 非代償期アルコール性肝硬変症例の白色爪（Terry nail）（65歳，男性）

爪の基部が白色（すりガラス様）を呈している．肝障害患者では肝硬変の存在を強く示唆する変化とされている．

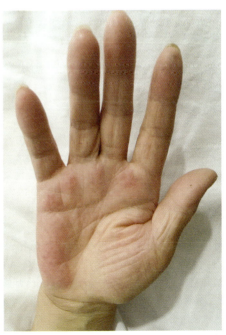

❷ 非代償期アルコール性肝硬変症例の手掌紅斑（palmar erythema）（63歳，女性）

母指球，小指球，指の基節部に紅斑が分布している．

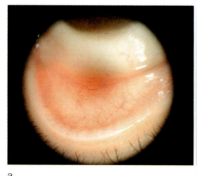 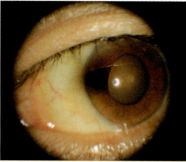 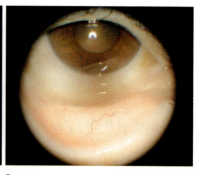

a.   b.   c.

❸ 結膜所見
a. 正常.
b. 眼球結膜黄染. 眼球結膜に黄染を認める (59 歳, 男性. 総ビリルビン 5.3 mg/dL).
c. 眼瞼結膜そう白. 目瞼結膜に貧血所見を認める. 眼瞼の前縁が蒼白となっている (75 歳, 女性. ヘモグロビン 8.2 g/dL).

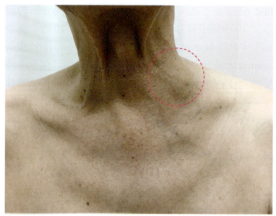

❹ 食道癌肝転移症例の Virchow 転移 (75 歳, 男性)
左鎖骨上窩にクルミ大の, 可動性に乏しい硬結として触知される. 同部位に圧痛はない.

多くは片側性となる.

頭頸部の診察

頭頸部の診察では, 眼球結膜の黄染 (❸ b) や眼瞼結膜のそう白所見 (❸ c) を得ることができる. 眼球結膜の黄染は総ビリルビンが 2.0 mg/dL 程度以上で確認が可能とされている. また, 総ビリルビンが 3.0 ～3.5 mg/dL 以上で皮膚の黄染が顕著になるといわれている.

口腔内に難治性の潰瘍を認めた場合, Behçet 病や Crohn 病の場合もあり, 消化管のみならず, 口腔内の観察も怠ってはいけない. Peutz-Jeghers 症候群のように, 腸管ポリープに加えて口唇や鼻, 指に (粘膜) 皮膚色素沈着を認める場合がある.

左鎖骨上窩で腫大したリンパ節を触知したときは, 鎖骨上リンパ節転移 (Virchow 転移, ❹) を伴う腹腔内悪性腫瘍の存在を想起しなくてはいけない. また,

頸部の皮下の握雪感 (音) は, 縦郭気腫の可能性を示唆する. これが嘔吐後に出現した場合は食道損傷を疑う必要がある.

胸部の診察

肝硬変症例でくも状血管腫 (vascular spider) や女性化乳房を認めることがある. 前述の手掌紅斑も含め, 肝硬変患者のこれらの身体所見は, 肝臓での女性ホルモン代謝能の低下に起因している. 繰り返される難治性の消化管出血患者で, 重篤な大動脈弁狭窄症や僧帽弁狭窄症を合併した場合, Heyde 症候群のような後天性 von Willebrand 症候群の可能性もあり, 心雑音の聴取も消化器疾患の診断につながることがある.

その他

口臭からは肝不全による肝性口臭 ("腐った卵とニンニクを混ぜた臭い" と表現される. その成分は門脈-大静脈短絡による硫化ジメチル臭とされている) や腸閉塞による糞臭に気づくことができる. また, アルコール臭がするときはアルコール依存の可能性がある.

腹部診察

腹部診察では十分明るい環境で行う.

診察は「視診」→「聴診」→「打診」→「触診」の順番で行う.

腹部の診察は患者を仰臥位にして行う. 鼠径部は, 下肢を屈曲させると十分な観察ができないので, 伸展したまま行う. 鼠径部の診察後は, 頭または膝の下に枕を入れ, 腹壁の緊張をとる. 腕は体の横か胸部に置いてもらう. 患者に腹部の診察を行うことを説明し, 了解を得たうえで, 胸骨下半分から鼠径部近くまでを露出させる. 必要に応じて乳房や陰部はタオルなどで覆い, 患者の羞恥心に配慮する.

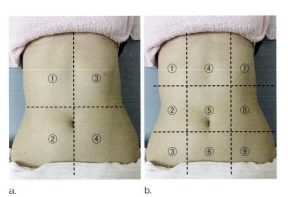

❺ 腹部の基準区域
a. 4分割
①右上腹部（right upper quadrant：RUQ）
②右下腹部（right lower quadrant：RLQ）
③左上腹部（left upper quadrant：LUQ）
④左下腹部（left lower quadrant：LLQ）
b. 9分割
①右季肋部，②右側腹部，③右下腹部，④心窩部，⑤臍部，⑥下腹部または恥骨上部，⑦左季肋部，⑧左側腹部，⑨左下腹部．

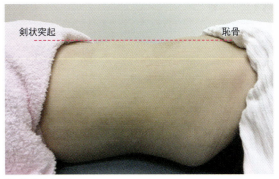

❻ 腹部の外観
恥骨と剣状突起を結んだ直線を基準とする．写真の腹部は平坦．

　診察を右手で行う場合には，患者の右側に立つ．自身の手や聴診器は温めておく．痛みや不快感が出現していないか，診察中は患者の表情の変化に注意する．
　腹部は4分割または9分割に区分されることが多い（❺）．

視診

　腹部の視診では，腹部の輪郭，隆起の有無，皮膚の様子を観察する．腹部全体を観察するために，正面からだけでなく側面からの観察を行うべきである．また，必要に応じて，体位変換も行う．

輪郭，形状

　まず，腹部全体の輪郭を観察する．仰臥位正面視では，正常では平坦円形で左右対称である．剣状突起と恥骨を結んだ直線を基準に，平坦（flat），陥凹（scaphoid），膨隆（distended）のいずれであるかを確認する（❻）．
　腹部膨隆を呈する病態としては，肥満（Fat），鼓腸（Flatus），宿便（Feces），腹水（Fluid），胎児（Fetus），悪性腫瘍（Fatal growth）の6項目（six Fsと覚える）に留意する．膨隆を認めた場合には全体的な膨隆なのか局所的な膨隆なのかを確認する．
　全体的な膨隆の場合は，上記six Fsのなかで，肥満，鼓腸，腹水が鑑別となる．鼓腸に関しては隆起が限局的な場合もあり，打診上は鼓音となる．腹水は仰臥位の場合は背側に貯まるため，側腹部の隆起が目立つことが多い（bulging flanks，❼）．しかし，その陽性尤度比は1.9と低い．腹水が疑われた場合は打診による濁音と鼓音の境界が体位により変化する「移動性濁音（陽性尤度比2.3）」や「波動の触知（陽性尤度比5.0）」

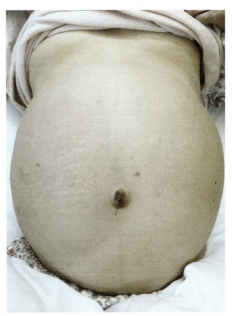

❼ 腹水による腹部膨隆
腹水貯留により，腹部全体が膨隆している．腹部は側方に大きく張り出し，皮膚は伸展され白色線条を認める．臍部の突出が肥満による腹部膨隆と異なる．

などの診察の追加や，超音波検査などの画像検査で確認すべきである（❽）．腹水貯留では臍部が隆起することがあるが，肥満による腹部隆起の場合には臍の変形が乏しい．
　局所的な膨隆所見としては，恥骨上では緊満した膀胱や妊娠子宮による隆起を認めることがある．鼠径部では鼠径ヘルニアによる局所的な隆起を認めることがある．腹壁から腹腔内容が脱出する腹壁ヘルニアも局所的な隆起として観察される．腹壁ヘルニアには，臍ヘルニア（臍輪を通って脱出），上腹部ヘルニア（剣状突起と臍の間の白線欠損部を通って脱出），腹壁瘢痕ヘルニア（以前の手術切開部を通って脱出）が含まれる．
　脂肪腫など皮下腫瘤が観察されることもある．腹腔

❽ 尤度比一覧

		陽性尤度比	陰性尤度比
腹水の存在診断	側腹部の隆起（bulging flanks）	1.9	0.4
	移動性濁音	2.3	0.4
	波動の触知	5.0	0.5
腸閉塞の診断	腹部膨満	9.6	0.4
	腸蠕動音の亢進	5.0	0.6
	異常な腸蠕動音	3.2	0.4
腎性高血圧の検出	腹部血管雑音の聴取	5.6	0.6
	連続性の腹部血管雑音の聴取	38.9	—
内臓痛の検出	慢性上腹部痛における腹壁圧痛テスト（Carnett test）	0.1	4.2
腹膜炎の検出	発熱	1.4	0.7
	筋性防御	2.2	0.6
	筋硬直（板状硬）	3.7	0.7
	反跳痛	2.0	0.4
	打診時の痛み	2.4	0.5
	咳嗽テスト	1.6	0.4
肝腫大の検出	打診幅≧10 cm（鎖骨中線上）	1.2	0.5
	肋骨弓下での肝臓の触知	1.9	0.6
脾腫大の検出	Traube 三角の打診での濁音	2.1	0.8
	Castell 法	1.7	0.7
	Nixon 法	2.0	0.7
	肥大した脾臓の触知	8.5	0.5

(McGee S〈ed〉: Evidence-Based Physical Diagnosis, 3rd edition. Philadelphia, PA：Elsevier Saunders；2012.)

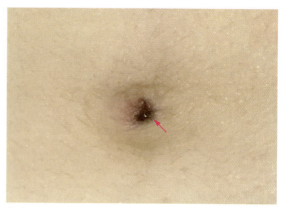

❾ Sister Mary Joseph 結節（41 歳，女性）
胆囊癌の腹膜播種の状態．臍部に暗赤色の結節を認める．

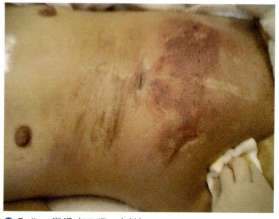

❿ Cullen 徴候（87 歳，女性）
重症急性膵炎．臍下部に皮下出血斑を認める．
（写真提供：滋賀医科大学医学部臨床教育講座 辻 喜久先生．）

内腫瘍の臍転移が臍部の隆起性病変として確認されることがあり（Sister Mary Joseph 結節），予後不良所見とされている（❾）．

皮膚

手術瘢痕を認めた場合は，既往歴の聴取や診療録による手術内容の確認も行う．皮膚線条に関しては，白色線条（❼）なら腹水貯留や肥満もしくは妊娠によるものを考えるが，赤紫の線条なら Cushing 症候群を想起する．

腹壁静脈怒張を認めたら，その走行に注意する．臍を中心に上下左右放射線状に広がるときは門脈圧亢進症を示唆する所見である（Caput medusae；メズサの頭）．門脈圧亢進状態では，胎児循環での臍静脈の名残である肝円索から臍傍静脈への血流を生じる．その結果，臍傍周囲皮下静脈が拡張して Caput medusae が形成される．血流はさらに腋窩静脈から腕頭静脈に灌流したり，浅腹壁静脈から鼠径部の大伏在静脈に灌流したりする．肝部下大静脈閉塞（Budd-Chiari 症候群）でも腹壁静脈の怒張を認めることがあるが，その血流は上向性である．

皮下出血斑が重症急性膵炎患者で観察されることがある．出現部位により，Grey-Turner 徴候（側腹壁），Cullen 徴候（臍周囲，❿），Fox 徴候（鼠径靱帯下部）として知られている．しかし，これらの徴候の出現頻度は急性膵炎の 3 % と低い．

聴診

腹部の聴診は聴診器の膜部を用いて，消化管の蠕動音と腹部の血管雑音などの聴取を行う．聴診は腸蠕動音の頻度を変化させてしまう可能性のある打診や触診の前に行われるべきである．

蠕動音

蠕動音の成因については完全には解明されていない．発生部位は胃が最も多い．次いで大腸，小腸の順とされている．また，蠕動音は発生部位から広く全腹

壁に拡散するため，有所見部位と解剖学的な位置は必ずしも一致しないことに留意すべきである．したがって，多部位の聴診は必要性に欠ける．

蠕動音の聴診の際には，音の亢進または低下，音質に注意するべきではある．しかし，その所見は経時的な変化に富む．蠕動音の消失を確認するためには最低5分間の聴診を行い，その間に一度も蠕動音が聴取されないことが必要である．診断根拠となる聴診所見は少なく，急性腹症にあっても蠕動音が正常ならば，腸閉塞の可能性がやや低くなる程度である（陰性尤度比0.4，❽）．

振水音

振水音（succussion splash）は，拡張した消化管内にガスと液体が同時に存在するとき，聴診器を体壁に置いて体を強く揺することによって聴取できる．幽門狭窄や腸閉塞の存在を示唆する所見である．

腹部の血管雑音

腹部の血管雑音は❶のように7か所で聴診する．腹部正中のやや左側を大動脈が走行している．剣状突起と臍のほぼ中点で腹部大動脈から左右腎動脈が分枝する．臍のレベルで左右腸骨動脈に分岐する．

腹部の血管雑音は健常者でも4〜20％に聴取される．40歳未満のやせ形女性に多く，剣状突起と臍の間で心収縮期に聴取される．その発生源は腹腔動脈三分枝部（左胃動脈，総肝動脈，脾動脈）とされている．

病的な腹部の血管雑音は，心臓の収縮期や拡張期に限らず，連続性に聴取されることが多い．治療抵抗性の高血圧患者での腎動脈領域の連続性の腹部血管雑音は，腎性高血圧の診断につながる（陽性尤度比38.9，❽）．

肝臓に悪性腫瘍が存在するときや肝硬変状態のときに心窩部や右季肋部に収縮期または連続性に血管雑音が聴取されることがある．また，膵臓癌の腹腔動脈浸潤例では臍上部で，脾動脈への浸潤例では左上腹部で，血管雑音が聴取されることがある．左上腹部の血管雑音は脾腫による脾動脈圧迫により発生する場合もある．

腹部大動脈瘤の診断における聴診の意義は乏しいとされている．

腹膜摩擦音

限局性腹膜炎により腹膜摩擦音が聴取されることがある．肝臓部では肝生検後や肝悪性腫瘍や肝周囲炎（クラミジアや淋菌の骨盤内感染から肝周囲への炎症波及：Fitz-Hugh-Curtis症候群）で聴取される．脾臓部では脾梗塞が摩擦音の原因となることがある．

打診

打診により，腹部の消化管内ガスの量や分布，腫瘤の有無や内部の性状，肝臓や脾臓の大きさが把握でき

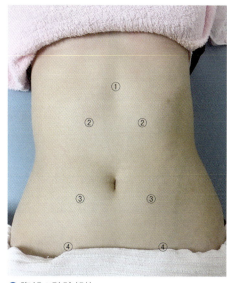

❶ 腹部の聴診部位
①腹部大動脈：剣状突起と臍を結ぶ直線の左側近くを大動脈が走行している．上腹部で大動脈の聴診を行う．
②腎動脈：剣状突起と臍の中点で分岐する左右腎動脈の聴診を行う．
③総腸骨動脈：臍部で分岐する左右腸骨動脈の聴診を行う．
④大腿動脈：鼠径部で大腿動脈の聴診を行う．

る．また，痛みの誘発の有無も重要な所見であり，触診に先立って行うことにより必要以上の苦痛を患者に与えることが避けられる．

打診に際しては必要に応じて手をこすり合わせるなどして十分手を温めておく．一般的に右利きならば患者の右側に立ち，左第3指の中節を体壁に密着させる．右第3指のMP関節を軽く屈曲させる．右手関節のスナップをきかせて，体壁に置いた左第3指のDIP関節部を右第3指の先端で垂直に2回叩く．叩いた後は素早く離す．打診時の音だけでなく手に伝わる感覚によっても体内の様子を把握する．

腹部打診では，高音の鼓音（tympanic sound）と低音の濁音（dull sound）の区別が大事である．鼓音は消化管ガスの貯留により聴かれる．一方，濁音は肝臓や脾臓などの体内の実質臓器や腫瘤部，さらに腹水の打診によって聴かれる．

腹部全体の打診

腹部全体の所見を得るために，自身の決めた順番で腹部の4領域または9領域すべてを打診する（❺）．患者が痛みを訴えているときは，その部位は最後に打診する．腹部全体の消化管ガスの分布や大きな腫瘤の有無を確認する．打診中は患者への問いかけや表情の変化から，痛みを伴っていないか把握する．

肝臓の打診

右鎖骨中線上の肝濁音界の広がりにより，肝臓の縦

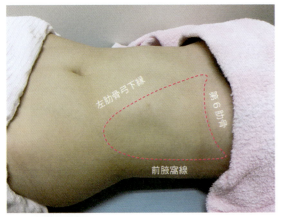

⓬ Traube 三角
第 6 肋骨・左肋骨弓下縁・前腋窩線で囲まれた領域．深吸気時に鼓音から濁音に変化すれば，脾臓腫大が疑われる．

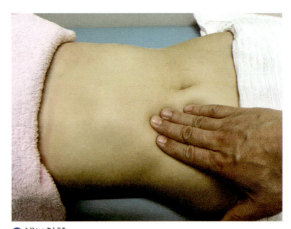

⓭ 浅い触診
手指をそろえて，愛護的に浅く圧迫する．

径の目安が可能である．鎖骨中線上の乳頭の高さから，尾側に向かって打診を進める．肺共鳴音から肝濁音に変化する位置を肝上縁とする．次に同じく鎖骨中線上の臍の高さから，頭側に向かって打診を進める．鼓音から肝濁音に変化する位置を肝下縁とする．この 2 点の距離が肝縦径の目安となる．しかし，基準値の一定した見解はなく，肝腫大の診断における有意性も低い（❽）．

脾臓の打診

脾臓の腫大の有無を確認するために Traube 三角の打診を行う．Traube 三角とは，上界を第 6 肋骨（心濁音界下縁），下界を左肋骨弓下縁，外側界を前腋窩線で区分された領域である（⓬）．この領域の打診で濁音が得られたら，脾腫が疑われる（❽）．しかし，濁音が得られたとしても脾腫とは断定できない．濁音の原因が胃または大腸の内容物や胸水の場合もあるからである．

その他の脾腫の打診法としては，以下の 2 法がある．
・Castell 法：左前腋窩線上での最下端肋間（第 8 または 9 肋間）で深吸気時打診を行い，濁音を認めた場合に脾腫を疑う．
・Nixon 法：右側臥位の状態にする．左後腋窩線上の肺共鳴音下端から左前腋窩中線と左肋骨弓との交点を目指して打診を進める．濁音界が 8 cm 以上なら脾腫を疑う．

叩打診

皮膜に覆われた臓器に対する打診法として，叩打診がある．片方の手掌を臓器部位に置き，その上からもう一方の拳の尺側で叩き，痛みが誘発されないかを確認する．Traube 三角の叩打痛は脾梗塞で認める．Traube 三角の対側の叩打痛は，肝周囲炎や急性肝炎，胆嚢炎，肝膿瘍といった肝胆道系の炎症性疾患や，心不全によるうっ血肝で誘発されることがある．背部の叩打痛は後腹膜臓器（膵臓，腎臓，上下行結腸，虫垂炎の一部など）の異常時に出現する場合が多い．左右の肋骨脊柱角（costovertebral angle：CVA）の叩打診で一方のみ痛みが誘発されるときは，有所見側の腎盂腎炎や尿路結石を示唆する（⓲b 参照）．

触診

触診により，異常な圧痛，腹筋の緊張，腫瘤，動脈瘤，臓器腫大の所見を得る可能性がある．正確で詳細な所見を得るためには，患者を十分にリラックスさせる必要がある．そのためには，以下の内容に留意する．仰臥位の患者の頭または膝の下に枕を入れ，膝を曲げてもらう．腕は体の横か胸部に置き，深呼吸をさせることも有用である．自身の手をこすり合わせるなどして温めておく．触診を行うことを患者に伝え，優しく愛護的に触れる．疼痛があれば，その部位は最後に触診するようにする．触診は「浅い触診」から始め，その次に「深い触診」を行う．圧痛や不快感が出現していないか，診察中は患者の表情の変化に注意する．

浅い触診

「浅い触診」は，そろえて伸ばした手指を腹壁に軽く置いて行う（⓭）．患者に深呼吸をさせて，吸気時に上がってくる腹壁の分だけ手が沈む程度にする．およそ 1 cm 以上は圧迫しないようにして，腹部の 4 領域または 9 領域全体を触診する．領域を移動するときは手指を皮膚から少し離し，滑らすように移動する．「浅い触診」を行うことで，必要以上に患者に苦痛を与えることなく腹部の圧痛や筋硬直の評価が行える．また，「深い触診」ではわかりづらい表在性の腫瘤を触知することができる．

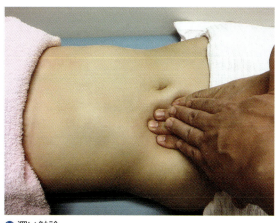

⑭ 深い触診
腹壁に置いた手をもう一方の手で押し込む．腹壁に置いた手自身で押し込むことなく，触知に専念する．

深い触診

「深い触診」では，「浅い触診」で判明した圧痛の評価や，「浅い触診」では確認されなかった深部腫瘤の検索を行う．「深い触診」は一般的には両手で行う．腹壁上に置いた手を，もう一方の手でゆっくりと押し込む（⑭）．腹部の4領域または9領域全体を触診する．

腹部腫瘤の評価

触診によって腹部腫瘤が確認されたら，以下の項目の評価を行う．

位置（Location），可動性（Mobility），表面の性状（Nodularity），他臓器との関係（relation to Other organs），拍動の有無（Pulsation），硬さ（Quality），呼吸性移動の有無（Respiratory mobility），大きさと形（Size and Shape），圧痛の有無（Tenderness）（LMNOPQRSTと覚える）．

腹部腫瘤の成因には妊娠子宮のような生理的変化，大腸憩室炎や急性膵炎での仮性膵嚢胞のような炎症性病変，大腸癌のような悪性腫瘍，腹部大動脈瘤のような血管性病変，緊満した膀胱や腸閉塞により拡張した腸管のような閉塞性病変などがある．

急性期の炎症性腫瘤は圧痛を伴い軟らかいことが多いが，慢性経過をたどり肉芽化や線維化した腫瘤は硬く圧痛は軽減または消失する．一般的に悪性腫瘍は硬くて表面が凸凹した腫瘤として触知される．腸間膜を有する小腸や盲腸，横行結腸，S状結腸由来の腫瘤は可動性を有するが，周辺組織への浸潤が進めばその可動性は乏しくなる．肝臓や脾臓に由来または浸潤癒着した腫瘤は呼吸性移動を伴うようになる．動脈瘤は拍動を伴う腫瘤として確認される．緊満した膀胱は，導尿により触知しなくなる．

痛みの評価

腹部の痛みは内臓痛，体性痛，関連痛に分類される．

内臓痛：内臓痛は消化管や胆管のような管腔臓器が，過度に収縮したり拡張したりするときに発生する．また，被膜に覆われた実質臓器の腫大により，被膜が伸展されたときにも発生する．内臓から発生した痛み刺激は，主に末梢神経のうち伝達速度の遅いC線維によって脊髄に伝えられる．C線維によって痛みは局在が不明瞭な漠然とした痛み（灼熱感や鈍痛）として伝えられる．その部位は入力する神経節の位置によって決定される．そのため，腹部正中線上に痛みを感じることが多い．また，腎臓と尿管を除く腹部臓器は両側性の神経支配を受けているため，正中部左右対称性の痛みとなる．疼痛の原因病変と痛みを感じる部位が異なることに注意を要する．

胃十二指腸由来の内臓痛は腹腔神経節へ入力され上腹部痛として感じとられる．小腸から虫垂，上行結腸由来の内臓痛は上腸間膜神経節へ入力され臍周囲痛，横行結腸から直腸までの由来の内臓痛は下腸間膜神経節へ入力され下腹部中央の痛みとなる．

内臓痛は原因となる管腔臓器の収縮と拡張に合わせて周期的で間欠的な差し込む痛みとなる（疝痛）．体動や体位による変化に乏しく，発汗や悪心といった迷走神経症状を伴うことも特徴である．

関連痛：内臓からの痛み刺激が末梢神経を伝わって脊髄後根に入力される際に，同じレベルの脊髄に入力している皮膚デルマトームの領域からの痛みと感じとられることがある．この皮膚の痛みを関連痛という．関連痛は，同レベルへの脊髄に入力される末梢痛覚神経が内臓由来よりも皮膚由来が多いため，脊髄に入力してきた痛み情報が脳に伝達される際に，内臓由来ではなく皮膚由来であるという脳の誤認識によって引き起こされる．胆石発作などの胆道疾患では，右肩肩甲骨部に関連痛を伴うことがある（⑮）．

体性痛：体性痛は壁側腹膜や腸間膜，横隔膜への物理的刺激や化学的刺激または炎症の波及により発生する．体性知覚神経と同じ伝達速度の速いAδ線維によって脊髄に伝えられる．そのため，皮膚知覚と同様に局在のはっきりした鋭い痛みとして伝えられる．痛みは持続的で，体動や咳など腹筋の収縮により増強する．

圧痛の評価

圧痛とは，圧迫により"新たに出現する痛み"または"自発痛が増強する状態"である．腹部に圧痛を認めたら，腹壁（筋肉，骨，表在神経）由来か腹腔内病変または腹膜由来かの鑑別を行う．鑑別が困難なときには圧痛点を押さえながら患者に頭と肩を上げさせ，腹筋を緊張させる．圧痛が軽減するときは腹腔内臓器由来の圧痛である．この現象は腹筋の緊張により疼痛の原因病変と体表の距離が遠くなることによる．一方，

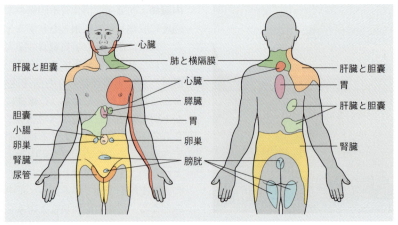

⑮ 関連痛（Head zone）
英国生理学者の Henry Head が 1893 年に発表．脳が内臓受容器の興奮を同じ高さの脊髄に入る皮膚知覚神経の興奮と誤認し皮膚デルマトームに一致した痛みと感じる．

圧痛が持続または増強するときは腹壁由来となり腹膜炎の可能性を低下させる（Carnett 徴候，❽）．

腹膜刺激徴候の評価

急性腹症症例において，身体診察での腹膜刺激徴候の評価は重要である．腹膜刺激徴候は，細菌感染や出血，外傷，化学的刺激などによる炎症が腹膜に波及し腹膜炎を呈したときにみられる．

① 筋強直（rigidity）：腹膜刺激により，患者の意図とは無関係に腹筋が攣縮している状態である．汎発性腹膜炎では腹部全体の腹筋が筋強直を起こし硬くなる（板状硬）．

② 筋性防御（gurding）：筋強直とは異なり，疼痛部位の圧迫への不安や恐怖心のためや，圧迫による腹壁の伸展で痛みが増強することを防御するために，意図的に腹筋に力が入っている状態．筋硬直との鑑別のためには，会話などでリラックスさせたり，気をそらさせたり，時間を空けて何度か診察を行ったりする．

③ 反跳痛（rebound tenderness）：圧痛部位を手指でゆっくりと押し込み，その後素早く離すことで誘発される痛みである．素早く離すことで，腹膜を急に動かし刺激を与える手技である．押さえたときの痛みよりも離した瞬間の痛みのほうが強ければ陽性所見となる．

④ 打診による疼痛（percussion tenderness）：打診により，局所の腹膜に急な動きを与えることで痛みを誘発する手技である．軽い打診で痛みが誘発されたら陽性と判断する．

⑤ 咳嗽テスト（cough test）：患者に咳払いをさせる．咳嗽により，腹膜全体を動かし痛みを誘発させる．同様の機序で腹膜炎の存在を確認する手段として，つま先立ちから急に踵を落させて痛みを誘発する方法がある（踵落とし試験）．

各診察法のなかで，最も陽性尤度の高い方法は筋強直（板状硬）の確認である（❽）．反跳痛に関しては，他の方法によって腹膜炎の存在が明らかにできる場合が多く，患者に過剰で不要な苦痛を与えてしまう場合があることにも注意すべきである．

肝臓の触診

肝臓の触診では，肝辺縁および表面の性状の所見を得る．

仰臥位の患者の背部に左手を添え，少し押し上げるようにする．右手は打診で確認した肝下縁の尾側で，腹直筋の右側に置く．右手を頭側に向け示指と中指の指先で触診する方法と（⑯ a），肋骨弓に平行に置き示指の側面で触診する方法がある（⑯ b）．患者に深呼吸（腹式呼吸）をしてもらい，呼気時に右手を肋骨弓方向に押し込む．吸気時に指に肝下縁が下がってくるのが感じられる．肝下縁に触れなければ右手を 1〜2 cm ずつ頭側にずらしていく．肝下縁を触れたら，右手を少し持ち上げると肝下縁が指の下を滑っていき肝表面が触知できる．同様の手技を側方と正中方向に行う．鎖骨中線上で肋骨弓と肝下縁の距離を測定する．一般的には肋骨弓から 2 cm 以上尾側に肝下縁が触れる場合に肝腫大が示唆されるとされている．しかし，触診での肝下縁の触知と肝臓の大きさとの関連は薄く，肝腫大の徴候としての信頼度は低いとされている（陽性尤度比 1.9，❽）．正常な肝臓の辺縁は鋭で表面は平滑である．慢性肝障害では辺縁が鈍化し，硬くなる．急性肝炎の肝腫大でも辺縁が鈍化することがあるが，比較的軟らかい．肝硬変では表面は硬く不整となってくる．

肥満などで肝臓の触知が困難な場合，頭側から両手指を右肋骨弓下に引っかけるようにして肝下縁を触知

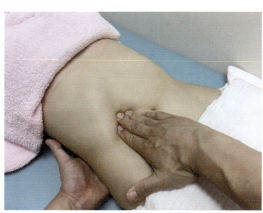
a.
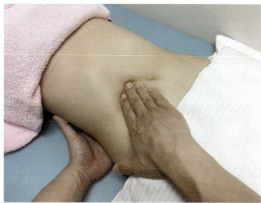
b.

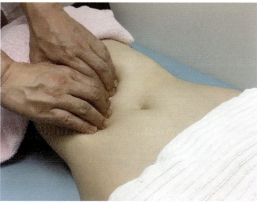

⑯ 肝臓の触診
いずれも呼気時に触診する手指を押し込み，吸気時に尾側に移動してくる肝臓を触知する．
a. 指先での触診．
b. 指の側面での触診．
c. 患者の胸部右側に立ち，右肋骨弓に沿わせるように引っかけた，両手指の腹での触診（hooking 法）．

c.

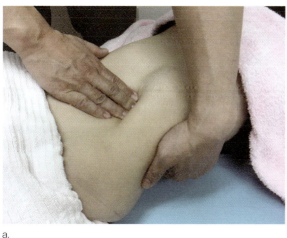
a.
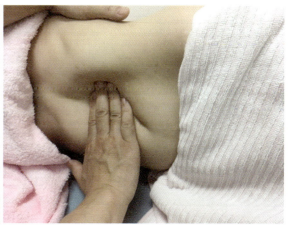
b.

⑰ 脾臓の触診
a. 仰臥位での脾臓の触診．脾腫が疑われる場合は左肋骨弓の尾側から触診を始める．脾損傷の危険もあり，愛護的に触診する．
b. 右側臥位での脾臓の触診．重力により脾臓が移動し，触診がしやすくなる．

する方法もある（⑯ c）．

脾臓の触診

脾臓の触診は脾腫の確認が目的となる．

通常，脾臓の触診は Traube 三角の打診で濁音を認めたときに行う．仰臥位（⑰ a）または右半側臥位や右側臥位で行う（⑰ b）．患者が仰臥位の状態では，患者の左肋骨下部を自身の左手で背部から持ち上げ，右手は左肋骨弓下尾側の臍近くに置く．患者に深呼吸（腹式呼吸）をしてもらう．右手を患者のやや左外側に向け呼気時に押し込み，吸気時に下がってくる脾臓

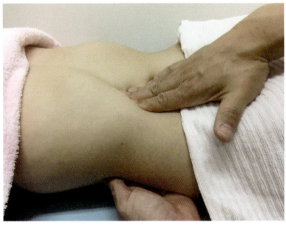 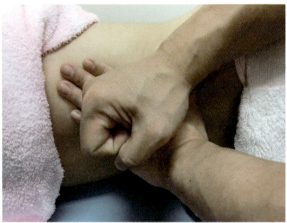

a. b.

⑱ 腎臓の触診と叩打診
a. 深吸気時に腎下極を触れることがある．通常は触知しないことが多い．
b. 第12肋骨と胸椎が交わる肋骨脊柱角の叩打診．腎盂腎炎や尿路結石で病変側の叩打痛を生じる（CVA叩打痛）．写真は左側臥位での右CVA叩打診．

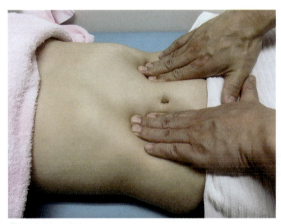

⑲ 大動脈の触診
上腹部で正中やや左側を深く押さえ，大動脈の拍動を触知する．

の下縁を触知する．脾臓が触れないときは徐々に右手を左季肋下に移動させる．肝臓の触診と同様に，下縁を触れたら右手の力を少し抜き，脾臓の表面を触知する．圧痛に注意しながら脾臓の輪郭を評価する．切痕の存在が脾臓の特徴となる．脾臓の触知は脾腫の確率を増大させる（陽性尤度比 8.5, ❽）．

腎臓の触診
　右腎臓の触診には患者の右側に立って行う（⑱a）．左手を指先がCVAに届くまで，患者の腰背部（第12肋骨の下）に差し込む．左手を上方に持ち上げるようにする．右手は肋骨弓下で腹直筋右側に腹直筋と平行に置き，患者に深呼吸（腹式呼吸）をしてもらう．吸気時に右手をしっかりと押しつけると，両手の間に腎臓下極が降りてくるのが感じられる．左腎臓の触診は患者の左側に立ち，左右の手を逆にして同様の手技を行う．通常は腎臓が触知されることはまれである．特に左の腎臓は右腎臓より頭側に位置するため，さらに触知は困難となっている．

大動脈の触診
　上腹部で正中やや左側で，大動脈の拍動を触知できる．両手を用いて拍動触知部位の幅を評価する（⑲）．この幅から腹壁の厚さを除いて大動脈径を評価する．

（上野　哲）

● **文献**
1) 急性膵炎治療ガイドライン2015改訂出版委員会（編）：急性膵炎治療ガイドライン2015 第4版．東京：金原出版；2015.
2) McGee S (ed)：Evidence-Based Physical Diagnosis, 3rd edition. Philadelphia, PA：Elsevier Saunders；2012.

3 消化管の検査法

消化管の一般検査

今日の消化器疾患診療においては画像診断が中心的な役割を果たしているが，血液や便などの検体を用いた一般検査からも病態の把握にたいへん有用な情報を得ることができる．

以下，消化管の一般検査の目的別に，主な項目の特徴や臨床的意義などについて述べる．

出血の検査

血算（白血球数，赤血球数，ヘモグロビン，ヘマトクリット，赤血球指数〈MCV，MCH，MCHC〉，血小板数）

急性出血では赤血球数（RBC）やヘモグロビン（Hb）が並行して低下するため，平均赤血球容積（MCV）や平均赤血球ヘモグロビン量（MCH），平均赤血球ヘモグロビン濃度（MCHC）の変化がみられない（正球性貧血）．出血後数日以内に赤血球の再生が始まり，末梢血中に網赤血球が出現する．慢性出血では RBC も低下するが，それ以上に Hb やヘマトクリット（Ht）の低下が顕著となるため，MCV や MCH が低下し（小球性低色素性貧血），体内の貯蔵鉄量を反映するフェリチンも低下する．ちなみに，胃全摘後や悪性貧血などのビタミン B_{12} 欠乏による巨赤芽球性貧血は，大球性貧血を呈する．なお，急性出血では，白血球数や血小板数は反応性に増加することが多い．

凝固・線溶系（フィブリノゲン，プロトロンビン時間〈PT〉，活性化部分トロンボプラスチン時間〈APTT〉，フィブリン分解産物〈FDP〉，D ダイマー）

出血傾向のスクリーニングにはまず凝固系の検査を行う．また，大量の急性消化管出血や骨髄癌腫症を伴う進行癌（特に胃癌）などにおいては播種性血管内凝固（DIC）を発症することがあるので，血小板数低下が見られるなど DIC が疑われる場合には線溶系の検査（フィブリン分解産物〈FDP〉や D ダイマーなど）を追加して判定を行う．フィブリノゲンや PT 時間は肝機能検査としても重要である．

従来，消化管内視鏡処置時には，処置後の出血予防を目的として血栓塞栓症の発症リスクを考慮せずにワルファリンなどの抗凝固薬やアスピリンなどの抗血小板薬などの抗血栓薬を休薬することが基本であった

が，近年の抗血栓薬服用者の増加に伴い，休薬による血栓塞栓症の発症リスクが問題視されるようになってきた．このような背景を基に，2012 年に日本消化器内視鏡学会を中心として作成された『抗血栓薬服用者に対する消化器内視鏡診療ガイドライン』では，出血リスクによって分類された内視鏡処置（観察のみを含む）ごとに，抗血栓薬の休薬の必要性や再開時期などの休薬基準が新たに示された．

尿素窒素/クレアチニン（BUN/Cr）比

尿素窒素 / クレアチニン（BUN/Cr）比は，消化管出血で上昇する．上部消化管出血では血液中の蛋白成分が小腸で吸収されることから，下部消化管出血（特に大腸）と比較して高値を示す傾向にある．なお，血管内脱水や食事摂取不足による異化亢進などで上昇する場合もあるので，結果の解釈には注意を要する．

便潜血検査（化学法，免疫学的方法）

黒色便（タール便）や血便であれば，多くの場合肉眼的に消化管出血の診断が可能であるが，微量の出血では肉眼的な診断は困難であるため，便潜血検査を行う．

古典的な化学法（グアヤック法，オルトトリジン法）とヒトヘモグロビンに特異的な抗体を使用する免疫学的方法とがある．

免疫学的方法は化学法に比べて高価であるが摂取制限はなく，検出感度や特異性が高い．また，消化管内では数日間でヘモグロビンが変性するため，免疫学的方法は上部消化管由来の潜血の検出率が低下する．したがって，免疫学的方法は下部消化管出血の検索に適しており，実際に大腸癌検診で用いられている．

悪性腫瘍の検査

消化管悪性腫瘍の早期診断に有用な腫瘍マーカーは，現状ではまだ存在しない．進行癌で陽性を示す腫瘍マーカーが多いため，治療効果判定や再発の指標として用いられることが多い．また，腫瘍マーカーは悪性腫瘍でも上昇しない場合がある一方で，良性疾患において上昇する場合もあるため，結果は慎重に解釈すべきである．

癌胎児性抗原（CEA）

癌胎児性抗原（carcinoembryonic antigen：CEA）の早期胃癌での陽性率は 5〜10 ％程度で，Stage IV での陽性率は 50〜60 ％である．大腸癌での陽性率は

Dukes 分類の C, D で 50～80 ％である．肝転移で著増する傾向がある．膵-胆道系の炎症，胆道系の閉塞，慢性肝炎，肝硬変などの消化器系の良性疾患でも上昇することがある．また，喫煙者や消化管癌以外の肺癌，乳癌，卵巣癌や甲状腺癌などでも上昇することが知られている．

CA19-9

CA19-9（carbohydrate antigen 19-9）の早期胃癌での陽性率は 5～10 ％程度で，Stage IV での陽性率は 50～70 ％である．進行大腸癌や直腸癌での陽性率は 30～70 ％で，膵癌や胆道癌での陽性率（80～90 ％）ほどは高くはない．胆石症，膵-胆道系の炎症，胆道系の閉塞，慢性肝炎，肝硬変などの消化器系の良性疾患でも上昇することがある．また，消化管癌以外の肺癌，子宮体癌，卵巣癌や腎盂癌などでも上昇することが知られている．一方，CA19-9 が産生されない個体が存在する（日本人の数％）．

扁平上皮癌関連抗原（SCC）

扁平上皮癌関連抗原（squamous cell carcinoma related antigen：SCC）は，Stage I, II の早期の食道癌では陽性となることは少ないが，Stage III, IV では 50 ％程度の陽性率である．また，喫煙者や消化管癌以外の肺癌，子宮頸癌や皮膚癌などでも上昇することが知られている．

神経特異エノラーゼ（NSE）

神経特異エノラーゼ（neuron specific enolase：NSE）は，消化管癌の 10～20 ％で上昇がみられ，神経内分泌腫瘍，インスリノーマ，ガストリノーマ，カルチノイドの 10～50 ％で陽性率を示す．また，肺小細胞癌，神経芽細胞腫，褐色細胞腫，甲状腺髄様癌などでも上昇することが知られている．

DUPAN-2

DUPAN-2 は膵癌，胆道系癌，肝癌で高い陽性率を示すが，食道，胃，大腸などの消化管癌では陽性率が低い．なお，良性の肝胆道疾患での偽陽性率が高いため，その判定には注意する必要がある．また，悪性リンパ腫，肺癌，乳癌などでも上昇することが知られている．

自己免疫・アレルギーの検査

炎症反応

血算（白血球数，赤血球数，ヘモグロビン，ヘマトクリット，赤血球指数，血小板数）

一般に，炎症によって白血球数や血小板数は増加する．しかし，敗血症などの重症感染症では白血球数は逆に減少し，DIC を併発すると血小板数も減少する．白血球数や血小板数は絶対数だけで判断するのではなく，その動き（増減）から病態を把握することが臨床的にはたいへん重要である．

慢性炎症で貧血をきたすことがあるが，この場合は小球性低色素性貧血となり，フェリチンは鉄の利用障害によって高値となる．

赤血球沈降速度（赤沈，血沈）

赤血球沈降速度（erythrocyte sedimentation rate：ESR）は特異性には欠けるが，全身的な病態把握のための簡便なスクリーニングとして有用である．正常範囲は男性で < 10 mm，女性で < 15 mm である（1 時間値）．組織の破壊吸収亢進（炎症，悪性腫瘍，組織壊死など），血漿蛋白異常（グロブリン増加，アルブミン減少），貧血や栄養障害などで亢進する．一方，DIC，赤血球増加症，遺伝性球状赤血球症，うっ血性心不全や脱水症などで遅延する．

C 反応性蛋白（CRP），血清アミロイド A 蛋白（SAA）

いずれも炎症，悪性腫瘍や組織壊死などによって上昇し，病態の改善後速やかに低下するため，重症度や治療効果の判定に役立つ．

血清アミロイド A 蛋白（serum amyloid A：SAA）は増幅の度合いが C 反応性蛋白（C-reactive protein：CRP）に比べて大きい割には回復期において CRP よりも短期間で低下すること，ウイルス感染症やステロイド薬あるいは免疫抑制薬投与下の自己免疫性疾患や臓器移植後の拒絶反応などの CRP があまり上昇しない疾患でも SAA は著明に上昇することなど，SAA は CRP と異なる動向を示すという点で臨床上注目されている．

血清蛋白分画

急性炎症でアルブミン分画は低下し，α_1 および α_2 分画が上昇する．慢性炎症ではさらに γ 分画も上昇する．

自己抗体

多様な疾患で陽性を示すという点で，リウマトイド因子（RF）や抗核抗体などがスクリーニングとして臨床的によく用いられている．

消化器領域における臓器（あるいは組織）特異的な抗体としては，A 型胃炎（悪性貧血）における抗胃壁細胞抗体や抗内因子抗体などが知られている．臓器特異性が高いとはいえないが，潰瘍性大腸炎や Crohn 病では核周囲型抗好中球細胞質抗体（perinuclear anti-neutrophil cytoplasmic antibody：P-ANCA）が陽性となる頻度が比較的高い．

アレルギー

アレルギー性疾患では好酸球増多や血清 IgE の上昇がみられることが多い。消化器領域で好酸球増多をきたす代表的な疾患には，寄生虫症，好酸球性胃腸症などがある。

食物アレルギー（消化管アレルギー）の診断に，食物蛋白に対する特異的 IgE 抗体の測定が有用な場合がある。

その他の検査

栄養状態

血清総蛋白，アルブミン，総コレステロール，コリンエステラーゼ，末梢血総リンパ球数（total lymphocyte count：TLC）などが簡便な栄養状態の指標として日常的によく用いられている。

アルブミンは半減期が 17〜23 日と長く鋭敏さに欠けるため，短期の栄養状態の変化の評価には，rapid turnover protein（RTP）と呼ばれる半減期の短いプレアルブミン（1.9 日）やレチノール結合蛋白（0.4〜0.7 日）が適しているが，アルブミンと比較すると結果が得られるまでに数日の時間を要し，かつ高価である。

血清電解質，酸塩基平衡

持続する嘔吐や下痢は低 K 血症や低 Na 血症をきたしうる。また，大量の嘔吐は代謝性アルカローシスを，大量の下痢は代謝性アシドーシスをきたしうる。

（伊藤俊之）

●文献

1) 千葉　勉ほか（編）：消化器疾患診療実践ガイド―診察室ですぐに役立つ卓上リファレンス．東京：文光堂；2005.
2) 金井正光（監）：臨床検査法提要，改訂第 34 版．東京：金原出版；2015.
3) 河合　忠ほか（編）：異常値の出るメカニズム，第 6 版．東京：医学書院；2013.
4) 古澤新平ほか（編）：臨床検査診断マニュアル，改訂第 2 版．大阪：永井書店；2005.

消化管の X 線検査

昨今の医学の進歩により，消化管の画像検査法の種類と目的は多岐にわたり，整理して理解する必要がある。本項では，画像検査法の一つである消化管 X 線検査法について，現状をふまえて整理し記述する。

腹部単純 X 線検査

コストに比して情報量の多い腹部単純 X 線検査は，初期診療において施行される機会の多い検査である。一般にすべての単純 X 線画像は AP（前後）方向の投射像である。ガスは黒色，脂肪組織は濃い灰色，軟部組織および液体は淡い灰色，骨・石灰化は白色，金属は濃い灰色で表現される。背臥位正面像と立位正面像（立位が不可能であれば坐位）とを組み合わせて診断に用いられる。

背臥位での撮像であれば臓器の位置は教科書に示されているとおりである。臓器は重なりなく配置され，骨盤内の腫瘍や石灰化の有無の判定が可能である。一方，立位では空気は上昇し，液体は下降する。臓器では，両腎，横行結腸，小腸，乳房は下降する。脂肪は下腹部に集まり突出するので，透過性は低下する。一方，横隔膜が低下し，肺底部の透過性は亢進する。消化管穿孔による free air を検索する目的で側臥位像（decubitus 像）を撮影する場合があるが，5〜10 分ほど側臥位のまま待機する必要があり，撮影前に放射線科医師・技師とよく相談をする必要がある。背臥位，立位ともに撮像範囲には横隔膜や骨盤腔が含まれるようにして，X 線の通過を妨げるようなボタンや金属は撮像前に確認し，とり除く。

腹部単純 X 線検査では，骨格，消化管内ガス像，腹腔内臓器（肝，腎，腸腰筋，横隔膜など）の陰影を評価することができる。結石や血管・リンパ節の石灰化像，腹水，異物，腸管外の異常ガス像（free air）の有無も評価目的である。骨格では，脊椎や骨盤を評価する。骨密度，骨折，骨病変の有無などを確認する。消化管ガス像は，分布が正常か，消化管ガスが鏡面形成をしていないか，ガスが消化管内外か，などを読影する。一般的に正常であれば小腸ガスは認められない場合が多い。消化管内容物の通過が不良な場合，異常ガス像が確認される。特に立位で鏡面像（ニボー：niveau）が明瞭になるが，腸管やひだの形態からガスが小腸性か大腸性かを判断する。一般にひだの間隔は，大腸（結腸膨起：haustra）は太く，小腸（Kerckring ひだ）は細かい。

イレウスによる異常腸管ガス像は，物理的な閉塞による場合と，麻痺性によるものがあげられる。前者の場合は悪性腫瘍，炎症性腸疾患，腸重積，腸捻転症，癒着性などを念頭において鑑別を進める。後者では急性膵炎などの炎症の波及によって，局所的に腸管麻痺に陥ってガス集積がみられる（sentinel loop sign）。まれではあるが，重症の潰瘍性大腸炎患者で，結腸膨起が消失し 5 cm 以上に拡張した腸管が撮像された場合は，中毒性巨大結腸症（toxic megacolon）を疑い，

速やかな治療介入の要否を検討する.

消化管造影X線検査

内視鏡やCTなどの画像検査の進歩にもかかわらず, 消化管造影X線検査の重要性はいまだ高い. 消化管造影検査では, 造影剤を経口的または経肛門的に投与して間接的に病変の有無や広がり, 形状を検査する. 一般に造影剤としては硫酸バリウムの懸濁液を用いるが, 著明な狭窄や穿孔が疑われるときなどは水溶性造影剤(ガストログラフィンなど)を使用する. ただし, 硫酸バリウム, 水溶性造影剤ともに, アレルギーや背景疾患によっては禁忌となる場合もあり, 医療用医薬品添付文書を通読しておくことを忘れてはいけない. また, 硫酸バリウムが排泄されず長時間滞留遺残した場合, イレウスや消化管穿孔の原因となる場合がある.

消化管造影X線検査で重要なことは, 読影に足る画像を撮影することである. そのためには, X線機器の選択, 絶食および消化管内容物の除去などの前処理, 適切な濃度の造影剤の使用, 体位などの撮像条件の設定に注意を払う必要がある. また, 前処置としての抗コリン薬(抗コリン薬禁忌例はグルカゴン使用)の使用の可否・要否の決定は画像の精度に大きく影響する. 被曝のリスクがあるので, 若年者や妊娠可能年齢の女性の撮像には注意する. また, 高齢者では, 頻回の体位変換で疲弊し撮影台から転落した死亡例も報告されており, ガイドラインなどの安全基準を順守し, 十分注意するべきである.

以上を踏まえ, 腹部手術歴や, 高度な便秘傾向の患者, 消化管狭窄を有する患者, 脊椎に金属などを留置している患者, 腸捻転・腸閉塞の既往のある患者, 水分制限がある患者, 自力で立位が保持できない患者, 体位変換ができない患者, 指示に従うことができない患者は, 造影検査を施行されない場合も多い. その他, 各施設の適応を確認して施行を決定すべきである.

上部造影X線検査

上部造影X線検査では, 食道, 胃を同時に検査することが多い. ただし, 食道精査が必要な場合は, 胃と異なって食道では圧迫ができないので, やや濃度の高い造影剤で観察することが多い. これは, 通常濃度のバリウムでは通過が速すぎて十分な充盈像(後述)が得にくいためである. 食道全体の観察には, 背腹方向の撮影に際しては心臓や脊柱との重なりを避けるため, 第一斜位(斜右前)が選択される. 一方, 病変の詳細な検討には正面および第二斜位(斜左前)での観察を追加する場合がある.

検査の種類

まずは経口内服した造影剤が食道, 噴門, 胃内へと進行していく様子を観察する. 引き続いて以下の方法にて観察を行う.

1. 充盈法:胃(あるいは対象消化管)を造影剤で十分に満たして立位あるいは腹臥位, 斜位で撮影する. 胃の位置, 形状, 輪郭をわかりやすく観察でき, また, 病変による狭窄や胃壁の伸展不良(狭小化や陰影欠損像)がわかりやすいという利点がある. 胃壁を十分に伸展する必要があり, 250~300 mL程度のバリウム飲用量が必要とされている.

2. レリーフ法:背臥位や腹臥位で撮影する. 胃粘膜皺襞の谷にバリウムがたまり, 皺襞が山のように表現される. 胃後壁では圧迫法(後述), 二重造影法(後述)のほうが描出に優れているため, レリーフ法は腹臥位での胃前壁評価に用いられることがほとんどである. 10~40 mL程度の少量バリウムで胃の粘膜ひだを描出することが可能であり, 充盈法の前に行うことが多い. 追加処置が必要な場合もある.

3. 圧迫法:外部から評価部位を圧迫し, 撮影する方法である. 撮影装置に付属した圧迫筒による立位圧迫法と, 圧迫用ふとんやスポンジを用いた腹臥位圧迫法の2法が一般的である. 胃の前後壁の病変の観察が同時に可能で, 圧迫位置や圧迫圧を変えることで, 病変の深達度や硬さ, 広がり, 形態を評価することができる. 粘膜皺襞の状態の描出能も高い. 対象や目的によってバリウムの量, 体位, 圧迫の程度などは異なるが, 中等度以下の充盈状態で行う場合が多い.

4. 二重造影法:白壁彦夫や市川平三郎らによりわが国で開発されたものである. 陽性造影剤のバリウム投与下に, 陰性造影剤の空気あるいは炭酸ガス(発泡ガス)を挿入したゾンデから注入, もしくは発泡剤を経口投与し, バリウム層と気体層によって生じるX線の吸収率の差を利用して画像を作成する(❶a). 現在最も広く行われている方法である. 条件により胃小区のレベルの微細変化まで描出でき, 切除病理標本の肉眼所見に近い画像を得ることができる. 本法では後壁に比して前壁の病変の評価は困難な場合が多い. また, 隆起性病変は陥凹性病変に比し描出しにくい.

健常像

食道は22~25 cmほどの不均一な太さの管状の陰影として撮影され, ゆるやかに屈曲しながら胸郭中央部の脊椎前面を下行する. 頸部食道(cervical esophagus:Ce):食道入口部より胸骨上縁まで, 胸部上部食道(upper thoracic esophagus:Ut):胸骨上縁より気管分岐部下縁まで, 胸部中部食道(middle thoracic esophagus:Mt):気管分岐部下縁より食道胃接合部までを2等分した上半分まで, 胸部下部食道(lower

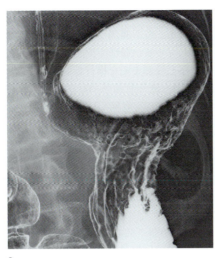
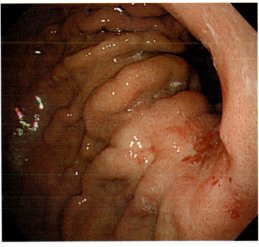

❶ スキルス胃癌
a. 二重造影法（背臥位）．体上部〜中部小彎にて全周性に胃の膨らみが不良である．
b. 内視鏡像（白色光）．体中部に，ひだが癒合し表面粘膜が粗糙な病変を認め，病理診断からスキルス胃癌と診断された．

（写真提供：倉敷中央病院 下立雄一先生．）

thoracic esophagus：Lt)：気管分岐部下縁より食道胃接合部までを2等分した下半分まで，腹部食道（abdominal esophagus：Ae)：腹腔内食道（食道裂孔上縁から食道胃接合部まで），と定義されている[1]．食道には3つの生理的狭窄部，すなわち食道起始部（輪状軟骨，第6頸椎），大動脈・気管分岐部（第4〜5胸椎），横隔膜貫通部（第10胸椎）がある．

胃は噴門，穹窿部，体（上，中，下）部，胃角（小彎，大彎)，幽門前庭部，幽門，十二指腸は球部，下行脚，水平脚（第1〜4部）に分類する[2]．

病変像

1. 胃潰瘍・十二指腸潰瘍：潰瘍による胃壁の組織欠損部に造影剤が入り込んで生じた所見をニッシェ（niche）と呼ぶ．潰瘍が小彎側に存在する場合，小彎より胃・十二指腸の輪郭外に突出した陰影として認められる（側面ニッシェ：profile niche)．潰瘍が小彎を外れると，圧迫法にて初めてニッシェとして認められる．二重造影法では，バリウムの貯留像としてニッシェが認められる（正面ニッシェ：en face niche)．上記の所見は潰瘍の存在を直接的に示すものである．

2. 胃・十二指腸憩室：胃憩室は噴門近くの小彎寄り後壁に好発し，円形で細い頸部，滑らかな輪郭，憩室内粘膜皺襞を示すことが多い．十二指腸憩室は十二指腸第2部に多く，楕円形，円形の突出像として表現されることが多い．

3. 胃良性隆起性病変：上皮性の胃ポリープ，非上皮性の胃粘膜下腫瘍に加えて，異所性膵，胃アニサキスによる反応性隆起など本来腫瘍でないものもX線的

に同様の所見を示す場合がある．

4. 胃癌：消化管造影検査では早期胃癌像から進行胃癌像まで，多くの知見が蓄えられている（☞「胃の上皮性腫瘍」p.132)．X線造影検査にて2cm以上の有茎性隆起，1cm以上の半球型隆起，幅に比べて丈の低い隆起，小さい隆起の集簇などが認められた場合，また，陥凹型では浅い不整形の陥凹，胃小区の変化，集中する皺襞の突然の中断ややせ，先端の棍棒状肥厚などを呈する場合，早期胃癌を疑う．進行胃癌では，胃内腫瘤による陰影欠損，腫瘤陰影，癌性潰瘍，癌浸潤による胃壁の硬化（硬直），粘膜皺襞の変化（悪性皺襞）などをとらえて行う．内視鏡検査では評価が難しい早期のスキルス胃癌を描出できる場合もある（❶)．スキル胃癌では，胃は正常の形態を失い，硬い管状像を示す場合や，巨大皺襞像（giant rugae）を示す場合もある．

下部造影Ｘ線検査

小腸造影Ｘ線検査

小腸造影Ｘ線検査として経口的造影法，直接ゾンデ的造影法が主である．経口的造影法は，上部消化管造影法同様に経口造影剤を服用させた後，その小腸内を進行していく様子を観察する．直接ゾンデ的造影法では，十二指腸下行部より肛門側にゾンデを挿入し直接的に小腸内へ造影剤を注入する．空気を注入して二重造影像も撮影でき，微細な病変の診断に優れる．

小腸造影では，抗コリン薬などの鎮痙薬は使用しない場合が多い．評価したい部位に腸管の重なりが強い

場合は体位を変えたり，圧迫を加えたりなどの工夫をすることもある．上部空腸や回盲部では背臥位をとり撮影する[3]．

1. 健常像：小腸は長さ約6mほどであるが，実際の生体内では蠕動運動し，3m前後まで収縮している．太さは3〜4cmほどで，十二指腸，空腸，回腸に分かれる．十二指腸は上部消化管造影にてとり扱われることが多いのでここでは空腸と回腸を中心に概説する．空腸はTreitz靭帯で支えられた十二指腸空腸曲から始まる．小腸全長の約2/5が空腸，3/5が回腸とされている．この2か所の境界は明瞭ではなく，おおよそ空腸は腹部の左上に，回腸は右下に位置する．空腸と回腸を比べると，空腸では内輪筋層は厚いため直径が大きく，Kerckringひだも発達している．

腸管では，蠕動運動，分節運動，振り子運動の3種類の運動が行われる．蠕動運動は胃：4〜5回/分，小腸：7〜12回/分であり[4]，2〜2.5cm/秒の速さで内容物を大腸へと移動させる．分節運動はヒトの十二指腸では11〜14回/分，回腸では4〜9回/分といわれている．振り子運動はヒトでは弱い．これらの腸管運動は健常者においても観察される．一方，腸管閉塞時は非常に強い蠕動が観察される場合があり，これを直行蠕動（peristaltic rush）と呼ぶ．ほとんど蠕動波は口側から肛門側方向である．

2. 病変像：小腸造影は，消化管出血・腹痛・腸閉塞などの原因検索に行われる場合が多い．現在では，小腸病変の検索にダブルバルーン小腸内視鏡やカプセル内視鏡が施行されることが多いが，小腸造影の重要性が低下しているわけではない．内視鏡によるアプローチが難しい施設，また病態によっては，現在でも第一選択として施行される．Crohn病（❷），急性腸炎，潰瘍，ポリープ，悪性腫瘍（癌，悪性リンパ腫，肉腫など），さらに，こうした疾患による変形や狭窄や穿孔や穿通，瘻孔などの診断を行うことができる．

注腸X線検査

経肛門的に造影剤を大腸に注入しX線検査を行う方法である．大腸疾患のスクリーニングや精密検査法として行われることが多い．大腸X線バリウム検査など，各施設によっていろいろな呼ばれ方をしている．

造影前の前処置として，検査前日に低残渣，低脂肪の食事制限を行い，さらに塩類下剤（クエン酸マグネシウム）と接触性下剤を投与し腸管を洗浄する（Brown法）．検査の約5分前に，消化管の蠕動運動を抑制するために副交感神経遮断薬（抗コリン薬）またはグルカゴンを筋注する．

撮影では，造影剤を経肛門的に注入し体位変換を繰り返しながら虫垂・回盲部側へ移動させる．その後，空気を注入して二重造影を行う．

1. 健常像：大腸は，結腸と直腸からなり，その長さは1.5〜2m，右下腹部にて回腸末端から回盲部と始まり，上行し右上腹部までを上行結腸（A），右上腹部から左上腹部までを横行結腸（T），左上腹部から左下腹部までを下行結腸（D），左下腹部からS状に（S状結腸〈S〉）進み，直腸（R）を経て肛門へとつながる．さらに，S状結腸までは，腸間膜を有する部分であり，腸間膜を失った第2仙椎下縁高さ以下から直腸となる．直腸はおおむね20cmほどの長さで，直腸S状部（Rs：岬角の高さより第2仙椎下縁の高さ），上部直腸（Ra：第2仙椎下縁から腹膜反転部），下部直腸（Rb：腹膜反転部から恥骨直腸筋付着部上縁），と分けられる．直腸下部で内径が広がった直腸膨大部へと続き，ここから肛門までの3cmほどの管は肛門管（P）と呼ぶ．

結腸は，X線造影などでは数cmおきに紐で結束したようなくびれが見えるため，結腸と呼ばれる．上述のように，この結束間隔を結腸膨起（haustra）と呼び，小腸よりもその間隔は広く均一である．結腸各部分のうち，上行結腸と下行結腸にはなく，後腹膜に半ば埋まっているため体位の変換でもほとんど動きはないが，横行結腸とS状結腸は腸間膜で緩く固定されているので，移動することができる．

大腸では蠕動速度は比較的遅く，内容物は1〜3cm/分の速度で移動する．また，大腸では弱い逆蠕動波（antiperistalsis）が生じる場合がある．

2. 病変像：注腸X線検査は，診断がついた大腸病変に対して，その広がりなどを評価するために行われることが多い．現在では，大腸病変の検索には大腸内視鏡やCTが施行されることが多い．大腸ポリープ，潰瘍性大腸炎，虚血性大腸炎，Crohn病，悪性腫瘍（癌，悪性リンパ腫，肉腫など，❸），こうした疾患による狭窄や変形，穿孔や穿通，瘻孔などの診断を行うことができる．

CT colonoscopy

消化管造影X線検査では，負担が大きく体力的に適応できない被検者がいること，高度の狭窄部位や狭窄部位より深部の観察が容易ではないことなど，いくつかの限界があった．一方，比較的身体的な負担が少なく，狭窄部位よりも奥の評価が容易な方法として，CTを用いて，消化管造影像をvirtualに再構成した三次元画像（CT colonoscopy：CTC）などが広く使われ始めている[5]．

CTCの詳細は「腹部CT」（p.44）に譲るが，前処置は大腸CT用に開発された検査食を前日から摂取し，就寝前に下剤の内服を行う施設が多い．検査の概略は，6mmほどのカテーテルを肛門部より3〜5cmほど挿

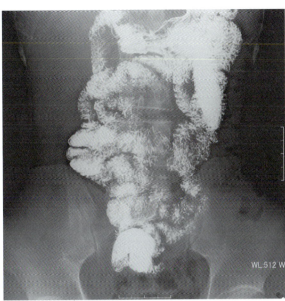
a.

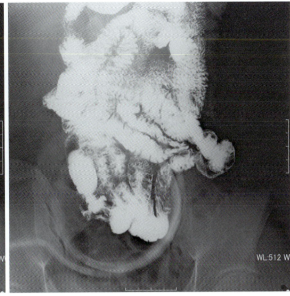
b.

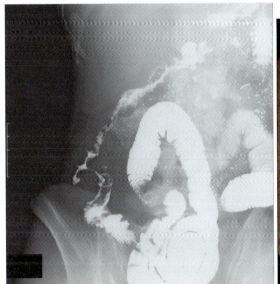
c.

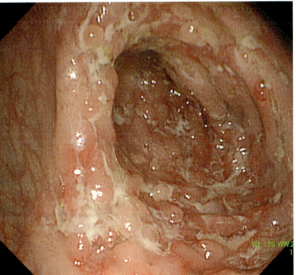
d.

❷ Crohn 病

a. 経口造影法
b. 圧迫筒を用いて圧迫を加え腸管の分離を試みるが，一部腸管が集まり癒着していることがわかる．
c. 終末回腸〜右側結腸の病変
d. 右側結腸の内視鏡像（白色光）

（写真提供：倉敷中央病院 下立雄一先生．）

入ののち，専用の装置を用いて炭酸ガスを注入し大腸を拡張させて CT 撮影する．検査実施時間は 10〜15 分ほどで，撮像後に専用のワークステーションで画像を作成する．

　消化管造影検査や内視鏡検査と比較して，CTC のメリットとして，①検査時間が短く，苦痛が少ないこと，②大腸狭窄など内視鏡挿入困難例の評価が可能，③ 6 mm 以上のポリープの検出精度が優れていること，④大腸穿孔や出血などのリスクがほとんどない，⑤他臓器の評価も同時にできる，などがあげられる．デメリットとしては，①小さなポリープやフラットな病変の検出が困難，②病変の色や硬さなどの肉眼的な情報は取得できない，③組織検査困難，④被曝を伴う，⑤前処置が不十分な場合，検査の精度が低下する，な

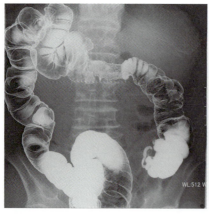
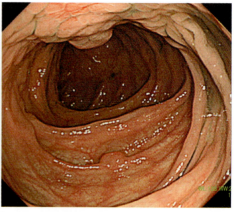

❸ 転移性大腸癌
a. 注腸造影検査（腹臥位）．横行結腸に全周性で 3 cm 長の狭窄がある．
b. 横行結腸の内視鏡像（白色光）
（写真提供：倉敷中央病院 下立雄一先生．）

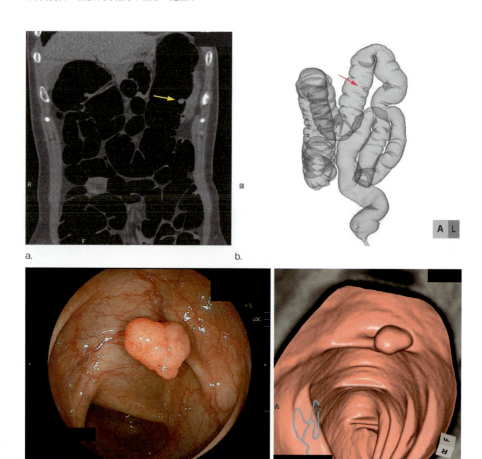

❹ CT colonoscopy と注腸 X 線類似画像
症例：49 歳，女性．横行結腸に 10 mm 大の Isp ポリープあり．生検およびポリープ切除後の病理組織学的検査にて，中等度異型の管状腺腫の診断．
a. MPR（multiplanar reconstruction：多断面再構成画像）
b. VR（volume rendering：注腸 X 線類似画像）
c. 大腸内視鏡画像
d. VE（virtual endoscopy：仮想内視鏡）
（写真提供：済生会熊本病院 満崎克彦先生．）

どがあげられる（④）．

（辻　喜久）

●文献
1) 日本食道学会（編）：臨床・病理食道癌取扱い規約，第11版補訂版．東京：金原出版；2015．
2) 日本胃癌学会（編）：胃癌取扱い規約，第15版．東京：金原出版；2017．
3) 八尾恒良ほか：X線検査法．八尾恒良ほか（編）．小腸疾患の臨床．東京：医学書院；2004．p.13．
4) Yamada T, et al：Textbook of Gastroenterology, 4th edition. Philadelphia：Lippincott Williams & Wilkins；2003．
5) 満崎克彦ほか：腸管三次元CT診断の実際—CTCによる大腸癌スクリーニングの現状と今後の課題．胃と腸 2012；47：55．

消化管の超音波検査

消化管の超音波検査は，超音波の入射部位により体表から行う体外式超音波検査（ultrasonography：US）と消化管内から行う超音波内視鏡検査（endoscopic ultrasonography：EUS）に分けられる．

体外式超音波検査（US）

消化管の断層診断としてのUSは，組織構築を高分解能かつリアルタイムに評価でき，放射線被曝がなく非侵襲的であり，繰り返し検査を行うことができるという利点があり，消化管疾患診療のfirst lineに位置づけられるモダリティと考えられる．

消化管の描出法と健常消化管壁の体外式超音波像

通常は，脱気水で管腔内を充満させたり，抗コリン薬投与などの前処置は行わず検査を施行する．周波数は主に3.0〜7.0 MHzが用いられ，血流評価のためドプラも適宜使用する．USによる健常の消化管壁はEUSと同様に，内腔側から高・低・高・低・高エコーの5層構造として描出され，第1層の高エコー層と第2層の低エコー層が粘膜層，第3層の高エコー層が粘膜下層，第4層の低エコー層が固有筋層，第5層の高エコー層が漿膜下層および漿膜あるいは漿膜のない部位では外膜に相当する（❺a）．この5層構造は，消化管のいずれの部位でも基本的に同一であり，この層構造の変化を読みとることにより，消化管癌の深達度診断，粘膜下腫瘍の診断や炎症の主座の判定ができる．

消化管疾患に対する体外式超音波の意義

USの意義は大きく次の3種類に分けて考えられる．まず，内視鏡検査を施行することが躊躇される疾患（急性腹症），次に内視鏡が到達しにくい疾患（小腸疾患，消化管出血〈特に大腸出血〉），最後に，内視鏡を施行しても評価が困難な疾患（重症炎症性腸疾患，粘膜下腫瘍，機能性消化管疾患の病態評価など）である．

このなかで特に急性腹症に対するUSの臨床的意義は高く，微小穿孔例のfree airの同定と穿孔部位の確認（❻），腸閉塞の原因検索や腸管虚血の有無の検索

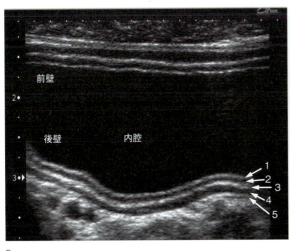
a.

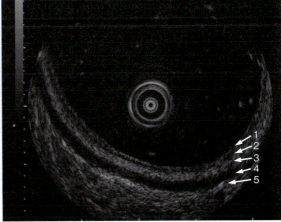
b.

❺ 健常な消化管壁
a. USで描出された健常胃壁の5層構造
b. EUSで描出された健常大腸壁の5層構造
第1層の高エコー層と第2層の低エコー層が粘膜層（M），第3層の高エコー層が粘膜下層（SM），第4層の低エコー層が固有筋層（MP），第5層の高エコー層が漿膜下層（SS）および漿膜に相当する．

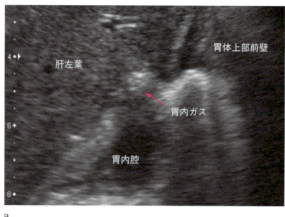 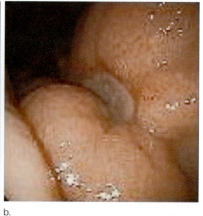

a. b.

❻ 胃潰瘍穿孔症例
a. US画像．胃体上部前壁に胃壁を貫通するガス像を認める．
b. 上部消化管内視鏡画像．US施行2週間後の内視鏡画像である．USで指摘した部位に一致して胃潰瘍を認める．

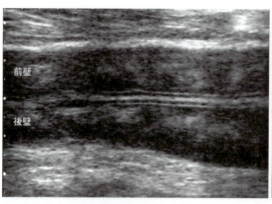 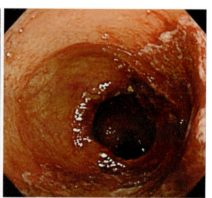

a.

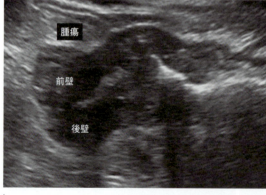 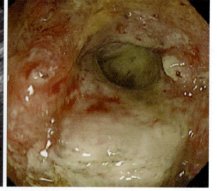

b.

❼ 血便をきたしうる代表的な疾患のUS画像と同一症例の大腸内視鏡画像
a. 虚血性腸炎．S状結腸に粘膜層と粘膜下層の境界の不明瞭なびまん性の壁肥厚を認める．
b. 大腸癌．USにて層構造の消失した限局性の壁肥厚を認め，口側腸管の拡張を伴う像を認める．

に対する第一選択の診断法と考えられる．

小腸や大腸からの出血の場合は，そのアプローチの煩雑さや前処置の必要性から緊急内視鏡検査が躊躇される場合も少なくない．さらに，上部消化管出血と異なり輸血を要する症例も少ないことから，簡便に出血部位を検出できることが理想である．❼に血便をきたしうる代表的な消化管疾患のUS画像と大腸内視鏡画像を示す．事前にUSで出血部位を確認しておくことは，その後の治療を効率よく行ううえでも臨床的意義が高い．

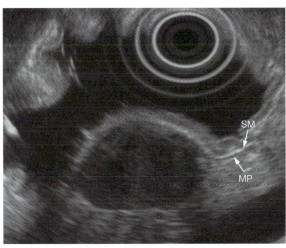
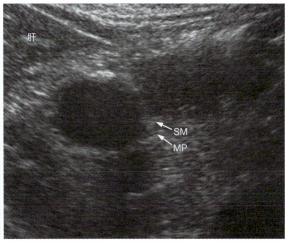
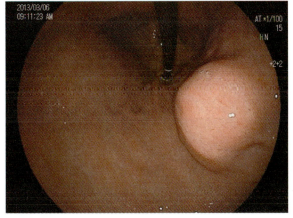

❽ 胃消化管間質腫瘍（GIST）の内視鏡画像と同一症例の EUS 画像，US 画像

a. EUS 画像，b. US 画像，c. 上部消化管内視鏡画像．
EUS，US ともに，GIST の多くは第 4 層と連続する比較的均一な低エコー腫瘤として描出される．

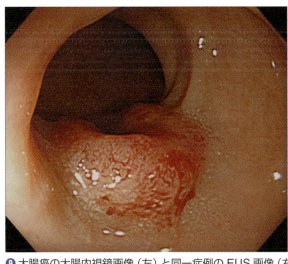
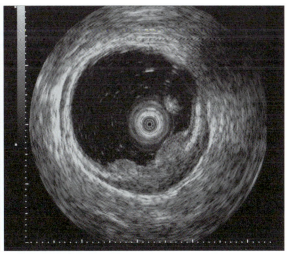

❾ 大腸癌の大腸内視鏡画像（左）と同一症例の EUS 画像（右）
病変は，低エコーの腫瘤像として描出され，第 3 層は断裂するものの，第 4 層の最外層が保たれており，深達度は MP と診断できる．

　粘膜下腫瘍の診断では，腫瘍の存在部位と内部エコーの性状やエコー輝度から，ある程度の質的診断が可能である（❽）．一般的には囊胞は粘膜下層に無エコーの腫瘤として認められ，迷入膵（異所性膵）は第

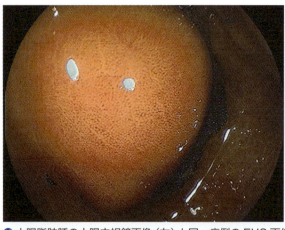 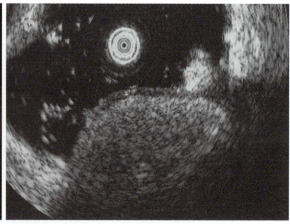

❿ 大腸脂肪腫の大腸内視鏡画像（左）と同一症例の EUS 画像（右）
病変は，第3層内の高〜比較的高エコーの均一な楕円形の腫瘤像として描出され，後方エコーの減衰を伴い脂肪腫と診断できる．

3層に比較的低エコーの腫瘍として描出され，同時に第4層の肥厚を伴うことがある．消化管間質腫瘍（GIST）の多くは第4層と連続する比較的均一な低エコー腫瘍として描出される．また，脂肪腫は粘膜下層内に内部エコーが均一な高エコーの腫瘍として描出される．ただし，エコー輝度を評価する際には用いた周波数により若干異なることがあるため，周囲の健常構造と対比して判断することが望ましい．

近年，機能性消化管疾患に遭遇する機会が増加しているが，その病態検査のための非侵襲的なモダリティは少ないのが現状である．検査方法の詳細は他書を参考にしていただきたいが，US は嚥下機能評価，胃運動機能評価，大腸運動評価などに臨床応用可能である．

超音波内視鏡検査（EUS）

超音波内視鏡は，小型で高周波数（7.5〜20 MHz）の超音波探触子を先端に装着した特殊な内視鏡である．EUS は，超音波内視鏡を消化管内に挿入し，消化管内から超音波により消化管の断層像を描出し診断する検査法である．

機種

EUS に用いられる機種には，超音波内視鏡専用機，細径超音波プローブ，穿刺用超音波内視鏡，カラードプラ超音波内視鏡，三次元超音波内視鏡などがある．一般的に前二者が診断に用いられている．周波数は主に 7.5〜20 MHz が用いられる．超音波内視鏡専用機は，内視鏡機能と超音波機能を有しており，深達度の深い大きい消化管病変で周囲臓器との関係を検査する際に用いられることが多い．細径超音波プローブは，通常の内視鏡の鉗子孔を介して挿入される小型で高周波数（12.5〜20 MHz）のプローブであり，通常の内視鏡検査に引き続いて，内視鏡観察下にプローブを病変部に当てることができ，また狭窄部の検査も可能である．通常は深達度の浅い小さな病変で内視鏡治療の適応決定のモダリティの一つとして用いることが多い．穿刺用超音波内視鏡は，EUS 画像下に粘膜下腫瘍や消化管周囲の腫瘍（リンパ節や膵腫瘍など）を穿刺し，細胞診あるいは組織診を行うことができる．

消化管の描出法と健常消化管壁の超音波像

脱気水充満法（消化管内を脱気水で満たす方法）とバルーン法（振動子にバルーンを装着してバルーン内を脱気水で満たし，観察部位にバルーンを密着させて描出する方法）がある．症例によっては，脱気水充満法とバルーン法を併用する場合もある．EUS での正常の消化管壁は，US のそれと同様であり（❺b），層構造の変化を読みとることで，消化管癌の深達度診断や粘膜下腫瘍の診断がなされる．

消化管疾患に対する EUS の意義

消化管癌の深達度診断や消化管周囲のリンパ節転移診断，粘膜下腫瘍の診断，各腫瘍と隣接臓器の圧排あるいは浸潤の有無，癌の化学療法の効果判定などに対して臨床的意義がある．

消化管癌の EUS 像は基本的に低エコー腫瘤として描出され，この腫瘍により変化の及んだ最深部の層を読みとることで深達度の判定がなされる（❾）．ただし，病巣内に潰瘍を有する場合には，潰瘍の線維化が低エコーに描出されるため深達度の判定には注意を要する．この場合には線維組織の形状により癌との鑑別を行う．

粘膜下腫瘍の診断は US のそれと同様であるが，穿刺し細胞診あるいは組織診を引き続き行うこともあ

る．一般的には脂肪腫は粘膜下層に均一な高エコーの腫瘤として認められ（❿），迷入膵は第3層に比較的低エコーの腫瘤として描出され，同時に第4層の肥厚を伴うことがある．GISTの多くは第4層と連続する比較的均一な低エコー腫瘤として描出される（❽）．

癌の化学療法の効果判定では，化学療法前後のEUS像で腫瘍の最大断面の面積を比較することにより縮小率を算出できる．

（眞部紀明，春間 賢，畠 二郎）

●文献

1) 春間 賢（編）：消化管超音波診断ビジュアルテキスト．東京：医学書院；2004．
2) 相部 剛：超音波内視鏡による消化管壁構造に関する基礎的，臨床的研究．*Gastroenterol Endosc* 1984；26：1447．
3) 眞部紀明ほか：超音波内視鏡 下部．三木一正ほか（編）．消化器内視鏡ゴールデンハンドブック．東京：南江堂；2007．p.111．

消化管の内視鏡検査

総論

内視鏡は，直接目で見ることができない人体内部を見る手段として，特に消化器領域で発展し，その後，手の届かない消化管深部の病変に対し処置を行う器具としても活躍するようになった．今日では，消化器内視鏡についての基本的知識を習得することは，消化器病医のみならず，日常，消化器診療を行う機会がある医師すべてに求められる．

消化管の内視鏡検査は1868年，Kussmaulによって考案された硬性胃鏡に始まり，1932年にはShindlerが開発した先端部をわずかに曲げることができる軟性胃鏡（gastroscope）へと発展した．わが国では，1950年に柔軟な蛇管の先に小型カメラを付けた胃カメラ（gastrocamera）が開発され，特に早期胃癌の概念や診断法の確立に貢献した．Hirschowitzらは，1957年に内視鏡先端の対物レンズの画像をグラスファイバーを介して接眼レンズまで伝えるファイバースコープ（fiberscope）を開発した．このファイバースコープの出現によって消化管内部を直視下に観察しながら写真撮影ができるようになった．また，ファイバースコープでは内視鏡先端をアングルノブにより自由な方向に彎曲させることが可能になったため，内視鏡検査の適応が大腸や小腸，気管などに広がった．さらに，ポリープ切除術などの内視鏡的治療法や，内

視鏡的逆行性胆管膵管造影（endoscopic retrograde cholangio-pancreatography：ERCP）などの新たな手技が次々に開発された．

1983年には，Sivakらにより内視鏡画像をテレビモニターによって観察することができる電子スコープが開発された．電子スコープでは，対象からの光が対物レンズによってスコープ先端の半導体素子である電荷結合素子（charge coupled device：CCD）上に結像され，電気信号へと変換される．その後，電気信号となった画像情報は，体外のビデオプロセッサーによってモニター上に表示する画像へと再合成される．ファイバースコープは，スコープ内部に収納できるグラスファイバーの本数や，ファイバー周囲を被覆するコーティングによって画像の解像度に構造上の制限があったが，電子スコープではCCDの画素数の増加や小型化に伴い画質が飛躍的に向上し，スコープも細径化され操作性が改善した．近年では，粘膜表面の微細な構造まで観察することができる拡大内視鏡やハイビジョン高精細内視鏡，経鼻的に挿入可能な極細径スコープなどが製品化されている．

現在の消化器内視鏡は，先端硬性部，柔軟な挿入部，手元の操作部から構成される（⓫⓬）．先端硬性部には，対物レンズやレンズを洗うためのノズル，CCDなどが埋め込まれている．また，操作部には，内視鏡

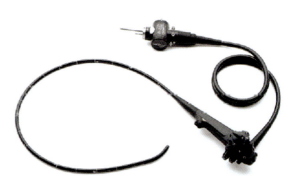

⓫ 上部消化管内視鏡（オリンパス GIF-Q260）

⓬ オリンパス GIF-Q260 の性能表

光学系	視野角	140°
	観察深度	3〜100 mm
	照明方式	ライトガイド方式
先端部	外径	9.2 mm
彎曲部	彎曲角	UP 210° DOWN 90°
		RIGHT/LEFT 各100°
軟性部	外径	9.2 mm
有効長		1,030 mm
全長		1,350 mm
鉗子	チャンネル径	2.8 mm
	最小可視距離	3 mm

⓭ 内視鏡検査と内視鏡の種類

区分	検査法	内視鏡	視方向
上部消化管 内視鏡検査	パンエンドスコピー	パンエンドスコープ	前方視
	食道内視鏡検査		斜視
	胃内視鏡検査	胃スコープ	側視, 斜視
	十二指腸内視鏡検査	十二指腸スコープ	側視
下部消化管 内視鏡検査	小腸内視鏡検査	小腸スコープ	前方視
	大腸内視鏡検査	大腸スコープ	前方視
	直腸鏡検査	直腸鏡（硬性鏡）	前方視

先端の彎曲を操作するためのアングルノブや処置具を出し入れするための鉗子口，消化管内部を膨らませる際や対物レンズの付着物を洗浄する際に使用する送気送水ボタン，消化液や食物残渣などを吸引する際に使用する吸引ボタンなどが存在する．

また，内視鏡には太さや長さ，対物レンズの位置にいくつかのバリエーションがあり，病変の位置や使用用途に合わせ選択される．内視鏡軸に垂直にレンズが装着されているものは前方視型，軸に対し側面にあるものは側視型，斜めに付いているものは斜視型と呼ばれている（⓭）．さらに近年，口や肛門から管状の内視鏡を挿入する代わりに，小型カメラを経口的に内服して遠隔的に消化管内部を観察記録するカプセル内視鏡が開発され，これまで到達することが困難であった深部小腸が比較的簡便に観察できるようになった．

消化管内視鏡検査は，大きく上部消化管内視鏡検査と下部消化管内視鏡検査に二分される．上部内視鏡検査では，食道，胃，十二指腸下降脚までを通して観察するパンエンドスコピー（panendoscopy）が上部消化管の標準的な検査法として行われている．一方，下部内視鏡検査のほとんどは大腸内視鏡検査であり，直腸からS状結腸までを観察するS状結腸鏡検査（sigmoid scopy）と，直腸から盲腸あるいは回腸末端までを観察する全大腸内視鏡検査（total colonoscopy）が標準的に行われている．

上部消化管でのパンエンドスコピーや下部消化管内視鏡には前方視鏡が用いられることが多いが，パンエンドスコピーには斜視鏡が用いられる場合もある．また，側視鏡は十二指腸を観察する際によく用いられ，特に，ERCPでは十二指腸下降脚に開口するVater乳頭に造影用カニューレを挿入する必要があるため必須である．

十二指腸以外の小腸に関しては，カプセル内視鏡が開発されたことにより，以前より多くの病変が見つかるようになった．さらに，バルーンが先端に付いた長尺の内視鏡とバルーン付きオーバーチューブを併用するダブルバルーン小腸内視鏡が開発され，深部小腸の病変に対しても組織検査や基本的治療処置まで行うことが可能になった．このダブルバルーン小腸内視鏡で

は，チューブと内視鏡のバルーンを交互に膨らませながら腸管を手繰り寄せ，内視鏡とチューブを交互に挿入することで深部挿入が行われる．

特殊検査法としては，簡便な色素内視鏡法が病変の発見から，腫瘍の範囲，深達度診断などに至るまで最も応用されている．また，拡大内視鏡技術が急速に発達し，消化管粘膜病変の粘膜微細構造の解析や質的診断に用いられている．現在では1,000倍以上の拡大が可能な顕微内視鏡技術も開発され，生体内で内視鏡的に病理組織学的診断を行うoptical biopsyやvirtual biopsyと呼ばれる新しい診断概念が臨床応用段階に入った．さらに，内視鏡画像の電子化に伴い，NBI（narrow band imaging）やFICE（flexible spectral color enhancement：i-SCAN）など，光学的もしくは画像信号のデジタル処理により，粘膜模様や血管走行の構造を際立たせて表示することが可能な画像強調技術が開発され，消化管表層性病変の良悪性診断や範囲診断に汎用されている．拡大内視鏡と併用すれば，癌粘膜表層に生じる粘膜微細構造や微小血管構築像の異常をとらえることも可能である（⓮）．特に，色素内視鏡検査として，従来，刺激の強いヨードを散布する必要があった食道や咽頭など扁平上皮領域において，低侵襲に病変の検出から進展範囲診断や深達度診断まで行うことができ，有用性が高い．

超音波内視鏡は，体内深部に存在する胆膵領域の高精細な断層像を得るため，消化管内視鏡に高周波の超音波振動子を組み込み，対象近傍から観察するために開発された．また，消化管壁そのものの断層像も得られることから，癌の深達度診断や粘膜下腫瘍の観察にも応用されている．さらに，電子走査型超音波内視鏡が開発されたことにより，ドプラ観察による血流解析や超音波画像下穿刺細胞診などのガイドにも応用されている．

従来，抗血栓薬服用者に対し内視鏡検査を実施する際，検査後の出血予防を重視し，生検を要することが想定される場合は，抗血小板薬・抗凝固薬を一定期間休薬してから検査が実施されてきた．日本消化器内視鏡学会は，2012年7月に抗血栓薬の休薬による血栓塞栓症の誘発にも配慮した『抗血栓薬服用者に対する消化器内視鏡診療ガイドライン』を日本循環器学会，日本神経学会，日本脳卒中学会，日本血栓止血学会，日本糖尿病学会と合同で刊行した．この新たなガイドラインでは，「内視鏡的粘膜生検は，アスピリン，アスピリン以外の抗血小板薬，抗凝固薬のいずれか1剤を服用している場合には休薬なく施行してもよい」とされるなど，従来の消化器内視鏡ガイドラインも含めた各種ガイドラインに対し，大幅な見直しが行われている．

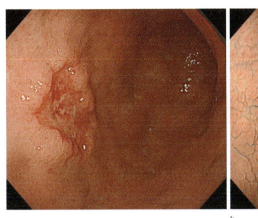
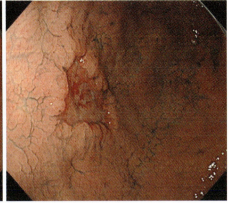
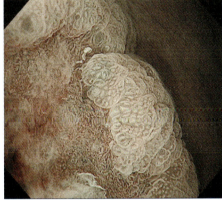
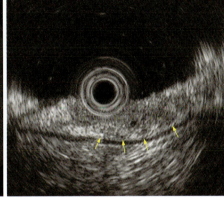

a.
b.
c.
d.

⓮ 陥凹型早期胃癌（分化型，粘膜下層深部浸潤癌）
a. 白色光．20 mm 大の発赤調陥凹性病変を認める．
b. インジゴカルミン散布後．棘状の病変境界部や周囲の粘膜模様がより明瞭に描出されている．
c. 肛門側病変境界の NBI 併用拡大内視鏡像．陥凹内部は周囲と比べ粘膜微細構造が微小化し，不整な微小血管構築像を伴っている．
d. 超音波内視鏡像．腫瘍は低エコー領域として描出され，黄矢印部で高エコー層に描出されている粘膜下層への浸潤像が認められる．

上部消化管内視鏡検査

　咽頭麻酔は，上部消化管内視鏡挿入時の咽頭反射を抑制するために行われ，リドカインのビスカス剤の貯留や，スプレーによる表面麻酔が一般的に行われている．また，消化管蠕動を抑制するために臭化ブチルスコポラミンやグルカゴンが使用される場合もある．近年，多くの内視鏡検査がベンゾジアゼピン系鎮静薬などを用いた意識下鎮静法下に行われるようになったが，鎮静薬を用いる場合には呼吸循環状態のモニタリングや救急蘇生環境の確保が必須である．また，いかなる内視鏡検査を行う場合にも検査前に患者の状態をよく理解する必要があり，基礎疾患や検査自体の適応と禁忌，内服中の薬剤，前処置や内視鏡検査時に使用する薬剤へのアレルギーなどを問診などにより把握することが重要である．一般的に考え，高度の心疾患や呼吸機能障害，咽喉頭部腫瘍，高熱時，腸閉塞などの重篤な内臓疾患をもつ患者では，可能な限り検査の施行を避けるべきであろう．

　前述の通り，上部消化管内視鏡検査の標準的観察法は，食道，胃，十二指腸下降脚までを一通り観察するパンエンドスコピーである．スクリーニング検査としてのパンエンドスコピーでは，安全に見落としが少ない検査を行うことはもちろんのこと，再度，検査を受けてもよいと思われるような苦痛の少ない検査を心がける必要がある．手技の詳細については省略するが，見落としを防ぐためには各部位を満遍なく観察することが重要で，観察部位がおおむね写真として記録されるよう撮影部位を決め，一定の手順で観察し，バランスよく写真撮影を行うとよい．病変を見つけた場合には，病変の占居部位，色，形，大きさ，辺縁の性状などを記録するとともに，それらが理解しやすいような遠景，近景の写真を多方向から撮影しておく．必要であれば色素内視鏡などの検査を追加するとともに，生検による病理学的診断を行う．

（炭山和毅，田尻久雄）

● 文献

1) 丹羽寛文：消化管内視鏡の歴史．東京：日本メディカルセンター；1997.
2) 日本消化器内視鏡学会（監），日本消化器内視鏡学会卒後教育委員会（編）：消化器内視鏡ハンドブック．東京：日本メディカルセンター；2012.
3) 藤本一眞（日本消化器内視鏡学会）ほか：抗血栓薬服用者

に対する消化器内視鏡診療ガイドライン．*Gastroenterol Endosc* 2012；54：2073．

小腸内視鏡検査

バルーン内視鏡の開発・普及により，これまで内視鏡挿入が困難であった深部小腸の内視鏡検査が可能になり，全小腸の内視鏡診断が行えるようになった．現在は小腸の超音波内視鏡検査も可能である．さらに，止血や腫瘍摘除，バルーン拡張術などの内視鏡治療も可能になった．バルーン内視鏡には，ダブルバルーン内視鏡（⓯）とシングルバルーン内視鏡（オーバーチューブ先端のみにバルーンを装着）の2種類がある．バルーン小腸内視鏡検査は，一般的に経口的アプローチと経肛門的アプローチの併用で全小腸をカバーする．経肛門的アプローチは侵襲が低いが，経口的アプローチの場合は侵襲がやや高く鎮静薬の投与が必要になる．一方，小腸用のカプセル内視鏡（⓰a〜c）も改良が進んでおり，その画質は向上した．NBIやFICEを組み合わせたカプセル内視鏡スクリーニング検査も検討されている．小腸カプセル内視鏡の保険適用疾患は，当初「原因不明の消化管出血（OGIB：obscure gastrointestinal bleeding）」であったが，現在は「すべての小腸疾患/病変」が保険適用となっている．一般に，小腸カプセル内視鏡とバルーン内視鏡検査の診断能はほぼ同等であるとされており，スクリーニング検査には侵襲の少ないカプセル内視鏡検査が用いられるが，その際にはカプセル内視鏡が滞留するような狭窄病変がないことを体外式超音波検査やCT，パテンシーカプセルの通過検査などで確認しておく．

出血性疾患（顕性出血，潜血），腫瘍性疾患，炎症性疾患など，各疾患の臨床症状や経過，背景疾患の有無とその状況，患者の全身状態などを考慮して，バルーン内視鏡とカプセル内視鏡を使い分けるとともに，他の検査手技（X線造影，体外式超音波検査，CT，MRIなど）との使い分けも含めて検査計画を立てることが肝要である．

参考までに，小腸血管性病変の内視鏡分類を⓱に示すが，小腸血管性病変による出血や貧血は小腸内視鏡治療のよい適応であり，OGIBの患者には小腸内視鏡検査が必須である．

大腸内視鏡検査

大腸内視鏡機器の改良，電子内視鏡（⓲）の普及，挿入技術の向上と普及に伴い，大腸内視鏡検査は大腸の精密検査のみでなく，通常のスクリーニング検査においても第一選択の検査法となっている．

通常の大腸内視鏡検査には中間長（130 cm）の内

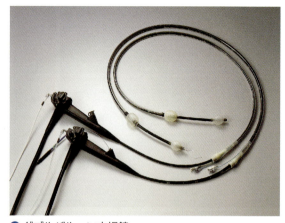

⓯ ダブルバルーン内視鏡
内視鏡の先端とオーバーチューブの先端の2か所にバルーンが装着されている．オーバーチューブ先端のみにバルーンを装着したものをシングルバルーン内視鏡という．ダブルバルーン内視鏡のほうが，腸管把持力や短縮能がやや優れている．（富士フイルムメディカル）

視鏡が使用され，無透視下の1人操作法で行われる．スコープの形態および操作は，上部消化管と基本的には同じである．大腸は長く屈曲し，くびれを有した管腔臓器であり，内視鏡の挿入および観察には熟練を要する．

腸管の観察の第一は前処置であり，いかに簡便に，かつ良好に腸管内の便を除去し，観察しやすくするかが検査の成否に大きく関与する．特に，ごくわずかな色調や凹凸の変化で発見されることの多い表面型大腸腫瘍の診断には，残渣の残らない十分な腸管内洗浄による前処置が不可欠である．現在，主として電解質溶液にポリエチレングリコールを添加したものによる腸管洗浄法が行われているが，他にもいくつかの前処置法が開発されている．ただし，通常，直腸・S状結腸のみの観察は当日の高圧浣腸や，場合によってはグリセリン浣腸だけでも可能であり，また逆に多量の下痢を伴うような細菌性大腸炎や虚血性大腸炎などで重症の場合は，症状を増悪させるため前処置を行うべきでない．

検査に際しては，前もって被検者に検査の必要性を偶発症も含めて十分に説明し，理解を得ておくことが重要であり，また，検査衣も下半身はズボン式など患者の羞恥心を考慮し，検査中も常に愛護的な配慮が必要である．前投薬に対する考え方は施設により異なるが，鎮痙薬や被検者の状態によっては軽い鎮静薬を用いることもある．

近年の画像診断の進歩によって，白色光による通常観察以外に，画像強調観察（色素法，NBI〈narrow band imaging〉，BLI〈blue laser imaging〉など；⓲b〜d），拡大内視鏡観察，顕微内視鏡観察（共焦点法，

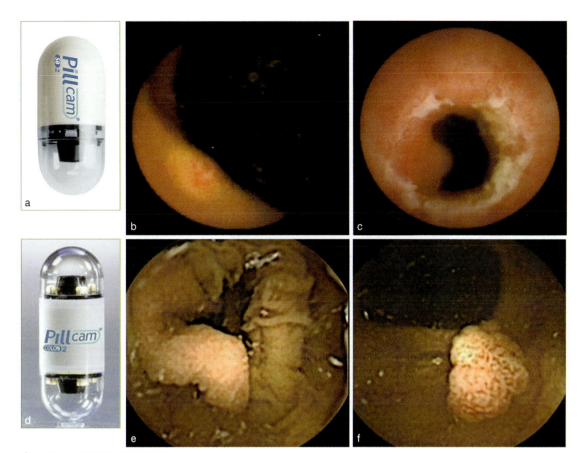

⑯ カプセル内視鏡と内視鏡画像
a. 小腸カプセル内視鏡（カメラは片側に存在）
b. 小腸カプセル内視鏡画像．血管腫
c. 小腸カプセル内視鏡画像．輪状潰瘍を認める小腸結核症例
d. 大腸カプセル内視鏡（カメラは両サイドに存在）
e. 大腸カプセル内視鏡画像．側方発育型腫瘍（LST）
f. 大腸カプセル内視鏡画像．亜有茎性ポリープ

endocytoscopy など），断層イメージング（超音波内視鏡など）など多くの診断手法がある．また，診断のみならず，腫瘍摘除（ポリペクトミー〈polypectomy〉，内視鏡的粘膜切除術，内視鏡的粘膜下層剝離術など）や止血術などの内視鏡治療も積極的に行われている．

なお，2014年1月には大腸カプセル内視鏡検査（⑯d～f）も保険適用となった．経5 mm以上のポリープの拾い上げ診断能は通常の大腸内視鏡検査とほぼ同等であることが示されている．ただし，現在の保険適用は「内視鏡が挿入困難な人や腹部手術を受けて腸管の癒着があり内視鏡挿入が困難と予測される患者」となっており，大腸のスクリーニングにルーチンでは使用できない．しかし，今後の大腸癌検診受診率向上や要精査の必要な患者の増加に伴い，大腸内視鏡検査の**capacity**増加も必要となることは明らかであり，大腸カプセル内視鏡検査の適応拡大が模索されている．

大腸内視鏡検査の対象となる大腸病変としては，腺

⑰ 小腸血管性病変の内視鏡分類（矢野・川本分類）

Type 1a	○	点状（1 mm未満）発赤で，出血していないかoozingするもの
Type 1b	●	斑状（数mm）発赤で，出血していないかoozingするもの
Type 2a		点状（1 mm未満）で，拍動性出血するもの
Type 2b	◎	拍動を伴う赤い隆起で，周囲に静脈拡張を伴わないもの
Type 3		拍動を伴う赤い隆起で，周囲に静脈拡張を伴うもの
Type 4	?	上記に分類されないもの

腫，癌，ポリープ，悪性リンパ腫などの腫瘍性疾患と潰瘍性大腸炎，Crohn病，虚血性大腸炎，結核，薬剤性腸炎などの炎症性疾患，感染性大腸炎など多岐にわたる．特に近年，大腸癌と炎症性腸疾患が増加しつ

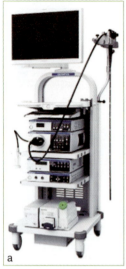
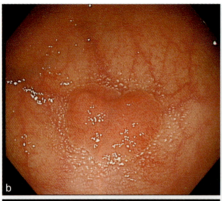
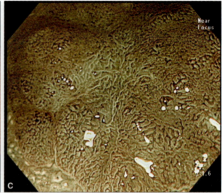
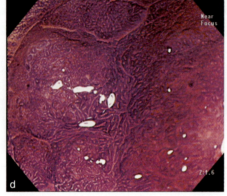

❶⓼ 大腸電子内視鏡システム
a. 電子内視鏡システムの本体（モニターとプロセッサー）（オリンパス社）
b. 早期大腸癌の通常観察像（白色光）
c. 同病変のNBI拡大観察像
d. 同病変のクリスタルバイオレット染色拡大観察像

つあり，大腸内視鏡検査の需要はますます高くなっている．

（田中信治）

●文献

1) 岡　志郎ほか：小腸疾患に対する最新のアプローチ―内視鏡による小腸の治療的アプローチ．INTESTINE 2009；13：461.
2) 白川勝朗：カプセル内視鏡の必要性．清水誠治ほか（編）．腸疾患診療―プロセスとノウハウ．東京：医学書院；2007. p.187.
3) 矢野智則ほか：小腸疾患に対する最新のアプローチ―小腸血管性病変．INTESTINE 2009；13：471.
4) 田中信治：大腸内視鏡検査．清水誠治ほか（編）．腸疾患診療―プロセスとノウハウ．東京：医学書院；2007. p.125.
5) Saito Y, et al：Evaluation of the clinical efficacy of colon capsule endoscopy in the detection of lesions of the colon：prospective, multicenter, open study. Gastrointest Endosc 2015；82：861.

色素内視鏡検査

色素内視鏡検査は，大きくコントラスト法と染色法に二分される．

特に，インジゴカルミンを用いたコントラスト法は日常的に行われ，簡便かつ安価でありながら，微小病変の発見や性状診断として非常に効果的な方法である．具体的には0.004～3.0％のインジゴカルミンを内視鏡直視下に病変上に散布するだけで直後から観察することができる．インジゴカルミン液は青色の色素で，色素液の溜まりを利用し粘膜表面の凹凸を明瞭に浮き立たせることができる（❶⓽）．ただし，すべての色素検査に共通していえることだが，粘膜表面に粘液が残存していると色素が十分にのらないため，観察前に可能な限り除去しておく必要がある．そのため，蛋白分解酵素液を前処置として患者に内服させておくと鮮明な画像を得るのに効果的である．

染色法としては，代表的なものに食道検査での複方ヨードグリセリン（ルゴール）法がある．食道の扁平上皮はグリコーゲンを多く含み，そのためヨードにより褐色に変色するが，癌や炎症が存在すると粘膜内のグリコーゲン量が減少するため染色が不良になる．ルゴールを用いれば，内視鏡的変化に乏しい扁平上皮癌であってもはっきりと不染領域として視認できる（❷⓪）．しかし，インジゴカルミンに比べ刺激が強いため，通常観察で異常を認める場合の確認やハイリスク症例のスクリーニングに対し主に使用される．

機能色素検査法としては，コンゴーレッド法が胃内の酸分泌機能検査として繁用されている．コンゴー

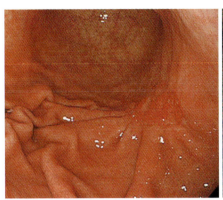
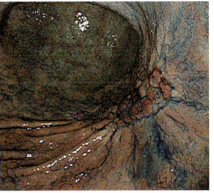

⑲ 早期陥凹型胃癌（左：通常画像，右：インジゴカルミンによる色素内視鏡像）

通常画像では，ひだの集中を伴う陥凹性病変を体下部後壁から大彎にかけて認める．よく見ると肛門側に周辺が褪色調の浅い陥凹面が広がっているのがわかる．インジゴカルミン散布後は陥凹面の境界や粘膜模様が，よりはっきりと認識できる．

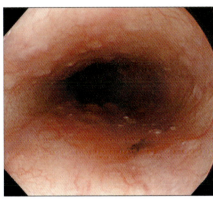
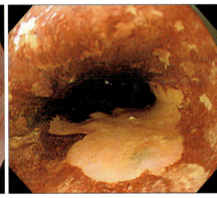

⑳ 早期食道癌（左：通常画像，右：ルゴール法による色素内視鏡像）

通常画像では，病変は淡い発赤調粘膜として認識できるが，境界がはっきりしない．ルゴール液散布後は，病変を不染領域として鮮明に認識できる．

レッドはpH 4以下で赤色から黒青色に変色するため，胃粘膜に散布すると5分から10分程度で酸分泌領域が黒褐色の変色帯として認識される．主に胃粘膜萎縮の評価や，胃切除時の切除線の決定などに使用される．

緊急内視鏡検査

　緊急内視鏡の多くは消化管出血の治療目的で行われるが，時に急性腹症の原因究明や異物除去，急性化膿性胆管炎のドレナージ目的などでも施行される．緊急内視鏡検査では通常の予定検査と異なり時間的制約を受けるが，施行医は検査に臨む前に必ず全身状態を含めた患者背景を可能な限り把握するよう努め，必要であれば適切な処置を可及的速やかに施さなければならない．なぜなら緊急検査の対象となるような症例は全身状態の不良な症例が多く，安易に検査を施行すれば検査そのものが患者にとって致命的な負荷になりうることもあるからである．特に，緊急内視鏡検査の8割以上を占める消化管出血症例ではバイタルサインなどを慎重に評価し，ショック状態であれば輸液，輸血などにより循環動態を安定させてから検査や治療を行うことが重要である．

　現在では，消化管出血の大多数が内視鏡的に止血可能になった．止血処置法としては，責任血管を機械的にクランプするクリップ法や，高濃度エタノールやエピネフリン加高張食塩水（hypertonic saline-epinephrine：HSE）などを局所注入する方法，出血部位を焼灼などにより熱凝固する方法（アルゴンプラズマ凝固法，ヒータープローブ法）などがあるが，最近では血管や組織を鉗子でつまんで，組織を破壊しないように低電圧で熱凝固するソフト凝固機能をもった高周波装置がよく用いられている．それぞれに利点，欠点があり，止血法の変更がいつでもできるよう，検査前に複数の止血法に対応できる準備をしておくとよい．ただし，内視鏡的に止血困難となれば，血管造影による塞栓術やコイリング，外科的処置への切り替えを躊躇してはならない．

〈炭山和毅，田尻久雄〉

● 文献

1) 丹羽寛文：消化管内視鏡の歴史．東京：日本メディカルセンター；1997.
2) 田尻久雄（編）：特殊光による内視鏡アトラス─NBI・AFI・IRI診断最前線．東京：日本メディカルセンター；2006.

その他の画像診断

腹部CT

適応

　癌や悪性リンパ腫などの腫瘍性病変だけでなく、急性腹症の原因検索を含めて幅広い疾患が腹部CTの適応となる。腫瘍の場合には、良性、悪性の鑑別を念頭においた画像診断で始まる（㉑）。

　癌とすでに診断されている例では、手術や化学療法などの治療前の病期診断とその治療効果判定を目的としてCTが行われる。局所浸潤の程度、リンパ節転移、肝転移や腹膜浸潤の有無についての診断が重要となる。急性腹症では、腹腔内遊離ガスの有無が消化管穿孔の診断に重要であり、CTは表示条件の調整さえ行えば微量のガスにもきわめて鋭敏である。虫垂炎や憩室炎は急性腹症として頻度の高い疾患であり、CTはその局在と鑑別診断にも重要である。イレウスの原因追求にCTは有効であり、経静脈性造影剤を使うことによって腸管虚血の程度も同時に推定することができる。また、Crohn病などの炎症性腸疾患においても、周囲に広がる瘻孔や膿瘍の合併症の診断のためにCTが有効である。

　MDCT（multidetector-row CT）と呼ばれるCTの多列化により高速化と高分解能化が一般的となり、あらゆる方向での高精細での画像表示が可能となった。また、MIP（maximum intensity projection）、volume rendering、surface renderingといった3D手法を用いて立体的に画像を観察でき、CT colonographyなどの臨床応用が進んでいる（㉒）。これは、大腸に送気した後にCTを行って大腸の内腔表面を立体的に描出する技術であり、患者は横になったまま大腸癌やポリープの診断が可能となった。仮想内視鏡（virtual endoscopy）を含めて、その適応範囲は拡大している。

診断的留意点

　腹部CTは、単純X線撮影に比べ100倍近いX線被曝を伴うため、このX線被曝に見合うだけの明確な検査目的がなければならない。また、一般に、消化管の評価には経静脈性ヨード造影剤は必須と考えてよい。経静脈性ヨード造影剤を用いない単純CTでは、腸管は均一な軟部濃度の塊として描出されてしまう。造影剤を用いることで初めて粘膜、粘膜下層、筋層を識別し、腫瘍自体も区別することが可能となり、腸間膜や後腹膜のリンパ節を腸管と血管構造と識別することが可能となる。また、目的とする消化管内腔をあらかじめ水や経口造影剤で満たしておけば、腸管の壁が引き伸ばされるので、消化管の内腔を占める病変の評価が容易となる。

　診断の際には、部分容積現象（partial volume phenomenon）に注意が必要である。スライスの厚さに応じて実際より大きくあるいは小さく見えたりする現象で、時にはそこに実際には存在しないのに現れたり、あるはずなのに消失したりすることがある（㉓）。

　スライス上下の連続性を追跡しながら観察することが基本である。さらに、冠状断や矢状断での再構成画像を用いれば診断確度が増す。また、病変の広がりを理解するうえで、腹膜、腸間膜の解剖にも精通しておく必要がある。CTはあくまで静止画像であり、腸管は蠕動で絶えず動き、時に大きく位置を変えることも

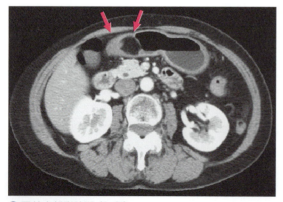

㉑ 胃前庭部脂肪腫（矢印）
前庭部の内腔に大きさ20 mmの低吸収腫瘤（矢印）。胃内の空気より内部の吸収値が高く、胃液よりも低いことに注意。

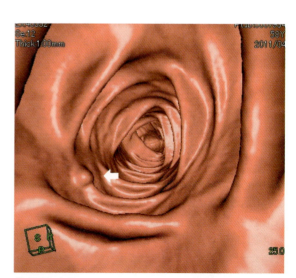

㉒ CTによる virtual colonoscopy の画像
大腸の8 mmの大きさのポリープも virtual colonoscopy でよく描出される（矢印）。

承知しておきたい.

腹部MRI

適応

MRIにおいても，高磁場3 tesla装置の導入や多チャンネルコイルの導入などにより高速化と高分解能化が進んでいる．CTに比べ，X線被曝がなく，濃度分解能の高い画像を得ることができるが，装置が高価なこと，動きに弱いこと，1回の検査に要する時間が長いなどの現実的な制約がある．骨盤内臓器は動きの影響が少ないため，直腸病変に対するMRIの臨床的有効性はすでに十分確立している（㉔）．

診断的留意点

高い磁場のなかで検査をするので，ペースメーカ装着患者ではMRI検査にあたっては周到な準備と調整が必要である．一般には，小さな金属クリップの存在はその周辺の信号の乱れを生じて局所の診断を妨げるが，検査自体の施行を妨げるほどではない．

CTにおいてはX線吸収の差が画像上に表現されるが，MRIでは縦緩和時間＝T1，横緩和時間＝T2という二つの基本的パラメータのほか，水素原子密度，流速，拡散など多数の画像構成要素がある．水はT1，T2時間ともに延長し，T1強調画像で低信号（黒），T2強調画像で高信号（白）となる．液体であっても内部の蛋白濃度や粘稠度が高いとT1は高信号化する．液体は常にT2強調画像で強い高信号を示すが，血腫の場合には鉄を含むヘモジデリンが信号を低下させる．

一般的に充実性の腫瘍の多くはT1強調画像でやや低信号，T2強調画像でやや高信号を呈する．非特異的な信号強度といわれる．腫瘍内の細胞成分が多けれ

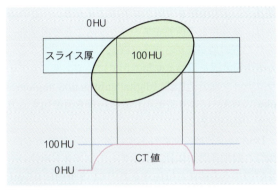

㉓ 部分容積現象
CT値が100 HUの物体がCT値0 HUの液体に囲まれて存在する場合に，この物体のCT値はスライス厚のなかに含まれる物体と液体の比率によって決定される．物体の辺縁部分はスライス内の一部を占めるにすぎないので，CTの表示条件を100 HUに近づければこの物体は小さく投影され，0 HUに近づければ大きく投影されることになる．スライス厚を薄くすることで，部分容積効果の影響は少なくできる．
HU：Hounsfield unit.

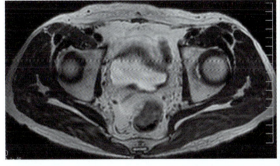

a.

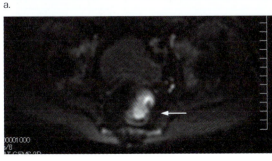

c.

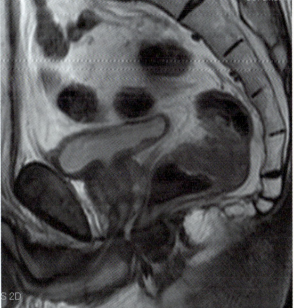

b.

㉔ MRIによる直腸癌の病期診断
T2WI軸位断（a）および冠状断（b）で直腸上部右前壁優位の2型の病変がやや高信号に描出される．拡散強調画像（b＝1,000）では著明な高信号（矢印）として描出される（c）．

ば，T2強調画像でより高信号となり，線維成分が多ければ低信号化する．脂肪はT1強調画像で高信号を呈し，脂肪抑制画像やout of phaseのT1強調画像で特異的に信号が低下する．脂肪の信号は皮下の脂肪組織と，水の信号は脊髄腔や膀胱内の信号と比較することで容易に確認できる．また，拡散強調画像の診断的価値も高い．拡散係数b値を1,000あるいはそれ以上に設定することで水分子の拡散を評価することが可能であり，これは組織の生物学的活性に相関すると考えられている．

血管造影

適応

診断のみを目的とした血管造影は，今ではほとんど行われない．腫瘍などの血流の多寡や関与血管の解剖学的情報については，CTあるいはMRI，あるいは超音波ドプラ法ですでに十分な情報が得られることが多い．腹部血管造影は，動脈瘤や動静脈奇形などの血管性病変の血流の診断や消化管出血や腹腔内出血の原因検索とその治療のために行われる．消化性潰瘍や大腸憩室炎（㉕）を原因とする出血が多く，そのほか，動脈瘤，静脈瘤，毛細管拡張症（telangiectasia），Meckel憩室炎，腫瘍，感染などが原因となる場合がある．一般に消化管出血では内視鏡を優先し，次いで緊急的に選択的な動脈塞栓術を行うことが多い．消化管外の出血の場合は血管造影手技を先行させる．両者ともに止血効果が十分でない場合には外科的切除の適応となる．

診断的留意点

血管走行と出血部位の同定を行う場合には，造影早期相でのCT撮影を先行して行うことが多い．この場合は，動脈相と平衡相でスキャンすることで血管外にもれた造影剤が広がる様子を確認することができる．X線透視装置を用いる血管造影では，デジタルサブトラクション血管造影法（digital subtraction angiography：DSA）により造影剤の動きのみを画像化する方法が一般的である．

DSAは造影剤の血管外漏出に対して鋭敏であるが，腸管の蠕動運動や体動によるアーチファクトを伴いやすいのでその診断には注意を要する．1分間に0.5 mL以上の出血があればDSAで診断可能とされている．当然ながら，血管造影時に活動性出血がなければ，造影剤の血管外漏出は確認できない．血管内治療においては，金属コイルやその他の粒状あるいは液状塞栓物

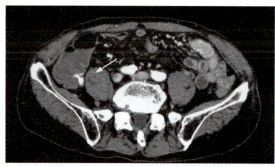

a.

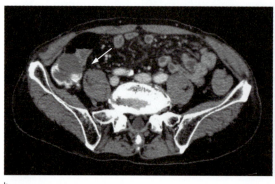

b.

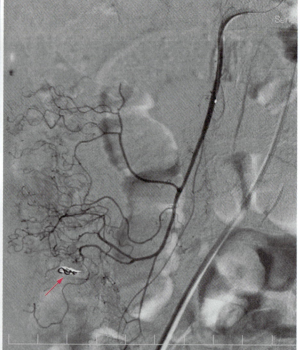

c.

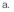 上行結腸憩室炎による出血

早期動脈相（a）から後期相（b）にかけて出血による造影剤の漏出が徐々に拡大（矢印）．上腸間膜動脈デジタルサブトラクション血管造影法（DSA）（c）：回盲動脈分枝の選択的動脈塞栓術を施行後，金属クリップが見えている（赤矢印）．

質を用いて止血する（㉕）．

（齋田幸久）

● 文献

1) Copel L, et al：CT colonography in 546 patients with incomplete colonoscopy. *Radiology* 2007；244：471.
2) Schnall MD, et al：Rectal tumor stage：Correlation of endorectal MR imaging and pathologic findings. *Radiology* 1994；190：709.
3) Rees CR, et al：DSA in acute gastrointestinal hemorrhage：Clinical and in vitro studies. *Radiology* 1988；169：499.

核医学検査

核医学検査の特徴

　放射性同位元素で標識した薬剤（放射性薬剤）を用いて目的とする臓器の細胞機能を評価したり，病変部を画像で描出するのが核医学検査である．その特徴は，用いる放射性薬剤を駆使してさまざまな分子・細胞機能を映像化できる点である．他方，用いる薬剤はごく微量であるため，まったく副作用がない．したがって腎機能低下例やアレルギーなどの影響はなく，どの症例にも応用可能である．また，悪性腫瘍親和性薬剤を用いれば悪性腫瘍の広がりを全身検索できるため，予期しえない全身の転移巣を検出することも可能である．さらには腫瘍の活動性も定量的に評価できるため，治療効果判定にも応用可能である．通常，核医学検査のことをシンチグラフィ，得られた画像をシンチグラムと呼ぶ．

　消化器領域では，種々の臓器の機能評価を行うことができる．また，最近急速に普及したPETが消化器癌の診断・評価に利用されている．

　以下に利用法を紹介する．

機能画像診断

肝機能評価

　肝臓の働きをみるシンチグラフィには，肝細胞機能をみる肝機能シンチグラフィと肝細胞のKupffer細胞をみる肝コロイドシンチグラフィがある．

肝機能シンチグラフィ：肝機能をみるには，健常肝細胞の表面にあるアシアロ糖蛋白受容体に対して特異的に結合する^{99m}Tc-DTPA-galactosyl serum albumin（^{99m}Tc-GSA）が用いられる．肝細胞機能が低下すると肝臓に摂取される量が低下し，血液からの消失が遅れる．これらを定量的に解析することで肝細胞機能を評価できる．特に映像化できる利点を活かして，肝臓局所の機能解析も可能となる．肝機能を定量的に解析するため，^{99m}Tc-GSA投与後の正面像から心臓と肝臓

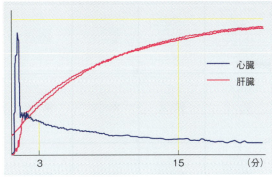

㉖ ^{99m}Tc-GSA投与後の心臓と肝臓の時間放射能曲線
心臓の3分後のカウント（H3），15分後のカウント（H15）および肝臓の15分後のカウント（L15）を算出する．そのうえで肝機能の指標としてHH15（H15/H3）やLHL15［L15/（L15+H15）］を算出する．

に関心領域を設定し，その時間放射能曲線を作成する（㉖）．その曲線から^{99m}Tc-GSAの血液消失率の指標として心臓の3分後のカウント（H3）に対する15分後のカウント（H15）の比（HH15＝H15/H3）を用いる．また，^{99m}Tc-GSAの肝臓への集積率として15分後の心臓（H15）と肝臓（L15）のカウントの合計に対する肝臓のカウント（L15）の比［LHL15＝L15/（L15+H15）］を用いる．基準値はHH15で0.5〜0.6以下，LHL15は0.93〜0.95以上で，肝機能が低下するほど，HH15は上昇し，LHL15は低下する．

　㉗に肝臓左葉に生じた肝細胞癌の症例の^{99m}Tc-GSAの動態画像および15分後の画像を示す．肝硬変のため，肝臓の形態は変形しており，HH15は0.73と高値，LHL15は0.87と低値を示している．薬剤の血液からの洗い出しの遅れと，肝臓集積の低下を反映した変化であり，肝機能の中等度低下が示唆される．ただし切除後残存する肝右葉の集積は良好であり，肝臓外側区域切除は可能と判断された．

肝コロイドシンチグラフィ：もう一つの肝細胞のKupffer細胞をみる肝コロイドシンチグラフィは，粒子の大きさが500μm以下のコロイド粒子（スズ〈Sn〉コロイドあるいフィチン酸）を^{99m}Tcで標識して肝臓の画像を得る方法である．以前は腫瘍性病変の検索に利用されてきたが，超音波検査やCT，MRIに代用されるようになり，その役割は少なくなっている．ただ限局性結節性過形成（focal nodular hyperplasia：FNH）では，Kupffer細胞を有するため集積があり，その他の腫瘍性病変との鑑別に役立つ．

肝胆道機能評価

　血液から肝細胞に摂取され胆道系に排泄される放射性薬剤として^{99m}Tc-pyridozyl-5-methylPriptophan（^{99m}Tc-PMT）がある．本剤を用いた肝胆道シンチグラフィでは，経時的に画像を収集することにより，胆

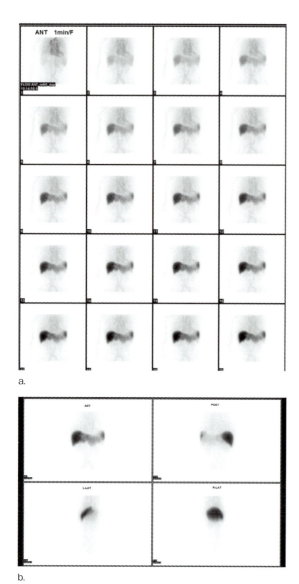

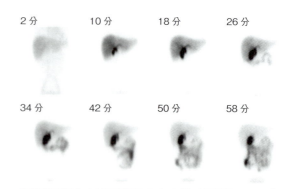

㉘ 胆道ジスキネジアが疑われた症例の肝胆道シンチグラフィ（30歳代，女性）
動態撮影（前面像，一部抜粋）．

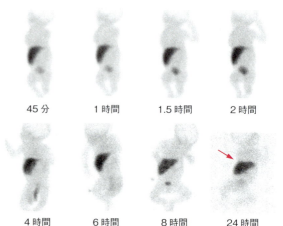

㉙ 胆道閉鎖症が疑われた症例の肝胆道シンチグラフィ（生後4週間，女児）
投与後45分～24時間の前面像．

㉗ 肝細胞癌術前症例の肝機能シンチグラフィ（70歳代，女性）
a．1分ごとの動態撮影（前面像），b．投与後15分像．

汁の流れをみることが可能である．

㉘に胆道ジスキネジアの疑いで，肝胆道シンチグラフィを施行した症例の，薬剤投与後1分ごとの動態画像を一部抜粋して示す．薬剤投与後2分の画像では血液プールおよび肝臓が描出されている．10分像では血液プールの集積はほぼ消失しており，肝臓，両肝管，総胆管，胆嚢が描出されている．26分像では十二指腸や近位空腸へ放射性薬剤が排泄されており，その後も経時的に腸管への排泄が進行している．58分像では肝臓の集積は著明に低下している．胆道系への洗い出しはほぼ正常の所見と考える．

㉙に生後4週間の女児の肝胆道シンチグラフィを示す．本症例は生後より灰白色便が持続しており，胆道閉鎖症を疑われたため，本検査を実施された．薬剤投与後45分の画像では肝臓が描出されているが，総胆管の描出はみられず，腸管への排泄も認めない．その後の経時的な撮像でも腸管への排泄は確認できない．薬剤投与後24時間の画像でも肝臓が明瞭に描出されており，肝臓への集積が著しく遷延している．胆道閉鎖症が強く示唆される所見である．本症例は，生後5週間目に開腹術を実施，術中胆道造影にて，胆道閉鎖症と確認され，葛西手術が行われた．

このように肝胆道シンチグラフィは胆汁の排泄障害の有無と程度がわかり，特に胆道閉鎖症の診断には有効である．

消化管出血診断・評価

消化管出血診断

急性消化管出血の多くは，消化管内視鏡や緊急血管撮影により出血源の同定がなされ，内視鏡的止血術や血管内治療，緊急手術治療に回ることが多い．ただし

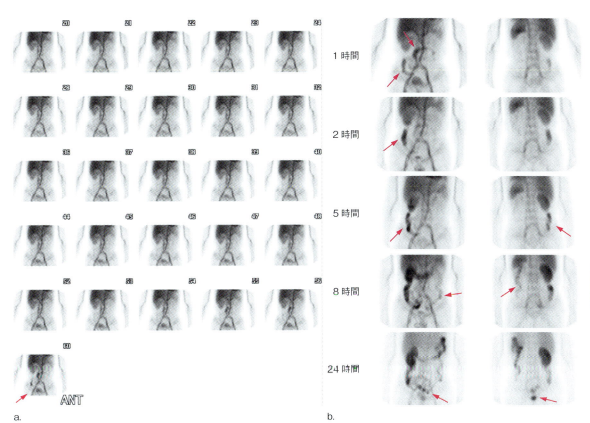

㉚ Crohn病で下血がある症例の消化管出血シンチグラフィ（50歳代，男性）
a. 動態撮影（前面像，一部抜粋，1分/F），b. 投与後1〜24時間の前面像および後面像．

出血量が少ない場合や間欠的な出血の場合，血管造影では出血源の同定が困難なことが多く，そのような場合には消化管出血シンチグラフィが利用される．

消化管出血シンチグラフィには ^{99m}Tc 標識赤血球（red blood cell：RBC）や ^{99m}Tc-HSA（human serum albumin）を用いる．これらは長時間血中に停滞する性質があるが，出血がある場合には出血部位で少しずつ血管外に漏出するため，これを陽性描出することができる．実際には薬剤を静脈内投与後，長時間，経時的な撮像を行い，出血の有無とともに部位の検索を行う．

㉚にCrohn病の患者の下部消化管出血に対して実施された消化管出血シンチグラフィを示す．動態画像では，投与後早期には消化管は描出されていないが，50分頃より右下腹部に腸管が描出され始めている．1時間像では，腹部正中に小腸，右下腹部に回腸末端〜上行結腸とみられる腸管ループが描出されている．その後の経時的な撮像では，時間の経過とともに放射性薬剤が肛門側へ移行しており，24時間後には直腸に達していることがわかる．

このように出血シンチグラフィでは，長い観察期間（通常は24時間程度まで）の出血を画像化できるため，少量の消化管出血でも検出することができ，経時的観察からその部位の同定も可能となる．

異所性胃粘膜診断

小児や若年者の消化管出血では異所性胃粘膜を有する疾患を念頭におく必要がある．その代表がMeckel憩室で，その多くに胃粘膜を認める．$^{99m}TcO_4$ は甲状腺，唾液腺とともに胃粘膜にも生理的集積を示す．これを利用して異所性胃粘膜の診断につなげることができる．

㉛に消化管出血がありMeckel憩室が疑われた症例の異所性胃粘膜シンチグラムおよび造影CTを示す．$^{99m}TcO_4$ 静脈内投与1時間後のシンチグラムでは，下腹部右傍正中部に異常集積を認め，異所性胃粘膜の存在が示唆される．造影CTでは，下腹部に回腸と連続し盲端を有する管状構造物を認める．以上から，異所性胃粘膜を有するMeckel憩室と診断した．後日，小腸部分切除術が行われ，病理組織学的にも異所性胃粘膜を有するMeckel憩室が確認された．

悪性腫瘍診断・評価

ポジトロン断層撮影法（PET）の原理と特徴

ポジトロン断層撮影法（positron emission tomography：PET）は，核医学検査のなかでもポジトロン（陽電子）を放出するアイソトープの体内分布を断層で計

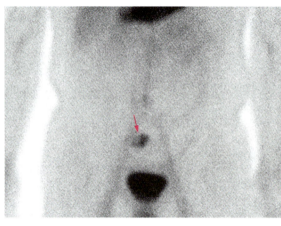
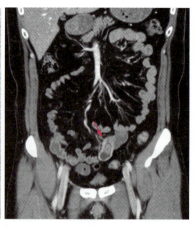

㉛ 下血があり Meckel 憩室が疑われた症例の異所性胃粘膜シンチグラフィ（40 歳代，男性）
a．投与後 1 時間の前面像，b．造影 CT 冠状断像．

測する手法である．その最大の特徴は ^{11}C，^{13}N，^{15}O などの生体構成元素を用いた生理的・生化学的イメージングができるという化学的特徴である．他方，種々の物理的特徴もある．通常の核医学検査に比べて感度がきわめて高く，空間解像力も高い．また，定量性も優れており，種々の機能情報の定量的計測も可能である．さらには得られた画像は断層表示像である．

特に臨床で注目されるに至ったのは，悪性腫瘍の診断評価にきわめて役立つことが証明されたためである．悪性腫瘍ではグルコース代謝が亢進するとともに，悪性腫瘍細胞の膜表面にグルコース輸送体（グルコーストランスポーター）が発現することも確認されている．PET 検査はグルコースの誘導体の標識物質 ^{18}F-フルオロデオキシグルコース（fluorodeoxyglucose：FDG）を用いた糖代謝の解析が可能である．^{18}F-FDG はグルコースの 2 位の炭素につく OH 基が ^{18}F で置換された物質であり，静脈内投与されるとグルコースと同様に細胞内に摂取され，活性型の ^{18}F-FDG-6 リン酸の形になる．グルコース-6 リン酸が直ちに代謝されるのに対して，^{18}F-FDG-6 リン酸はこれ以上代謝を受けずに組織内にとどまる．したがって，^{18}F-FDG を投与した後にその分布を PET 装置で画像化することで体内のグルコース利用率を解析できる．特に最近の装置では，全身の ^{18}F-FDG 分布を映像化できる利点がある．

^{18}F-FDG-PET 検査前は，原則として 4 時間以上の絶食とする．^{18}F-FDG を静脈内投与した後は，身体を安静に保つ．これによって筋肉などへの生理的な集積を低減させ，病変部への ^{18}F-FDG の集積を高める．投与約 1 時間後に PET カメラにて ^{18}F-FDG の全身の分布状態を撮像し，断層像として得る．

^{18}F-FDG を用いた PET 検査（^{18}F-FDG-PET）は早期胃癌を除くすべての悪性腫瘍の診断評価が保険適用化されている．消化器領域では食道癌，大腸癌，膵癌，転移性肝癌などが適用となっている．ただ，胃癌や肝細胞癌などの多くには集積しない．また，解像力の限界もあり，微小な癌の診断にも限界がある．PET を有する施設の増加とともに検査数も年々著明に増加している．

^{18}F-FDG-PET による消化器癌の診断・評価

㉜に食道癌の病期診断を目的として実施した ^{18}F-FDG-PET/CT および造影 CT を示す．胸部中部食道に長径 6 cm 程度の腫瘍性病変を認め，非常に強い集積（SUVmax 23.7）を示している．主病変と考える．病変は下行大動脈と広く接しており，同浸潤を疑う．頸胸部食道境界部左壁の粘膜下病変，頸部食道傍リンパ節，反回神経リンパ節，噴門リンパ節にも異常集積を認め，skip lesion およびリンパ節転移を疑う．遠隔転移を示唆する所見は認めない．以上から，UICC 分類 cT4N2M0，Stage IIIB と診断した．

㉝に直腸癌の病期診断を目的として実施した ^{18}F-FDG-PET/CT および造影 CT を示す．直腸に径 2 cm 大の腫瘍性病変を認め，非常に強い集積（SUVmax 13.2）を示している．主病変と考える．周囲への浸潤を示唆する所見は認めない．直腸傍リンパ節が腫大しており，こちらも強い集積（SUVmax 4.4）を示している．リンパ節転移を疑う．遠隔転移を示唆する所見は認めない．以上から，UICC 分類 cT2N1M0，Stage IIIB と診断した．本症例は腹腔鏡下高位前方切除術を施行され，直腸癌 pT2N1 と確認された．

㉞に膵癌の病期診断を目的として実施した ^{18}F-FDG-PET/CT および造影 CT を示す．膵頭部には SUVmax 8.3 の強い集積を認め，主病変と考える．造影 CT では周囲の動脈への encasement を生じてい

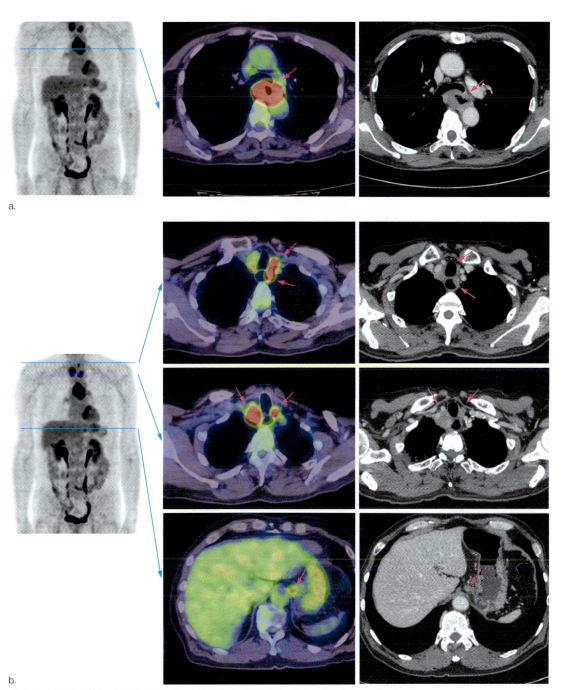

㉜ 食道癌における病期診断目的の ¹⁸F-FDG-PET/CT および造影 CT（60 歳代，男性）
胸部中部食道の主病巣（a），およびリンパ節病巣（b）におけるそれぞれの全身の投影像（左図）と代表的断面の PET-CT 重ね合わせ像（中図）と造影 CT 画像（右図）．

る．リンパ節転移や遠隔転移を示唆する所見は認めない．以上から，UICC 分類 cT4N0M0，Stage III と診断した．

このように食道癌，大腸癌，膵癌などの消化器癌では腫瘍や転移巣への ¹⁸F-FDG の集積の有無から，①良性，悪性の鑑別や，集積度からの予後を含めた悪性度の推定，②腫瘍の広がり（病期診断）とそれに即し

た最適治療の選択，③再発の早期診断，④治療効果判定，⑤生検や放射線治療計画への応用，などの観点からきわめて有効な検査といえる．また PET/CT もかなり普及し，症例で提示したように，病変の位置関係の詳細な把握や統合的画像診断としての有効性が認められるようになっている．

他方，課題もある．癌のなかには胃癌や多くの肝細

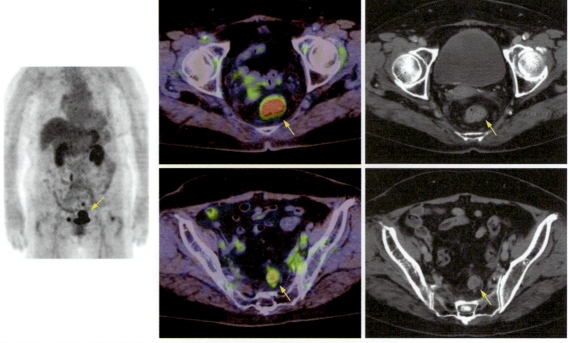

㉝ 直腸癌における病期診断目的の ¹⁸F-FDG-PET/CT および造影 CT（80 歳代，女性）
全身の投影像（左図）と代表的断面の PET-CT 重ね合わせ像（中図）と造影 CT（右図）．

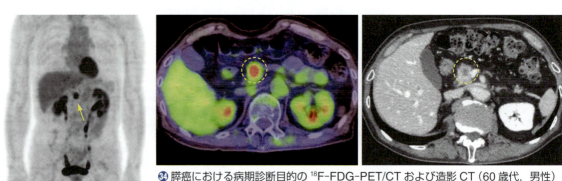

㉞ 膵癌における病期診断目的の ¹⁸F-FDG-PET/CT および造影 CT（60 歳代，男性）
全身の投影像（左図）と主病巣の PET-CT 重ね合わせ像（中図），造影 CT（右図）．

胞癌のように集積の少ないものもある．また，炎症病変の一部には炎症細胞のグルコースの代謝の亢進を伴うため，¹⁸F-FDG の集積を伴うことがあり，良性・悪性には限界があることも指摘されている．さらには空間解像力の限界があり，小さな病変の検出能には限界がある（通常 5〜10 mm 以上の病変が対象となる）．ただし，この限界は解像力の優れる CT と合わせて総合的に判定することで，ある程度カバーできる．一般には提示した症例のように，すでに癌の診断が確定し（あるいは強く疑われ），その病期を評価して的確な治療戦略を立てる場合に，PET/CT が役立てられている．このような利点と課題を十分認識したうえで，上手な利用が望まれる．

（玉木長良，西村元喜，松島成典）

● 文献

1) 玉木長良ほか（編）：わかりやすい核医学．東京：文光堂；2016. p.153, 191.
2) Howarth DM：The role of nuclear medicine in the detection of acute gastrointestinal bleeding. *Semin Nucl Med* 2006；36：133.
3) Juweid ME, et al：Positron emission tomography and assessment of cancer therapy. *N Engl J Med* 2006；354：496.
4) Sahani DV, et al：State-of-the-art PET/CT of the pancreas：current role and emerging indications. *Radiographics* 2012；32：1133.

消化管の組織診断

概要

組織診断は、大きく生検の組織診断と切除材料の組織診断の2つに分けられるが、消化管疾患の診断においては他臓器に比べ生検組織診断の頻度が高いこともあり、その重要性が強調されている。一般的に生検組織診断は小さな組織を対象とするが、一方、切除材料は大きな組織を扱う。近年、急速に普及している消化管内視鏡下の粘膜切除材料はその中間的な位置づけとなるが、基本的な組織診断法の手順はいずれも同様で、患者からの組織採取・切除から始まり、組織の固定、病理組織診断の申し込みと検体の病理検査室への提出、病理検査室での切り出し・包埋・薄切・染色の標本作製過程を経て、病理医（臨床医）による病理組織診断報告書の作成に至るすべての過程が「組織診断」に包括される（㉟）。

組織採取・切除

生検とは生体内の組織片を採取することで、その方法は針生検、穿刺吸引生検、鉗子生検などの狭義の生検（病変部分〈切除〉生検法）と内視鏡的あるいは外科的切除による治療も兼ねた広義の生検（病変一括切除生検法）がある。消化管の診断に多く用いられるのは内視鏡下に行われる鉗子生検である。

鉗子生検組織

生検鉗子にはいくつかの種類があり、それぞれカップの大きさや構造が若干異なるが、そのうち標準的な鉗子を用いた生検採取法を示す（㊱）。標準的な生検鉗子は開いた状態で2つのカップを合わせた幅が約8 mmで、半分のカップ内に生体内の組織が挟み込まれるため、最長7〜8 mmの組織片が採取されることになる。鉗子のカップから竹串やつまようじ、ピンセットを用いて掻き出す際に組織の挫滅を最小限にとどめるように注意し、組織が乾燥しないように迅速、かつ、愛護的に伸展させながら粘膜表面の反対側を濾紙やメッシュに押し（貼り）つける。この作業過程により、病理検査室の技師や病理医は粘膜の極性のはっきりした診断に適切な標本を作製することが可能となる。

小さい組織片では十分な組織診断ができないこともあり、組織診断に十分な組織量が採取されているかを確認する。ばらばらになった小さな生検組織片では胃癌の診断が難しかった実例を示す。同じ病変の切除材料をみると、生検では胃癌の表層のみしか採取できなかったことが明らかである（㊲）。生検を採取した臨床医も自ら顕微鏡下に組織片の大きさなどを含め、観察してみることも時に重要であろう。

生検鉗子とともに組織を鉗子カップから掻き出す際に用いる竹串やピンセットは、毎回、丁寧に洗浄ないし拭き取りを行うことで、他者の組織の混入を防止する。

内視鏡的粘膜切除組織

内視鏡的粘膜切除術では一般的に粘膜固有（上皮）層〜粘膜下層までが切除可能で、治療も兼ねることも多いため、その大きさは鉗子生検材料よりも大きい。熱凝固を加えながら長時間かけて切除されることが多いため、組織の変性が強い場合もあり、迅速なホルマリン固定が望まれる。切除組織は、方向を明確にし、内視鏡所見と矛盾しないように伸展固定する。分割切除された場合には、生体内での方向性を考慮した検体の処理・再構築が望ましい。

外科的切除組織

臓器の切除後なるべく早く、消化管腔をはさみで切り開き、組織の固定を行う。術後、長時間室温に放置すると、室温が高いときなどには組織の変性が思いのほか進行することがあり、組織診断の妨げになることもある。検体採取後、固定までの時間は2時間以内が望ましいが、固定までに時間がかかる場合は、乾燥しないようにして冷蔵庫にて一時的（4時間以内が目安）

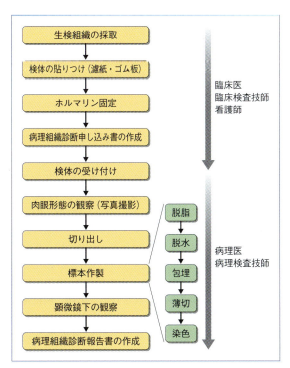

㉟ 組織診断の流れ

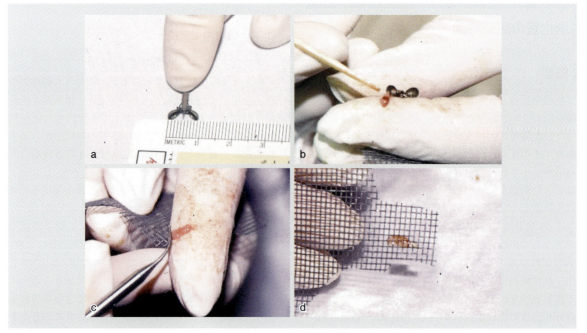

㊱ 生検鉗子による組織採取の実際
a. 生検鉗子を開いた状態.
b. 生検鉗子のカップから竹串を用いて組織片を搔き出す.
c. ピンセットで組織片を伸展する.
d. 伸展した組織片をメッシュに貼りつける.

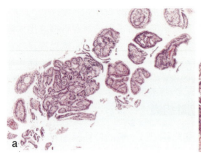
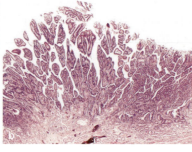

㊲ 生検診断が難しかった胃癌症例
a. 生検材料では胃癌の表層しか採取されていない残片化した組織で,胃癌の診断は困難である.
b. 切除材料では胃癌と診断できる.

に保存する.消化管の癌の切除材料では,リンパ節を脂肪組織内から核出して別に提出するのが一般的である.その作業の前に切除材料全体をホルマリン固定すると脂肪組織が硬くなりリンパ節の同定が難しくなる.また,ホルマリン臭が臨床医(外科医)の作業の妨げとなる.そこではさみで切り開いた消化管内腔(粘膜)面を少量のホルマリンで洗い流した後,粘膜面をホルマリンに浸したガーゼやペーパータオルで覆っておくと,粘膜面の変性を防げるとともに,漿(外)膜側のリンパ節を含む脂肪組織がホルマリン固定されないので,リンパ節の核出の妨げにならない.

組織の固定

特殊な検索を行う場合を除き,通常は新鮮な10%中性緩衝ホルマリン液を用いて固定する.固定時間は6時間以上72時間以内が推奨されている.鉗子生検材料のような小組織片であれば6時間前後で十分固定されるが,外科的切除材料など大きな組織であれば相応の固定時間が必要となる(おおよその目安としては1時間に1mm厚ずつ固定される).しかしながら必要以上の長時間固定によって,蛋白(抗原)の変性による後述する免疫染色の障害(偽陰性)やその他遺伝子検索の妨げになることがある.そのため,生検材料では長時間固定しすぎないように注意が必要である.また,安定した固定には組織量の10倍以上のホルマリンの液量が必要とされるため,生検,内視鏡的切除,外科的切除前にはホルマリンを入れたプラスチック・ガラス・タッパなどの容器の液量を必ずチェックする.組織が伸展した状態で入れられるような大きさの容器を準備し,内視鏡的切除および外科的

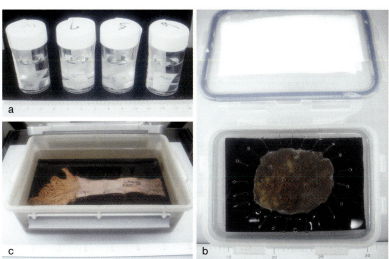

❸ 各種の組織片のホルマリン固定の実際
a. 生検材料は小さいため，各1個ずつ小さなボトルを準備する．
b. 内視鏡下の切除生検材料はゴム板にピンで伸展して貼りつけ，中型の容器に入れる．
c. 外科的切除材料も内視鏡下の切除生検材料と同様にゴム板にピンで伸展して貼りつけ，大型の容器に入れる．

切除材料はコルク板やゴム板に虫ピンや不錆釘で伸展固定を行った後準備した容器に入れ，組織がしっかりとホルマリン液の中に浸漬していることを確認する（❸）．生検，内視鏡的切除，外科的切除は原則として臨床医によって行われるが，それ以外の過程は臨床医と（内視鏡）検査室の技師，看護師，放射線技師などの医療従事者との間の緊密な連携によって円滑に進められる．

病理組織診断の申し込み

臨床医は病理組織診断の申し込み書を作成して，採取した生検材料とともに病理検査室に提出する．生検採取時の内視鏡下の所見などを含めた画像診断などを参考に病変を図示し，図の中に生検採取部位と個数を明確に記載したうえで，生検診断から得たい事項を簡潔明瞭に，かつ過不足なく記述することが重要である（❸）．近年，電子カルテの導入で，詳細な図が描きにくい状況も散見されるが，内視鏡写真への図示や手書きの図を別に添付するなどの工夫も必要であろう．また，組織が小さい場合や同姓の患者が検査を受けた際には，注意書きを加えることなどで，検体の紛失や取り違えなどを防止することができる．潰瘍性大腸炎やCrohn 病に代表される慢性炎症性腸疾患などの非腫瘍性疾患の生検診断には，内視鏡所見とともに罹病期間や罹患範囲などの情報の記載も重要となる．

標本作製

組織の切り出し

生検材料は切り出し前に写真撮影することはほとんどないが，内視鏡的切除，外科的切除は切り出し前に専用の写真撮影台で，丁寧に写真撮影を行いながら，

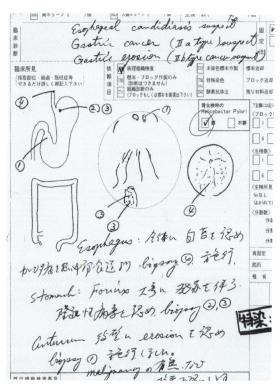

❸ 病理組織診断申し込み書の記載例

肉眼所見を抽出する．その後，十分なホルマリン固定を確認のうえ，病変の広がりや深さが顕微鏡観察される組織標本に反映されるように，後述する薄切時の荒削り分を考慮したうえで細切される（切り出し作業）．細切の厚さは，内視鏡的粘膜切除組織では2～3 mm程度の間隔で全割する．外科的切除材料では，早期癌が予想される場合には5～6 mm間隔で病巣を全割する．進行癌では漿膜・外膜側からの観察も加味して病

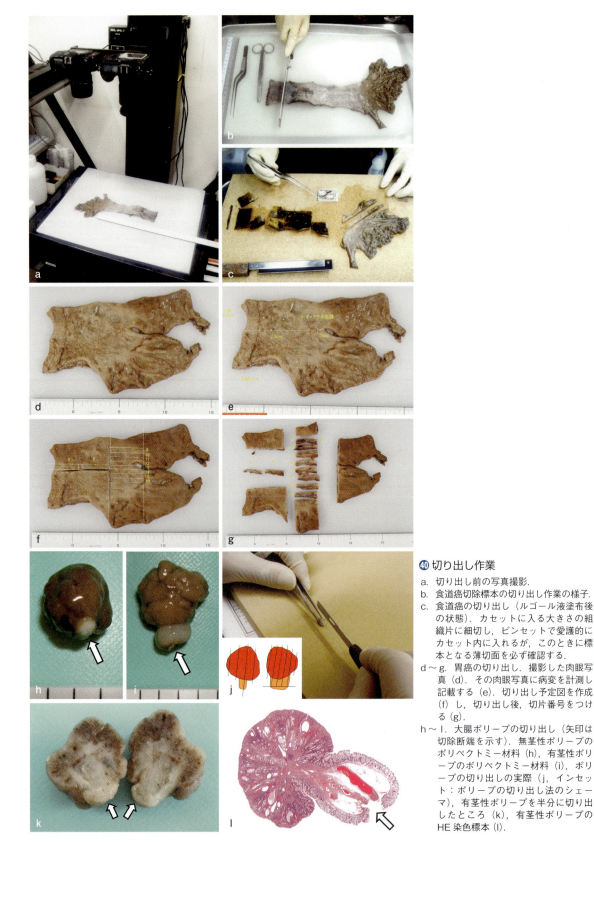

㊵ 切り出し作業

a. 切り出し前の写真撮影.
b. 食道癌切除標本の切り出し作業の様子.
c. 食道癌の切り出し（ルゴール液塗布後の状態）．カセットに入る大きさの組織片に細切し，ピンセットで愛護的にカセット内に入れるが，このときに標本となる薄切面を必ず確認する.
d～g. 胃癌の切り出し．撮影した肉眼写真（d），その肉眼写真に病変を計測し記載する（e）．切り出し予定図を作成（f）し，切り出し後，切片番号をつける（g）.
h～l. 大腸ポリープの切り出し（矢印は切除断端を示す）．無茎性ポリープのポリペクトミー材料（h），有茎性ポリープのポリペクトミー材料（i），ポリープの切り出しの実際（j，インセット：ポリープの切り出し法のシェーマ），有茎性ポリープを半分に切り出したところ（k），有茎性ポリープのHE染色標本（l）.

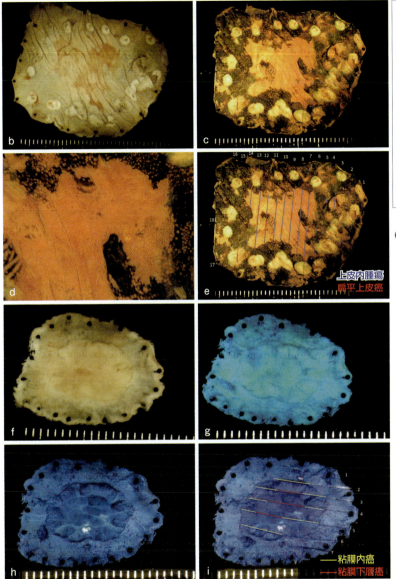
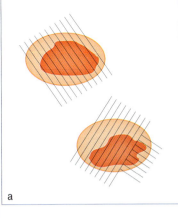

❹ 内視鏡的粘膜切除材料の切り出し作業

a. 内視鏡的粘膜切除材料の切り出し方法のシェーマ．通常2mm幅で切り出すが，病変が切除断端に近い場合には，切り出し方向を変えることも重要である．
b. 食道表在（早期）癌の内視鏡的粘膜切除材料の切り出し前の肉眼写真．
c. ルゴール液塗布後の状態の全体像．
d. ルゴール液塗布後の実体顕微鏡観察下の写真．病変境界部の表面模様の違いが明瞭である．
e. 食道（扁平上皮）癌の分布を切り出し図の上に線で表示したもの（癌地図）．これで肉眼所見と組織所見との対比を行う．
f. 大腸早期癌の内視鏡的粘膜切除材料の切り出し前の肉眼写真．
g. AB染色後の写真．これは主に細胞質内の粘液を染める．
h. AB染色後，マイヤー（Mayer）のヘマトキシリンで重染色（AH法）した後の写真．ヘマトキシリンは主に細胞核が染め出される．病変の境界やわずかな隆起と陥凹が明瞭となる．
i. 大腸（腺）癌の分布を切り出し図の上に線で表示したもの．

変の広がりと深さが診断できるように過不足なく切り出すことが基本となる．このときに消化管の層構造がわかるように垂直方向に切り出すことが大切で，小さな生検材料でも癌の粘膜（上皮）下への浸潤がわかることがあり，治療方針の決定に役立つこともある．

切除材料については，病変を大きさの計測なども含め，肉眼的に詳細に評価し，切り出し方法を決定する．切り出し後の病変の再構築や肉眼写真上に病変部位をマッピングするために切り出し図に切片番号をつけておく．消化管ポリープの内視鏡的切除材料では，熱変性により白く凝固した切除断端を確実に入れた切り出しが必要で，有茎性ポリープでは茎の中央で半分に切り出すようにする（❹）．内視鏡的粘膜切除術による病変一括切除生検法は，情報量が多い一方で，鉗子生検材料よりも長時間のホルマリン固定（通常24時間）が必要となり，切除断端全周の評価を行うための的確な標本作製が要求される（❹a）．

食道腫瘍の切除材料では，肉眼観察（施設によっては実体顕微鏡下の観察を併用）後にヨウ素・ヨウ化カリウム液（ルゴール液）を散布すると，病変の同定が容易になる（❹b～e）．健常の食道扁平上皮の細胞質内にはグリコーゲン顆粒が存在するため，ルゴール®液で茶褐色に変色する一方，腫瘍（扁平上皮癌）は細胞質内のグリコーゲンが減少あるいは消失しているためにルゴール染色で不染となることを利用している．胃・小腸・大腸腫瘍の切除材料では，実体顕微鏡による表面の微細構造の観察が病変の質的および量的診断に有効であり，切り出し線や範囲の決定に役立つうえ

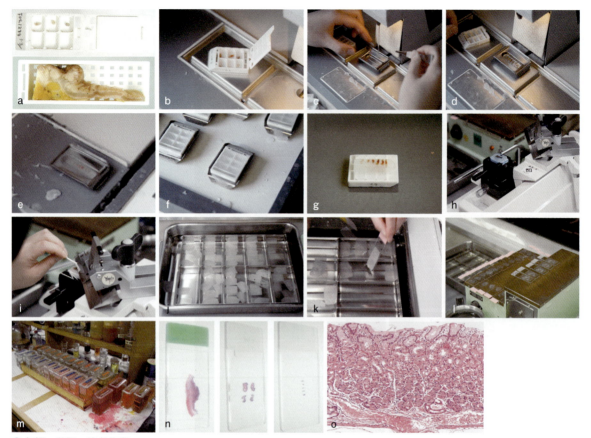

㊷ 包埋・薄切・染色作業

a. 上段はホルマリン固定後の生検組織を入れたカセット，下段はホルマリン固定後の切除組織を切り出し後入れたカセット．
b. 生検組織を入れたカセットを専用器械に入れ，ホルマリン，脂肪，水分を除去した後の状態．
c. 耐熱性で，熱伝導のよい専用の金属皿の中に溶けたパラフィンを少量入れる．
d. カセットから生検組織を取り出し，標本作製（薄切面）が下になるように，少量のパラフィンが入った金属皿の中に生検組織を静置する．
e. さらに金属皿の中に溶けたパラフィンをゆっくりと充填する．その上にミクロトームの台座になるカセットを，底面の平らな部分を下にして静置する．
f. 金属皿を直ちに冷却し，パラフィンを固める．
g. 台座が外れないように十分な時間冷却した後，ミクロトームに台座を挟み固定する．
h. ミクロトーム（滑走式）に刃を装着し，刃とパラフィン包埋組織の高さや向きを調整する．
i. ミクロトームを滑走させ，2〜4μmの薄く均一な平面組織に薄切する．
j. 薄切したパラフィン組織片は水槽に浮かべて伸展する．
k. 水槽に浮かんだパラフィン組織片をスライドガラスにすくうように貼りつける．
l. パラフィン組織片を貼りつけたスライドガラスを熱した伸展器の上に載せて，さらに伸展乾燥させる．
m. 一定時間乾燥させたスライドガラスは，キシレン溶液内でパラフィンを除去し，さらにアルコール溶液内で親水化し，図のような染色液の入った染色系列を用いてヘマトキシリン液とエオジン液で（HE）染色するのが一般的である．ヘマトキシリンは主に細胞核，エオジンは主に細胞質を染め出す．
n. HE染色後のスライドガラス．右端の小さい組織片が載ったスライドガラスが生検材料，中央がポリペクトミー材料，左端の大きな組織が外科的切除材料．
o. 正常胃（底腺）粘膜のHE染色像．

に内視鏡所見との対比も鮮明となる．実体顕微鏡観察ではホルマリン固定後材料を洗浄して粘液を十分に除去した後に染色する．染色法には，アルシアン・ブルー（Alcian blue：AB）とヘマトキシリン（hematoxylin）を用いた重染色（AH法）や拡大内視鏡観察時に用いているピオクタニン（クリスタルバイオレット）染色などがある（㊶f〜i）．

包埋・薄切・染色

　ホルマリン固定後切り出された組織は，専用の器械（ロータリー式あるいは密閉式包埋装置など）で組織中のホルマリン，さらに脂肪や水分も除去し，パラフィン蜜蠟を組織中に浸透させ，パラフィン蜜蠟内に組織片を沈め冷却する．硬くなったパラフィン包埋組織（ブロック）から2〜4μmの薄く均一な平面組織片を刃のついたミクロトームという器械で作製する（薄切）．

㊸ 消化管疾患の病理診断に有用な特殊染色

目的	染色法	使用用途		結果	備考
粘液	PAS	粘液	細胞内粘液（腺癌，特に印環細胞癌腸上皮化成）	赤～赤紫色	AB との重染色あり
		グリコーゲン	扁平上皮癌の不染帯	赤～赤紫色	消化 PAS（唾液，ジアスターゼによるグリコーゲン消化）
		菌体構成多糖体	真菌，赤痢アメーバ	赤～赤紫色	
	AB	酸性ムコ多糖体	pH 2.5 染色 食道粘液腺，十二指腸～大腸の吸収上皮，杯細胞	淡青色	
		硫酸ムコ多糖体	pH 1.0 染色 十二指腸～大腸の吸収上皮		
弾性線維	EVG	血管侵襲		黒褐色	
	VB	血管侵襲		青色	HE との重染色あり
アミロイド	Congo red	原発性・続発性アミロイドーシス	アミロイド沈着	赤橙色	偏光にて淡黄緑色
膠原線維	Masson trichrome	コラーゲンバンド	コラーゲン性大腸炎	青色	
	Azan-Mallory	コラーゲンバンド	コラーゲン性大腸炎	青色	
神経内分泌細胞	Grimelius	好銀性顆粒細胞陽性細胞	神経内分泌腫瘍	褐色	
	Fontana-Masson	銀親和性細胞，メラニン	神経内分泌腫瘍，悪性黒色腫	黒褐色	
細菌	Gram	一般細菌		陽性菌：濃紫色 陰性菌：赤色	
	Wright Giemsa	*H. pylori*		濃紫色	
抗酸菌	Ziehl-Neelsen	結核を含む抗酸菌		赤色	抗酸菌以外の菌は青色
スピロヘータ	Warthin-Starry	梅毒（*T. pallidum*），腸管スピロヘータ症（*B. aalborgi, B. pilosicoli*）		黒色	*H. pylori* 検出にも有効
真菌	Grocott	各種真菌の菌壁		黒色	

PAS：periodic acid-Schiff, AB：Alcian-blue, EVG：Elastica van Gieson, VB：Victria blue, *H. pylori*：*Helicobacter pylori*, *T. pallidum*：*Treponema pallidum*, *B. aalborgi*：*Brachyspira aalborgi*, *B. pilosicoli*：*Brachyspira pilosicoli*.

薄切された無色透明な組織片は，スライドガラスの上に載せ加温伸展し，乾燥させた後に染色する．通常はヘマトキシリン-エオジン（hematoxylin-eosin：HE）染色を行うのが一般的である（㊷）．

細胞内に含まれる酵素，多糖類，脂質，金属イオンなどを化学反応にて染色する組織化学的な方法を特殊染色と総称し，HE 染色にて判別困難な幼若細胞や異常細胞などにおける特徴的な物質や機能を観察することもできる（㊸）．特殊染色においては目的とする物質の的確な選択が重要で，その特性や臨床的意義を十分に理解しておく必要がある．消化管疾患によく用いられる特殊染色としては，PAS（periodic acid-Schiff）染色，AB 染色，EVG（Elastica van Gieson）染色，Azan-Mallory 染色，Giemsa 染色，Warthin-Starry 染色などがある（㊺～㊾）．また，組織標本中の抗原（蛋白）を検出する免疫組織化学的手法を，通称，免疫染色と呼ぶ（㊹）．消化管領域における免疫染色では，上皮性腫瘍と非上皮性腫瘍との鑑別のために，上皮性マーカーのケラチン，間葉系マーカーのVimentin，間質細胞腫瘍のマーカーの CD117（C-Kit），CD34，Desmin，S100，汎リンパ球系マーカー

の LCA（leukocyte common antigen），B リンパ球マーカーの CD20，CD79a，T リンパ球マーカーの CD3などがよく用いられる．

胃の腺癌，特に低分化型腺癌は，小さな生検材料のHE 染色標本では線維芽細胞と見誤まられたり，線維化巣あるいは肉芽組織内に埋没して見落とされることもあるため，低分化型腺癌の拾い上げには腺癌の細胞質内粘液を染色する PAS 染色と AB 染色の重染色が有用である（㊺）．また，赤痢アメーバ症では，HE染色標本上粘膜表面に付着した好酸性のアメーバ虫体が壊死物質と判別が難しいため，PAS 染色が役立つ（㊻）．*Helicobacter pylori*（*H. pylori*）の同定にはGiemsa 染色（変法）（㊼a），スピロヘータの同定にはWarthin-Starry 染色が有効である（㊼b, c）．コラーゲン性大腸炎では，HE 染色標本で上皮下の好酸性の線維束の厚さを正確に判定する必要があり，この際にはAzan 染色を用いるとよい（㊽）．消化管腫瘍（癌）では，静脈侵襲を検索するには EVG 染色などの血管壁内の弾性線維を染め分ける特殊染色が用いられる（㊾）．同様に，リンパ管内皮細胞を同定する D2-40を用いた免疫染色により，消化管腫瘍（癌）のリンパ

⓭ 消化管疾患の病理診断に有用な主な免疫染色

分類	抗体名［別名］（陽性細胞）	備考
上皮系マーカー		
サイトケラチン	AE1/3（汎上皮），CAM5.2（腺上皮系），34βE（扁平上皮系），CK5/6（重層扁平上皮，尿路上皮，筋上皮細胞，中皮細胞；扁平上皮癌，基底細胞癌，尿路上皮癌，中皮腫），CK14（食道重層扁平上皮の基底細胞層，食道腺，類基底細胞癌），CK7（重層扁平上皮，肝細胞，大腸上皮，一部前立腺上皮を除く上皮細胞），CK20（大腸上皮，胆管上皮，尿路上皮被蓋細胞）	形態診断が前提であるが，上皮・非上皮性病変の鑑別，癌（特に低分化型癌）の組織型や浸潤範囲の確認，微量な癌転移巣の有無を必要に応じて適切な抗体を選択して検索する．CK7 と CK20 の発現形式は，癌のプロファイルによる原発不明癌の鑑別，胃食道接合部癌や肛門管癌の組織由来の推測に有用である．AE1/3，CAM5.2 は，MALT リンパ腫における LEL（断片化した腺上皮）の確認に有用である．
その他	CEA（大腸粘膜，胃粘膜；ほとんどの腺癌，他の組織型でも陽性例が多い），EMA（上皮細胞，髄膜細胞，形質細胞，神経鞘膜など），P40 および P63（扁平上皮細胞，尿路上皮細胞，基底細胞，筋上皮細胞など）	EMA の細胞内局在は apical membrane であり，浸潤性微小乳頭癌の診断に役立つ．P40 は P63 に比べ特異度が高く，現状では最も優れた扁平上皮癌のマーカーといわれている．
形質発現と分化マーカー		
胃型形質	MUC5AC（胃腺窩上皮細胞），MUC6（胃頸部粘液細胞/副細胞/偽幽門腺細胞，胃幽門腺細胞，Brunner 腺細胞），Pepsinogen I（胃腺部粘液細胞/副細胞/偽幽門腺細胞，胃主細胞），Anti-proton pump［H⁺,K⁺-ATPase］（胃壁細胞）	最近，胃型管状腺腫（幽門腺型腺腫），胃底腺型腫瘍（胃底腺型胃癌），胃底腺粘膜型癌，腺窩上皮型腫瘍（腺窩上皮型癌）などと称される低異型度胃型胃腫瘍が注目されている．
腸型形質	MUC2（腸杯細胞），CD10（小腸上皮の刷子縁），CDX-2（十二指腸から直腸までの粘膜上皮）	CDX-2 は腸粘膜の分化に関連するホメオボックス遺伝子由来の蛋白で腸方向への分化を示唆する腫瘍で陽性となる．大腸癌では高率に CDX-2 陽性を示すが，その他の消化管癌（胃癌，小腸癌，膵胆道癌）でもしばしば陽性を示すことが知られている．また，消化管以外でも CDX-2 陽性を示す腸型形質を有する原発性腫瘍がある．
特殊型の消化管癌の診断に有用なマーカー		
NET/NEC	Chromogranin A（内分泌顆粒マーカー），Synaptophysin（シナプス小胞様空胞マーカー），CD56［NCAM］（細胞膜マーカー）	NET/NEC の診断には，複数のマーカーを用いた総合的な評価が必要である．
胚細胞系腫瘍	AFP，Glypican-3，SALL4	形態的に胎児消化管上皮類似癌，肝様腺癌，卵黄嚢腫瘍類似癌と称される胃癌は高悪性度群と認識されている．その多くは免疫染色で AFP 陽性を示すが（AFP 産生胃癌），胎児性抗原である Glypican-3 や SALL4 の有用性が最近注目されている．
絨毛癌	hCG（合胞性 trophoblasts；絨毛癌，胎児性癌，一部の胚細胞腫）	消化管原発絨毛癌は比較的まれであり，生殖器その他の臓器からの転移性病変との鑑別が問題となることがある．
MSI 陽性腫瘍	MLH1，MSH2，PMS2，MSH6（ミスマッチ修復蛋白）	免疫染色ではミスマッチ修復遺伝子異常を蛋白発現の消失（陰性）として検出することができる（簡便なスクリーニング法）．Lynch 症候群と散在性 MSI 陽性腫瘍との鑑別には，ミスマッチ修復遺伝子の解析が必要である．
原発臓器を推測するのに有用なマーカー		
組織特異マーカー	原発性肺腺癌：TTF-1（甲状腺癌も陽性），Napsin A. 原発性乳癌：ER，PgR，GATA3（尿路上皮癌も陽性），GCDFP-15，Mammaglobin. 原発性腎細胞癌：RCC，CD10. 原発性前立腺癌：PSA，PSAP. 原発性卵巣癌：WT-1，PAX8，CA125，ER	形態学的に消化管への転移性癌が疑われた場合には，臨床所見を確認したうえで，免疫染色による CK7 と CK20 の発現形式による癌のプロファイルや各臓器の原発巣に特異性のある抗体を用いて鑑別を進める．他臓器における原発不明癌に対しても同様のアプローチをする．
非上皮性マーカー		
間葉系	Vimentin（結合組織を構成する多様な細胞）	一部の癌（食道類基底細胞癌など）あるいは低分化型癌（上皮間葉移行）では陽性になることがあるので注意を要する．
筋系	Desmin（平滑筋，横紋筋；平滑筋腫，平滑筋肉腫），α-SMA（平滑筋，筋上皮細胞，線維芽細胞；平滑筋腫，平滑筋肉腫）	Desmin は粘膜筋板の同定に優れており，線維芽細胞に陽性を示すα-SMA との対比により desmoplastic reaction の判定が容易となる．
神経系	S100（神経鞘細胞，脂肪細胞；神経鞘膜由来の腫瘍）	神経鞘腫，顆粒細胞腫の診断に有用である．
脈管系	CD31（血管内皮細胞，巨核球，組織球），CD34（血管内皮細胞；血管系腫瘍，間葉系腫瘍），D2-40（リンパ管内皮細胞；セミノーマ，中皮腫など）	血管内皮細胞のマーカーとしては，CD31 の信頼性が最も高い．脈管侵襲の判定には，弾性線維染色との併用が有用である．
基底膜	IV 型コラーゲン（基底膜構成成分），Laminin（基底膜構成成分）	食道類基底細胞癌にみられる基底膜様物質に陽性を示す．
GIST	c-Kit［CD117］（正常の Cajal の介在細胞・肥満細胞；大部分の GIST，c-kit 変異に関連した腫瘍），CD34（GIST の約 70％，SFT，IMT など），DOG1	DOG1 は，c-Kit 類似の発現を示し，PDGFRA 遺伝子変異 GIST にも有用である．
悪性黒色腫	S100，Melan-A，HMB-45，SOX10	

リンパ増殖疾患のマーカー

白血球共通抗原	CD45RB［LCA］（汎リンパ球）	一部のリンパ腫では陰性である.
B 細胞性	CD20［L26］（汎 B 細胞；B 細胞リンパ腫），CD79a（形質細胞を含む汎 B 細胞；B 細胞リンパ腫，骨髄腫，芽球性リンパ腫），CD10（濾胞の胚中心；濾胞性リンパ腫，Burkitt リンパ腫），Bcl-6（濾胞の胚中心；濾胞性リンパ腫），CD138（形質細胞；骨髄腫，形質細胞腫）	CD20 は分子標的治療（リツキシマブ）後に陰転化することがある. CD10 と Bcl-2 の発現を対比した反応性濾胞と腫瘍性濾胞の鑑別が重要である.
T 細胞性	CD3（汎 T 細胞；T 細胞リンパ腫），CD5（T 細胞と B 細胞のごく一部；T 細胞リンパ腫，B 細胞リンパ腫である小リンパ球性リンパ腫とマントル細胞リンパ腫，胸腺癌），CD8（GVHD）	CD5 の評価には，CD3 および CD20 との比較が必要である. 腸管 GVHD では，CD8 陽性リンパ球の浸潤がみられ，上皮はアポトーシスに陥る.
その他	CD56（NK 細胞，神経；NK 細胞増殖疾患，NET/NEC），CD68（組織球；組織球性腫瘍），Cyclin D1（マントル細胞リンパ腫，形質細胞腫），Bcl-2（多くの濾胞性リンパ腫）	CD68 は類上皮肉芽腫の同定にも有用である. Cyclin D1 は細胞分裂周期に関与する蛋白，Bcl-2 はアポトーシス抑制蛋白である.

良悪性判定の補助マーカー

細胞増殖	Ki-67（G1，S，G2，M 期にある細胞）	発現の分布，標識率（index）が指標となる.
異常蛋白	P53（癌抑制遺伝子 *p53* の遺伝子産物）	正常蛋白（wild type）は半減期が非常に短く，免疫染色での発現はわずかである．変異による異常蛋白（mutant type）は，びまん性あるいは領域性をもって核内に蓄積する（核内過剰発現）．発現が完全に消失している場合には，終止コドンなどにより一次抗体の認識領域をもたない異常蛋白（mutant type）である可能性を考慮すべきである.

腫瘍治療関連マーカー

	HER2	HER2 陽性胃癌（トラスツズマブ）
	EGFR	EGFR 陽性結腸/直腸癌（セツキシマブ）
	CD20	CD20 陽性 B 細胞性リンパ腫（リツキシマブ）
	SSTR2A	SSTR2A 陽性神経内分泌細胞腫瘍（ソマトスタチンアナログ）

感染症

細菌	*H. pylori*（菌体），*T. pallidum*（菌体）	抗 *T.pallidum* 抗体は *Brachyspira* の菌体と交差反応を示すことから，腸管スピロヘータ症では偽刷子縁部に陽性を示す.
ウイルス	CMV（CMV 感染細胞），HSV-I & HSV-II（HSV 感染細胞），LMP1（EBV 感染細胞），EBNA2（EBV 感染細胞）	EBV 感染細胞の検出には，LMP1 や EBNA2 を用いた免疫染色より EBER *in situ* hybridization のほうが感度に優れる.

その他

免疫グロブリン	IgG，IgG4，IgA，IgM	IgG4 関連疾患（IgG4/IgG＞40 %）
アミロイド	Amyloid P（アミロイド物質の同定），Amyloid A，κ鎖，λ鎖，β2-ミクログロブリン，TTR	アミロイド線維蛋白，アミロイド前駆体蛋白に対する抗体を用いることで，沈着するアミロイドの同定に有用である.
腸管子宮内膜症	CD10（間質細胞），Vimentin（腺上皮細胞と間質細胞），CK7（腺上皮細胞），ER（腺上皮細胞と間質細胞），PgR（腺上皮細胞と間質細胞）	腺上皮細胞は CK20 陰性を示す.

AFP：α-fetoprotein

α-SMA：α-smooth muscle actin

BCL：B-cell lymphoma/leukemia

CD：cluster of differentiation antigen

CDX-2：caudal type homeobox-2

CEA：carcinoembryonic antigen

CK：cytokeratin

CMV：cytomegalovirus

DOG1：discovered on GIST 1

EBER：EBV-encoded small RNA

EBNA2：Epstein-Barr virus encoded nuclear antigen 2

EBV：Epstein-Barr virus

EGFR：epidermal growth factor receptor

EMA：epithelial membrane antigen

ER：estrogen receptor

GCDFP-15：gross cystic disease fluid protein-15

GIST：gastrointestinal stromal tumor

GVHD：graft versus host disease

H. pylori：*Helicobacter pylori*

hCG：human chorionic gonadotropin

HER2：human epidermal growth factor receptor 2

HMB-45：human melanin black-45

HSV：herpes simplex virus, Ig：immuno-globulin

IMT：inflammatory myofibroblastic tumor

LCA：leukocyte common antigen

LEL：lymphoepithelial lesion

LMP1：latent membrane protein 1

MALT：mucosa-associated lymphoid tissue

MSI：microsatellite instability

MUC：mucin core proteins

NEC：neuroendocrine carcinoma

NET：neuroendocrine tumor

NK：natural killer

PAX8：paired box 8

PDGFRA：platelet-derived growth factor receptor α

PgR：progesterone receptor

PSA：prostate specific antigen

PSAP：prostatic acid phosphatase

RCC：renal cell carcinoma marker

SALL4：Sal like 4

SFT：solitary fibrous tumor

SSTR2A：somatostatin receptor type 2A

T. pallidum：*Treponema pallidum*

TTF-1：thyroid transcription factor-1

TTR：transthyretin

WT-1：Wilms tumor-1

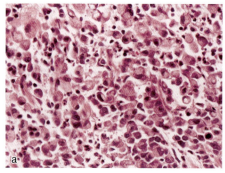
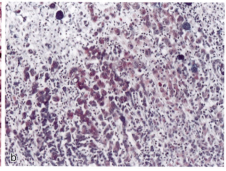

㊺ 低分化型腺癌

a. 胃低分化型腺癌のHE染色像.
b. aの連続切片のPAS染色とAB染色の重染色像.

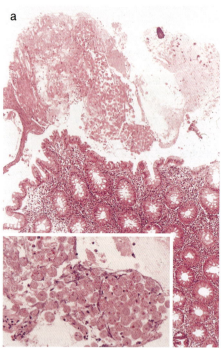
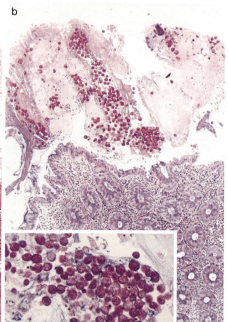

㊻ 赤痢アメーバ症

a. アメーバ性大腸炎の生検HE染色像（インセット：表層の壊死様物質の拡大像）.
b. aの連続切片のPAS染色像（インセット：表層の壊死様物質の拡大像で, その中にPAS陽性のアメーバ虫体が確認できる）.

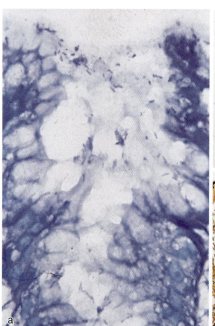
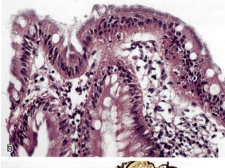
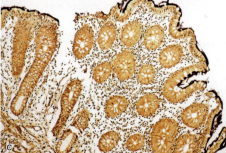

㊼ Helicobacter pylori, スピロヘータ

a. Giemsa染色（変法）によるH. pyloriの検出.
b. 大腸スピロヘータ症（HE染色）. 表層に好塩基性の毛羽立ち様の所見がみられる.
c. bの連続切片のWarthin-Starry染色像. 表層に黒紫色に染色されるスピロヘータが確認できる.

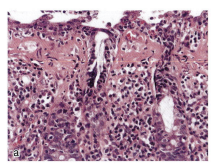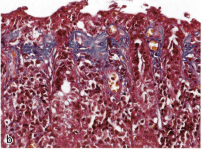

㊽ コラーゲン性大腸炎
a. コラーゲン性大腸炎では，表層上皮下の好酸性のバンドがみられる．
b. a の連続切片の Azan-Mallory 染色像．HE 染色における好酸性バンドが明瞭な青色に染め出される．

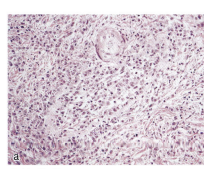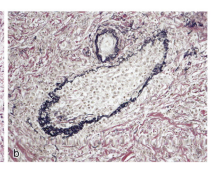

㊾ 静脈侵襲
a. 胃低分化型腺癌内の静脈侵襲は HE 染色標本では不明瞭である．
b. a の連続切片の EVG 染色で血管壁内の弾性線維が浮き上がって，静脈侵襲が確認できる．

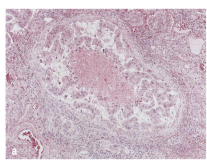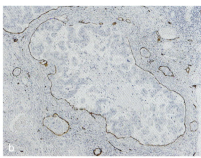

㊿ リンパ管侵襲
a. 大腸の高分化型管状腺癌の組織像（HE 染色）では，明らかなリンパ管侵襲は確認できない．
b. a の連続切片の D2-40 免疫染色像．多数のリンパ管が褐色に染色されるリング状に見出されるとともに，多数のリンパ管侵襲も認められる．

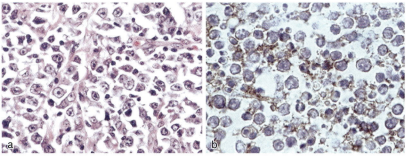

(51) 悪性リンパ腫
a. 低分化型腺癌に類似した悪性リンパ腫症例．
b. CD20 免疫染色陽性像から，B 細胞性の悪性リンパ腫と診断できる（a の連続切片）．

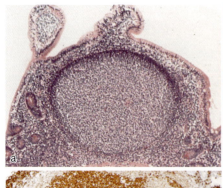
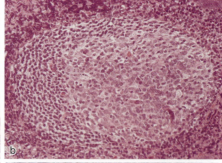

52 濾胞性リンパ腫とリンパ濾胞形成

a. 十二指腸濾胞性リンパ腫症例.
b. 十二指腸の反応性（非腫瘍性）のリンパ濾胞は，濾胞性リンパ腫のHE染色像との鑑別が難しい.
c. a の連続切片のBcl-2免疫染色像. リンパ濾胞の中心部のBcl-2陽性像は濾胞性リンパ腫の診断に特異的な所見である.
d. b の連続切片のBcl-2免疫染色では，反応性（非腫瘍性）のリンパ濾胞の胚中心は陰性となる.

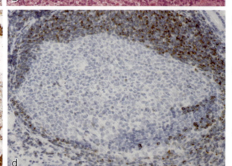
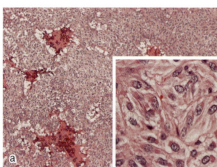
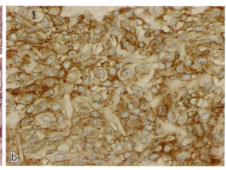

53 上皮型の消化管間質細胞腫瘍（GIST）

a. 上皮型GISTは，インセットのように細胞質が多方形に近く，低分化型腺癌などとの鑑別を要することもある.
b. c-Kit免疫染色では，細胞膜〜細胞質に陽性所見が得られ，GISTの診断となる（aの連続切片）.

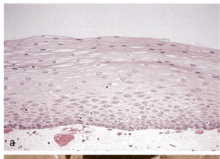
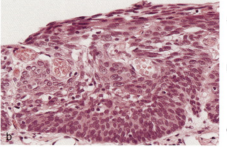
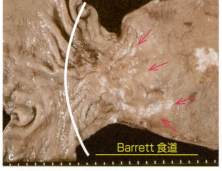
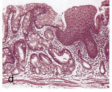
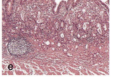

54 代表的な食道腫瘍の診断

a. 正常の食道扁平上皮の組織像（HE染色）. 基底層から表層への整然とした細胞分化がみられる.
b. 食道扁平上皮癌は正常の扁平上皮と比較すると，核・細胞質比の増大，細胞密度の増加などが明らかである.
c. 切除材料におけるBarrett食道の診断には，白線に示す食道胃接合部の肉眼的同定が重要である. 胃粘膜と同様の色調を示す領域がBarrett食道に一致する. ←はBarrett腺癌の口側境界を示している.
d. Barrett食道の組織像. 杯細胞を含む円柱上皮内に島状に残存する扁平上皮島がみられる.
e. Barrett腺癌の組織像. 本病変は通常の胃癌の中分化型管状腺癌とほぼ同様の組織所見を呈している.

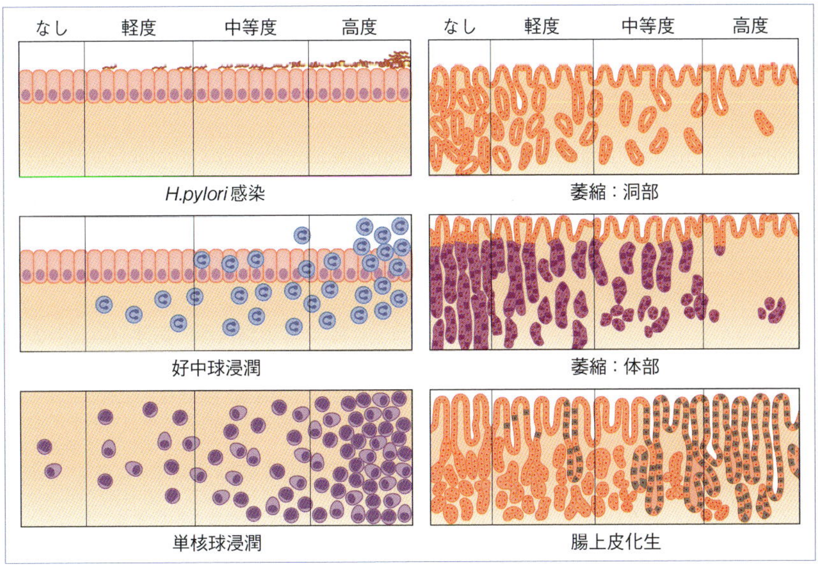

(55) The update Sydney System

（Dixon MF, et al：Classification and grading of gastritis. The updated Sydney System. International Workshop on the Histopathology of Gastritis, Houston 1994. *Am J Surg Pathol* 1996；20：1161.）

管侵襲の評価が容易になる（(50)）．消化管の低分化型腺癌と悪性リンパ腫は，HE 染色標本のみの鑑別診断が難しい例もあり，このような場合には先に示した PAS＋AB 重染色とともにケラチンやリンパ球マーカーを用いた免疫染色が役立つ（(51)）．濾胞性リンパ腫は，良性リンパ濾胞過形成と類似した HE 染色所見を示すため，Bcl-2 免疫染色を併用するとよい（(52)）．上皮型の消化管間質細胞腫瘍（gastrointestinal stromal tumor：GIST）は低分化型癌との鑑別が難しい場合には，c-Kit の免疫染色を用いる（(53)）．

組織診断の実際（概略）

食道疾患

健常の食道扁平上皮の基底層の細胞は，核が大きく，細胞質が狭いやや小型の均一な細胞で構成され，表層にいくに従い核が小さく細胞質が広くなり，整然とした細胞分化がある．食道の炎症性疾患は胃酸の逆流に起因する逆流性食道炎を代表として，扁平上皮乳頭部周囲を中心とした好中球，リンパ球などの炎症細胞浸潤がみられ，反応性に基底細胞の増生や軽度の核種大がみられることもあるが，それらの異常には領域性がなく，周囲となだらかに移行し扁平上皮の細胞分化も保たれる．一方，腫瘍（扁平上皮癌）では核・細胞質比の増大，細胞密度の増加，細胞境界の不明瞭化，表層分化傾向の消失などの変化がみられる．

Barrett 食道は下部食道の扁平上皮が円柱上皮に化生したもので，逆流性食道炎に続発することが多い．組織学的には円柱上皮内に島状に残存する扁平上皮島，粘膜筋板の二重化，腺上皮の粘膜下層における食道腺の存在が診断の決め手となる．また，続発する腺癌の診断は，基本的には胃と同様の円柱上皮由来であるため胃腺癌の診断と同様に下されることが多い（(54)）．

胃疾患

胃炎には急性胃炎と慢性胃炎があるが，組織診断する胃炎のほとんどは慢性胃炎である．慢性胃炎は，粘膜固有層主体のリンパ球，形質細胞などの慢性炎症細胞浸潤と固有胃腺の萎縮，腸上皮化生を主要所見とし，*H. pylori* 感染が慢性胃炎の原因の一つと考えられている．胃炎の組織学的評価法ではシドニー分類の有用性が知られている．この分類法は 1990 年にオーストラリアのシドニーで開催された第 9 回世界消化器病学会で提唱され，炎症（単核球浸潤〈mononuclear cells〉），活動性（好中球浸潤〈neutrophils〉），萎縮（atrophy），腸上皮化生（intestinal metaplasia），*H. pylori* 感染の 5 項目をなし，軽度，中等度，高度の 4 段階で評価するが，1996 年の改訂分類ではシェーマを用いておのおのの項目を定量化することになり，診断の標準化が図られると同時に使いやすい評価法となった（(55)）．

消化管粘膜関連リンパ組織（mucosa-associated lymphoid tissue：MALT）から発生する節外性悪性リンパ腫（MALT リンパ腫）は，辺縁帯 B 細胞性リンパ腫とも呼ばれ，しばしば *H. pylori* 感染がみられる．MALT リンパ腫は粘膜固有層あるいは粘膜下層に存在する表在性病変のことが多く，萎縮性，時に過形成の胚中心を有するリンパ濾胞形成をみることが多い．軽度に不整形の核を有する中型のリンパ腫細胞がびまん性に増殖し，リンパ腫細胞が集簇して腺上皮を浸潤，破壊する像が特徴とされる．胃癌のほとんどは腺癌で，大腸の腺癌に比べ組織多様性に富み，Epstein-Barr

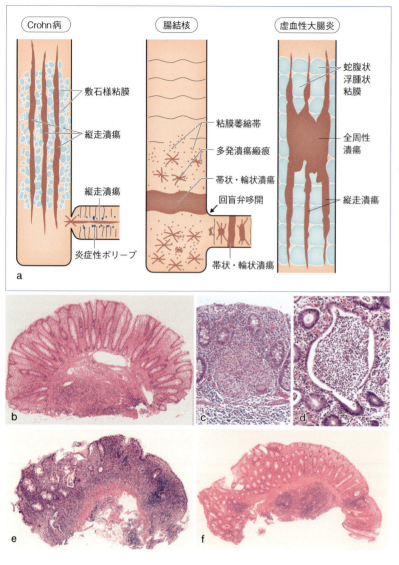

56 炎症性腸疾患の病理組織診断の概要
a. Crohn病，腸結核，虚血性大腸炎の潰瘍とその周囲粘膜の肉眼的特徴のシェーマ．Crohn病の縦走潰瘍と虚血性大腸炎の縦走潰瘍と類似するが，後者は限局性で，中心部で癒合し，幅の広い潰瘍を形成することもある．Crohn病の潰瘍周囲の敷石様粘膜は虚血性大腸炎の周囲の浮腫状粘膜とは様相が異なる．腸結核では帯状・輪状潰瘍が典型的で，周辺には潰瘍瘢痕が多発し，萎縮した粘膜が拡がる．
b. 方向性のよい大腸 Crohn 病の生検材料の HE 染色像．粘膜固有層よりも粘膜下層に炎症細胞浸潤が強いことがわかる．
c. Crohn 病の粘膜固有層内にみられた Langhans 型巨細胞を伴う壊死のない類上皮細胞性肉芽腫．
d. 潰瘍性大腸炎の粘膜固有層内の陰窩膿瘍．
e. 潰瘍性大腸炎の生検組織像．粘膜固有層右半分の領域の陰窩膿瘍の萎縮と脱落（数の減少）が明瞭である．
f. cのCrohn病と類似した大腸の悪性リンパ腫例．このような症例もあることから，炎症性腸疾患の組織診断においては悪性リンパ腫を含めた腫瘍性疾患も常に念頭において診断にあたる必要がある．

ウイルス関連胃癌などの特殊型も存在する．このタイプの胃癌は低分化ないし中分化型腺癌の組織像をとり，癌間質にリンパ球浸潤（リンパ球浸潤癌）を伴う症例が多い．

小腸・大腸疾患

小腸・大腸の炎症性疾患の診断には，肉眼（内視鏡）所見の把握が特に重要で，病変分布や病変の連続性，潰瘍の形態や潰瘍周囲の粘膜性状などが診断のキーポイントとなる（56 a）．組織診断に際しては，臨床医から提供された病歴や薬剤内服例も十分考慮しなければならない．なかでも，生検診断が重要となる疾患は潰瘍性大腸炎と Crohn 病の2つである．潰瘍性大腸炎では，粘膜固有層内にびまん性のリンパ球，形質細胞主体の慢性炎症細胞浸潤と活動性を示唆する陰窩膿瘍がみられ，Crohn 病に比べ，粘膜下層よりも粘膜固有層内の炎症がより高度である．慢性炎症の結果起こる陰窩の変形や短縮，数の減少を的確に抽出することが重要で，陰窩膿瘍は急性（感染性）大腸炎でもみられる所見であり，潰瘍性大腸炎に特異的な所見でないことに留意する．Crohn 病の組織診断における類上皮細胞性肉芽腫の重要性はよく知られているが，検出される頻度は比較的低く，むしろ粘膜固有層よりも粘膜下層以深により強い慢性炎症や切除材料ではリンパ濾胞形成の目立つ壁全層性の慢性炎症細胞浸潤や裂溝潰瘍が診断に結びつくことが多い（56 b〜f）．

小腸・大腸の腫瘍は，腺腫，腺癌がほとんどで，比較的均一な組織像を呈するため，組織診断は比較的容易であるが，異型が強いと腺腫と高分化な腺癌とは診断医間の診断基準の差異が大きい．また，潰瘍性大腸炎に合併する異形成・癌の診断は，通常の腺腫，腺癌の診断とは異なり判定が難しく，生検材料では異型が

軽い異形成病変（前癌病変）としか判断できない病変が，切除材料の検索では進行癌であることもあり，注意を要する．

（市川一仁，三富弘之，藤盛孝博）

◉文献

1）藤盛孝博：消化管の病理学．第2版．東京：医学書院；2008.
2）日本病理学会（編）：病理技術マニュアル3　病理組織標本作製技術．東京：医歯薬出版；1981.
3）Dixon MF, et al：Classification and grading of gastritis. The updated Sydney System. International Workshop on the Histopathology of Gastritis, Houston 1994. *Am J Surg Pathol* 1996；20：1161.

消化管の機能検査

24時間pHモニタリング

24時間pHモニタリングは，食道への酸逆流および胃内酸環境を経時的に直接観察する検査法である．現在，この検査法は，特に胃食道逆流症（gastroesophageal reflux disease：GERD）の機能検査のなかで中心的なものと位置づけられている．個々の患者の食道内への酸逆流の程度を直接とらえることにより，特に病態の評価および治療効果判定において，ほかの検査では知ることのできない貴重な情報を得ることができる．しかし，経鼻的に長時間カテーテルを装着する侵襲的な検査であるため，被検者の身体的苦痛や長時間の拘束を考慮すると，全例に実施することは困難であり，適切な症例選択が必要である．

検査方法

pHモニタリングに用いる24時間pHメーターは，先端にpHセンサーを有するカテーテルおよびデータ記録器である（(57) a）．

検査手順として，経鼻的にpHカテーテルを食道内へ挿入し，下部食道括約筋（lower esophageal sphincter：LES）上端から5 cm口側の位置で固定する（(58) a）．カテーテル先端のpHのデータは，10秒ごとに蓄積され，この24時間分のデータを解析することによりカテーテル先端の酸環境を評価する．検査中は可能な限り通常と同様の生活を行い，食事の時間，服薬の時刻，症状の出現した時間を日誌に記入するよう指示する．

胃内モニタリングを行う場合では，15 cm間隔の2チャンネルのpHカテーテルを用いる．近位pHセンサーをLES上端より5 cmの位置で固定すると，遠位センサーは自動的にLES上端から10 cm幽門側の位置に固定され，食道・胃pHを同時に測定できる．

また近年では，食道管腔内のインピーダンス（抵抗値）の変化によりpHの変化だけでなく，液体あるいは気体，酸あるいは非酸逆流を同時に評価することが可能となった（(57) b）．インピーダンスは，液体で低値，気体で高値を示すため，液体と気体の逆流を区別することができ，同時にpHも測定していることより，液体逆流が酸あるいは非酸逆流なのかを区別することが可能となった（(58) b）．

適応

現在，pHモニタリングは，逆流性食道炎の診断と治療において保険適用の検査となっているが，必ずしも全国の各施設で施行しているものでもない．これは，まずセンサーを挿入する際，および鼻腔からのコード

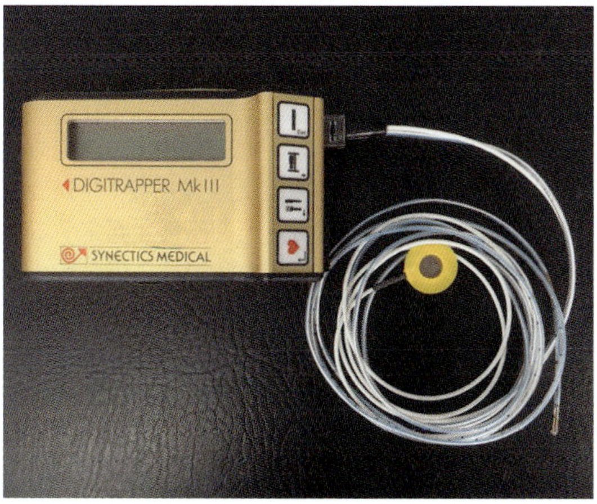

a.

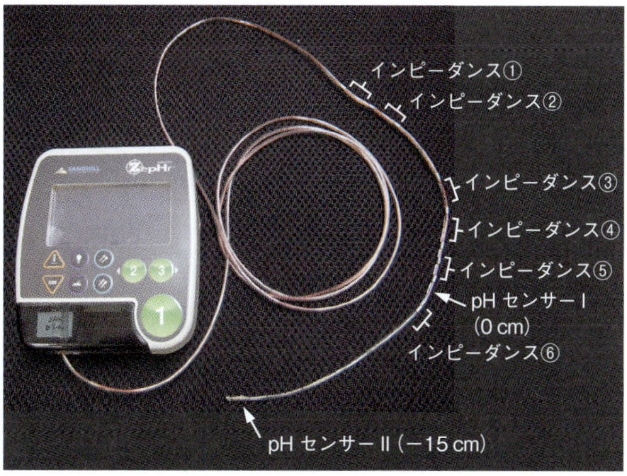

b.

(57) pHモニタリング（a）とインピーダンス・pHモニタリング（b）

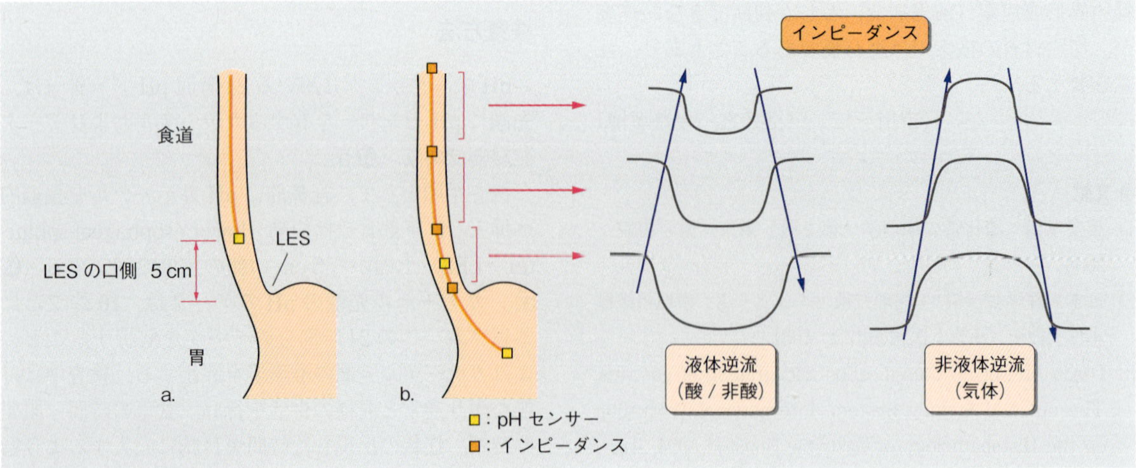

(58) pH カテーテル(a)とインピーダンス・pH モニタリング(b)
LES:下部食道括約筋.

とそれにつながる測定器を常に身体に付けているのは少なからず苦痛であるからであり，本検査は，食道内酸逆流を証明することが必要な病態に限られる．米国で公表されているガイドライン[1,2]を参考に以下に適応を示す．

第一の適応は，内視鏡陰性 GERD，すなわち上部消化管内視鏡検査で食道に粘膜傷害を認めないが，胸やけや逆流感といった定型的な GERD 症状を有する症例（非びらん性胃食道逆流症〈non-erosive reflux disease：NERD〉）である．食道内への異常な酸逆流が証明されれば診断が確定する．ただし，ルーチンに本検査を行うことは推奨されておらず，プロトンポンプ阻害薬（proton pump inhibitor：PPI）による薬物治療に抵抗性の患者の評価や，内視鏡的・外科的逆流防止術を考慮中の患者の異常酸逆流の証明および治療効果判定に有用である．また，インピーダンス・pH モニタリング検査は，PPI 抵抗性 GERD の病態を把握することができる．NERD 患者の約半数は PPI 抵抗性であるといわれ，症状発現の原因として酸逆流か非酸逆流（弱酸あるいはアルカリ）のいずれが関与しているのかを鑑別することができる．また，逆流が関与していない場合には機能性消化管障害の診断となる．

第二の適応は，非心臓性胸痛，咳嗽，咽頭異常などといった非定型的症状を主体とする非定型 GERD の評価である．非定型的症状を有する患者の食道内異常酸逆流を証明できれば診断が確定する．

また GERD のなかで，内視鏡的に食道炎（粘膜傷害）を認める逆流性食道炎の場合は酸逆流があるのは明らかであり，pH モニタリングによって改めて食道内酸逆流を証明する意義は少ない．しかし Barrett 食道などの合併症を有する患者においては，食道内酸逆流の厳格なコントロールが必要であり，PPI 治療の妥当性を証明するために本検査は有用である．

解釈

pH モニタリングにより，食道内酸逆流を定量化でき，出現した症状と酸逆流との関連を調査することができる．食道内酸逆流を定量化するための指標として，酸逆流回数，5 分以上続く酸逆流の回数，最長酸逆流時間，pH 4 以下の時間比がある．最も一般的に用いられるのは，pH 4 以下の時間比（pH 4 holding time），すなわち食道内 pH が 4 未満を示す時間の割合（pH 4 未満である時間÷全測定時間× 100 %）である．pH 4 をカットオフ値とする理由は，胃液内のペプシノゲンが pH 4 未満でペプシンに変化すること，GERD 患者では食道内 pH が 4 未満になると胸やけを生じやすいことなどである．

出現した症状と逆流との関連性を評価するには，symptom index（SI），symptom sensitivity index（SSI），symptom association probability（SAP）などが用いられる．SI は全体の症状のうちで，症状に関連した逆流の割合を示したもの（症状に関連した逆流回数÷全症状回数× 100 %）で，50 %以上を陽性，SSI は検査中に検出された逆流のうち，症状に関連した逆流の割合を示したもの（症状に関連した逆流回数÷全逆流回数× 100 %）であり，10 %以上を陽性と判定する．SAP は全測定時間を 2 分間隔の時間枠に分けて，それぞれの 2 分間における逆流と症状出現の有無で 4 群に分類し，Fisher の直接法で P 値を算出し，$(1-P)\times 100$ %で求められ，95 %以上を陽性と判定する．実際の NERD 患者の 24 時間インピーダンス・pH モニタリング結果を(59)に示す．

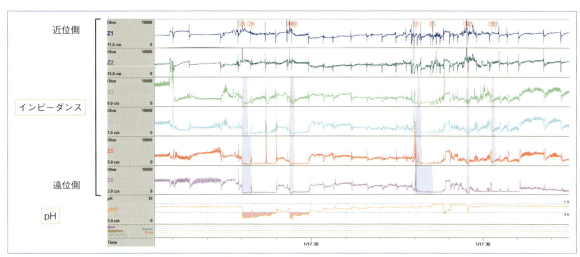

⑤⑨ 内視鏡的には粘膜傷害を認めない NERD 症例（50 歳，女性）の食道内インピーダンス・pH モニタリング検査
食道内 pH 4 未満の時間（%）は 24 時間で 8.9 %，symptom index は 66.7 % であった．

⑥⓪ 基礎酸分泌量（BAO，mEq/時）の正常値

年代	男性	女性	計
10〜19	2.9±2.7	3.1±1.7	3.0±2.5
20〜29	3.2±5.5	2.1±1.6	3.0±4.9
30〜39	2.4±2.4	2.7±2.2	2.6±2.3
40〜49	2.1±2.6	1.4±1.8	1.8±2.3
50〜59	3.2±3.2	1.2±1.2	2.0±2.3
60〜69	1.6±1.4	2.0±1.6	1.7±1.5
70〜79	1.5±1.5	0.7±0.9	1.1±1.3
80〜	0.7±1.1	1.5±1.2	1.1±1.0
計	2.6±3.8	1.7±1.7	2.3±2.3

（山形敞一ほか：胃液測定法検討小委員会報告—標準的胃液検査法ならびに内視鏡的正常胃粘膜症例の胃液分泌能．日本消化器病学会雑誌 1983；80：289．）

⑥⓵ 最大酸分泌量（MAO，mEq/時）の正常値

年代	男性	女性	計
10〜19	12.4±9.6	10.0±4.7	12.0±9.0
20〜29	12.9±6.6	10.6±3.8	12.4±6.2
30〜39	14.9±7.1	11.2±3.5	13.3±6.1
40〜49	12.5±4.9	11.0±5.2	11.9±5.0
50〜59	17.9±7.3	9.8±4.6	13.0±7.0
60〜69	10.8±4.8	11.0±3.6	10.9±4.3
70〜79	8.7±6.4	8.1±8.2	8.4±7.1
80〜	4.0±5.5	2.8±0.7	3.4±3.3
計	13.0±6.9	10.2±4.7	12.0±6.3

（山形敞一ほか：胃液測定法検討小委員会報告—標準的胃液検査法ならびに内視鏡的正常胃粘膜症例の胃液分泌能．日本消化器病学会雑誌 1983；80：289．）

新しい検査方法

　従来のカテーテル式の pH モニタリングは，少なからず被検者の苦痛や行動制限を伴う検査であるが，この問題を解決するため，最近，24 時間以上の測定が可能なワイヤレス（無線式）食道 pH モニタリングシステムが開発され，米国では実臨床で使用されている．
〔山崎尊久，三輪洋人〕

● 文献

1) Hirano I, et al：ACG practice guidelines：Esophageal reflux testing. Am J Gastroenterol 2007；102：668.
2) Katz PO, et al：Guidelines for the diagnosis and management of gastroesophageal reflux disease. Am J Gastroenterol 2013；108：308.

胃酸分泌能検査

　胃酸分泌は胃の中心的な生理機能であり，胃酸分泌を正確に測定する方法として胃酸分泌能（胃液）検査が不可欠である．胃液検査では，一定の時間に分泌された胃液中の水素イオン濃度に分泌量（volume）を掛け合わせて算出される．類似の検査として，24 時間 pH モニタリング法が現在では主流となっているが，この検査では，胃酸の濃度（pH）のみ測定され，分泌量（volume）は加味されておらず，下記に示す Zollinger-Ellison 症候群の診断などには適していない．

検査の方法

　胃液検査の指標である基礎酸分泌量（BAO），および最大酸分泌量（MAO）は長年標準法として用いられてきた歴史があり，日本消化器病学会胃液測定法検討委員会によりわが国の正常対照群の胃液分泌能も報告されていた（⑥⓪⑥⓵）[1]．しかし，近年では国内において胃液検査に必要なガストリン製剤の入手が困難となり，現在では一部の研究機関において行われているのみとなっている．

　胃液分泌は，神経性要因（迷走神経）と体液性要因（ガストリンなど）の 2 つの要因の刺激・抑制によっ

て調整されている．よって，空腹時の胃液の基礎酸分泌を表す BAO は生理的条件に近いが，検査時の種々の影響を受け，その再現性は必ずしも高くない．一方，ガストリンで最大刺激して得られる MAO は，非生理的条件ではあるものの，比較的高い再現性を有し，その値は胃壁細胞量に比例すると考えられている．

基礎酸分泌量（basal acid output：BAO）

12 時間以上絶食後の空腹時に，経鼻的に挿入した胃管で仰臥位，または左側臥位にて 60 分間（10 分ごと）無刺激で分泌された胃液を持続的に採取する．採取した胃液の酸度（mEq/L）を滴定法を用いて計測し，これと胃液の液量（L）の積として求められる値が 1 時間あたりの分泌量（mEq/時），すなわち BAO となる．

最大酸分泌量（maximal acid output：MAO）

通常，BAO 測定用の胃液採取後に引き続き行われ，テトラガストリン 4 μg/kg またはペンタガストリン 6 μg/kg を筋注する．筋注後 10 分ごと，60 分にわたる胃液を採取し，BAO と同様に算出した値を MAO とする．

検査の適応

胃酸分泌と疾患との関連では，十二指腸潰瘍では胃酸分泌亢進例が多く，一方，これは胃潰瘍では正酸～低酸，胃癌では極度の低酸～無酸例を呈する例が多いことから，以前は補助診断目的でなされることがあった．しかし，近年の内視鏡検査の普及により，上部消化管病変を直接観察し，生検を行い診断に至るプロセスが確立され，臨床上，胃液検査が診断目的で必要とされる機会は大幅に制限されている．

現在でも，胃液検査が診断上有用とされる病態の 1 つとして膵内分泌腫瘍の一つである Zollinger-Ellison 症候群があげられる．本症候群は，腫瘍で産生されるガストリンにより，胃壁細胞を刺激して，胃酸分泌を亢進させ，この結果，難治性消化性潰瘍を引き起こす病態であるが，この際，高ガストリン血症の鑑別に胃液検査（BAO，MAO）が有用である．ただし，前述のように現在，わが国ではガストリン製剤の入手は困難となっており，多くの場合 BAO の測定にとどまらざるをえない．しかし，BAO が著明高値（15 mEq/時以上）を示す場合には，Zollinger-Ellison 症候群が強く疑われ，診断的価値を有するであろう．また，その他の膵内分泌腫瘍（WDHA 症候群など）の診断においても胃酸分泌の評価が重要な場合がある．

胃酸分泌は，胃食道逆流症などのいわゆる酸関連疾患の症状発現に直結しており，内視鏡検査による形態学的診断が全盛となっている現代においても，機能検査としての胃分泌能検査の有用性は残っており，今

後，より簡便な形での定量検査の開発が望まれる．

（飯島克則）

●文献

1）山形敏一ほか：胃液測定法検討小委員会報告―標準的胃液検査法ならびに内視鏡的正常胃粘膜症例の胃液分泌能．日本消化器病学会雑誌 1983；80：289.

消化管運動機能検査

消化管機能の評価法の一つとして，消化管運動機能検査がある．消化管運動を測定することにより，疾患の診断や病態の解明につなげるものである．消化管運動測定法は，❷のように大別される．

内圧測定法

消化管運動のうち収縮運動による内圧の上昇を記録測定する．細管に水を注入し，側孔からの水の流出が圧の上昇により妨げられると感知するシステムの infused catheter 法と小さな圧トランスジューサーを細管に複数組み込んだセンサーを用いる microtransducer 法とがある．近年，1 cm 間隔で圧トランスジューサーを配置した高解像度内圧検査（high-resolution manometry：HRM）が開発され，HRM を用いたシカゴ分類が食道運動障害の診断に用いられている．また，直腸・肛門の機能検査にも HRM が使用されるようになってきている．さらに，HRM で結腸運動を測定する試みも注目されている．

内圧測定法（❸❹）は，食道アカラシアなどの一次性食道運動障害や全身性強皮症などの二次性食道運動障害の診断には不可欠であり，Hirschsprung 病や慢性偽性腸閉塞症（chronic intestinal pseudo-obstruction：CIPO）の診断を目的としても用いられ

❷ 消化管運動測定法

直接法	シンチグラフィ法（食道クリアランス，胃排出，胆汁排出など）
	超音波法（胃排出，受容性弛緩〈accommodation〉，胆囊運動など）
	内圧測定法（全消化管の収縮運動）
間接法	アセトアミノフェン法（胃排出）
	マーカー法（胃排出，小腸通過時間など）
	^{13}C アセテート呼気テスト（胃排出）
その他	インピーダンス法（食道・咽頭内逆流）
	ビリテック法（胆汁逆流）
	バロスタット法（受容性弛緩）
	胃電図法（電気的活動，自律神経機能）
	水素・メタン呼気テスト（小腸通過時間）
	ドリンクテスト（受容性弛緩）
	カプセル内視鏡（小腸運動）
	MRI 検査（画像解析による機能評価）

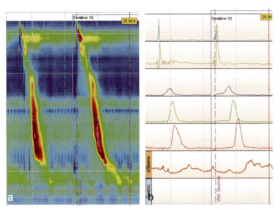

⬛ 36チャンネル・ハイレゾルーション内圧測定（36チャンネルトランスジューサー法）による食道内圧所見
a. カラー表示された食道一次蠕動波
b. 通常の圧表示による食道一次蠕動波

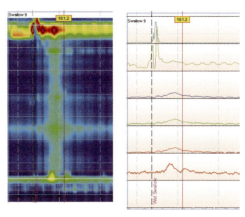

⬛ 食道アカラシアの食道内圧所見
一次蠕動波の消失（同期性収縮）と下部食道括約部の弛緩不全が観察され，食道アカラシアと診断される．

る．その他，胃食道逆流症（gastro-esophageal reflux disease：GERD），過敏性腸症候群（irritable bowel syndrome：IBS），機能性ディスペプシア（機能性胃腸症〈functional dyspepsia；FD〉）を中心とした機能性消化管障害（functional gastrointestinal disorders：FGID）などの病態解明や薬効評価，胆道ジスキネジアのVater乳頭部の機能評価，直腸排便障害の評価，また外科手術後の消化管運動の評価にも内圧測定法は行われている．

胃運動機能検査

胃運動機能は，大別すると空腹期運動と食後期運動とに分類される．食後期運動は前庭部・幽門部運動が担う胃排出（gastric emptying）と，胃底部を中心とした食物貯留能（受容性弛緩〈accommodation〉）とがあり，それぞれ評価法が異なる．

胃排出測定

腸管内が空虚な空腹期運動は内圧測定法で可能であるが，食後期において胃内容物が本当に十二指腸内へ流入しているかどうかは不明であり，さまざまな胃排出測定の試みがなされている．

（直接法）

①シンチグラフィ法：本法は胃排出測定のゴールドスタンダードとされ，試験食に混入したラジオアイソトープの移動をシンチカメラで定時的に撮影する．機器の問題でどの施設でも可能ではなく，また被曝の問題があり短期間での繰り返しの測定はできない．
②超音波法：液体または固体の試験食を摂取後，胃内腔の断面積変化を評価する．非侵襲的であり，試験食を変えたり薬剤を負荷したりして，繰り返しの観察が可能である．空腹期強収縮運動の観察や，カラードプラで十二指腸からの胃内への逆流も観察できる

が，一方で定量化や術者の技量や時間的拘束が問題となる．

（間接法）

①アセトアミノフェン法：胃で吸収されず小腸で吸収されるアセトアミノフェンを試験食とともに投与し，血中濃度の変化で胃排出を間接的に評価する．採血の煩わしさやアセトアミノフェンの肝障害が問題となる．
②マーカー法：X線不透過マーカー入りカプセルを試験食とともに経口投与し，経時的に腹部単純撮影で腸管内の分布を観察する．
③呼気テスト：安定同位元素である^{13}Cを利用した胃排出測定法である．標識化合物は^{13}C sodium acetateなどが使用される．試験食に混入し投与し，小腸で吸収された後，肝と肺を経て呼気中に排泄された$^{13}CO_2$の濃度変化をとらえる．簡便で非侵襲的であるが，シンチグラフィ法とのデータの乖離や，標識化合物の体内での吸収代謝の影響でデータが変化する可能性がある．

受容性弛緩

胃は収縮運動のみならず，飲食物を受け入れるために弛緩運動もし，この弛緩には一酸化窒素（NO）神経が深く関与している．

①バロスタット（Barostat）法：胃底部に留置したバルーン内の圧が一定になるように空気量をコンピュータで制御し，バルーン容積の変化で弛緩反応をとらえるものである．挿入バルーンが被検者に与える苦痛が少なくない．
②ドリンクテスト：バロスタット法は使用機器も大がかりなうえ，被検者に苦痛を与えるため，開発された簡便法である．水やスポーツドリンクなどの流動物を一定時間に飲めなくなるまで飲水し，総飲水量

などを指標とするものである．本法の最初の報告ではバロスタット法と相関していたとされている．
③超音波法：胃排出測定で前述した方法により受容性弛緩を評価する試みが行われている．
④内圧測定法：胃内圧の変化を測定することにより受容性弛緩を評価する試みが報告されている．

その他の消化管運動測定法

インピーダンス法

2つのセンサー間の電気抵抗を測定する方法である．センサー間の電気抵抗は液体で低く，気体で高いことから，インピーダンスの変化を測定することにより，センサー間を通過したものが液体か気体かの判別が可能になった．本法に圧トランスジューサーによる内圧測定やpH測定を組み合わせることで，多角的に食道運動や咽頭内逆流の評価が可能である．近年では，プローブ型のインピーダンス測定法も開発され，上部消化管内視鏡検査時に食道粘膜のインピーダンス値を測定することにより，胃食道逆流症や好酸球性食道炎，機能性胸やけなどの病態を鑑別できると報告されている．わが国では，この方法と同様に食道粘膜の電気抵抗を測定するアドミタンス測定が行われている．

functional luminal imaging probe technology（Endo-flip®）

通常の内圧測定では消化管の弛緩を正確に評価することができない．そのため，バルーンに液体を貯留させて消化管内で拡張させることにより，消化管の伸展性を評価する機器が開発された．主に食道で使用されているが，好酸球性食道炎などの食道の伸展性が減弱する疾患での食道の伸展性評価に有用である．また，食道アカラシアの治療後の有効性評価にも有用とされている．近年では，通常の内圧測定で診断できない食道運動障害の拾い上げにも有用であるとされている．

ビリテック法

胃・食道内へのビリルビンの逆流を検出する目的で作製されたセンサーである．比色法を用いているため，ビリルビンと紛らわしい黄色食物の摂取は制限される．

胃電図法

胃電図法（electrogastrogram：EGG）では，体表面に装着した電極で約3 cpmの胃電図が記録できる．胃の収縮運動というより自律神経機能による影響が大きい．

水素・メタン呼気テスト

糖質が盲腸に到達したときに発生する水素ガスの呼気テストで，小腸通過時間を測定する．

カプセル内視鏡を用いた検討

胃や小腸のカプセル内視鏡通過時間を測定することによる消化管運動評価が行われている．また，カプセル内視鏡で撮影された小腸の収縮運動形式で小腸運動を評価する方法も報告されている．その他温度，pHや自身の回転数で消化管運動を評価するカプセルが開発されている．

MRI検査

被曝のないMRI（核磁気共鳴画像法）を用いて消化管運動（胃排出，受容性弛緩，臓器相関など）を測定する試みがなされている．

（栗林志行，浦岡俊夫，草野元康）

●文献

1) 本郷道夫（編）：臨床消化管運動機能測定法入門．東京：協同企画通信社；1996.
2) 日本消化管学会（編）：食道運動障害診療指針．東京：南江堂；2016.
3) Malagelada C, et al：New insight into intestinal motor function via noninvasive endoluminal image analysis. *Gastroenterology* 2008；135：1155.

消化吸収試験

消化や吸収が障害されて栄養素の欠乏が起こる吸収不良症候群（malabsorption syndrome）では，下痢，脂肪便，体重減少，るいそう，貧血，倦怠感，腹部膨満，浮腫などのさまざまな症状がみられる．小腸疾患，膵・肝胆道系疾患や胃・十二指腸疾患，全身性疾患で起こりうる．

脂肪の消化吸収過程が最も複雑なため，選択的吸収不良を除くと脂肪の消化吸収障害が最も強く起こる．したがって，脂肪便を確かめることが診断の第一段階になる．脂肪便を確認したら，主たる障害が，①管腔内消化相，②小腸粘膜相，③転送相のいずれに存在するかを，系統立てた検査を重ねて決定する（⑥）．

炭水化物の吸収障害を疑った場合は，便pHが6以下であることや小腸内視鏡検査時の生検粘膜の酵素活性測定や乳糖負荷試験が参考になる．蛋白質の消化吸収障害が単独でみられることはまれであり，脂肪吸収障害と一緒にみられることが多い．蛋白漏出性胃腸症の検査にはα_1アンチトリプシン試験や^{99m}Tc標識DTPAとヒトアルブミン静注後のシンチグラフィによる漏出部位同定などがある．脂肪の吸収障害を疑った場合には，観便と集便により便中脂肪の定性（ズダンIII染色）および定量が有用である．同位元素でラベルしたトリオレイン・トリグリセリド呼気試験の感度は低く，一般には実施されていない．

脂肪便を確認するための試験

定性試験（⑥）

吸収不良のときの糞便は，腐敗臭を有し，灰白色で

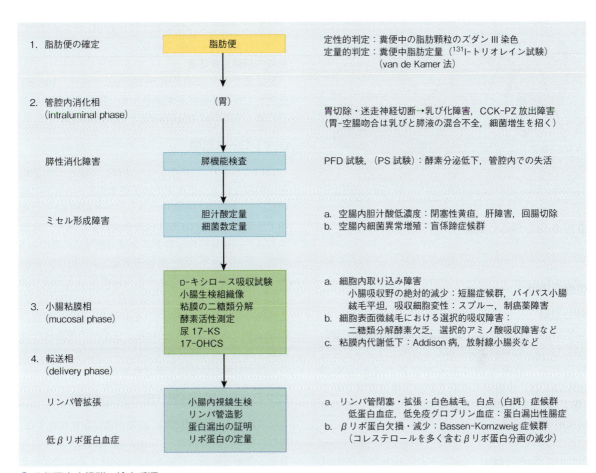

❻❺ 吸収不良症候群の検査手順
17-KS：17-ケトステロイド，17-OHCS：17-ヒドロキシコルチコステロイド，CCK-PZ：コレシストキニン-パンクレオザイミン．

光沢を帯びている．粥状また泥状で量が多い．中性脂肪を含む脂肪便（steatorrhea）で，未消化の筋線維が混じている．米粒大の糞便をスライドグラスにとり，ズダンⅢの95％エタノール飽和溶液と36％酢酸の各1滴を加え混和する．軽く熱した後，カバーグラスをかけて鏡検し，オレンジ色の比較的大きな脂肪顆粒が100倍率視野に10個以上みられる場合を異常とする．

定量試験
脂肪バランステスト（糞便中脂肪量測定）（定量法 van de Kamer 法）：1日60gの食事脂肪を与え，3日間糞便を集めて脂肪を定量する．3日間の平均値を1日の脂肪排泄量とする．糞便の一定量にエタノールとアルカリを加え，加熱する．鹸化され抽出された脂肪を塩酸酸性にして脂肪酸に変え，石油エーテルで抽出後にチモールブルーを指示薬としてアルカリで滴定し測定する．健常者は6g/日以下である．10g/日以上は明らかな脂肪便と判定される．摂取脂肪が少ないときには偽陰性，下剤としてヒマシ油を服用すると偽陽性になる．

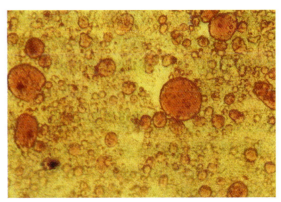

❻❻ ズダンⅢ染色

^{131}I-トリオレイン試験：^{131}I-トリオレイン（triolein）を含有したオリーブ油を服用し，72時間糞便を集めて排泄される放射活性を測定する．健常者では2％以下である．試験薬が入手困難であり実施できない．

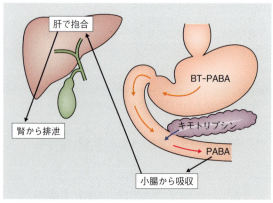

⑰ PFD（BT-PABA）試験

膵機能検査

PFD 試験

N-benzoyl-L-tyrosyl-*p*-aminobenzoic acid（BT-PABA）は，膵から分泌されるαキモトリプシンで分解される．分解産物であるパラアミノ安息香酸（PABA）は，小腸から吸収され，尿中に排泄される（⑰）．尿中の PABA を測定することにより，膵外分泌機能を推定する．

BT-PABA 500 mg が含有されている PFD（pancreatic function diagnostant）アンプル1管 10 mL を 200 mL の水とともに服用し，1時間後，利尿のためにコップ1杯の水を飲用する．開始後，6時間の全尿を集め，尿量を測定する．

尿中 PABA 排泄率（％）
＝尿中 PABA 濃度×尿量（mL）/169.5×10³

正常範囲は 70％以上で，慢性膵炎，膵癌，消化管手術後の消化障害の診断に有用である．消化酵素薬や利胆薬は検査の3日前から中止し，試験薬に少量のアルコールが含まれていることを患者に説明しておく．高度の腎機能障害では判定できない．急性膵炎や急性肝炎，妊婦には禁忌である．

PS 試験（パンクレオザイミン-セクレチン試験）

チューブを十二指腸下行部にセットし，コレシストキニン-パンクレオザイミン（CCK-PZ）とセクレチンを注射したのち分泌される膵液量，最高重炭酸イオン濃度，アミラーゼ排出量を測定する．CS 試験（セルレイン-セクレチン試験），セクレチン試験も同様の試験であるが，ヒトに投与可能なペプチド製剤の入手が困難となり，わが国では実施できない．

ミセル形成相に関する検査

空腸内胆汁酸濃度

空腸では抱合胆汁酸は，消化の過程で脂肪酸とモノグリセリドをミセル化する．75 mg/dL（1.5 mM）以上の胆汁酸濃度が必要である．

空腸内細菌定量培養

健常者空腸内細菌は 10⁵〜10⁶/mL であり，10⁸/mL を超すとミセル形成が阻害される．抱合胆汁酸の脱抱合に働く主な菌は *Bacteroides* と *Streptococcus* である．

D-キシロース試験

経口摂取された D-キシロースは，空腸から能動輸送で吸収される（グルコースやガラクトースと同じ吸収機序）．吸収された血中のキシロースの約 60％は体内で分解され，約 40％は代謝を受けずに尿中に排泄される．一定量のキシロースを経口投与し，その後5時間の尿中排泄キシロース量を測定する．投与する D-キシロースが 25 g のときの正常排泄量は 5〜8 g（20〜32％），5 g のときの正常排泄量は 1.5 g（30％）以上である．本態性スプルー，小腸切除・短腸症候群，Crohn 病，アミロイドーシス，バイパス手術後では低値である．盲係蹄症候群では，細菌増殖によりキシロースが分解されるので異常低値を示す．

ビタミン B₁₂ 吸収試験（Schilling 試験）

ビタミン B₁₂ 吸収試験は，回腸の吸収能を反映する．胃から分泌される内因子（intrinsic factor）が，悪性貧血，萎縮性胃炎，胃切除後では欠乏するのでビタミン B₁₂ の吸収が障害される．ビタミン B₁₂ 吸収試験を行って，内因子が関与する場合と関与しない場合を区別することが可能である．

食物中のビタミン B₁₂ は胃内で塩酸とペプシンによって遊離する．pH 3 以下の酸性環境では内因子のビタミン B₁₂ への結合能は弱いので，唾液腺 R 蛋白が遊離したビタミン B₁₂ と結合する．そして，十二指腸に運ばれた後，膵から分泌されたトリプシンによって唾液腺 R 蛋白が加水分解され，ビタミン B₁₂ は遊離する．そこで，ビタミン B₁₂ は胃の壁細胞から分泌された内因子と結合し，結合したままの状態で回腸上皮細胞から吸収される．細胞内でビタミン B₁₂ が放出されるが，また，トランスコバラミン II という輸送蛋白と結合し，門脈を経て肝臓に運ばれる（⑱）．

Schilling は ⁵⁷Co 結合ビタミン B₁₂ を用いて，吸収試験後に ⁵⁷Co 結合ビタミン B₁₂ と内因子を同時に投与して吸収が改善する程度を判定した．その後，ヒト胃液結合型 ⁵⁷Co ビタミン B₁₂ と遊離型 ⁵⁸Co ビタミン B₁₂ を同時に投与する二重標識アイソトープ法に改良された．現在，わが国では試薬の入手が困難であるが，ビタミン B₁₂ 吸収の機序を理解するうえで，この検査法を熟知しておかなければならない．実際には，ヒト胃液結合型 ⁵⁷Co ビタミン B₁₂ カプセルと遊離型 ⁵⁸Co

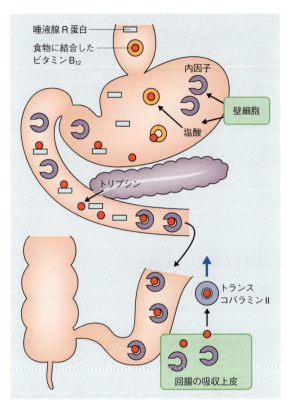

❻❽ ビタミン B_{12} の吸収

ビタミン B_{12} カプセルを同時に経口投与し，血漿や肝臓のビタミン B_{12} の結合部位を飽和させるために，2時間以内に多量の非放射性ビタミン B_{12} を筋注する．ビタミン B_{12} が飽和状態になっていると，経口投与された ^{57}Co と ^{58}Co ビタミン B_{12} は腎より尿中に排泄されるので，24時間に排泄される ^{57}Co（基準範囲12〜30で平均12％）と ^{58}Co（基準範囲11〜28で平均20％）を測定し障害部位を推測する．悪性貧血では ^{57}Co（5〜14％）が ^{58}Co（0.5〜5％）より高値であり，腸管が原因の吸収不良では ^{57}Co（4％以下）と ^{58}Co（4％以下）が低値となる．

胆汁酸負荷試験

胆汁酸は回腸末端部で吸収されるので肝・胆道系の胆汁酸回転が障害されていない場合には，血中胆汁酸濃度を測定することにより回腸末端部における胆汁酸吸収機能を推測できる．胆汁酸代謝に異常がみられる場合には，経口胆汁酸負荷試験を行う．

ウルソデオキシコール酸 300〜600 mg を経口投与後，経時的（前，30, 60, 90, 120 分後）に採血し，血清胆汁酸濃度を測定する．負荷後の最高胆汁酸濃度が前値より 10 μmol 以上の上昇があることを確認する．

腸内細菌過剰増殖により抱合型胆汁酸が脱抱合される盲係蹄症候群では遊離型分画の増加がみられるが，負荷試験では異常として診断されにくい．回腸末端部の吸収障害では血清胆汁酸分画は正常であるが，負荷試験では最高胆汁酸濃度が低値であり，ピークも遅れて 120 分後に出現する．回腸切除による短腸症候群では，大腸内容が小腸に逆流し細菌増殖が起こって，血清遊離型胆汁酸の増加がみられ，負荷試験でも異常値を示す．

乳糖負荷試験

小腸粘膜のラクターゼ活性が低下すると牛乳中の乳糖はグルコースとガラクトースに分解されず大腸内に流入し，大腸内で発酵性または高浸圧性下痢を発症する．乳糖を経口的に負荷し，血糖値の上昇の程度から乳糖消化機能を評価する．

乳糖 20 g を 10％溶液として飲用させ経時的（前，30, 60, 120 分後）に採血し，血糖値を測定する．血糖の上昇が 10 mg/dL 以下の場合に異常と判定する．グルコース 10 g とガラクトース 10 g を併用投与し血糖の上昇を確認し，単糖類の吸収障害を除外しておく必要がある．ラクターゼ製剤 3 g を乳糖 20 g と同時服用し，血糖値の上昇が 10 mg/dL 以上に改善されることが確認されればラクターゼ欠乏症と診断される．

$α_1$ アンチトリプシン試験

67 kDa のアルブミンに大きさが類似している 54 kDa の糖蛋白 $α_1$ アンチトリプシンは肝臓で合成され，わずかながら糞便中に存在する．膵酵素では分解されないが，pH 3 以下で破壊される．プロトンポンプ阻害薬投与による胃酸分泌の抑制が必要な場合もある．本来は 72 時間蓄便を用いるが，簡便法として 1 回便を用いることもある．

$α_1$ アンチトリプシンクリアランス（mL/日）
＝糞便量（mL/日）×糞便中 $α_1$ アンチトリプシン濃度（mg/mL）÷血清 $α_1$ アンチトリプシン濃度（mg/mL）

で算出し，1 日 13 mL/日以下が正常であり，20 mL/日以上の場合は消化管から蛋白漏出があると判定できる．

呼気試験

非放射性同位元素 ^{13}C をラベルした物質（中性脂肪，胆汁酸，キシロースなど）を経口投与し，呼気中の $^{13}CO_2$ を測定する．呼吸機能や代謝に異常があると信頼性が低下する．腸内細菌異常増殖例では，炭水化物が分解されて水素が発生する．吸収された水素が呼気中に排泄されるので，呼気中の水素を測定することで腸内細菌の異常増殖が推測できる．

（福田能啓）

消化管の細菌学的検査

　消化管には多くの常在細菌が存在している．このため，消化管の細菌感染症を診断するときには，その細菌が病原菌であるのか，病原性をもたない常在菌であるのかが問題となる．これらの細菌が，あるときは重篤な疾患とかかわり，あるときは常在菌のようなふるまいをすることがわかっている．このように，消化管疾患と消化管内の細菌との関係は以前考えられていたよりも複雑であることがわかってきた．また近年，次世代シークエンサーの進歩により，ヒト腸内細菌叢の集合ゲノム（マイクロバイオーム）の網羅的で高速な解析が可能となってきた．ここでは，*Helicobacter pylori* の検査法と腸内細菌の検査法について解説する．

Helicobacter pylori の検査法

　H.pylori はグラム陰性桿菌でらせん状を呈し，大きさは約 3 mm×0.5 μm，極多毛性の鞭毛を有し，微好気性菌で，強いウレアーゼ産生性がある．*H.pylori* の検査法としては⑥に示すように内視鏡を用い生検組織を使う方法と内視鏡を用いない方法がある．

内視鏡を必要とする方法

培養法

　胃の組織を採取し，*H.pylori* の発育しやすい微好気条件（酸素濃度 5 %）で血液寒天培地，チョコレート培地などで 3〜7 日培養して判定する．培養法の長所は細菌の直接証明であり，高い特異性があること，すなわち培養で陽性であれば間違いないことである．また，薬剤感受性試験や耐性菌の検査が可能である．しかし，判定に時間がかかり，サンプリングエラーの可能性（採取部位により偽陰性）があり，培養技術および培養設備が必要である．

病理組織学的方法（鏡検法）

　胃の組織標本をホルマリン固定後，染色（ヘマトキシリン-エオジン染色，ギムザ染色，免疫染色など）して顕微鏡下に 400〜1,000 倍で *H.pylori* 菌体を観察する組織学的診断方法である．細菌の直接証明であり，組織学的な胃炎の程度が診断可能であるが，判定に熟練が必要であり，サンプリングエラーの可能性がある．

迅速ウレアーゼ試験（RUT）

　迅速ウレアーゼ試験（rapid urease test：RUT）は *H.pylori* のもつウレアーゼ活性を利用した検査法である．ウレアーゼは，尿素をアンモニアと二酸化炭素に分解する酵素である．

　胃粘膜組織を採取し，尿素と pH 指示薬（フェノー

⑥ *Helicobacter pylori* の検出法（診断法）

内視鏡が必要な検査	内視鏡が不要な検査
培養法	尿素呼気試験（UBT）
鏡検法	血清・尿中抗体測定法
迅速ウレアーゼ試験（RUT）	便中抗原検出法

ルレッド）が含まれている試薬に入れて色の変化を観察する．すなわち，試薬中の尿素が分解されアンモニア産生され pH 指示薬が変化することで診断する．

　迅速かつ簡便であり（約 20 分〜2 時間），判定に技術差はないが，採取部位により偽陰性の可能性がある．また，抗菌活性のある薬剤投与後も偽陰性の可能性がある．

内視鏡を必要としない検査法

尿素呼気試験（UBT）

　尿素呼気試験（urea breath test：UBT）も，*H.pylori* のもつウレアーゼ活性を利用した検査法である．

　同位元素で標識した ^{13}C-尿素を経口摂取した後，呼気中に排出される CO_2 を採取する．*H.pylori* 存在下では標識 CO_2 が産生され，血液を介して呼気に排出される．標識 CO_2 と非標識 CO_2 を測定し，両者の比率から診断する．

　精度に優れ，侵襲性がなく（被検者の負担が軽い），迅速かつ簡便であるが，特殊機器が必要であることと，口腔内細菌や腸内細菌などにより偽陽性になる可能性がある．

抗体測定法（血清，尿中）

　H.pylori に対する抗体（IgG）を測定する方法である．非侵襲性であり，大量検体の検査が可能で，スクリーニングに適している．一方，使用抗原の調製法により偽陰性または偽陽性の可能性があること，除菌後も判定陽性が 6〜12 か月，あるいはそれ以上継続することがあり注意が必要である．

便中抗原検出法

　糞便中の *H.pylori* の菌体抗原を検出する方法であり，精度に優れている．非侵襲性で，抗原を直接検出することで，*H.pylori* に対して特異性が高い．特に小児に有用であるが，糞便の取り扱いがやや問題となる．

検査法選択の実際

　除菌前の検査法に関しては，抗体測定法，UBT，便中抗原の非侵襲的検査法では患者への負担は軽く，胃全体の診断，いわゆる面の診断ができる特徴がある．このうち成人では簡便性において抗体測定法が優れているが，抗体価のカットオフ値が近年問題となっている．一方，内視鏡検査中では，直ちに感染診断に移行できる RUT，培養法，鏡検法があり，このうち結果

⑳ 感染性腸炎の原因微生物検出のための培地と条件

細菌	培地	好発時期	原因（食品など）	検体
病原性大腸菌	BTB 培地，SS 培地	特になし	糞便汚染食品	糞便や食品
サルモネラ菌	亜セレン酸塩増菌培地	特になし	ネズミなどの汚染食品や国外の汚染食品	糞便，チフス菌では血液，骨髄，胆汁
赤痢菌				糞便
カンピロバクター菌属	Skirrow 血液寒天培地	特になし	トリなどの汚染食品	糞便や食品
腸炎ビブリオ	TCBS 培地（青緑色のコロニー）	6～9月	魚介類	糞便や食品
コレラ菌		特になし	国外の汚染食品	
ボツリヌス菌	GAM 培地	特になし	密閉食品（腸詰など）	糞便や食品，毒素による場合がある
Clostridioides difficile	GAM 培地	特になし	抗菌薬の長期使用	糞便や食品，毒素試験も行う
ウェルシュ菌（*Clostridium* 属）	GAM 培地	特になし	魚介類，肉	糞便や食品
ブドウ球菌	BTB 培地，血液寒天培地	特になし	化膿巣からの汚染食物や糞便汚染食品	糞便や食品
腸球菌				
エルシニア菌	BTB 培地，血液寒天培地	特になし	汚染食品（イヌやブタなどから感染）	糞便や食品（菌は低温に強い）
結核菌	小川培地	特になし	結核の既往	糞便や大腸生検粘膜
赤痢アメーバ	分離培養できず	特になし	ヒト，動物などの糞便汚染食品	糞便や大腸生検粘膜を鏡検して原虫を直接みる

㉑ 主な腸管感染症とその特徴

感染症名	特徴的便性状	潜伏期	嘔吐	腹痛	発熱	その他
細菌性赤痢	粘血便，血便	1～5日	－	3＋	2＋	テネスムス
アメーバ性赤痢	イチゴゼリー状血便	不定	－	2＋	－	肝膿瘍
コレラ	米のとぎ汁様水様便	1～3日	3＋	－	－	脱水，虚脱
腸炎ビブリオ腸炎	腐敗臭の水様便	5～20時間	1＋	2＋	1＋	頻回下痢
チフス症	悪臭の泥状便	2～10日	1＋	1＋	2＋	脾腫，バラ疹
サルモネラ腸炎	ノリの佃煮様便	1～3日	1＋	2＋	3＋	菌血症
カンピロバクター腸炎	膿粘血便，粘液便	2～5日	1＋	3＋	2＋	脱水，下痢
EHEC 腸炎	新鮮血便	3～7日	－	3＋		HUS
ブドウ球菌中毒	粘液便，水様便	数時間	3＋	2＋	－	頭痛，めまい
ボツリヌス中毒	粘血便，水様便	10～20時間	2＋	2＋	－	神経症状
ロタウイルス感染症	白色便	2～3日	3＋	1＋	1＋	脱水，下痢
ノロウイルス感染症	水様便	1～2日	3＋	2＋	2＋	嘔吐，集団感染

EHEC：腸管出血性大腸菌，HUS：溶血性尿毒症症候群.

が当日確認可能な RUT が有用であるが，生検という患者への負担がある．また，診断が面ではなく点で行われるため，特に萎縮や腸上皮化生粘膜では，菌量の減少によりサンプリングエラーの可能性がついてくる．

除菌後の検査法（除菌判定）には UBT が有用であるが，常に偽陰性，偽陽性の可能性がある．抗体測定法の特異度は低い傾向にあるが，6か月以降で抗体価が有意に低下する場合は除菌成功の信頼性が非常に高い．

検査法の詳細はガイドラインを参照されたい[1]．

腸内細菌の検査法

腸内細菌には病原性を有する細菌と病原性のない常在菌があり，病原性のある細菌に感染すると腹痛，下痢，発熱などの症状をきたすことが多い．

病原性細菌

感染性腸炎をきたす病原体の培養条件と特徴を⑳に示す．細菌性腸炎では，下痢，血便，腹痛，悪心・嘔吐，発熱などの胃腸症状を示す．血液生化学検査では，赤沈や CRP の上昇，白血球や好中球の増多を示す．一般には，糞便や腸液の培養で菌を同定し確定診断を行うが，チフスや菌血症などでは血液培養が診断に有効なこともある．

急性下痢症を起こす食中毒の原因として，サルモネラ，ブドウ球菌，カンピロバクターなどがよく知られている．分離培養は，抗菌薬投与前に実施し，連続した3日間の検査が望ましい．採取した糞便はまず肉眼

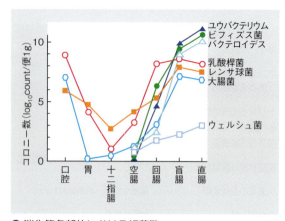

⑫ 消化管各部位における細菌数
（光岡知足：ミクロの住人たち―腸内細菌の世界を探る．ヤクルト本社：1988．）

的に観察し，便性状から原因微生物を推定できることがある（⑰）．下痢便では試験管または嫌気ポーターにとり，すぐに検査できないときには，綿棒で採取して保存培地中に入れる．自然排出便が得られないときには直腸綿棒を検体とするが，この場合は複数回の採取が望ましい．検体は一般的には培養検査まで冷蔵して保存するが，ビブリオの検出を目的とするときは室温におく．赤痢アメーバの鏡検は採取後30分以内に行い，*Clostridioides difficile* の検出目的では嫌気ポーターにて保存する．また，便中の毒素（*C. difficile* の毒素A,Bや腸管出血性大腸菌のVero毒素など）検出も行う．

さらに，便培養より病変部からの生検組織の培養のほうが病原体の検出率が高いという報告もあり，必要に応じて大腸内視鏡検査を行い肉眼所見と生検組織の鏡検や培養も行う．

病原性大腸菌のなかで腸管出血性大腸菌（enterohemorrhagic *Escherichia coli*：EHEC）は血便発症をきたす原因菌として重要である．EHEC感染はO157：H7血清型によるものが最も多く，三類感染症（診断後直ちに届け出と就業制限が必要）に分類されている．

腸内細菌叢

ヒト成人の消化管では10^{14}個に及ぶ細菌が存在することが明らかになっている．ヒトの唾液には1 mLあたり10^8個の細菌が存在するが，胃では胃酸の影響で10^3個に激減する．上部小腸では胆汁や膵液の分泌に影響され10^4個程度であるが，回腸に達すると細菌数の爆発的増加が観察され腸内容1 gあたり10^7〜10^8個となり，大腸では10^{11}〜10^{12}個の細菌が存在する（⑫）．これらの細菌は無秩序に存在しているのではなく，おのおのの菌がテリトリーを保ちながら全体として集団を形成している．この集団のことを腸内細菌叢（intestinal bacterial flora）あるいは腸内フローラと呼ぶ．ヒトでは離乳期以降，腸内細菌叢は安定するが，腸の老化に伴って腸内細菌叢の組織が変化し，ビフィズス菌などが減少し，ウェルシュ菌などが優位になることが知られている．ウェルシュ菌は腐敗菌の一つで，蛋白質を腐敗させてアンモニア，フェノール，インドールなどの有害物質を生成する．

炎症性腸疾患では，腸管内炎症の進展により腸管内の嫌気度が失われ，腸内細菌叢の恒常性に乱れが生じてくるとされ，このことにより慢性的な粘膜障害が起こる可能性が考えられている．

（村上和成）

●文献
1) 日本ヘリコバクター学会ガイドライン作成委員会（編）：*H. pylori* 感染の診断と治療のガイドライン．東京：先端医学社；2016．
2) 下山　孝ほか：消化管の細菌学的検査．島田　馨（編）．内科学書，第6版．東京：中山書店；2002．p.1662．
3) 坂崎利一ほか（編），山中喜代治：臨床医のための臨床微生物．大阪：フジメディカル出版；2002．p.35．
4) 平田一郎：感染性腸炎．臨牀消化器内科 2007；22：1191．
5) 安藤　朗ほか：炎症性腸疾患と腸内細菌．臨牀消化器内科 2007；22：1203．
6) 光岡知足：ミクロの住人たち―腸内細菌の世界を探る．東京：ヤクルト本社；1998．

4 内視鏡的インターベンション

消化管の内視鏡的インターベンション
endoscopic interventions for gastrointestinal disease

近年の内視鏡技術の向上とさまざまなデバイスの開発により，内視鏡を用いた消化管のインターベンションは多岐にわたる（❶）．以下に，主な消化管の内視鏡的インターベンションについて概説する．

内視鏡的止血術

消化性潰瘍出血

内視鏡的止血術の適応指標として，改変 Forrest 分類が用いられる．活動性出血がみられるもの（Ia：噴出性出血，Ib：湧出性出血），潰瘍底に露出血管がみられるもの（IIa：非出血性露出血管）に対する内視鏡的治療は，再出血や持続出血を有意に予防できる．

内視鏡的止血法は，大きく機械的止血法，凝固法，薬剤局注法，薬剤散布法に分類される（❷）．専用クリップを用いて血管を把持し，止血を行う機械的止血法であるクリップ法と，専用高周波デバイスを用いて血管を凝固・止血する高周波凝固法が代表的な内視鏡的止

血法である．薬剤局注法は血管収縮薬や血管硬化薬を局注して止血を得る手技であり，薬剤散布法は止血薬を出血部位に直接散布する手技である．薬剤を用いた止血法は簡便であるが，単独では止血効果が弱く，他の手技と組み合わせて行われることが一般的である．内視鏡的止血術の技術的な詳細に関しては，他の成書を参照されたい．

静脈瘤出血

食道・胃静脈瘤において，出血例と出血既往のある

❷ 内視鏡的止血法

機械的止血法	クリップ法
凝固法	高周波凝固
	ヒータープローブ
	マイクロ波凝固
	アルゴンプラズマ凝固
薬剤局注	高張ナトリウムエピネフリン
	純エタノール
	ポリドカノール
薬剤散布法	トロンビン
	アルギン酸ナトリウム
	スクラルファート

❶ 代表的な消化管の内視鏡的インターベンション

内視鏡的手技	適応症	方法
内視鏡的止血法	出血性潰瘍	❷参照
内視鏡的静脈瘤結紮術（EVL）	食道・胃静脈瘤	静脈瘤を専用の O リングで結紮する
内視鏡的硬化療法（EIS）	食道・胃静脈瘤	静脈瘤内に硬化薬を注入し，静脈瘤を血栓化させる
内視鏡的バンド結紮術（EBL）	大腸憩室出血	出血責任憩室を吸引により反転させ，O リングで反転憩室を結紮する
内視鏡的粘膜切除術（EMR）	消化管上皮性腫瘍	病変粘膜下へ局注後，病変をスネアで絞扼し，高周波により焼灼切除する
ポリペクトミー	消化管ポリープ	スネアでポリープ基部を絞扼し，高周波により焼灼切除する
内視鏡的粘膜下層剝離術（ESD）	消化管上皮性腫瘍	病変周囲をマーキングし，粘膜下層へ局注後，高周波デバイスで病変周囲を全周性に切開，続いて粘膜下層を剝離し病変を一括切除する
内視鏡的光線力学療法（PDT）	化学放射線療法後遺残再発食道癌	腫瘍親和性光感受性物質を静脈内投与し，病巣に対して専用装置によりレーザー照射して物質を励起させ，細胞破壊効果を得る
アルゴンプラズマ凝固法（APC）	早期消化管癌 消化管出血	イオン化されたアルゴンガスの放出と同時に高周波電流を放電することにより，アルゴンプラズマビームを発生させ，組織を凝固させる
内視鏡的バルーン拡張術（EBD）	消化管狭窄	消化管狭窄部を越えて留置したガイドワイヤーに沿って消化管狭窄部にバルーンを挿入し，狭窄部を拡張する
内視鏡的ステント挿入術	消化管狭窄	消化管狭窄部を越えて留置したガイドワイヤーに沿って消化管狭窄部に自己拡張型金属ステントを挿入，狭窄部に留置，拡張する

待機例は内視鏡治療の適応である．

食道・胃静脈瘤の診断，治療の詳細に関しては，「食道・胃静脈瘤」の項（p.111）を参照されたい．

大腸憩室出血

大腸憩室保有者の増加に伴い近年増加しており，大腸憩室保有者の累積出血率は，1年0.2％，10年10％である．自然止血率が高い（70～90％）一方で，再出血率も年率20～30％と高く，QOLが損なわれることが多い．

憩室は多発していることが多く，出血点の同定が難しいことが問題である．出血点が同定された場合はクリップ法による内視鏡的止血術が第一選択であるが，出血量が多く，循環動態が不安定な場合は，血管塞栓術や外科手術を考慮する．

近年，内視鏡的バンド結紮術（endoscopic band ligation：EBL）による良好な止血効果が報告されている．責任憩室近傍にクリップでマーキング後，EBLデバイスを装着した内視鏡を再挿入し，クリップを指標に責任憩室を吸引操作によりデバイス内に吸引し，反転した憩室基部をOリングで結紮する手技である（❸）．これまでの憩室出血に対する止血法に比べ確実な止血が可能で，約1か月後には憩室自体が消失するため，長期的な再出血も起こりえない有効な方法である．比較的新しい手技であり症例蓄積が不十分なため，さらなる有効性と安全性の検証が必要である．

消化管上皮性腫瘍に対する内視鏡的切除術

内視鏡的切除はあくまで局所治療であり，概念的には「全生検」である．治療適応は，リンパ節転移の可能性がきわめて低い病変（臨床的に許容されるのは10％以下が目安）となる．そのためには治療前に病変の大きさ，範囲，深達度，組織型を正確に診断し，一括切除できる病変であることが原則となる．

内視鏡的切除には診断と治療の両面があることから，切除標本の病理組織学的診断による最終的な根治性の評価が重要である．

内視鏡的切除術である内視鏡的粘膜切除術（endoscopic mucosal resection：EMR）と内視鏡的粘膜下層剥離術（endoscopic submucosal dissection：ESD）は，有効性と安全性が広く認められ，治療適応病変も拡大している．

EMRは，病変範囲を正確に診断して，病変粘膜下に局注液（生理食塩水，濃グリセオール〈グリセオール®〉，ヒアルロン酸ナトリウム〈アルツ®〉など）を注入し，粘膜病変を挙上して，スネアにて絞扼，高周波により焼灼切除する手技である（❹）．比較的小さなポリープは，局注を行わないポリペクトミーで摘除が可能である．

ESDは，切除範囲を正確に診断したのち，切除範囲にマーキングを行い，切除部の粘膜下に局注，粘膜を挙上して，専用高周波デバイスで粘膜を切開し，さらに粘膜下層を確認しながら剥離を進め，病変を切除する手技である（❺）．ESDの利点は，20 mmを超える大きな病変であっても一括切除可能で，切除後の病理組織学的な診断が確実に行えることである．

EMR，ESDの技術的な詳細に関しては他の成書を参照されたい．

食道

根治度と適応病変

表在食道癌では，壁深達度が粘膜層（T1a）のうち上皮内（epithelium：EP），粘膜固有層内（lamina propria mucosae：LPM）病変では，リンパ節転移がきわめてまれであり，十分な根治が得られる．

壁深達度が粘膜筋板に達したもの（MM），粘膜筋

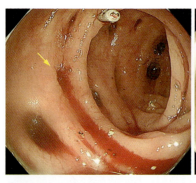 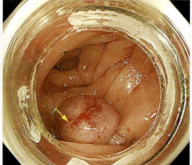 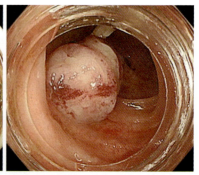

a. b. c.

❸ 内視鏡的バンド結紮術（EBL）の内視鏡画像
a. 憩室からの湧出性出血（矢印）がみられ，近傍にマーキングクリップを施行．
b，c. EBLデバイスを装着し，内視鏡を再挿入後，憩室を吸引反転し，基部をOリングで結紮．反転憩室に露出血管（矢印）を認める．

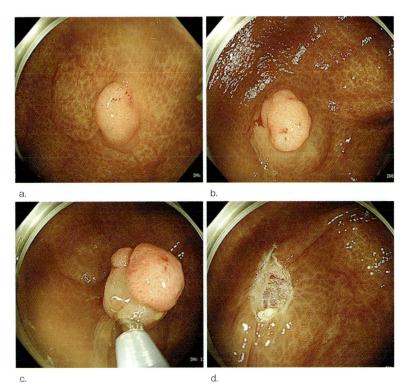

❹ 大腸ポリープに対する内視鏡的粘膜切除術（EMR）の内視鏡画像
a. 長径 8 mm 大の大腸ポリープ（Is）．
b. ポリープ直下の粘膜下に局注後．
c. スネアで絞扼．
d. 高周波による焼灼切除後．

板から粘膜下層への浸潤が 200 μm までのもの（SM1）については，5～15％程度のリンパ節転移率があり，相対的な適応となる．しかし，脈管侵襲陽性のものはリンパ節転移率が 50％近くに上る報告もあり，追加治療が必要である．粘膜下層に 200 μm 以上進展したものでは，30～50％程度の転移率があるため，進行癌に準じた治療が必要となる（❻）．

以上より，術前に診断可能な内視鏡治療適応病変は，内視鏡的に深達度が粘膜内にとどまり，画像上リンパ節転移のない，一括切除が可能な病変となる．また粘膜切除が 3/4 周以上に及ぶ場合，内視鏡的切除後の瘢痕狭窄が予測されるため，十分な治療前説明と狭窄予防（バルーン拡張やステロイド局注）が必要である．

偶発症

食道内視鏡的切除術では，偶発症として主に，出血，穿孔，切除後瘢痕狭窄が報告されており，ESD では，全症例中 3％程度で偶発症が生じうる．

その他の内視鏡的治療法

さまざまな理由で内視鏡的切除が困難な症例に対しては，光線力学療法（photo-dynamic therapy：PDT）やアルゴンプラズマ凝固法（argon plasma coagulation：APC）が考慮される．病理組織学的な評価ができないため，内視鏡的切除術や化学放射線療法後のサルベージ治療として位置づけられる．

胃

根治度と適応病変

良性腫瘍では消化管出血や通過障害の原因となる過形成性ポリープや癌の混在が疑われる径 20 mm 以上の胃腺腫が内視鏡的切除の適応となる．

癌の場合は，分化型優位，20 mm 以下，深達度粘膜内（T1a），潰瘍（瘢痕）（UL）なし（UL0），脈管侵襲（ly, v）陰性，切除断端陰性，であれば，リンパ節転移はきわめてまれで十分な根治が得られる（内視鏡的根治度 A）．

脈管侵襲がなく，①分化型優位，深達度 T1a，UL0 で 20 mm 以上，②分化型優位，T1a，UL あり（UL1）で 30 mm 以下，③未分化型優位であっても，20 mm 以下，T1a，UL0，④分化型優位，30 mm 以下で，粘膜筋板から 500 μm まで（SM1），の 4 群においても同様に，リンパ節転移はきわめてまれで追加切除は不要と判断できる（内視鏡的根治度 B，❼）．

上記の根治度を満たさない場合（内視鏡的根治度 C）でも，腫瘍径，深達度，深部断端，脈管侵襲の有無の

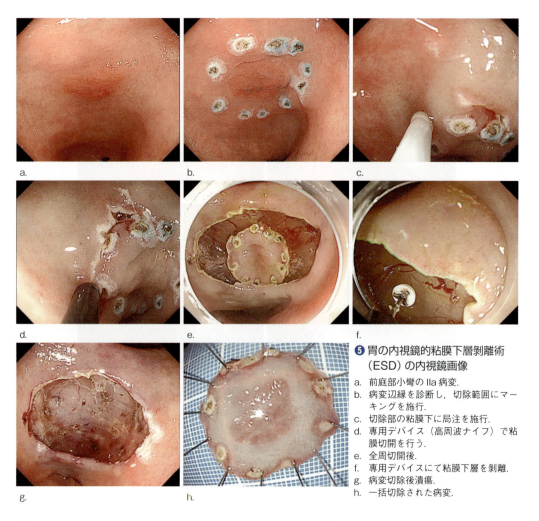

⑤ 胃の内視鏡的粘膜下層剥離術（ESD）の内視鏡画像

a. 前庭部小彎のⅡa病変．
b. 病変辺縁を診断し，切除範囲にマーキングを施行．
c. 切除部の粘膜下に局注を施行．
d. 専用デバイス（高周波ナイフ）で粘膜切開を行う．
e. 全周切開後．
f. 専用デバイスにて粘膜下層を剥離．
g. 病変切除後潰瘍．
h. 一括切除された病変．

⑥ 表在食道癌のリンパ節転移頻度

深達度	リンパ節転移率
EP-LPM	0
MM	5〜15%*
SM1	
SM2	30〜50%

*脈管侵襲陰性のものに限る．
EP：上皮内にとどまる，LPM：粘膜固有層内にとどまる，MM：粘膜筋板に接する，SM1：粘膜筋板から200μmまでの浸潤，SM2：粘膜筋板から200μmを超える浸潤．

⑦ 外科切除例からみた早期胃癌のリンパ節転移頻度

深達度	潰瘍	分化型		未分化型		脈管侵襲
M	UL0	≦2cm	>2cm	≦2cm	>2cm	ly0, v0
		0	0	0	2.8%	
		0〜0.7%	0〜0.6%	0〜0.96%	1.0〜6.0%	
	UL1	≦3cm	>3cm	≦2cm	>2cm	
		0	3.0%	2.9%	5.9%	
		0〜0.6%	1.2〜6.2%	1.2〜5.7%	4.3〜7.9%	
SM1		≦3cm	>3cm	10.6%		
		0	2.6%			
		0〜2.6%	0.3〜9.0%	5.0〜19.2%		

上段：リンパ節転移率，下段：95%信頼区間．
M：粘膜内にとどまる，SM1：粘膜筋板から500μmまでの粘膜下層浸潤，UL0：潰瘍（瘢痕）なし，UL1：潰瘍（瘢痕）あり，ly0：リンパ管侵襲なし，v0：静脈侵襲なし．
（日本胃癌学会〈編〉：胃癌治療ガイドライン．東京：日本胃癌学会，金原出版；2018.）

条件からリンパ節転移率を推定でき，症例ごとに追加治療の必要性を検討することが提唱されている（⑧）．

以上より，術前に診断可能な内視鏡治療適応病変は，径20 mm以上の胃腺腫，および癌の場合は画像上リンパ節転移がなく，分化型では内視鏡的に潰瘍所見のない粘膜内病変（潰瘍所見がある場合は30 mm以下），および30 mm以下の内視鏡的SM浅層病変，未分化型では20 mm以下の潰瘍所見のない粘膜内病変となる．いずれも一括切除が前提である．

❽ ESD 後追加外科切除例からみたリンパ節転移頻度

total points	patients (n=1,101)	LNM* (n=94)	rate of LNM (%)
0	62	1	1.6
1	341	9	2.6
2	185	9	4.9
3	148	11	7.4
4	132	11	8.3
5	141	28	19.9
6	77	21	27.3
7	15	4	26.7

腫瘍径 30 mm 超，深部断端陽性，静脈侵襲あり，SM2 以深の場合にそれぞれ 1 点，リンパ管侵襲ありの場合に 3 点を付与した合計点による．

*LNM：リンパ節転移（lymph node metastasis）

（日本胃癌学会〔編〕：胃癌治療ガイドライン．東京：日本胃癌学会，金原出版：2018.）

偶発症

　胃内視鏡的切除術の偶発症として主に出血と穿孔があり，ESD では，全症例中 3 ％程度で偶発症が生じうる．

大腸

根治度と適応病変

　腺腫性ポリープは前癌病変であり，最大径 6 mm 以上の場合は癌の混在頻度が高くなることから摘除が推奨される．

　Tis（M）癌は，リンパ節転移のリスクがないため根治が得られる．

　T1（SM）癌は，リンパ節転移のリスク因子を検討する必要がある．

　粘膜筋板から 1,000 μm 未満の浸潤度であればリンパ節転移のリスクがほぼない一方で，簇出（癌発育先進部間質に浸潤性に存在する 5 個未満の癌細胞巣）の個数が 5 個以上の Grade 2 以上である場合はリンパ節転移リスクとなる．以上から，T1（SM）癌では，①垂直断端陰性，②乳頭腺癌・管状腺癌（分化型癌），③SM 浸潤度 1,000 μm 未満，④脈管侵襲陰性，⑤簇出 Grade 1（5 個未満）であれば，追加治療は不要と判断できる（❾）．

　最大径が 20 mm を超えるものは EMR では一括切除が困難であり，ESD が保険適応となっている．

　以上より，術前に診断可能な内視鏡治療適応病変は，6 mm 以上の腺腫性ポリープ，および癌では内視鏡所見上，SM 深部浸潤がなく画像上リンパ節転移のない，一括切除可能な病変となる．

偶発症

　大腸 EMR，ESD ともに出血率は 2 ％程度である．

❾ 早期大腸癌に対する内視鏡治療の根治性判定基準

以下の条件を満たせば，根治と判断してよい．

1. SM 浸潤度 1,000 μm まで
2. 脈管侵襲陰性
3. 乳頭腺癌，管状腺癌（分化型癌）
4. 浸潤先進部の簇出　Grade 1

　穿孔率は EMR で 1 ％未満であるのに対し，ESD では 2〜14 ％程度と穿孔が生じやすく，難易度の高い手技である．近年，10 mm 以下の大腸の隆起性病変に対しては，通電を行わずスネア絞扼のみで機械的摘除を行う cold snare polypectomy も行われる．後出血や遅発性穿孔の原因となる高周波通電を必要としないため，それらの偶発症がほとんど起こらない利点がある．

内視鏡的バルーン拡張術および内視鏡的ステント挿入術

内視鏡的バルーン拡張術（❿）

　内視鏡を介して誘導したバルーンカテーテルを用いて消化管狭窄を拡張する手技である．

適応病変

　悪性疾患に伴う狭窄は原則適応外で，良性狭窄が適応となる．

　食道では術後吻合部狭窄やアカラシア，下部消化管では術後吻合部狭窄のほか，Crohn 病，非特異的多発性小腸潰瘍などがあげられる．

偶発症

　穿孔が最大の偶発症で，軽症例では多くが保存的に軽快するが，重症例では外科的治療が必要となる場合がある．出血も生じうるが，止血処置を必要としない例が多い．

内視鏡的ステント挿入術（⓫）

　内視鏡を介して，消化管造影を行い，狭窄長を確認したうえで，留置したガイドワイヤーに沿って金属ステントを挿入，狭窄部に留置し拡張する手技である．現在，その有用性と臨床的成功率から自己拡張型金属ステント（self-expandable metallic stent：SEMS）が主に用いられる．

　切除不能悪性疾患による消化管狭窄は，経口摂取を不可能とし，著しく QOL を損なう病態で，胃，十二指腸，大腸ではバイパス術が考慮されるが，手術困難例も多く，内視鏡的ステント挿入による緩和的治療が行われる．

（瀬戸山　健，清水孝洋，宮本心一）

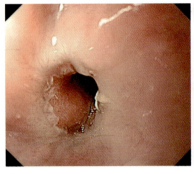
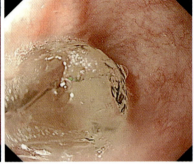
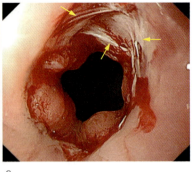

a. b. c.

❿ 食道術後吻合部狭窄に対する内視鏡的バルーン拡張術（EBD）の内視鏡画像
a. 食道亜全摘術後吻合部狭窄.
b. バルーン拡張時の内視鏡画像.
c. 拡張術後，一部粘膜に裂創（矢印）が生じ，内腔が拡張されている.

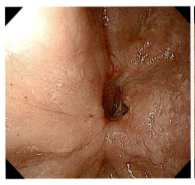
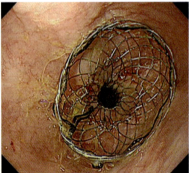
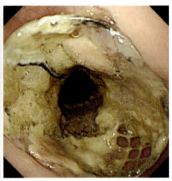

a. b. c.

⓫ 食道ステント挿入の内視鏡画像
a. 食道亜全摘術後吻合部狭窄.
b. SEMS 挿入後.
c. SEMS 挿入 3 日後，狭窄部でステントが完全に拡張している.

●文献

1) 日本食道学会（編）：食道癌診療ガイドライン．東京：日本食道学会，金原出版；2017．
2) 日本胃癌学会（編）：胃癌治療ガイドライン．東京：日本胃癌学会，金原出版；2018．
3) 田中信治ほか：大腸 ESD/EMR ガイドライン．*Gastroenterol Endosc* 2014；56：1598．

膵胆道の内視鏡的インターベンション
endoscopic intervention for pancreatobiliary disease

概念

　膵胆道内視鏡治療の多くは総胆管結石のように経十二指腸乳頭的にアプローチする内視鏡的逆行性胆管膵管造影（endoscopic retrograde cholangiopancreatography：ERCP）関連手技（❶①②，❸）で対応されている．しかしながら，必ずしも全例が経十二指腸乳頭的に処置できているわけではなく，経皮経肝胆管

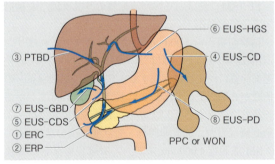

⓬ 膵胆道の内視鏡的インターベンションのルート

ERC：endoscopic retrograde cholangiography
ERP：endoscopic retrograde pancreatography
PTBD：percutaneous transhepatic biliary drainage
EUS-CD：endoscopic ultrasonography-guided pancreatic pseudocyst drainage
EUS-CDS：EUS-guided choledochoduodenostomy
EUS-HGS：EUS-guided hepaticogastrostomy
EUS-GBD：EUS-guided gallbladder drainage
EUS-PD：EUS-guided pancreatic duct drainage
PPC：膵仮性囊胞：pancreatic pseudocyst
WON：被包化壊死：walled-off necrosis

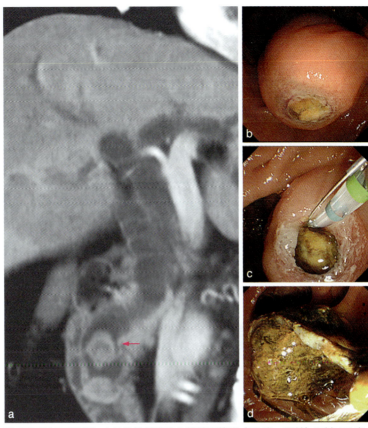

⑬ 総胆管結石嵌頓による急性閉塞性化膿性胆管炎（78歳，男性）に対する内視鏡的結石除去

a. 拡張した総胆管遠位端に直径1.5cm大の総胆管結石（矢印）を認める．
b～d. 嵌頓している総胆管結石を（b），内視鏡的に切開し（c），バスケットで除去した（d）．

ドレナージ（percutaneous transhepatic biliary drainage：PTBD）による経皮的ルート（⑫③）に加えて，超音波内視鏡（endoscopic ultrasonography：EUS）下に膵周囲液体貯留に対するドレナージ（⑫④），拡張した膵管や胆道に経消化管的にアクセスしドレナージする治療も行われている（⑫⑤⑥⑦）．さらに，術後再建腸管に対してもバルーン式内視鏡により経十二指腸乳頭的にアプローチが可能となっているが（⑭），やはり処置不能の場合が存在する．このように経十二指腸乳頭的アプローチが何らかの理由で治療困難となったときに，EUSガイド下の治療（interventional EUS）は重要な選択肢となっているが，高度な専門知識と技術を必要とする．膵胆道治療内視鏡検査として代表的なものを解説する．

適応

膵胆道疾患の病態（良性か悪性，切除可能か否か，術後再建腸管の有無，腹水の有無など），患者の全身状態，手技の難易度などに，アプローチ法のリスク，ベネフィットを加味して治療法を選択する．

禁忌

- 安全に行うことができないくらい全身状態が不良な症例．
- 検査の協力を得ることができない症例．
- 穿刺や切開を伴う処置の場合では出血傾向のある症例．
- interventional EUSでは安全な穿刺ラインがとれない症例や大量腹水の症例．

併発症

interventional EUSでは出血，穿孔，限局性胆管炎などが発生する．EUSおよびERCPに関して十分な知識と経験を積んだ医師がいる施設で行われるべき手技とされており，常に不成功時の対応策を外科と十分に検討しておく必要がある．

急性膵炎膵周囲液体貯留に対するEUSガイド下ドレナージ

改訂Atlanta分類により下記のように定義され，無菌（sterile）か感染（infected）の判断も行う．

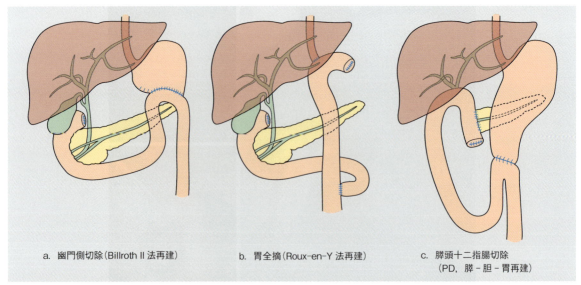

a. 幽門側切除（Billroth II 法再建）　b. 胃全摘（Roux-en-Y 法再建）　c. 膵頭十二指腸切除（PD，膵－胆－胃再建）

❶ 代表的な術式と術後再建法

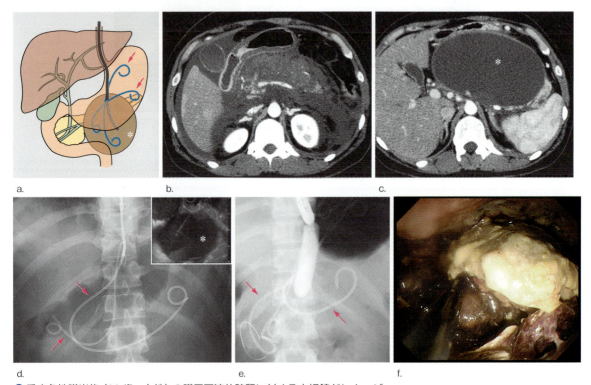

❶ 重症急性膵炎後（33歳，女性）の膵周囲液体貯留に対する内視鏡ドレナージ
a. 内視鏡的ネクロセクトミーのシェーマ．
b. 来院直後の造影CT．膵体部は造影不良にて壊死性膵炎と診断．
c. 1か月後のCT．被胞化壊死（WON，＊）が巨大化し通過障害を呈する．
d. EUSガイド下内外瘻ドレナージ（矢印）．
e, f. 内視鏡的ネクロセクトミー．瘻孔部をバルーンで拡張後，内視鏡を直接WON内に挿入し，CO_2送気下で壊死物質を除去した．

- 間質性浮腫性膵炎に伴う膵周囲の液体貯留（acute peripancreatic fluid collection：APFC）は吸収されずに4週以上経過すると被胞化し膵仮性囊胞（pancreatic pseudocyst：PPC）を形成する．
- 壊死性膵炎に伴う滲出液や壊死物質は急性壊死性貯留（acute necrotic collection：ANC，❶b）とされ，4週以上で被胞化壊死（walled-off necrosis：WON）を形成する（❶c）．

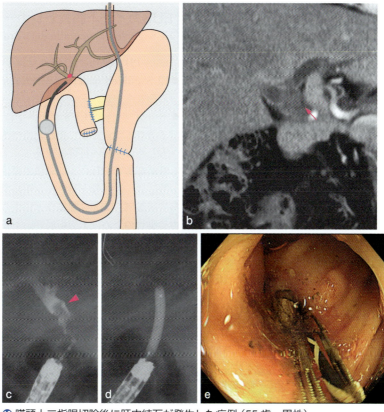

⓰ 膵頭十二指腸切除後に肝内結石が発生した症例（55歳，男性）
a．術後再建腸管（PD，膵－胆－胃再建）にバルーン内視鏡を挿入しているシェーマ．
b．CT 冠状断で肝内胆管拡張および総肝管内の高吸収域を認める（矢印）．
c．バルーン内視鏡で胆管空腸吻合部狭窄を認め，胆管造影で結石を確認した（三角）．
d, e．拡張バルーンで吻合部狭窄を拡張させ（d），バスケットで結石を除去した（e）．

- 治療介入は被胞化形成される発症 4 週以降が望ましいとされているが，有症状（増大，感染，出血，通過障害など）の場合は状況に応じて対応する．
- 経消化管的に EUS ガイド下ドレナージ（endoscopic ultrasonography-guided pancreatic pseudocyst drainage：EUS-CD）をまず選択する．
- EUS ガイド下に囊胞を穿刺し，通常内外瘻ドレナージチューブを留置する（⓯ d）．必要であれば，生理食塩水で洗浄灌流を行う．
- 壊死物質を伴う WON の場合はしばしばドレナージ不良のため感染制御が困難となり，内視鏡的ネクロセクトミーを必要とする．内外瘻ドレナージの瘻孔部を 15〜18 mm 径の拡張バルーンで拡張し，内視鏡を直接 WON 内に挿入し壊死物質を除去する（⓯ e, f）．腔内に良性肉芽が増生し癒着しても，再発予防のために半年以上は内瘻ドレナージチューブを留置してから抜去する．
- 内視鏡的ネクロセクトミーの成績は，奏効率 75〜91 %，併発症発症率 26〜33 %，死亡率 5.8〜11 % とされており，開腹下ネクロセクトミーの死亡率 20〜40 % に比べると安全性が高いとされている．

術後再建腸管に対するバルーン内視鏡を用いたERCP
balloon enteroscope assisted ERCP（BEA-ERCP）for surgically altered gastrointestinal anatomy

　術後再建腸管にはさまざまな再建法がある（⓮）．その術式により十二指腸乳頭，あるいは胆管および膵管消化管吻合部まで内視鏡で到達する難易度が大きく異なる．オーバーチューブにバルーンを装着したバルーン内視鏡の普及で，従来の内視鏡では到達が困難とされていた胃全摘後の再建でもその到達率が向上し，胆道処置ができるようになっている（⓰）．術後再建腸管に対するバルーン内視鏡としては，バルーンを装着したオーバーチューブに内視鏡を挿入するシングルバルーン内視鏡と，オーバーチューブだけでなく内視鏡にもバルーンを装着できるダブルバルーン内視鏡がある．

　十二指腸乳頭もしくは胆管消化管吻合部到達率は約 90 %，胆管深部挿管率約 90 % との報告がある．膵管

深部挿管は解剖学的な角度の問題から一般的に困難とされており，膵管深部挿管率は20％程度である．併発症率は10％程度で，ERCP後膵炎に加えて消化管穿孔などが発生する．

EUSガイド下胆道ドレナージ　Ⓦ
EUS-guided biliary drainage（EUS-BD）

穿刺部位などにより以下に分類される．
- EUS-CDS（EUS-guided choledochoduodenostomy）：十二指腸球部より総胆管を穿刺ドレナージする（⑫⑤，図❶）．
- EUS-HGS（EUS-guided hepaticogastrostomy）または EUS-HJS（EUS-guided hepaticojejunostomy）：胃もしくは再建空腸から肝内胆管を穿刺ドレナージする（⑫⑥，図❷）．
- EUS-GBD（EUS-guided gallbladder drainage）（⑫⑦）：十二指腸から胆嚢を穿刺ドレナージする．
- ランデブー法：EUSガイド下に胆管を穿刺し，ガイドワイヤーを十二指腸乳頭へ誘導する．十二指腸もしくは小腸内視鏡に交換して十二指腸乳頭より胆管深部挿管を行い，従来法による胆道処置を行う．

適応は，①胆管ドレナージが必要な病態で胆管深部挿管困難例，②悪性腫瘍などによる消化管閉塞や術後再建腸管のために十二指腸乳頭や胆管消化管吻合部にアプローチ困難な症例．

成績は，臨床的手技成功率は90％前後，併発症率は20％とされる．

EUSガイド下膵管ドレナージ　Ⓦ
EUS-guided pancreatic duct drainage（EUS-PD）

EUS-PD（⑫⑧，図❸）は以下に分類される．
- EUS-guided pancreaticoenterostomy：胃や小腸から膵管を穿刺，ドレナージする．
- ランデブー法：EUSガイド下に膵管を穿刺し，ガイドワイヤーを十二指腸乳頭へ誘導する．十二指腸もしくは小腸内視鏡に交換して十二指腸乳頭より膵管深部挿管を行い，従来法で膵管処置を行う．

適応は，①膵管ドレナージが必要な病態で膵管深部挿管困難例，②悪性腫瘍などによる消化管閉塞や術後再建腸管のために十二指腸乳頭や膵管消化管吻合部にアプローチ困難な症例，③膵管深部挿管はできるが，膵石を伴う慢性膵炎，外傷性膵断裂，膵癌などの悪性腫瘍のために尾側膵管にアプローチ困難な症例．

成績は，臨床的手技成功率は90％，併発症率が35％．

（八隅秀二郎，工藤　寧，栗田　亮）

◉文献
1) 急性膵炎診療ガイドライン2015改訂出版委員会（編）：急性膵炎診療ガイドライン2015，第4版．東京：金原出版；2015.
2) 日本消化器内視鏡学会：消化器内視鏡ハンドブック，改訂第2版．東京：日本メディカルセンター：2017.

5 口腔内疾患

口腔粘膜疾患

潰瘍性病変[1)]

褥瘡性潰瘍 decubital ulcer

概念
- 圧迫や摩擦などの物理的刺激が口腔粘膜に継続して加わることにより、潰瘍を形成した病変である.
- 難治性潰瘍は、悪性疾患との鑑別を考慮に入れる必要がある.

病因
義歯や歯の鋭縁が原因となることが多い.

治療
機械的刺激などの除去により自然治癒するが、疼痛や炎症を抑える目的でステロイド軟膏を塗布することもある.

口内炎 stomatitis

概念
- 局所的もしくは全身的要因により起こる口腔粘膜の炎症を総称して口内炎という.
- 症状別にカタル性口内炎、潰瘍性口内炎ともいわれる.

病因
刺激性の強い食物やアルコールなど局所の要因で起こる場合と、感冒や胃腸障害など全身性の要因で起こる場合がある. また、放射線、アレルギー、嫌気性菌感染により発症することもある.

臨床症状
口腔粘膜の発赤・腫脹を認め、顕著な接触痛を認める. また、発熱やリンパ節腫脹を認めることがある.

治療
口腔清掃、アズレンスルホン酸ナトリウムなどの含嗽を行う. また、二次感染をきたした場合、抗菌薬の投与を必要とすることもある. 経口摂取困難の場合は、輸液や経管栄養を必要とすることもある.

白色病変

白板症 leukoplakia (❶)

概念
- 歯肉・舌・頬粘膜に好発し、板状に隆起した白色病

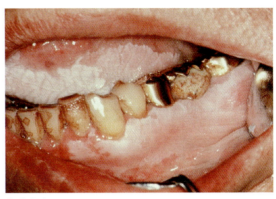

❶ 白板症
左舌縁部および左下顎側切歯から第二大臼歯歯肉にかけ、白色病変を認める.

変である.
- 本症は癌化することがあるため注意が必要である.

病因・病理
原因不明であるが、タバコ・歯の鋭縁や義歯などによる慢性刺激が原因となることもある. 病理組織学的には、角質層と棘細胞層の肥厚が認められる. 高度の上皮性異形成を認める場合、上皮内癌との区別が困難である.

臨床症状
自覚症状に乏しい場合が多いが、びらんを伴う場合は接触痛を伴うケースもある.

検査・診断
確定診断のため生検を施行する.

治療
刺激の除去、ビタミンAの投与を行うが、難治性の場合は外科的切除が推奨されている.

口腔扁平苔癬 oral lichen planus (❷)

概念
- 白色のレース様線条やびらんを伴う難治性の粘膜疾患である.
- 白板症同様、癌化することがあり注意が必要である.

病因
原因は不明であるが、薬物・金属アレルギーやストレスなどの関与も指摘されている. また、C型肝炎ウイルスが、本症の発症に関連していることも指摘されている.

臨床症状
通常、無症状の場合が多いが、接触痛を訴え受診す

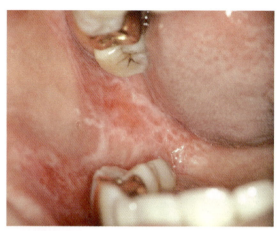

❷ 口腔扁平苔癬
右頬粘膜にびらんを伴う網目状の白色線条を認める.

るケースもある．頬粘膜に好発し，両側性に出現することが多い．

検査・診断
生検で確定診断を得ることが多い．

治療
ステロイド含有軟膏の局所塗布，ステロイドや抗アレルギー薬などの内服が行われる．また，外科的切除を行う場合もある．

口腔カンジダ症 oral candidiasis

概念
- 頬粘膜や舌，口蓋粘膜に多数の白苔形成を認める真菌感染症で，通常，白苔は湿ガーゼで拭い去ることができる．
- HIV（human immunodeficiency virus）患者など免疫不全患者で難治性口腔カンジダ症を発症することがある．

病因
Candida albicans が主に原因菌として発症する．

臨床症状
病変部の疼痛を訴えることがある．また，口腔乾燥を伴う高齢者や，汚染した義歯を使用している患者に発症を認めることがある．

検査・診断
菌検査でカンジダを確認する．

治療
抗真菌薬の局所投与や内服薬を使用し，口腔衛生状態を改善する．

水疱性病変[2]

ウイルス性病変

単純疱疹（herpes simplex）

概念
- ヘルペス（疱疹）は皮膚や粘膜に多数の小水疱の集簇を認める状態である．
- 神経節に潜伏し，宿主の免疫力低下を契機にウイルスの再感染を引き起こすことがある．

病因
単純ヘルペスは HSV（herpes simplex virus）1型と2型があり，1型のほとんどが口腔感染として出現し，2型は性器感染として発症する．

臨床症状
口唇およびその周囲の皮膚に小水疱を形成する口唇ヘルペスがある．また，歯肉・口蓋などに多数の小水疱を認め，自壊後に不定形潰瘍を形成するヘルペス性歯肉口内炎がある．

治療
アシクロビルの投与や二次感染を生じた場合は抗菌薬の投与を行う．摂食困難となるため，輸液や経管栄養を必要とすることがある．

帯状疱疹（herpes zoster）

概念
- 多発性の水疱が三叉神経第2，3枝領域の顔面や口腔粘膜に認められ，通常正中は越えない．
- 顔面神経膝神経節に発症した場合，顔面神経麻痺や外耳道・耳介周囲に水疱を形成する．
- 耳鳴・めまいを認めることがあり，これを Ramsay Hunt 症候群と呼ぶ．

病因
水痘・帯状疱疹ウイルス（varicella zoster virus）の感染である．

臨床症状
口腔粘膜や顔面皮膚に水疱を形成し，自壊後びらん・痂疲を形成し，3〜4週間で治癒する．

治療
アシクロビルの投与や二次感染を生じた場合は抗菌薬の投与を行う．帯状疱疹後神経痛を認める場合，神経ブロックを行うこともある．

自己免疫性病変

尋常性天疱瘡（pemphigus vulgaris）

概念
- 口腔粘膜の上皮内水疱が形成され，さらに皮膚の表皮内水疱や広範な皮疹が出現する自己免疫疾患である．

- 致命的になることもあるため，注意が必要である．

病因
　上皮角化細胞を接着するデスモグレイン3分子に対する自己抗体により生じる．健常粘膜を擦過するとNikolsky現象と呼ばれる棘融解が起こる．

臨床症状
　初発症状は水疱形成で，軟口蓋や頬粘膜に好発し，自壊後びらんを形成する．難治性の多発性の有痛性潰瘍を認めることが多い．

治療
　ステロイドや免疫抑制薬などの全身投与を行う．

類天疱瘡（pemphigoid）

概念
- 口腔粘膜では良性粘膜類天疱瘡がほとんどを占め，水疱や潰瘍形成の後，瘢痕形成を認める．

病因
　粘膜固有層と上皮基底細胞層が剥離し，上皮下水疱を形成する．

診断
　病理組織学的検査を行う．また，血中の抗BP180抗体，抗ラミニン332抗体を測定する．

治療
　ステロイド外用薬を塗布したり，ジアフェニルスルホン，ミノサイクリン塩酸塩，ニコチン酸アミドの併用内服を行う．

（園部純也，別所和久）

文献
1) 天笠光雄ほか：この疾患医科で診る？歯科で診る？ 東京：デンタルダイヤモンド社；2010．p.88．
2) 高野伸夫ほか：チャートでわかる口腔病変診断治療ビジュアルガイド．東京：医歯薬出版；2011．p.70．

歯肉疾患

歯周病 periodontal disease

概念・病因
- 歯肉，セメント質，歯根膜および歯槽骨よりなる歯周組織に起こる疾患で，歯肉炎（gingivitis）と歯周炎（periodontitis）とに大別される．
- いずれも，原因は口腔内細菌であり（❸），非細菌性歯肉疾患を除いた感染性炎症疾患である．
- 近年では生活習慣病として位置づけられ，歯磨き習慣や食習慣を改善し，口腔内を清潔に保つことで予防できる．
- その他に，喫煙や糖尿病などが誘因として考えられ

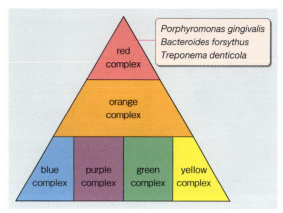

❸ 歯肉縁下の口腔内細菌の分類

blue, purple, green, yellow complex：歯周病の初期に増殖する口腔内細菌．orange complex：その後に増殖する口腔内細菌．red complex：重度の歯周病で増殖する口腔内細菌．

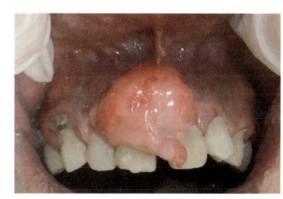

❹ 上顎前歯部に発生したエプーリス

ている．

疫学
　わが国での歯周病の有病率は欧米先進諸外国と比較しても高く，30歳以上の成人では80％以上を示す．

治療
　歯周病の治療と予防において，最も有効的なのは歯ブラシなどによる口腔清掃を中心とした器質的オーラルケアであり，器質的オーラルケアで治癒しない部位に対しては歯周外科治療などを考慮する．

エプーリス epulis

概念・病因
- エプーリスとは，「歯肉のできもの」という意味で，歯肉に発生する良性限局性腫瘤を総称した臨床病名である．
- 機械的刺激や炎症性刺激に対して，歯肉，歯根膜，歯槽骨骨膜などの歯周組織由来の間葉系組織が増殖したものと考えられている．

臨床症状
　歯頸部や歯間部に有茎性もしくは広基性腫瘤として

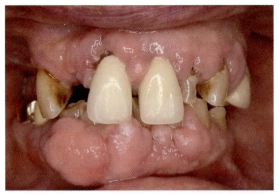

❺ シクロスポリンによる上下顎前歯部歯肉の歯肉増殖症

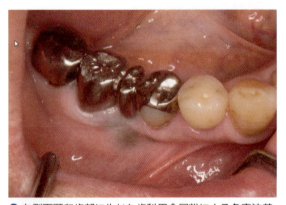

❻ 右側下顎臼歯部に生じた歯科用金属粉による色素沈着

認められる（❹）．

[治療]

原因とされる刺激の除去と腫瘤周囲の骨膜を含めた外科的切除が必要である．

歯肉増殖症 gingival hyperplasia

[概念・病因]
- 原因は口腔内細菌であり，薬剤が誘因となり歯肉増殖を呈する疾患である．
- 誘発薬としては，抗けいれん薬（フェニトイン），Ca拮抗薬（ニフェジピン），そして免疫抑制薬（シクロスポリン）が報告されている．

[病理・臨床症状]
線維性結合組織の増生と上皮脚の延長がみられ，線維性の歯肉腫大を呈する（❺）．

[治療]
歯周病に準じて口腔清掃を行い，清掃が不可能なほど増殖した部位には歯周外科治療が適用される．

色素沈着 pigmentation

[概念・病因]
- 内因性では，メラニン色素沈着や全身疾患に伴う色素沈着（Peutz-Jeghers症候群，Addison病，Albright症候群，von Recklinghausen病など）がある．
- 外因性では，金属による色素沈着が多く，歯科治療時に歯科用金属粉が口腔粘膜にとり込まれ沈着する（❻）．

[治療]
患者が審美障害を訴える場合は外科的切除を行うことがある．また，色素性母斑や悪性黒色腫の可能性もあり，診断に苦慮した場合は口腔外科への紹介を要する．

（渡邉拓磨，別所和久）

● 文献
1) 日本歯周病学会（編）：歯周治療の指針2015．東京：医歯薬出版；2016．
2) Socransky SS, et al：Dental biofilms：difficult therapeutic targets. *Periodontol 2000* 2002；28：19.
3) 別所和久ほか：これからはじめる周術期口腔機能管理マニュアル．京都：永末書店；2013．

舌疾患

黒色毛舌 black hairy tongue
こくしょくもうぜつ

黒色毛舌は，糸状乳頭の伸長が起こり，舌面に黒い毛が生えているように見えるものである．抗菌薬の長期連用，喫煙やコーヒーの大量摂取，脱水などが原因とされており，口腔内に細菌が繁殖し，それらが乳頭突起の上に蓄積されたものと考えられている．治療は，口腔内の清潔と水分補給が重要で，ブラッシングも有効である．

地図状舌 geographic tongue

地図状舌は，糸状乳頭の消失が起こり，その部分が赤くツルツルし，地図状に見えるものをいう．原因は不明で自覚症状もほとんどなく，自然治癒することがほとんどであり，病的意義もないと考えられている．

溝状舌 fissured tongue
こうじょうぜつ

舌の表面に多数の溝ができたか，あるいは舌がひび割れた状態である．原因は不明だが，高齢者や男性に多くみられる．溝状舌に罹患する人は地図状舌ももっていることが多い．無害であり治療の必要はないが，舌苔がたまりやすく不潔になりやすいため，口腔内を清潔に保つことが必要である．

Moeller-Hunter（Hunter）舌炎

Moeller-Hunter舌炎は，ビタミンB_{12}欠乏により

糸状乳頭の萎縮が起こり平滑舌となっているもので，発赤を伴い，時にびらんや出血も伴う．自発痛，接触痛，味覚異常，嚥下困難を訴えることもある．悪性貧血に伴うことが多い．

Plummer-Vinson症候群

Plummer-Vinson症候群は，鉄欠乏性貧血に萎縮性舌炎，さじ状爪および嚥下困難を伴う状態を呈するものをいう．舌は萎縮しいわゆる平滑舌で，発赤，灼熱感，接触痛を伴う．鉄剤の投与にて軽快する．

巨大舌 macroglossia

巨大舌は舌が持続性に腫大している状態で，舌のリンパ管腫，結核などの舌疾患以外に，全身性アミロイドーシス，甲状腺機能低下症，先端巨大症などの全身性疾患でも観察される．

（足立経一）

唾液腺疾患

唾液腺腫脹をきたす疾患は腫瘍性病変，炎症性病変，機能障害など多岐にわたる．内科医が遭遇する重要な疾患として，IgG4関連疾患，Sjögren症候群，悪性リンパ腫などがある．

IgG4関連疾患

概念
- 血清IgG4値の上昇（135 mg/dL以上）とIgG4陽性形質細胞浸潤を特徴とする疾患で，その発見から概念の確立まで日本の貢献度が高く，わが国からIgG4関連疾患包括診断基準が発表された[1]．
- IgG4関連疾患は全身の諸臓器に発生し，従来，Mikulicz病，type I 自己免疫性膵炎，硬化性胆管炎，免疫性下垂体炎，慢性甲状腺炎，間質性肺炎，間質性腎炎，肥厚性硬膜炎，炎症性リンパ節腫大，縦隔線維症，後腹膜線維症，動脈周囲炎，炎症性偽腫瘍などと診断されていたもののなかにIgG4関連疾患が多く含まれていた可能性がある[2]．

臨床症状
IgG4陽性細胞の浸潤や腫瘤形成により罹患臓器固有の症状が出現する．臓器のなかでは，涙腺・唾液腺と膵臓に発生頻度が高い．複数の臓器病変を合併する症例も多い．

病因・病態生理
IgG4関連疾患の病因はまだ解明されていないが，Th2優位のサイトカイン産生異常と制御性T細胞（regulatory T cell：Treg）の増加，自然免疫系分子の活性化などが報告されている．

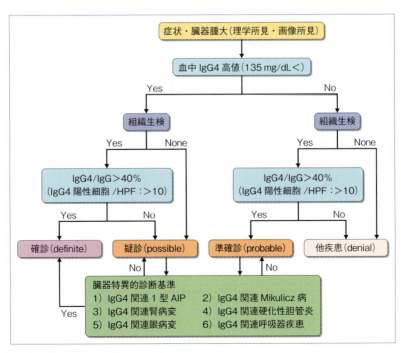

❼ IgG4関連疾患の診断フローチャート

(Umehara H, et al : Comprehensive diagnostic criteria for IgG4-related disease (IgG4-RD), 2011. *Mod Rheumatol* 2012 ; 22 : 21.)

❽ Sjögren 症候群分類基準（ACR/EULAR）

下記項目のスコア合計が4点以上でSjögren症候群と診断できる.

項目	重み/スコア
口唇唾液腺生検でリンパ球性唾液腺炎の所見を示し，フォーカススコア（FS）≧1フォーカス/4 mm²	3
抗SS-A/Ro抗体陽性	3
少なくとも片眼で眼球染色スコア（OSS）≧5点（もしくはvan Bijsterveldスコア≧4点）	1
少なくとも片眼でSchirmerテスト≦5 mm/5分	1
無刺激唾液分泌試験≦0.1 mL/分	1
除外基準：①頭頸部の放射線治療の既往，②PCRで確定した活動性のC型肝炎，③AIDS，④サルコイドーシス，⑤アミロイドーシス，⑥移植片対宿主病，⑦IgG4関連疾患.	

（Shiboski CH, et al：2016 American College of Rheumatology/European League Against Rheumatism classification criteria for primary Sjogren's syndrome：A consensus and data-driven methodology involving three international patient cohorts. *Ann Rheum Dis* 2017；76：9.）

検査・診断

IgG4関連疾患は，血清IgG4値（135 mg/dL）と病理組織検査でのIgG4陽性細胞数（10個・HPF）およびIgG4陽性細胞/IgG陽性細胞比（40％以上）で診断される（❼）[1].

治療

IgG4関連疾患は良性疾患であり，体重あたり0.6 mg分量のステロイド投与が推奨されている. ステロイドに対する反応性はきわめて良好であるが，減量や中止により再発する症例がみられる.

Sjögren 症候群

概念

● Sjögren症候群（SS）は中年女性に好発する涙腺，唾液腺を標的とした自己免疫疾患である.

● 発症は50歳代がピークで，男女比は1：14と圧倒的に女性が多い. 未診断例も含めるとわが国の患者数は20万人以上ともいわれている.

病態生理・病因

涙腺・唾液腺の上皮細胞に対する自己免疫反応による組織障害が推定されているが，いまだ病因は不明である.

臨床症状

涙腺破壊によるドライアイ，唾液腺破壊によるドライマウスが主症状である. ドライアイでは角膜損傷による眼痛，霧視，視力低下が起こる. ドライマウスにより，口腔粘膜および舌の著明な乾燥がみられ，舌痛，虫歯，味覚障害が現れる.

検査・診断

ドライアイの検査として角膜染色法（リサミング

リーン色素，蛍光色素を用いる），涙液測定（Schirmerテスト）がある. ドライマウスの検査として，自然流出唾液量測定と刺激唾液分泌試験としてガムテスト，Saxonテストがある.

口唇生検で唾液腺導管周囲へのリンパ球浸潤が確認されれば強い診断根拠になる. Sjögren症候群に特徴的な自己抗体は抗SS-A抗体，抗SS-B抗体である.

2018年に世界統一のSjögren症候群診断基準が発表された（❽）[3].

治療

根本的な治療法はなく，ドライアイに対しての点眼薬や唾液分泌促進薬などの対症療法が主流である. 腺外症状や活動性の高い症例にはステロイドや免疫抑制薬が使用される.

付 悪性リンパ腫

Sjögren症候群ではリンパ系悪性腫瘍の合併する確率が非常に高く，健常者に比べ相対危険率は欧米の報告で16倍，日本の報告で89.3倍と報告されている. 代表的なリンパ系悪性腫瘍としてMALTリンパ腫（mucosa-associated lymphoid tissue lymphoma）があり，唾液腺や甲状腺，肺，消化管などの粘膜関連組織に定着し，悪性化しても長期間局所にとどまる性質を有する. そのため，発熱や盗汗，体重減少がみられたり，血清LDHコレステロールの上昇を認めた場合，粘膜関連組織の検索が必要である.

Sjögren症候群の病変部では，自己抗原の発現，サイトカインやケモカインの過剰な産生が起こっている. この環境下で，B細胞は活性化と細胞増殖を繰り返し，その過程で発癌遺伝子の変異や癌抑制遺伝子の欠質が起こり，より悪性度の高いクローンのモノクローナルな増殖が起こると考えられている.

（梅原久範，佐藤智美，中村拓路）

◉文献

1) Umehara H, et al：Comprehensive diagnostic criteria for IgG4-related disease（IgG4-RD），2011. *Mod Rheumatol* 2012；22：21.

2) Umehara H, et al：A novel clinical entity, IgG4-related disease（IgG4RD）：general concept and details. *Mod Rheumatol* 2012；22：1.

3) Shiboski CH, et al：2016 American College of Rheumatology/European League Against Rheumatism classification criteria for primary Sjogren's syndrome：A consensus and data-driven methodology involving three international patient cohorts. *Ann Rheum Dis* 2017；76：9.

6 食道疾患

食道の先天性疾患

先天性食道閉鎖症 congenital esophageal atresia

概念
- 胎生5〜7週に前腸に隔壁が生じ，気管と食道が形成されるが，この過程で異常が起こると食道閉鎖症，気管無形成，喉頭気管食道裂などの奇形が生じる．この時期は種々の器官の形成時期でもあり，ほかの奇形を合併することも多い（50〜65％）．
- 分類法としてはGrossによる分類（❶）がよく用いられ，全症例の85〜90％がGross C型であり，上部食道が盲端に終わり，下部食道と気管の間に瘻孔が存在する．

疫学
新生児外科全国集計（2013年）による概算では出生5,500例に1例の頻度であり，やや男児に多い．

臨床症状
生後，唾液が嚥下できず，泡を吹くように口から流出する．さらに，唾液を気道内に誤嚥することによる咳嗽やチアノーゼがみられる．気管食道瘻が存在する場合には腹部が膨満し，存在しないまたは閉塞している場合には腹部が陥凹したままである．Gross E型については，呼吸器感染症を繰り返すことで疑われることが多い．

診断
羊水過多，嚥下に伴い囊腫状に膨らむ上部食道盲端，胃泡がみえないことなどにより出生前診断が可能である．生後，透視下に胃管チューブを挿入し，食道盲端でつかえて反転する（coil up）像がみられれば本症と診断してよい．Gross E型については，造影検査，内視鏡で診断する．

なお，脊椎・四肢奇形，鎖肛，心奇形，腎泌尿器奇形を合併することが多いので注意する．また，約30％は低出生体重児であり，染色体異常（特に18トリソミー）の合併も多い．

治療
全身状態が悪くなければ，気管食道瘻が存在する場合には気管近くで切離縫合した後，上部食道と下部食道を吻合する根治術を行う．最近は呼吸筋への侵襲が少ない胸腔鏡手術を行う施設も増加している．状態が悪いときには胃瘻造設を行い，状態の改善を待ってから根治術を行うこともある．

なお，上下食道の距離が長い（long gap）ときには，胃管や空腸を代用食道として用いて吻合を行うこともあるが，食道どうしの吻合に比べて長期的な合併症が多い．そこで食道を牽引して延長してから吻合術を行う方法がとられることもある[2]．

合併症・予後
合併症としては，呼吸器合併症，食道吻合部の縫合不全による食道狭窄や気管食道瘻の再開通がある．また，下部食道を引き上げるため胃食道逆流症を起こす場合も少なくない．

肺合併症や重症心奇形を伴う低出生体重児での救命率は70％程度であるが，それ以外の症例の救命率は90％以上である．

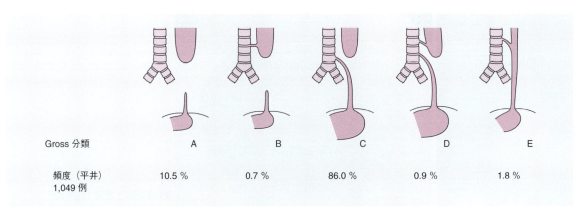

❶ 先天性食道閉鎖症の病型と頻度

（岡田　正〈監〉：標準小児外科学，第5版．東京：医学書院；2007．p.105．）

先天性食道狭窄症 congenital esophageal stenosis

概念
- ①気管原基迷入型狭窄，②筋性・線維性狭窄，③膜様狭窄の3型があり，頻度としては先天性食道閉鎖症の1/10程度であり，①が最も多く，③はまれである．
- 上記①は下部食道にみられ，②はどの部位にも生じ，③は中下部食道に多い．

臨床症状・診断
離乳期になり，固形食が詰まったり，嘔吐したりすることで発症する．診断には食道造影，食道内視鏡，超音波内視鏡を行う．気管原基迷入型狭窄では食道が急激に細くなる像（abrupt narrowing）が特徴的である．

治療
透視下にバルーン拡張術を行い，無効であれば手術を行う．一般に気管原基迷入型狭窄では手術を必要とすることが多く，狭窄部を切除し，端々吻合を行う．予後はよい．

〔田中裕次郎，岩中　督〕

● 文献
1) 岡田　正（監）：標準小児外科学，第5版．東京：医学書院；2007．
2) Foker JE, et al：Development of a true primary repair for the full spectrum of esophageal atresia. *Ann Surg* 1997；226：533.

食道憩室 esophageal diverticulum

概念
- 食道憩室は，食道壁の一部が管腔の外側へ嚢状に突出したものをいう．

分類・病因
好発部位から，咽頭食道移行部の咽頭食道憩室（Zenker憩室），気管分岐部憩室（Rokitansky憩室），食道下端10 cmの横隔膜上憩室に分類される（❷❸）．
病因別では，消化管の内圧の上昇によって押し出される圧出性憩室と周囲臓器の炎症により引っ張られてできる牽引性憩室に分類される．咽頭食道憩室と横隔膜上憩室は圧出性憩室であり，食道壁の脆弱部位での慢性的な食道内圧上昇により生じる．咽頭食道憩室はびまん性食道けいれん，横隔膜上憩室はアカラシアな

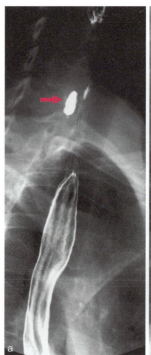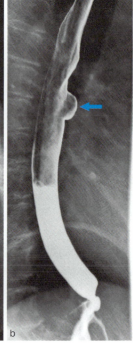

❷ 食道憩室のX線造影像
a．咽頭食道憩室（Zenker憩室）（赤矢印）
b．気管分岐部憩室（Rokitansky憩室）（青矢印）

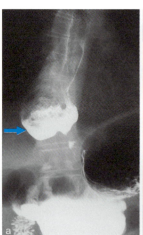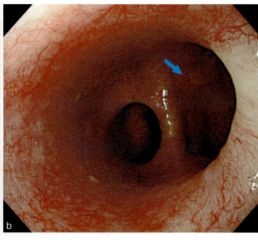

❸ 横隔膜上憩室（青矢印）
a．X線造影像．憩室内腔に食物残渣が貯留している．
b．内視鏡像

どの食道運動障害をしばしば伴う．気管分岐部憩室は牽引性憩室であり，結核やサルコイドーシスなどによる近接した縦隔の炎症やリンパ節炎の瘢痕収縮により食道壁が牽引されて生じる．

組織学的には壁の構成から，壁構造を完全に備えている真性憩室と，筋層を欠く仮性憩室に分類される．一般に，圧出性憩室は仮性憩室，牽引性憩室は真性憩室である．

臨床症状

大部分は無症状であり，偶然に発見されることが多い．咽頭食道憩室が増大すれば食物の停滞感や逆流，嘔吐，嚥下困難，口臭などの症状が生じる．夜間に逆流が起これば誤嚥性肺炎の原因となる．気管分岐部憩室はまれに気管支との間に瘻孔を形成する．横隔膜上憩室は通過障害を起こすことがある．

診断・治療

X線造影検査や内視鏡検査にて容易に診断できる．内視鏡検査により医原性穿孔をきたすことがあるので注意する．

治療の対象となる症例は非常に少ない．しかし，症状が強い場合や，出血，穿孔，瘻孔形成，憩室内癌などが生じた場合は外科的治療が行われる．

（於保和彦）

Mallory-Weiss 症候群

概念

- 嘔吐によって胃食道接合部付近の粘膜に縦走する裂創が生じ，そこから出血することで吐血をきたす疾患である．

病因

さまざまな原因で急に悪心や嘔吐が起こると腹腔内圧が上昇し，それに伴って胃内圧も上昇する．このとき胃食道接合部が胸腔内に脱出し，下部食道括約筋部の逆流防止能が低下する．このため胃内の圧が下部食道内に伝わり，陰圧環境下の胸腔内で胃食道接合部近くの胃と食道が大きく伸展し，縦走する粘膜裂創が発生するとともに粘膜下層の血管が断裂し出血する．

食道裂孔ヘルニアがあると胃食道接合部が胸腔内に脱出しやすいために発症しやすいと考えられており，Mallory-Weiss症候群例の約半数に食道裂孔ヘルニアが存在している．

胃食道接合部付近の筋層は左右非対称で右側は薄く，左側は厚い．このため右壁の筋層の収縮力は弱く，管腔内圧上昇時に右壁が伸展されやすいと推定される．Mallory-Weiss症候群の裂創が右壁に形成されやすいのはこのためであろうと考えられる（❹）．

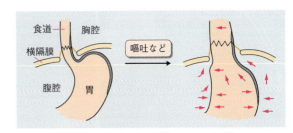

❹ Mallory-Weiss症候群の病態に関する仮説
嘔吐に伴って腹腔内圧と胃内圧が上昇すると胃食道接合部が胸腔内に脱出し，下部食道括約筋機能が障害される．その結果，胃内の高圧の影響を直接に受けて胸腔内に脱出した胃噴門部，胃食道接合部，下部食道が過伸展される．胃噴門から下部食道の筋層は右壁が薄いため伸展されやすく右側壁に縦走する裂創が形成される．

病理

最も裂創が形成されやすいのは胃の小彎側で，半数以上を占める．次いで胃と食道にまたがる裂創が多く，食道に限局するものは全体の10％程度である．裂創の長さの平均は1～2cm程度で1条のことが最も多いが，20％程度には複数の裂創がみられる．深さは粘膜あるいは粘膜下層までのことが多く，粘膜下層の血管の損傷で大出血すると考えられている．時には裂創が固有筋層に達することもあるとされている．

疫学

本疾患の頻度は報告によりばらつきがあるが，上部消化管出血のために緊急内視鏡検査を必要とする患者の5～15％程度を占めるとされている．年齢は40～70歳代が多く，男性が70％程度を占める．飲酒による嘔吐が原因として重要視されてきたが，最近の報告では常習飲酒者は30％程度である．内視鏡検査に伴う医原性のMallory-Weiss症候群も少なくない．

症状

先行する悪心や嘔吐に続いて吐血で発症することが多い．吐血は鮮紅色であることが多いが，時には胃内に残留したものが吐出され暗赤色のこともある．大量出血となることもあるが，腹痛や胸痛の症状はないか，あっても軽い．

診断

飲酒などの嘔吐の原因となる病態があり，嘔吐が先行した後に鮮紅色の吐血をきたし，疼痛が明確でなければ臨床経過からMallory-Weiss症候群を強く疑うことができる．このため詳細な病歴の聴取は重要である．出血性ショックを想定した身体所見のチェックと出血傾向の有無を判定するための血液検査は必要であるが，確定診断のためには内視鏡検査が必要である．X線造影検査で裂創を判定することは困難で，以降の検索を困難とするため行わない．内視鏡検査では胃食道接合部直下の胃小彎側または食道下端部の右壁に縦走する裂創を認める（❺）．出血していることもある

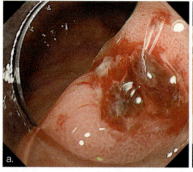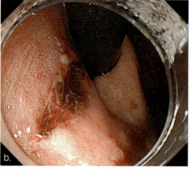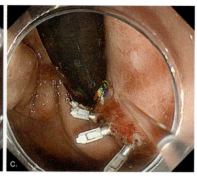

❺ Mallory-Weiss 症候群でみられる胃食道接合部付近の縦走裂創
a. 口側より内視鏡で観察すると胃噴門の小彎側に裂創がみられる．出血は止まっている．
b. 反転観察では裂創の全体像がよくわかる．
c. 裂創を止血クリップで縫縮し，再出血を予防している．

が内視鏡検査時には自然止血していることも多い．

【治療】

内視鏡検査時に止血していれば再出血の危険性は高くなく，止血処置は必ずしも必要としない．70％程度の患者では内視鏡止血は必要なかったとの報告がある．むしろ内視鏡操作で再出血させることを避けるべきである．出血している場合には内視鏡下の止血を行う．クリップ法やアドレナリン加高張食塩水の局注法が行われることが多いが，方法間での優劣は明確ではない．輸血を必要とする例は5％程度であると報告されている．その後，プロトンポンプ阻害薬などの胃酸分泌抑制療法が行われるが，その有用性を示す明確な臨床成績があるわけではない．

【予後】

良好で90％以上の例で止血し，裂創も数日で治癒する．1か月以内の再出血も10％程度であるとされている．高齢者や肝障害を有する例，重度貧血の存在などが予後不良因子とされるが，抗血栓療法薬を使用している患者でも特別な注意が必要である．

胃食道逆流症
gastroesophageal reflux disease（GERD）

【概念】

● 胃食道逆流症（GERD）とは，胃内容物が食道内に逆流することによって食道に傷害が発症したり，さまざまな不快な症状が出現する病態を総称している．
● 本症に対しては日本消化器病学会が『胃食道逆流症（GERD）診療ガイドライン 2015』を出版しており，診療全体の参考とするとよい．

【病因・病態生理】

GERD は食道に mucosal break と呼ばれるびらんや潰瘍を認める逆流性食道炎と，自覚症状があるにもかかわらず，食道に mucosal break を認めない非びらん性胃食道逆流症（non‐erosive reflux disease：NERD）に分けられている．胃切除手術を受けていない例では，逆流性食道炎の原因の大部分は酸性胃内容物の食道内への逆流と食道内での長時間の停滞である．一方，NERD 例の1/3～2/3 は酸性胃内容物の逆流が自覚症状出現の原因であるが，1/3～2/3 の例では中性胃液の逆流，空気の逆流などが自覚症状出現の原因となっている．

胃内容物が逆流して食道内に長く停滞するためには，胃食道逆流が起こりやすいことと，逆流物の食道からのクリアランス能が低下していることの両方が必要である．胃食道逆流が起こる原因としては以下の3種が考えられている．

① 一過性下部食道括約筋弛緩（transient lower esophageal sphincter relaxation：TLESR）と呼ばれる嚥下運動に伴わない下部食道括約筋（lower esophageal sphincter：LES）の弛緩が起こることがあるが，これに伴って胃内容物が食道内に逆流する．TLESR に伴う逆流は軽症の逆流性食道炎や NERD 例での胃食道逆流の主要因であると考えられている．
② LES 圧が低下しており胃内圧の上昇に伴って胃内容物が食道内に逆流する．
③ LES 圧がより低下しており逆流を防ぐことができず，臥位となるとそれだけで逆流が起こってしまう．このような状態は重症の逆流性食道炎でみられ free reflux と呼ばれている．

食道からの逆流物のクリアランスには2種の機構が関与している．一つは，volume clearance と呼ばれ食道体部が蠕動性の収縮運動を起こして，食道内の逆流物を胃内に押し戻す機構である．もう一つは chemical clearance と呼ばれ，食道内の逆流物の大部分が蠕動によって胃内に押し戻された後に食道粘膜の表面に残る胃酸を，嚥下された唾液が洗浄，中和することによって食道粘膜表面を中性状態に保つ機構である．

高齢になると食道の蠕動運動や LES の収縮力が低下するため，胃内容物が食道に逆流しやすく，また食道内に長くたまりやすくなる．Sjögren 症候群や糖尿病例では，唾液の分泌量が低下するため chemical clearance 能が低下する．

胃内に食道粘膜を傷害，刺激しうる胃酸などの成分が十分に存在し，これが逆流防止機構の機能低下のために食道内に逆流し，クリアランス能の低下のために食道などに損傷が起こったり不快な症状が出現したりすることが GERD の病態である．

病理

胃酸を中心とする傷害作用を有する物質が食道粘膜を慢性的に刺激するため，食道粘膜に形態変化が起こる．逆流胃酸と直接に接する食道粘膜縦走ひだの頂部は，胃液による消化を受けやすく縦走するびらんや潰瘍が形成されやすい．食道の輪走筋が収縮力を失い食道の粘膜縦走ひだが形成されない部位では，縦走するびらんや潰瘍だけでなく，横走する潰瘍も形成される．びらんや潰瘍がない部分でも，肉眼的に境界の明瞭ではない白濁や発赤を認めることがある．これらの部分の生検組織像をみると，上皮乳頭の延長，上皮下の毛細血管の拡張，上皮の基底層の肥厚，上皮の増殖細胞の増加，上皮層内への少数のリンパ球や好酸球の存在などの異常がみられる．ただし，これらの病理組織学的な変化は GERD に特異的な変化ではない．

疫学

GERD は，健診受診者を対象とした調査でもその 20 % 程度にみられる，きわめて頻度の高い疾患である．GERD 例の約 1/3 が逆流性食道炎で，2/3 が NERD である．GERD の有病率を正確に把握することは容易ではないが，*Helicobacter pylori* 感染者の減少，胃酸分泌能の増加や高齢者，肥満者の増加に伴って有病率も増加傾向にあると考えられている．

臨床症状

症状は，GERD 例に高頻度に出現し他疾患では訴えられることが少ない定型症状と，他疾患でも高頻度に訴えられる非定型症状に分けることができる．定型症状としては，胸やけと呑酸（すっぱい胃液が咽頭部にまで上がってくる感覚）があり，非定型症状としては，咽喉頭部不快感，胸痛，咳，喘息，心窩部痛，胃もたれなどがある．また，逆流性食道炎例では，食道の潰瘍から慢性的な出血が起こり貧血症状が出現することもある．

上記の GERD の自覚症状は，食後に出現することが多く，また夜間遅い時間に食事を食べてすぐに臥位となると睡眠中に胸やけ，呑酸などの症状が出現して睡眠障害を引き起こすこともある．このような GERD の症状は，GERD 患者の QOL を著明に低下させ，

十二指腸潰瘍や軽い心不全よりも GERD の QOL が低いことが報告されている．

検査

定型症状がある場合には，GERD と診断するための特別な検査はあまり必要なく自覚症状から GERD を強く疑うことができる．GERD のなかで逆流性食道炎か NERD かを判別しようとすると，上部消化管の内視鏡検査を行うことが必要である．

NERD 例や一般的な治療に逆流性食道炎が抵抗する場合には，自覚症状の出現する病因を明らかとするために 24 時間の胃食道内 pH モニタリングを行うことがある．pH モニタリングで同定された食道内への胃酸の逆流に一致して自覚症状が出現すれば，症状出現の原因が胃酸の逆流であると確認することができる（❻）．

食道の内圧モニタリングや，インピーダンスモニタリングを行うこともあるが一般的ではない．胃酸の逆流によって症状が出現するか否かを判定する目的で，食道内に 0.1 N の塩酸を注入する Bernstein テストもあるが，これも一般的に行われるものではない．

診断

診断は自覚症状と内視鏡検査を組み合わせて行う．食後を中心に胸やけや呑酸の定型症状が頻回に出現し，ほかの疾患がなければ症状だけで GERD と診断することが可能である．ところが，定型症状の頻度が低かったり非定型症状が中心であると，症状だけで GERD と診断することは難しい．症状の種類やその出現の様子を質問表を用いて点数化する問診表も用いられているが，問診表のみでは診断能は高くはない．

内視鏡検査を行って下部食道内を観察し，縦走する特徴的なびらんや潰瘍を認めると，逆流性食道炎と診断することが可能である（❼）．

合併症

出血，穿孔，狭窄，Barrett 粘膜と Barrett 癌が合併症として重要である．出血や穿孔は，逆流性食道炎例で深い食道潰瘍が形成された場合に起こりうるが頻度は低く，全例の 1 % 以下と考えられる．狭窄は，下部食道にできた横走する潰瘍が治癒し瘢痕収縮を繰り返した場合に起こりうる．重症の逆流性食道炎が再発，再燃を繰り返す場合に起こりやすい．

Barrett 粘膜とは，食道内で本来は扁平上皮に覆われているべき粘膜が，胃から連続して円柱上皮に置き換えられた状態をいう（❽）．長さが 3 cm を超えるものを long segment Barrett's esophagus と呼ぶが，このような例では年間 0.2 ～ 0.5 % 程度の発癌リスクをもっている．逆流性食道炎の有病率の増加に伴って Barrett 食道から腺癌が発生する例が増加することが懸念されている．

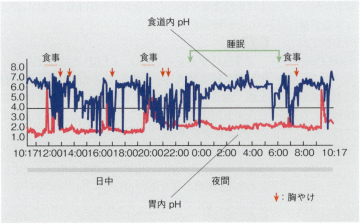

❻ 逆流性食道炎例の胃食道内 24 時間 pH モニタリングの成績
食後を中心に胃酸の食道内への逆流がみられ，これに伴って症状が出現している．

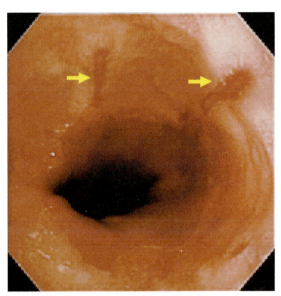

❼ 逆流性食道炎例の食道内視鏡写真
下部食道に 2 条の縦走するびらん（欠部）を認める．

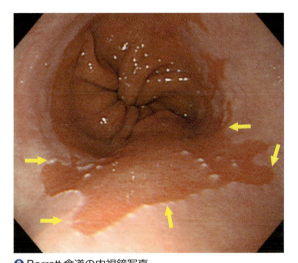

❽ Barrett 食道の内視鏡写真
下部食道が発赤調でビロード状の円柱上皮から成る Barrett 上皮（欠部）に置き換えられている．

治療

GERD の原因は，LES と食道運動能の機能低下によって胃内容物が食道内に逆流し停滞することである．このため食道の逆流防止機能を強化したり，食道運動能を高めることが理想の治療となる．しかし，GERD の原因の多くは酸性胃内容物の逆流であるため胃酸を減らす治療も多くの例で有効である．

食事・生活指導

有効性が明確に示されているものは少ない．①睡眠時に上半身を少し挙上する，②肥満例では体重を減らすの 2 つの指導が有効であることは従来から証明されていた．

そのほかに，右側臥位をとらない，油っこい食事をしない，一度にたくさん食べない，腹部を締めつける服装をしないなどの指導が行われ，これらの指導も有用であることが最近証明されたため，ぜひ試みるべきである．

薬物療法

食道および LES の運動能力を十分に高めることができる薬剤はないため，胃酸分泌を抑制する薬剤が主に用いられている．逆流性食道炎例に対して胃酸分泌抑制薬であるプロトンポンプ阻害薬（proton pump inhibitor：PPI）かカリウムイオン競合型アシッドブロッカー（potassium‐competitive acid blocker：P-CAB）を 4～8 週間投与すると 90％以上の例で食道のびらん，潰瘍を治癒させることができる．また，自覚症状も 70～80％の例で消失させることができる．重症の逆流性食道炎例では再発と合併症の出現を予防するため，食道病変が治癒し症状が消失した後も PPI を何年間か投与することが多い．一方，軽症例では自覚症状に合わせて，投薬や投薬の中断が行われており，

このような治療を行っても重症化や合併症の出現は起こらないと考えられている.

NERD 例でも，治療には PPI が用いられる．ところが NERD 例の 1/3 ～ 2/3 でのみ胃酸の逆流が原因となって自覚症状が出現しているため，NERD 例に PPI を用いて強力に胃酸分泌を抑制する治療を行っても 50 ％程度の例でしか症状を消失または十分に軽快させることができない.

経過・予後

NERD 例，軽症の逆流性食道炎例では合併症が起こることはほとんどなく，自覚症状の出現を予防するために PPI や P‐CAB のオンデマンド治療が行われる．重症の逆流性食道炎例では，合併症発症のリスクが高いため PPI や P‐CAB の維持療法が必要となる.

予防

GERD の発症リスクとしては，肥満が重要である．このため，肥満となることを予防すれば GERD 発症の予防となる.

特殊な食道炎

好酸球性食道炎

食道の粘膜上皮内に多数の好酸球の浸潤を認める慢性炎症で，食道の機能障害や知覚の異常を起こし，慢性的に経過することが多いアレルギー性の食道炎である．最近，欧米を中心に増加が著明で日本においても報告が増えている．原因は食品（牛乳，小麦，卵，大豆，ピーナッツ等のナッツ類，海産物など）や空中のアレルゲンであると考えられている．症状は若年者では，胸やけ，胸痛，中年以上では，胸のつかえや嚥下障害が多い．内視鏡検査を行うと，食道に縦走溝，多発収縮輪，白斑などの特徴的な異常がみられる．生検を行うと，扁平上皮層内に 15 個/高倍率視野以上の好酸球の浸潤がみられる.

症状や内視鏡検査で観察される異常が逆流性食道炎と類似した点があるため，逆流性食道炎との鑑別が重要となる．治療はアレルゲンとなっている食品などを除去することが有効であるが，アレルゲンの同定が困難でプロトンポンプ阻害薬（PPI）やフルチカゾンなどの局所作用ステロイドホルモンの内服投与を行うことが多い．治療が行われなかった場合には自然寛解は少なく，15 年程度で嚥下障害を伴う食道狭窄が出現すると報告されている．食道狭窄が出現するとバルーン拡張などの治療が必要となることもある.

❾ 食道炎の原因

逆流性	胃液，胆汁，膵液，これらの混合物
感染性	真菌（カンジダ，ヒストプラズマなど） ウイルス（サイトメガロウイルス，単純ヘルペスなど） 細菌（結核など）
薬剤性	大型の薬剤の食道内停滞（抗菌薬，ビスホスホネートなど） 酸，アルカリ，フェノールなど
その他	好酸球性食道炎，Crohn 病，Behçet 病など

感染性食道炎

食道は上皮層が厚く物理的な刺激に対して強い重層扁平上皮で覆われている．さらに，その表面はリゾチームや分泌型の IgA を大量に含む唾液で常にコーティングされている．また，傷ができた場合には，傷の周辺の残存上皮細胞の分裂を促進させて傷の修復を促進させる上皮増殖因子（epidermal growth factor：EGF）が唾液中には高濃度に含まれている．このため食道は感染に強く，健常者では感染性の食道炎はほとんど起こらない．ところが免疫不全状態，ステロイドや抗癌薬などの免疫を抑制する薬剤を内服中の場合には，日和見感染として，結核，サイトメガロウイルス，カンジダなどの感染が起こり強い炎症を起こして深い潰瘍を形成することがある．このような場合には免疫不全状態を改善するよう治療を行うとともに，それぞれの病原微生物に対して有効な特異的な治療を行うことが必要である.

薬剤性・腐食性食道炎

食道粘膜に傷害性のある薬剤や薬品を内服し，これが食道粘膜に付着した場合に食道炎が起こりうる．高齢者は食道蠕動運動能が低下している．また，高齢者，糖尿病例，Sjögren 症候群例では，唾液の分泌が減少している．唾液の分泌が減少し食道の運動能も低下すると，薬剤の表面のゼラチン成分などが食道の表面に接着し，錠剤，カプセル剤などが食道内に残留しやすい．その結果，食道が長時間薬剤にさらされることになる．このとき，薬剤がビスホスホネート製剤や抗菌薬などの食道に対する傷害性の高い薬剤の場合には食道に傷ができる．薬剤は多めの水と一緒に内服することが重要である.

一方，腐食性の高いフェノールなどでは，誤って一口嚥下しただけで食道に傷ができてしまう.

その他の食道炎の原因を❾に示す.

（木下芳一）

消化管・腹膜疾患

6

食道疾患

文献

1) Okada M, et al：Circumferential distribution and location of Mallory-Weiss tears：recent trends. *Endosc Int Open* 2015；3：E418.
2) 木下芳一ほか：これでわかるNERD診療のすべて．東京：南江堂；2007.
3) 木下芳一：胃食道逆流症．小俣政男ほか（監），白鳥康史ほか（編）．専門医のための消化器病学．東京：医学書院；2005. p.4.
4) 日本消化器病学会：胃食道逆流症（GERD）診療ガイドライン 2015．東京：南江堂；2015.
5) Straumann A, et al：Natural history of primary eosinophilic esophagitis：a follow-up of 30 adult patients for up to 11.5 years. *Gastroenterology* 2003；125：1660.

アカラシアと食道運動異常
achalasia and esophageal motility disorder

概念
- 食道運動異常は食道平滑筋の運動障害であり，嚥下障害や非心臓性胸痛（non-cardiac chest pain）の原因となる．
- ❿のように分類されているが，その代表的なものとしてアカラシアがある．
- nonspecific esophageal motility disorder（NEMD）のうち，遠位食道蠕動波高 30 mmHg 未満または水嚥下時の 3 割以上に非蠕動性収縮を認めるものを ineffective esophageal motility（IEM）とする分類もある．
- アカラシアでは，下部食道括約部（LES）は嚥下時には正常に弛緩せず，食道体部は非蠕動性収縮を示す．

病因・病理
アカラシアにおいては壁内 Auerbach 神経叢のニューロンの変性・消失が認められ，抑制性神経系（NO 神経，VIP〈vasoactive intestinal peptide〉神経）の障害のほかに興奮性コリン作動性神経の障害も加わるとされている．抑制性神経の障害があると LES は弛緩不全となり食道体部は同期性収縮となる．そこに興奮性神経の障害が加わると食道体部運動が消失すると考えられている．ニューロンの変性はウイルス感染によるとする説，自己免疫説，神経の変性説がある．一次性食道運動障害においては，興奮性神経と抑制性神経の協調障害が想定されている．

疫学
アカラシアは，すべての年齢層の男女が罹患しうる．一次性食道運動障害も同様と考えられる．胸痛や嚥下障害を主訴として食道運動障害を疑われて内圧検査をした 100 例の内訳を⓫に示す[1]．

臨床病状
アカラシアでは，嚥下障害，嚥下した食物の口腔内逆流，胸痛，胸やけなどが認められる．嚥下障害は徐々に進行し，液体と固形物の両方で起こるとされるが，液体のほうが顕著であることもある．情動ストレスや早食いで悪化する．

その他の一次性食道運動障害では無症状のこともあるが，胸痛や嚥下障害をきたすことがある．

検査
アカラシア
① 胸部 X 線検査：縦隔の拡大や食道内にニボーを認めることがある．嚥下した空気が LES を越えることが少なく胃泡を認めないことが多い．
② 食道造影検査：食道体部の蠕動波消失と拡張，食道・胃接合部のなめらかな狭窄（鳥の嘴サイン〈bird beak sign〉，⓬）を認める．LES はまったく弛緩しないわけではなく，嚥下とは無関係に時々軽度弛緩する．拡張型により直線型，シグモイド型（蛇行が強く，L字型を呈するものは進行シグモイド型）に，

❿ 食道運動異常の分類

一次性食道運動障害	1. アカラシア（achalasia） 2. diffuse esophageal spasm（DES） 3. nutcracker esophagus 4. hypertensive lower esophageal sphincter 5. nonspecific esophageal motility disorder（NEMD）
二次性食道運動障害	1. 膠原病（PSS など） 2. 糖尿病 3. 神経筋疾患 4. 感染症（Chagas 病） 5. 胃食道逆流症 6. 慢性特発性偽腸閉塞（chronic idiopathic intestinal pseudoobstruction）

PSS：progressive systemic sclerosis（進行性全身性硬化症）

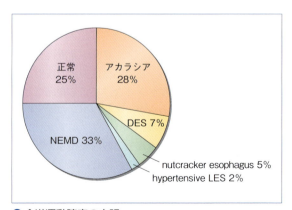

⓫ 食道運動障害の内訳
胸痛や嚥下障害を主訴として食道運動障害を疑われて内圧検査をした 100 例の結果．全例に内視鏡検査が施行されており，逆流性食道炎や強皮症などの膠原病患者は含まれていない．

また拡張度によりⅠ度（食道体部径3.5 cm以下），Ⅱ度（3.5〜6.0 cm），Ⅲ度（6.0 cm以上）と分類される[2]．

③上部消化管内視鏡検査：食道体部は拡張し多量の食物残渣を認める．食物残渣が時々胃内に入るため，胃内にも残渣を認めることがある．下部食道の柵状血管下端を含めた柵状血管全体像が，健常者では送気しながらの深吸気時に観察されるが，アカラシアでは観察されない．反転観察で噴門部はリング状に肥厚し，内視鏡に密着して巻きついているようにみえる（巻きつき像）．

④食道内圧検査：LESの弛緩不全と食道体部蠕動波の消失を認める（⓭）[3,4]．

⑤高解像度食道内圧測定（high resolution manometry：HRM）：近年，1 cm間隔で36個の圧センサーを配置したHRMが開発された．HRMでは下咽頭から胃までの連続した圧測定が可能であり，今までとらえられなかった異常がとらえられるようになった．また，連続した等圧カラー輪郭表示により圧を色に変換して表示することができ視覚的にも見やすくなり，一目で食道運動機能がとらえられるようになった．HRMを用いたシカゴ分類[5]という新しい分類が提唱され，より体系的に食道運動障害がまとめられている．最新版のシカゴ分類を⓮に示す．この分類では，まずLESの弛緩の有無を評価し，次に蠕動波の異常により分類していく．⓯に健常例，⓰にアカラシアのシカゴ分類による3つのタイプ[6]を示す．

その他の一次性食道運動障害

①食道内圧検査：⓭に診断基準を示す[3,4]．シカゴ分類では，diffuse esophageal spasmはdistal esophageal spasmに名称が変更されている．また，nutcracker esophagusはなくなり，より収縮が強いものをJackhammer esophagusとしている．

②食道造影検査，上部消化管内視鏡検査：diffuse esophageal spasm（びまん性食道けいれん），nutcracker esophagusにおいて，時にコークス

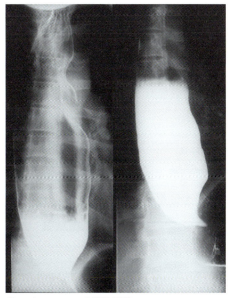

⓬ アカラシアの食道造影像
拡張度Ⅲ度の直線型アカラシア．下部食道はなめらかな狭窄を示し鳥の嘴サイン（bird beak sign）を認める．

⓭ 一次性食道運動異常の食道内圧所見

診断	必須項目	付記項目
アカラシア	LES不完全弛緩 食道体部蠕動波消失	LESP上昇（＞45 mmHg） 食道体部性指圧の上昇
diffuse esophageal spasm（DES）	同期性収縮（＞10％水嚥下時）と間欠的な正常蠕動波	反復性収縮（＞2 peaks） 振幅または蠕動波高の上昇 自発性収縮 LES不完全弛緩
nutcracker esophagus	下部食道蠕動波高の増加（＞180 mmHg） 正常蠕動波	蠕動波持続時間延長（＞6秒）
hypertensive lower esophageal sphincter	LESPの上昇（＞45 mmHg） LESの正常弛緩 正常蠕動波	
nonspecific esophageal motility disorder（NEMD）	右項目のいずれかの組み合わせ	非蠕動波の増加（＞20％水嚥下時） 蠕動波持続時間延長（＞6秒） 3峰性収縮 逆行性蠕動 蠕動波高の低下（＜30 mmHg） 蠕動波の消失（LES正常）

LES：下部食道括約部，LESP：下部食道括約部圧．

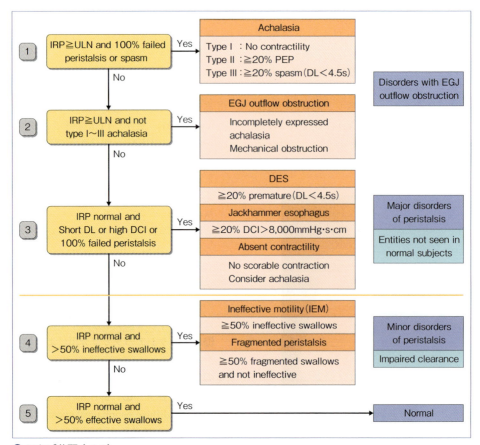

⑭ シカゴ分類（v3.0）
IRP：積算弛緩圧，ULN：正常値上限，PEP：全食道昇圧，EGJ：食道胃接合部圧，DES：distal esophageal spasm，DL：遠位潜時，DCI：積算遠位収縮．
（Kahrilas PJ, et al：The Chicago Classification of esophageal motility disorders, v3.0. *Neurogastroenterol Motil* 2015；27：160.）

リュー食道を呈する．

[診断]

臨床症状，画像検査所見，食道内圧検査所見から診断するが，診断のゴールドスタンダードは食道内圧検査である．胃癌や食道癌の食道壁内浸潤によりアカラシア類似の病態（偽性アカラシア）を示すことがあり注意が必要である．

[経過・予後]

アカラシア

診断されるまでに数か月から数年経過することが多く，体重減少をきたすことが多い．嘔吐，誤嚥により呼吸器感染症をきたすことがある．食道扁平上皮癌の合併頻度が通常の数十倍とされている．

その他の一次性食道運動障害

nutcracker esophagus から diffuse esophageal spasm へ，diffuse esophageal spasm からアカラシアへと移行する症例が報告されている．

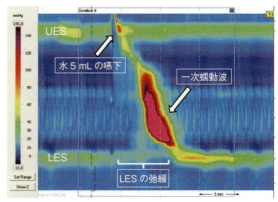

⑮ 高解像度食道内圧測定（HRM）による正常食道運動
青色は圧が低く黄色から赤色になるほど圧が高い．横軸は時間．UES（upper esophageal sphincter）：上部食道括約部，LES（lower esophageal sphincter）：下部食道括約部．UESとLESの間が食道体部であり，赤く表示された斜めの高圧帯が一次蠕動波．嚥下とともにLESは水色に表示され，これはLESが弛緩していることを示す．

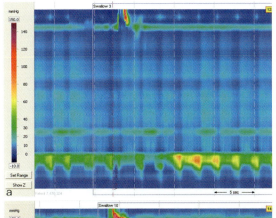
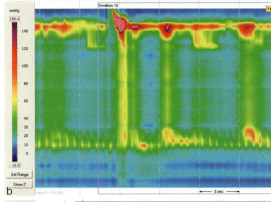
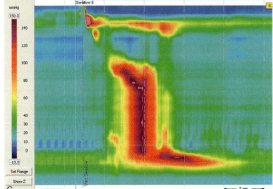

⓰ HRM によるアカラシアのシカゴ分類
a：Type I (classic) achalasia. 20 mmHg 以上の圧上昇が認められないもの.
b：Type II achalasia (with compression). 10 回中 2 回以上に食道全体に 20 mmHg 以上の圧上昇が認められるもの.
c：Type III (spastic) achalasia. 10 回中 2 回以上に spasm による収縮がみられるもの.
(各チャートは筆者オリジナル.)

治療

アカラシア

　薬物療法としては，LES を弛緩させる目的で硝酸薬や Ca 拮抗薬（ニフェジピン 5〜10 mg）を食前に舌下させると食事摂取可能となることが多い．軽症例や一時的に用いられることが多い．

　バルーンによる強制拡張術は標準的な治療法で，LES の筋線維を断裂させ LES 圧を下げる．合併症として穿孔と出血がある．

　下部食道括約筋切開術は Heller myotomy をはじめ多くの手術法がある．鏡視下の手術が普及している．近年，内視鏡下に筋層を切開する POEM（per-oral endoscopic submucosal myotomy）も保険収載され普及してきている．術後に逆流性食道炎やそれに伴う狭窄をきたすことがある．

その他の一次性食道運動障害

　嚥下障害や胸痛に対しニフェジピン舌下や long myotomy が有効なことがある．long myotomy に関しては POEM がより適していると思われる．

〔河村　修，草野元康〕

● 文献

1) 草野元康ほか：食道運動機能とアカラシア関連疾患．日本消化器病学会雑誌 2003；100：1095.
2) 日本食道学会（編）：食道アカラシア取扱い規約．東京：日本食道学会；2012.
3) Castell JA, et al：Esophagus. In：Schuster MM (ed). Atlas of Gastrointestinal Motility in Health and Disease. Baltimore：Williams & Wilkins；1993. p135.
4) Spechler SJ, et al：Classification of oesophageal motility abnormalities. *Gut* 2001；49：145.
5) Kahrilas PJ, et al：The Chicago Classification of esophageal motility disorders, v3.0. *Neurogastroenterol Motil* 2015；27：160.
6) Pandolfino JE, et al：Achalasia：A new clinically relevant classification by high-resolution manometry. *Gastroenterology* 2008；135：1526.

食道癌　esophageal carcinoma

概念

- 食道癌は，食道に発生する上皮性の腫瘍である．
- 扁平上皮から発生する扁平上皮癌と，胃酸の逆流に起因する Barrett 食道に発生する腺癌が，主な組織型である．
- 発生には地理的な差があり，東アジア，東アフリカに多い．
- 「食道癌取扱い規約（第 11 版）」により，占居部位，病型分類，進行度，組織型分類が定められている．
- 「食道癌診療ガイドライン（2017 年版）」により，治療方針が定められている．

疫学

　世界における食道癌の罹患数は，2012 年の推計値では約 45.6 万人，癌罹患数に占める割合は 3.2 % で，8 番目に多い癌である．罹患数，死亡数ともに男性に

⑰ 食道癌の病型分類

0 型	表在型	
	表在型の亜分類	
	0-Ⅰ型	表在隆起型
	0-Ⅰp	有茎型
	0-Ⅰs	無茎型
	0-Ⅱ型	表面型
	0-Ⅱa	表面隆起型
	0-Ⅱb	表面平坦型
	0-Ⅱc	表面陥凹型
1 型	隆起型	
2 型	潰瘍限局型	
3 型	潰瘍浸潤型	
4 型	びまん浸潤型	
5 型	分類不能型	
	5a	未治療
	5b	治療後

（日本食道学会〈編〉：臨床・病理　食道癌取扱い規約，第 11 版. 東京：金原出版；2015. より.）

⑱ 食道癌の壁深達度分類

TX	癌腫の壁深達度が判定不能	
T0	原発巣としての癌腫を認めない	
T1a	癌腫が粘膜内にとどまる病変	
	T1a-EP	癌腫が上皮内にとどまる病変
	T1a-LPM	癌腫が粘膜固有層にとどまる病変
	T1a-MM	癌腫が粘膜筋板に達する病変
T1b	癌腫が粘膜下層にとどまる病変	
	T1b-SM1	粘膜下層を 3 等分し，上 1/3 にとどまる病変
	T1b-SM2	粘膜下層を 3 等分し，中 1/3 にとどまる病変
	T1b-SM3	粘膜下層を 3 等分し，下 1/3 にとどまる病変
T2	癌腫が固有筋層にとどまる病変	
T3	癌腫が食道外膜に浸潤している病変	
T4	癌腫が食道周囲臓器に浸潤している病変	

（日本食道学会〈編〉：臨床・病理　食道癌取扱い規約，第 11 版. 東京：金原出版；2015. より.）

多く（男女比 2.4），わが国における食道癌の罹患数は推計で約 2.28 万人（2013 年），死亡数は 11,483 人である（2016 年）.

組織型別では，世界的に扁平上皮癌が最も多い．日本人の食道癌の 90 ％は扁平上皮癌である．白人には腺癌が多く，黄色人種，黒人には扁平上皮癌が多い.

病因

喫煙，アルコールに関連するアセトアルデヒドが明らかな発癌物質とされる.

アルコール飲料に含まれるエタノールの代謝産物であるアセトアルデヒドは主に肝臓内のアルデヒド脱水素酵素 2 型（ALDH2）によって代謝されるが，ALDH2 には遺伝子多型が存在し，日本人を含むアジア人の約 30〜40 ％が ALDH2 の不活性型遺伝子を有する．ALDH2 不活性型の人がアルコール飲料を常飲すると体内にアセトアルデヒドが蓄積し，食道扁平上皮癌のリスクを高めるとされる.

食道腺癌の発生には，胃酸の食道への逆流（gastroesophageal reflux disease：GERD）に起因する Barrett 食道が重要なリスク因子である.

熱い飲食物も食道癌のリスク因子である．野菜，果物は食道扁平上皮癌の発生を抑制する.

分類

「食道癌取扱い規約（第 11 版）」により，肉眼型の病型分類がされている（⑰）．また，食道癌の壁深達度分類（⑱）は，癌の深さの評価だけではなく，治療方針決定にも大きく関与する.

食道癌の進行度（病期）は，癌巣の壁深達度（T），リンパ節転移（N），他臓器転移（M）の組み合わせで決まる．早期癌は，原発巣の壁深達度が粘膜内にとどまるもので，リンパ節転移の有無は問わない.

表在癌は，原発巣の壁深達度が粘膜下層までにとどまるもので，リンパ節転移の有無は問わない.

組織型分類には，上皮性悪性腫瘍として，扁平上皮癌，腺癌，腺扁平上皮癌，類基底細胞癌，癌肉腫，類表皮癌，腺様嚢胞癌，神経内分泌腫瘍（NET），未分化癌がある.

臨床症状

食道表在癌の約 60 ％は無症状である．腫瘍が増大し食道内腔をふさぐようになると嚥下障害や背部痛・胸痛を訴える．反回神経浸潤例では嗄声が起きる.

検査

早期発見には，内視鏡検査が有用である．特に，50 歳以上の男性，飲酒者（特に前述の ALDH2 不活性型），喫煙者は，リスク群として積極的に内視鏡検査を行うことが勧められる．これまでは，ヨード染色による内視鏡検査が食道癌の早期発見に有用であったが，刺激性が強く，不快感や胸痛などの苦痛を被検者に与えていた．画像強調内視鏡（image enhanced endoscopy：IEE）は，ヨード染色をしなくても早期発見できる技術である.

バリウム透視検査は，癌の占居部位・長径・壁在性の診断に有用である．凹凸の少ない早期癌の診断は困難な場合も多い.

超音波内視鏡検査（endoscopic ultrasound：EUS）は，壁深達度や壁外リンパ節腫大の有無の診断に有用である．最近は，壁外リンパ節に対する EUS 下でのニードル針を用いた組織回収（EUS-FNA）による診断も行われている.

CT（computed tomography）検査は，食道原発巣の周囲臓器への浸潤の有無，リンパ節転移や他臓器への浸潤，臓器転移の有無などが判定できるので，頸部・胸部・腹部までの検索が必要である.

気管・気管支浸潤が疑われる場合は，気管支鏡や気

管支超音波検査が行われる場合がある.

PET（positron emission tomography）は, 臓器転移, リンパ節転移, 再発の確認に有用である. しかし早期癌の描出率は低く, スクリーニングでの有用性は低い.

腫瘍マーカーとして, SCC, CYFRA, p53抗体, NSEがある.

治療

食道癌に対する治療法としては, 内視鏡治療, 手術, 抗癌薬療法, 放射線療法があり,「食道癌診療ガイドライン」では臨床病期に応じて治療アルゴリズムが決められている.

内視鏡治療

ガイドラインでは壁深達度が粘膜固有層までであればリンパ節転移の頻度が少ないため, 局所治療である内視鏡切除（EMR, ESD）の絶対適応である. 粘膜筋板や粘膜下層へ浸潤すると, リンパ節転移のリスクがあるので外科的治療または化学放射線療法（CRT）が適応になるが, 高齢者や重篤な合併症症例など耐術能がない場合や手術拒否例では, 相対適応として実施されることがある.

周在性の広い早期癌に内視鏡切除を行うと, 高頻度で食道狭窄をきたすため注意が必要である.

内視鏡切除後に, 壁深達度が粘膜下層であったり, 脈管侵襲があれば, リンパ節転移のリスクが高くなるので, 追加手術や追加CRTが行われることが多い.

外科的治療

進行した胸部食道癌は, 頸部・胸部・腹部にわたる3領域リンパ節郭清を伴う食道亜全摘術が行われる.

食道癌手術の基本は開胸開腹, 食道切除, リンパ節郭清, 胃管作製, 頸部食道胃管吻合である. 最近は, 腹臥位での手術が行われる. 腫瘍の占居部位, 深達度, 術前状況に応じて右および左開胸, あるいは食道抜去術が選択される. 再建臓器は胃が第一選択であり, 胃が使えない場合は, 大腸, 小腸が用いられる. 再建経路としては, 胸壁前, 胸骨後, 後縦隔の3経路がある. 最近は, 胸腔鏡や腹腔鏡を用いた内視鏡手術が増加し, ロボット手術も行われるようになった.

わが国では, 進行度II, III期食道癌に対しては, 術前化学療法として, 5-FU（フルオロウラシル）とCDDP（シスプラチン）を2クール投与するのが標準治療とされる. 海外では, 術前に抗癌薬治療に放射線療法を組み合わせたCRTを行うことが予後を延長すると報告されている.

手術合併症としては反回神経麻痺, 気管壊死, 胃管血流不全に伴う胃管壊死や縫合不全などがある.

抗癌薬療法および放射線療法

食道癌に対する抗癌薬療法は, 5-FUとCDDPの併用療法で, 抗癌薬単独の場合の投与量は, 5-FU 750

$\sim 1,000 \, \text{mg/m}^2/$日の4〜5日間持続静注とCDDP 75〜100 mg/m^2の1日目の静脈内投与である. セカンドラインでの化学療法は, ドセタキセルまたはパクリタキセルが用いられる.

放射線照射は, CTシミュレーションによる多門照射で, 1回1.8〜2 Gyで総照射50〜60 Gyで行われる.

抗癌薬療法と放射線療法の組み合わせによるCRTでは, 5-FU 1,000 $\text{mg/m}^2/$日の4日間持続投与, CDDP 75 mg/m^2の1日目投与を4週サイクルで2コース行う. 放射線照射は前述と同じである. 抗癌薬療法と放射線療法のタイミングは同時併用が順次併用より有意に死亡率を下げることがメタアナリシスでも明らかにされている.

CRTでは晩期毒性として, 胸水や心嚢水の貯留, 肺臓炎があり, 死亡例も報告されている.

救済治療

CRT後の遺残・再発病変に対しては, 救済外科手術が行われるが, 術後合併症の発症頻度が高い. 遺残や再発が浅い病変やリンパ節遺残がない場合は, 救済外科手術でも予後は比較的よい. 粘膜内の遺残・再発であれば内視鏡切除（EMR/ESD）が適応になる. 粘膜下層から筋層までの遺残・再発であれば光線力学療法（photodynamic therapy：PDT）が適応になる.

緩和的治療

嚥下障害に対しては, 形状記憶合金によるステント留置や胃瘻造設などが適応になる.

癌免疫療法

免疫チェックポイント阻害薬が期待されている.

予後

食道癌は難治性癌の一つであり, 予後は不良である. 日本食道学会の全国集計では, 食道癌外科手術例の5年生存率は54％である（2011年登録例）. 切除可能な進行度II, III期胸部食道癌に対する術前化学療法の5年全生存率は55％である.

表在食道癌に対するCRTでは完全奏効（CR）率87.5％, 4年生存率80.5％である. 切除可能な進行度II, III期食道癌に対するCRTでは, CR率62％, 5年生存率37％である.

食道癌は, フィールド癌化現象により, 食道内多発, 頭頸部癌の合併頻度が高い. 他臓器癌の合併頻度も高いため, 根治例では, 内視鏡やCTによる定期的なサーベイランスが必要になる.

（武藤 学）

食道悪性黒色腫および その他の食道悪性腫瘍

食道悪性黒色腫

概念

- 悪性黒色腫は，表皮の基底層に分布しているメラニン産生細胞（melanocyte）あるいは母斑細胞より発生する悪性腫瘍である．
- 口腔，鼻腔，腟，外陰部，肛門，消化管などの粘膜から発生する悪性黒色腫を粘膜部黒色腫といい，食道悪性黒色腫は粘膜部黒色腫に分類される．
- 発生頻度はきわめてまれであり，隆起型を示すものが多く，比較的軟らかい．黒色調を呈するものが多いが，メラニン非産生性黒色腫（amelanotic melanoma）では色素が抜けており黒色調を呈さないこともある．

疫学

皮膚から発生する悪性黒色腫の場合，紫外線や機械的刺激の関与が考えられるが，粘膜部黒色腫の発生原因は不明である．

食道悪性黒色腫の発生頻度は，食道癌の0.1〜0.2%，悪性黒色腫の10%といわれている．

病理

食道悪性黒色腫の病理組織について，詳細な検討はいまだなされていない．

食道悪性黒色腫を含む粘膜部黒色腫では，分子生物学的背景から皮膚悪性黒色腫と遺伝子変異の頻度が異なっている．欧米からの報告では，*BRAF*変異の頻度は，皮膚悪性黒色腫で約50%，粘膜部黒色腫で数%である．

臨床症状

自覚症状は扁平上皮癌より乏しいことが多い．隆起性のものが多いが，腫瘍が比較的軟らかいことが理由と考えられる．進行に伴い嚥下困難感が出現してくる．

診断

診断を確定するために生検する．以前は，生検により局所再発やリンパ節転移を誘発するため生検を行ってはならないとされていたが，現在は否定的であり，必要時には生検を実施する．

病変の広がりについての範囲診断はきわめて難しく，ヨード染色，拡大内視鏡，NBIともに有用とはいえない．

経過

メラノーシス様の色素斑が色調を濃くし，平坦であった病巣が次第に隆起し，0-IIa型，0-I型，1型と進行し，さらに一部が崩れて2型となる．その頃には全身のリンパ節あるいは肝，肺，皮膚などの全身臓器へと転移して死に至る．

治療

根治切除可能な病期では，十分なマージンを取って切除する．術後補助療法として，免疫チェックポイント阻害薬や分子標的治療薬を実施することで生存期間の延長が認められたことが報告され，わが国でも承認予定である．

遠隔転移を有するなどの根治切除不能な病期では，薬物療法を実施する．

薬物療法として，免疫チェックポイント阻害薬（ニボルマブ，ペムブロリズマブ，イピリムマブ），分子標的薬（ダブラフェニブ，トラメチニブ，ベムラフェニブ），細胞障害性抗癌薬（ダカルバジン），インターフェロン製剤がある．分子標的薬であるBRAF阻害薬（ダブラフェニブ，ベムラフェニブ）とMEK阻害薬（トラメチニブ）は，根治切除不能な*BRAF*変異を認める症例で，高い奏効割合と生存期間の延長が認められた．

放射線治療の感受性は低いと報告されているが，脳転移や骨転移により症状を認めた場合には，緩和医療として放射線治療を行うことで症状を和らげる効果が報告されている．

予後

近年の新規薬物療法の開発により，長期生存症例が報告されている．遠隔転移症例の生存期間の中央値はおよそ1年である．

平滑筋肉腫

概念

- 平滑筋肉腫は，表面は正常扁平上皮に覆われた粘膜下腫瘤を呈する．
- 進行に伴い腫瘍の中央に潰瘍を伴うbull's eye様の形態を示す．

治療

食道癌と同様の治療が行われるが，ポリープ状のものを除くと血行性転移をきたしやすく，予後は不良である．

癌肉腫

概念

- 癌肉腫は，肉眼的に有茎性または亜有茎性の隆起性病変を形成する．隆起性病変のほとんどが肉腫様成分で，茎部や基部に表在性の癌腫成分を伴う．
- 食道扁平上皮癌に比べ，嚥下障害などの症状出現が早いと考えられる．
- 上皮性の癌腫成分と間葉系の肉腫様成分の両者で構成される腫瘍である．
- 表在型の癌腫に肉腫様化生が起こり，肉腫様成分の

みが非常に急速に内腔に向かって隆起性に増大したものと考えられる.

- 生検では扁平上皮癌と診断されることも多く，手術検体で癌肉腫と診断されることも多い.
- 食道癌肉腫の発生頻度は，食道癌の0.1％といわれている.

【治療】
食道扁平上皮癌に準じて集学的治療（手術，化学療法，放射線療法）が行われる.

食道粘膜下腫瘍・良性腫瘍

食道の上皮性腫瘍には，上皮性腫瘍の乳頭腫，ポリープ，囊腫，非上皮性腫瘍の平滑筋腫，線維腫，血管腫，脂肪腫，神経線維腫，顆粒細胞腫などがある. また，食道粘膜下腫瘍には，平滑筋腫，GIST，顆粒細胞腫，脂肪腫，囊腫，カルチノイド，血管腫，線維腫，リンパ管腫などがある.

平滑筋腫

【概念】
- 食道原発の良性腫瘍では，平滑筋腫が最も頻度が高い.
- 平滑筋腫は，表面は正常扁平上皮に覆われた粘膜下腫瘤を呈する.
- 粘膜筋板由来の平滑筋腫と固有筋層由来の平滑筋腫がある.
- 多くは無症状であり，治療の対象とならないが，症状がある場合には治療適応となる.

【治療】
嚥下困難，胸痛などの症状がある場合や大型の場合には治療適応となる. 粘膜筋板由来の平滑筋腫は比較的小型のものが多く，内視鏡的切除が可能であるが，固有筋層由来の平滑筋腫は大型のものが多く，外科的切除を必要とする. 基本的にかなり大きいものでも核出可能であり，食道切除を必要とするものはまれである.
平滑筋肉腫との鑑別が難しい場合もある.

顆粒細胞腫

【概念】
- 顆粒細胞腫はSchwann細胞由来で，大臼歯状，黄白色調の特徴のある腫瘍である.

【治療】
悪性の顆粒芽細胞腫（granular cell blastoma）はきわめてまれである. 一般的に内視鏡的切除が行われる.

囊腫

【概念】
- 囊腫には，先天性と考えられる気管支囊胞（bronchogenic cyst）や重複食道囊胞（esophageal duplication cyst）がある. 原始前腸の発生学的な異常分化の結果生じるとされている.
- 後天性の貯留性囊胞は，食道粘液腺の排泄管が閉塞することで，囊胞上に拡張して生じるとされている.

【治療】
摘出術，開窓術，硬化療法などが行われる.

その他

血管腫，リンパ管腫には硬化療法，GISTには核出術や切除術が行われる. カルチノイドにはリンパ節転移をきたすものがある.

（武藤　学，野村基雄）

Boerhaave症候群，食道破裂

【概念】
- 食道破裂の原因は，①特発性，②医原性，③外傷後性，④異物性，⑤化学的，⑥食道疾患によるものに分けられる. 59％は内視鏡処置などによる医原性のもので，特発性は15％，異物性が12％，外傷後性が9％，手術が2％，腫瘍が1％，その他が2％と報告されている.
- 異物や外傷など，原因がはっきりせず穿孔をきたすものを特発性食道破裂，またはBoerhaave症候群と呼ぶ. 正常の食道に突発的に破裂・穿孔が生じる病態で，1724年にBoerhaaveが初めて記載した. 主たる原因は飲酒後嘔吐などに伴う圧外傷によるもので，健常の胃食道接合部から下部食道に圧力が加わり，主に構造上脆弱である左壁が縦方向に破裂する. 20～30歳代男性では好酸球性食道炎が原因となることがある.

【臨床症状】
食道破裂の臨床症状は，穿孔の程度や状況によってさまざまである. 臨床症状のみでの診断は難しいが，嘔吐（84％），胸痛（79％），呼吸困難（53％），心窩部痛（47％），嚥下困難（21％）の症状がみられると報告されている. 特に，Macklerの三徴（胸痛，嘔吐，皮下気腫）は特発性食道破裂を強く疑わせるが三徴がそろうことはまれである. 発症初期には無症状のこともあり，診断が困難となることもある.

【診断・治療】
前述の臨床症状から本症を疑うことがまずは重要で

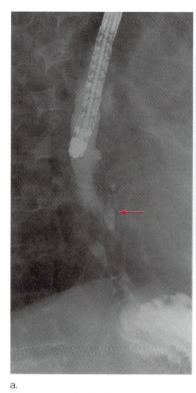
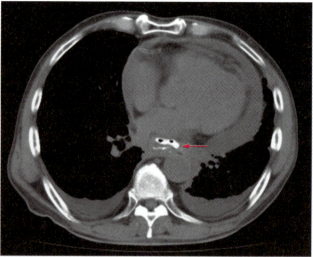

⑲ EMR・放射線治療2年後に食道穿孔をきたした1例
a. 内視鏡下での水溶性造影剤による食道造影像．食道壁外への造影剤漏出（矢印）．
b. 水溶性造影剤による食道造影直後のCT像．下部食道腹側に造影剤の漏出とガス貯留（矢印）．
（下山康之ほか：2010年12月11日第577回日本内科学会関東地方会にて発表．）

ある．問診が重要であり，特に繰り返す嘔吐や激しい咳嗽，排便時のいきみ，分娩，重量挙げなど，食道内圧の急激な上昇を伴うエピソードの有無について詳細に聴取する必要がある．胸痛や心窩部痛の症状から消化性潰瘍穿孔や気胸と診断されることもあるので，発症当初から食道破裂を鑑別診断の一つとして念頭にあげておくことが必要である．

画像診断では単純X線検査やCT検査で皮下気腫，縦隔気腫，胸水などを見つける．はっきりしない場合は水溶性造影剤による食道造影を行う（⑲a）．食道穿孔検出の感度は，頸部で50％，胸部で75～80％であるが，穿孔部位の同定ができる．ただし，10％程度偽陰性がある．高齢者・重症例では誤嚥の危険性があるので，経鼻胃管を食道内へ挿入して造影を行う．水溶性造影剤による食道造影直後にCT検査を行うと穿孔部位の同定が容易となる症例もある（⑲b）．食道内視鏡検査は穿孔部が小さいと発見が困難となる可能性がある．CT検査，食道造影により，食道内容（造影剤）が縦隔内に限局（縦隔内限局型）しているか，胸腔内に漏出（胸腔内穿破型）しているかを確認する．

治療は，縦隔内限局型では禁飲食，抗菌薬，中心静脈栄養，プロトンポンプ阻害薬，経鼻胃管留置，胸腔ドレナージなどによる保存的治療でよい場合もある．胸腔内穿破型では大部分は外科的手術が必要となる．発症から24時間以内に適切な治療が開始された場合の死亡率は10～20％であるが，未治療で24時間を経過した場合の予後は不良である．縦隔炎，敗血症などにより致死的になることがあるので，早期診断・早期治療が重要である．

（下山康之，草野元康，浦岡俊夫）

● 文献

1) Yamada T, et al (eds)：Textbook of Gastroenterology, 2nd edition. New York：Lippincott；1995.
2) Feldman M, et al：Sleisenger & Fordtran's Gastrointestinal and Liver Disease, 6th edition. Philadelphia：WB Saunders；1998.
3) Haubrich WS, et al (eds)：Bockus Gastroenterology, 5th edition. Philadelphia：WB Saunders；1995.

食道・胃静脈瘤 esophagogastric varices

概念
● 門脈圧亢進症が原因の門脈-大循環短絡が食道・胃の管腔にみられるものである．

病因
肝硬変，特発性門脈圧亢進症（idiopathic portal hypertension），肝外門脈閉塞症，Budd-Chiari 症候群が基礎疾患の4大疾患であり，肝硬変が大部分を占める．他に肝内・肝外の動脈・門脈（静脈）短絡，肝静脈閉塞，うっ血肝，小児の先天性胆道閉鎖症などがある．

病態生理
門脈系へ流入する血流量の増加と，肝内・肝外の門脈や肝から流出する静脈系の血管抵抗の上昇により門脈圧が亢進し，門脈-大循環短絡が形成される．すなわち，脾腫や肝内，消化管の動脈・門脈（静脈）短絡により門脈系に流入する血流量が増加し，一方，肝の線維化亢進，門脈の血栓や腫瘍などによる閉塞や狭窄，肝静脈や下大静脈など門脈流出路の閉塞・狭窄などで血管抵抗が上昇すると門脈圧が亢進し，門脈-大循環短絡が形成される．食道・胃静脈瘤は胃・食道から奇静脈への短絡路であり，胃静脈瘤の多くは胃-腎短絡路の一部である．

臨床症状
破裂して出血すると，部位により吐血や下血を呈する．

検査・診断
静脈瘤の診断は内視鏡検査が第一選択である（⓴）．内視鏡所見でF2以上，発赤所見（red color sign）が出血の危険因子である（㉑）．門脈血行動態の診断は造影ダイナミックCTの門脈相で血行動態が診断できる（㉒）．超音波内視鏡は食道・胃の壁内外の詳細な血管描出に優れている．

⓴ 食道胃静脈瘤内視鏡所見記載基準抜粋（2013）

判定因子	記号	細分
占居部位 (location)	L	食道静脈瘤 Ls：上部食道まで認める Lm：中部食道まで認める Li：下部食道に限局する 胃静脈瘤 Lg-c：噴門部に限局する Lg-cf：噴門部から穹窿部に連なる Lg-f：穹窿部に限局する
形態 (form)	F	F0：治療後に静脈瘤として認められない（治療後所見） F1：直線的で細い F2：連珠状で中等度 F3：結節状，腫瘤状で太い
基本色調 (color)	C	Cw：白色静脈瘤 Cb：青色静脈瘤
発赤所見 (red color sign)	RC	ミミズ腫れ所見（red wale marking：RWM），cherry-red spot（CRS），血マメ様所見（hematocystic spot：HCS）の3つ RC0：発赤を認めない RC1：限局性に少数認める RC2：1と3の間 RC3：全周性に多数認める （胃静脈瘤はRC0, RC1で記載する）
出血所見 (bleeding sign)		湧出性（gushing） 噴出性（spurting） 滲出性（oozing）

（日本門脈圧亢進症学会〈編〉：門脈圧亢進症取扱い規約．東京：日本門脈圧亢進症学会・金原出版；2013．）

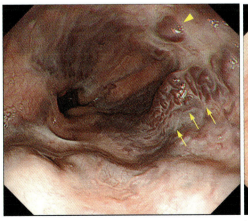
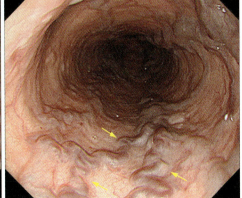

㉑ 静脈瘤の内視鏡発赤所見（red color sign）
a. cherry-red spot（矢印），血マメ様所見（hematocystic spot，三角）
b. ミミズ腫れ所見（red wale marking，矢印）

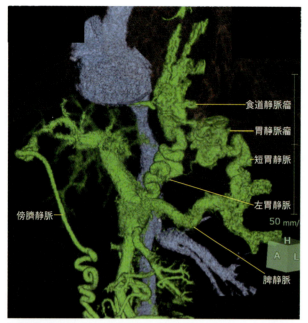

❷❷ 肝ダイナミック CT 門脈相の 3D-CT

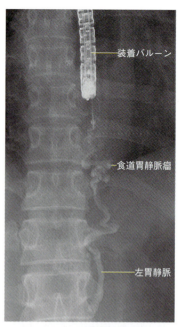

❷❸ 内視鏡的静脈瘤硬化療法（EIS）
内視鏡を用いて食道静脈瘤を穿刺し，造影剤を混和した硬化剤を注入する．

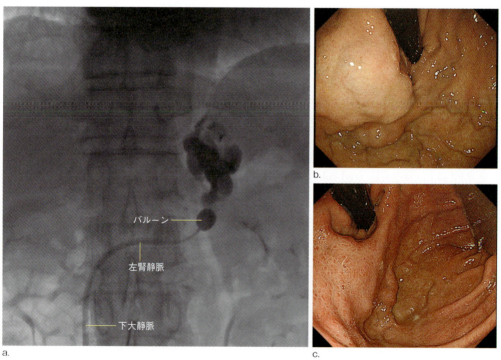

❷❹ バルーン閉塞下逆向性経静脈的塞栓術（B-RTO）
a. B-RTO, b. 治療前, c. 治療後1か月．

治療

　治療は出血時の緊急，止血が得られた後の待期，そして出血予防に分けられる．

　出血例ではバルーンタンポナーデ法による緊急止血が短時間では効果がある．出血時の止血には内視鏡的静脈瘤結紮療法（endoscopic variceal ligation：EVL）あるいは内視鏡的静脈瘤硬化療法（endoscopic injection sclerotherapy：EIS，❷❸）を用いる．胃噴門ない

し穹窿部からの出血では生体組織接着剤を用いた止血を行う．内視鏡止血後にも出血持続が疑われる例ではバソプレシンの持続静注を行う．

止血が得られた後に血行動態を評価し，待期的に内視鏡治療，IVR（interventional radiology）を選択する．胃噴門部・穹窿部静脈瘤の治療には左腎静脈を介して行うバルーン閉塞下逆向性経静脈的塞栓術（balloon-occluded retrograde transvenous obliteration：B-RTO）が有効である（㉔）．経頸静脈的肝内門脈大循環短絡術（transjuguler intrahepatic portosystemic shunt：TIPS）は止血困難例に適応があるが，脳症のリスクが高い．

内視鏡所見で F2 以上，red color sign が予防治療の適応となる．予防治療の適応，治療法選択には肝予備能，血行動態の評価が重要である．海外では出血予防の第一選択としてプロプラノロールなど β 遮断薬が用いられ，安静時心拍数，血圧を目安にする．外科的治療は内視鏡，IVR が困難な例に適応があり，下部食道・胃上部血行遮断術（Hassab 法），遠位脾腎シャント術などがある

（中村武史）

●文献

1) 日本門脈圧亢進症学会（編）：門脈圧亢進症取扱い規約．東京：日本門脈圧亢進症学会・金原出版；2013．
2) Garcia-Tsao G, et al：Portal hypertensive bleeding in cirrhosis：Risk stratification, diagnosis, and management：2016 practice guidance by American Association for the Study of Liver Diseases. *Hepatology* 2017；65：310．

横隔膜ヘルニア diaphragmatic hernia

横隔膜ヘルニアとは，横隔膜に先天的，または後天的に生じた欠損部や，生理的に存在する裂孔をヘルニア門として腹腔内臓器が胸腔内に脱出したものをいう．

食道裂孔ヘルニア hiatal hernia

概念

- 食道裂孔ヘルニアは横隔膜の脚部で形成される生理的な開口部である食道裂孔をヘルニア門として，腹腔内臓器（主に胃）が胸腔内に脱出した状態をいう．
- 成人にみられる横隔膜ヘルニアの大部分を占める．
- 食道裂孔ヘルニアは滑脱型（sliding type），傍食道型（paraesophageal type），混合型（mixed type）に分類される（㉕）．
- 食道裂孔ヘルニアの原因は，後天的が多く，ほとんどが滑脱型で，純粋な傍食道型はまれである．
- 日本人の食道裂孔ヘルニアは，初回内視鏡検査施行例の 49.3 %[2] に認められた．しかし，食道裂孔ヘルニアの大きさの定義や検査方法（内視鏡か X 線）などにより，報告される頻度は大きく異なる．頻度は，男性は女性よりも高いが，一方で特に高齢女性で高く，骨粗鬆症や亀背との関連が報告されている[3]．

病態生理

滑脱型では，食道裂孔の開大と横隔食道靭帯の脆弱化が原因とされ，加齢や妊娠，肥満など腹腔内圧の上昇が原因とされる．一方，傍食道型は，横隔食道靭帯の局所的な欠損によって生じるとされている．ヘルニアの先進分は穹窿部で徐々に進行することがあり，**upside down stomach** と呼ばれる，胸腔内に胃の大部分が脱出した状態となることもある．

臨床症状

滑脱型はそれ自体による症状はほとんどないが，横隔膜脚による逆流防止機構の破綻により，続発的に生じる胃食道逆流現象による症状を訴えることが多い．胃食道逆流の主な原因は一時性下部食道括約部弛緩（transient lower esophageal sphincter relaxation：TLESR）であり，食後に最も起こりやすい．通常，胃内の pH は食事の緩衝作用により食後には最も高く

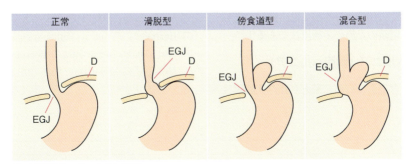

㉕ 食道裂孔ヘルニアの分類
滑脱型は胃食道接合部が胸腔内に滑脱している．傍食道型では胃食道接合部の位置は変わらない．EGJ：胃食道接合部，D：横隔膜．

なる．しかし，胃の上部には酸の強い部分があり，これを acid pocket と呼び，酸逆流の供給源となっている．食道裂孔ヘルニア患者ではこの acid pocket がヘルニア内や，下部食道まで達していることや，胃内に空気を注入すると TLESR による酸逆流が多く発生することから，胃食道逆流が起こりやすいことが考えられている．

また，大型の食道裂孔ヘルニアが存在する場合には，嚥下障害や食後に心臓の圧迫症状が出現することもある．胃食道逆流症に伴うものでは，食道狭窄や，誤嚥性肺炎などの合併症を起こすこともある．

診断

上部消化管内視鏡による胃食道接合部の観察で食道側から胃粘膜が観察されることや，胃内からの反転観察で胸腔内に脱出した胃の一部が嚢状に観察される．食道のバリウム造影では胸腔内に胃の一部を認める．また，単純胸部 X 線像でも腹腔内臓器（主に消化管）が胸腔内に脱出したものを心陰影に重なる空気像として認識できることもある．

治療

無症状や合併症のない場合には治療の必要はない．胃食道逆流症を合併する症例には酸分泌抑制薬を用いる．薬物治療に反応しない症例や，胸部臓器への圧迫症状が強い場合，胃の捻転が生じる場合には Nissen 法や Toupet 法などの噴門形成術が行われる．内視鏡的粘膜切除術後の瘢痕収縮により食道裂孔ヘルニアを治療する試みも行われている．

先天性ヘルニア congenital hernia

概念

● 横隔膜の先天的形成異常により欠損部を生じ，腹腔内臓器が胸腔内へ脱出する疾患である．
● 発生頻度は出生 2,000 例に対して 1 例程度である．
● Bochdalek 孔ヘルニアが 70～75 ％と多く，その多く（85 ％）は左側である．また，Morgagni 孔ヘルニアは全体の 23～28 ％程度である．
● 胸部腹部 X 線像で胸腔内に消化管を認めることや，CT で診断される．治療は両者とも脱出臓器の還納とヘルニア門の閉鎖のための手術療法である．

Bochdalek 孔ヘルニア（胸腹ヘルニア）

横隔膜の後方発育不全のために形成された横隔膜後側方の欠損部（Bochdalek 孔）による横隔膜ヘルニアである．Bochdalek 孔ヘルニアは通常大きく脱出した腹腔内臓器によって肺の低形成を引き起こし，新生児の換気障害の原因となる．欠損部の小さなものでは消化管の通過障害などによる嘔吐の原因になることもある．

多くは新生児期に発見され手術されるが，孔の小さいものでは無症候の例もある．

Morgagni 孔ヘルニア（胸骨下ヘルニア）

Morgagni 孔は胸骨と横隔膜肋骨部の間にできる欠損部であり，横隔膜の前方に生ずる横隔膜ヘルニアである．欠損孔は小さいことが多く，無症状のことも多いが，消化管の通過障害の原因となることがある．

外傷性ヘルニア traumatic hernia
医原性ヘルニア iatrogenic hernia

横隔膜に後天的に損傷をきたした場合に起こるヘルニアを外傷性ヘルニアといい，横隔膜を損傷するような手術などの医療行為によって引き起こされた場合を医原性ヘルニアという．

（保坂浩子，草野元康，浦岡俊夫）

● 文献

1) Bredenoord AJ, et al：Hiatus hernia and gastroesophageal reflux disease. In：Castell DO, et al (eds). The Esophagus, 5th edition. Philadelphia：Lippincott Williams and Wilkins；2012. p.394.

2) 草野元康ほか，GERD 研究会 Study 委員会：日本人の食道裂孔ヘルニアの頻度．*Gastroenterological Endoscopy* 2005；47：962.

3) Kusano M, et al：Size of hiatus hernia correlates with severity of kyphosis, not with obesity, in elderly Japanese women. *J Clin Gastroenterol* 2008；42：345.

4) Kahrilas PJ, et al：Increased frequency of transient lower esophageal sphincter relaxation induced by gastric distention in reflux patients with hiatal hernia. *Gastroenterology* 2000；118：688.

5) Herregods TV, et al：Pathophysiology of gastroesophageal reflux disease：new understanding in a new era. *Neurogastroenterol Motil* 2015；27：1202.

7 胃・十二指腸疾患

胃・十二指腸の位置・形態異常

肥厚性幽門狭窄症
hypertrophic pyloric stenosis

【概念】
- 肥厚性幽門狭窄症は，幽門筋の肥厚により内腔が狭窄をきたし，胃内容の十二指腸への通過が障害された病態で，通常生後2～4週後に発症する先天性（congenital）と成人にみられる成人性（adult）に分類される．
- 成人性はきわめてまれで，中年男性に多く，消化性潰瘍や胃癌に合併する場合が多く，慢性的に腹部膨満や嘔吐をきたす．幽門側胃切除術の適応である．

以下は，先天性の病態について解説する．

【病因】
ホルモン異常，神経分布異常，アレルギーなどが関与するといわれているが，いまだ不明である．
生後早期に発症する例や家族内発生があることから遺伝子異常の関与もある可能性がある．NOS，MBNL1，NKX2-5，APOA1などの遺伝子との関連が報告されている．

【臨床症状】
生後2～4週頃から非胆汁性嘔吐で発症し，哺乳後の噴水状嘔吐（projectile vomiting）が特徴的である．そのため，患児は脱水症と低クロール性アルカローシスをきたす．摂食不良のため，低体重や貧血をきたすことがある．
頻度は新生児500～1,000人に1人発生し，男女比は5：1と男児に多く，家族歴を有することもある．

【診断】
病歴や症状から本症が疑われたら，まず触診を行う．腹部は膨隆し，胃蠕動は亢進する．上腹部正中やや右側に2cm程度の可動性のある弾性硬のオリーブ様腫瘤を触知すれば，診断が確定する．
特異度の高い画像検査としては，腹部超音波検査が有用である（❶）．肥厚した幽門筋が横断像ではドーナツ状に描出され（target sign），長軸像で筋層が4mm以上の厚さで14mm以上の長さを有すると本症と診断してよい．肥厚した幽門部が胃前庭部に突出して子宮頸管様を呈する（ultrasonic cervix sign）ことも特徴的である．

X線造影検査で，狭窄した幽門管が描出（string sign）されたり，十二指腸に突出した幽門筋が圧排像（umbrella sign）としてみられることが知られているが，被曝の問題があり超音波検査を優先すべきである．
内視鏡検査では，幽門部が子宮頸管様に胃内腔に突出する．

【治療】
従来から，外科的治療が行われ良好な成績が得られている．手技は，肥厚した幽門筋を鈍的に切開する方法（Ramstedt pyloromyotomy）で，最近は腹腔鏡下手術や内視鏡的拡張術が行われることも多い．
内科的治療としては，アトロピン療法の有効性（90％で通過改善がみられる）が報告されており，まず試みてもよい．

幽門粘膜脱出症
transpyloric prolapse of gastric mucosa

【概念】
- 幽門粘膜脱出症とは，胃粘膜の一部が幽門輪を越えて，十二指腸に脱出したものである．

【病因】
胃の蠕動運動の亢進に伴い健常幽門部粘膜が十二指腸に引き込まれるもので，通常，一過性で可逆性であるが，慢性的に繰り返すことで脱出粘膜には炎症性隆起と線維化をきたすこともある．
胃内にあるポリープや腫瘍性病変が先進部となって幽門部を越えて脱出することで，腹痛と通過障害をき

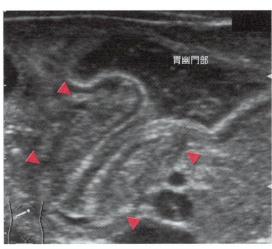

❶ 肥厚した幽門筋の超音波画像（長軸像）
中央に粘膜に相当する高エコーを認め，周囲には均等に肥厚した幽門筋を長径15mmにわたり認める．筋層の厚さは5mmに及ぶ．

たす ball valve syndrome（次項参照）とは区別する必要がある．

臨床症状
粘膜脱出時には，腹痛，腹部膨満感，悪心・嘔吐などを自覚することがあるが，整復されると症状は消失する．脱出が持続し嵌頓状態になると，腹痛も持続し，出血により吐・下血をきたすこともある．

診断
X線造影検査で，十二指腸球部内に脱出する幽門部粘膜を傘状の陰影欠損として認めれば診断される．整復されると陰影欠損も消失することが特徴的である．

治療
嵌頓しない限りは治療を必要としない．

胃重積症 invagination of stomach

概念
- 消化管重積（intussusception）とは，消化管の一部が隣接する消化管内腔へ陥入するもので，小腸に発生することが最も多い．胃重積はきわめてまれである．
- 重積をきたす臓器によって，食道胃重積，胃胃重積，胃十二指腸重積，胃空腸重積（術後胃に限る）に分類される．
- 胃十二指腸重積の軽度のものは幽門粘膜脱出症と同じ病態を呈するが，完全に胃壁全層が重積状態を呈することはまれで，多くは腫瘍性病変が先進部になって重積を形成する．このような病態を ball valve syndrome といい，原因として最も多いものは前庭部近傍の早期胃癌（60％）であり，次いで胃腸間質腫瘍（gastrointestinal stromal tumor：GIST）などの粘膜下腫瘍（20％）が占め，進行胃癌（10％）はむしろ少ない．
- 胃空腸重積は，残胃に発生し，吻合部を通じて空腸が胃内に逆蠕動して重積をきたす．術後1か月以内の，比較的早期に発生する場合が多い．内視鏡検査で，重積腸管を赤いロールキャベツ様に認める．頻度は，胃切除術の0.07〜2.1％にみられるといわれている．

臨床症状
急性型では，消化管閉塞症状として，突発する心窩部痛，悪心・嘔吐，腹部膨満感を認める．この症状は，自然還納するまで持続し，重積部の血流障害をきたすと出血や穿孔の危険もある．
慢性型は上腹部不快感，悪心・嘔吐などを繰り返す．症状は食後に増悪し，1〜2時間程度で自然軽快する．

診断
X線造影検査にて，重積部が確認されれば診断できる．内視鏡検査で，重積状態の確認と先進部に腫瘍性病変の診断が可能な場合もある．

治療
急性型では，緊急開腹術による整復が必要である．近年，内視鏡的に整復された報告例も増加している．慢性型では，腸管運動機能調整薬などによる保存的治療が一般的である．

胃軸捻症 volvulus of stomach
瀑状胃 cascade stomach

胃軸捻症

概念
- 胃軸捻症は，胃が生理的範囲を超えて捻転をきたした状態である．

病因
乳児期に多いのは，乳児では胃の支持組織が未発達で，解剖学的に噴門と幽門が近接していることが誘因と考えられている．成人では，横隔膜弛緩症やヘルニア，胃潰瘍などに合併することが多い．

分類
病態によって急性型と慢性型，器質的疾患の有無によって続発性と突発性に分けられる．軸捻の回転軸によって，臓器軸性捻転（長軸性）と腸間膜軸性捻転（短軸性）に分類される（❷）．また，回転角度が180°以上を完全型，180°未満を不完全型という．

臓器軸性捻転（organoaxial type，長軸性）
胃の噴門と幽門を結ぶ線を回転軸として捻れる．頻度的には最も多く，胃噴門部と幽門部の2か所で閉塞

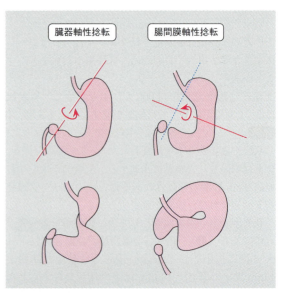

❷ 胃軸捻の模型図
（黒川利雄ほか：最新消化器外科シリーズ7，胃・十二指腸潰瘍—潰瘍以外の疾患．東京：金原出版；1990．p.170．）

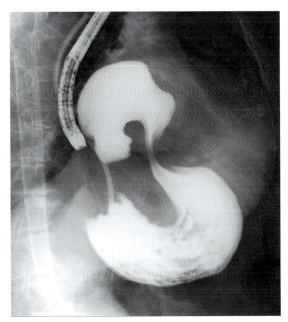

❸ 胃軸捻症のX線造影像
内視鏡からの造影にて，幽門部は食道裂孔ヘルニアを通して胸腔内に脱出し，upside down stomach を呈する．

をきたすため，血行障害をきたすと重篤になりやすい．横隔膜の欠損や食道裂孔ヘルニアに合併した場合は，胸腔内に脱出し胃大彎が小彎より頭側に位置し，X線造影検査で upside down stomach を呈する（❸）．

腸間膜軸性捻転（mesenteroaxial type，短軸性）

胃の大彎と小彎を結ぶ線を回転軸として捻れる．胃噴門部より幽門部が頭側に位置し，X線造影検査で逆α型の形態と幽門部の鳥の嘴状狭窄（beak sign）が特徴的である．血行障害をきたすことはまれである．

[臨床症状]

急性型では，①吐物のない嘔吐発作，②急激な上腹部痛と腹部膨満，③胃管挿入不能が典型的といわれている（Borchardt の三徴）．

慢性型では，食後に増悪する上腹部痛や悪心，腹部膨満がみられるが，無症状の場合もある．小児では，慢性型が多く，成長とともに胃固定靱帯が発達し，自然治癒する可能性も高い．

[診断]

腹部症状に加え，腹部単純X線写真が診断に有用である．仰臥位では著明に拡張した胃のガス像を認め，立位では胃泡が幅広く横に広がる像や二重に見える像（double bubble sign）が特徴的である．X線造影検査で胃の位置異常を確認し診断されるが，長軸性に短軸性を合併する混合型もある．

[治療]

急性型で軸捻のため胃壁の循環障害をきたし，胃穿孔の危険があるときは緊急手術が必要である．手術療法は，胃固定術が基本で，胃前壁の腹壁への固定，胃底部の横隔膜への固定などが行われる．同時に，合併する横隔膜弛緩症に対し横隔膜縫縮術，食道裂孔ヘルニアに対し Nissen 手術などが必要となる場合がある．

近年，低侵襲的治療として，内視鏡を用いた整復や腹腔鏡下胃固定術の報告も増加している．

慢性型では，まず保存的治療を行う．乳児では，右側臥位とし哺乳量を少量ずつにすることなどで改善が得られることが多いが，年長児では 70 ％が最終的に手術を選択する．

瀑状胃

[概念]
- 瀑状胃は胃の形態異常の一種で，胃が噴門直下後壁レベルで背側に強く屈曲し，穹窿部が背面に落ち込み囊状を呈する．そのため，X線造影検査では，胃内のバリウムがいったん穹窿部にたまり，体位変換にて一気に滝状に体部を流れ落ちる．
- 軽度のものを含めると，胃X線造影検査例の 5〜10 ％にみられ，まれなものではない．

[臨床症状]

特異的なものはなく，腹部膨満感や吃逆をみる程度である．空気嚥下症に合併することが多い．潰瘍瘢痕による変形のため，瀑状を呈する場合もあるが，器質的病変による変形は除外すべきである．

胃憩室 gastric diverticulum

[概念]
- 憩室（diverticulum）とは，消化管壁の一部が管腔外に囊状に突出したものであり，憩室壁が筋層を含む消化管全層から構成される真性憩室と，筋層を欠き粘膜と漿膜のみから成る仮性憩室に分類される．
- 胃憩室や Meckel 憩室は真性憩室で，大腸憩室は仮性憩室であることが多い．
- 発生機序から，内腔から押し出されて形成される圧出性と，周囲臓器との癒着などのため牽引されて形成される牽引性に分類されるが，胃憩室は圧出性が多い．
- 消化管では大腸に最も多く，中年以降の 40〜50 ％にみられる．胃憩室の発生率は，0.1〜0.2 ％といわれまれであるが，近年増加傾向にある．

[臨床症状]

本症のため症状をきたすことは少なく，胃X線造影検査などで偶然発見されることが多い．男女差はなく，中年以降に多いため，後天性のものが多いと想像されている．発生部位の 80 ％以上は穹窿部後壁が占め，次いで幽門部，体部の順となる．穹窿部に多くみられるのは，同部が胃壁の解剖学的脆弱部であること

に加え，胃蠕動による圧負荷が加わり発生すると考えられている．

多くは無症状であるが，ごくまれに憩室炎をきたしたり，出血や穿孔の原因になることもある．

診断

憩室の存在は，X線造影検査や内視鏡検査で，管腔外への嚢状突出像として認識されるが，陥凹性病変のため潰瘍や腫瘍との鑑別が必要な場合もある．陥凹内まで粘膜上皮がなめらかに連続していることが特徴である（❹）．通常単発で，大きさは1～7 cmと幅がある．

治療

胃憩室は，通常無症状であり，治療適応はない．出血や穿孔をきたす場合は，外科的治療も考慮される．

急性胃拡張 acute gastric dilatation

概念

● 急性胃拡張とは，上部消化管に器質的な通過障害がないにもかかわらず，胃が胃液や空気などで著明に拡張した状態となるもので，早期に適切な治療を行わなければ，脱水や胃穿孔で致命的な経過をとることがある．

病因

明らかな原因はわかっていないが，胃の運動などを支配する自律神経の一過性麻痺による胃壁筋層の緊張と蠕動運動の低下と考えられている．その一方で，上腸間膜動脈と大動脈の間を十二指腸水平脚が通過する部位で，腸管が圧迫・閉塞し，著明な胃拡張をきたす上腸間膜動脈性十二指腸閉塞症は，本症と関連のある病態であり，機械的圧迫や通過障害が発症の引き金になることもある．

かつて本症の多くは開腹術後に発生していた．特に，胆嚢や骨盤内臓器の手術後に多くみられ，術後1～3日目の消化管運動不全の時期と一致していることから，内臓神経麻痺に加え，麻酔や胃内ガスの増加などが加わり発症すると考えられている．術後以外にも，重症感染症，長期臥床，過食，ストレス，外傷などを契機に発症することもある．

臨床症状

症状として，腹部膨満，繰り返す嘔吐，脱水による循環不全が三主徴である．

触診にて心窩部から腹部全体に著明に拡張した胃を触知する．胃壁は囊腫状に菲薄化し，その容積は3～5Lに及ぶ．悪心は嘔気を伴わず，口からあふれるように逆流し，少量ずつ頻回に繰り返す．吐物は，当初淡緑色透明であるが，後に胆汁様を呈し，胃液の喪失から代謝性アルカローシスをきたす．高度の脱水に加え，拡張した胃が下大静脈や門脈などの大血管を圧排することも循環不全を増悪させ，結果的に循環血液量

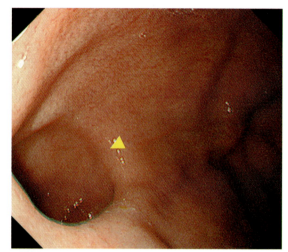

❹ 穹窿部後壁に認めた憩室の内視鏡像
憩室内まで，健常胃粘膜の連続がみられる．

減少性ショック（hypovolemic shock）をきたす．血液検査上では，アルカローシスに加えて，低カリウム血症，低ナトリウム血症，低クロール血症，BUNとHtの上昇を認める．

診断

上記臨床症状に加え，腹部単純X線写真（立位）にて，著明に拡張した胃泡と液面形成を認め，十二指腸球部のガスと併せて，double bubble signを呈する．小腸以下の拡張やガス像は認めない．腸蠕動音は低下し，打診にて拡張した胃は鼓音，振水音を呈する．閉塞部位の同定には，腹部CT検査が有用である．

治療

早急な治療を行わなければ，不幸な転帰をとる可能性が高い．まず，拡張した胃内容の持続吸引と微温生理食塩水による胃洗浄（4～6時間ごと）を開始する．加えて，大量輸液による脱水とアルカローシスの補正を行いショックからの離脱を図る．消化管蠕動が低下しているため，蠕動促進薬（ネオスチグミン，メトクロプラミド，パンテチン，ジノプロストなど）を投与する．最近は，術前に十分な補液や電解質補正，栄養管理を行い，経鼻胃管を留置することなどで，術後における本症の発生は低下している．

上腸間膜動脈による圧排が疑われる場合は，右側臥位などの体位変換も有用である．保存的治療で効果がみられない場合は，早い時期に十二指腸空腸吻合術も考慮する．

十二指腸憩室 duodenal diverticulum

概念

● 十二指腸憩室は，消化管憩室のなかで結腸憩室に次いで多く，発生頻度は1～30％と開きがある．高齢

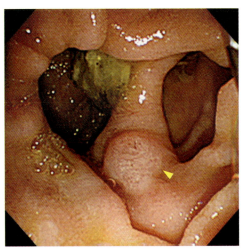

❺ 十二指腸憩室（傍乳頭憩室）の内視鏡像
憩室中央部に Vater 乳頭があり（三角），口側隆起の両側に憩室の形成を認める．憩室内には残渣の貯留を認める．

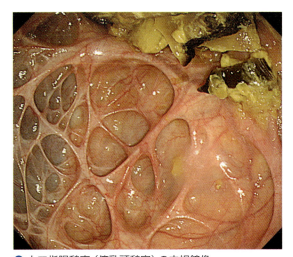

❻ 十二指腸憩室（傍乳頭憩室）の内視鏡像
巨大な憩室内部は菲薄化した粘膜で裏打ちされ，蜂巣状を呈する．残渣の停滞などで，憩室炎を合併すると穿孔をきたす場合がある．

者には多い傾向があり，ERCP 症例では 30％以上に認めている．

- 部位としては，十二指腸下行脚が 70％と最も多く，次いで 20％が水平脚，10％が上行脚に存在する．十二指腸係蹄の内側が 96％，外側が 4％と，内側に多く認める．下行脚では，Vater 乳頭近傍に最も多く，傍乳頭憩室（peripapillary diverticulum）といわれている．
- 十二指腸憩室は，大半が固有筋層を欠く仮性憩室であり，比較的大きな開口を有し十二指腸壁外に突出しているため，憩室内には残渣の貯留を認めることもある．
- 特殊な病態として，管腔内型（intraluminal duodenal diverticulum：IDD）が知られている．IDD は，先天性に十二指腸管腔内に partial duodenal diaphragm が遺残し，蠕動運動により肛門側に伸展下垂し嚢状を呈し，十二指腸閉塞の原因となりうる．IDD では，40％の症例で，輪状膵・腸回転異常・内臓逆位・鎖肛など先天異常の合併を認める．

【病因】

十二指腸憩室の大半は後天的発生によるといわれている．その成因としては，腸管壁を胆管・膵管・血管などが貫通する解剖学的脆弱部が，蠕動運動による腸管内圧亢進や，加齢に伴う支持力低下から，消化管壁外に粘膜脱出をきたすと考えられている．特に，発生頻度の高い傍乳頭部は，発生学的に前腸と中腸の癒合部で，先天的に抵抗脆弱部であるとされている．そのため，傍乳頭憩室内部〜辺縁部には Vater 乳頭が開口していることが多く（❺），ERCP などの処置の際は注意が必要である．一般的に，加齢とともに憩室の発生頻度は増加し，その大きさも大きくなる傾向がある

【臨床症状】

通常は，臨床症状をきたすことはなく，経過を通して症状をきたすものは 10％程度といわれている．そのうち，治療を要する病態に至るのは 1％程度と報告されている．憩室に伴う合併症として，出血，穿孔，憩室炎，胆管炎，膵炎などが知られている．

憩室出血は大腸憩室に多くみられる合併症であるが，仮性憩室の発生機序として，血管が消化管壁を貫通するなど筋層の脆弱部に発生することが多く，腸管蠕動に伴う機械的刺激や残渣の停滞に伴う炎症などで憩室内の血管が破綻し出血をきたすことがある．

憩室穿孔はきわめてまれで，これまでに 100 例程度の報告がある．突発する腹痛で発症することが多く，腹膜刺激症状を伴うのは 50％程度である．穿孔をきたす憩室は，大半が下行脚であるが内側に比べ外側と後壁に多く報告されている．後腹膜腔への穿孔が 70％を占め，腹腔内 free air は認めないことが多く，診断には CT による後腹膜ガス像を証明することが有用である．また，高齢女性に穿孔例が多く報告されている．

傍乳頭憩室においては，憩室による圧排や炎症の波及で胆汁・膵液の排泄障害から胆管炎，膵炎をきたすことがあり，傍乳頭憩室症候群（Lemmel 症候群）といわれている．総胆管結石を有する症例は一般的には除外されているが，結石を併存する場合もある．

【診断】

内視鏡検査が第一選択であるが，第三部など内視鏡観察が困難な部位は，CT，消化管造影検査が有用である．ERCP 検査時には，50 歳以上の 30％に傍乳頭

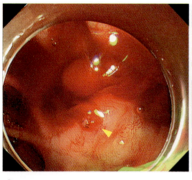
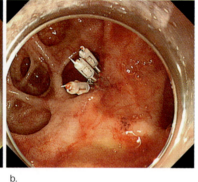

❼ 十二指腸憩室出血の内視鏡像
a. 憩室内部の血管が破綻し出血を認める（三角）．
b. クリップ止血を行う．

憩室を認めると報告されている．IDD では，低緊張性十二指腸造影で，十二指腸内腔の囊状陰影と辺縁部の薄い透亮像を認めることで診断される．

治療

症状を認めない憩室に対しては，治療の必要性はない．

出血をきたした場合は，止血術が必要となる．第一選択として，内視鏡的止血術が行われることが多く，高張ナトリウムエピネフリン局注，高周波凝固，クリップ止血などが選択されるが，憩室壁が薄く脆弱であるため，穿孔には十分注意を払う必要がある（❻）．憩室内部は視野確保が困難である場合が多く，内視鏡先端に透明フードを装着したり，側視鏡を使用すると観察，処置が容易となる．止血困難例では，IVR（interventional radiology）止血（経カテーテル的動脈塞栓術〈TAE〉），外科的治療が選択される場合がある．傍乳頭憩室内部の出血中の血管を確認し，クリップ止血に成功した症例を❼に呈示する．

穿孔をきたした場合は，手術療法（憩室切除，縫合閉鎖，ドレナージ）が選択される場合が多いが，20％の症例では絶食，減圧，抗菌薬投与などの保存的治療で改善を認めている．ERCP・内視鏡的乳頭括約筋切開術（EST）などの内視鏡処置に伴って穿孔をきたした場合は，穿孔部をクリップ閉鎖，胆汁ドレナージ，膵液ドレナージを施行したうえで，保存的加療を行うことで閉鎖することも期待できる．

Lemmel 症候群において，絶食，憩室内残渣除去などの保存的治療で効果不十分な場合は，EST や胆管ステント留置が有効であったという報告もある．

新生児胃破裂　neonatal gastric rupture

概念

- 1925 年に Siebold による最初の報告以来，わが国でも年間 100 例程度の発生が報告されている．きわめて重篤で死亡率の高い新生児疾患である．
- 破裂部は胃体上部前壁〜大彎に認めることが多い．

病因

胃破裂の成因には，先天性胃筋層欠損，胃内圧上昇，周産期の hypoxic episode による血行不全などの関与が示唆されているが，いまだ不明であり，これらの因子が重なり合って発生すると考えられている．幽門閉鎖，十二指腸閉鎖などの消化管通過障害が原因となる場合もある．

臨床症状

生後 2〜5 日の新生児に，授乳後の嘔吐（しばしば吐血をきたす）に引き続き腹部膨満，腹壁の血管怒張，内出血を認め，急速に呼吸困難，チアノーゼ，血圧低下などのショック症状に至る．男女比は 2：1 で男児に多く，未熟児に多い傾向がある．

診断

腹腔内 free air を認めることが重要で，腹部 X 線写真では，立位正面で saddle bag sign，仰臥位で football sign を呈する．

治療

救命のためには早急な手術が必須である．胃破裂部の縫合閉鎖が第一選択となるが，胃切除が必要になる場合もある．手術例全体の生存率は 35〜42％と低いが，発症 12 時間以上経過例ではさらに 25％と低下する．

先天性十二指腸閉鎖・狭窄症
congenital atresia and stenosis of duodenum

概念

- 先天性腸管閉鎖・狭窄症のなかでは，十二指腸が部位として最も多く，閉鎖 32.7％・狭窄 13.9％と約半数を占める．
- 発生頻度は，出生 6,000〜10,000 人に 1 人といわれ，約 30％は低出生体重児である．また，他の先天異常を合併することが多い（Down 症候群：約 30％，輪状膵（annular pancreas）：約 20％，食道閉鎖，鎖肛，腸回転異常症，心奇形など）．
- 病型は，膜様型，離断型，多発型に分類され，膜様型が 51.9％と最も多い．

病因

十二指腸は，発生学的に Vater 乳頭部より口側が前腸由来，肛門側が中腸由来であり，胎生期に一過性に管腔が閉鎖する．その後，十二指腸の再開通が阻害されたり，血行障害による形成不全などにより，管腔の閉鎖・狭窄の発生が考えられている．十二指腸壁外因子としては，輪状膵や腸回転異常による圧排・狭窄がある．

臨床症状

十二指腸完全閉鎖の場合は，生後 24 時間以内に嘔吐をきたす．閉塞部位が Vater 乳頭部より口側であれば胃液が主体で無胆汁性嘔吐であるが，Vater 乳頭部より肛門側での閉塞では胆汁が含まれ，逆流性胆管炎・膵炎を合併することがある．

狭窄の場合は，その程度により嘔吐をきたす時期，頻度が異なってくる．

先天性十二指腸閉鎖に伴い，新生児胃破裂をきたした症例も報告されている．

診断

腹部単純 X 線撮影の立位像にて胃と十二指腸にガスの貯留像（double bubble sign）を認める．完全閉塞でない場合は，下部腸管にもガス像を認める．腹部 CT では，拡張した胃・十二指腸だけでなく，周囲臓器の異常（輪状膵，腸回転異常，索状物）などの評価が可能である．

出生前超音波検査で，約半数に羊水過多を認め，胎児上腹部の distended double fluid filled space が本疾患に特徴的所見である．

治療

外科的治療を行う．膜様閉鎖や索状物による圧排であれば原因を解除できるが，形成不全などではバイパス術（胃空腸吻合術，十二指腸十二指腸側側吻合術）が選択される．

（猪熊哲朗）

● 文献

1) 内田広夫ほか：肥厚性幽門狭窄症．小児科診療 2008；71：633.

2) 河野澄男ほか：胃軸捻転．小児内科 2002；34：422.

3) 土亀直俊ほか：胃憩室の検討．*Nippon Acta Radiologica* 2003；63：36.

4) Feenstra B, et al：Plasma lipids, genetic variants near APOA1, and the risk of infantile hypertrophic pyloric stenosis. *JAMA* 2013；310：714.

機能性胃腸症（機能性ディスペプシア）
functional dyspepsia

概念

● 消化管に異常があると推測させる症状がありながら，その原因となりうる内視鏡所見あるいは生化学的異常もしくは明らかなうつ病などが同定できないものを機能性消化管障害と呼ぶ．そのなかで，胃・十二指腸に由来すると推測される症候群を機能性胃腸症/機能性ディスペプシアと呼ぶ．

● 2014 年，日本消化器病学会は『機能性消化管疾患診療ガイドライン 2014 ―機能性ディスペプシア（FD）』を公表した．また，Rome 国際委員会は機能性消化管障害の最新の分類と定義の改定版 Rome IV を公表し，機能性胃腸症の記述も改訂された[2]．

● 機能性胃腸症・機能性ディスペプシアの用語はいまだに耳慣れない点もあるが，従来，慢性胃炎に伴う上腹部愁訴，NUD（non-ulcer dyspepsia）に相当する病態概念である．

病因・病態生理

胃運動障害，内臓知覚過敏，心理社会的要因，粘膜微小炎症など，さまざまな要因が推測されているが，単一の要因というよりも複合的要因によって症状発現に至っていると考えられている．

日本消化器病学会診療ガイドライン，Rome IV とも共通する新たな解釈として，一部に *Helicobacter pylori*（*H. pylori*）除菌によって症状改善する症例があることから，そのような症例を「*H. pylori* 関連 dyspepsia」とし，*H. pylori* 検索をしていないものを「uninvestigated dyspepsia（未検査ディスペプシア）」とした．

近年の研究では，十二指腸微細炎症に対する食事あるいは胃酸の刺激が神経内分泌機序を介して症状発現に至るとする考え方が主流をなすようになった．

疫学

日本人では成人の 4 人に 1 人は慢性的に何らかの消化器症状があると考えられ，そのうちの 2/3 は上腹部愁訴であるといわれる．すなわち，成人人口の 1/6 は慢性的に上腹部愁訴があることになるが，そのうち医療機関を受診するのはごく一部である．しかしそれでも，消化器臨床の場で上腹部愁訴の患者が最も多いと考えられる．

臨床症状

心窩部痛，心窩部灼熱感，もたれ感，早期飽満感など，胃・十二指腸に何らかの病変の存在を疑わせる症状が慢性的に出没する．症状の種類や出現状況により，食事によって症状が増悪する食後愁訴症候群（postprandial distress syndrome：PDS）と，食事との関連は少ない心窩部痛症候群（epigastric pain syndrome：

❽ 機能性胃腸症（機能性ディスペプシア）の Rome IV 診断基準

次の1と2の条件を満たすものを指す
1. 慢性的（半年以上前から）に下記の上腹部症状がある
　　①食後のもたれ感
　　②早期飽満感（食べてすぐにお腹がいっぱいになる）
　　③心窩部痛
　　④心窩部の焼ける感じ
2. 一般的検査（理学所見，血液生化学検査，上部内視鏡検査を含む）で症状の原因となりそうな器質的あるいは生化学的異常が同定できない．また H.pylori 陽性患者では，除菌治療で症状改善を認めるものを除く．一般的検査とは，診療の場によってその程度が異なるが，過剰に専門的な検査は含まない．

サブタイプ：以下の二つのサブタイプがある
A：食後愁訴症候群（post-prandial distress syndrome：PDS）
　　主に①または②の症状がある
　　嘔吐があるときは，他疾患を検討する
B：心窩部痛症候群（epigastric pain syndrome：EPS）
　　主に③または④の症状がある
　　PDS と EPS は相互にオーバーラップすることがある．最も強い症状によっていずれかのサブタイプに分類するのが一般的である．また，しばしば胸やけ症状を合併することがある．

　貧血，根拠が明らかでない体重減少，上部消化管の器質的疾患の既往，悪性腫瘍の家族歴などの，「警告徴候」があれば，内視鏡検査を行うことが望ましい．

（Rome IV をもとに筆者が簡略化．）

EPS）のサブタイプに分類する．

検査・診断

　日本消化器病学会診療ガイドラインでは，悪性疾患の可能性がきわめて低いと考えられる場合には内視鏡検査なしに治療を開始してもよいとしているが，「器質的疾患によらない」ことの確認のために内視鏡検査で症状を説明するにたる所見がないことを確認することのほか，血液生化学検査的異常，抑うつ症状がないことの確認が望ましい．さらには H. pylori 陽性者では除菌治療による症状改善の有無の確認が望ましい．
　機能性胃腸症，PDS，EPS についての Rome 国際委員会の診断基準を❽に示す．

治療

　日本消化器病学会診療ガイドラインでは次のような治療を推奨している．「uninvestigated dyspepsia」では，症状のサブタイプにかかわりなく消化管運動賦活薬もしくは酸分泌抑制薬もしくはプロトンポンプ阻害薬（PPI）や H_2 受容体拮抗薬などの酸分泌抑制薬を行う．可能な限り内視鏡検査で器質的病変の除外を行い，さらに可能であれば H. pylori 感染検査を行い，陽性者では除菌治療を行う．H. pylori 陰性者および除菌治療不応者では，初期治療として消化管運動賦活薬もしくは酸分泌抑制薬を用いる．二次治療として抗不安薬，抗うつ薬，漢方薬などを用いてもよい．

経過・予後

　症状の消長は長期間にわたることが多いが，生命予後は良好である．

（本郷道夫，遠藤由香）

◉文献

1) 日本消化器病学会（編）：機能性消化管疾患診療ガイドライン2014—機能性ディスペプシア（FD）．東京：南江堂；2014.
2) Stanghelini V, et al：Gastroduodenal Disorders. *Gastroenterology* 2016；26：1380.
3) Talley NJ, et al：Functional dyspepsia. *N Engl J Med* 2015；373：1853.

急性胃十二指腸粘膜病変
acute gastroduodenal mucosal lesion（AGDML）

概念

● 急性胃十二指腸粘膜病変（AGDML）とは，突発する上腹部痛や吐・下血で発症し，内視鏡検査で胃十二指腸粘膜に発赤や浮腫，びらん，潰瘍，出血などの病変を認めるものをいう．

病因

　病因は多岐にわたる（❾）．一般に非ステロイド性抗炎症薬（nonsteroidal anti-inflammatory drug：NSAID）などの薬剤が最多で，次いでストレス，アルコールの順とされる．

病態生理

　AGDML の原因は，粘膜防御機構の破綻と考えられている．特に薬剤性の原因として最多の NSAIDs は，プロスタグランジン（prostaglandin：PG）合成酵素であるシクロオキシゲナーゼ（cyclooxygenase：COX）の活性を阻害することで粘膜内の PG 産生を抑

制し粘膜防御機構を破綻させる．また，NSAIDは COXの抑制を介して粘膜微小循環障害を引き起こす．実際にNSAIDsによるAGDMLは組織学的に虚血性変化に相当すると報告される．

疫学

AGDMLの発症頻度はNSAIDsで13.2％，ステロイドで9.6％と報告される．重度頭部外傷患者や広範囲熱傷患者によるストレス潰瘍の発生頻度は50～80％と高頻度である．

臨床症状

誘因後1週間以内に突発する上腹痛，悪心・嘔吐，上腹部不快感などの消化器症状や吐・下血を呈する．

検査

診断には発症後早期の上部内視鏡検査が必要である．内視鏡所見では発赤，浮腫，びらん，潰瘍，出血が多発，びまん性に認められる（⑩）．病変は胃が主であるが，20～30％に十二指腸や食道病変を合併する．

診断

突発する上腹部症状を認め，明らかに原因となりうるエピソードがあり，内視鏡検査で胃，十二指腸にびらん，潰瘍，出血など粘膜病変を確認できれば診断できる．

経過・予後

多くは原因を除去し保存的治療で2～4週間以内に治癒する．新たな誘因が加わらない限り再発はなく，難治化もまれである．

治療

通常の消化性潰瘍治療に準じて酸分泌抑制薬を用いる．消化管出血を伴う場合は，内視鏡的止血術などを行う．さらに誘因が薬剤であれば中止し，精神的ストレスなら精神科的治療など原因に対する対応を行う．

（坂本長逸，河越哲郎）

●文献

1) 房本英之：急性胃粘膜病変・ストレス潰瘍の臨床．東京：新興医学出版社；1998．
2) Katz D, et al: Erosive gastritis and acute gastrointestinal mucosal lesions. In: Glass GB, et al (eds). Progress in Gastroenterology. New York: Grune & Stratton; 1968. p.67.
3) 屋嘉比康治ほか：急性胃十二指腸粘膜病変．日本臨牀 1998；56：2336．

慢性胃炎 chronic gastritis

概念

- わが国の医療現場における"慢性胃炎"は，上腹部の有症状者に対する除外診断として頻繁に使用されている病名であるが，上腹部の症状から診断される①症候性の慢性胃炎，内視鏡的に診断される②形態的慢性胃炎，生検組織により診断される③組織学的慢性胃炎という概念の異なる3種類に分類され（⑪），慢性胃炎という病名を用いる場合，いずれを意味しているかを判断する必要があった．
- 最近の考え方では，症候性の慢性胃炎は機能性ディ

⑨ 急性胃十二指腸粘膜病変（AGDML）の原因

薬剤	非ステロイド性抗炎症薬（NSAIDs），副腎皮質ステロイド，抗癌薬，抗菌薬など
ストレス	精神的ストレス，身体的ストレス
飲食物	アルコール，香辛料など
腐食性物質	酸，アルカリ，農薬など
全身性疾患，臓器不全	肝，腎，心，呼吸不全，播種性血管内凝固など
細菌，寄生虫感染	Helicobacter pylori，アニサキスなど
医原性	上部内視鏡検査，放射線治療，肝癌に対する血管塞栓術など

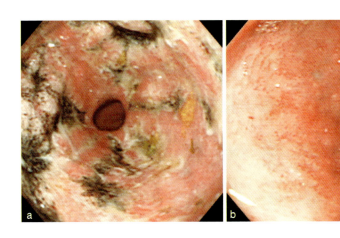

⑩ 急性胃十二指腸粘膜病変（AGDML）の内視鏡像

症例は32歳男性．NSAID内服4日後に激しい上腹部痛で発症．
a：胃前庭部．全周性に黒色の凝血塊と白苔の付着を伴うびらんと潰瘍を認める．
b：十二指腸球部．前壁に発赤，びらんを認める．

スペプシア（functional dyspepsia）（☞ p.121），形態的慢性胃炎は，発赤やびらんなどの内視鏡の所見として取り扱われるようになりつつあり，慢性胃炎は Helicobacter pylori 感染や自己免疫に由来する組織学的慢性胃炎とする考え方が主流となっている．

病態生理・病理

慢性胃炎とは，本来，胃粘膜における慢性持続的な炎症状態を意味する病態であり，自己免疫性胃炎など特殊な胃炎を除く大部分の組織学的慢性胃炎は H.pylori 感染に起因することが判明している．H.pylori は幼児期に感染し半永久的に胃粘膜に生息する細菌であり，局所の免疫反応により多核白血球を伴う炎症細胞浸潤と間質の浮腫を特徴とする組織学的慢性胃炎を惹起し，さらには炎症状態の持続により固有胃腺の減少をきたし，慢性萎縮性胃炎へと進展する．

また，H.pylori 感染胃炎の胃内分布は一様ではなく前庭部優勢胃炎，汎胃炎（pangastritis），体部優勢胃炎のパターンに分類される．この組織学的胃炎は前庭部から胃体部へと広がっていくが，その進展速度が個々人において異なっており，欧米人や十二指腸潰瘍患者では前庭部優勢胃炎（萎縮性変化は軽度），胃潰瘍や胃癌患者では汎胃炎や体部優勢胃炎（萎縮性変化が高度）を特徴としている（⓬）．なかでも，胃体部大彎の皺襞が著明に肥厚しているものは巨大皺襞胃炎（giant fold gastritis），前庭部を中心として鳥肌様の肉眼像を特徴とするものは鳥肌胃炎（follicular gastritis）と呼称される．

臨床症状・診断

H.pylori 感染由来の慢性胃炎に特徴的な症状はない．上腹部痛や胃もたれなど，上腹部不定愁訴に対して消化性潰瘍，膵炎，胆石症などが除外された場合に保険病名として"慢性胃炎"と診断されることが多いが，症状からの診断名は機能性ディスペプシアとされるべきである．

検査

内視鏡的生検組織を用いる検査法（鏡検法，培養法，迅速ウレアーゼ試験）と非観血的方法（血清抗体法，尿中抗体法，便中抗原法，尿素呼気試験）により H.pylori 感染の有無が診断されるが，すべての検査法が偽陰性を呈しうることに注意する必要がある（☞「Helicobacter pylori の検査法」p.76）．

H.pylori 感染胃炎の胃内分布や萎縮性胃炎の程度は，内視鏡検査による生検組織を用いた病理組織学的検査（シドニー方式）により診断される．一方，H.pylori 感染に伴う背景胃粘膜を内視鏡的に分類した『胃炎の京都分類』が発表されている．H.pylori 感染胃炎に特徴的な内視鏡所見は，萎縮性変化，胃体部のびまん性ないしは点状発赤，大彎皺襞異常（腫大や蛇行），付着粘液，キサントーマおよび前庭部の鳥肌様所見など

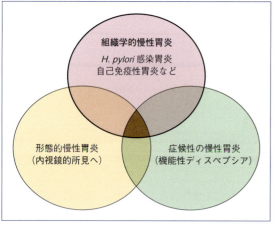

⓫ 日常使われているさまざまな"慢性胃炎"

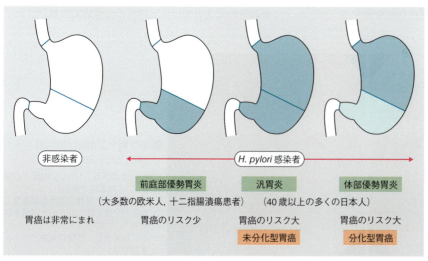

⓬ H.pylori 感染胃炎のパターンと胃癌リスクとの関連

が示されている．なお，*H. pylori* の感染診断は，瘢痕を含む消化性潰瘍，早期胃癌内視鏡的切除後，胃MALTリンパ腫および特発性血小板減少性紫斑病（ITP）に加えて，2013年2月に萎縮性変化などにより「内視鏡検査において胃炎の確定診断がなされた患者」についても保険適用となった．すなわち「内視鏡検査において胃炎の確定診断がなされた患者」のうち感染検査により *H. pylori* 感染陽性と判定された場合に *H. pylori* 感染胃炎の診断が確定することになったことに注意が必要である．

治療

H. pylori 感染胃炎は，細菌感染により胃粘膜傷害が惹起される感染症であり，根本的な治療は抗菌薬による *H. pylori* の除菌である．一方，有症状者に対する対処療法は機能性ディスペプシアの治療に準ずるべきである．なお，*H. pylori* 感染胃炎に対する除菌治療が保険適用となり，機能性ディスペプシアが保険病名として確立したことから，今後は慢性胃炎の標準化とともに *H. pylori* 感染胃炎に対する除菌治療が一般に普及することが期待される．

（上村直実）

●文献

1) 上村直実：わが国における慢性胃炎の変遷．消化器診療 2008：81：10.
2) 上村直実：*H. pylori* 感染と胃炎・胃潰瘍・胃癌．日本医師会雑誌 2006：135：285.
3) 春間 賢（監）：胃炎の京都分類．東京：日本メディカルセンター；2014.

特殊な胃炎

自己免疫性胃炎 autoimmune gastritis

概念

- 自己免疫機序が主たる原因である慢性萎縮性胃炎であり，自己免疫性萎縮性胃炎とも呼ばれる．
- 前庭部の萎縮が先行するB型胃炎に対して，A型胃炎といわれる．

病因・病態生理

胃壁細胞のプロトンポンプに対する細胞性免疫の異常が示唆されている．*H. pylori* の関与は定まっていない．終末像として悪性貧血をきたすこともある．

病理

胃底腺粘膜全体に壁細胞の減少，消失を伴う慢性萎縮性胃炎像を認める．体部粘膜の固有胃腺は高度に萎縮し，腸上皮化生（intestinal metaplasia）となっていることが多い．

疫学

わが国では人口10万人に対して3～4人とまれである．

臨床症状

胃もたれ，胃部不快感，悪心，食欲不振などの消化器症状のほかに，悪性貧血に伴う貧血症状や神経症状を合併することもある．

検査

無酸（胃液），血中ガストリン高値，ペプシノゲンIおよびI/II低値（主細胞の破壊による），ビタミンB_{12}低値などの悪性貧血に伴う所見を示すこともある．抗壁細胞抗体の陽性率は90％以上であるが，萎縮性胃炎で50％，健常者で5％の陽性率であり特異性に乏しい．抗内因子抗体の陽性率は40～60％程度で特異度が高く，ほかの疾患で陽性になることはまれである．

内視鏡所見は，胃体部に高度な萎縮性変化と腸上皮化生を認める．コンゴーレッド染色で黒変せず，腸上皮化生粘膜はメチレンブルー吸収を認める．

診断

内視鏡検査，組織学的検査，血液検査などにより診断する．

合併症

胃癌（3～5倍程度）やカルチノイドのリスクが高い．ほかの自己免疫疾患（自己免疫性甲状腺炎や1型糖尿病など）を合併することがある．

治療

消化器症状に対する対症療法，ビタミンB_{12}欠乏に対する補充療法を行う．鉄剤が必要な場合もある．神経症状に対しては対症療法を行う．

経過・予後

経過が長い神経症状は治療に抵抗性である．予後はよい．

サイトメガロウイルス胃炎
cytomegalovirus gastritis

概念

- サイトメガロウイルス（cytomegalovirus：CMV）による消化器感染症の一つで，通常日和見感染症としてみられるが，基礎疾患のない健常成人に発症することもある．

病因・病態生理

CMVの感染様式には，初感染，再感染，回帰感染（主に既存のCMV感染の再活性化）がある．CMVにより血管内皮細胞が肥大化し，血管内腔の狭小化により組織の虚血が起こる．

[病理]
核内封入体，抗CMV抗体陽性細胞（上皮細胞，内皮細胞など）を認める．

[疫学]
頻度はまれである．

[検査]
好発部位は前庭部から胃角部である．内視鏡で，びらん，潰瘍（打ち抜き，潰瘍不整形地図状）が多発する（⓭）．活動的なCMV感染症の指標であるCMV抗原血症を認めることもある．

[診断]
組織学的にCMVを証明することであるが，生検における核内封入体の陽性率は低い．ポリメラーゼ連鎖反応（PCR）などを用いた組織中ウイルスゲノム，末梢血白血球内ウイルス抗原検索，血清学的検査も含め総合的に診断する．

[合併症]
蛋白漏出性胃炎による低蛋白血症を伴うことがある．

[治療]
易感染性宿主においてはCMV感染症に対する治療（ガンシクロビルやグロブリン製剤投与）を行う．健常成人においては，対症療法だが，抗ウイルス薬が必要なこともある．

[経過・予後]
易感染性宿主では，さまざまな経過をとる．健常成人においては経過観察により治癒傾向を認めることが多い．

胃巨大皺襞症 hypertrophic gastropathy

[概念]
- 胃巨大皺襞症は，過形成や炎症により胃粘膜が肥厚して胃粘膜皺襞が著明に肥大する状態をいい，hypertrophic gastropathyとも呼ばれる．
- 胃巨大皺襞症では，しばしば胃から蛋白が漏出して低蛋白血症を呈する．
- 胃巨大皺襞症は，Ménétrierが最初に報告したことからMénétrier病（広義）とも呼ばれるが，胃巨大皺襞症には異なる病態があることが明らかになっている．そのため胃底腺粘膜において腺窩上皮が著明な過形成を示し胃からの蛋白漏出を伴う場合に限定してMénétrier病（狭義）と呼ぶことが提唱されている．

[病因・病態生理]
胃巨大皺襞症には，狭義のMénétrier病のほか，Helicobacter pylori（H. pylori）胃炎，Zollinger-Ellison症候群によるものなどがある．Ménétrier病の原因はいまだ明らかになっていないが，上皮成長因子受容体（epidermal growth factor receptor：EGFR）シ

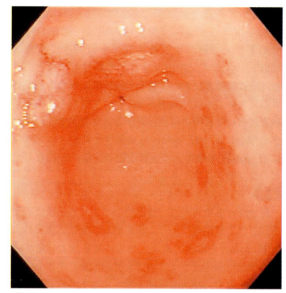

⓭ サイトメガロウイルス胃炎の内視鏡像
（写真提供：帯広厚生病院第3内科 竹田剛先生．）

グナル伝達の亢進が胃上皮細胞増殖にかかわっていることが示唆されている．H. pylori胃炎においては，胃体部に軽度から中等度の皺襞肥大が高頻度にみられるが，まれにMénétrier様の巨大皺襞を呈し低蛋白血症を伴う．小児Ménétrier病ではサイトメガロウイルス感染によるものが報告されている．Zollinger-Ellison症候群では，高ガストリン血症による胃底腺過形成により巨大皺襞を呈する．

[疫学]
頻度はまれである．

[臨床症状]
症状としては，心窩部痛，心窩部不快感，易疲労感，食欲不振，嘔吐，体重減少，浮腫などがある．

[検査]
胃の巨大皺襞は，胃X線検査あるいは胃内視鏡検査で診断される．これらの検査において空気量により皺襞幅は変化する．胃X線検査では，適度に胃壁が伸展された二重造影において皺襞幅（正常4 mm以下）が10 mm以上の場合に巨大皺襞と診断される．胃内視鏡検査では，十分な送気によっても腫大した皺襞が観察される場合に巨大皺襞と診断される．粘膜厚の評価は皺襞幅の評価よりも客観的であるが，内視鏡的粘膜切除などにより粘膜全層生検が必要になる．

[診断]
胃の巨大皺襞あるいは皺襞肥大をきたす疾患には，Ménétrier病のほかに，胃癌や悪性リンパ腫，H. pylori胃炎，Zollinger-Ellison症候群，Cronkhite-Canada症候群，若年性ポリポーシス（juvenile polyp-

osis）などがある．これらの疾患の鑑別診断には，巨大皺襞の生検組織診断や *H. pylori* 感染診断，血清ガストリン測定などが必要である．

Ménétrier 病では，胃粘膜腺窩上皮の過形成が特徴である．Ménétrier 病の粘膜肥厚の診断基準は定まっていないが，粘膜厚は 2.5 mm 以上，腺窩上皮/固有胃腺比は 3 以上とする報告がある．*H. pylori* 胃炎によるものでは Ménétrier 病に類似して胃粘膜腺窩上皮過形成と胃底腺萎縮を示す場合が多い．一方，Zollinger-Ellison 症候群では，胃底腺の過形成が特徴である．Cronkhite-Canada 症候群および若年性ポリポーシスではポリープが多発するが，時にびまん性に粘膜が肥厚して胃巨大皺襞を呈する．病理組織は粘膜固有層に腺の嚢胞状拡張，浮腫および炎症細胞浸潤がみられるのが特徴である．

合併症
胃癌の合併が多いことが報告されている．

治療
Ménétrier 病において巨大皺襞，低蛋白血症および自覚症状の改善にプロトンポンプ阻害薬が有効であることが報告されているが，その効果は限定的である．EGFR IgG1 モノクローナル抗体薬セツキシマブは Ménétrier 病に有効であることが報告されている．セツキシマブはわが国では Ménétrier 病の治療薬としては承認されていない．内科的治療を行っても高度の低蛋白血症が持続する場合は，胃全摘術あるいは胃部分切除術が行われる．*H. pylori* 感染によるものでは除菌により皺襞肥大や低蛋白血症が改善する．サイトメガロウイルス感染によるものは自然寛解する．

経過・予後
胃癌リスクが高いため，寛解後も定期的な内視鏡検査が推奨される．

（山本博幸，篠村恭久）

●文献
1）Whittingham S, et al：Autoimmune gastritis：Historical antecedents, outstanding discoveries, and unresolved problems. *Int Rev Immunol* 2005；24：1.
2）岸　遂忠ほか：A 型胃炎．消化器外科 2008；31：567.
3）長島雄一ほか：サイトメガロウイルス感染症．胃と腸 2002；37：475.

消化性潰瘍（胃十二指腸潰瘍）
peptic ulcer（gastric and duodenal ulcer）

概念
● 消化性潰瘍は，酸，ペプシンにより消化管壁の欠損を生じる病態である．
● 胃と十二指腸球部が大多数であるが，そのほか，十二指腸球後部，胃腸吻合部にも生じる．

病因
攻撃因子と防御因子の平衡が崩れて潰瘍が生じるというバランス説が受け入れられてきた．現在では *Helicobacter pylori*（*H.pylori*）感染が，重要な因子として認識されている．

攻撃因子
酸：1910 年 Schwarz の "no acid, no ulcer" にも表されているように，重要な因子である．

十二指腸潰瘍症例では，健常者に比べて最高酸分泌量（ガストリン刺激後の酸分泌量），基礎酸分泌量の高い症例が 30 ％ほど存在する．*H. pylori* 感染によるサイトカインの影響でガストリン産生細胞（G 細胞）が刺激されて高ガストリン血症となり，胃酸分泌が亢進することや，十二指腸の胃上皮化生の部位への生着によりセクレチンやコレシストキニン（CCK）などの胃酸分泌抑制因子の分泌を抑制し，十二指腸の酸分泌抑制機構を障害することが考えられている．

胃潰瘍では，前庭部から体下部の潰瘍症例は健常者と酸分泌は変わらないが，体上部の高位潰瘍症例では低下している．後者では *H.pylori* 感染による萎縮性胃炎の拡大により壁細胞数が減少しており，体部胃炎のサイトカインにより壁細胞機能が抑制されている．

ペプシン，ペプシノゲン：ペプシン（pepsin）は pH 2〜3.3 で最大活性化される蛋白分解酵素であり，粘液層を傷害する．ペプシノゲン（pepsinogen）はその前駆体である．

Helicobacter pylori：*H.pylori* は，グラム陰性桿菌で，ヒトの胃粘膜に生息する．強いウレアーゼ活性を有する．胃上皮細胞上にしか生着しないが，十二指腸では胃上皮化生粘膜上に存在する．*H.pylori* 陽性の場合は，感染局所に高度の慢性（単核細胞），急性（好中球）炎症が生じている．

胃粘膜傷害を生じる主な因子には，以下のものがある．
① ウレアーゼ：ウレアーゼにより尿素が分解されて生じるアンモニアが，粘膜傷害性を有する．好中球由来の活性酸素とアンモニアからモノクロラミンという強力な傷害物質が生じる．
② 炎症：好中球由来の活性酸素．
③ サイトトキシン：CagA 蛋白，空胞化サイトトキシ

消化管・腹膜疾患

7

胃・十二指腸疾患

ン（VacA）を産生する菌種が，潰瘍発生の病原性が強いとの報告が欧米で多いが，わが国では大半がこの菌種である．

④炎症反応惹起因子：本菌の定着により胃上皮細胞からサイトカイン分泌が引き起こされる．特にIL-8は強力な好中球走化因子，活性化因子である．マクロファージから誘導型一酸化窒素合成酵素（inducible nitric oxide synthase：NOS）を誘導し，一酸化窒素（NO）の産生を引き起こす．過剰に産生されたNOは傷害因子として働く．

防御因子

粘液・重炭酸（HCO_3^-）バリア：胃内腔のpH 2から粘膜のpH 7.4へのpHの勾配が存在する．粘液層は，糖蛋白層が粘液・重炭酸バリアを形成し，リン脂質層が細胞表面側の疎水性を保っている．

血流，微小循環：粘膜血流は，酸素や栄養物質の補給，H^+や老廃物の排泄，HCO_3^-の供給などの役割を果たしている．微小循環に影響する因子として，エンドセリンが血管収縮に，NOが血管拡張に働く．

プロスタグランジン：プロスタグランジン（prostaglandin：PG）は，アラキドン酸からシクロオキシゲナーゼ（cyclooxygenase：COX）により産生され，粘膜の細胞保護作用がある．正常胃粘膜ではCOX-1が恒常的に発現しており，COX-2はマクロファージなどでサイトカインなどにより誘導され，炎症や細胞増殖にかかわる．

増殖因子：消化性潰瘍では胃壁の欠損を修復するための細胞回転が重要である．上皮増殖因子（epidermal growth factor：EGF），肝細胞増殖因子（hepatocyte growth factor：HGF），線維芽細胞増殖因子（fibroblast growth factor：FGF）などが，粘膜の維持，損傷の修復に働く．

H.pylori 感染と潰瘍

H.pylori 陽性率は，わが国の十二指腸潰瘍症例で90〜100％，胃潰瘍症例で70〜80％と高い．ただし，日本人では無症候者でも60歳以上だと約60％と高い．消化性潰瘍の成因のメタ解析では，*H.pylori*（−）/非ステロイド性抗炎症薬（NSAIDs）（−）に比べて，潰瘍のオッズ比は，*H.pylori*（＋）で18.1，NSAIDs（＋）で19.4，*H.pylori*（＋）/NSAIDs（＋）で61.1と高い．

H.pylori 除菌後には潰瘍の再発が著明に減少する．Miwaらのわが国の4,940例，除菌後48か月までの解析では，除菌後の潰瘍年間再発率は，NSAIDs服用者を除くと，胃潰瘍1.9％，十二指腸潰瘍1.5％，胃十二指腸潰瘍1.3％と低値である．

H.pylori 感染が十二指腸潰瘍の発症にかかわる機序は，①十二指腸炎，②胃酸分泌の亢進，③十二指腸の重炭酸分泌の低下などが考えられている．胃潰瘍の発症にかかわる機序については，感染により粘膜の抵抗性が減弱するためと考えられている．

NSAIDs と潰瘍

NSAIDsは，直接的な傷害作用として，粘液の疎水性を減少させ，胃酸やペプシンに対する抵抗性を減弱させる．NSAIDs投与によりCOXが阻害され，PG産生が抑制されて粘膜障害が生じる．また，NSAIDs負荷により胃血管内皮における細胞間接着分子1（intercellular adhesion module-1：ICAM-1）の発現および好中球の血管内皮への接着の増強がみられ，活性酸素やプロテアーゼの放出により粘膜障害が生じる．

わが国の関節リウマチ患者を対象とした検討では，NSAIDsを3か月以上服用している症例の上部消化管内視鏡で，15.5％に胃潰瘍が，1.9％に十二指腸潰瘍が認められた．これは消化器癌検診で発見される胃潰瘍の頻度（1〜2％）より高頻度である．また，最近のわが国の疫学研究では，上部消化管出血のリスクをアスピリン以外のNSAIDsは6.1倍，アスピリンは5.5倍に高めていた．

NSAIDsの長期投与に伴う潰瘍は，胃前庭部に多発する小さな潰瘍，深掘れ潰瘍，不整形の巨大潰瘍などが特徴的である．

NSAIDs内服に伴う消化性潰瘍発症の確実な危険因子として，高齢，潰瘍の既往，糖質ステロイドの併用，高用量あるいは複数のNSAIDsの内服，抗凝固療法の併用，全身疾患の合併があげられている．

H.pylori，NSAIDs 以外の因子

非*H.pylori*，非NSAIDs潰瘍の頻度は，わが国では数％と低かったが，最近の報告では12％に及ぶものがある．病因としては，基礎疾患（慢性肺疾患，糖尿病や狭心症などの組織血行障害，慢性腎不全の透析例，肝硬変など），NSAIDs以外の薬剤（ビスホスホネート製剤，抗癌薬），Zollinger-Ellison症候群（ガストリノーマ），まれな感染症（サイトメガロウイルス，単純ヘルペスウイルス，結核，梅毒），Crohn病などがあげられる．

病理

村上分類では組織欠損の深さを，組織欠損が粘膜固有層のみ（Ul-I），粘膜下層まで（Ul-II），固有筋層まで（Ul-III），漿膜下組織に及ぶ（Ul-IV），の4段階に分類している．Ul-Iはびらんであり，Ul-II以上が潰瘍である．Ul-IVで，胃壁に穴が空いて胃内容が腹腔内に漏出する状態を穿孔（perforation），潰瘍底が大網や隣接臓器で被覆されている状態を穿通（penetration）という．

消化性潰瘍の発生部位を示すものに，大井の二重規制学説がある（⑭）．粘膜法則と筋法則から成る．粘膜法則は，潰瘍は相異なる2つの粘膜の境界に接し，

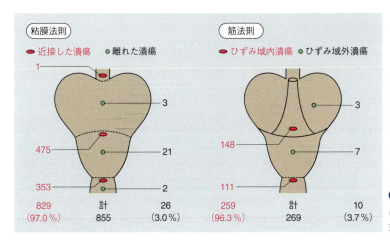

⑭ 大井の二重規制学説

(大井 実：消化性潰瘍の発生と二重規制学説．東京：南江堂；1976.)

その塩酸対側に発生するというものである．胃潰瘍は，胃底腺と幽門腺の境界に接した幽門腺域に発生する．十二指腸潰瘍は，幽門腺と十二指腸腺の境界に接した十二指腸腺域に発生する．筋法則は，胃潰瘍の発生部位は，胃体部の斜走筋束とその最内側の斜走筋が流入する境界輪状筋束とによって囲まれた胃角付近の部位であり，胃運動のひずみがあるというものである．

胃潰瘍は小彎に多く，次いで前後壁で，大彎には少ない．好発部位は腺境界の遠位側だが，萎縮性胃炎は加齢とともに口側に拡大するため，高齢者の胃潰瘍は体上部に多い．十二指腸潰瘍は球部に多く，単発の場合は前壁に，次いで後壁に多い．

難治性潰瘍は，通常の治癒期間の8～12週間で治癒に至らない潰瘍である．難治性胃潰瘍の特徴としては，不整形や線状であり，胃角部に多く，深い下掘れの潰瘍で，潰瘍縁で粘膜筋板と固有筋層が融合し，潰瘍底は胼胝性膠原線維から成る，などがある．

疫学

2014年の厚生労働省患者調査では，胃潰瘍・十二指腸潰瘍の受療率（推計患者数を人口で除して人口10万対で表した数）は，人口10万対27（入院：3，外来：24）である．1987年のこのデータは，人口10万対121（入院：19，外来：102）で，減少している．死亡率は，2011年の厚生労働省人口動態統計では人口10万対2.5である．

臨床症状

自覚症状としては，上腹部痛，心窩部痛が多い．空腹時痛が多く，摂食により軽減する．十二指腸潰瘍では夜間の腹痛が多い．胃潰瘍では少数で食後痛も認められる．

悪心・嘔吐は，幽門ないし十二指腸狭窄例で多く出現するが，狭窄がなくても生じる．胸やけや呑酸の酸症状は，高酸例で多いが，低酸でも出現する．このほか，上腹部不快感などの不定愁訴がみられる場合もある．

吐血は，Treitz靱帯よりも上部の消化管出血によって血液が嘔吐されるものである．鮮血は大量出血で出血持続の場合であるが，黒色化したコーヒー残渣様の場合は出血が持続した場合もあるし，止血した場合もある．塩酸によりヘモグロビンが塩酸ヘマチンに変化するために，吐血内容が黒褐色化してコーヒー残渣様となる．下血は血液が肛門から排出されるもので，黒色のタール便がみられる．上部消化管出血でも大量出血が短時間で排出されれば鮮血になる．

他覚所見では，上腹部，心窩部に圧痛が認められる．自発痛が消失した後も存在することが多い．

検査・診断

問診

上記の症状の有無を尋ねる．再発潰瘍の場合には既往歴の聴取が参考になる．生活状況，薬剤の服用，喫煙，飲酒歴も重要である．

X線造影検査

組織欠損部へのバリウムの溜まりであるニッシェ（niche）が描出される．間接所見として，瘢痕化による変形（胃角の開大，大彎彎入，十二指腸球部のタッシェ〈tasche〉など）や粘膜ひだの集中がある．

内視鏡

胃潰瘍の診断：急性か慢性か，初発か再発（変形の有無）か，難治性（変形の強さ，線状潰瘍，深掘れ）か，悪性所見（ひだ，辺縁の形態など）の有無を観察し，崎田・三輪分類のステージ（活動期，治癒過程期，瘢痕期）を評価する（⑮⑯）．

胃癌を疑う病変があったら，生検を行う．生検は，潰瘍辺縁から行う．癌が上皮に出現しているとすれば，辺縁部である．潰瘍底からの生検では，癌組織を採取するのは困難である．潰瘍型の胃癌でも治癒の経過をとる（malignant cycle）ことにより，癌性潰瘍が治癒に向かったときに辺縁に癌の上皮が現れる際の生検が

重要である．

十二指腸潰瘍の診断：十二指腸球部の潰瘍の診断が主である（⓱）．下降脚に，低頻度ながら球後部潰瘍がみられることがある．

H.pylori 感染の診断：生検組織を用いる方法には，培養，鏡検法，迅速ウレアーゼ試験があり，生検組織を用いない方法には，血清（尿中）抗 *H.pylori* IgG 抗体測定，^{13}C 尿素呼気試験，便中 *H.pylori* 抗原測定がある（☞「*Helicobacter pylori* の検査法」p.76）．プロトンポンプ阻害薬（PPI）を服用中の場合は，菌量低下により偽陰性が生じるので，投与中止 2 週後以降に行う．除菌判定は，除菌治療終了 4 週後以降に行う．

鑑別診断

2 型，3 型胃癌，陥凹型早期胃癌（0～IIc 型，III 型），悪性リンパ腫，結核，梅毒，Crohn 病などが，胃潰瘍と鑑別すべき疾患としてあげられる．

【合併症】

出血，穿孔，狭窄の三大合併症は，外科治療も必要となる病態である．

消化性潰瘍からの出血は，上部消化管出血の 40～60 ％ に及ぶ．わが国では胃潰瘍のほうが多い．

Forrest 分類による評価を行い，Ia（噴出性出血），Ib（湧出性出血），IIa（露出血管），IIb（血餅付着），IIc（黒い潰瘍底），III（きれいな潰瘍底）のうち，Ia，Ib，IIa が，内視鏡的止血術の適応である．

穿孔は胃潰瘍よりも十二指腸潰瘍のほうが多い．急性腹症に至るので，迅速な診断が必要である．近年，低リスク例の場合には経鼻胃管による持続吸引と酸分泌抑制薬および抗菌薬投与による保存的療法が行われている．

狭窄は十二指腸潰瘍によるものが多く，胃潰瘍では幽門輪近傍の潰瘍，線状潰瘍で変形が高度な場合にみられる．

【治療】

日本消化器病学会ガイドライン委員会により作成さ

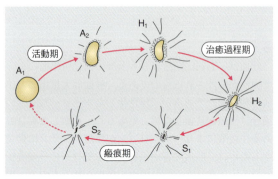

⓯ 崎田・三輪の胃潰瘍の内視鏡ステージ分類

（竹本忠良ほか〈編〉：消化器内視鏡診断テキスト 1．東京：文光堂；1983．p.104．）

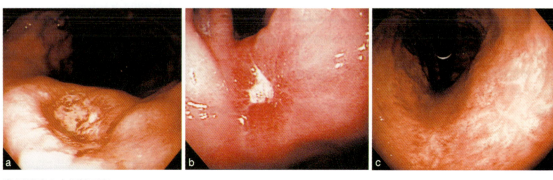

⓰ 胃潰瘍の内視鏡写真

a：体下部後壁の潰瘍（A_2 ステージ），b：胃角部小彎潰瘍（H_2 ステージ），c：体下部後壁の潰瘍瘢痕（S_2 ステージ）．

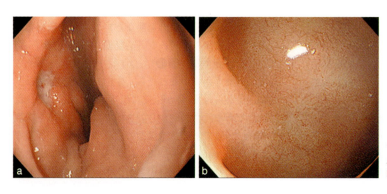

⓱ 十二指腸潰瘍の内視鏡写真

a：十二指腸球部前壁の潰瘍（A_2 ステージ）
b：十二指腸球部前壁の潰瘍瘢痕（S_2 ステージ）

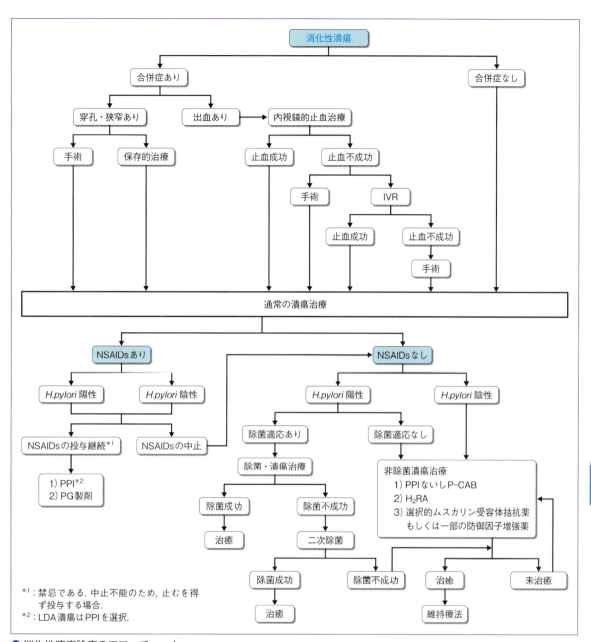

⓲ 消化性潰瘍診療のフローチャート
LDA：低用量アスピリン．
（日本消化器病学会〈編〉：消化性潰瘍診療ガイドライン 2015〈改訂第 2 版〉．東京：南江堂；2015．Annual Review 版〈追補版 2〉．p. xvii．より許諾を得て転載．）

れた『消化性潰瘍診療ガイドライン 2015』の診療フローチャートを⓲に示す．胃潰瘍と十二指腸潰瘍を対象にしたものである．

出血性胃潰瘍では，内視鏡的止血治療を行う．純エタノール局注，高張食塩水エピネフリン（HSE）局注，クリップ法，ヒータープローブなどが行われる．再出血予防のために，胃酸分泌抑制薬による治療を行う．

成因別の治療では，H. pylori 起因性胃潰瘍は，除菌を行う．わが国で保険適用の一次除菌法は，PPI ないしカリウムイオン競合型アシッドブロッカー（P-CAB）（常用量の 2 倍量/日）＋アモキシシリン（amoxicillin：AMPC）（1,500 mg/日）＋クラリスロマイシン（400 または 800 mg/日）の 1 週間投与である．一次除菌不成功後の保険適用の二次除菌法は，PPI ないし P-CAB（常用量の 2 倍量/日）＋ AMPC（1,500 mg/日）

＋メトロニダゾール（500 mg/日）の1週間投与である.

除菌適応のない場合は，第一選択としてPPIないしP-CABを用いて初期治療を行う．PPIないしP-CABが使えない場合はH₂受容体拮抗薬を，それも使えなければ，選択的ムスカリン受容体拮抗薬（塩酸ピレンゼピン）もしくは一部の防御因子増強薬（スクラルファート，ミソプロストール）のいずれかを投与する.

非除菌治療で潰瘍が治癒した後には再発予防のために，H₂受容体拮抗薬ないしスクラルファートによる維持療法を行う．NSAIDs起因性胃潰瘍では，NSAIDsを中止する．それが不可能なら，PPI，プロスタグランジン（PG）製剤により治療を行う．再発予防もP-CABを含め，同様に行う．COX-2選択的阻害薬は従来のNSAIDsよりも胃潰瘍発生頻度が低い.

予後

H.pylori起因性潰瘍では，除菌が成功して潰瘍が治癒すれば，再発はまれである.

付 吻合部潰瘍 anastomotic ulcer

胃小腸吻合術後に吻合口付近の十二指腸，空腸に生じた潰瘍である．不十分な胃切除で壁細胞領域が残った場合，Billroth II法で幽門洞が残存すると，術後胃液が十二指腸を通過せず幽門洞がアルカリ環境となりガストリンが分泌される場合，Roux-Y法で十二指腸液が吻合部を通過しないため同部の酸が中和されない場合，不完全な迷切術による場合などがある．男性に多く，原疾患は十二指腸潰瘍が多い.

鑑別で注意すべき疾患は，Zollinger-Ellison症候群である．治療は，PPIやH₂受容体拮抗薬による治療を行い，穿孔などの合併症を伴う場合は手術の適応である.

（佐藤貴一）

●文献

1) 日本消化器病学会（編）：消化性潰瘍診療ガイドライン2015（改訂第2版）．東京：南江堂；2015．Annual Review版（追補版1, 2）.
2) 諏訪庸夫（編）：H.pylori時代の消化性潰瘍学—H.pylori発見20年を記念して．大阪：日本臨牀社；2002.

胃の上皮性腫瘍 gastric epithelial tumor

胃上皮性腫瘍は，胃粘膜の上皮細胞より発生する腫瘍である．良性の上皮性腫瘍として胃腺腫，悪性の上皮性腫瘍として胃癌がある.

また，胃によくみられる非腫瘍性の隆起性病変として，胃底腺ポリープと過形成性ポリープがある．胃底腺ポリープは，Helicobacter pylori（H.pylori）未感染の胃粘膜にみられるポリープであり，組織学的には，胃底腺組織の過形成，囊胞状拡張腺管を特徴とする．癌化のリスクはきわめて低いが，家族性大腸腺腫症に伴う胃底腺ポリポーシスでは発癌母地となることもある．過形成性ポリープは，発赤調を呈するポリープであり，H.pylori感染に伴ってみられることが多く，組織学的には腺窩上皮の過形成性変化が主体である．消化管出血の原因やまれに発癌母地となる．いずれのポリープも多発し，プロトンポンプ阻害薬の長期投与により増大することがある.

胃腺腫 gastric adenoma

概念
●胃に発生する，管状構造が主体の境界明瞭な良性の上皮性非浸潤性腫瘍である.

疫学・病因・病態生理
頻度は不明であるが，全内視鏡検査の1％程度で発見されるという報告がある．H.pylori感染に伴う萎縮性胃炎粘膜に発生する．一部の胃腺腫からは分化型胃癌が発生するため，前癌病変と考えられている．ただし胃癌においては，adenoma-carcinoma sequenceは主要な発癌経路ではないため，胃腺腫は前癌病変の一部にすぎない.

病理
管状構造が主体の上皮性非浸潤性腫瘍であり，細胞異型および構造異型は軽度から高度のものまで含まれる．生検組織診断では，腺腫のみがGroup 3に分類される．欧米ではしばしばdysplasiaと表現される.

組織学的には，腸型と胃型に分類される．腸型は，小腸型の高円柱細胞からなる大きさのそろった管状腺管の密な増殖がみられ，MUC 2やCD10など腸上皮のマーカーが陽性となる（⑲）．一方，胃型は，幽門腺腫とも呼ばれ，淡明あるいは好酸性の細胞質と小型円形核を有する立方細胞からなる大小の管状腺管が密に増殖する．頸部粘液細胞〜幽門腺への分化を示す細胞が主体をなし，MUC 6が陽性となる.

臨床症状
基本的には自覚症状はなく，検診などのスクリーニングの上部消化管内視鏡検査にて偶然発見されることがほとんどである.

検査・診断
上部消化管内視鏡検査にて診断する．褪色調の扁平な隆起性病変として発見されることが多いが（⑲），発赤調や陥凹型の形態をとることもある．胃型腺腫は胃体上部に好発する．生検を行い，病理学的評価にて診断を行う．血液検査で腫瘍マーカーは上昇せず，そ

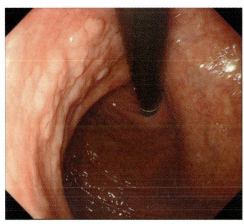
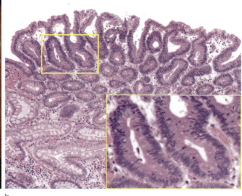

⑲ 胃腺腫の内視鏡像と組織像
a. 腸型胃腺腫の内視鏡像.褪色調の扁平な隆起を呈する.
b. 腸型胃腺腫の組織像.腸上皮化生を伴う胃粘膜に,管状腺管が密に増殖した部位を認める.倍率:弱拡大×20,強拡大×40.

のほかに特徴的な所見はない.

治療・予後

胃腺腫の癌化は,まれとする報告から,10〜15％に認めるとする報告までさまざまである.増大傾向にある病変,高異型度の病変などについては,内視鏡的切除を施行する.その他の病変については,半年ごともしくは1年ごとに,上部消化管内視鏡検査にて経過観察を行う.予後は良好である.

胃癌 gastric cancer

概念
● 胃の上皮細胞から発生する悪性腫瘍である.

疫学

わが国における癌の部位別罹患率では,胃癌は男性で第1位,女性で第3位である(⑳).部位別死亡率では,男性で肺癌に次いで第2位,女性で大腸癌,肺癌,膵癌に次いで第4位である(㉑).後述するように,衛生環境の改善,除菌療法の普及により,H. pyloriの感染率が低下しているものの,罹患数はいまだ増加傾向にある.死亡数は,治療法の改善に伴い,減少傾向にある.また,都道府県別でみると,罹患率は東北地方で高い傾向がみられる.これは,H. pyloriの感染率および食事(高塩分食)の影響を反映しているものと考えられている.全世界で比較をすると,罹患率はアジアで高く,欧米で低い傾向がみられる.これは,H. pyloriの感染率および菌株の差異によるものと考えられている.

病因

胃癌の発生には,環境的要因および宿主要因が関与する(㉒).

環境的要因として最も重要なのは,H. pylori 感染であり,H. pylori は国際がん研究機関により,科学的証拠が最も確かな発癌物質(グループ1)に分類されており,胃癌の発生のほとんどが H. pylori に関係しているとされる.H. pylori による慢性萎縮性胃炎からの発癌率は年率 0.1〜0.5％,腸上皮化生を伴った胃炎からの発癌率は年率 0.1〜1.7％ と報告されている.H. pylori 除菌療法により,胃癌の発生率は減少するが,除菌後も萎縮粘膜や腸上皮化生は残存し,依然として胃癌の高リスクである.また,胃癌の約10％が Epstein-Barr virus(EBV)感染と関連があると報告されており,それらの胃癌では H. pylori と EBV の両者が発癌にかかわるとされている.

食道胃接合部に発生する癌については,H. pylori 感染による萎縮粘膜から発生するケース,Barrett 上皮から発生するケースが含まれていると考えられている(☞「食道癌」p.105).

胃癌の発生には食事による影響も関与しており,塩分の過剰摂取が胃癌の発生を助長することが,地域間の相関研究,患者対照研究により証明されている.スナネズミを用いた動物実験でも,胃癌発生における食塩過剰摂取の関与が証明されている.喫煙も胃癌と関連がある.

宿主側の遺伝的要因として代表的なものは,家族性びまん性胃癌である.細胞接着に関与する蛋白 E-カドヘリンをコードする *CDH1* 遺伝子に変異が存在すると,高頻度かつ多発性にびまん性胃癌を発症する.欧米で多数報告されており,日本でも数家系の報告がある.その他,ゲノムワイド関連解析により,インターロイキン(interleukin:IL)-1β や腫瘍壊死因子(tumor

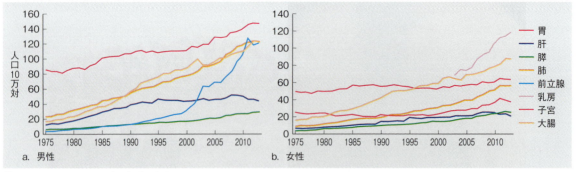

⑳ わが国における癌の部位別罹患率（国立がん研究センターがん対策情報センター）

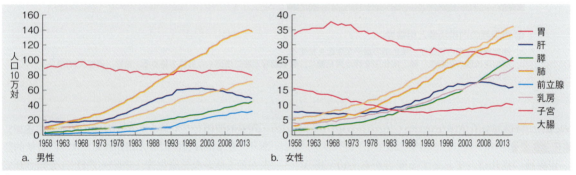

㉑ わが国における癌の部位別死亡率（国立がん研究センターがん対策情報センター）

㉒ 胃癌の発生要因

環境的要因	Helicobacter pylori 感染 Epstein-Barr virus 感染 食塩の過剰摂取 喫煙
宿主要因	家族性びまん性胃癌（CDH1 遺伝子変異） IL-1β 遺伝子や TNF-α 遺伝子の SNP 自己免疫性（A 型）胃炎

necrosis factor：TNF)-α 遺伝子の一塩基多型（single nucleotide polymorphism：SNP）が胃癌発症に関与している可能性が報告されている．

病態生理

　H. pylori の持続感染による慢性炎症により，胃粘膜に慢性萎縮性胃炎，さらに腸上皮化生を認めるようになり，これらの粘膜から胃癌が発生する．H. pylori 感染からの発癌機序については，H. pylori そのものの作用と慢性炎症による作用があると考えられている．H. pylori は CagA という病原性の強い物質をつくり，それを IV 型分泌装置を介して胃上皮細胞内に直接注入し，胃上皮細胞を発癌の方向へと向かわせる．また，H. pylori 感染に伴って，胃粘膜に慢性炎症が引き起こされ，炎症細胞から出てくるサイトカインなどにより，胃上皮細胞の増殖が促進され，アポトーシスが抑制される．さらに，それら両者の作用により，胃上皮細胞に癌抑制遺伝子 p53 などの遺伝子変異やエピゲノム異常などが蓄積することで，H. pylori 感染による慢性胃炎粘膜から高率に胃癌が発生する．

　びまん性胃癌は，高度の萎縮性胃炎だけでなく，比較的軽度の萎縮性胃炎粘膜からも発生する．このタイプの胃癌の発生には，細胞接着に関与する CDH1 や RHOA 遺伝子の機能異常が関与すると考えられている．最近，H. pylori 未感染の胃粘膜にも，早期のびまん性胃癌（印環細胞癌）が発見されており，注意が必要である．

　また，一部の胃癌では EBV が発癌に関与する．これらの症例では H. pylori 感染も伴っており，両者が関与していると考えられる．EBV 感染が関与する胃癌は超高メチル化状態であるのが特徴である．

　その他，H. pylori 感染が関与しない胃癌もまれながら存在する．前述のびまん性胃癌（印環細胞癌）や，自己免疫性胃炎（A 型胃炎）に伴うもの，胃体上部に好発し胃底腺細胞（主細胞，頸部粘液細胞，壁細胞）への分化を示す胃底腺型腺癌などが報告されている．これらの発生機序についてはまだ解明されていない．

分類

　胃癌には，肉眼的分類，進行度分類および組織学的分類が存在する．

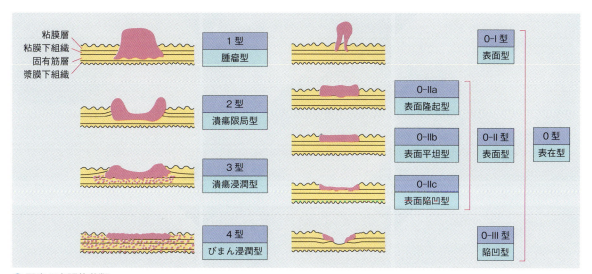

㉓ 胃癌の肉眼的分類
(日本胃癌学会〈編〉：胃癌取扱い規約．第15版．東京：金原出版；2017．p.11を参考に作成．)

肉眼的分類（㉓㉔）

　胃癌は，腫瘍の壁深達度により，表在型（0型）と進行型（1型〜4型）に分けられる．表在型は，癌が粘膜下組織までにとどまる場合に多くみられる肉眼形態であり，進行型は，固有筋層以深に及んでいる場合に多くみられる肉眼形態である．表在型（0型）は，形態により，さらに0-I型，0-II型（0-IIa，0-IIb，0-IIc），0-III型に分けられる．

進行度分類（TNM分類，㉕㉖）

　胃癌の進行度は，壁深達度（T），リンパ節転移（N），遠隔転移（M）により分類される．壁深達度（T）は，癌浸潤の最深部が粘膜（M），粘膜下組織（SM），固有筋層（MP），漿膜下組織（SS），漿膜表面（S）のいずれに及んでいるかによって分類される．リンパ節転移の有無にかかわらず，粘膜下組織までにとどまる場合を早期胃癌，固有筋層以深に浸潤している場合を進行胃癌と呼ぶ．リンパ節転移（N）は，転移した領域リンパ節の個数により決定される．遠隔転移（M）は，領域リンパ節以外の転移の有無により決定される．術前の臨床進行度分類をcTNM，病理進行度分類をpTNMで表す．

　これらの情報による進行度分類（TNM分類）は予後をよく反映しており，後述するように治療方針の決定に使用される．

組織学的分類（㉗㉘）

　胃癌は，高頻度に出現する腺癌を一般型として，乳頭腺癌（pap），管状腺癌（tub），低分化腺癌（por），印環細胞癌（sig），粘液癌（muc）に組織学的に分類されている．乳頭腺癌（pap）は，乳頭状あるいは絨毛状構造の明瞭な腺癌で，主として円柱上皮から構成される．管状腺癌（tub）は腺腔形成の明瞭な腺癌で，円柱上皮あるいは立方上皮から構成され，腺腔形成の状態により，高分化（tub1）と中分化（tub2）に亜分類される．低分化腺癌（por）は，腺腔形成が乏しいかほとんど認められない腺癌であり，癌細胞巣が充実性ないし敷石状配列を示す充実型（por1）と，癌細胞が小胞巣状，索状あるいは孤立性で，びまん性に浸潤している非充実型（por2）に分類される．びまん浸潤型（4型いわゆるスキルス）胃癌は，非充実型低分化腺癌（por2）に含まれる．印環細胞癌（sig）は，癌細胞内に粘液を種々の程度に貯留する印環型の細胞からなる腺癌である．粘液癌（muc）は，細胞外への著明な粘液貯留によって粘液結節が形成される癌である．その他，特殊型として，カルチノイド腫瘍，内分泌細胞癌，リンパ球浸潤癌，胎児消化管類似癌，肝様腺癌，胃底腺型腺癌，腺扁平上皮癌，扁平上皮癌，未分化癌などが存在する．

　胃癌はしばしば分化型と未分化型に二大別分類される．上記の一般型のうち，pap，tub1，tub2が分化型癌，por1，por2，sigが未分化型癌である．欧米では，Laurenの分類により，intestinal type（pap，tub1，tub2に相当する），diffuse type（por，sigに相当する），mixed type（両者が混在），indeterminate type（分類不能型）に分けられる．

　また，腫瘍細胞の粘液形質の差異から，胃癌を，胃型，腸型，胃腸混合型に分類することがある．

臨床症状

　早期に発見される胃癌は無症状のことが多く，人間ドックなどのスクリーニングの胃透視検査や上部消化管内視鏡検査にて発見されることが多い．進行癌では，

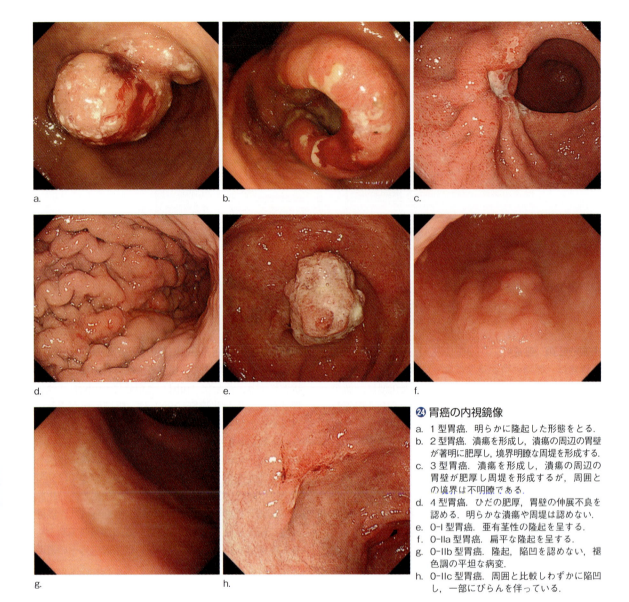

㉔ 胃癌の内視鏡像
a. 1型胃癌．明らかに隆起した形態をとる．
b. 2型胃癌．潰瘍を形成し，潰瘍の周辺の胃壁が著明に肥厚し，境界明瞭な周堤を形成する．
c. 3型胃癌．潰瘍を形成し，潰瘍の周辺の胃壁が肥厚し周堤を形成するが，周囲との境界は不明瞭である．
d. 4型胃癌．ひだの肥厚，胃壁の伸展不良を認める．明らかな潰瘍や周堤は認めない．
e. 0-I型胃癌．亜有茎性の隆起を呈する．
f. 0-IIa型胃癌．扁平な隆起を呈する．
g. 0-IIb型胃癌．隆起，陥凹を認めない，褪色調の平坦な病変．
h. 0-IIc型胃癌．周囲と比較しわずかに陥凹し，一部にびらんを伴っている．

体重減少や食欲低下の症状が出現し，腫瘍からの出血に伴い，貧血，下血などの症状を呈する．また，噴門部や幽門部などの進行癌では，胃内腔の狭小化に伴い，通過障害の症状を呈することもある．リンパ節転移や遠隔転移をきたした場合，転移部位によりさまざまな症状を呈する．癌性腹膜炎による腹水貯留や腸閉塞，後腹膜浸潤による尿管閉塞に伴う水腎症，腹腔内リンパ節転移による閉塞性黄疸や下腿浮腫，癌性胸膜炎による胸水貯留や呼吸困難，骨転移による疼痛などがある．

検査・診断

基本的には上部消化管内視鏡検査にて診断可能であり，確定診断のために生検を行う．

上部消化管内視鏡検査

胃癌の存在診断，深達度診断および組織学的な確定診断に必須の検査である．早期胃癌の内視鏡診断は通常の白色光での観察に加えて，インジゴカルミンや酢酸などの色素や薬剤散布が併用され，病変の存在および範囲診断に有用である．また，拡大内視鏡観察を用いた narrow band imaging（NBI：狭帯域光）観察により，表面構造および異型血管を詳細に観察することで，より正確な質的診断および範囲診断が可能となった（㉙）．進行胃癌は，1型から3型は肉眼的に診断が容易であるが，4型では粘膜面に腫瘍の露出が少なく，ひだの肥厚や伸展不良が唯一の所見となり，時に診断が困難な場合がある（㉔d）．確定診断には，病変からの生検による病理学的評価を行う．

㉕ 胃癌の進行度分類（T，N，M 因子）

壁深達度（T）	
TX	癌の浸潤の深さが不明なもの
T0	癌がない
T1	癌の局在が粘膜（M）または粘膜下（SM）にとどまるもの
T1a	癌が粘膜にとどまるもの（M）
T1b	癌の浸潤が粘膜下組織にとどまるもの（SM）
T2	癌の浸潤が粘膜下組織を越えているが，固有筋層にとどまるもの（MP）
T3	癌の浸潤が固有筋層を越えているが，漿膜下組織にとどまるもの（SS）
T4	癌の浸潤が漿膜表面に接しているかまたは露出，あるいは他臓器に及ぶもの
T4a	癌の浸潤が漿膜表面に接しているか，またはこれを破って腹腔に露出しているもの（SE）
T4b	癌の浸潤が直接他臓器まで及ぶもの（SI）

リンパ節転移（N）	
NX	領域リンパ節転移の有無が不明である
N0	領域リンパ節に転移を認めない
N1	領域リンパ節に 1〜2 個の転移を認める
N2	領域リンパ節に 3〜6 個の転移を認める
N3	領域リンパ節に 7 個以上の転移を認める
N3a	7〜15 個の転移を認める
N3b	16 個以上の転移を認める

その他の転移（M）	
MX	MX：領域リンパ節以外の転移の有無が不明である
M0	M0：領域リンパ節以外の転移を認めない
M1	M1：領域リンパ節以外の転移を認める

（日本胃癌学会〈編〉：胃癌取扱い規約，第 15 版．東京：金原出版；2017．p.17〜24 の内容をもとに作成．）

㉖ 胃癌の進行度分類（臨床分類および病理分類）

臨床分類（cTNM）

	N0	N1, N2, N3
T1，T2	I	IIA
T3，T4a	IIB	III
T4b		IVA
T/N にかかわらず M1		IVB

病理分類（pTNM）

	N0	N1	N2	N3a	N3b	T/N にかかわらず M1
T1a，T1b	IA	IB	IIA	IIB	IIIB	
T2	IB	IIA	IIB	IIIA	IIIB	
T3	IIA	IIB	IIIA	IIIB	IIIC	IV
T4a	IIB	IIIA	IIIA	IIIB	IIIC	
T4b	IIIA	IIIB	IIIB	IIIC	IIIC	
T/N にかかわらず M1						

（日本胃癌学会〈編〉：胃癌取扱い規約，第 15 版．東京：金原出版；2017．p.26 を参考に作成．）

㉗ 胃癌の組織学的分類

一般型		特殊型
乳頭腺癌　papillary adenocarcinoma（pap）	分化型	カルチノイド腫瘍
管状腺癌　tubular adenocarcinoma（tub）		内分泌細胞癌
高分化　well differentiated（tub1）		リンパ球浸潤癌
中分化　moderately differentiated（tub2）		胎児消化管類似癌
低分化腺癌　poorly differentiated adenocarcinoma（por）	未分化型	肝様腺癌
充実型　solid type（por1）		胃底腺型腺癌
非充実型　non-solid type（por2）		腺扁平上皮癌
印環細胞癌　signet-ring cell carcinoma（sig）		扁平上皮癌
粘液癌　mucinous adenocarcinoma（muc）		未分化癌
		その他の癌

（日本胃癌学会〈編〉：胃癌取扱い規約，第 15 版．東京：金原出版；2017．p.32〜36 の内容をもとに作成．）

生検組織は，Group 1〜5 に分類される（㉚）．Group 1 は非腫瘍性病変であり，正常組織だけでなく，炎症性粘膜や化生性粘膜などさまざまな所見が含まれる．Group 3，4，5 は腫瘍の所見であり，Group 3 は腺腫，Group 4 は腺腫か癌か鑑別できない病変，Group 5 は癌と診断される病変である．また，Group 2 は腫瘍性（腺腫または癌）か非腫瘍性か判断困難な病変であり，再検査が必須である．

胃透視検査

わが国では胃癌の集団検診に用いられている．進行胃癌の検出が可能であり，隆起型の腫瘍は陰影欠損像として描出され，陥凹型腫瘍はニッシェとして描出される．また，4 型胃癌では胃粘膜の硬化像，胃内腔の拡張不良を呈し，上部消化管内視鏡検査よりも診断に有用な場合がある（㉛）．早期胃癌の検出は，時に困難な場合があり，上部消化管内視鏡検査に劣る．

超音波内視鏡検査

早期胃癌の内視鏡治療の適応を判断するため，胃癌の壁深達度の評価が必要な場合に行われる．

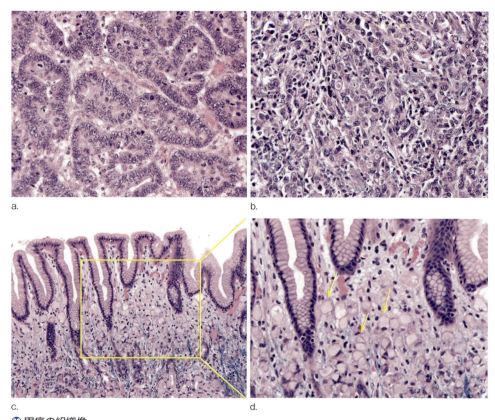

❷⓼ 胃癌の組織像
a. 高分化型管状腺癌（tub1）．倍率×20．
b. 充実型低分化型腺癌（por1）．倍率×20．
c. 印環細胞癌（sig）．倍率×20．
d. 印環細胞癌（sig）．倍率×40．細胞内に粘液を貯留した印環型の癌細胞を認める（矢印）．

画像検査

病期診断のため，CT，MRI，FDG-PETなどの全身検索が行われる．

腫瘍マーカー

腺癌のマーカーであるCEA，CA19-9が高値を呈することが多く，まれにAFPが高値を呈する腫瘍も存在する．いずれも，早期胃癌で高値を呈することは少なく，早期診断よりも，化学療法の治療効果判定や術後再発の診断に有用である．

治療

胃癌の治療は，進行度分類（TNM分類）に応じて，手術，内視鏡的切除，化学療法，緩和ケアなどの治療法を選択して行う．胃癌の治療方針に関するアルゴリズムを❷に示す．

外科的手術

cN(+)またはT2以深の腫瘍に対しては，胃の2/3以上の切除とD2リンパ節郭清（腫瘍近傍のリンパ節から順にD1，D1+，D2リンパ節と定義される）を行う．術式は，通常，幽門側胃切除術か胃全摘術かの選択となり，近位側切離断端距離を確保できるかどうかで決められる．cT1N0腫瘍に対しては，胃切除およびD1またはD1+郭清（縮小手術）が行われる．近年，侵襲度が低く，術後の回復が速い腹腔鏡下手術が急速に普及している．幽門側胃切除術が適応となるcStage I症例では，腹腔鏡下手術が選択されうる術式とされているが，cStage II以上の胃癌に対する腹腔鏡下幽門側胃切除術や，腹腔鏡下胃全摘術に関しては現時点では推奨される根拠に乏しいとされている．

また，治癒切除不能症例における出血や狭窄などの症状を改善するために，姑息的胃切除，胃空腸吻合術などのバイパス手術が行われることがある．

内視鏡的治療

内視鏡的切除の種類には内視鏡的粘膜切除術（endoscopic mucosal resection：EMR）と内視鏡的粘膜下層剥離術（endoscopic submucosal dissection：ESD）があり，病変の大きさ，部位などにより選択される（☞「消化管の内視鏡的インターベンション」p.79）．内視鏡的治療の適応は，リンパ節転移の可能性がきわめて低く，腫瘍が一括切除できる大きさと部位にあることである．リンパ節転移の危険性が1％未満と推定

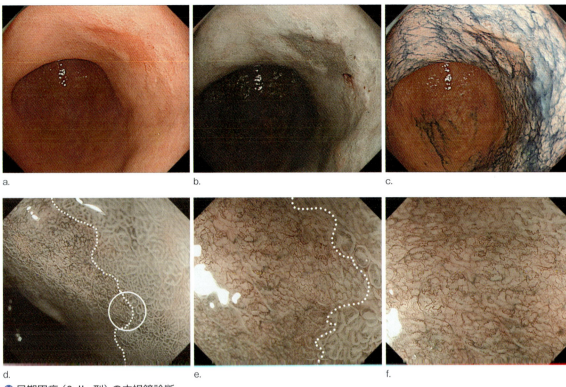

㉙ 早期胃癌（0-IIc 型）の内視鏡診断
a. 白色光観察．胃角後壁に 15 mm 大の不整な陥凹性病変を認める．
b. NBI 観察．病変全体が brownish area として認識される．
c. インジゴカルミン散布像．陥凹部分が強調される．
d. NBI 拡大観察像（弱拡大）．病変の後壁側の demarcation line（DL：白点線）が明瞭に追える．
e. NBI 拡大観察像（d の円内の強拡大）．DL がより詳細に追える．
f. NBI 拡大観察像（陥凹内の強拡大）．不整な微小血管の増生が目立つ（irregular microvascular pattern）．
内視鏡的粘膜下層剥離術（ESD）の結果，粘膜内にとどまる 12 mm の中分化腺癌であった．

㉚ 胃生検組織診断分類

Group X	生検組織診断ができない不適材料
Group 1	正常組織および非腫瘍性病変
Group 2	腫瘍性（腺腫または癌）か非腫瘍性か判断の困難な病変
Group 3	腺腫
Group 4	腫瘍と判断される病変のうち，癌が疑われる病変
Group 5	癌

される病変を「絶対適応病変」，リンパ節転移の危険性は1％未満と推定されるものの，長期予後に関するエビデンスに乏しい病変を「適応拡大病変」と定義する．また，外科的胃切除が標準治療であるが，内視鏡的切除により治癒する可能性があり，何らかの理由で外科的胃切除を選択しがたい病変は「相対適応病変」とされる（㉝）．

内視鏡的切除後には，局所の切除度とリンパ節転移の可能性をもとに，根治性の評価が行われる（☞「消化管の内視鏡的インターベンション」p.79）．根治度

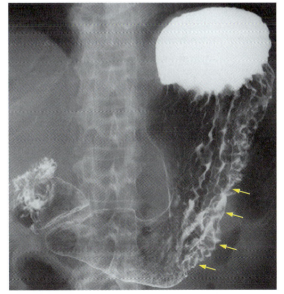

㉛ 4 型進行胃癌の胃透視像（㉔d と同一症例）
胃体中部大彎に胃壁の硬化像および内腔の拡張不良を認める（矢印）．

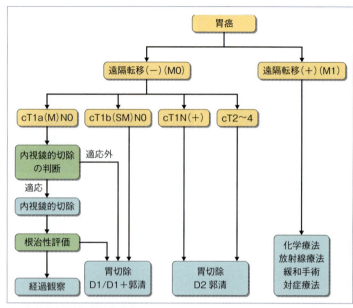

❷ 胃癌治療方針アルゴリズム

（日本胃癌学会〈編〉：胃癌治療ガイドライン，第 5 版．東京：金原出版；2018．p.6 を参考に作成．）

❸ 胃癌の内視鏡的治療の適応

絶対適応病変	肉眼的粘膜内癌（cT1a），分化型癌，UL0
	3 cm 以下の肉眼的粘膜内癌（cT1a），分化型癌，UL1
適応拡大病変	2 cm 以下の肉眼的粘膜内癌（cT1a），未分化型癌，UL0
相対適応病変	上記以外の病変で，年齢や併存症など何らかの理由で外科的胃切除を選択しがたい早期胃癌

注 1：分化型癌および未分化型癌とは，それぞれ，組織学的分類の pap，tub1，tub2 および por1，por2，sig を指す．
注 2：癌巣内に潰瘍もしくは潰瘍瘢痕を伴う場合を UL1 とし，伴わない場合を UL0 とする．

（日本胃癌学会〈編〉：胃癌治療ガイドライン，第 5 版．東京：金原出版；2018．p.21の内容をもとに作成．）

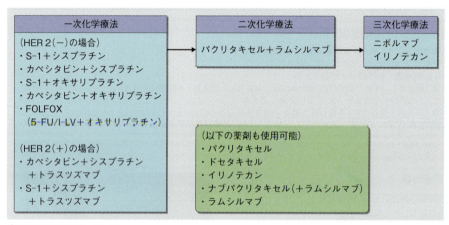

❹ 胃癌化学療法レジメン

（日本胃癌学会〈編〉：胃癌治療ガイドライン，第 5 版．東京：金原出版；2018．p.27を参考に作成．）

の低い症例については，追加外科切除や再 ESD などの追加治療が考慮される．

また，治癒切除不能症例における癌性狭窄に対しては，内視鏡的消化管ステント留置術が選択されることもある（☞「消化管の内視鏡的インターベンション」）．

全身化学療法

切除不能進行・再発症例，あるいは非治癒切除症例で全身状態が良好かつ主要臓器機能が保たれている症例には化学療法が推奨される．近年，通常の殺細胞薬に加え，分子標的薬や免疫チェックポイント阻害薬など多数の新薬が承認され，有効な化学療法レジメンが開発されている．しかしながら化学療法単独での根治は難しく，治療の目的はあくまでも癌の進行に伴う臨床症状の改善や発現時期の遅延および生存期間の延長にある．『胃癌治療ガイドライン第 5 版』に掲載されている「推奨される化学療法レジメン」およびその他の使用可能な薬剤を❹に提示する．

一次化学療法：HER 2 発現の有無により標準治療が異なるため，一次化学療法前に HER 2 検査が行われる．IHC（免疫組織学的検査）3＋，または IHC 2＋かつ FISH（fluorescence *in situ* hybridization）もしくは DISH（dual color *in situ* hybridization）陽性である場合，HER 2 陽性胃癌とする（全胃癌の 15 ％程度）．

① HER 2 陽性胃癌：フッ化ピリミジン系薬剤とプラチナ系薬剤の併用療法に，HER 2 に対する分子標

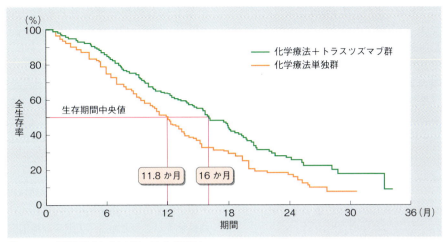

㉟ HER 2 陽性胃癌に対する一次化学療法
HER 2 陽性胃癌症例に対する，化学療法（カペシタビン＋シスプラチン）＋トラスツズマブ群と化学療法単独群の比較試験（ToGA 試験）．トラスツズマブ併用群で有意に生存期間の延長を認めた（生存期間中央値：11.8 か月 vs 16 か月）．
（Bang YJ, et al : Trastuzumab in combination with chemotherapy versus chemotherapy alone for treatment of HER2-positive advanced gastric or gastro-oesophageal junction cancer（ToGA）: a phase 3, open-label, randomised controlled trial. Lancet 2010 ; 376 : 687.）

的薬であるトラスツズマブを加えた化学療法を行う．カペシタビン＋シスプラチン＋トラスツズマブもしくは，S-1＋シスプラチン＋トラスツズマブ療法が推奨されるレジメンである（㉟）．

② HER 2 陰性胃癌：基本的にはフッ化ピリミジン系薬剤とプラチナ系薬剤の併用療法を行う．フッ化ピリミジン系薬剤としては，S-1，カペシタビンもしくは 5-FU，プラチナ系薬剤としては，シスプラチンもしくはオキサリプラチンの選択となり，これらの組み合わせにより，㉞のようなレジメンが選択可能である．年齢や全身状態（腎機能，経口摂取の状態），外来での投与の有無などをもとに，レジメンを選択する．

二次化学療法：全身状態が良好な症例では，一次化学療法が無効となった場合，二次化学療法を行う．一次化学療法で使用された，フッ化ピリミジン系薬剤およびプラチナ系薬剤以外の，タキサン系薬剤（パクリタキセル，ナブパクリタキセル，ドセタキセル）およびイリノテカンの単独療法が選択される．また，血管内皮増殖因子受容体（vascular endothelial growth factor receptor：VEGFR）-2 に対する分子標的薬であるラムシルマブも選択可能であり，パクリタキセルとラムシルマブの併用療法がパクリタキセル単独投与よりも有効であることが示されたことから，パクリタキセル＋ラムシルマブ併用療法が推奨されるレジメンである．

三次以降の化学療法：全身状態が良好な症例では，三次化学療法として，二次化学療法で使用しなかったレジメンを使用することを考慮する．また，免疫チェックポイント阻害薬として，抗 PD-1（programmed cell death-1）モノクローナル抗体であるニボルマブが，胃癌における三次以降の化学療法の選択肢となっている．有効性が示されている一方，免疫関連の重篤な有害事象が報告されており，注意が必要である．

術後補助化学療法：胃癌術後の再発防止のために行われる．根治手術が行われた，pStage II，IIIA，IIIB 症例（ただし T1 症例を除く）が対象となる．術後，S-1 の 1 年間投与もしくは，カペシタビン＋オキサリプラチンの 6 か月間投与が行われる．

経過・予後

2001 年から 2007 年までのわが国の胃癌症例の IA，IB，II，IIIA，IIIB，IV の各 Stage における 5 年生存率はそれぞれ，91.5 %，83.6 %，70.6 %，53.6 %，34.8 %，16.4 % と報告されている．切除不能進行・再発症例，あるいは非治癒切除症例に対する全身化学療法施行例の生存期間中央値は，HER 2 陽性胃癌で 16 か月，HER 2 陰性胃癌で 12 か月が目安であり予後不良である．病変の早期発見，内視鏡的切除などの技術の向上，新規治療薬の開発などにより，標準治療はめまぐるしく更新され，さらなる予後の改善が期待される．

予防

胃癌の予防としては，*H. pylori* 除菌療法が行われる．*H. pylori* が陽性であり，内視鏡検査で *H. pylori* 感染胃炎が確認された場合，*H. pylori* 除菌療法が適応となる．前述のように，進行した慢性萎縮性胃炎は除菌後も胃癌の高リスクであるため，早い段階で除菌療法を

行うことが重要である．また，*H. pylori* 感染胃炎が確認された症例では，定期的に上部消化管内視鏡検査を行い，胃癌の早期発見に努める．健診では，粘膜の萎縮度を推測するペプシノゲン測定と *H. pylori* 抗体測定を組み合わせた胃癌リスク検診（ABC 検診）が導入されている．また，胃癌の根治治療後の症例についても，異時性多発病変の検索のため，定期的に上部消化管内視鏡検査を行う必要がある．

（清水孝洋，瀬戸山　健，宮本心一）

●文献

1) 日本胃癌学会（編）：胃癌取扱い規約，第15版．東京：金原出版；2017.
2) 日本胃癌学会（編）：胃癌治療ガイドライン，第5版．東京：金原出版；2018.

胃 MALT リンパ腫
gastric MALT lymphoma

概念
- MALT リンパ腫は，慢性炎症を背景に消化管，甲状腺，肺などの節外臓器に発生する粘膜関連リンパ組織（mucosa-associated lymphoid tissue：MALT）の辺縁帯領域（marginal zone）の B 細胞に由来する低悪性度リンパ腫である．
- 血液・リンパ系腫瘍の WHO 分類（2017 年改訂第4版）における正式名称は extranodal marginal zone lymphoma of mucosa-associated lymphoid tissue（MALT lymphoma）である．
- 胃は MALT リンパ腫が最も多くみられる臓器である．

病因
　胃 MALT リンパ腫の約 90 ％は，*Helicobacter pylori*（*H. pylori*）による慢性胃炎を基盤に発生する．*H. pylori* 感染により胃粘膜内に炎症細胞が集簇し，慢性活動性胃炎が惹起される．炎症細胞および *H. pylori* 感染胃粘膜細胞が炎症性サイトカインや B 細胞ホーミング因子を産生し，MALT を形成する．自己抗原と *H. pylori* 特異的 T 細胞による抗原刺激が持続することで多クローン性の B 細胞増殖をきたす．また，CD40-CD40L を介した T 細胞と B 細胞の共刺激および濾胞樹状細胞で産生された B 細胞活性化因子を介した共刺激により B 細胞増殖がさらに促進され，単クローン性の腫瘍に至ると考えられている．15～20 ％の例でみられる染色体転座 t(11;18)(q21;q21)/*BIRC3-MALT1* も腫瘍化に関与している．

病理
　反応性濾胞外側の辺縁帯領域にびまん性に増殖する小型ないし中型の腫瘍性 B 細胞（centrocyte-like cell）と，腺管上皮の破壊像（lymphoepithelial lesion）が特徴的である．

疫学
　胃原発悪性リンパ腫の 40～50 ％，全節外性リンパ腫の 20～40 ％，胃原発悪性腫瘍の 1～5 ％を占める．

診断
　上腹部痛や出血などの症状がみられるが，無症状の例も多い．胃 X 線検査や内視鏡検査では，凹凸顆粒状粘膜，多発びらんや潰瘍，IIc 型早期癌様の陥凹など多彩な像を示す（表層型）．びまん型や腫瘤型もある．
　確定診断には，鉗子生検や内視鏡的粘膜切除による組織検査が必要である．大型芽球様細胞の胞巣状ないしシート状増殖が存在すれば，びまん性大細胞型 B 細胞リンパ腫（diffuse large B-cell lymphoma：DLBCL）と診断する．
　臨床病期は，治療方針の決定に重要であり，Musshoff の改訂 Ann-Arbor 分類または Lugano 国際会議分類（☞「消化管リンパ腫」p.274）に従う．病期診断には，超音波内視鏡（EUS），小腸・大腸の X 線または内視鏡，胸腹部 CT，FDG-PET，骨髄穿刺などの全身精査が必要である．

治療

H. pylori 除菌療法
　I/II$_1$ 期例の第一選択治療法で，完全寛解導入率は 60～90 ％である．

除菌無効例に対する二次治療
① 慎重な経過観察（watch and wait ストラテジー）：リンパ腫細胞が残存しても，増悪がなければ，除菌後 2 年間は 'watch and wait' が推奨される．
② 放射線療法またはシクロホスファミド経口単剤化学療法：I/II$_1$ 期で DLBCL 成分のない除菌無効例に有効である．
③ 免疫化学（R-CHOP）療法：除菌後増悪例，II$_2$～IV 期，DLBCL 併存例には，抗 CD20 モノクローナル抗体リツキシマブと CHOP（シクロホスファミド，ドキソルビシン，ビンクリスチン，プレドニゾロン）療法の併用を選択する．
④ 外科的切除：穿孔，狭窄，出血および胃癌合併例などに限られる．

予後
　除菌による寛解導入後の再燃率は 2～10 ％と報告されている．わが国における大規模コホート研究で，除菌 10 年後の治療失敗回避率，全生存率および無イベント生存率はおのおの 90 ％，95 ％および 86 ％であり，長期予後もきわめて良好なことが確認された．

（中村昌太郎）

◎文献

1) Cook JR, et al：Extranodal marginal zone lymphoma of mucosa-associated lymphoid tissue（MALT lymphoma）. In：Swerdlow SH, et al（eds）. WHO Classification of Tumours of Haematopoietic and Lymphoid Tissues, revised 4th edition. Lyon：IARC Press：2017. p.259.

2) Nakamura S, et al：Long-term clinical outcome of gastric MALT lymphoma after eradication of *Helicobacter pylori*：A multicentre cohort follow-up study of 420 patients in Japan. *Gut* 2012；61：507.

3) Nakamura S, et al：Treatment strategy for gastric mucosa-associated lymphoid tissue lymphoma. *Gastroenterol Clin North Am* 2015；44：649.

㊱ 胃粘膜下腫瘍の病理組織学的分類

非上皮性病変	GIST（gastrointestinal stromal tumor） MALT リンパ腫，悪性リンパ腫，悪性黒色腫 平滑筋腫，平滑筋肉腫 神経性腫瘍：神経鞘腫，神経線維腫 脂肪腫 線維腫：血管腫，リンパ管腫 グロムス腫瘍 顆粒細胞腫
上皮性腫瘍	NET（neuroendocrine tumor） 粘膜下腫瘍の形態を呈する胃癌，転移性癌
非腫瘍性病変	嚢胞，異所性腺管 異所性膵，炎症性線維状ポリープ 好酸球性肉芽腫

胃粘膜下腫瘍
submucosal tumor of the stomach

概念
- ●胃の粘膜層より深部に存在し，胃内腔，胃粘膜内，あるいは胃外に突出した隆起性病変を意味する．
- ●胃壁を構成する筋肉，神経，血管，リンパ組織あるいは迷入組織から発生する．
- ●腫瘍では消化管間質腫瘍（gastrointestinal stromal tumor：GIST）が最も多い．

病因
　GIST，平滑筋腫，平滑筋肉腫，神経鞘腫，血管腫，悪性リンパ腫，NET（neuroendocrine tumor），粘膜下に発育する胃癌などの腫瘍，先天性の異所性膵，脂肪腫，あるいは萎縮に伴う変化としての粘膜下嚢胞などが胃の粘膜下腫瘍（submucosal tumor：SMT）（以下，胃 SMT）の原因となる．胃 SMT の形態を呈する病変は多いが，一般臨床で経験する病変は GIST が多い．GIST は，消化管の収縮運動をつかさどる筋層内の Cajal 介在細胞を起源とした腫瘍である．㊱に胃 SMT の病理組織学的分類を示す．

病理
　GIST は平滑筋細胞に類似した紡錘形細胞が増殖し，ヘマトキシリン-エオジン（HE）染色だけでなく，免疫染色を用いた鑑別が必要である．KIT は GIST の 95％前後で陽性，CD34 は 70〜80％で陽性を示す．KIT および CD34 陽性（㊲），S-100 蛋白陰性，デスミン陰性で，時に KIT 陰性，CD34 陽性，あるいは KIT 陰性，CD34 陰性，デスミン陰性，S-100 蛋白陰性の症例もある．最近，DOG1 が KIT と同等の陽性率を示すことから，GIST の特異的マーカーとして有用とされる．KIT 陰性，CD34 陰性，デスミン陽性，S-100 蛋白陰性の場合は平滑筋腫，KIT 陰性，CD34 陰性，デスミン陰性，S-100 蛋白陽性の場合は神経鞘腫に分類される（㊳）．

　異所性膵は膵組織の構成組織（島細胞，腺房細胞，導管）がすべてそろっている Heinrich I 型，島細胞の欠如する Heinrich II 型，平滑筋線維の増生と導管のみが認められる Heinrich III 型がある．

疫学
　正確な有病率は明らかでないが，胃癌検診では胃 SMT は高率に発見される．病理組織学的に検討された腫瘍性病変としては GIST が最も多い．

臨床症状
　病変が小さい場合は自覚症状はなく，胃癌検診の胃 X 線や上部消化管内視鏡検査で偶然発見されることが多い．病変が大きくなると表面に潰瘍を形成し，吐血や貧血，胃内腔を閉塞すると悪心や嘔吐をきたすことがある．

検査
　胃 X 線あるいは上部消化管内視鏡検査で診断する．SMT の質的診断には，腹部超音波，腹部 CT，超音波内視鏡（EUS），MRI，血管造影などが用いられる．胃 SMT には，胃外発育型のもの，あるいは胃内腔よりも胃外に大きく発育していることもあり，体外式超音波や CT 検査がその評価には必要である．肝嚢胞，腎嚢胞，その他，胃周囲臓器の腫瘍性病変が胃内腔に突出し胃 SMT として認識されることもあるので，周囲臓器の検査が必要となることもある．

診断
　胃 X 線や内視鏡検査では，正常の胃粘膜で覆われているため円形のなだらかな隆起性病変を呈する（㊴㊵）．表面に突出する場合は周囲の胃粘膜を引っ張るため，いわゆる bridging fold を呈することがある．大きくなると中心に白苔を伴う潰瘍を形成することがあり，ドーナツ型の形態を呈する．胃 SMT は多くは単発であるが，胃粘膜下嚢胞では胃体部に多発することがある．異所性膵では中心に陥凹を伴うことが特徴的所見である．

　正常の胃粘膜で覆われているため，内視鏡検査時に

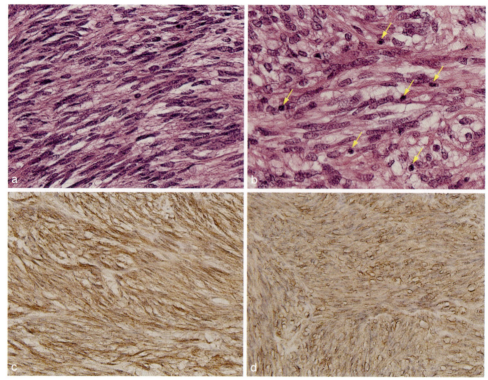

㊲ GIST の病理組織学的所見
a, b. HE 染色，矢印は核分裂像を示す．
c. KIT．
d. CD34．

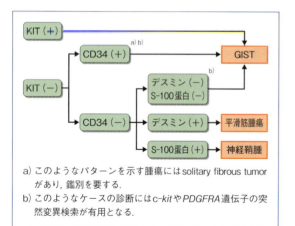

a) このようなパターンを示す腫瘍には solitary fibrous tumor があり，鑑別を要する．
b) このようなケースの診断には c-kit や PDGFRA 遺伝子の突然変異検索が有用となる．

㊳ 病理組織診断―免疫染色による主な消化管間葉系腫瘍の鑑別

（日本癌治療学会，日本胃癌学会，GIST 研究会〈編〉：GIST 診療ガイドライン，第3版．東京：金原出版；2014．）

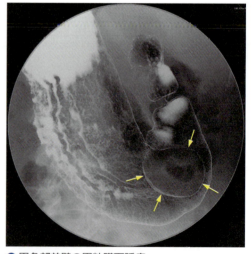

㊴ 胃角部前壁の胃粘膜下腫瘍
球形の欠損像として描出されている（矢印）．

生検で組織診断できることはまれである．生検鉗子で圧迫することにより，囊胞や脂肪腫と GIST などの充実性腫瘍と鑑別できる．脂肪腫では黄白色を呈し，鉗子で圧迫するとくぼみ，離すともとの形態に戻るため cushion sign と呼ばれる（㊶）．EUS が診断には最も有効で，腫瘍の内部構造や発生部位，さらに，壊死組織や石灰化の存在などを診断できる（㊷）．異所性膵では導管の存在を確認できれば，診断可能である（㊸）．超音波内視鏡下穿刺吸引生検細胞診（endoscopic ultrasonography guided fine needle aspiration biopsy：EUS-FNAB）は技術を要するが，病理組織診断に有効な手技である．

採取された組織を用いて，病理診断とともに細胞の異型性評価，核分裂像，proliferating cell nuclear antigen（PCNA）や Ki-67, MIB-1 などの細胞増殖能の評価（�44），さらに組織由来を明らかにするために KIT, CD34, デスミン, S 100蛋白などの免疫組織化学的診断を行うことができる．

腫瘍径が大きい場合，腹部超音波や CT 検査が腫瘍の大きさ，内部構造の診断に有効である．他の画像診断が困難な GIST では，^{18}FDG-PET を診断に用いることができる．

㊻に，日本癌治療学会，日本胃癌学会，GIST 研究会で作成された『GIST 診療ガイドライン』（2014年 11月改訂）に提示されている，胃 SMT の治療指針を示す．一般診療では GIST が多く，最も問題となるため，胃 SMT の治療指針も GIST を念頭において作成されている．腫瘍径が 2 cm 以上，5 cm 以下の胃 SMT について，腹部超音波，CT, EUS および可能であれば EUS-FNAB により精査を行う．腫瘍径 5.1 cm 以上の病変，有症状，出血や狭窄などの合併症をきたしたもの，また，病理組織学的に GIST と診断された病変については，手術を前提として staging を目的とした画像診断を行う．

経過・予後

予後は胃 SMT の病理組織による．異所性膵や囊胞，脂肪腫では，増大し出血や嵌頓などの合併症がなければ経過観察でよい．GIST, リンパ腫，NET などの腫瘍性病変は治療の対象となり，その悪性度により予後は異なる．『GIST 診療ガイドライン』に示されているように，2 cm 未満の胃 SMT は半年から1年の間隔で経過観察するが，まれに，急速に増大する GIST や平滑筋肉腫などの悪性病変があるので注意を要する．

GIST では，腫瘍径と細胞増殖能（一般には核分裂像）を組み合わせたリスク分類（㊻）で評価を行い，予後を評価したうえで経過観察を行う．細胞増殖能の指標としては，免疫染色による Ki-67 陽性率（MIB-1 labeling index）も用いられる．

治療

表面が正常粘膜で覆われているため組織診断が困難なことが多いので，一般に大きさにより診断や治療方針を決めることが多い．臨床的に頻度が高く，腫瘍性病変として最も注意が必要なのは GIST であり，胃 SMT の治療指針は日本癌治療学会，日本胃癌学会，GIST 研究会で『GIST 診療ガイドライン』が作成されている．ガイドラインの胃 SMT の治療方針は，2 cm 未満で悪性所見がなければ経過観察，5.1 cm 以上では悪性病変の可能性が高いので手術適応，2〜5 cm では CT, EUS, EUS-FNAB で積極的に診断し手術適応を決める（㊻）．腫瘍径が 5 cm を越える悪性度の高いものは開腹手術，2〜5 cm までの腫瘍は腹腔鏡下手術の適応となる．最近では，腹腔鏡内視鏡合

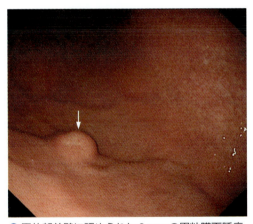

㊵ 胃体部前壁に認められた 8 mm の胃粘膜下腫瘍（SMT）（矢印）
実地診療ではこのような，2 cm 以下の胃 SMT が多い．

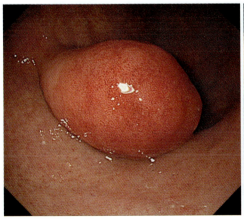

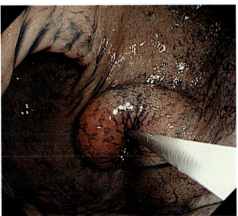

㊶ 胃体下部大彎に認められた胃脂肪腫
生検鉗子で圧迫すると cushion sign 陽性である．

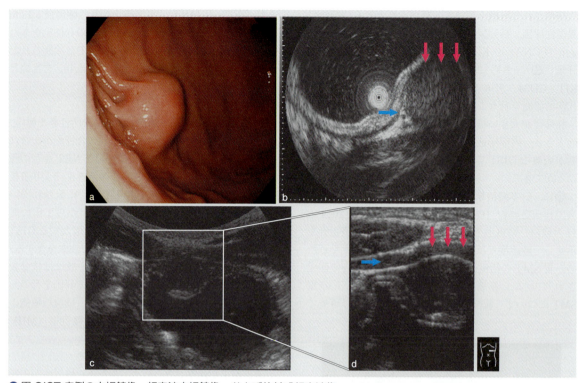

㊷ 胃 GIST 症例の内視鏡像，超音波内視鏡像，および体外式超音波像

a：上部内視鏡像，b：EUS（12 MHz），腫瘍（赤矢印），筋層（青矢印），c：covex probe（3.75 MHz），d：linear probe（7.5 MHz），腫瘍（赤矢印），筋層（青矢印）．

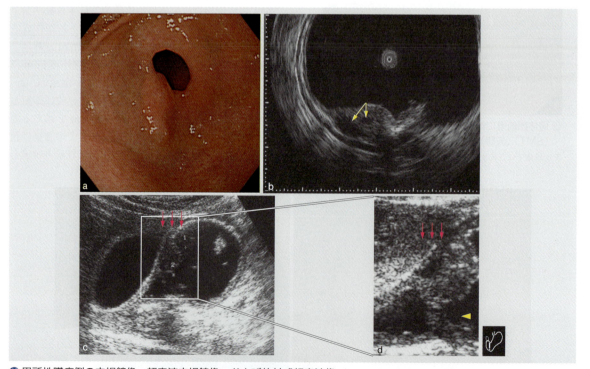

㊸ 異所性膵症例の内視鏡像，超音波内視鏡像，および体外式超音波像

a．上部内視鏡像，b．EUS（12 MHz），導管（矢印），c．convex probe（3.75 MHz），腫瘍（矢印），d．linear probe（7.5 MHz），腫瘍（矢印），P-ring（三角）．
超音波所見で導管が同定できれば診断可能である．

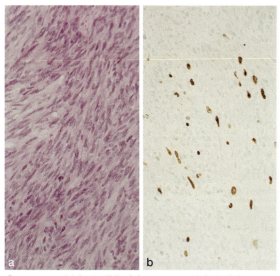

⑭ 胃GIST症例の組織像（a）とKi-67染色像（b）

❹ GISTのリスク分類（いわゆるFletcher分類，NIHコンセンサス分類）

	腫瘍径（cm）	核分裂像数（強拡大50視野あたり）
超低リスク	<2	<5
低リスク	2〜5	<5
中間リスク	<5 5〜10	6〜10 <5
高リスク	>5 >10 Any Size	>5 Any Mitotic Rate >10

（Fletcher CD, et al.：Diagnosis of gastrointestinal stromal tumors：A consensus approach. *Hum Pathol* 2002；33：459.）

同手術（laparoscopic and endoscopic cooperative surgery：LECS）が行われている．GISTの初期治療で切除不能・残存病変がある場合，または再発・転移が

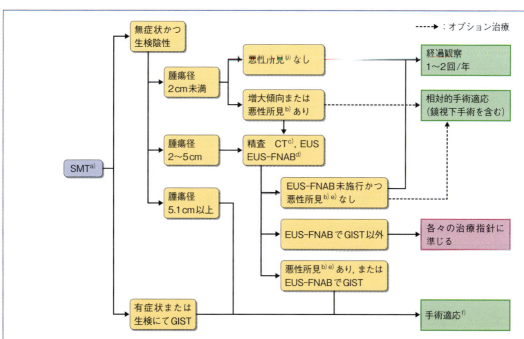

a）内視鏡下生検の病理組織診断により，上皮性病変等を除外する．漿膜側からの生検は禁忌．
b）潰瘍形成，辺縁不整，急速増大．
c）経口・経静脈性造影剤を使用し，5mmスライス厚以下の連続スライスが望ましい．
d）EUS-FNAB施行が望まれるが，必須ではない．
e）CTで壊死・出血，辺縁不整，造影効果を含め実質の不均一性，EUSで実質エコー不均一，辺縁不整，（リンパ節腫大）．
f）術前組織診断ができていない場合は，術中病理診断を行うことが望ましい．
・有症状または腫瘍径5.1cm以上のSMTは外科手術が強く推奨される．
・腫瘍径2cm未満のSMTは，無症状かつ悪性でない場合には経過観察が推奨される．経過観察期間中は年1〜2回，内視鏡検査±超音波内視鏡検査の実施が推奨される．
・腫瘍径2cm以上5cm以下のSMTに対しては，悪性であると推定される場合には外科手術を行うことがある．また，EUS-FNAB（超音波内視鏡下穿刺吸引生検）でGISTが確認された場合には外科手術が強く推奨される．

❹ 胃粘膜下腫瘍（SMT）の治療指針

（日本癌治療学会，日本胃癌学会，GIST研究会〈編〉：GIST診療ガイドライン，第3版．東京：金原出版；2014．）

画像的にとらえられた場合は分子標的治療薬であるイマチニブの投与が行われる．イマチニブ耐性のGISTでは，スニチニブ投与あるいはイマチニブの増量が考慮される．

GIST以外の胃SMTについては一定の治療方針はなく，大きさ，悪性度，自覚症状，合併症，さらに年齢や基礎疾患の状況で治療方針を決めているのが現状である．

（春間　賢，河本博文，鎌田智有）

● 文献
1) 二村　聡：胃粘膜下腫瘍の病理診断．胃と腸 2017；52：1261.
2) 日本癌治療学会，日本胃癌学会，GIST研究会（編）：GIST診療ガイドライン，第3版．東京：金原出版；2014.

十二指腸腫瘍 duodenal tumor

概念
● 十二指腸は球部，下行部，水平部，上行部に区分され，下行部の中央内壁側に胆管と膵管が開口するVater乳頭があり，その口側に副膵管が開口する副乳頭が存在する．この領域から発生する腫瘍が十二指腸腫瘍であるが，乳頭部より発生する腫瘍は胆道腫瘍として扱われる．
● 乳頭部を除いた十二指腸腫瘍の発生頻度は0.02～0.5％とまれな疾患であるが，近年は検診の件数の増加や内視鏡機器・観察技術の進歩により増加傾向にあり，サイズの小さな病変の報告も増加している．❹❼に十二指腸における代表的な腫瘍・腫瘍性病変を示す．

十二指腸良性腫瘍

良性腫瘍で臨床的に重要なものは腺腫である．高齢の男性に多く，発生部位としては下行部に多く，次いで球部である．組織学的には大腸腺腫に類似した組織形態を示すことが多い．また，サイズが大きくなるに従い，腫瘍に癌を含む頻度が増加する傾向にある．なお，特殊な例として家族性大腸腺腫症（familial adenomatous polyposis：FAP）に伴う腺腫症があり，乳頭部腫瘍部を含めた十二指腸の腺腫・癌が多発する傾向があり注意が必要である．症状は無症状であるが，大きくなれば通過障害による悪心や腹部不快感を伴うことがある．診断は上部消化管内視鏡検査で行う．多くが境界明瞭な隆起性病変として認識され，表面に絨毛構造の白色化がみられることが多い（❹❽❹❾）．インジゴカルミン散布による観察はFAP症例などの多発

病変や小病変の描出に有用である（❺⓪）．最近では拡大内視鏡観察の報告例が増加しつつあるが，現時点では食道や大腸のように診断体系は確立していない．生検により腺腫の診断を行うが，しばしば癌との鑑別が困難であることや，生検後は内視鏡治療に支障をきたすことがあり行わないことも多い．補助診断として超音波内視鏡検査，低緊張性十二指腸造影，CT検査，MRI検査などを行う．治療は悪性化が疑われるものや急速増大する病変は切除の対象となる．内視鏡的切除が第一選択となり，内視鏡的粘膜切除術（endoscopic mucosal resection：EMR）が行われているが，最近では内視鏡的粘膜下層剥離術（endoscopic submucosal dissection：ESD）も増えている．いずれも技術的には難しく，偶発症の危険も高いことから，慎重に適応を検討する必要がある．

Brunner腺腫や過形成は球部，下行部に好発し，粘膜下腫瘍様の形態を呈し，開口部が観察されることがある．非上皮性腫瘍には平滑筋腫や線維腫などの粘膜下腫瘍がある．

十二指腸悪性腫瘍

十二指腸原発の悪性腫瘍はまれな疾患であり，全消化管悪性腫瘍の0.3％と報告されている．そのなかでは原発性十二指腸癌が最も頻度が高く，その他に神経内分泌腫瘍，悪性リンパ腫，GIST（gastrointestinal stromal tumor）などがある．

十二指腸癌

疫学
60歳代の男性に多く，部位は十二指腸下行部に多く，次いで球部に多い．

症状
表在癌は基本的には無症状であるが，進行すると通過障害に伴う症状をきたす．主な症状として腹痛，嘔吐，体重減少，貧血，黒色便などがある．自覚症状が出現した状態では進行していることが多く，予後不良である．

診断
上部消化管内視鏡検査が最も有用であるが，下行部より肛門側は通常，観察が困難であることから見落とされることがある．結節状の隆起やサイズが大きいもの，発赤が強いものや陥凹の存在は癌を疑う所見である（❺❶）．進行癌では大型で潰瘍を伴うものが多い（❺❷）．また，生検においても腺腫と癌の鑑別が困難な症例があり，内視鏡診断と補う形で診断していくことが重要である．粘膜下層以浅の癌を疑う場合には深達度診断に超音波内視鏡が有用である．病期の診断における浸潤，転移の検索には超音波検査，CT検査，MRI検査

❹ 十二指腸における腫瘍と腫瘍性病変

上皮性腫瘍	腺腫 腺癌 神経内分泌腫瘍 Brunner 腺腫
非上皮性腫瘍	悪性リンパ腫 GIST 脂肪腫 血管腫 平滑筋腫・肉腫 線維腫・肉腫
腫瘍様病変	胃腺窩上皮化生 異所性胃粘膜 Brunner 腺過形成 異所性膵 過形成性ポリープ Peutz-Jeghers 型ポリープ
転移性腫瘍	膵癌，胆道癌，胃癌など

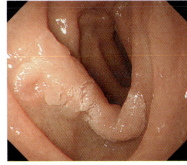
a. 通常観察像

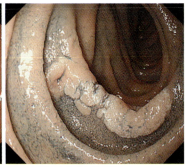
b. インジゴカルミン散布像

❽ 十二指腸腺腫の内視鏡像
下行部に白色の扁平隆起性病変を認める．

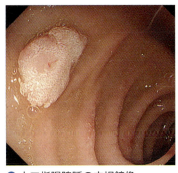
❾ 十二指腸腺腫の内視鏡像
下行部に乳白色調の隆起型腫瘍を認める．

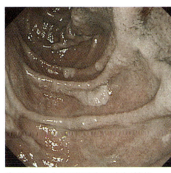
❿ 家族性大腸腺腫症の内視鏡像
下行部に大小さまざまな多発する白色扁平隆起性病変を認める．

が必要となる．

【病理】

組織型は分化型の腺癌が多いと報告されているが，低分化や粘液癌なども一部に認められる．癌の発生様式としては隆起型を主体とした十二指腸腺腫からの癌化（adenoma-carcinoma sequence）や下行部を中心に陥凹性病変の *de novo* 発生が考えられており，その他に Brunner 腺の癌化，異所性胃粘膜の癌化，FAP からの癌化などがあると考えられる．

【治療】

粘膜癌についてはリンパ節転移率が低いことから内視鏡的切除（EMR，ESD）が多く行われている．ESD は病変を一括切除できるメリットがあるが，十二指腸は狭く屈曲していること，壁が薄く穿孔しやすいこと，膵液や胆汁の曝露により術後に出血や遅発性穿孔の危険があり重篤な合併症につながる可能性があることから，現時点ではまだ標準的治療となっていない．粘膜下層以深の浸潤が疑われる場合や内視鏡的治療が困難な症例には外科的治療が基本となる．膵頭部周囲のリンパ節転移は膵浸潤を考慮し，膵頭十二指腸切除が標準的治療として行われる．リンパ節転移や多臓器浸潤がなく，腫瘍が水平部より肛門側にある場合には十二指腸部分切除が行われる場合がある．切除不能例に対しては化学療法が考慮されるが，症例が少ないことから標準的なレジメンは存在せず，大腸癌や胃癌に準じた治療が報告されているものの，効果も不明な点が多い．そのため十分なインフォームド・コンセントのうえに行われることが大切である．

神経内分泌腫瘍

2010 年の WHO 分類では神経内分泌への分化を示すすべての腫瘍を神経内分泌腫瘍（neuroendocrine neoplasm）と総称し，核分裂像と Ki-67 指数による腫瘍細胞の増殖能に基づき，高分化型である神経内分泌腫瘍（neuroendocrine tumor：NET）G1，G2 と低分化型である神経内分泌癌（neuroendocrine carcinoma：NEC）に分類している．従来のカルチノイドの多くが NET G1，G2 に相当する．十二指腸 NET は直腸，胃に次いで多く，十二指腸のなかでは球部に最も好発し，次に下行部，乳頭部に多い．粘膜深層の内分泌細胞から発生し，膨張性に発育するため粘膜下腫瘍の形態を呈し，立ち上がりはなだらかで，同色～黄色調を呈することが多い（❺）．腫瘍により分泌されるセロトニンなどのホルモンにより引き起こされるカル

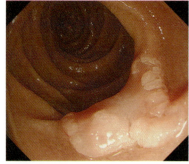
a. 通常観察像

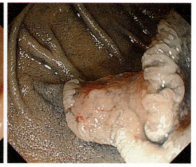
b. インジゴカルミン散布像

51 十二指腸表在癌の内視鏡像
下行部に不整な陥凹性病変を認める.

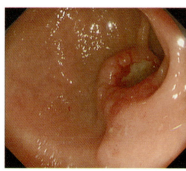

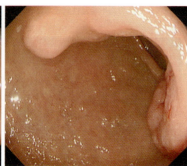

52 十二指腸進行癌の内視鏡像
下行部に境界明瞭な周堤と潰瘍を伴う2型進行癌（潰瘍限局型）を認める.

チノイド症候群などを呈することは少なく，無症状での検診発見例が増加している．治療の基本は外科切除である．10 mm未満かつ粘膜下層までとどまるものに対して内視鏡治療が行われることがあるが，微小なものでもリンパ節転移例があり，適応は慎重に決定する必要がある．

十二指腸悪性リンパ腫

消化管原発悪性リンパ腫は胃，小腸，大腸の順に多い．十二指腸原発は小腸悪性リンパ腫のうち5～16％とされており比較的まれである．組織型には十二指腸はびまん性大細胞型B細胞リンパ腫（diffuse large B-cell lymphoma：DLBCL）と濾胞性リンパ腫が多く，他にMALTリンパ腫，マントル細胞リンパ腫やNK/T細胞性リンパ腫などがある．

DLBCLは進行癌に類似した潰瘍や隆起または混合した多彩な形態を示すことが多い．限局期ではリツキシマブを併用したR-CHOP療法と放射線照射の併用が推奨されており，進行期ではR-CHOPが推奨されている．

濾胞性リンパ腫は無症状でスクリーニングの上部消化管内視鏡検査にて発見されることが増加しており，下行部に白色の顆粒の集簇として認められる（54）．空腸や回腸に多発性病変を伴うことが多く，小腸内視鏡検査が必要である．治療は，進行例では化学療法でリツキシマブを併用したR-CHOPが行われるが，限局期については一定のコンセンサスは得られておらず，慎重に経過観察する方法（watchful wait）とR-CHOPを行う考え方がある．

GIST gastrointestinal stromal tumor（消化管間質腫瘍）

消化管由来の間葉系の腫瘍の80％を占め，潜在的悪性度を有するが，十二指腸GISTは全消化管GISTの4～6％と比較的まれである．下行部での発生が多く，病理学的には胃GISTよりも悪性度が高い．上部消化管内視鏡検査では立ち上がりがなだらかな，非腫瘍に覆われるなどの粘膜下腫瘍の特徴を認める．超音波内視鏡検査にて筋層との連続性をもつ低エコー腫瘤として認識される場合には，診断のために超音波内視鏡下穿刺吸引生検（EUS-FNA）を施行する．病理組織で紡錘形の腫瘍細胞がみられることが多く，免疫染色で95％にKIT陽性を示す．治療は基本的には外科的手術であるが，腫瘍径や核分裂数を組み合わせてリスク分類を考慮して決定する．

転移性十二指腸腫瘍

十二指腸の転移性腫瘍は周囲の臓器（膵，胃，胆道，結腸など）からの直接浸潤がほとんどで膵癌の直接浸潤が最も多く，血行性転移（肺癌，乳癌，悪性黒色腫など）は少ない．直接浸潤では初期には粘膜下腫瘍様に圧排所見を呈し，粘膜表面に浸潤すると腫瘍が内腔

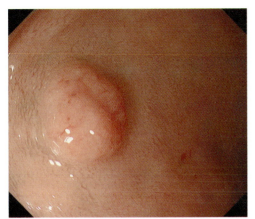

❺❸ 神経内分泌腫瘍（NET G1）の内視鏡像
球部に半球状の隆起性病変を認め，頂部に陥凹している．

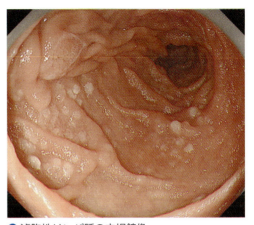

❺❹ 濾胞性リンパ腫の内視鏡像
Vater乳頭近傍に大小不同の白色顆粒状病変が集簇している．

に露出し，潰瘍を形成する．十二指腸は管腔が狭いため腫瘍による狭窄や閉塞を起こし通過障害に伴う嘔吐，腹痛などのイレウス症状をきたすことが多い．

（末廣満彦，春間　賢，河本博文）

●文献
1) 遠藤昌樹ほか：十二指腸腫瘍の診断と治療．Gastroenterological Endoscopy 2014；56：3763．
2) 蔵原晃一：十二指腸腺腫・癌（非乳頭部）の診断と治療　最近の動向．胃と腸 2017；51：1515．
3) 藤代光弘ほか：十二指腸内視鏡 ATLAS　観察法／拡大内視鏡／鑑別診断．東京：日本メディカルセンター；2017．

胃 angiodysplasia/angiectasia

●概念
- 消化管の血管病変については分類，用語の統一がなされておらず，angiodysplasia（AD），arteriovenous malformation，angiectasia（AE），vascular ectasia は同義に用いられ，混乱が生じている．本項では AD と AE を用語併記する．
- 胃 AD/AE は胃壁内，粘膜固有層，粘膜下層の拡張した毛細血管の集簇で，消化管出血の原因となりうることが知られている．
- 同様に毛細血管拡張が胃前庭部に多発する疾患に胃前庭部毛細血管拡張症（gastric antral vascular ectasia：GAVE），びまん性前庭部毛細血管拡張症（diffuse antral vascular ectasia：DAVE）がある．

●病因
AD/AE の明らかな原因は不明であるが，先天性のもの，Rendu-Osler-Weber 病（＝遺伝性出血性末梢血管拡張症〈hereditary hemorrhagic telangiectasia：HHT〉，SMAD4 変異による若年性ポリポーシス合併

例が存在する）に代表される遺伝性疾患に伴う全身性のもの，後天的なものがある．一般に経験される AD/AE の多くは加齢に伴う後天的変化で，動脈硬化に伴う粘膜内血管の軽度慢性閉塞，粘膜虚血が原因と考えられている．大動脈弁疾患に合併する Heyde 症候群では後天的 von Willebrand 病との関連が示唆される．

GAVE/DAVE についても，いまだ不明な点が多い．幽門部胃粘膜の十二指腸側への逸脱が一因とされている．強皮症などの自己免疫疾患，肝硬変，慢性腎不全，糖尿病，甲状腺機能低下症，高ガストリン血症，大動脈弁狭窄症などとの関連が示唆される．

●臨床症状
吐下血に至るものから，特に徴候なく貧血の原因となるもの，出血を伴わないものまでさまざまである．致死的出血の頻度は低い．しかし，大腸に生じる AD/AE は時として大量出血の原因となることが知られている．

●診断
胃 AD/AE の内視鏡所見は数 mm～1 cm 大の平坦～やや隆起した類円形の発赤として観察される（❺❺）．拡大観察では毛細血管の集簇像が観察できる．典型例では周囲に白暈を伴う"日の丸様"所見を呈する．

GAVE の内視鏡所見は胃前庭部にみられる縦走性のある毛細血管拡張に伴う発赤所見が特徴的で watermelon stomach と呼ばれる（❺❻）．DAVE ではびまん性の点状～斑状の血管拡張が観察される．

●治療
出血を伴う胃 AD，GAVE/DAVE は治療適応となる．内視鏡的治療としてアルゴンプラズマ凝固法が用いられることが多い．内服治療としては，制酸薬，胃粘膜保護薬，慢性貧血に対する鉄剤投与が一般的である．エストロゲン-プロゲステロン療法が有効であるとい

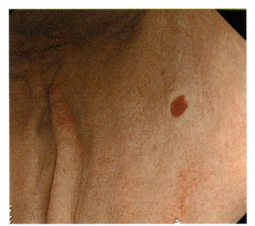

⑤⑤ 胃 angiodysplasia/angiectasia の内視鏡像（日の丸様所見）

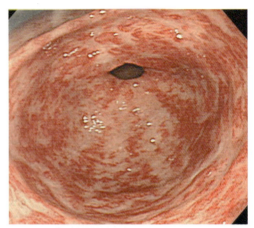

⑤⑥ 胃前庭部毛細血管拡張症（GAVE）の内視鏡像（watermelon stomach）

う報告がある．

【予後】
　一般に胃 AD/AE，GAVE/DAVE は出血のコントロールができれば予後は良好である．

門脈圧亢進症性胃腸症
portal hypertensive gastroenteropathy（PHGE）

【概念】
- 門脈圧亢進症例では，胃体上部，穹窿部などに発赤，浮腫，粘膜出血を呈する粘膜病変が認められることがあり，門脈圧亢進症性胃症（PHG）と呼ばれる．
- 小腸，大腸においては粘膜血管の拡張を特徴とする所見が認められることがあり，門脈圧亢進症性小腸症（PHE），門脈圧亢進症性大腸症（PHC）と呼ばれる．

【病因】
　門脈圧亢進に伴う血行動態異常に伴う．側副血行路の流出路血管のうっ血に伴う変化は主たる誘因と考えられている．食道静脈瘤治療後，流出路血管のうっ血に伴い一時的に PHG が悪化することはよく知られている．また，一酸化窒素（NO），エンドセリン，TNF-αなどの関与も想定されている．

【病理】
　消化管粘膜の発赤，浮腫，粘膜出血，もしくは粘膜血管の拡張を特徴とし，病理組織所見では粘膜固有層および粘膜下層の毛細血管や細静脈の増加，拡張，粘膜固有層の浮腫が認められる．本病変は非炎症性疾患であり，PHG の場合，*Helicobacter pylori* 感染は関与していないとされる．同じく毛細血管の拡張を伴う胃前庭部毛細血管拡張症（gastric antral vascular ectasia：GAVE，watermelon stomach）やびまん性前庭部毛細血管拡張症（diffuse antral vascular ectasia：DAVE）は病態が異なり，粘膜筋板から固有層に伸長する平滑筋線維やフィブリン血栓を特徴とする．

【臨床症状】
　出血がなく無症状のものから，慢性貧血を伴うもの，急性消化管出血（吐血，下血）までさまざまである．

【診断】
　McCormack らの分類では軽症 PHG の内視鏡所見として，軽度の発赤斑（fine pink speckling），表層性発赤（superficial reddening），細い白色の網目状ラインによる発赤浮腫状粘膜の区画（snake skin appearance）（⑤⑦）を，重症 PHG の内視鏡所見として，高度の発赤斑（cherry red spots），びまん性出血（diffuse hemorrhage）をあげている．

　前述のように PHG の類似疾患として GAVE/DAVE がある．一般的に PHG の主病変部位は穹窿部から体部，GAVE/DAVE の病変部位は前庭部であるが，時に非典型例があり，内視鏡所見のみでは鑑別が困難なことがある．PHE の内視鏡では，血管拡張，紅斑，浮腫などの所見がみられる．今後，小腸カプセル内視鏡，小腸ダブルバルーン内視鏡の普及に伴い新たな知見の集積が期待される．PHC でも，PHE と同様の粘膜所見がみられる（⑤⑧）．

【治療】
　PHG では，食道静脈瘤，胃静脈瘤のような重篤な出血をきたす頻度は高くなくプロトンポンプ阻害薬（PPI），粘膜保護薬の投与による観察が一般的である．一方で慢性出血例では門脈圧の低減目的でのβ遮断薬などの投与，貧血是正目的の鉄製剤の投与を考慮すべきである．急性出血例については，β遮断薬，バソプレシン，バソプレシンアナログ，ソマトスタチン，ソマトスタチンアナログが有用とされる．門脈圧減圧処置として経皮経肝門脈静脈短絡術（transjugular intrahepatic portsystemic shunt：TIPS）が選択される

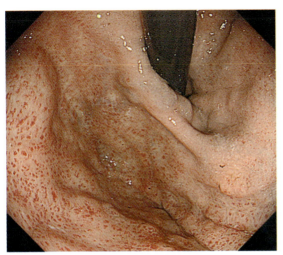
❺ 門脈圧亢進症性胃症（PHG）の内視鏡像

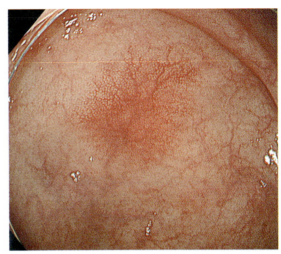
❺ 門脈圧亢進症性大腸症（PHC）の内視鏡像（血管拡張像）

こともある．

　PHE，PHC については，予防的治療は確立されていないが，PHG 同様，β 遮断薬の効果が期待される．出血例については内視鏡的治療のほか，門脈圧減圧目的の TIPS が行われるが，出血コントロール目的で外科的切除が必要となることもある．

予後

　一般に消化管静脈瘤に比べて大量出血をきたす頻度は低いが，PHGE からの出血は非代償性肝硬変，進行肝細胞癌例に多く，併存肝疾患終末期に出血を引き起こす原因となることは留意しておく必要がある．

（池田　毅，千葉　勉）

上腸間膜動脈症候群
superior mesenteric artery（SMA）syndrome
上腸間膜動脈性十二指腸閉塞
arteriomesenteric duodenal compression

概念
- 本疾患は，十二指腸の第三部（水平部）が，前方を上腸間膜動脈（superior mesenteric artery：SMA），後方を脊椎または大動脈に挟まれて通過障害を起こし，腹痛や嘔吐などの十二指腸閉塞症状を引き起こす疾患である．
- 1842 年に Rokitansky により初めて報告された．
- 急性に起こり高位イレウス症状をきたすこともあるが，多くの場合慢性間欠的であり，15〜30 歳の比較的若いやせ型の女性に多いとされる．
- duodenal ileus，cast syndrome，Wilkie syndrome などとも呼称される．

病因・病態生理

　発症原因として，腸間膜の下方牽引（手術操作など），背側への十二指腸の圧迫（body cast の装着など），腹側への十二指腸の偏位（高度の前彎や腹部大動脈瘤など），内臓脂肪の減少（低栄養，高度侵襲下における異化亢進，神経性食欲不振症〈anorexia nervosa〉など）があげられている．なかでも内臓脂肪の減少が最も重要視されている．

臨床症状

　急性型では，急激な腹痛，悪心，胆汁性嘔吐など高位イレウス症状を生じる（❺）．慢性型では，食後の心窩部痛，早期飽満感，悪心をきたす（❻）．頻回の嘔吐や体重減少を伴い，神経性食欲不振症との鑑別が困難になることもある（両者の合併例もある）．これらの自覚症状は，左側臥位，膝胸位などの体位変換によって軽減することが多い．

検査・診断

　腹部立位単純 X 線像にて，胃泡の拡大と十二指腸閉塞症に特徴的な double bubble sign を認める．上部消化管造影では，十二指腸第三部の直線的断裂像，胃〜十二指腸第二部（下行部）の著明な拡張，造影剤のうっ滞，振子運動（to-and-fro 像）が特徴的な所見とされる．造影剤は体位変換により通過することが多い．腹部造影 CT 検査，腹部超音波検査では，胃〜十二指腸第二部の著明な拡張のほか，SMA の分岐角の鋭角化，SMA と大動脈の狭小化を認める．内視鏡検査では，胃内容物の貯留以外は通常所見はない．

治療

　良性疾患であり，保存的治療を第一義的に行う．急性型に対しては，嘔吐や経口摂取不良による脱水，電解質異常の補正がまず必要である．胃管挿入による胃十二指腸の減圧，輸液による体液管理，中心静脈栄養や成分栄養による栄養管理を行う．慢性型では，食事

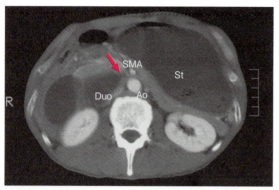

❺⓽ 高位イレウスをきたした急性型の上腸間膜動脈（SMA）症候群
胃～十二指腸の拡張と第三部の狭窄を認める（矢印）.
Duo：十二指腸，Ao：大動脈，St：胃.

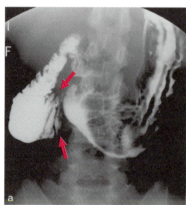
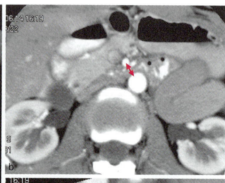
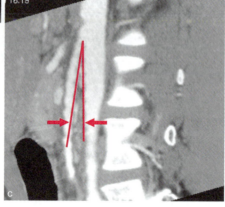

❻⓪ 慢性型の上腸間膜動脈（SMA）症候群
上部消化管造影における十二指腸第三部の断裂像（a），腹部造影CT検査におけるSMAと大動脈の狭小化（b），SMA分岐角の鋭角化（c）.

を少量ずつ数回に分けて摂取し，食後には腹臥位や左側臥位をとるように指導する．中心静脈栄養や経腸栄養が必要になることもあるが，一般的には保存的療法で改善することが多い．体重の増加が改善を促進する．

保存的治療が無効な場合や再燃を繰り返す場合に，手術が施行されることもある．術式としては，Roux-Y法による十二指腸空腸吻合術と十二指腸転移術が主体であり，そのほか，十二指腸空腸結腸授動術（Ladd手術），Treitz靭帯切離術などが行われる．

（武田宏司，加藤元嗣）

●文献

1) Welsch T, et al：Recalling superior mesenteric artery syndrome. *Dig Surg* 2007；24：149.
2) Scovell H, et al：Superior mesenteric artery syndrome. Up To Date Ver16. 2, 2008.

8 腸疾患

腸の先天性異常と位置・形態異常

先天性小腸閉鎖・狭窄症

概念
● 本症には，膜様型と索状・離断型とがあり，前者は胎生30日頃にいったん閉鎖する消化管内腔が60日頃に再疎通（recanalization）する際の異常によるとされ，後者は腸管の血行障害によるとされている．

疫学
新生児外科全国集計（2013年）による概算では，出生3,600例に1例の頻度であり，性差はほとんどない．十二指腸閉鎖・狭窄症の約60％にほかの合併奇形（心奇形，Down症候群，腸回転異常症）があるのに対し，小腸閉鎖・狭窄症では合併奇形の頻度は低い．なお，十二指腸，空腸，回腸，結腸の閉鎖・狭窄症を比べると十二指腸が最も多く（約1/2），次いで空腸，回腸が多く（約1/4ずつ），結腸はまれ（約3％）である．

臨床症状
生後，胆汁性嘔吐がみられる．閉塞部位が遠位であるほど嘔吐が遅れて出現する傾向にある．胎便排泄遅延がみられることが多く，灰白色便のこともある．

診断
羊水過多，腸管拡張像から出生前診断が可能な場合もある．生後，腹部単純X線写真でほぼ診断が可能である．高位空腸での閉塞の場合には胃，十二指腸，空腸のそれぞれ拡張した像がみられ，tripple bubble signと呼ばれている．回腸での閉塞の場合には複数の腸管拡張像がみられる．注腸造影も必ず行い，結腸の通過性を確認するとともに腸回転異常症の合併の有無を調べ，また，Hirschsprung病や胎便性イレウスとの鑑別を行う．胎便通過のないことによる細い結腸（microcolon）が特徴的である．

治療
胃内容を吸引して，脱水と電解質異常を補正後に手術を行う．膜様型には膜切除を行い，索状・離断型には腸管の吻合を行う．離断型のなかでも特に腸間膜が広範囲にわたって欠損しているapple peel型のものは残存腸管が短く，術後長期にわたり栄養管理に難渋することが多い．

合併症・予後
合併症としては縫合不全，吻合部狭窄など腸管吻合術の合併症のほかに，短腸症候群がある．予後は一般的によく，救命率は95％程度であるが，極低出生体重児やapple peel型，腸管穿孔例で救命困難な場合がある．

先天性結腸閉鎖・狭窄症

前項でもふれた通りまれな疾患で，病型としては離断型が多く，上行結腸に多い．症状は回腸閉鎖・狭窄症と同様である．

膜様型には膜切除を行うが，索状・離断型に対しては血流が不良なことが多いこと，肛門側結腸にしばしばHirschsprung病を伴うことなどから，口側に人工肛門を造設し，二期的に吻合するのが安全である．

内臓逆位症 visceral inversion

内臓の全部または一部が左右逆になるもので，出生3,000～5,000例に1例の頻度である．これだけでは症状を呈することはなく，特に治療の対象とはならないが，腹部疾患に罹患した際には気をつける必要がある．内臓逆位症を伴う症候群としては線毛の異常によるKartagener症候群（ほかに慢性副鼻腔炎，気管支拡張症を合併）が有名である．

腸回転異常症

概念
● 胎生6週に腸管の一部が臍帯内に脱出し，10週に中腸（十二指腸から横行結腸中部まで）が上腸間膜動脈を軸として反時計回りに270°回転しながら腹腔内に戻り，後腹膜に固定される．この腸回転に異常が生じた場合に本症となる．

疫学
出生約8,000例に1例の頻度でみられ，最も多いのは180°で回転が終わってしまったものであり，この場合には右上腹部後腹膜と盲腸–上行結腸の間に線維性膜様物（Ladd靱帯）が十二指腸を外部から圧迫する形となる．

臨床症状
約70％は新生児期に胆汁性嘔吐で発症する．また，中腸の固定が不良で，腸間膜根部が狭いために上腸間膜動脈を軸に中腸が捻転（中腸軸捻）することがある．中腸軸捻に陥ると，絞扼性イレウスと同様に胆汁性嘔吐，腹部膨満，下血が生じ，さらにはショックとなる．また，Ladd靱帯による十二指腸の圧迫により十二指腸狭窄を生じ，成人になってから胆汁性嘔吐を起こす

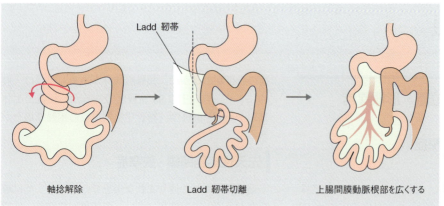

軸捻解除　　　　　Ladd 靱帯切離　　　上腸間膜動脈根部を広くする

❶ Ladd 手術
（岡田　正〈監〉：標準小児外科学，第5版．東京：医学書院；2007. p.130.）

ようになることもある．

診断
　上部消化管造影で Treitz 靱帯の形成がないことを確認する．注腸造影では結腸の大部分が正中より左側に存在する．中腸軸捻の場合は上腸間膜動脈がコイル状になり，腹部超音波や CT 画像で whirl pool sign としてみられる．

治療
　無症状であれば必ずしも治療の対象とはならない．中腸軸捻の際には腸管大量壊死を起こすことがあり，一刻も早い手術が必要である．Ladd 靱帯を切離し，腸間膜根部を広くする Ladd 手術 ❶ が標準術式である．壊死腸管が存在する場合には切除して吻合するのが基本であるが，残存小腸が短くなってしまう場合には腸捻転を解除していったん閉腹し，腸管循環の回復を待って 12〜24 時間後に再開腹して（second look operation）切除範囲を最小限にとどめるようにする場合もある．

合併症・予後
　合併症としては中腸軸捻の再発があげられる．合併奇形がなく，切除腸管が短い場合には予後はよい．中腸大量切除を余儀なくされたときには，術後短腸症候群に対する治療が必要となるが，回盲弁がある場合では残存小腸が 20 cm 以下，回盲弁がない場合では残存小腸が 40 cm 以下であると中心静脈栄養を離脱できない場合が多い．

〈田中裕次郎，岩中　督〉

●文献
1) 岡田　正（監）：標準小児外科学，第5版．東京：医学書院；2007.
2) 橋都浩平，岩中　督（編）：新版小児外科学．東京：診断と治療社；1994.

腸憩室　diverticulum of the gastrointestinal tract
Meckel 憩室　Meckel diverticulum

概念
● 消化管憩室とは，消化管壁において限局的かつ囊状に腔拡張し，管腔の外側へ突出したものである．消化管憩室は食道，胃，十二指腸，小腸，大腸に発生しうるが，日常診療で最も多くみられるものは大腸憩室であり，十二指腸，食道，胃，小腸の順に多い．

病因
　憩室はその発生時期から先天性と後天性に，壁構造の違いから筋層を含む真性憩室と筋層を欠く仮性憩室に分類される．また発生機序からは，内圧の上昇に伴う圧出性憩室と癒着などの管外からの牽引に伴う牽引性憩室に分類することができる．
　ここでは治療が必要となる頻度が比較的高い大腸憩室および Meckel 憩室について述べる．

大腸憩室　diverticulum of the large intestine

疫学
　有病率は年齢，地域，人種により異なっている．高齢になるとともにその有病率は上昇する傾向があり，80 歳以上の有病率は 50 % を超えると報告されている．地域・人種による違いに関しては，欧米では 90 % 以上が左側大腸憩室（主に S 状結腸）であるのに対し，わが国では約 70 % が右側大腸憩室であった．近年ではわが国における食生活の欧米化や高齢化により左側大腸憩室が増加してきている．しかし，わが国では比較的若年者の間は右側結腸に憩室が発生しやすいこと，米国内での調査により，白人種で S 状結腸に多く，アジア系人種で右側結腸に多いことが報告されていることなどから[1]，発生部位の差には環境的要因よりも遺伝的要因がかかわっている可能性がある．

病因・病態生理
　左側大腸憩室は食物繊維の摂取不足から生じる疾患

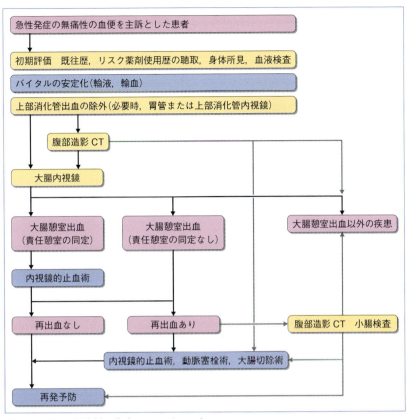

❷ 大腸憩室出血診断・治療フローチャート

(日本消化管学会：大腸憩室症〈憩室出血・憩室炎〉ガイドライン．日本消化管学会誌 2017；1〈Suppl〉：1．)

であり，発生のメカニズムとして，低繊維食による大腸内圧の持続的な上昇と，大腸壁に弱い部分（血管が筋層を通過する部位）が存在することにより，腸管の一部が限局的かつ囊状に脱出して生じると考えられている．筋層を欠く仮性憩室であることが多い．右側大腸憩室には，真性憩室と仮性憩室とが存在する．

臨床症状

発生頻度の高い大腸憩室もその 70～80 % は無症状である．20～30 % に下痢，便秘，腹部膨満感，腹痛などの症状を認める．これらの症状は憩室そのものに起因するものでなく，腸運動機能異常に基づいた症状である．合併症として憩室出血や憩室炎をきたすことが多い．大腸憩室出血では鮮血便を認め，腹痛は伴わないことが多い．大腸憩室炎では悪心・嘔吐，腹痛などの腹部症状に加え，発熱や腹部腫瘤を触れることもある．炎症に伴う膿瘍が穿孔すれば穿孔性腹膜炎へ，周囲臓器へ穿破すれば瘻孔を形成する．

診断

憩室の診断は，注腸造影検査で容易であるが，大腸内視鏡検査では視認できない憩室も多い．腸管の狭窄をきたす場合は，大腸癌との鑑別も必要である．近年，非侵襲的な体外式超音波や，CT・MRI 検査法も，憩室炎の診断に有用である．

憩室炎では血液検査で炎症反応の上昇を認め，CT 検査では大腸憩室が描出されるとともに憩室周囲の壁肥厚や脂肪組織の炎症性変化が描出される．時に膿瘍形成を伴うこともある．

憩室出血の確定診断には，先端に透明フードを装着した大腸内視鏡検査で憩室を反転し観察することが有用である．診断まで複数回の内視鏡検査を要する場合もある．大量出血では造影 CT や血管造影検査が有用となることもある．

治療

20～30 % に下痢，便秘，腹部膨満感，腹痛などの症状を認め，対症療法を行う．

憩室炎は絶食，輸液，抗菌薬の投与で保存的に治療する．保存的治療で軽快しない例や強度の狭窄や憩室炎を繰り返す例，穿孔による腹膜炎や膿瘍が保存的加療に反応しない場合は外科的治療の適応となる．

憩室出血もバイタルが安定していれば絶食および補液による腸管安静で自然止血する例が多い．持続する出血には内視鏡的クリッピングや血管造影下の塞栓術

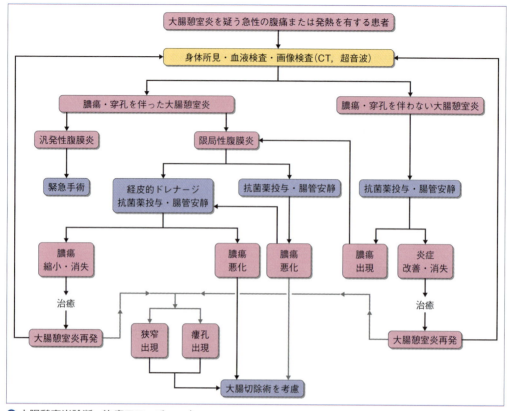

❸ 大腸憩室炎診断・治療フローチャート
（日本消化管学会：大腸憩室症〈憩室出血・憩室炎〉ガイドライン．日本消化管学会誌 2017；1〈Suppl〉：1．）

が有効である．再出血を繰り返す場合は外科的切除が必要となることもあるが，出血源が得的できない状況での広範囲大腸切除術は予後が不良であるとの報告が多く[2]，外科手術を選択する場合は少なくとも出血源を同定し手術侵襲を低減することが必要と考えられる．

2017年12月，日本消化管学会より『大腸憩室症（憩室出血・憩室炎）ガイドライン』が発行された．大腸憩室出血および憩室炎の診断・治療フローチャートを❷❸に記すので参考にされたい[3]．

Meckel憩室 Meckel diverticulum

疫学

小腸憩室のうち，卵黄管の近位端が遺残した真性回腸憩室であるMeckel憩室が最も多く，剖検例での発生頻度は1〜3％と報告されている．1809年にMeckelにより命名された．男女比は2：1と男性に多く，回盲弁から1m以内の回腸の腸間膜付着部対側に発生する．25％に異所性組織の迷入がみられ，その70％は胃組織である．Meckel憩室以外の小腸憩室の頻度はきわめて少ないが，上部空腸および回腸末端に多いと報告されている．

病因・病態生理

卵黄管は胎生約6週で閉鎖するが，閉鎖不全をきたした卵黄管が遺残した先天的回腸憩室がMeckel憩室である．腸管壁全層を有する真性憩室であり，臍とMeckel憩室間に索状物や臍空腸瘻が認められるものもあり，腸閉塞の原因となることもある．Meckel憩室以外の小腸憩室は仮性憩室が多い．

臨床症状

小腸憩室・Meckel憩室ともに，そのほとんどが無症状である．有症状のMeckel憩室の病態は年齢によって頻度が異なっており，乳幼児期はMeckel憩室を先進部とする腸重積が最も多く，腹痛や嘔吐・粘血便を認める．成人期となると憩室炎合併例では腹痛を認め，憩室出血合併例では鮮血便を認める．索状物の遺残や憩室炎に伴う癒着により内ヘルニアをきたすこともある．Meckel憩室における有症状症例の40％は10歳以下で占めており，小児期の腹痛や下血に対する鑑別疾患として常に念頭に入れなければならない．

診断

術前診断は比較的困難で，手術時に偶然発見されることが多い．小腸造影では，憩室内への造影剤貯留像として描出される．出血例においては，上腸間膜動脈

造影や出血シンチグラフィはある程度有用である．最近では，カプセル内視鏡やダブルバルーン内視鏡で直接診断することも可能である．

テクネシウム（^{99m}Tc）を使用したシンチグラフィでは，粘膜に異所性胃粘膜が存在する場合に診断的価値があり，出血例では特に有用であるが，陽性率は30〜40％と低い．

治療

憩室炎や憩室出血，腸閉塞などの合併症を伴う場合は外科的処置が必要である．Meckel憩室などに付随する異所性胃粘膜からの出血には，プロトンポンプ阻害薬（PPI）や H$_2$ ブロッカーが有用である．

（長尾吉泰，赤星朋比古，橋爪　誠）

●文献

1) Peery AF, et al：Distribution and characteristics of colonic diverticula in a United States Screening Population. *Clin Gastroenterol Hepatol* 2016；14：980.
2) Strate LL, et al：ACG clinical guideline：management of patients with acute lower gastrointestinal bleeding. *Am J Gastroenterol* 2016；111：459.
3) 日本消化管学会：大腸憩室症（憩室出血・憩室炎）ガイドライン．日本消化管学会誌 2017；1（Suppl）：1.

Hirschsprung 病

概念

● 1887 年，Hirschsprung[1] が巨大結腸症 2 例の剖検例をもとに Hirschsprung（HSP）病と命名し，1894 年，Mya[2] によって先天性巨大結腸症（congenital megacolon）と呼称されるようになった．
● 胎生期に腸壁内神経節細胞原基が口側から肛門側へ下降していく途中で下降が停止することによって起こると考えられ，無神経節性巨大結腸症（aganglionosis）とも呼ばれる．
● すなわち，遠位側の Meissner 神経叢と Auerbach 神経叢が先天的に欠如し無神経節領域の蠕動運動が消失するため，近位側腸管が異常拡張し，同部の運動障害によって通過障害や閉塞症状を呈する疾患である．
● 無神経節領域の粘膜，粘膜下層では，正常腸管では存在しないアセチルコリンエステラーゼ（acetylcholine esterase：AchE）活性が高い外来神経線維が増殖している．
● 無神経節領域が直腸下部から直腸・S状結腸移行部までの短い範囲のものを short segment 型（肛門縁から 2〜4 cm 以内の例は ultra-short HSP 病と呼称），これより口側への広い範囲のものを long

segment 型（全結腸以上に及ぶ例は total colon aganglionosis と呼称）に区別し，前者が約 80 ％と多い．
● 類縁疾患として，次の 7 疾患が分類されている[3]．
神経節細胞異常群：①壁内神経節細胞未熟症，②腸管神経節細胞僅少症，③腸管神経形成異常症
神経節細胞正常群：④巨大膀胱短小結腸腸管蠕動不全症，⑤腸管分節状拡張症，⑥内肛門括約筋無弛緩症，⑦慢性特発性偽性腸閉塞症

病因

発症因子として，家族内発症傾向と Down 症候群あるいは Waardenburg 症候群などの先天異常に合併する頻度が高いことから，遺伝因子（染色体要因，遺伝子要因）が存在し，また胎生 5〜12 週の間の環境因子がかかわっていると考えられている．

染色体要因

HSP 病患者の約 12 ％に染色体異常が認められ，最も多い染色体異常は Down 症候群であり，全 HSP 病患者の 2〜10 ％を占め，逆に Down 症候群患者の約 0.6〜3.0 ％に HSP 病が認められる．その他，HSP 病に関連する染色体異常として 10q11 欠失，13q 欠失，10q23 欠失，2q22 欠失，4p12-p13 欠失，17q21 欠失などが関連しているとされている[4]．

遺伝子要因

HSP 病には単一遺伝子の異常によって HSP 病を合併した症候群性 HSP 病と多数の遺伝子変異と関連している非症候群性 HSP 病が知られている．前者に関連する遺伝子は RMRP，RET，BDNF，ZEB2，DHCR7，EDNRB，TCF4 などの異常によるとされ，Bardet-Biedl 症候群をはじめとする 14 の疾患があげられている．後者と関連する遺伝子は，RET，GDNF，NRTN，EDNRB とその関連遺伝子があげられている[4]．

臨床症状

出生後に胎便排泄遅延，腹部膨満・膨隆を認め，生後 2〜3 日後になると嘔吐がみられ急性イレウス症状となり，拡張腸管の穿孔を起こしやすくなる．

無神経節領域の長さがきわめて短い場合には，乳児期，幼児期，それ以降に症状が出現する．頑固な慢性便秘，腹部膨満感，腹痛，便柱の細小化，悪心・嘔吐，食欲不振，発育不良などである．重篤になると腸穿孔，下血，敗血症，ショックなどを併発する．

検査・診断

拡張した腸管の存在と程度，狭小部位，直腸肛門機能，組織学的所見から診断する．

X 線検査

腹部単純 X 線撮影，注腸 X 線検査，腹部 CT，MRI 検査などによって行う．

腹部単純 X 線撮影では，立位，仰臥位，側臥位で撮影し大量の腸管ガス像と貯留糞便像を認める．

注腸 X 線検査では，大腸前処置なしでイオン性消化管造影剤（ガストログラフィン）を用いる．特徴的所見は，鋸歯状の不規則な辺縁をもつ narrow segment，漏斗状狭小化（caliber change）とそれに続く口側正常腸管の拡張像である．

直腸肛門内圧測定

肛門内括約筋の弛緩反射欠如を認める．

直腸粘膜生検と AchE 活性検査

遠位直腸の粘膜下層深く，できれば筋層までの生検によって神経節細胞欠損を証明する．また，粘膜には正常神経叢の欠如に代わり外来神経線維が無秩序に増生している．この増生した神経線維は高い AchE 活性を有しているため，AchE 染色によって組織化学的に粘膜筋板周囲，粘膜下層に AchE 活性陽性線維の増生を見出す．また，補助診断としてカルレチニン染色の有用性が報告されている[5]．

鑑別診断

鑑別すべき疾患は，後天性巨大結腸症である．原因不明の場合を特発性巨大結腸症，原因疾患がある場合を症候性巨大結腸症と呼称する．原因疾患としては，精神疾患，神経筋疾患，膠原病，代謝性疾患，中毒性巨大結腸症，機械的閉塞，偽性腸閉塞，急性非機械的閉塞性大腸拡張症（Ogilvie 症候群）などがある．主に原因疾患の保存的治療が有効なことが多い．

治療

根治的手術療法が原則である．Swenson 法，Duhamel 法，Soave 法およびその変法が術式として用いられる．

（牧山和也）

文献

1) Hirschsprung H：Stuhltragheit Neugeborener in Folge von Dilatation und Hypertrophie des Colons. *Jahresbericht Kuderheilkd* 1887；27：1.
2) Mya G：Due osservazioni di dilatazione ed ipertrofia congenital del colon. *Sperimentale* 1894；48：215.
3) Taguchi T, et al：The incidence and outcome of allied disorders of Hirschsprung's disease in Japan：Results from a nationwide survey. *Asian J Surg* 2017；40：29.
4) Melissa AP：Hirschsprung Disease Overview：Synonyms：Aganglionic Megacolon, HSCR. In：Adam MP, et al (eds). GeneReviews® [Internet]. Seattle (WA)：University of Washington；1993-2018.
5) Guinard-Samuel V, et al：Calretinin immunohistochemistry：A simple and efficient tool to diagnose Hirschsprung disease. *Mod Pathol* 2009；22：1379.

吸収不良症候群 malabsorption syndrome

概念

● 単一あるいは複数栄養素の消化吸収が障害された結果，徐々に低栄養状態や欠乏症状がみられる病態の総称である．
● 消化不良あるいは吸収不良によって生じるが，両者が混在する病態も多い．
● 消化吸収にかかわる消化器系諸臓器の障害や，臓器相互の調節障害など機序は多岐にわたるが，吸収系が障害された原発性吸収不良症候群，その他は症候性と消化障害性吸収不良症候群に分類されている（❹）．

病因

原発性吸収不良症候群の代表的な疾患としてセリアック病（セリアックスプルー）があげられる．わが国ではきわめてまれであるが，腸管関連 T 細胞リンパ腫やオルメサルタンなどアンジオテンシン II 受容体拮抗薬（ARB）などによる薬剤誘発性腸疾患で類似の病態を呈することが報告されている．そのほか，スクラーゼ-イソマルターゼなど二糖類分解酵素の欠損ないし低下，グルコースやガラクトース輸送担体の異常による炭水化物不耐症が知られている．乳糖不耐症では乳糖を分解するラクターゼ活性が低下しており，日本人に多い．

症候性の吸収不良では，短腸症候群が代表的で，吸収面積の高度減少によって生じる．小腸は 5～6 m の長さを有し，小範囲の切除では消化吸収能に支障をきたさない．しかし，上腸間膜動脈血栓・塞栓症による小腸大量切除後や Crohn 病などで頻回に小腸切除を繰り返した場合では，通常食の消化吸収が困難となる．切除された小腸が主に空腸側か回腸側か，Bauhin 弁や大腸の有無によって異なるが，残存小腸が 150 cm 以下では経腸あるいは経静脈などによる栄養管理が必要なことが多い．

消化障害性吸収不良症候群では，高度な慢性膵炎や膵切除後の膵液分泌不全に伴ってみられ，特に脂肪の消化吸収障害が顕著となる．

疫学

以前の統計では膵外分泌障害（35.1 ％），Crohn 病（11.4 ％），小腸切除後（10.9 ％，うち残存小腸100 cm 未満の短腸症候群 4.7 ％），膵切除後（10.0 ％，うち膵全摘 4.3 ％），胃切除後（9.0 ％，うち胃全摘4.3 ％）と報告されているが，現在でも膵外分泌障害が最も多く，原発性吸収不良症候群はまれである．

臨床症状

栄養素の吸収不良による脂肪便や慢性下痢，栄養状

❹ 吸収不良症候群の分類

I. 原発性吸収不良症候群	II. 症候性吸収不良症候群	III. 消化障害性吸収不良症候群
1. 全栄養素の吸収障害（スプルー症候群） 　1）セリアックスプルー 　2）熱帯性スプルー 2. 一栄養素のみの選択的吸収障害 　1）先天性βリポ蛋白欠損症 　2）刷子縁膜病（選択的胃酵素欠損症） 　　①刷子縁膜酵素の欠損ないし低下 　　●糖質の消化障害（選択的二糖類分解酵素欠損症：先天性ラクターゼ欠損症など） 　　●蛋白質の消化障害（エンテロキナーゼ欠損症） 　　②刷子縁膜輸送系の障害 　　●糖質の輸送障害（グルコース・ガラクトース吸収不良，フルクトース吸収不良） 　　●アミノ酸の輸送障害（Hartnup病，blue diaper症候群，シスチン尿症） 　　●ビタミン（先天性ビタミンB_{12}吸収障害，先天性葉酸吸収障害） 　　●電解質（先天性クロール下痢症）	1. 腸管実効吸収面積減少型吸収不良症候群 　1）腸管術後障害（短腸症候群，短絡など） 　2）腸管の広範な病変 　　①腸管の病変（腸結核，Crohn病，いわゆる慢性腸炎，偽膜性腸炎，Whipple病，Hodgkinリンパ腫など） 　　②全身性疾患の一部として（低ガンマグロブリン血症，H鎖病，アミロイドーシス，強皮症，SLE，疱疹状皮膚炎など） 　3）小腸原虫症（ランブリア症，コクシジウム症） 　4）血管性（放射線照射後腸炎，慢性腸間膜循環不全） 　5）薬剤性（フラジオマイシン，コルヒチン，5-FU，メトトレキサートなど） 2. 腸管運動亢進（カルチノイド症候群） 3. 小腸内細菌叢の異常増殖（盲係蹄症候群，空腸憩室症，胃結腸瘻，小腸狭窄） 4. 内分泌異常（糖尿病，副甲状腺機能不全，中毒性甲状腺腫，下垂体副腎系機能不全）	1. 食塊と消化液のタイミング不調（pancreaticocibal asynchrony）（Billroth II胃切除後，胃-空腸吻合など） 2. 乳化障害（胃亜全摘後，Billroth I胃切除後，無酸症など） 3. 膵液分泌不全（慢性膵炎，膵癌，膵切除後など） 4. 消化酵素活性化障害（先天性エンテロキナーゼ欠損症） 5. 消化酵素不活性化（低pH，Zollinger-Ellison症候群） 6. 小腸内水分過多（WDHA症候群，Verner-Morrison症候群） 7. 胆汁分泌不全（胆摘後，閉塞性黄疸，胆道ジスキネジー，肝障害など） 8. 胆汁酸プールの減少（回腸機能不全症候群） **IV. その他** 1. 腸管関連T細胞リンパ腫（EATL）1型 2. 薬剤誘発性腸疾患（ARBなど）

（馬場忠雄：吸収不良症候群．最新内科学大系，特別巻3〈別冊〉，内科臨床リファレンスブック，疾患編2．東京：中山書店；1998　p 150をもとに作成）

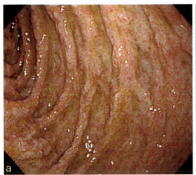 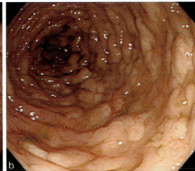 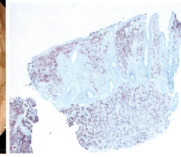

❺ 吸収不良症候群を呈したAIDS症例（非結核性抗酸菌〈MAC〉腸炎）
a．十二指腸内視鏡像，b．下行結腸内視鏡像，c．十二指腸生検組織 Ziehl-Neelsen染色．

態悪化による体重減少などが出現し，全身倦怠や腹部膨満を伴う．身体所見では，るいそう，貧血，浮腫，腹水などがみられる．そのほか，ビタミン欠乏による舌炎，口角炎，Ca欠乏によるテタニーなど特定物質の吸収障害による症状がみられる場合もある．最近ではAIDSによる下痢や吸収不良（❺）が注目されており，多くは日和見感染の結果生じる．

診断

通常の食事摂取にもかかわらず，血清総蛋白6.0 g/dL以下，または血清アルブミン値3.5 g/dL以下，かつ総コレステロール値120 mg/dL以下と高度な低栄養状態を呈する患者において，吸収障害が証明されれば本症と診断される．

どのような病因であっても脂肪が最も消化吸収障害

❻ 消化吸収試験および鑑別に必要な検査

消化吸収試験法
1. 便中脂肪測定
   1）ズダンIII染色：脂肪50 g程度/日含まれた食事摂取下に便中脂肪滴の存在（100倍率で1視野に10個以上で異常）
   2）化学的定量：脂肪50 g程度/日含まれた食事摂取下で糞便中脂肪が6 g/日以上で異常
2. D-キシロース吸収試験
   D-キシロース5 g/300 mLを飲用し，2時間，3時間後に180 mLの飲水を経て5時間蓄尿する．尿中排泄量1.5 g以下で異常
3. その他必要に応じてPFD試験や乳糖負荷試験が行われる

画像診断
内視鏡検査（バルーン小腸内視鏡検査），消化管造影検査，US，CT，シンチグラフィなど

病理組織学的検査

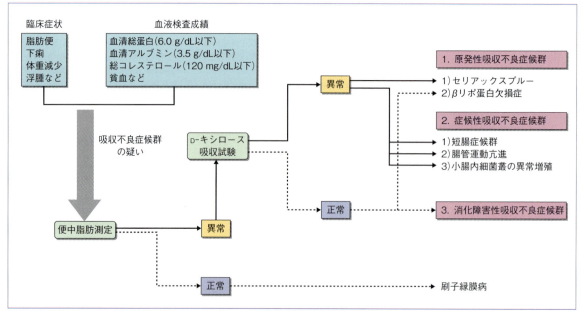

❼ 吸収不良症候群の診断

(辻川知之ほか：吸収不良症候群．井村裕夫〈編〉．わかりやすい内科学，第3版．東京：文光堂；2008. をもとに作成．)

を受けやすいことから，吸収不良の診断には糞便中への脂肪排泄を確認すればよい．van de Kamer 変法による定量的な糞便中脂肪測定が最も正確な方法であるが，蓄便を要することや測定の煩雑さなどによりほとんど実施されていない．代わりに，定性的であるがズダン III による糞便中の脂肪滴染色が簡便な方法として用いられている．また糞便を扱わない方法として，^{13}C 標識トリオレインを用いた呼気テストが消化吸収障害の診断に試みられている．

消化吸収試験および鑑別に必要な検査を❻に示す．

脂肪便が認められ吸収不良症候群と診断されれば，次に D-キシロース吸収試験を行って原因となる疾患や病態へと診断を進める（❼）．

治療

吸収不良症候群を呈する原因は多彩であり，短腸症候群のように原因の改善が困難な疾患も存在するが，治療の目標はまず低栄養状態の改善を図り，さらに消化吸収障害を生じている原疾患や病態を確定して根本的治療を行うことにある．栄養状態改善の有無を客観的に評価するためには，身体計測，身体組成，血液・尿生化学的検査，免疫能，代謝や筋力を指標とした栄養アセスメントを行うことが重要である．

著しい栄養障害を呈する場合や，重症の Crohn 病など消化管の炎症が強い場合，手術直後の短腸症候群など腸管吸収面積が著しく減少している場合には，経腸栄養剤投与により下痢の増悪などかえって症状を悪化させる可能性があるため，まず完全静脈栄養を行う．消化管の適応が期待される場合は，経腸栄養剤で少しずつ消化管を慣らしながら静脈栄養を漸減する．

多くの吸収不良症候群の栄養管理として，経腸栄養療法が適応となる．成分栄養剤や半消化態栄養剤を経口的あるいは鼻から細い経管栄養チューブを挿入して投与する．長期にわたる成分栄養剤投与では必須脂肪酸欠乏を予防するため脂肪乳剤を定期的に点滴投与する必要がある．

疾患特異的治療法として，セリアックスプルーにはグルテン除去食，Whipple 病と盲係蹄症候群は抗菌薬の投与，膵外分泌不全は消化酵素大量投与，乳糖不耐症にはラクターゼ製剤や乳糖分解乳の投与などがあげられる．

(辻川知之，藤山佳秀)

● 文献

1) 石川 誠ほか：疫学調査報告．厚生省特定疾患消化吸収障害調査研究班昭和57年度業績集．1982. p.15.
2) 馬場忠雄：吸収不良症候群．今井浩三（編）．最新内科学大系，特別巻3（別冊），内科臨床リファレンスブック，疾患編2．東京：中山書店；1998. p.150.
3) 辻川知之ほか：吸収不良症候群．井村裕夫（編）．わかりやすい内科学，第3版．東京：文光堂；2008.

乳糖不耐症 lactose intolerance

概念
- 乳糖不耐症は，小腸粘膜の二糖類分解酵素ラクターゼ欠乏のために，牛乳中の乳糖が分解されずに未消化のまま腸管内に残存し，浸透圧性下痢や細菌による異常発酵を惹起する病態である．
- 乳製品の摂取後に下痢，腹痛，腹部膨満などの症状を呈する．牛乳アレルギーとは別疾患として明確に区別する必要がある．
- 診断には症状による評価のほか，呼気中水素ガス分析法や乳糖負荷試験を用いる．
- 黄色人種や黒色人種では離乳後にラクターゼ活性が著しく低下する頻度や程度が強く，遅発性成人型ラクターゼ欠乏症がわが国で頻度高くみられる．その他，炎症や薬物，手術などで後天的に乳糖不耐症となる続発性ラクターゼ欠乏症もある．
- 治療としては，乳糖を含む食品を避ける，あるいは乳糖分解酵素製剤を投与する．

病因・病態生理

ラクターゼは小腸刷子縁に存在する二糖類分解酵素であり，乳糖をグルコースとガラクトースに分解する．この活性が低下しているために乳糖を消化吸収できず（lactose malabsorption），未吸収の乳糖が水分を引き寄せ水様性下痢を惹起し，小腸を通過して大腸に入った乳糖は細菌によって発酵されガスを生じ，腹部膨満，鼓腸や腹痛を生じ，腸管内容がpH 6を下回ると腸管を刺激して運動亢進性の下痢を助長する．

病因の違いから病型として原発性と続発性のラクターゼ欠乏症に分類される．さらに前者は，先天性ラクターゼ欠乏症と遅発性成人型ラクターゼ欠乏症に分けられる．❽に食物への拒否反応を呈する疾患をあげ，乳糖不耐症の分類上の位置づけを示した．

先天性乳糖不耐症（先天性ラクターゼ欠乏症）はきわめてまれであり，生下時より哺乳後著しい水様下痢と腹鳴，腹部膨満をきたし，時に重症で脱水から生命の危険を伴うことがあり，体重増加の遅れなど発育障害をきたす．フィンランドでの報告が多くみられ，ラクターゼの構造遺伝子 *LCT* 遺伝子異常により引き起こされ，常染色体劣性遺伝を示す．

通常，ラクターゼ活性は出産直前にピークとなり，哺乳類は授乳期が過ぎるとほぼ例外なくラクターゼ活性が低下して5～10歳で低いレベルに安定する．その減少は人種により差がみられ，白人に比較してアジア人や黒人では離乳後のラクターゼの減少が著しく90%以上でうまく乳糖を消化できない．全世界的には人口の2/3が乳糖をうまく消化できない．これが遅発性成人型ラクターゼ欠乏症であり，わが国で多く遭遇する．しかし，そもそも授乳期を過ぎた哺乳類が牛乳不耐であっても疾病とはいえず，遅発性乳糖不耐（lactase non-persistence）ととらえるべきであろう．残存酵素活性の量と摂取する乳糖の量により，症状の出現が左右される．*LCT* 遺伝子発現を調節する *MCM6* 遺伝子の働きが離乳期を過ぎたラクターゼの低下に関係するといわれており，乳糖耐性につながる一塩基多型（SNP）が複数報告されているが，詳細な機序は不明である．

続発性ラクターゼ欠乏症では，腸管感染症（サルモネラや大腸菌，ジアルジア症など），セリアック病や

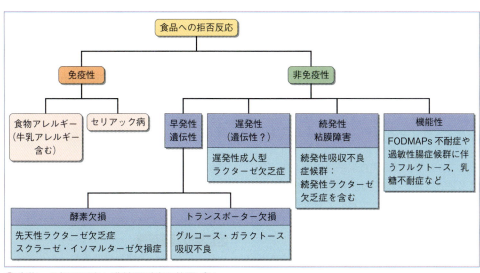

❽ 食物への拒否反応と乳糖不耐症の位置づけ

（Berni CR, et al：Nutrients 2016. をもとに作成．）

Crohn病などの炎症性の腸管障害，薬剤や放射線障害による腸粘膜障害，低栄養状態に伴う腸管機能低下，腸管の広範囲切除後などで，吸収面積の絶対的な低下をきたし，もともとの乳糖不耐が顕在化する．これを続発性（後天性）乳糖不耐とし，遅発性乳糖不耐とは区別される．

臨床症状

乳糖を含む牛乳や乳製品を摂取してから数時間以降に，酸臭のある水様性下痢，腹部膨満・鼓腸，腹鳴（ゴロゴロ音），時にけいれん様腹痛などの症状が出現する．乳糖不耐の症状は，ラクターゼ活性が正常の50％以下に低下しなければ発生しないといわれている．新生児・乳児早期において授乳により症状が出現した場合には先天性乳糖不耐症であるが，きわめてまれな病態である．

大部分は離乳期以降にみられる遅発性ラクターゼ欠乏症であり，成人では通常12g以下の乳糖では症状は出現せず，250mL以上の牛乳を飲用した際に出現する．それ以上を摂取しても，他の食品との組み合わせで症状が出現しない場合も多い．同じ乳製品でもヨーグルトでは症状が出にくいが，これは乳糖の乳酸発酵のためと考えられる．

遅発性ラクターゼ欠乏症は通常，症状は軽度であり，重症の吸収不良症候群でみられる全身状態の悪化をきたすことはまれである．なお，連続して牛乳を摂取した場合に乳糖不耐の症状が改善する場合があるが，これは酵素活性の回復ではなく腸内細菌のadaptationと考えられている．

また，乳糖不耐による症状の出現は，過敏性腸症候群（IBS）患者において出現しやすいことが近年の研究で明らかとされており，下痢型IBSや感染後IBSなどでは，少量の乳糖の摂取においても症状の出現が起こるとされている．

続発性ラクターゼ欠乏症では，通常は原因疾患の改善とともにラクターゼ活性が回復し症状も消失する．

診断（鑑別診断）

鑑別すべき疾患として，小児では牛乳アレルギーとガラクトース血症があげられる．前者は小児の食物アレルギーのなかで卵アレルギーに次ぎ2番目に多くみられる．牛乳に含まれるカゼインなどの蛋白質によって引き起こされる生体の免疫過剰反応である．乳糖不耐とは本質的に異なるが，症状が類似しておりアナフィラキシーショックという重篤なアレルギー症状を起こしやすいため注意が必要である．

ガラクトース血症は，ガラクトースが代謝できない先天性代謝異常であり，母乳やミルクを飲み始めると嘔吐・下痢の症状を呈する．早期に発見して，乳糖やガラクトース制限により肝機能障害の進展を抑制する

必要がある．

成人では小腸細菌過剰繁殖（small intestinal bacterial overgrowth：SIBO）が鑑別疾患として最近注目される．これは小腸で10^5個/mL以上の細菌繁殖をきたす病態で，腹部膨満や下痢など類似の症状を呈し，特に乳糖の摂取での症状の悪化がみられる．

乳糖不耐症の診断は，乳製品摂取後に症状が出現し，乳糖の除去によって症状の改善がみられる（3〜4週間以内で改善），あるいはラクターゼ製剤の服用による症状の改善で，本症が疑われる．しかし，実際には自覚症状の出現と乳糖不耐の検査結果には乖離があることが知られており，確定診断にはいくつかの検査を組み合わせて行うのが望ましい．

検査

呼気水素試験

乳糖不耐症では未吸収の乳糖が主に大腸の腸内細菌による発酵を受け，多くの水素を産生する．乳糖を経口投与した後，呼気中の水素を集め，ガスクロマトグラフィにて測定する．3時間以内20ppm以上をcut offとしている．ただし，SIBOでは偽陽性を呈し，水素産生菌が少数の症例では偽陰性を呈するので注意が必要である．呼気中のメタンの同時測定により感度を上昇させる試みもされている．

乳糖負荷試験

乳糖20gを水に溶かして経口投与し，120分後までの血糖値の推移を測定する．血糖上昇が10mg/dL以下を異常とし，ラクターゼ製剤による改善がみられれば診断が確定する．なお，グルコース・ガラクトース吸収不良症でも本試験で異常を呈するが，ラクターゼによる改善はみられない．本試験は簡便であるが，消化管運動に左右されやすく血糖の変動が正常でも大きいことがあり，感度が低く信頼性に乏しいとされ，最近ではあまり使用されなくなった．

粘膜生検

十二指腸粘膜の生材料のラクターゼ活性を測定する方法で，ラクターゼ免疫染色も有用である．これは確定診断の参照スタンダードとされているが，ラクターゼ活性が腸粘膜で均一に出現しないことや，検査の侵襲性が高くコストがかかることで一般には普及していない．

遺伝診断

コーカサス人種では，LCT遺伝子のSNP（13910 C：C）の検出が有用であり，遺伝診断の将来性はあるが，アジア人での有用性は現時点ではない．

治療（経過・予後）

基本的には，乳糖の摂取を避けたり控えたりすることと，ラクターゼ製剤などで乳糖不耐を改善する試みを行うの2つである．

乳糖の制限

先天性ラクターゼ欠乏症では，乳糖の経口摂取を禁じる必要がある．乳糖を含まないミルクに切り替える．

遅発性成人型ラクターゼ欠乏症では，症状に個人差があり12g以上の乳製品の摂取が可能な場合もある．ヨーグルトのような発酵乳やチーズは摂取可能な場合が多い．乳糖を減らした牛乳などが市販されている．また，一度に多くの乳製品を摂取せず，他の食品（特に穀類）と一緒に分割して摂取すると症状が出現しにくい．

機能性消化管障害の患者では乳製品の制限ばかりでなく，他の発酵しやすいオリゴ糖やポリオール（FOD-MAP：fermentable oligo-, di-, mono-saccharides and polyols）を制限することが効果的とされる．

ラクターゼ製剤による補充療法

β-ガラクトシダーゼ製剤は種々のソースのものが市販されており，ラクターゼ活性を補助するが，先天性ラクターゼ欠乏症に対しては酵素活性が十分ではない．遅発性成人型ラクターゼ欠乏症や続発性の欠乏症に対する使用は有用であり，後者は特に原疾患のコントロールが大事であるが，腸粘膜障害の回復を待つ期間における補充療法に用いられる．

Ca 欠乏の予防

乳製品を避けなければならない場合には，Ca のサプリメントを摂取させ，Ca 欠乏を予防させる必要があることを留意しなければならない．

セリアック病 celiac disease

概念

● 小麦摂取によって特異的に，慢性的な消化器症状と腸粘膜絨毛萎縮をきたす吸収不良症候群の一つでセリアックスプルー（celiac sprue），グルテン過敏性腸症（gluten-induced enteropathy）ともいわれる．

● 欧米では400〜3,000人に1例の頻度に対し，日本人での報告は数例できわめてまれである．

● 発症は全年齢層に及ぶが，生後3年以内と30〜40歳代の二峰性のピークがある．

病因

環境，遺伝要因，免疫機序が発症機序に関連し，環境要因として小麦の蛋白成分グルテンに含有されるグリアジンへの曝露が異常な免疫応答による腸管炎症の発生に強く関与することが示されたが，それ以外の大麦やライ麦に含有する蛋白も関与する．ほかの環境要因としてロタウイルスなどの感染も考えられる．遺伝要因として HLA-DQ2 あるいは HLA-DQ8 との関連が最も強く証明され（98%に陽性），疾患特異的な自己抗体，抗組織トランスグルタミナーゼ2（tissue transglutaminase 2：TTG）-IgA 抗体の産生に関与する．DQ2 あるいは DQ8 に結合したグリアジンペプチドが腸管の CD4 陽性 T 細胞に認識され，過剰な免疫応答を示し腸炎を惹起すると考えられている．

臨床症状

症状は吸収不良による下痢，脂肪便である．強い腹痛は少ない．軽症では上部空腸に病変がとどまり無症状の場合もある．遠位小腸に広がるに従い難治性の下痢が出現し，栄養障害が顕在化し，貧血，体重減少や骨障害，末梢神経障害を合併する．小児では成長障害，女性では不妊症を合併する．小腸癌や悪性リンパ腫の発生頻度も高い．消化器以外では疱疹状皮膚炎，IgA 欠損症を合併しやすい．また，自己免疫疾患の1型糖尿病と慢性甲状腺炎患者（橋本病）にも合併しやすい．

診断

血清学的（抗トランスグルタミナーゼ抗体，抗グリアジン抗体，抗筋内膜抗体）あるいは消化吸収検査でスクリーニングする．第一選択は自己抗体である抗 TTG-IgA 抗体だが，抗 deamidated gliadin peptide（DGP）-IgG 抗体も感度が高く，複数の組み合わせで正診率が上昇する．

確定診断はあくまで内視鏡下の小腸粘膜生検によるとされ，陰窩過形成や上皮内リンパ球（intraepithelial lymphocyte：IEL）の著明な増多を伴う絨毛萎縮（flat mucosa）が特徴的所見である．

疑診例においては，HLA 検査とグルテン負荷（gluten challenge）を行って鑑別・除外診断を行う．無グルテン食（gluten free diet：GFD）への反応性も診断の一助となる．

近年，本症と類似のグルテン不耐症を呈し GFD で改善するが，特異抗体の検出や組織的に絨毛萎縮を伴わない，非セリアックグルテン過敏症（non-celiac gluten sensitivity）が鑑別疾患として注目を浴びている．

治療

第一選択は厳正な GFD である．小麦だけでなく大麦，ライ麦を避ける．これにより大部分が症状のみならず抗体価や組織傷害も改善する．ステロイド薬は原則として使用しない．

GFD に反応せず，吸収不良の症状や腸絨毛萎縮が改善しない場合を，不応性セリアック病（refractory celiac disease）という（セリアック病の1〜2%）．不応性セリアック病のなかでヨーロッパに多い Type II は，特に腸症関連 T 細胞リンパ腫を合併しやすく留意が必要である．

死亡リスクは一般人口と比較して若干高い（ハザード比1.31）程度であるが，診断後1年以内の吸収不

良や腸炎症状による死亡率が最も高く，**GFD** の重要性が再認識される．悪性腫瘍，特に小腸癌やリンパ腫の発生に注意が必要である．

（三浦総一郎）

●文献
1) Deng Y, et al：Lactose intolerance in adults：Biological mechanism and dietary management. *Nutrients* 2015；7：8020.
2) Berni CR, et al：Diagnosing and treating intolerance to carbohydrates in children. *Nutrients* 2016；8：157.
3) Green PH, et al：Celiac disease. *N Engl J Med* 2007；357：1731.
4) Schuppan D, et al：Celiac disease：From pathogenesis to novel therapies. *Gastroenterology* 2009；137：1912.

過敏性腸症候群
irritable bowel syndrome（IBS）

概念
●過敏性腸症候群（IBS）とは，腹痛とそれに関連した便通異常が慢性再発性に持続する一方で，その症状が通常の臨床検査で検出される器質的疾患によるものではないという概念の症候群である[1]．

疫学
わが国における IBS の有病率は人口の 14.2 ％，1年間の罹患率は 1～2 ％，内科外来患者の 31 ％と高頻度である[2]．

病因
IBS の原因はいまだ不明である．しかし，発症をとらえたコホート研究では，リスクとして感染性腸炎への罹患，心理社会的ストレスの負荷，抑うつ，不安が証明されている[2]．

病態生理
IBS の中心的な病態生理は脳腸相関であり，内臓知覚過敏，下部消化管運動亢進，ストレス応答・心理的異常から構成される[3]．最近解明されてきた異常として，粘膜透過性亢進，リスク遺伝子，腸内細菌の関与がある[2]．

臨床症状
腹痛と下痢，便秘，ならびにその交代が特徴的な症状である．腹部不快感，腹部膨満感，便意切迫感，残便感，腹鳴，ガス，粘液の排泄などもみられる．IBS では，血便，発熱，体重減少はみられない[2]．

検査所見
以下の通常臨床検査において異常を認めない．すなわち，血液生化学検査，末梢血球数，炎症反応，hTSH，尿一般検査，便潜血検査，腹部単純 X 線写真，大腸内視鏡検査もしくは大腸造影検査である[2]．

❾ IBS の Rome IV 診断基準

繰り返す腹痛が
最近 3 か月のなかで平均して 1 週間につき少なくとも 1 日以上を占め
下記の 2 項目以上の特徴を示す
1. 排便に関連する
2. 排便頻度の変化に関連する
3. 便形状（外観）の変化に関連する

少なくとも診断の 6 か月以上前に症状が出現し，最近 3 か月間は基準を満たす．

（Lacy BE, et al：Bowel Disorders. *Gastroenterology* 2016；150：1393.）

1 型	小塊が分離した木の実状の硬便・通過困難
2 型	小塊が融合したソーセージ状の硬便
3 型	表面に亀裂のあるソーセージ状の便
4 型	平滑で柔らかいソーセージ状の便
5 型	小塊の辺縁が鋭く切れた軟便・通過容易
6 型	不定形で辺縁不整の崩れた便
7 型	固形物を含まない水様便

❿ Bristol 便形状尺度概念図
Rome IV 診断基準では評価時点の最も異常な便形状の割合によって便秘型，下痢型，混合型，分類不能型の 4 型を決定する．排便頻度よりも便形状が消化管運動を反映するためである．
（Lacy BE, et al：Bowel Disorders. *Gastroenterology* 2016；150：1393.）

病理
特徴的病理所見はない．しかし，下部消化管粘膜の非特異的微小炎症（low grade inflammation）をしばしば認める[2]．

診断
診断は国際的に統一されており，その診断基準の Rome IV[1] に基づいて行う（❾）．Rome IV 診断基準では，Bristol 便形状尺度（❿）を用い，IBS を 4 型に分類する．すなわち，不調時の便形状によって，便秘型（IBS-C），下痢型（IBS-D），混合型（IBS-M），分類不能型（IBS-U）に分類する（⓫）[1]．これら 4 型の相互移行もしばしばみられる．

鑑別診断
鑑別かつ除外が必要な消化器疾患として，大腸癌をはじめとする消化器の癌ならびに炎症性腸疾患がある．また，乳糖不耐症，microscopic colitis，慢性特発性偽性腸閉塞，colonic inertia などがあげられる．甲状腺疾患をはじめとする全身性の疾患も早期の鑑別

⓫ IBS の分類 (Rome IV)

1. 便秘型 IBS（IBS-C）

硬便 or 兎糞便*が便形状の 25 ％以上，かつ，
軟便 or 水様便**が便形状の 25 ％未満***

2. 下痢型 IBS（IBS-D）

軟便 or 水様便**が便形状の 25 ％以上，かつ，
硬便 or 兎糞便*が便形状の 25 ％未満***

3. 混合型 IBS（IBS-M）

硬便 or 兎糞便*が便形状の 25 ％以上，かつ，
軟便 or 水様便**が便形状の 25 ％以上***

4. 分類不能型 IBS（IBS-U）

便形状の異常が不十分であって，
IBS-C，IBS-D，IBS-M のいずれでもない***

* Bristol 便形状尺度 1 型 2 型
** Bristol 便形状尺度 6 型 7 型
***止瀉薬，下剤を用いない時の糞便で評価する

（Lacy BE, et al：Bowel Disorders. *Gastroenterology* 2016；150：1393.）

が必要である.

鑑別のために，上部消化管内視鏡検査もしくは上部消化管造影，腹部超音波，便虫卵検査，便細菌検査，乳糖負荷試験，小腸造影，カプセル内視鏡，腹部 CT が必要になることがある.

また，薬物による下部消化管症状を鑑別する. 特に，鎮痛薬としてオピオイドを投与されている患者において腹痛がかえって悪化する病態が知られており，麻薬性腸症候群と呼ばれている[2]. この場合はオピオイドからの離脱が必要である.

下部消化管症状が持続し，鑑別診断にて他疾患を認めず，かつ，IBS の Rome IV 診断基準を満たさない場合は，機能性便秘，機能性下痢，機能性腹部膨満症，非特異機能性腸障害，中枢性腹痛症候群のいずれかである[1].

治療

医師が患者の苦痛を傾聴し，受容することが基本になる[2]. 通常の臨床検査で異常がなくとも特殊な検査を行えば脳腸相関の異常が検出されることを念頭に置き，患者の症状に関心を示す必要がある. そのうえで，病態生理を患者が理解しやすい言葉で説明する. 偏食，食事量のアンバランス，夜食，睡眠不足，心理社会的ストレスは IBS の増悪因子であり，除去・調整を勧める. これらを行ったうえで，薬物療法をまず行う[2]. 薬物としては，消化管腔内環境調整のためにプロバイオティクスもしくは高分子重合体，消化管運動の調整のために消化管運動調節薬もしくは抗コリン薬，消化管知覚過敏とストレス感受性改善のために抗うつ薬を用いる. IBS-D に対しては 5-HT$_3$ 受容体拮抗薬を用いる. IBS-C ならびに機能性便秘（慢性便秘症）に対してはグアニル酸シクラーゼ C 刺激薬あるいは塩素チャネル-2 賦活薬，胆汁酸トランスポーター阻害薬を用いる. 漢方薬の奏効例もある. 薬物療法が無効な時には心身医学的治療を行う[2]. 心身医学的治療には，簡易精神療法，認知行動療法，自律訓練法，催眠療法などがある.

予後

小児の IBS または反復性腹痛は成人の IBS に移行する. IBS 患者には常習的な欠勤が多く，quality of life（QOL）が低下している患者も多い. 医師への電話をはじめとする疾病行動，心理的異常は IBS 重症度と関連する[2].

米国のマネージド・ケア人口のうち，IBS 患者の直接費用は IBS でない場合と比べて約 50 ％高い.

合併症

IBS 患者の胆嚢切除歴の割合は IBS でない被験者の 3 倍であり，虫垂切除歴や子宮摘出歴は 2 倍，背部手術は 1.5 倍である.

IBS は不安症，うつ病との併存率が高く，重症化する前に適切な治療が必要である[2].

（福土　審）

● 文献

1) Lacy BE, et al：Bowel Disorders. *Gastroenterology* 2016；150：1393.

2) Fukudo S, et al：Evidence-based clinical practice guidelines for irritable bowel syndrome. *J Gastroenterol* 2015；50：11.

3) Fukudo S：IBS：Autonomic dysregulation in IBS. *Nature Reviews Gastroenterology and Hepatology* 2013；10：569.

腸壁嚢状気腫症

pneumatosis cystoides intestinalis

概念

●腸壁嚢状気腫症とは，腸管壁の粘膜下層あるいは漿膜下層にガスで満たされた嚢胞（気腫）が多発性に形成される比較的まれな疾患である[1].

病因

ガス貯留の原因として，細菌説（ガス発生菌の感染），機械説（炎症や潰瘍などによる粘膜の損傷〈膠原病，消化性潰瘍，憩室，腸管狭窄，腸管虚血など〉，手術や内視鏡検査，生検），肺疾患説（肺胞の破損→縦隔→後腹膜→腸管壁とガスが移動），薬剤説（トリクロロエチレン曝露，ステロイド使用，αグルコシダーゼ阻害薬使用など）などがあげられている.

病理

併存疾患あるいは誘因がない場合を原発性（約

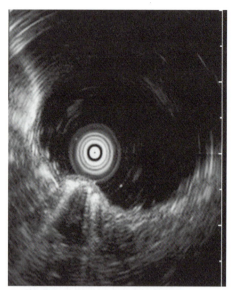

⑫ 腸壁囊状気腫症の超音波内視鏡像
主に第3層に，気腫に一致して音響陰影を伴った点状の高輝度エコーを数個認める．

と対症療法による保存的治療が中心である．また，酸素療法が有効であった報告があり[2]，高圧酸素療法も試みられている．

外科的治療の適応は，狭窄，軸捻，穿孔，大量出血などの合併症と，酸素療法でも症状を有する再発を繰り返す場合などである．

(牧山和也)

● 文献
1) Koss LG：Abdominal gas cysts (pneumatosis cystoids intestinorum hominis). Arch Pathol 1952；53：523.
2) Forgacs P, et al：Treatment of intestinal gas cysts by oxygen breathing. Lancet 1973；1：579.

腸 angiodysplasia
intestinal angiodysplasia

概念
- 腸壁の粘膜側から確認され，漿膜側からは指摘できない5mm以下の大きさの拡張静脈の集合である．
- 遺伝的疾患による毛細血管拡張は telangiectasia，後天的な限局した血管拡張症を angiectasia とし，狭義の angiodysplasia は先天的な毛細血管異常によるものを指すが，広義の angiodysplasia はこれら病因にかかわらず毛細血管拡張症全体を指すことが多い．
- Moore らによる動静脈奇形の分類の1型に相当する．
- 小腸の angiodysplasia は小腸出血のなかで最も頻度が高い．
- 遺伝性疾患に伴うものでは Rendu-Osler-Weber 病があり，鼻腔内や消化管に angiodysplasia が多発し出血をきたしやすい．

病因
さまざまな要因によって腸管壁内圧の上昇や平滑筋収縮をきたした結果，粘膜，粘膜下層の静脈の狭窄，閉塞が生じ，静脈圧が逃げやすい管腔側の微細な静脈が拡張する病態である．

病理
粘膜下層の静脈より上層，粘膜固有層に拡張した毛細血管の集合が認められる．

疫学
女性にやや多いとされる．小腸の angiodysplasia は空腸に多く，心・肝・腎疾患を有する患者によくみられる．また，大腸の好発部位は右側結腸であり高齢者に多く見つかる．大腸内視鏡検査施行例の0.5～3％で偶発的に見つかるといわれている．

大動脈弁狭窄症患者の半数に，本病変からの出血が

15％），併存疾患がある場合を続発性（約85％）と呼び[1]，前者は脾彎曲部とS状結腸に好発し，後者は小腸に多発することが多い．典型的肉眼所見は，薄青色調をした球状の気腫が腸間膜付着側に連なりブドウの房様を呈している．組織学的には嚢胞壁は一般に内皮細胞で覆われることはなく，組織球や立方上皮細胞に覆われるか結合組織線維からなる．嚢胞周囲に異物性巨細胞を認めることがある．

臨床症状
下痢，腹部膨満感，腹痛，下血，便失禁が主な症状である．多くの場合，頻回にトイレに通い放屁とともに粘液や時に血液を排出する．小腸狭窄や腸管軸捻を起こすと激しい腹痛，膨満感，悪心・嘔吐を伴う．成人では無症状であったり，比較的症状が軽いものが多い．

検査・診断
腹部CT検査（肺野条件下のCT画像），腹部単純X線検査が診断に有用で，腸管壁に沿って嚢胞状ガスによる透亮像が連珠状にみられるのが特徴的である．注腸X線検査は多発性の陰影欠損像を示し，ヒイラギの葉状を呈する．内視鏡的には正常粘膜で覆われた半球状の軟らかい隆起として認められる．上皮が菲薄化し青白色調にみえる場合がある．

気腫の診断には超音波内視鏡検査が有用である（⑫）．また生検や局注針による穿刺でガスが抜け縮小あるいは消失する．

治療
気腫は自然に消失することが多く，併存疾患の治療

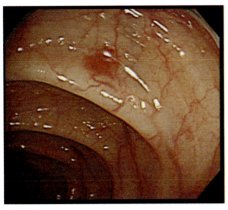

⓭ 大腸 angiodysplasia
大腸内視鏡により横行結腸の angiodysplasia が指摘された.

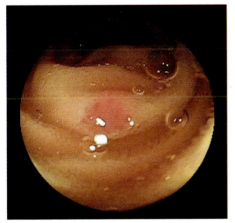

⓮ 小腸 angiodysplasia
ダブルバルーン内視鏡により空腸の angiodysplasia が観察された.

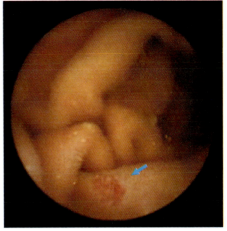

⓯ 小腸 angiodysplasia
カプセル内視鏡は微細な病変も指摘できる（矢印）.

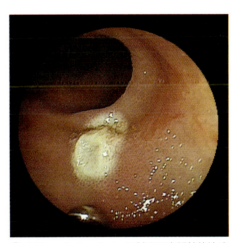

⓰ 小腸 angiodysplasia に対する内視鏡的治療
ダブルバルーン内視鏡を用いて熱凝固療法を施行した.

みられるとの報告がある（Heyde 症候群）．これは病態として高血圧などの血管障害をきたしやすい状態であり，また凝固にかかわる von Willebrand 因子が大動脈弁付近の乱流で壊され微細な凝固障害が起こることも一因とされる．

臨床症状

多くは無症状であるが，時に出血をきたしショックに至ることがある．内視鏡などの機械的刺激により出血をきたしやすい．ワルファリンカリウムなどの抗凝血薬を常用している患者では特に出血をきたしやすい．

検査

消化管内視鏡時に偶発的に発見されることが多い．
腹部血管造影では造影剤のプーリングが確認できる．隆起した病変ではバリウムによる X 線撮影で指摘される．出血例に対しては出血シンチグラフィが行われる．

小腸病変は内視鏡観察が困難であったが，2000 年以降導入されたカプセル内視鏡とバルーン内視鏡により小病変の指摘が可能となった．

診断

内視鏡観察にて発赤の強い粘膜血管性病変の指摘による臨床的診断が最も多く行われており，生検による組織診断は出血の危険があるので控えるべきである．大腸の正常粘膜は血管が透見されるため angiodysplasia とは区別される（⓭）．小腸の angiodysplasia は，小病変でも出血する可能性があるため慎重な観察が必要とされる（⓮）．

また，小病変は内視鏡による送気で視認できなくなる場合があるが，その指摘にはカプセル内視鏡が優れる（⓯）．

出血例の診断においては，腹部血管造影では 0.5 mL/分，出血シンチグラフィでは 0.1 mL/分以上の出血をしていれば診断が可能であり，出血シンチグ

ラフィの感度が高い

治療

出血例に対してはアルゴンプラズマ凝固療法，ヒートプローブによる熱凝固療法（⑯），粘膜切除術といった内視鏡的治療が行われることが多い．

血管塞栓術が有効な場合があるが，ある程度の出血速度がないと指摘が難しい．広範囲に行うと腸管虚血をきたしうるため，一時止血にとどめておく程度がよい．バソプレシンの動注も考えられる．

ショックをきたし内視鏡的治療が困難である場合は，術中内視鏡，外科的切除が適応となる．

薬物療法としては，女性ホルモン療法が考えられるがエビデンスには欠ける．

予後

出血予後は良好であることが多い．

（後藤秀実）

●文献

1) 飯田三雄ほか：血管奇形．八尾恒良ほか（編）．小腸疾患の臨床．東京：医学書院；2004．p.211.
2) 松本主之ほか：良性腫瘍に対する内視鏡治療．胃と腸 2006；41：610.
3) Nakamura M, et al：Preliminary comparison of capsule endoscopy and double-balloon enteroscopy in patients with suspected small-bowel bleeding. *Endoscopy* 2006；38：59.

感染性腸炎 infectious enterocolitis Ⓦ

細菌性腸炎 bacterial enterocolitis

概念

- 細菌性腸炎は，細菌がヒトの腸管内に侵入，定着して発症する病気の総称である．
- 細菌による腸粘膜への侵入や，表面での毒素産生に

より下痢などの症状を引き起こす．

分類

細菌性腸炎は持続期間により急性腸炎（発症後2週間以内）と慢性腸炎（4週間以上持続）に大きく分類できる（⑰）．

慢性腸炎には結核やWhipple病があり，診断がつかなければ数か月〜数年以上にわたって腸炎を起こす．

急性腸炎は成因に基づいて食中毒性と抗菌薬起因性に分けることができるが，本項では前者を中心に述べる（☞「抗菌薬起因性腸炎」p.173）．

病因

経口摂取された細菌は，pH 1〜2の胃酸により胃を通過するときにほとんどの菌が死滅する．そのため，一般的には 10^6 個以上の多量の菌を摂取した場合に腸炎を発症する．

例外として腸管出血性大腸菌は10〜100個，カンピロバクターは500〜800個の少ない菌量で腸炎を発症する．

患者背景から病因を，散発性下痢症，食中毒・集団発生，旅行者下痢症，抗菌薬起因性腸炎，性行為感染症，院内・施設内感染に分類できる．散発性下痢症の多くは食中毒であるが，一部はペットやヒトからの接触感染もある．食中毒・集団発生ではサルモネラ，ウェルシュ菌（*Clostridium perfringens*），黄色ブドウ球菌などが多い．

病態生理 ⑱

症状をきたす機序により，組織侵入性と毒素性に分類できる．

組織侵入性

粘膜上皮侵入型は上皮細胞に定着，侵入，増殖してびらん，浮腫，出血などの腸管病変をきたす．カンピロバクター，サルモネラ，赤痢菌などが代表である．

リンパ装置侵入型は腸管リンパ装置を介して侵入して増殖し，リンパ装置の腫大やびらん・潰瘍をきたす．腸間膜リンパ節腫大もみられる．エルシニアやチフス性疾患が代表である．

⑰ 細菌性腸炎の分類

1. 急性腸炎	食中毒性	組織侵入性	粘膜上皮侵入型 カンピロバクター，サルモネラ，赤痢菌
			リンパ装置侵入型 エルシニア，チフス菌，パラチフスA菌
		毒素性	生体外毒素産生型 黄色ブドウ球菌，セレウス菌（嘔吐型），ボツリヌス菌
			生体内毒素産生型 病原性大腸菌，ウェルシュ菌，セレウス菌（下痢型），腸炎ビブリオ，エロモナス
	抗菌薬起因性		*Clostridioides difficile*，*Klebsiella oxytoca*
2. 慢性腸炎			結核菌，*Tropheryma whipplei*

⓲ 急性細菌性・ウイルス性腸炎の臨床像

病型		原因微生物	原因	潜伏期	血便	血便以外の症状
小腸型	生体外毒素産生型	黄色ブドウ球菌	調理者の手	1〜6 時間	（−）	嘔吐, 下痢, 発熱（−）
		セレウス菌（嘔吐型）	調理者の手	1〜6 時間	（−）	嘔吐, 下痢, 発熱（−）
	生体内毒素産生型	セレウス菌（下痢型）	食肉調理品	8〜14 時間	（−）	下痢, 腹痛, 発熱（−）
		ウェルシュ菌	食肉調理品	8〜14 時間	（−）	下痢, 腹痛, 発熱（−）
		腸管毒素原性大腸菌	食品・水	0.5〜3 日	（−）	下痢, 腹痛, 発熱（−）
		コレラ菌	魚介類・水	1〜5 日	（−）	下痢, 腹痛, 発熱（−）
		エロモナス	魚介類・水	1〜5 日	低頻度	下痢, 腹痛, 発熱（−）
		腸炎ビブリオ	魚介類・水	1〜5 日	低頻度	下痢, 腹痛, 嘔吐, 発熱（±）
	ウイルス	ノロウイルス	二枚貝・接触	1〜2 日	（−）	嘔吐, 下痢, 発熱（±）
		ロタウイルス	接触	1〜3 日	（−）	嘔吐, 下痢, 発熱
大腸型		サルモネラ	鶏卵・肉	8〜48 時間	中頻度	下痢, 腹痛, 発熱
		赤痢菌	食品・水	1〜5 日	低頻度	下痢, 腹痛, 発熱
		カンピロバクター	鶏肉・肉	2〜10 日	中頻度	下痢, 腹痛, 発熱
		腸管出血性大腸菌	肉・野菜	2〜8 日	高頻度	下痢, 腹痛, 発熱（±）
穿通型		エルシニア	豚肉・水	3〜7 日	（−）	発熱, 腹痛, 下痢
		チフス菌・パラチフス A 菌	食品・水	10〜14 日	低頻度	発熱, 腹痛, 下痢

毒素性

生体外毒素産生型は，産生された毒素を含む食品による食中毒であり，厳密にいうと細菌性腸炎ではない．黄色ブドウ球菌やセレウス菌（嘔吐型）が代表であり，潜伏期は 6 時間以内と非常に短い．

生体内毒素産生型は，菌が生体内で増殖し毒素を産生し，毒素が粘膜に作用することで症状を惹起する．潜伏期は 8〜24 時間が多い．ウェルシュ菌，腸炎ビブリオ，腸管病原性大腸菌などが代表である．

臨床症状

下痢，腹痛，発熱，悪心・嘔吐などが主な症状である．下痢の性状により，小腸型，大腸型，穿通型（穿孔型）に分類すると病態が理解しやすい．

小腸型

細菌毒素やウイルスによる分泌物増加と水貯留が基本的な病態である．毒素性の細菌が原因となる．生体外毒素産生型（黄色ブドウ球菌，嘔吐型セレウス菌など）では嘔吐が主な症状であり，生体内毒素産生型（ウェルシュ菌，下痢型セレウス菌，コレラ菌，腸管毒素原性大腸菌など）では水様下痢が主な症状である．発熱は大部分でみられない．

大腸型

病原体・毒素による粘膜破壊が基本的な病態である．粘膜侵入性の細菌，強い毒素を産生する腸管出血性大腸菌，*Clostridioides difficile* などが原因となる．下痢以外の主な症状は，発熱，腹痛，テネスムス，血便，粘液便などである．

穿通型（穿孔型）

罹患部位は回盲部であり，発熱などの全身症状が前面に出る．チフス性疾患やエルシニア腸炎などが属する．

検査

血液検査

白血球や CRP などの炎症反応の亢進を伴うことが多いが，診断や鑑別には寄与しない．

腹部 CT 検査・腹部超音波検査

腹痛のため，これらの検査が行われるが，腸管壁の肥厚とその部位，リンパ節腫大の有無，腹水の有無などが診断に役立つ．

右側結腸の壁肥厚があれば，腸管出血性大腸菌腸炎，サルモネラ腸炎，カンピロバクター腸炎などを考える．左側〜右側結腸の壁肥厚があればカンピロバクター腸炎を第一に考える．

回盲部リンパ節腫大と終末回腸の壁肥厚があればエルシニア腸炎を考える．

内視鏡検査 （⓲❶〜❹）

血便をきたす疾患では内視鏡検査が行われることがあるため，他疾患との鑑別診断が重要である．

カンピロバクター腸炎とサルモネラ腸炎では潰瘍性大腸炎との鑑別が，エルシニア腸炎では Crohn 病との鑑別が，腸管出血性大腸菌腸炎では虚血性大腸炎との鑑別を要する．

診断

診断には詳しい患者情報をとることが重要であり，問診では原因食品，海外渡航歴，同じ食事をとった人の様子，症状とその出現時期，最近の抗菌薬使用歴，基礎疾患の有無などを聞くとともに，便の性状をみることが重要である．

カンピロバクター腸炎は鶏あるいは鶏調理品が原因として多い．サルモネラ腸炎は肉，卵が多くペットも感染源となる．腸管出血性大腸菌腸炎は牛肉，エルシニア腸炎は豚肉が，エロモナス腸炎は貝類が，腸炎ビブリオ腸炎では魚介類が感染源として多い．

確定診断は，便・腸液・生検組織の培養や毒素の検出で行う．

治療

急性細菌性腸炎は自然治癒傾向の強い疾患であり，対症療法が基本である．脱水があれば十分な輸液を行う．止痢薬や鎮痙薬は原則禁止する．

重症例や免疫不全者，乳児，高齢者などには抗菌薬を投与する．抗菌薬は経口投与が原則であり，経験的治療としてフルオロキノロン系薬を用いるが，培養検査がわかった時点で抗菌薬の中止や変更を考慮する．

腸管出血性大腸菌腸炎に対する抗菌薬投与の是非については結論がでていない．

ウイルス性腸炎　viral enteritis

ウイルス性腸炎は急性胃腸炎型とサイトメガロウイルス腸炎などの慢性型があるが，本項では前者について述べる．

概念

- ウイルス性腸炎は，ウイルスがヒトの腸管内に侵入，定着して発症する病気の総称である．ノロウイルス，ロタウイルス，アデノウイルス，サポウイルス，アストロウイルスなどがある．
- ノロウイルスが最も多く全世代にみられ，ロタウイルスは乳幼児に多い．

病因

接触によるヒト-ヒト感染がほとんどであり，便が主な感染源であるが吐物からの感染もある．

ノロウイルスは接触感染以外に食中毒による経路も多く，飲食物（カキなどの二枚貝）やウイルス保有の調理者による食材汚染によるものがあり，集団感染も多い．

病態生理

ウイルスは小腸上皮細胞の受容体を介して侵入する．感染細胞は最終的にアポトーシスなどで死滅して症状を引き起こす．粘膜傷害は軽度である．

臨床症状

罹患部位は小腸であり，主な症状は水様下痢と嘔吐である．血便はきたさない．

ノロウイルス

潜伏期は1～2日である．ウイルスは症状が消失した後も1週間（長いときには約1か月）患者の便中に排泄されるため注意が必要である．

悪心・嘔吐と下痢が主症状であるが，腹痛，頭痛，発熱，悪寒，筋肉痛，咽頭痛などもみられる．

ロタウイルス

6か月～3歳児に多く，潜伏期は1～3日である．

主な症状は嘔吐，下痢，発熱である．白色の下痢便が特徴である．臨床的に重症例が多く，脱水を起こし

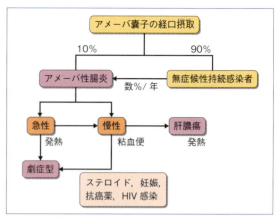

❶ アメーバ性腸炎の進展

やすい．

診断

ノロウイルス，ロタウイルス，アデノウイルスは糞便中の抗原を検出する迅速診断キットがあるが，ノロウイルスでは感度は十分ではない．保険適応があるが，ノロウイルスについては3歳未満の乳幼児と65歳以上の高齢者に限定されている．PCR法は感度，特異度ともよいが，できる施設が限定される．

治療

ウイルスに効く薬はなく，対症療法を行う．特に脱水に対する輸液が重要である．乳幼児や高齢者および体力の弱っている者では，下痢による脱水や嘔吐物による窒息に注意する．

アメーバ性腸炎

概念

- 赤痢アメーバ感染症は *Entamoeba histolytica* が原因であり，アメーバ性腸炎と腸管外アメーバ症に分類できる．
- 五類感染症で，1週間以内に保健所への届けが必要である．

病因

感染者の多くは開発途上国に分布し，飲食物や水由来の感染が主体である．

わが国では約80％が国内感染であり，男性患者が多く，糞口感染による性感染症が多くを占める．

本症は男性同性愛者による同性間感染が多くを占めてきた．しかし，2004年頃より男性異性間感染が急激に増加しており，現在では異性間感染数が同性間感染数を上回る数になってきている．主に風俗店での感染である．

経口感染すると10％は症状を呈し，90％は無症候性持続感染者となる．このなかから毎年数％程度が有症状になると推定されている（❶）．

病態

アメーバ性腸炎は *Entamoeba histolytica* の嚢子を経口摂取することにより感染する．下部小腸で脱嚢し栄養型となり，大腸，特に盲腸で成熟し分裂して増殖する．

まず盲腸において粘膜下に侵入し，周囲組織を壊死に陥らせ下掘れ潰瘍を形成する．さらに栄養型は増殖して下降し，他の部位に潰瘍を形成すると考えられる．栄養型の一部は嚢子となり，糞便中に排泄されて感染源となる．

臨床症状

急性型と慢性型によって異なるが，多くは慢性型で，粘血便，下痢，腹部膨満感，腹痛などで寛解と再燃を繰り返す．急性型は粘血性下痢や腹痛など細菌性赤痢と同様の症状を示すため以前はアメーバ赤痢と呼ばれた．

劇症型とは，急速に大腸の広範な全層性壊死が進行し，穿孔や多臓器不全を併発し，死亡率の高い病態である．壊死・腹膜炎による発熱・腹痛・意識障害や中毒性巨大結腸症による腹部膨満などがみられる．ステロイド投与や HIV 感染などによる宿主側の免疫低下により劇症化することが多い．

検査

男性同性愛者では，HIV，梅毒，B 型肝炎ウイルスなどを有することが多いため，これらの検査が必要である．

本症の特徴的内視鏡像は，①周囲の隆起を呈する，いわゆるたこいぼ様潰瘍・びらん，②周囲に紅暈を有する潰瘍・びらん，③自然出血を伴う多発潰瘍・びらん，④重症例での偽膜を伴う大きな潰瘍，⑤多彩な潰瘍が混在することが多い，などである（🐵➎）．

罹患部位は特徴的であり，盲腸（～上行結腸）と直腸（～S状結腸）に非連続性にみられるのが約1/2と最も多く，盲腸のみ，直腸のみ，全大腸がそれぞれ約1/6の頻度である．

診断

内視鏡検査が診断のきっかけとなる場合がほとんどであり，まず行われるのは生検である．アメーバ虫体は白苔の部分に存在するため，白苔を含むように生検する必要がある．また，HE 染色では見落とす可能性があるため PAS 染色は必ず行う．しかし，生検での陽性率は 60～80 ％程度である．

白苔の直接鏡検は，迅速な診断が可能だがやはり70～80 ％程度の陽性率である．判定には熟練が必要である．

糞便中アメーバの検出は 37℃に保ちながら速やかに観察が必要で，判定に熟練を要するため施設が限られ陽性率も低い．新鮮便での検査が必要であり，外来での検査は難しい．

血清抗体は 85～90 ％程度の陽性率であり，有用な検査であるが，試薬の製造中止のため検査ができなくなっている．

診断には生検と白苔の直接鏡検は必ず併用する．それでも 100 ％の診断は不可能である．確定診断がつかない場合は再検査が原則であるが，重症の場合は診断的治療が必要な場合もある．

治療

メトロニダゾールが第一選択として用いられる．1,500 mg/日の 10 日間経口投与が原則である．メトロニダゾールは腸管からの吸収が非常によく，栄養型に有効である．下痢が激しい場合や手術後には経口投与でなくメトロニダゾール注射薬を用いる．

メトロニダゾールに抵抗性の場合，嚢子の残存によることが多い．メトロニダゾールに加え，消化管からの吸収が低く嚢子に有効であるパロモマイシンを用いる．

旅行者下痢症

概念

● 海外渡航に関連した下痢症で，旅行者の 30～80 ％が感染する．

病因

発展途上国では衛生環境が悪く旅行者下痢症のリスクは高くなる．東南アジア，南アジア，中南米，サハラ以南などは高リスクの地域である．

細菌では腸管毒素原性大腸菌，カンピロバクター，赤痢菌，サルモネラ，コレラ菌が主な病原菌である．

臨床症状

急性胃腸炎症状をきたすが，チフス性疾患は発熱を主症状とし，下痢は必ずしもみられない．

治療

多くの患者では特別な治療は不要である．入院加療が必要になるのは 1 ％程度である．

発熱や血便を伴う高度の下痢を示す重症の細菌性腸炎では，抗菌薬の投与が必要である．

（大川清孝）

抗菌薬起因性腸炎

antibiotic-associated enterocolitis

概念

● 抗菌薬の投与による腸炎の総称である．

● 偽膜性腸炎，出血性腸炎などがあるが，*Clostridioides difficile*（*Clostridum difficile*；*C. difficile*）による偽膜性腸炎が最も多い．

● 腸内細菌叢の菌交代現象に伴うものと考えられる

が，宿主側の要因もある．

偽膜性腸炎
pseudomembranous enterocolitis（PMC）

概念
- 抗菌薬の投与による腸内細菌叢の菌交代により異常増殖した C. difficile による腸炎の重症型に最も多くみられる．
- C. difficile 腸炎は，①無症候性保菌者，②単なる抗菌薬関連下痢症，③慢性下痢症で偽膜を欠くもの，④偽膜性大腸炎，⑤劇症偽膜性大腸炎に分類される．
- 黄白色調の滲出性物質が盛り上がり大腸粘膜に散在する特徴的な形態により偽膜性腸炎と診断される．
- 外科手術後，尿毒症，腸管虚血，抗癌薬，免疫不全，骨髄移植，悪性腫瘍など，抗菌薬の未使用でも発症することがある．
- まれにメチシリン耐性黄色ブドウ球菌（methicillin-resistant *Staphylococcus aureus*：MRSA）腸炎でみられることもある．

病因
C. difficile は大型の嫌気性グラム陽性桿菌で芽胞を形成し，多くはこの芽胞の経口感染による．原因薬として，リンコマイシンやクリンダマイシンが注目されたが，ほとんどすべての抗菌薬が原因となりうる．ペニシリン，セファロスポリンなど広域抗菌薬や複数の抗菌薬を使用している場合に発症のリスクが高い．テトラサイクリン系，マクロライド系，ニューキノロン系では中等度，アミノグリコシド系，メトロニダゾール，バンコマイシンでは低い．

C. difficile は粘膜内に侵襲しないが，約30％の株で2種類の *C. difficile* 毒素（腸管毒素〈毒素A〉，細胞毒素〈毒素B〉）を産生するため，培養で本菌を検出することと菌の病原性とは異なる．毒素Aは腸液の増加と腸管血管や粘膜の透過性を亢進し下痢を引き起こす．毒素Bは単独での細胞障害性は弱いが，毒素Aにより細胞透過性が亢進した状態では細胞内に容易に入り込み，強い細胞障害性を発揮し病状を悪化させる．北米で増加している新しい菌株（NAP1/027）では激しい下痢をきたす第3の毒素（binarytoxin）を産生する．

病理
軽症例では一見正常にみえることもある．重症例では，びまん性びらんや潰瘍に加え，黄白色調の滲出性物質が盛り上がり偽膜様に散在しているのがみられる．偽膜は，組織学的にはフィブリン，白血球，脱落した壊死性上皮細胞などから成る．

疫学
多くは院内感染によるが，*C. difficile* 自体は健常成

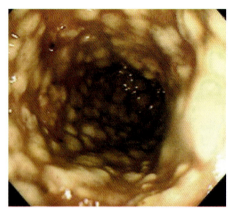

⑳ 偽膜性腸炎の内視鏡像

人の2％，高齢者の10～20％，乳幼児の最大50％の腸内菌叢にも認められる．病院ベッドや床の20～70％に *C. difficile* の芽胞が検出され，数か月から数年間存在しうる．高齢者や悪性腫瘍，血液疾患など，基礎疾患を有する患者に広域スペクトラム抗菌薬を投与した際に多く発症する．北米で増加しているNAP1/027株はわが国ではほとんど報告がない．

臨床症状
抗菌薬服用1～2週後に下痢（時に血性），発熱，腹痛がみられる．直腸，S状結腸を中心とした左側結腸がほとんどで，口側大腸はまれである．通常，抗菌薬の治療中に発症するが，治療後1～10日して発症することもある．

症状の程度は，投与薬剤，年齢，全身状態によって左右される．単なる軟便から出血性下痢，腹痛，発熱，蛋白漏出性腸症を伴う活動性の大腸炎まで広範囲にわたる．劇症例では，脱水症状，血圧低下，中毒性巨大結腸症，結腸穿孔が併発することがある．

検査
左方移動を伴う白血球増多，CRP陽性，時に低蛋白血症などを認める．健常者でも *C. difficile* をもつ人が5～50％あるため便培養の診断的価値は高くないが，便中 *C. difficile* 毒素の検出は簡略な検査であるだけでなく，偽膜性大腸炎の90％以上で陽性のため有用性が高い．

内視鏡検査は通常，直腸からS状結腸検査で十分であり，軽症例では非特異的大腸炎の所見にとどまる．直腸を中心に直径2～5 mmの半球状の白黄色隆起が多発していれば偽膜性腸炎と診断できる（⑳）．

注腸造影検査は，重症や劇症の症例においては，穿孔の危険性があるため禁忌である．

診断
抗菌薬服用後の下痢は本症を疑う．便中 *C. difficile* 毒素の検出により *C. difficile* 感染腸炎と診断でき，*C.*

difficile 感染腸炎の診断には内視鏡検査は必ずしも必要ない．しかし，偽膜性腸炎と診断するには，*C. difficile* 毒素検査のみでは不適切であり，内視鏡による偽膜の確認が必要である．ただし，MRSA腸炎などでも偽膜の観察されることがある．

経過・予後

患者の全身状態と基礎疾患の状態に左右されるが，治療が適切に行われたとしても死亡率は高い．麻痺性イレウスや中毒性巨大結腸症を呈した場合には死亡率はさらに高くなる．

治療

まず，抗菌薬の投与を中止する．軽症例では腸内細菌叢の回復のため乳酸菌製剤の大量投与を行う．中等症および重症症例ではバンコマイシン（0.5〜2.0 g/日）やメトロニダゾール（1.2〜1.5 g/日）を経口投与する．多くの場合，重症基礎疾患があるため，下痢に伴う輸液や電解質管理は厳重に行う必要がある．止痢薬は，症状を悪化させて麻痺性イレウスに発展するおそれがあるため原則として禁忌である．わが国では倫理面での課題も残るものの，近年，難治例に対して糞便移植が有効との報告がある．

予防

高齢者，長期入院患者，各種合併症を有する患者，重症患者では，本症の発症リスクが高いため，安易な抗菌薬使用を慎む．乳酸菌製剤の併用も予防効果を期待できる．*C. difficile* の芽胞は環境中に長期間存在するため，患者の個室管理，頻回の手洗い，使い捨てガウン，手袋による汚物処理，医療機器や室内消毒の徹底が重要である．

抗菌薬起因性出血性腸炎
antibiotic-associated hemorrhagic colitis

概念

- 抗菌薬投与後に頻回の血性下痢症状を主とする腸炎である．
- 糞便から *Klebsiella oxytoca* が純培養に近い状態で検出される．最近この菌が産生する毒素の報告がある．
- 抗菌薬に対する過剰反応や菌交代現象によるものとする説や，毒素産生 *Klebsiella oxytoca* との関連性を示唆する説もある．
- 偽膜性大腸炎が高齢者に好発するのと対照的に，本症は比較的若年者に多い．

病因

合成ペニシリン系抗菌薬が最多であり，セフェム系やマクロライド系などでも生じる．抗菌薬に対する過剰反応や菌交代現象によるものとする説や，毒素産生 *Klebsiella oxytoca* との関連性を示唆する説があるが，詳細な発症機序は不明である．

臨床症状

抗菌薬の経口投与後1〜10日で激しい腹痛，水様性下痢で急激に発症することが多く，次第に血性下痢に移行する．抗菌薬の投与対象は，感冒様症状や膀胱炎など軽度なものが多く，冬期の発生頻度が高い傾向がある．原因薬剤には，合成ペニシリン系など広域スペクトラム抗菌薬が多く，服用後にトマトジュース様の血性下痢で発症する．

検査

糞便中に *Klebsiella oxytoca* が検出されることが多い．大腸内視鏡検査では，直腸には通常，病変はみられず，S状結腸から盲腸にかけて広範囲に多彩な病変を認めることが多い．粘膜面はびまん性ないしはびまん性の出血がみられる点が特徴的である．

治療

特別な治療法はなく，多くは抗菌薬を中止すれば速やかに治癒する．

（岡崎和一）

◉文献

1) Bartlett JG, et al：Clindamycin-associated colitis due to a toxin-producing species of Clostridium in hamsters. *J Infect Dis* 1977；136：701.
2) Wilcox MH：Clostridium difficile infection and pseudomembranous colitis. *Best Pract Res Clin Gastroenterol* 2003；17：475.
3) Högenauer C, et al：Klebsiella oxytoca as a causative organism of antibiotic-associated hemorrhagic colitis. *N Engl J Med* 2006；355：2418.
4) Zollner-Schwetz I, et al：Role of Klebsiella oxytoca in antibiotic-associated diarrhea. *Clin Infect Dis* 2008；47：e74.

放射線性腸炎 radiation-induced enteritis

概念

- 放射線性腸炎は，前立腺癌，膀胱癌の泌尿器領域，産婦人科領域，進行直腸癌の消化器領域における腹腔内悪性疾患に対する放射線治療の早期・晩期合併症であり，骨盤内腫瘍の照射治療後では約20％に生じる．

病態生理

照射中に生じる早期障害（2〜3か月以内）では，一過性の粘膜表層の障害（びらん）をきたす．病理的にはびらん，炎症性細胞浸潤，血管内膜の肥厚，リンパ管の拡張が認められる．晩期障害は照射後6か月〜10年以上経過してみられ，不可逆的である．病理的には粘膜下層，固有筋層における微小血管の破壊，血

管内膜の線維化をきたし，粘膜層の線維化や潰瘍を生じる．

臨床症状

臨床症状は便通異常，腹痛，下血（晩期）である．内視鏡像としては，充血，浮腫，びらん，毛細血管拡張，潰瘍，壊死などの血管の破綻に基づくびまん性の病変がみられる．腹部造影CTでは，脂肪組織への病変の波及に伴い，網状影（dirty fat sign）を呈する．脂肪濃度（やや低濃度）と水濃度が混在することによる．水濃度は本病変によるうっ血，リンパ管拡張，浮腫，炎症性浸潤などを反映している．

治療

種々の治療法が試みられているが，完全に有用な結果は得られていない．しかしながら，5-ASA製剤（メサラジン〈ペンタサ®〉），サラゾスルファピリジン（サラゾピリン®）の経口投与による治療効果や，ステロイド薬の注腸法による治療法の有用性が報告されている．

また，サラゾスルファピリジン（500 mg/日）の経口投与，ステロイドの注腸（20 mg×2/日），スクラルファート（2 g×2/日）の注腸に関するプロスペクティブ無作為二重盲検コントロール試験により，この治療法が4週間後には臨床的にも内視鏡的にも有用であることが認められたとの報告がある．同剤の作用機序については，大腸のプロスタグランジンの抑制作用があげられている．

内視鏡的治療として argon plasma coagulation（APC）による有用性やエカベトナトリウム注腸法の報告がみられる．

（北野厚生）

●文献

1) 渡邉聡明：放射線腸炎．消化器外科 2007；11：1635.
2) 青木哲哉ほか：放射線性腸炎．胃と腸 2008；43：624.
3) 今枝博之ほか：放射線性腸炎．消化器内視鏡 2008；20：1326.
4) 千野晶子ほか：放射線腸炎の対処法．消化器内科 2011；11：1997.

急性虫垂炎 acute appendicitis

概念

● 虫垂の非特異的化膿性炎症である．

病態生理

粘膜下のリンパ濾胞の肥大，糞石，腫瘍やX線検査時のバリウムや食物残渣，迷入した寄生虫などの異物によって，その内腔が閉塞し，腸内細菌が感染する

㉑ 急性虫垂炎の他覚所見

所見	内容
McBurney 圧痛点	臍と右上前腸骨棘を結ぶ線上の右上前腸骨棘より約1/3の部位の圧痛
Lanz 圧痛点	左右の上前腸骨棘を結ぶ線上の右上前腸骨棘より約1/3の部位の圧痛
Rosenstein 徴候	患者を左側臥位とし，McBurney 圧痛点を圧迫すると仰臥位より圧痛が増強する症状
Rovsing 徴候	患者を仰臥位とし，下行結腸を口側に圧迫すると回盲部に疼痛を感じる症状
筋性防御	炎症が虫垂漿膜面に進むと腹膜炎のため腹壁緊張が高度になる
Blumberg 徴候	右下腹部を徐々に圧迫し，急に圧を除くと虫垂の位置に限局する疼痛がある．腹膜炎で著明
直腸指診の圧痛	Douglas 窩の圧痛

ことによって生じる．

わが国では，重症度により下記の病型分類が行われる．

①カタル性虫垂炎：主に炎症は粘膜層に限局し，粘膜の浮腫や潰瘍，虫垂の充血腫大がみられる．

②化膿性（蜂巣炎性）虫垂炎：全層性の炎症で内腔に膿汁を認め，漿膜側には線維素，偽膜，膿苔がみられる．

③壊疽性虫垂炎：粘膜面や全層に壊死が生じた状態で，穿孔を起こしやすい．虫垂は著しく腫脹し，暗赤色となり，内腔は膿性，出血性である．

疫学

10〜30歳の若年者に多い．幼児や高齢者には少ない．

臨床症状

典型的な症状は，腹痛，食欲不振，悪心・嘔吐，軽度の発熱である．腹痛は初め心窩部あるいは臍周囲に始まり，4〜6時間以内に右下腹部に移動し，限局性となる．

他覚所見としては，㉑に示した身体所見があり，診断的意義が高い．

検査

血液検査では白血球増加（好中球増加）がみられるが，高齢者や糖尿病患者では目立たないことが多い．

腹部X線では特に異常を認めないが，腹膜炎による麻痺性変化により，腸内ガス貯留像が現れることがある．糞石を認めることもある．

画像診断のために腹部エコーや腹部CTを実施する．小児や妊娠可能な女性ではエコーが望ましい．単純CTでも診断可能であるが，詳細な解剖，微細な病変の把握，腫瘍などの鑑別には造影CTが有用で，さらに5 mm以下の thin slice 画像を用いることが勧められる．

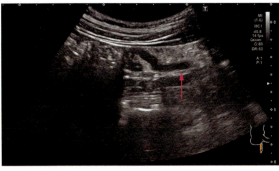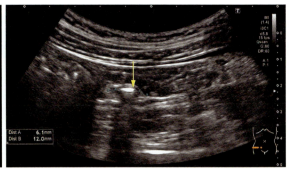

㉒ カタル性急性虫垂炎の腹部エコー像
左図：虫垂には軽度の腫大（短軸径6 mm）がみられ（赤矢印），層構造がやや不明瞭である．
右図：虫垂根部の糞石が strong echo として描出（黄矢印）されている．

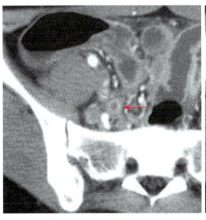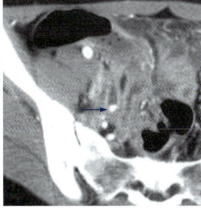

㉓ 化膿性急性虫垂炎の腹部造影CT像
左図：虫垂の内腔拡張と壁の肥厚および造影効果増強がみられる（赤矢印）．また周囲脂肪織濃度の上昇がみられ，近傍の回腸壁肥厚がみられる．
右図：拡張した虫垂内部に糞石が観察（青矢印）される．

エコー，CTにより，虫垂の腫大，壁構造の乱れ，糞石などが観察される．糞石がみられる場合は穿孔を伴うリスクが高い．周囲への炎症の波及により，腸管壁の肥厚，虫垂周囲の液体貯留，膿瘍形成などがみられることがある．

急性虫垂炎において，エコーでは虫垂の短軸径が6 mm以上を腫大とするが正常との overlap があるため，注意を要する．カタル性虫垂炎では層構造は明瞭で，粘膜下層の浮腫は軽微にとどまる（㉒）．化膿性では短軸径は8 mm以上となり，層構造は温存されているものの，粘膜下層の浮腫がみられる．浮腫が高度となると層構造は不明瞭となる．虫垂間膜肥厚や回盲部浮腫といった間接所見もみられる．壊疽性では短軸径は10 mm以上となり，層構造が一部ないし全体で消失している．間接所見も強い．CTでも虫垂の内腔拡張が観察され，拡張の定義は一般に6 mm以上とされる．また，壁の造影効果増強，3 mm以上の壁肥厚（時にターゲット状）などの所見がみられる．脂肪織はCT上水よりも低吸収で均一であるが，周囲脂肪織に炎症が及ぶと索状影を伴い，濃度上昇を呈し，混濁してみられる（dirty fat sign, fat stranding，㉓）．

診断

上記の臨床症状，身体所見，血液検査所見，画像所見などから診断する．大腸憩室炎，急性胃腸炎，子宮外妊娠，子宮付属器炎，Crohn 病などの鑑別が必要である．

合併症

穿孔，びまん性腹膜炎，限局性腹膜炎，門脈炎，肝膿瘍，敗血症などがある．

治療

腹膜炎を併発すると予後が悪くなることがあるため，早期に虫垂切除術を行う．カタル性虫垂炎の場合は，保存的に絶食，輸液，抗菌薬投与で治療可能なことが多いが，効果不十分な場合は手術を行う．

（飯室正樹，中村志郎）

● 文献
1) 柚木雅至ほか：虫垂炎．臨床医 2003；29：1107．
2) 竹山信之ほか：虫垂炎．臨床画像 2008；24：125．
3) 辻本文雄：腹部超音波検査の適応と役割．臨床画像 2008；24：29．

腸結核 intestinal tuberculosis

概念
● わが国の結核罹患率は抗結核薬の開発により激減し，同時に肺結核に合併した腸結核も減少した.
● 近年，肺に病巣を有しない腸結核が増加傾向にある.
● 結核罹患率は先進国のなかで高い状態にある.
● 特に，わが国で増加傾向にある Crohn 病との鑑別は重要である.

病因・病態生理
腸結核の成立機序としては，①活動性肺結核で，菌を含んだ喀痰の嚥下による経管感染，②活動性結核からの血行性播種，③隣接臓器からの連続性浸潤，④汚染されたミルクや食物の摂取による経管感染の4点が考えられる. 肺に病巣を有しない腸結核の場合は，経口摂取されたヒト型結核菌が消化管壁のリンパ濾胞内にとり込まれ，そこに結核結節ができる. その結核結節が壊死に陥り脱落することによって種々の形態の潰瘍を生じるとされている.

リンパ濾胞内に広がった病巣は主としてリンパの流れに沿って周囲に拡大していく. リンパの流れは腸管の長軸に直交するため輪状の形態をとる. リンパ濾胞は消化管全域に存在するが，回盲部，回腸に多く存在するため好発部位となる.

なお，近年の腸結核は肺に病巣を有しない原発性腸結核の頻度が高い傾向にある.

疫学
わが国では発症年齢は20～74歳で，平均49歳である. 40，50歳代にピークがあり，両年代で60％を占める. 近年，肺に病巣を有しない肺外結核の約3.7％が腸結核である. また比較的若い女性に多い.

臨床症状
下痢，発熱，腹部膨満感，腰痛，体重減少，嘔吐などを呈するが，活動性や瘢痕化の stage によって症状は異なる. 活動性の場合には強い諸症状のほかに粘血下痢をきたす. また，経過の長い瘢痕化の状態では症状のない場合が多いが，腹部膨満感，便秘などの症状が多い.

十二指腸・小腸結核では狭窄を伴うことが多く，その場合は嘔吐，腹部膨満感や食後の腹痛（疝痛性）などを生じる. なお近年，症状がなく，精査目的での大腸の検査で診断される腸結核もあり注意を要する.

診断
診断は臨床症状，一般検査所見，X線・内視鏡所見などにより総合的に行われる. その確診は病変部から直接的に結核菌を証明するか，組織学的に乾酪性肉芽腫を証明することによりなされる.

すなわち，Paustian は診断基準として，
①病変部組織の培養により結核菌を証明する.
②病理組織学的に結核菌を証明する.
③乾酪性肉芽腫を証明する.
④腸間膜リンパ節の結核性の病理組織学所見を，確認する.
などの4項目をあげ，このなかの1項目を満たすこととしている.

しかしながら実際の診断に際しては糞便も含め培養による結核菌を証明することや，病理組織学的に結核菌を確証することは難しい. その理由は腸結核病巣からの排菌が肺結核に比べて少ないからである.

大腸内視鏡下の生検による病理組織学的検討において肉芽腫の証明は重要であり，特に Crohn 病との鑑別に有用である.

PCR法は腸管など組織検体からの結核菌迅速検出法として評価が進んでいる. PCR法の結果は，細菌検査室依頼後1～3日で報告される. また，*M. avium* や *M. intracellulare* も検出可能である. 近年，QuantiFERON®-TB Gold（結核特異抗原刺激後の全血中のIFN-γを測定する）やT-SPOT®-TB（結核特異抗原刺激後のIFN-γ産生細胞数を測定する）について，潜在結核症例診断における有用性が報告されている. しかしながら，腸結核症例における有用性については，いまだ一定の見解は得られていない.

潰瘍形態
潰瘍は腸管の長軸に直交し輪状や帯状の形態を呈する. また，白苔は一様に付着し，辺縁は鋭である場合やポリープ状である場合などがある.

通常，結核潰瘍は治癒傾向が強いため活動性潰瘍や瘢痕などが混在してみられる. いわゆる潰瘍辺縁には瘢痕萎縮帯を伴う場合が多くみられる.

X線検査
腸結核においてみられるX線所見は種々の形態のバリウムフレック，粘膜ひだの消失，辺縁不整，硬化狭窄像，短縮などの像である. この場合の狭窄は癌のように辺縁は鋭ではなく，なだらかな変化を伴った狭窄像を呈する. すなわち，帯状潰瘍と瘢痕萎縮帯不整形潰瘍，潰瘍辺縁のけば立ち，細かいちりめん状の微細粘膜像や炎症性ポリープを伴った瘢痕帯である（㉔）.

また，長軸に直角の線状ないし帯状潰瘍，これに伴う粘膜ひだ集中像，さらに炎症を伴った瘢痕萎縮帯も特異的である. 回盲部は潰瘍瘢痕により高度に変形し，偽憩室様変形もみられる（㉕）.

内視鏡検査
内視鏡像の検討は主として大腸結核について行われている. 病変は多彩であるが，横軸方向の長い大小の不整融合性の潰瘍が不連続性にみられる（㉖）.

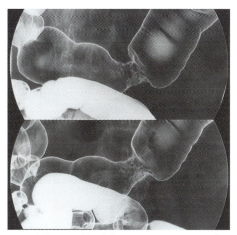
㉔ 腸結核のX線像（1）
腸管の両側性の狭窄がみられる．

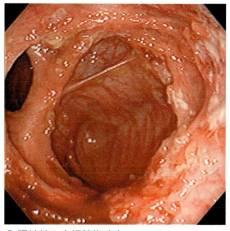
㉖ 腸結核の内視鏡像（1）
横軸方向に大小に融合性の潰瘍が不連続性にみられる．

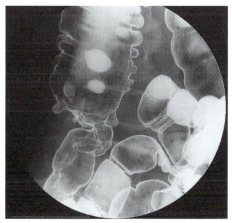
㉕ 腸結核のX線像（2）
回盲部は高度に変形し，偽憩室様変形もみられる．

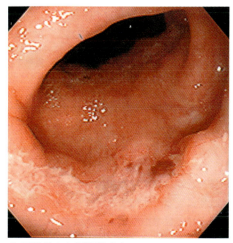
㉗ 腸結核の内視鏡像（2）
輪状の潰瘍の辺縁はやや盛り上り，白苔がべっとりと付着する．

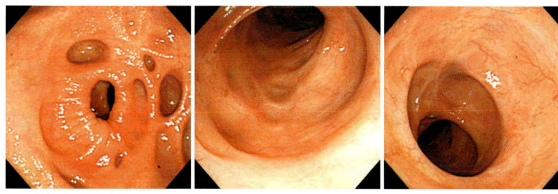
㉘ 腸結核の内視鏡像（3）
潰瘍の瘢痕により粘膜は萎縮引きつれを生じている．

潰瘍の辺縁はやや盛り上がり，白苔がべっとり付着することが多い．活動性潰瘍の近傍に小さな黄色調の炎症性ポリープ，引きつれ萎縮帯を伴うことも多くみられる（㉗〜㉙）．

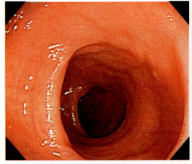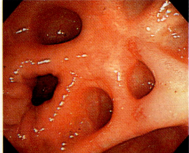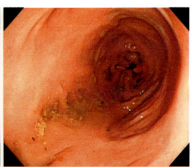

㉙ 腸結核の内視鏡像（4）
回盲部において潰瘍の変形により偽憩室様の変形を呈する．

㉚ 腸結核治療の薬剤投与量

薬剤名	標準量（mg/kg/日）	最大量（mg/body/日）
リファンピシン（RFP）	10	600
イソニアジド（INH）	5	300
ピラジナミド（PZA）	25	1,500
エタンブトール（EB）	20（最初2か月間） 15（3か月間以降も継続する場合）	1,000（最初2か月間） 750（3か月間以降も継続する場合）
ストレプトマイシン（SM）	15	750（最初の2か月間は毎日投与してよいが，その場合は750が最大量である．週3回の場合は1,000 mgまで使用可）

治療

腸結核の治療は肺結核に準じて行われ，治癒率は高いが，近年に至って活動期遷延例もみられる．

日本における標準治療を以下に記す（㉚）．

①標準治療（A）
・初期2か月間：リファンピシン（RFP）＋イソニアジド（INH）＋ピラジナミド（PZA）の3剤にエタンブトール（EB）またはストレプトマイシン（SM）を加えた4剤
・以後の4か月間：RFP＋INHで治療を行う．
②標準治療（B）：PZAが投与できない症例．
・初期2か月間：RFP＋INHにEBまたはSMを加えた3剤
・以後の7か月間：RFP＋INHで治療を行う．

〔仲瀬裕志，北野厚生〕

●文献
1) 中村正直ほか：腸結核．胃と腸 2008；43：591．
2) 鈴木伸治ほか：腸結核．綜合臨牀 2008；57：993．
3) 垂水研一ほか：腸結核．胃と腸 2008；43：1637．
4) 清水誠治ほか：腸結核．日本臨牀 2012；70：581．
5) 日本結核病学会（編）：結核診療ガイドライン，改訂第3版．東京：南江堂；2015．

潰瘍性大腸炎 ulcerative colitis

概念
- 潰瘍性大腸炎は，厚生労働省特定疾患難治性炎症性腸管障害調査研究班の定義によると，"主として粘膜を侵し，しばしばびらんや潰瘍を形成する，大腸の原因不明のびまん性非特異性炎症"である．
- Crohn病とともに炎症性腸疾患と呼ばれるが，本症は大腸粘膜および粘膜下層が主たる炎症の場であり，病変は直腸からびまん性連続性に認める．
- 臨床的には，粘血便を主徴とし，再燃・寛解を繰り返しながら慢性に経過する症例が多く，長期経過例においては大腸癌の合併が問題となる．
- 潰瘍性大腸炎は，1875年にWilksにより「原因不明の非特異性炎症性腸疾患」として最初に報告された．わが国では，1928年に稲田により報告され，1973年には厚生省特定疾患・潰瘍性大腸炎調査研究班が発足した．1975年に厚生省特定疾患に認定され，現在も随時，診断基準や治療方針の設定・改訂が行われている．

疫学
難治性炎症性腸管障害に関する調査研究において，2017年の全国的疫学調査では，潰瘍性大腸炎患者は

約20万人と報告されている．患者数は年々増加傾向であり，日常診療で遭遇しうる common disease となりつつある．患者数の増加はライフスタイルの欧米化，特に米飯中心の生活から肉，乳製品などの脂質量の増加によることが推測される．また，海外では性別による患者数に差がないのに対し，わが国では男性患者数のほうがやや多い．

病因

遺伝因子，アレルギー，腸内細菌・ウイルスなどの環境因子，免疫学的異常など多くの学説が提唱されてきた．本疾患はいまだ原因不明であるが，単一の病因ではなく，いくつかの因子が複雑にからみ合っていると考えられている．

分類

本来，疾患の病型分類は病因に基づいてなされるべきものであるが，潰瘍性大腸炎の病因はいまだ不明であるために，病型・病期・重症度などから以下のように分類される（厚生省特定疾患研究班による）．

病変の拡がりによる分類

①全大腸炎（total colitis）：病変が脾彎曲よりも口側に及ぶもの
②左側大腸炎（left-sided colitis）：脾彎曲を越えないもの
③直腸炎（proctitis）：直腸に限局するもの
④右側あるいは区域性大腸炎（right-sided or segmental colitis）：右側結腸や直腸から離れた部位に限局するもの

欧米の報告では，直腸炎の15％において10年間のうちに病変範囲の進展がみられるとされる．約10％の症例で炎症が回盲弁を越えて回腸終末部に波及する backwash ileitis を伴うことがある．

病期による分類

①活動期（active stage）：血便を訴え，内視鏡的には血管透見像の消失，易出血性，びらん，または潰瘍などを認める状態．
②寛解期（remission stage）：血便が消失し，内視鏡的には活動期の所見が消失し，血管透見像が出現した状態．

重症度による分類

臨床的重症度により軽症（mild），中等症（moderate），重症（severe）に分類される（㉛）．

臨床経過による分類

①再燃寛解型（relapsing-remitting type）：再燃と寛解を繰り返す．
②慢性持続型（chronic continuous type）：初回発作より6か月以上活動期にある．
③急性激症型（acute fulminating type）：急激な症状で発症し，中毒性巨大結腸症などの合併症を伴うこ

とが多い．
④初回発作型（one attack only）：1回だけの発作．

なお，慢性持続型，再燃後6か月以上活動期にある場合，頻回に再燃を繰り返す場合には難治性潰瘍性大腸炎と定義される．

病理

潰瘍性大腸炎の病変は一般に直腸に始まり，次第に連続性の口側進展を示し，大腸全体に炎症が及ぶとされている．肉眼的に，非病変部との境界は比較的明瞭である．軽症例では粘膜表層のびらんを認め，重症化すると広範な潰瘍を認め，粘膜はうっ血や浮腫状になる．慢性的経過においては残存した粘膜が炎症性ポリープや粘膜橋（mucosal bridge）と呼ばれる形態を呈する．大腸の長さはしばしば短縮し，腸管のハウストラ（haustra）は消失し，壁の肥厚や内腔の狭小化を認める．

組織学的には活動期に，粘膜および粘膜下層へのリンパ球・形質細胞・好中球を主体とする炎症性細胞の浸潤や，杯細胞の減少（goblet cell depletion）を認める．好中球はまず上皮細胞に浸潤し（cryptitis），続いて陰窩内に浸潤する．この所見は陰窩膿瘍（crypt abscess）と呼ばれ，本症に特徴的であるが，Crohn病をはじめ他の炎症性疾患にも出現することもある．

病状の長期化により，固有筋層以深にも連続性に炎症が及ぶが，本症の病変の主座はあくまでも大腸粘膜である．炎症が鎮静化するとこれらの所見は改善するが，経過が長期にわたる症例では，再生腺管の萎縮や分岐，配列の乱れなどの粘膜の構造的異常は残存する．

病態生理・臨床症状

主要症状は下血・血便，粘液の排出，下痢である．直腸に病変が限局している場合は便の表面に血液が付着し，病変が広範囲にわたる場合は血液が便の中に混じて粘血便となる．粘膜上皮の傷害による大腸における水分の吸収障害，潰瘍からの出血のために，便は水

㉛ 潰瘍性大腸炎の臨床的重症度分類

	重症	中等症	軽症
1) 排便回数	6回以上		4回以下
2) 顕血便	（＋＋＋）		（＋）〜（−）
3) 発熱	37.5℃以上	重症と軽症	（−）
4) 頻脈	90/分以上	との間	（−）
5) 貧血	Hb 10 g/dL 以上		（−）
6) 赤沈	30 mm/h 以上		正常

重症とは 1) および 2) のほかに，全身症状である 3) か 4) のいずれかを満たし，かつ 6 項目中 4 項目を満たすものと定義する．軽症は 6 項目すべてを満たすものとする．
（厚生労働科学研究費補助金難治性疾患克服研究事業「難治性炎症性腸管障害に関する調査研究」班〈鈴木班〉：潰瘍性大腸炎・クローン病診断基準・治療指針平成29年度改訂版．2018.）

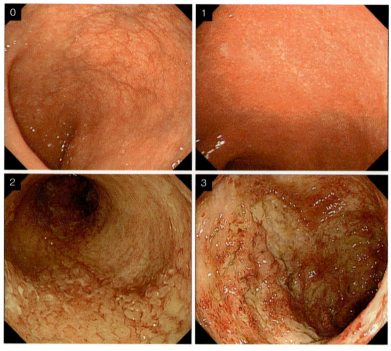

32 内視鏡Mayoスコアの所見
0：以下の活動性病変を認めない．
　（血管透見像を認め，粘膜顆粒像・易出血性を認めない）
1：発赤，血管透見像消失，粘膜細顆粒像，易出血性軽度．
2：著明な発赤，粘膜細顆粒像，びらん，易出血性，膿性滲出物．
3：潰瘍，自然出血．

分量を増し血液・粘液を混入し，また腸が過敏になるために直腸に少量の便が貯留するだけで便意をきたし，便は少量頻回となる．
　一般的に慢性に経過することが多いが，時に発熱と粘血便で急激に発症することもある．病変範囲が広い場合や重症の場合，発熱，貧血，頻脈，全身倦怠感，食思不振，体重減少などの全身症状が認められ，小児においては発育遅延をきたすこともある．

検査
臨床検査所見
　急性期の臨床検査所見は白血球増多，貧血，赤沈亢進，CRP上昇などの非特異的な炎症所見を認める．慢性炎症の指標としては，血小板数の増加も病勢の指標になる．本疾患ではCRPが上昇しづらいため，著しく上昇している場合は，感染など原疾患以外の要因が関与していることも多い．また，栄養状態の指標として総蛋白，アルブミン，総コレステロール，コリンエステラーゼ値などが参考になる．

下部消化管造影，内視鏡検査
　病変は直腸からびまん性かつ連続性に認められる．下部消化管造影では，炎症が軽度の場合，細顆粒状の粘膜像を呈し，活動性が増すと粘膜は粗糙となり，びらんやさまざまな程度の潰瘍が出現する．炎症を繰り返す症例では，腸管の短縮・狭小化を認め，ハウストラは消失し鉛管様（lead pipe）と呼ばれる特徴的な像を呈する．内視鏡検査ではこれらの所見に加え，粘膜の血管透見の消失や浮腫，内視鏡の接触による易出血性を認める．内視鏡Mayoスコアは，内視鏡的な重症度を評価する際に用いられる．最も炎症の強い部位を0～3点で評価するスコアであり，高値であるほど重症である（32）．潰瘍により残存した粘膜は，円形で不均一な炎症性ポリープとなり，不規則な粘膜表面をしばしば示す．細長い紐状に残存した粘膜は粘膜ひも（mucosal tag）と称され，粘膜橋と称される，粘膜面に橋状の形態をとることもある．下部消化管造影および内視鏡検査は病状の把握に必須であるが，検査そのものが症状を悪化させることがあるために慎重に行わなくてはならない．急性電撃型に伴う中毒性大腸拡張症は穿孔などの合併症を伴いやすく，これらの検査は禁忌である．

診断・鑑別診断
　潰瘍性大腸炎の診断は，本症に比較的特異的な臨床・病理所見を証明することと，類似の症状・所見を呈する類縁疾患を除外することからなる（33）．慢性の粘血便が必須の条件で，下部消化管造影・大腸内視鏡による画像所見，生検組織による病理所見により確定診断する．感染性腸炎・腸結核，放射線性腸炎，虚血性腸炎，薬剤性腸炎など血便をきたす他疾患を除外するために，詳細な病歴の聴取や画像所見の検討，便の培養検査，大腸粘膜の結核菌検査（Gaffky，培養，PCR），ツベルクリン反応，抗アメーバ抗体のチェックなどを必要とする場合もある．特に感染性腸炎は潰瘍性大腸炎の初期症状や内視鏡所見が類似することが多く，注意が必要である．Crohn病では小腸に病変

㉝ 潰瘍性大腸炎の診断基準

	項目	所見
A	臨床症状	持続性または反復性の粘血・血便，あるいはその既往がある．
B1	内視鏡検査	i) 粘膜はびまん性におかされ，血管透見像は消失し，粗糙または細顆粒状を呈する．さらに，もろくて易出血性（接触出血）を伴い，粘血膿性の分泌物が付着しているか，ii) 多発性のびらん，潰瘍あるいは偽ポリポーシスを認める．iii) 原則として病変は直腸から連続して認める．
B2	注腸 X 線検査	i) 粗糙または細顆粒状の粘膜表面のびまん性変化，ii) 多発性のびらん，潰瘍，iii) 偽ポリポーシスを認める．その他，ハウストラの消失（鉛管像）や腸管の狭小・短縮が認められる．
C	生検組織学的検査	活動期では粘膜全層にびまん性炎症性細胞浸潤，陰窩膿瘍，高度な杯細胞減少が認められる．いずれも非特異的所見であるので，総合的に判断する．寛解期では腺の配列異常（蛇行・分岐），萎縮が残存する．上記変化は通常直腸から連続性に口側にみられる．

確診例
[1] Aのほか Bの1または2，および Cを満たすもの．
[2] Bの1または2，および Cを複数回にわたって満たすもの．
[3] 切除手術または剖検により，肉眼的および組織学的に本症に特徴的な所見を認めるもの．

確診例は下記の疾患が除外できたものとする．
細菌性赤痢，*Clostridioides difficile* 腸炎，アメーバ性大腸炎，サルモネラ腸炎，カンピロバクター腸炎，大腸結核，クラミジア腸炎などの感染性腸炎が主体で，その他に Crohn 病，放射線大腸炎，薬剤性大腸炎，リンパ濾胞増殖症，虚血性大腸炎，腸管型 Behçet 病など

（厚生労働科学研究費補助金難治性疾患克服研究事業「難治性炎症性腸管障害に関する調査研究」班〈鈴木班〉：潰瘍性大腸炎・クローン病診断基準・治療指針平成 29 年度改訂版．2018.）

が認められることが多く，病理所見で非乾酪性類上皮性肉芽腫を認めるのに対し，潰瘍性大腸炎では病変部位が大腸に限局し，直腸より連続性・びまん性に潰瘍を認めること，病理所見で杯細胞の減少・陰窩膿瘍などを認めることにより鑑別できるが，非典型例では鑑別が困難なことがある．

合併症

潰瘍性大腸炎は免疫異常の関与した全身疾患の側面ももち，腸管外合併症として，口内炎，結節性紅斑，壊疽性膿皮症などの皮膚病変，関節炎，強直性脊椎炎，膵炎，胆管炎，自己免疫疾患（リウマチ疾患，自己免疫性肝炎，原発性硬化性胆管炎）などがある．

腸管合併症として出血・穿孔・中毒性巨大合併症・大腸癌などがある．内科治療で改善する出血以外はいずれも外科手術の絶対適応となる場合が多い．大腸癌合併は，若年発症，全大腸炎型，慢性持続型，長期経過を有する症例に多い．大腸癌の特徴として，①多発癌が多い，②平坦型が多く浸潤性で境界不明瞭なものが多い，③低分化腺癌・粘液産生癌が多い，などがあげられる．潰瘍性大腸炎に合併する大腸癌の早期発見を目的として，7 年以上経過した全大腸炎型・左側大腸炎型を対象に全大腸内視鏡検査によるサーベイランスを行う．

中毒性巨大結腸症は緊急処置が必要な重要な合併症である．炎症が腸管壁全層に及び，固有筋層や筋層間神経叢が破壊されることにより腸管運動が麻痺し，全大腸，特に横行結腸が著明に拡張する．仰臥位腹部単純 X 線写真で横行結腸中央部の径が 6 cm 以上であれば本症を考えて治療にあたり，原則として外科手術を行う．

治療

本疾患は再燃と寛解を繰り返す慢性疾患であり，治療の目標は可能な限り寛解状態を維持することにある．活動期の炎症を抑える寛解導入療法と病状の再燃を抑えるための寛解維持療法に分けて考える．臨床症状の寛解だけではなく，内視鏡所見においても炎症を認めない，粘膜治癒の状態が治療目標である．粘膜治癒の達成は再燃率，手術リスクを低減させ，患者 QOL を改善することが報告されている．

平成 29 年度厚生労働省研究班による治療指針を㉞に示す．本疾患の治療は，5-アミノサリチル酸（5 ASA）製剤や局所製剤による治療から開始して，不応であれば強力な治療に変更していく，いわゆる step up 治療を基本とする．

重症例や全身状態が悪い中等症例は入院のうえ，安静および全身的管理が必要である．腸管の安静を図るために絶食にする場合もあるが，Crohn 病と異なり中心静脈栄養は積極的な治療意義はない．腸管穿孔や大腸癌などの絶対的適応と内科治療抵抗例・難治例などの相対的適応により手術療法が行われる．近年，生物学的製剤をはじめとした治療薬の登場で，重症型・難治例でも手術が回避され，寛解が得られる症例も多くなっているが，内科的治療に固執しすぎて手術が必要な症例において手術の期を逸しないよう注意が必要である．

活動期治療

①軽症もしくは中等症例：5-ASA 製剤またはサラゾスルファピリジン（SASP）の経口薬を用いる．5-

❸④ 平成 29 年度潰瘍性大腸炎治療指針（内科）

寛解導入療法				
	軽症	中等症	重症	劇症
全大腸炎型・左側大腸炎型	経口剤：5-ASA 製剤 注腸剤：5-ASA 注腸，ステロイド注腸 フォーム剤：ブデソニド注腸フォーム剤 ※中等症で炎症反応が強い場合や上記で改善ない場合はプレドニゾロン経口投与 ※さらに改善なければ重症またはステロイド抵抗例への治療を行う ※直腸部に炎症を有する場合は 5-ASA もしくはステロイド坐剤が有用		・プレドニゾロン点滴静注 ※状態に応じ以下の薬剤を併用 　経口剤：5-ASA 製剤 　注腸剤：5-ASA 注腸，ステロイド注腸 ※改善なければ劇症またはステロイド抵抗例の治療を行う ※状態により手術適応の検討	・緊急手術の適応を検討 ※外科医と連携のもと，状況が許せば以下の治療を試みてもよい． 　・<u>ステロイド大量静注療法</u> 　・タクロリムス経口 　・シクロスポリン持続静注療法* ※上記で改善なければ手術
直腸炎型	経口剤：5-ASA 製剤 坐　剤：5-ASA 坐剤，ステロイド坐剤 注腸剤：5-ASA 注腸，ステロイド注腸 フォーム剤：ブデソニド注腸フォーム剤		※安易なステロイド全身投与は避ける	

難治例	ステロイド依存例	ステロイド抵抗例	
	免疫調節薬：アザチオプリン・6-MP* ※（上記で改善しない場合）： 血球成分除去療法・タクロリムス経口・インフリキシマブ点滴静注・アダリムマブ皮下注射・ゴリムマブ皮下注射を考慮してもよい	中等症：血球成分除去療法・タクロリムス経口・インフリキシマブ点滴静注・アダリムマブ皮下注射・ゴリムマブ皮下注射 重　症：血球成分除去療法・タクロリムス経口・インフリキシマブ点滴静注・アダリムマブ皮下注射・ゴリムマブ皮下注射・シクロスポリン持続静注療法* ※アザチオプリン・6-MP*の併用を考慮する ※改善がなければ手術を考慮	

寛解維持療法	
非難治例	難治例
5-ASA 製剤（経口剤・注腸剤・坐剤）	5-ASA 製剤（経口剤・注腸剤・坐剤） 免疫調節薬（アザチオプリン，6-MP*），インフリキシマブ点滴静注**，アダリムマブ皮下注射**・ゴリムマブ皮下注射**

*：現在保険適応には含まれていない，**：インフリキシマブ・アダリムマブ・ゴリムマブで寛解導入した場合．
5-ASA 経口剤（ペンタサ®顆粒/錠，アサコール®錠，サラゾピリン®錠，リアルダ®錠），5-ASA 注腸剤（ペンタサ®注腸），5-ASA 坐剤（ペンタサ®坐剤，サラゾピリン®坐剤）
ステロイド注腸剤（プレドネマ®注腸，ステロネマ®注腸），ブデソニド注腸フォーム剤（レクタブル®注腸フォーム），ステロイド坐剤（リンデロン®坐剤）
（治療原則）内科治療への反応性や薬物による副作用あるいは合併症などに注意し，必要に応じて専門家の意見を聞き，外科治療のタイミングなどを誤らないようにする．薬用量や治療の使い分け，小児や外科治療など詳細は本文を参照のこと．
（厚生労働科学研究費補助金難治性疾患克服研究事業「難治性炎症性腸管障害に関する調査研究」班〈鈴木班〉：潰瘍性大腸炎・クローン病診断基準・治療指針平成 29 年度改訂版．2018．をもとに作成．）

ASA 製剤の具体的な作用機序は不明だが，大腸粘膜内の濃度を上昇させることで治療効果を発揮するため，罹患部位に薬剤を行き渡らせること（drug delivery）が重要である．5-ASA 製剤には，服用した薬剤が溶解して小腸で吸収されないように薬剤の表面に特殊なコーティングがなされ時間の経過とともに溶解するタイプや，コーティングが回腸末端で溶解するように工夫されているタイプの薬剤がある．SASP は投与された大部分が小腸では吸収されず，大腸の腸内細菌により 5-ASA とスルファピリジン（SP）に分解され，5-ASA の部分が抗炎症作用として働くとされている．両治療法とも用量依存性に治療効果を発揮するため活動期には極量（SASP 4 g，5-ASA 製剤　3.6〜4.8 g）使用される

場合が多いが，SASP は用量依存性に副作用の頻度も増加する．発熱，皮疹，肝機能障害や，精子減少・運動能の低下などの SASP の副作用の原因は SP の部分であるといわれており，5-ASA 製剤では副作用の頻度が SASP より低い．

5-ASA 製剤は経口薬以外の剤型も存在する．直腸炎型の場合は坐薬，S 状結腸までの炎症であれば注腸製剤といった，局所製剤を用いることで，罹患部位に直接薬剤が作用するため有効である．坐薬や注腸製剤は，他剤との併用療法でも治療効果の上乗せが期待できる．5-ASA の局所製剤で効果が不十分な際は，ステロイド性の局所製剤の適応がある．投与された注腸製剤は腸管粘膜を介して少量は吸収される．全身ステロイド投与に比して副作用が少

ないとされるが，長期的な使用は避けなければならない．

②上記治療で治療効果が十分でない場合：ステロイドを投与する．中等症ではプレドニゾロン30～40 mg/日程度を使用する．40 mg/日では経口投与と経静脈的投与の治療効果の違いは明らかではなく，状況に応じて投与経路を考慮する．ステロイドには寛解維持効果がなく，長期投与により副作用発現の頻度が増加する点から，治療効果の有無にかかわらず，投与開始後は約2週間ごとに投与量を漸減していく．急な減量や中止は副腎不全を引き起こすため徐々に減量するのが基本である．

③重症ならびに劇症例：入院のうえ，水溶性プレドニゾロン1.0～1.5 mg/kg/日（大量静注療法）の適応がある．治療効果が得られれば40～60 mg/日の内服に切り替え，漸減していく．改善がない場合は手術または別の内科治療（血球成分吸着・除去療法，カルシニューリン阻害薬，抗TNF-α抗体製剤）を考慮するが，緊急手術のリスクも勘案して外科医と連携をとる必要がある．炎症性腸疾患の外科治療に慣れていない施設であれば，専門施設へのコンサルトを行う．

寛解維持療法

寛解導入後は再発予防の意味で5-ASA製剤を継続投与することが望ましい．5-ASA製剤は用量依存性に寛解維持効果もあるため，減量は慎重に行う必要がある．ステロイド離脱困難例，副作用例や再燃を繰り返す難治例，タクロリムスでの寛解導入後の症例などに対しては免疫抑制薬であるチオプリン製剤（アザチオプリン，6-メルカプトプリン）の投与が有効である．チオプリン製剤の副作用として肝障害，脱毛，骨髄抑制，膵炎などがある．チオプリン製剤は少量から投与開始し，1～4週間程度で副作用がないことを確認したのち，徐々に投与量を増量していく．基本的には保険適応があるアザチオプリンを用いるが，副作用などの問題で微細な投与量の調整を行いたい場合は6-メルカプトプリンを用いる．

難治例の内科治療

①白血球除去療法：本疾患の発症や再燃は免疫学的異常がその一因であると考えられている．本治療は免疫担当細胞である白血球（顆粒球，リンパ球，単球）の一部を体外循環回路中のフィルターやカラムで除去する．ステロイドや免疫抑制薬に比べ重篤な副作用が少なく，難治例に対する効果も認められる一方で治療に要する医療経済的な点や通院の必要がある点，海外では有効性が証明されていない点などが問題である．中等度以上の活動期の症例に対し，週1～2回，合計10回まで施行可能である．

②カルシニューリン阻害薬：わが国ではタクロリムスとシクロスポリンが使用されている．免疫担当細胞の核内のカルシニューリンを阻害することにより，各種臓器移植において拒絶反応を抑制するために使用されている免疫抑制薬であるが，抗炎症効果を有することより難治例の潰瘍性大腸炎にも承認された．後述の抗TNF-α抗体製剤と比較して治療効果の優劣は明らかではない．重症例・難治例でも寛解導入率が得られることが多いが，寛解維持効果は示されておらず，原則として3か月以内の使用にとどまるため，チオプリン製剤などの寛解維持療法が必要である．副作用としては振戦，ほてり感，頭痛，腎機能障害，血糖上昇，低Mg血症，高K血症などがあげられる．

③抗TNF-α抗体製剤：抗TNF-α抗体製剤は難治例において，寛解導入，維持両方に用いることができるため，寛解導入に成功すればそのまま維持療法を行うことができる．わが国ではインフリキシマブ，アダリムマブ，ゴリムマブの3種類が使用できるが，治療効果の優劣は示されていないため，投与経路やスケジュールによって薬剤選択をする．抗TNF-α抗体製剤の副作用としては，感染症，infusion reaction，遅発性過敏症，脱髄疾患，肝障害，白血球減少などがある．特に感染症に関しては，抗TNF-α抗体製剤使用の際に潜在性の感染症の増悪の可能性があるため，結核，B型肝炎の感染がないことを確認したうえで投与する必要がある．なお，抗TNF-α抗体製剤は治療効果が減弱する二次無効が存在し，必ずしも効果が持続する薬剤ではないことを念頭におくべきである．

手術療法

①適応：穿孔，急性腹膜炎，中毒性巨大結腸症，大量出血などの重篤な急性合併症や大腸癌の合併などの絶対的適応と難治例，ステロイドによる副作用，小児における成長障害などの相対的適応がある．

②術式：現在では，回腸末端に貯留嚢（J-pouch）をつくる大腸亜全摘＋直腸粘膜抜去＋回腸嚢肛門吻合術（IAA）あるいは大腸亜全摘＋回腸嚢肛門管吻合術（IACA）が行われることが多い．また，術後の癒着や美容上の観点から腹腔鏡下による大腸切除術を行う施設もある．

経過・予後

潰瘍性大腸炎は若年発症例が多いため，就学・就労などが可能とするように治療していくことが重要となる．寛解導入された症例においても，再燃予防に定期的な通院や内服遵守の指導が重要である．

また，本疾患の生命予後は健常者と差がないことが知られている．ただし，長期罹患例，慢性持続型の症

例では，大腸癌を合併することがあるため，病状が落ち着いていても定期的なサーベイランス目的の下部消化管内視鏡検査は重要である．

（福田知広，長沼　誠，金井隆典）

◉文献
1）厚生労働科学研究費補助金難治性疾患克服研究事業「難治性炎症性腸管障害に関する調査研究」班（鈴木班）：潰瘍性大腸炎・クローン病診断基準・治療指針平成29年度改訂版．2018．
2）European Crohn's and Colitis Organisation：Published ECCO Guidelines. https://www.ecco-ibd.eu/publications/ecco-guidelines-science/published-ecco-guidelines.html

Crohn 病

概念
- 1932年に回腸末端部に好発する原因不明の亜急性または慢性の腸炎を限局性回腸炎として Crohn らが初めて報告し，その後，全消化管に起こりうることが明らかとなったため，Crohn 病となった．
- 非連続性に分布する全層性肉芽腫性炎症や瘻孔を特徴とする消化管の慢性炎症性疾患であり，口腔から肛門まで消化管のどの部分にも病変を生じうるが，小腸・大腸（特に回盲部）肛門周囲に好発する．
- 若年で発症し，腹痛，下痢，発熱，体重減少，肛門周囲症状などを主症状とし再燃・寛解を繰り返し，関節，皮膚，眼病変などの腸管外合併症を伴うこともあり全身性疾患としての対応が必要である．

病因
NOD2 などの遺伝的素因，何らかの食餌抗原や脂質などの食事や衛生状況などの環境因子，腸内細菌叢の変化，マクロファージ，Th1細胞，Th17細胞などの腸管免疫の異常が複雑に関与し，病態の発症・増悪に至ると考えられているが，本質的な病因は明らかになっていない．

疫学
比較的若年に発症し，好発年齢は10歳代から20歳代である．男女比は2：1．有病率は欧米の1/10程度であるが，厚生労働省の特定疾患医療受給者証交付件数についてみると1976年には128人であったが，2016年度末は42,789人と年々増加している．

臨床症状
腹痛，下痢，体重減少，発熱などがよくみられる症状である．特に腹痛は高頻度に認められ，好発部位が回盲部のため右下腹部痛の出現頻度が高い．下痢も頻度の高い症状であるが，血便の頻度は潰瘍性大腸炎と比較すると少ない．時に腸閉塞，腸瘻孔（内瘻，外瘻），腸穿孔，大出血で発症する．腹部不定愁訴も少なからず認められるが，腹部症状を欠くことがある．肛門・直腸と肛門周囲の皮膚と瘻孔で交通した痔瘻や肛門周囲膿瘍などの肛門病変に伴う症状，体重減少や不明熱，小児であれば成長障害などの慢性消耗性の症状，関節炎や結節性紅斑，壊疽性膿皮症，虹彩炎，ぶどう膜炎などの腸管外合併症で発症することもある．

診断・疾患活動性評価
若年者で慢性的に続く腹痛，下痢，発熱，体重減少，肛門病変などを認め，血液検査で貧血，炎症所見の異常（CRP，白血球，血小板，赤血球沈降速度〈ESR〉），低栄養（総蛋白，アルブミン，総コレステロールの低値）を認めた場合には Crohn 病を疑い消化管検査を進めていく．肛門周囲膿瘍や痔瘻などが診断の契機となることがあり，既往歴を詳細に聴取する．消化管検査は，消化管造影検査，消化管内視鏡検査などにより本症の特徴的な腸病変を確認する．また，鑑別疾患としては，潰瘍性大腸炎，腸管型 Behçet 病，腸結核などの感染症，リンパ濾胞増殖症，薬剤性大腸炎などがあり除外が必要である（㉟）．

診断基準としてはわが国の診断基準（㊱）が広く用いられている．画像検査が必須でX線造影・内視鏡検査で小腸や大腸に縦走潰瘍や粘膜の敷石像（cobble-stone appearance）を認めると確定診断できる．病理所見では非乾酪性類上皮細胞肉芽腫も診断に有用であるが検出率は高くはない．鑑別疾患として上記の疾患があげられ，必要に応じて血液検査，組織診，培養検査などを行う．

診断後，疾患活動性評価を加味して治療方針が決定される．その指標としては，CDAI（Crohn disease activity index）や IOIBD（the International Organization for Study of Inflammatory Bowel Disease）が用いられている（㊲㊳）．

検査
血液生化学検査
主には貧血，炎症所見，低栄養が認められる．貧血は，消化管出血を反映して鉄欠乏性貧血を示す．時に，小腸病変により吸収障害や腸内細菌叢の異常によりビタミン B_{12} や葉酸欠乏による大球性貧血を認めることがある．炎症所見は，白血球数や血小板数の増加，ESR や CRP の上昇が認められる．低栄養は，活動性小腸病変を反映し，食事摂取不良や腸管での栄養素の吸収障害により認められる．血清総蛋白，アルブミン，総コレステロールの低値，ビタミン欠乏，電解質異常（Na，K，Cl，Ca，Mg，P など）を認める．

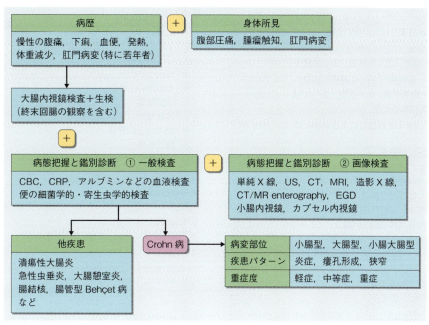

㉟ Crohn 病の診断的アプローチ
（日本消化器病学会：炎症性腸疾患〈IBD〉診療ガイドライン 2016.）

㊱ クローン病診断基準（平成 29 年度改訂版）

(1) 主要所見
　A．縦走潰瘍[*1]
　B．敷石像
　C．非乾酪性類上皮細胞肉芽腫[*2]
(2) 副所見
　a．消化管の広範囲に認める不整形～類円形潰瘍またはアフタ[*3]
　b．特徴的な肛門病変[*4]
　c．特徴的な胃・十二指腸病変[*5]

確診例：
[1] 主要所見の A または B を有するもの[*6]
[2] 主要所見の C と副所見の a または b を有するもの
[3] 副所見の a, b, c すべてを有するもの

疑診例
[1] 主要所見の C と副所見の c を有するもの
[2] 主要所見 A または B を有するが潰瘍性大腸炎や腸型ベーチェット病，単純性潰瘍，虚血性腸病変と鑑別ができないもの
[3] 主要所見の C のみを有するもの[*7]
[4] 副所見のいずれか 2 つまたは 1 つのみを有するもの

[*1] 小腸の場合は，腸間膜付着側に好発する．
[*2] 連続切片作成により診断率が向上する．消化管に精通した病理医の判定が望ましい．
[*3] 消化管の広範囲とは病変の分布が解剖学的に複数の臓器すなわち上部消化管（食道，胃，十二指腸），小腸および大腸のうち 2 臓器以上にわたる場合を意味する．典型的には縦列するが，縦列しない場合もある．また，3ヶ月以上恒存することが必要である．また，腸結核，腸型ベーチェット病，単純性潰瘍，NSAIDs 潰瘍，感染性腸炎の除外が必要である．
[*4] 裂肛，cavitating ulcer，痔瘻，肛門周囲膿瘍，浮腫状皮垂など．『Crohn 病肛門病変肉眼所見アトラス』を参照し，クローン病に精通した肛門病専門医による診断が望ましい．
[*5] 竹の節状外観，ノッチ様陥凹など．クローン病に精通した専門医の診断が望ましい．
[*6] 縦走潰瘍のみの場合，虚血性腸病変や潰瘍性大腸炎を除外することが必要である．敷石像のみの場合，虚血性腸病変を除外することが必要である．
[*7] 腸結核などの肉芽腫を有する炎症性疾患を除外することが必要である．

（厚生労働科学研究費補助金難治性疾患克服研究事業「難治性炎症性腸管障害に関する調査研究」班〈鈴木班〉：潰瘍性大腸炎・クローン病診断基準・治療指針平成 29 年度改訂版．2018.）

❸❼ CDAI

1. 過去1週間の水様または泥状便の回数	×2=X1
2. 過去1週間の腹痛（7日分の評価の合計） 0＝なし，1＝軽度，2＝中等度，3＝高度	×5=X2
3. 過去1週間の一般状態（7日分の評価の合計） 0＝良好，1＝やや不良，2＝不良，3＝かなり不良，4＝きわめて不良	×7=X3
4. Crohn病に起因すると推定される症状または所見 （1）関節炎または関節痛 （2）皮膚または口腔内病変（壊疽性膿皮症，結節性紅斑など） （3）虹彩炎またはぶどう膜炎 （4）裂肛，痔瘻または肛門周囲膿瘍 （5）その他の瘻孔（腸-膀胱瘻など） （6）過去1週間の37.8℃を超える発熱 （1）から（6）の1項目につき1点を加算し，その合計	×20=X4
5. 下痢に対するロペラミドまたはアヘンアルカロイド・アトロピンの使用 0＝なし，1＝あり	×30=X5
6. 腹部腫瘤 0＝なし，2＝疑い，5＝確実にあり	×10=X6
7. ヘマトクリット（Ht） 男性（47－Ht），女性（42－Ht）	×6=X7
8. 体重 100×（1－体重/標準体重）	=X8

CDAI＝X1＋X2＋X3＋X4＋X5＋X6＋X7＋X8
CDAI ≦150：inactive，151〜220：mild，221〜450：moderate，＞450：severe

(Best WR, et al：Development of a Crohn's disease activity index. National Cooperative Crohn's Disease Study. *Gastroenterology*1976；70：439-44. より.)

X線造影検査

　小腸造影検査や注腸造影検査が行われる．本症では小腸病変を有する例が多いため，小腸病変の検索には小腸造影が有用である．また，大腸病変を有する例や消化管の全層性の炎症をきたし瘻孔形成を認める例においては大腸と周囲臓器（小腸，膀胱，子宮・腟など）との関連の検索に注腸造影が有用である（❸❾）．本症の主な所見としては，小腸での腸間膜付着側に一致して腸管の長軸方向に4〜5cm以上を有する縦走潰瘍，腸管の偏側性変形を認める（❸❾）．また，不整形潰瘍やびらんが縦列傾向を示すことがあり診断能が高い．大小の石を敷きつめた歩道のような敷石像，狭窄，瘻孔などを認める．非連続性に病変が認められるのも特徴である．

消化管内視鏡検査

　下部消化管内視鏡検査，上部消化管内視鏡検査，小腸内視鏡検査（カプセル内視鏡，バルーン小腸内視鏡）がある．回盲部に病変が好発するため下部消化管内視鏡検査が行われることが多い．しかし，本症は全消化

❸❽ IOIBD

1. 腹痛
2. 1日6回以上の下痢あるいは粘血便
3. 肛門部病変
4. 瘻孔
5. その他の合併症
6. 腹部腫瘤
7. 体重減少
8. 38℃以上の発熱
9. 腹部圧痛
10. 10g/100mL以下のヘモグロビン

1項目につき1点とする．
（Remission）
IOIBD＝1または0で，赤沈・CRPが正常化の状態にあるもの
（Relapse）
IOIBD≧2で，赤沈・CRPが異常なもの

(Myren j, et al：Multinational inflammatory bowel disease survey, 1976-1982. A further report of 2657 cases. *Scand J Gastroenterol*（suppl）1984；95：1-27. より.)

管に病変を認めるためさまざまなモダリティを用いて全消化管の観察が必要となることがある．

　上部消化管内視鏡検査では，胃で胃体部小彎側に竹の節状外観（❹⓪），十二指腸で縦列するびらんやノッチ様陥凹など特徴的な胃・十二指腸病変を有することがある．

　下部消化管・小腸内視鏡検査においては，造影検査同様，縦走潰瘍，敷石像（❹❶）や縦列傾向の不整形潰瘍やびらん，アフタを認める（❹❷）．また，潰瘍が治癒すると縦走する潰瘍瘢痕を認めるときがある（❹❶）．炎症や瘢痕により時に狭窄を認める例があるため，消化管の狭窄や狭小化が疑われる場合，カプセル内視鏡を実施する前に開通性を評価するための崩壊性カプセル（PillCam® パテンシーカプセル）を使用する．バルーン小腸内視鏡では経口的，経肛門的にアプローチすることで小腸全体の評価が可能であるとともに狭窄部位に対してバルーン拡張術を行うことができる．

CT，MRI

　CTやMRIは腸管壁の肥厚・瘻孔，腹腔内膿瘍や肛門周囲膿瘍など腸管外病変の評価に有用である．また，ポリエチレングリコール液（polyethyleneglycole：PEG）を用いることで小腸を拡張させ，CT enterographyやMR enterography（❹❸）を用いて腸管全体の評価も可能となっている．

病理学的検査

　全層性にリンパ球の集簇を認める慢性炎症が特徴的である．Ul-II〜Ul-IVまでさまざまな潰瘍を認める．また，診断基準の一つでもある非乾酪性類上皮細胞肉芽腫は特異性が高いが，検出率は26〜67％と決して高くなく組織診で証明されないからといって本症の否定にはならない．また，結核や感染性腸炎，潰瘍性大

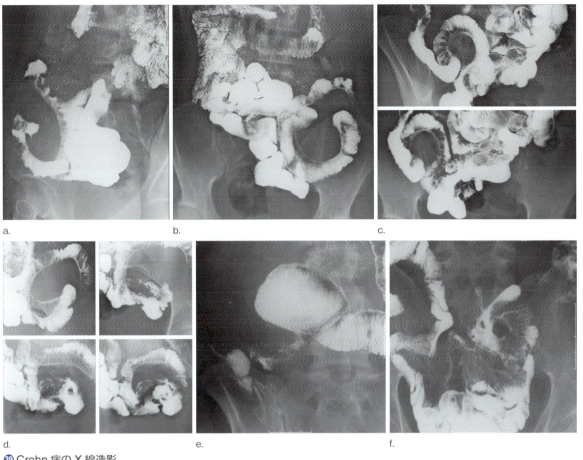

❸⓽ Crohn病のX線造影
a〜d. 偏側性変形, 縦走潰瘍, e. 狭窄, f. 瘻孔.

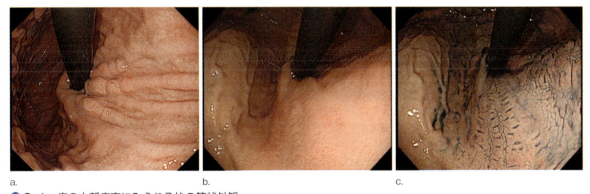

❹⓪ Crohn病の上部病変にみられる竹の節状外観
a, b. 通常光観察, c. 色素内視鏡.

腸炎でも認めることがあることも留意が必要である.

治療

いまだCrohn病の根本的治療は確立されていないため, 活動性をコントロールすることが治療の目標である. 寛解導入・維持のための治療は進歩してきており, 以前は症状の寛解維持を目標としていたが, 近年は粘膜治癒によるQOLの向上が治療目標になってきている.

初発・診断時や活動期には寛解導入を目的とした治療を行い, いったん寛解が導入されたら長期に寛解を維持する治療を行う. 内科的治療法や外科的治療法を単独あるいは組み合わせて治療を行う. 多くの患者では外来治療により日常生活や就学・就労が可能であるが, 重症あるいは頻回に再燃し, 外来治療で症状の改

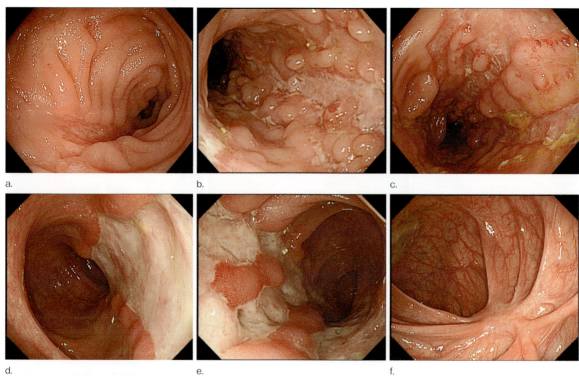

❹ Crohn 病の回腸・大腸病変の内視鏡像
a〜e. 縦走潰瘍, b, c. 敷石像, f. 潰瘍瘢痕.

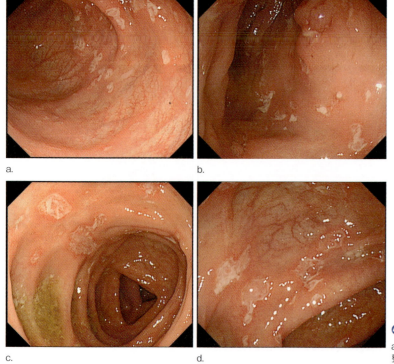

❷ Crohn 病の下部病変の内視鏡像
a, b. 縦列傾向のびらん, c. 縦列傾向の不整形潰瘍, d. 不整形潰瘍.

善が得られない場合には入院や外科的治療を考慮する.
　重症度（疾患活動性，小腸型・小腸大腸型・大腸型などの病型，炎症型・狭窄型・瘻孔型などの疾患パターン，合併症など），患者個々の併存疾患，社会的

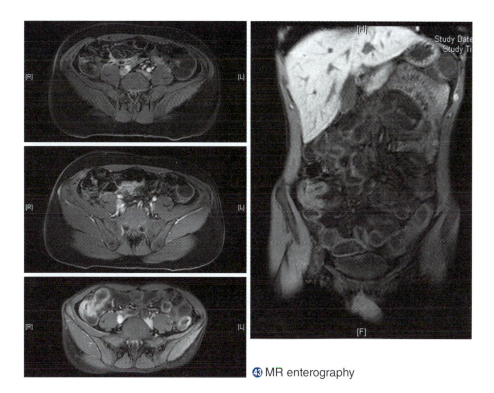

❹ MR enterography

背景や環境を十分考慮したうえで，治療方針が総合的に決定される．内科的（薬物・栄養）治療・外科的治療を組み合わせて適切な治療法の選択をすることや寛解期であっても継続的に治療を行うことが重要である．また，喫煙はCrohn病の発症や増悪のリスク因子であるため喫煙者には禁煙を指導する．

抗TNF（tumor necrosis factor：腫瘍壊死因子）-α抗体製剤（インフリキシマブ，アダリムマブ）である生物学的製剤は，従来の治療に反応しなかった難治例にも有効であることが多い．さらに最近ではTNF-αとは別の作用機序を有したインターロイキン（IL）12/23を標的とした阻害薬であるウステキヌマブがわが国のガイドラインに掲載された．

5-アミノサリチル酸（5-ASA）やステロイドなどの下位の治療薬から徐々に強めていく治療法が従来は行われてきたが，近年は抗TNF-α抗体製剤をはじめとした上位の治療薬を最初から投与する治療法が行われるようになり，長期寛解維持率および粘膜治癒率が高率であることが報告され，若年発症，瘻孔・穿孔例，高度肛門病変などの難治症例での適応が考慮されている．強力な治療が進められると同時に免疫抑制作用による結核菌感染やその顕在化，ニューモシスチス肺炎などの日和見感染症などの合併症に十分注意が必要である．

以下，わが国の治療指針に沿って述べる（❹）．

内科的治療
①寛解導入療法

重症度，病変部位，狭窄などの合併症を考慮して下記のいずれかの方法，あるいは組み合わせで早期寛解導入を目指す．
（軽症〜中等症）
- 薬物療法としてブデソニド，または5-ASA製剤（メサラジン），サラゾスルファピリジン（SASP）が用いられる．SASPは大腸で効果を有するのに対し，メサラジンは徐放性製剤で小腸上部から抗炎症作用を有し，病変の主座が回腸から右側結腸の場合，病変局所で効果を発現し吸収後速やかに不活化され全身性の副作用が軽減される．ステロイドであるブデソニドの投与も検討する．
- 活動期における経腸栄養療法の寛解導入効果はステロイド（プレドニゾロン）と同等とされており，小腸型でより効果的である．成分栄養剤（エレンタール®）を経口もしくは経鼻投与するが，継続ができるかどうかは患者の受容性が問題となる．

（中等症〜重症）
- 5-ASA製剤に反応しない，中等症以上の症例では経口ステロイド（プレドニゾロン）を投与する．ステロイドは強力な抗炎症作用を有し寛解導入効果に優れるが特に長期投与で副作用が問題となるため，寛解導入後は速やかに漸減中止する．また，メトロニダゾールやシプロフロキサシンを試みる方法もあ

❹ 平成 29 年度 Crohn 病治療指針（内科）

活動期の治療（病状や受容性により，栄養療法・薬物療法・あるいは両者の組み合わせを行う）

軽症～中等症	中等症～重症	重症（病勢が重篤，高度な合併症を有する場合）
薬物療法 ・ブデソニド ・5-ASA 製剤 　ペンタサ®顆粒 / 錠， 　サラゾピリン®錠（大腸病変） 栄養療法（経腸栄養療法） 許容性があれば栄養療法 経腸栄養剤としては， ・成分栄養剤（エレンタール®） ・消化態栄養剤（ツインライン®など） を第一選択として用いる ※受容性が低い場合は半消化態栄養剤を用いてもよい ※効果不十分の場合は中等症～重症に準じる	薬物療法 ・経口ステロイド（プレドニゾロン） ・抗菌薬（メトロニダゾール*，シプロフロキサシン*など） ※ステロイド減量・離脱が困難な場合：アザチオプリン，6-MP* ※ステロイド・栄養療法などの通常治療が無効 / 不耐の場合：インフリキシマブ・アダリムマブ・ウステキヌマブ 栄養療法（経腸栄養療法） ・成分栄養剤（エレンタール®） ・消化態栄養剤（ツインライン®など） を第一選択として用いる ※受容性が低い場合は半消化態栄養剤を用いてもよい 血球成分除去療法の併用 ・顆粒球吸着療法（アダカラム®） ※通常治療で効果不十分・不耐で大腸病変に起因する症状が残る症例に適応	外科治療の適応を検討したうえで以下の内科治療を行う 薬物療法 ・ステロイド経口または静注 ・インフリキシマブ・アダリムマブ・ウステキヌマブ（通常治療抵抗例） 栄養療法 ・経腸栄養療法 ・絶食のうえ，完全静脈栄養療法（合併症や重症度が特に高い場合） ※合併症が改善すれば経腸栄養療法へ ※通過障害や膿瘍がない場合はインフリキシマブ・アダリムマブ・ウステキヌマブを併用してもよい

寛解維持療法	肛門病変の治療	狭窄/瘻孔の治療	術後の再発予防
薬物療法 ・5-ASA 製剤 　ペンタサ®顆粒 / 錠 　サラゾピリン®錠（大腸病変） ・アザチオプリン ・6-MP* ・インフリキシマブ・アダリムマブ・ウステキヌマブ（インフリキシマブ　アダリムマブ・ウステキヌマブにより寛解導入例では選択可） 在宅経腸栄養療法 ・エレンタール®，ツインライン®などを第一選択として用いる ※受容性が低い場合は半消化態栄養剤を用いてもよい ※短腸症候群など，栄養管理困難例では在宅中心静脈栄養法を考慮する	まず外科療法の適応を検討する ドレナージやシートン法など 内科的治療を行う場合 ・痔瘻・肛門周囲膿瘍 　メトロニダゾール*，抗菌薬・抗生物質 　インフリキシマブ・アダリムマブ 　裂肛，肛門潰瘍； 　腸管病変に準じた内科的治療 ・肛門狭窄：経肛門的拡張術	【狭窄】 ・まず外科治療の適応を検討する ・内科的治療により炎症を鎮静化し，潰瘍が消失・縮小した時点で，内視鏡的バルーン拡張術 【瘻孔】 ・まず外科治療の適応を検討する ・内科的治療（外瘻）としてはインフリキシマブ　アダリムマブ　アザチオプリン	寛解維持療法に準ずる 薬物治療 ・5-ASA 製剤 　ペンタサ®顆粒 / 錠 　サラゾピリン®錠（大腸病変） ・アザチオプリン ・6-MP* 栄養療法 ・経腸栄養療法 ※薬物療法との併用も可

*：現在保険適応には含まれていない

（治療原則）内科治療への反応性や薬物による副作用あるいは合併症などに注意し，必要に応じて専門家の意見を聞き，外科治療のタイミングなどを誤らないようにする．薬用量や治療の使い分け，小児や外科治療など詳細は本文を参照のこと．

（厚生労働科学研究費補助金難治性疾患克服研究事業「難治性炎症性腸管障害に関する調査研究」班〈鈴木班〉：潰瘍性大腸炎・クローン病診断基準・治療指針平成 29 年度改訂版．2018.）

る.
● ステロイドの減量・離脱が困難なときは，免疫調節薬（アザチオプリン，メルカプトプリン）の内服が有用であるが，効果が発現するまで3～4か月を要することがある.
● ステロイド（ブデソニドを含む）や栄養療法の寛解導入療法が無効な場合は，抗 TNF-α 抗体製剤（イ

ンフリキシマブ，アダリムマブ）あるいは抗 IL-12/23 抗体製剤（ウステキヌマブ）の投与を考慮する.
● 通常治療で効果不十分・不耐で大腸病変に起因する明らかな臨床症状が残る場合には，血球成分除去療法（顆粒球吸着療法）も適応となる.
（重症）

- 外科的治療の適応を検討したうえで絶食・完全静脈栄養管理（TPN）とし，ステロイドの経口または静脈投与（40〜60 mg/日）を行う．
- 上記が無効な場合には抗 TNF-α 抗体製剤・抗 IL-12/23 抗体製剤への変更を早期に考慮する．

②寛解維持療法

- 活動期に対する治療によりいったん寛解が導入されたら，長期に寛解を維持する治療を行う．穿孔型あるいは肛門病変を合併した患者，腸管切除を受けた患者，寛解導入時にステロイド投与が必要であった患者は再燃しやすいので注意が必要である．
- 寛解導入以後は長期寛解維持を目標に栄養療法，薬物療法（5-ASA 製剤，アザチオプリンなど）が用いられる．アザチオプリンは腸管病変のほかにも肛門病変の寛解維持にも有効である．
- また，抗 TNF-α 抗体製剤・抗 IL-12/23 抗体製剤により寛解導入された後はそれぞれの定期投与が有効である．抗 TNF-α 抗体製剤は投与中に効果の減弱がみられることがある．インフリキシマブは期間短縮投与，インフリキシマブ・アダリムマブは投与量の増量（倍量）が可能である．

外科的治療

外科的治療の目的は内科治療に抵抗する合併症の除去であり，手術は可能な限りの腸管温存が原則で，術式は短腸症候群の回避など長期的な QOL の向上を考慮して選択する．

①絶対的手術適応
- 穿孔，大量出血，中毒性巨大結腸症，内科的治療で改善しない腸閉塞，膿瘍（腹腔内膿瘍，後腹膜膿瘍）．
- 小腸癌，大腸癌（痔瘻癌を含む）．

②相対的手術適応
- 難治性腸管狭窄，内瘻（腸管腸管瘻，腸管膀胱瘻など），外瘻（腸管皮膚瘻）．
- 腸管外合併症：成長障害など（思春期発来前の手術が推奨される．成長障害の評価として成長曲線の作成や手根骨の X 線撮影などによる骨年齢の評価が重要であり，小児科医と協力して評価することが望ましい）．
- 内科的治療無効例．
- 難治性肛門病変（痔瘻，直腸腟瘻など），直腸肛門病変による排便障害（頻便，失禁など QOL 低下例）．

腸管合併症の治療

①肛門病変の治療：腸管病変の活動性を鎮め寛解導入すべく，内科的治療に努める．外科医・肛門科との連携の下に治療法を選択する．痔瘻・肛門周囲膿瘍に対しては，必要に応じてドレナージなどを行い，メトロニダゾールやニューキノロン系やセフェム系などの抗菌薬を投与する．抗 TNF-α 抗体製剤は膿瘍がコントロールされたことを確認したうえで考慮する．裂肛，肛門潰瘍に対しては腸管病変に準じた内科的治療を選択する．肛門狭窄については，経肛門的拡張術を考慮する．

②瘻孔の治療：内瘻と外瘻（痔瘻を含む）がある．まず，外科的治療の適応を検討する．外瘻の場合，薬物療法としては抗 TNF-α 抗体製剤が使用される．

③狭窄（腸管）の治療：内視鏡が到達可能な箇所に通過障害症状の原因となる狭窄を認める場合は，内科的治療で炎症を鎮静化し，潰瘍が消失・縮小した時点で，内視鏡的バルーン拡張術を試みてもよい．無効な場合は外科的治療を考慮する．

（牟田口　真，長沼　誠，金井隆典）

◉文献

1) 日本消化器病学会（編）：炎症性腸疾患（IBD）診療ガイドライン 2016．東京：南江堂；2016.
2) 厚生労働科学研究費補助金難治性疾患克服研究事業「難治性炎症性腸管障害に関する調査研究」班（鈴木班）：潰瘍性大腸炎・クローン病診断基準・治療指針平成 29 年度改訂版．2018.

腸管（型）Behçet 病と単純性潰瘍
intestinal Behçet disease and simple ulcer

概念

- Behçet 病は，1937 年トルコの皮膚科医 Behçet によって報告された反復性で遷延化した経過をとる難治性の全身性炎症性疾患である．
- 両疾患とも回盲部の巨大潰瘍が特徴的であり，Behçet 病の臨床症状を伴う症例（完全型, 不全型）を腸管 Behçet 病，伴わない症例を単純性潰瘍として取り扱う．腸管病変のみで両疾患を鑑別することは，病理学的にも，形態学的にも困難である．
- 腸管 Behçet 病では，完全型や典型的眼症状を有する症例は比較的少ない．単純性潰瘍から腸管 Behçet 病への進展，つまり経過中に Behçet 病の症状が出現することはまれである．

疫学

Behçet 病は 20 歳代後半〜40 歳代に好発し，全体の約 25 ％が消化器症状を有し，典型的な腸管 Behçet 病は 5 ％と報告されている．

病因

病因はともに不明であるが，Behçet 病の病態形成機序は解明されつつある．発症に HLA-B51 に連鎖する遺伝子が関与しており，自己由来あるいは細菌由来の熱ショック蛋白（heat-shock protein：HSP）に交差反応を示す外来性 HSP に対して，T リンパ球が特

㊺ 厚生労働省 Behçet 病診断基準（2010 年小改訂）

1. 主要項目

（1）主症状
①口腔粘膜の再発性アフタ性潰瘍
②皮膚症状
  （a）結節性紅斑様皮疹
  （b）皮下の血栓性静脈炎
  （c）毛嚢炎様皮疹，痤瘡様皮疹
    参考所見：皮膚の被刺激性亢進
③眼症状
  （a）虹彩毛様体炎
  （b）網膜ぶどう膜炎（網脈絡膜炎）
  （c）以下の所見があれば（a）（b）に準じる
    （a）（b）を経過したと思われる虹彩後癒着，水晶体上色素沈着，網脈絡膜萎縮，視神経萎縮，併発白内障，続発緑内障，眼球癆
④外陰部潰瘍

（2）副症状
①変形や硬直を伴わない関節炎
②副睾丸炎
③回盲部潰瘍で代表される消化器病変
④血管病変
⑤中等度以上の中枢神経病変

（3）病型診断の基準
①完全型：経過中に（1）主症状のうち4項目が出現したもの
②不全型：
  （a）経過中に（1）主症状のうち3項目，あるいは（1）主症状のうち2項目と（2）副症状のうち2項目が出現したもの
  （b）経過中に定型的眼症状とその他の（1）主症状のうち1項目，あるいは（2）副症状のうち2項目が出現したもの
③疑い：主症状の一部が出現するが，不全型の条件を満たさないもの，および定型的な副症状が反復あるいは増悪するもの
④特殊型：完全型または不全型の基準を満たし，下のいずれかの病変を伴う場合を特殊型と定義し，以下のように分類する．
  （a）腸管（型）Behçet 病―内視鏡で病変（部位を含む）を確認する．
  （b）血管（型）Behçet 病―動脈瘤，動脈閉塞，深部静脈血栓症，肺塞栓のいずれかを確認する．
  （c）神経（型）Behçet 病―髄膜炎，脳幹脳炎など急激な炎症性病態を呈する急性型と体幹失調，精神症状が緩徐に進行する慢性進行型のいずれかを確認する．

2. 検査所見

参考となる検査所見（必須ではない）
（1）皮膚の針反応の陰・陽性
  20〜22G の比較的太い注射針を用いること
（2）炎症反応
  赤沈値の亢進，血清 CRP の陽性化，末梢血白血球数の増加，補体価の上昇
（3）HLA-B51 の陽性（約60%），A26（約30%）
（4）病理所見

急性期の結節性紅斑様皮疹では，中隔性脂肪組織炎で，浸潤細胞は多核白血球と単核球である．初期に多核球が多いが，単核球の浸潤が中心で，いわゆるリンパ球性血管炎の像をとる．全身的血管炎の可能性を示唆する壊死性血管炎を伴うこともあるので，その有無をみる．
（5）神経型の診断においては，髄液検査における細胞増多，IL-6 増加，MRI の画像所見（フレア画像での高信号域や脳幹の萎縮像）を参考とする．

3. 参考事項

（1）主症状，副症状とも，非典型例はとりあげない．
（2）皮膚症状の（a）（b）（c）はいずれでも多発すれば1項目でもよく，眼症状も（a）（b）どちらでもよい．
（3）眼症状について
  虹彩毛様体炎，網膜ぶどう膜炎を経過したことが確実である虹彩後癒着，水晶体上色素沈着，網脈絡膜萎縮，視神経萎縮，併発白内障，続発緑内障，眼球癆は主症状としてとりあげてよいが，病変の由来が不確実であれば参考所見とする．
（4）副症状について
  副症状には鑑別すべき対象疾患が非常に多いことに留意せねばならない（鑑別診断の項参照）．鑑別診断が不十分な場合は参考所見とする．
（5）炎症反応のまったくないものは，Behçet 病として疑わしい．また，Behçet 病では補体価の高値を伴うことが多いが，ガンマグロブリンの著しい増量や，自己抗体陽性は，むしろ膠原病などを疑う．
（6）主要鑑別対象疾患
  （a）粘膜，皮膚，眼を侵す疾患
    多型滲出性紅斑，急性薬物中毒，Reiter 病
  （b）Behçet 病の主症状の1つをもつ疾患
    口腔粘膜症状：慢性再発性アフタ症，Lipschutz 陰部潰瘍
    皮膚症状：化膿性毛嚢炎，尋常性痤瘡，結節性紅斑，遊走性血栓性静脈炎，単発性血栓性静脈炎，Sweet 病
    眼症状：サルコイドーシス，細菌性および真菌性眼内炎，急性網膜壊死，サイトメガロウイルス網膜炎，HTLV-1 関連ぶどう膜炎，トキソプラズマ網膜炎，結核性ぶどう膜炎，梅毒性ぶどう膜炎，ヘルペス性虹彩炎，糖尿病虹彩炎，HLA-B27 関連ぶどう膜炎，仮面症候群
  （c）Behçet 病の主症状および副症状とまぎらわしい疾患
    口腔粘膜症状：ヘルペス口唇・口内炎（単純ヘルペスウイルス1型感染症）
    外陰部潰瘍：単純ヘルペスウイルス2型感染症
    結節性紅斑様皮疹：結節性紅斑，Bazin 硬結性紅斑，サルコイドーシス，Sweet 病
    関節炎症状：関節リウマチ，全身性エリテマトーデス，強皮症などの膠原病，痛風，乾癬性関節症
    消化器症状：急性虫垂炎，感染性腸炎，Crohn 病，薬剤性腸炎，腸結核
    副睾丸炎：結核
    血管系症状：高安動脈炎，Buerger 病，動脈硬化性動脈瘤
    中枢神経症状：感染症・アレルギー性の髄膜・脳・脊髄炎，全身性エリテマトーデス，脳・脊髄の腫瘍，血管障害，梅毒，多発性硬化症，精神疾患，サルコイドーシス

（厚生労働省特定疾患ベーチェット病研究班. 2010.）

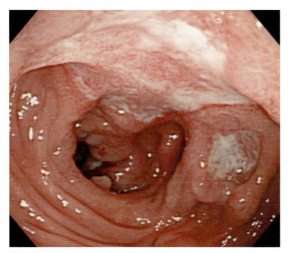

㊻ 腸管 Behçet 病の内視鏡所見
回盲部に薄い白苔を有する巨大な潰瘍とその肛門側に境界鮮明な深い潰瘍を認める．
(樋渡信夫：腸管（型）Behçet 病と単純性潰瘍．内科学書，改訂第8版．東京：中山書店；2013．p.148．図 156．)

異的に高反応を示し，好中球やマクロファージの異常な活性化により，組織障害が引き起こされると推測されている．

臨床症状

右下腹部痛（圧痛）はほぼ必発であり，発熱，腹部腫瘤触知，下血，下痢を伴うこともある．

診断

Behçet 病の診断基準を㊺に示す．

内視鏡的，X線的には，回盲部に打ち抜き状，下掘れ状の境界鮮明な深く巨大な類円形の潰瘍を認める（㊻）．潰瘍底には白苔，周堤は浮腫状でひだ集中像を伴う．さらに回腸末端から横行結腸にはアフタ様潰瘍や小潰瘍を認めることもある．近年，骨髄異形成症候群（トリソミー 8）を合併する報告例が増えている．また，35 歳未満，CRP 高値，高い疾患活動性は予後不良の因子ともいわれている[1]．

病理

典型的な潰瘍は，回盲部近傍の腸間膜付着側の反対側に位置することが多く，大きさは 2〜5 cm にわたり，深掘れの Ul-IV を示す．底は内腔側より線維素や壊死層から成り，下層はリンパ球，形質細胞，線維芽細胞から成る非特異性炎症所見を示す．

治療

基本的には内科的治療が推奨される．5-アミノサリチル酸製剤（メサラジン）やステロイド，免疫抑制薬（アザチオプリン）が有効な症例もある．経口摂取を中止のうえ，経管成分栄養法や中心静脈栄養による栄養療法が有効な場合もある．難治の潰瘍や瘻孔を有する症例には，抗 TNF-α 抗体（アダリムマブやイン

フリキシマブ）が有効である[2,3]．カルシニューリン阻害薬が有効であったとする報告もある[4]．

穿孔，大出血，高度狭窄は手術の適応となる．切除手術を施行しても，吻合部あるいは口側に再発することが多い．

（仲瀬裕志，樋渡信夫）

●文献

1) Jung YS, et al：Clinical course of intestinal Behcet's disease during the first five years. *Dic Dis Sci* 2013；58：496.
2) Hibi T, et al：Infliximab therapy for intestinal, neurological, and vascular involvement in Behcet disease：Efficacy, safety, and pharmacokinetics in a multicenter porspective, open-label, single-arm phase 3 study. *Medicine* 2016；95：e3863.
3) Tanida S, et al：Adalimumab for the treatment of Japanese patients with intestinal Behcet's desease. *Clin Gastroenterol Hepatol* 2015；13：940.
4) Matsumura K, et al：Efficacy of oral tacrolimus on intestinal Behcet's disease. *Inflamm Bowel Dis* 2010；16：188.
5) 多田正大：腸管 Behçet 病と単純性潰瘍．胃と腸 2003；38：147.
6) 松川正明ほか：腸管 Behçet 病と単純性潰瘍の長期予後．胃と腸 2003；38：209.

非特異性多発性小腸潰瘍症 chronic enteropathy associated with SLCO2A1 gene（CEAS）

概念

● 1960 年代にわが国で提唱された疾患であり，回腸に非特異的な組織像の潰瘍が多発し，持続的な鉄欠乏性貧血と低蛋白血症状を特徴とする遺伝性の小腸潰瘍症である．

病因

原因不明と考えられてきたが，近年細胞膜に局在するプロスタグランジン輸送蛋白を規定する *SLCO2A1* 遺伝子のホモ変異，ないし接合ヘテロ変異に起因する遺伝性疾患であることが明らかとなった．

病態

主たる病態は，血管内皮細胞内のプロスタグランジンとり込み低下によるプロスタグランジン欠乏症と推測される．その結果，小腸を中心に消化管潰瘍が多発する．

病理

主病変として，終末回腸以外の中部・下部回腸に境界が明瞭で平坦な潰瘍が輪走，斜走，縦走しながら多発する．これらは粘膜剝離の様相を呈し，偽憩室様外観を伴うこともある．潰瘍は粘膜下層までにとどまり，

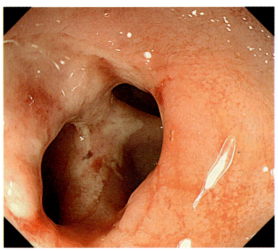

㊼ 非特異性多発性小腸潰瘍症の小腸内視鏡所見

㊽ 非特異性多発性小腸潰瘍症の診断基準

A. 臨床的事項
1）複数回の便潜血陽性
2）長期にわたる小球性低色素性貧血と低蛋白血症
B. X線・内視鏡所見
1）近接多発する非対称性狭窄，変形（X線所見）
2）近接多発し，境界鮮鋭で浅く斜走，横走する地図状，テープ状潰瘍（内視鏡所見）
C. 切除標本上の特徴的所見
1）回腸に近接多発する境界鮮鋭で平坦な潰瘍またはその瘢痕
2）潰瘍は地図状ないしテープ状で，横走，斜走する
3）すべてUL-IIまでにとどまる非特異性潰瘍
主要所見のAに加え，Bの1）あるいは2）またはCが認められるものは本症を強く疑い，*SLCO2A1*遺伝子解析を考慮する．

（難病情報センターホームページ　http://www.nanbyou.or.jp/entry/4709）

リンパ球，好酸球を主体とする軽度の炎症細胞浸潤がみられる．

疫学

わが国における本症の有病者数は約 150〜200 例程度と推測されており，男女比は 1 対 7 と女性が多い．しばしば両親の血族結婚と同胞発症を認める．

臨床症状

幼・若年期に貧血と低蛋白血症に関連した症状で発症する．すなわち，顔面蒼白，易疲労感，浮腫，成長障害がみられ，女性では無月経が少なくない．消化管の狭窄症状として腹痛を訴えることがあるが，下痢や肉眼的血便，発熱はみられない．他覚症状として，結膜の貧血，皮膚蒼白，四肢や顔面の浮腫がみられ，無恥毛を伴うこともある．若年発症例では低身長・低体重を認める．男性では，太鼓ばち指や皮膚の肥厚性変化と骨膜肥厚を伴うことがある．

検査

便潜血が持続的に陽性を示す．小球性低色素性貧血と血清鉄低値，低蛋白血症と低アルブミン血症がみられるが，CRPは基準値ないし軽度の上昇にとどまる．特殊検査として，尿中プロスタグランジンE代謝産物（PGE-MUM）が上昇し，消化管生検組織中の血管内皮におけるSLCO2A1蛋白発現が消失する．

小腸X線検査では非対称性の辺縁硬化像や偽憩室様所見が描出される．小腸内視鏡検査では，回腸に辺縁明瞭で周囲の隆起を伴わない浅い潰瘍が正常粘膜を介して多発する．潰瘍は輪走ないし斜走し，長期罹患例では強い管腔変形を伴うようになる（㊼）．

診断基準

診断基準を㊽に示す．

鑑別疾患

腸結核，Crohn病，腸管Behçet病・単純性潰瘍，非ステロイド性抗炎症薬による小腸潰瘍が鑑別となる．

合併症

長期経過例では高度かつ多発する小腸狭窄を合併する．小腸病変に類似した十二指腸潰瘍や大腸潰瘍がみられることがある．

治療

薬物療法は確立されていない．治療の中心は貧血と低栄養状態の改善であり，鉄剤投与，輸血，栄養療法を施行する．中心静脈栄養療法や経腸栄養療法は潰瘍を治癒に至らしめ，貧血と栄養状態を改善する．狭窄に対しては内視鏡的バルーン拡張術が奏効する．

経過・予後

生涯にわたって貧血と低蛋白血症が持続する．狭窄部を切除しても，術後再発をきたす．生命予後は不明であるが，本症が直接の死因となることはない．

microscopic colitis（collagenous colitis, lymphocytic colitis）

概念

- microscopic colitis（MC）は慢性下痢を主症状とし，内視鏡的には正常ないし軽微な所見にとどまるものの，組織学的に異常がみられる大腸炎の総称である．
- 大腸上皮直下に膠原線維束の肥厚がみられる collagenous colitis（CC）と上皮間のリンパ球の浸潤にとどまる lymphocytic colitis（LC）に大別される．

病因・病態

欧米ではMCが高率に自己免疫疾患を伴うことから，遺伝的素因や腸内環境を背景とした過剰な消化管免疫反応の関与が考えられている．一方，わが国のMCの大部分はCCであり，そのほとんどは薬剤起因性と考えられている．代表的な原因薬剤として，プロ

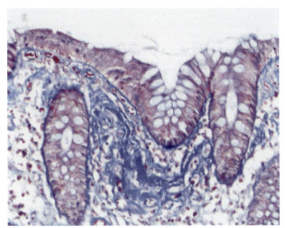

❹⓽ collagenous colitis の大腸生検組織所見（Masson トリクローム染色）

❺⓪ microscopic colitis（MC）の診断基準

A. 臨床的診断基準
1）1か月以上持続する慢性の持続性，ないし間欠性水様下痢
2）正常，ないし軽度の異常にとどまる大腸内視鏡所見

B. 病理組織学的診断基準
1）粘膜固有層の慢性炎症細胞浸潤
2）大腸上皮細胞100個中20個以上の上皮間リンパ球
3）大腸上皮基底膜直下の厚さ10μm以上の膠原線維束

Aを満たし，Bの1）および2）がみられる場合はlymphocytic colitis（LC），Bの1）および3）がみられる場合はcollagenous colitis（CC）と診断する．

（Fernández-Bañares F, et al：Current concepts on microscopic colitis：evidence-based statements and recommendations of the Spanish Microscopic Colitis Group. *Aliment Pharmacol Ther* 2016；43：400.）

トンポンプ阻害薬やアスピリンを含む非ステロイド性抗炎症薬があげられるが，その他にも内分泌・代謝疾患治療薬や循環器疾患治療薬など20種類以上の薬剤が発症に関与する．

病理

診断には病理所見の確認が必須である．LCとCCに共通する所見として，粘膜固有層に形質細胞，好酸球，リンパ球などの慢性炎症細胞浸潤があげられる．さらに，大腸上皮細胞間にリンパ球浸潤が認められ，上皮の平低化と上皮の剝離・消失を伴うことがある．CCでは上皮基底膜直下に肥厚した膠原線維束が特徴的である（❹⓽）．

疫学

MCの有病率はわが国と欧米諸国で大きく異なっている．北欧では10万人あたりの有病率が20～50人，年間発症率が4～8人程度であり，Crohn病や潰瘍性大腸炎とほぼ同様である．ただし，中年ないし高齢女性に好発し，診断時の平均年齢は60歳前後である．また，CCとLCの有病者数はほぼ同様，ないしLCがやや多い傾向にある．これに対して，わが国におけるMCの有病率はきわめて低く，その大部分はCCである．ただし，わが国においてもCCは中・高齢女性に好発する傾向にある．

臨床症状

主症状は水様下痢が最も多く，頻度は低いものの粘液便や血便を伴うことがある．体重減少や腹痛を伴う患者は全体の半分程度である．欧米では何らかの自己免疫疾患ないし炎症性疾患が高率に認められており，なかでも関節リウマチ，甲状腺疾患，セリアック病の頻度が高い．

検査

MCでは，大腸内視鏡下の生検組織採取と病理組織学的検索が唯一の診断法であり，血液検査成績に特異的所見はない．生検組織に際しては，全大腸内視鏡検査を施行し複数の標本を採取する．CCではMassonトリクロームなどの特殊染色を併用すると診断能が向上する．

従来MCの内視鏡所見は正常とされてきたが，CCでは軽微ではあるが多彩な内視鏡所見がみられる．大腸粘膜の血管網増生や粗糙ないし微細顆粒状粘膜が高率に認められ，さらに色素散布で明瞭となるひび割れ様線状溝や縦走潰瘍を伴うことがある．

診断基準

診断基準を❺⓪に示す．

鑑別疾患

軽症ないし寛解期潰瘍性大腸炎，他の薬剤性大腸炎，治癒期の感染性大腸炎などが鑑別疾患である．生検を施行せず漫然と経過をみると，下痢型過敏性腸症候群と誤診されることがある．

合併症

きわめてまれであるが，CCは大腸穿孔をきたすことがある．

治療

まず発症に関連する可能性が示唆される薬剤を中止する．わが国のCCの大部分は休薬後に症状が消失する．MCの治療薬として有効性が報告されているのは，止痢薬，アミノサリチル酸製剤，経口抗菌薬，コレスチラミン，副腎皮質ステロイド（プレドニゾロン，ブデソニド），免疫調整薬（アザチオプリン，メソトレキサート）であり，これらのステップアップ療法が用いられる．

経過・予後

薬剤に関連するMCの大部分は良好に経過する．その他の患者では上記薬物治療で難治性ないし再発性に経過することはあるが，生命予後は良好である．

虚血性腸炎 ischemic enteritis

概念
- 腸管を支配する動・静脈の機械的ないし器質的閉塞に起因する病態は、腸管虚血と総称される。このうち、一過性の可逆性腸管虚血は特発性虚血性腸炎と呼ばれる。
- 左側結腸に発生する虚血性大腸炎が多いが、小腸が罹患することもある。

病因
腸間膜動脈の末梢血管はカスケードを形成しており、腸管は虚血に陥りにくい。しかし、血管支配が疎となる左側結腸は虚血のリスクが高い部位である。虚血の要因として、高血圧、糖尿病などの動脈硬化性疾患や膠原病を背景とした血管側因子、および便秘や薬剤による腸管内圧上昇や蠕動亢進による血管攣縮などの管腔側因子がある。

病態
腸管の血流減少による低酸素状態と再灌流による組織障害が主たる病態である。虚血の程度により、短期間で完全に治癒する一過性型、瘢痕治癒に至る狭窄型、腸管壊死に至る壊疽型に大別される。狭窄型は一過性型よりも高度な虚血による非可逆性の病変であるが、必ずしも高度の狭窄に至るとは限らない。一方、壊疽型は高度の血流低下により腸管全層の壊死に至った病態であり、腸間膜動脈閉塞症に分類されることもある。

病理
狭窄型や壊疽型の虚血性大腸炎の肉眼所見として、結腸紐に一致する縦走潰瘍や区域性全周性潰瘍が認められる。一方、虚血性小腸炎では管腔狭窄を伴う全周性潰瘍が特徴的である。急性期の生検組織では、粘膜の浮腫、血管拡張、粘膜内出血がみられ、上皮の立ち枯れ壊死を伴う。亜急性期には軽度の炎症細胞浸潤がみられるようになり、治癒期にはヘモグロビンを貪食したマクロファージ（担鉄細胞）が観察される。

疫学
虚血性大腸炎は日常診療で遭遇する機会の多い疾患である。男女比は1対2で女性にやや多く、50～70歳代に好発し、約60％の患者で高血圧、糖尿病、脂質異常症などの基礎疾患を伴う。しかし、基礎疾患のない若年者にも発症することがある。好発部位はS状結腸から左側横行結腸にかけての左側結腸である。一方、虚血性小腸炎は比較的まれである。

臨床症状
虚血性大腸炎は突発する腹痛と新鮮血下血を臨床的特徴とし、しばしば悪心・嘔吐を伴う。便秘や緩下薬内服が誘因となることが多い。虚血性小腸炎は腹痛で

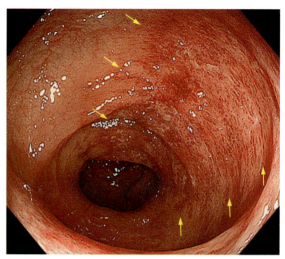

51 一過性型虚血性大腸炎の内視鏡所見（下行結腸）
線状、帯状の潰瘍を認める（矢印）。

52 虚血性大腸炎の診断基準

1) 急激に発症する腹痛と血便
2) 直腸を除く左側結腸の急性炎症
3) 薬剤性腸炎をきたす薬剤の内服歴なし
4) 糞便や生検組織の細菌培養が陰性
5) 本症に合致する画像所見と組織所見の確認

上記基準のうち、2）と3）は確定診断において必須項目である。

（飯田光雄ほか：虚血性腸病変の臨床像．虚血性大腸炎の再評価と問題点を中心に．胃と腸 1993；28：899.）

発症するが、血便を伴うことはない。

検査
虚血性大腸炎の診断には大腸内視鏡が最も有用であり、急性期には無前処置でも左側結腸の病変を確認できる。内粘膜下出血と浮腫による暗紫色の壊死状粘膜が認められる。亜急性期には縦走傾向を伴う線状ないし帯状の潰瘍が出現する（**51**）。その後、一過性型は急速に治癒し、ほぼ正常まで回復する。一方、狭窄型では多発瘢痕による管腔狭小化を伴いながら治癒する。注腸X線検査を用いると、急性期の浮腫と出血が母指圧痕像と呼ばれる陰影欠損として描出される。

急性期では腹部超音波やCTも診断に有用である。罹患部位の腸管壁肥厚が描出され、特に小腸病変の診断に優れている。

診断基準
臨床症状から、虚血性大腸炎を疑うことは容易である。**52**に虚血性大腸炎の診断基準を示す。

鑑別疾患
出血をきたす急性感染性大腸炎と薬剤性大腸炎が重要な鑑別疾患である。なかでも、腸管出血性病原性大腸菌による大腸炎と抗菌薬起因性出血性大腸炎が鑑別すべき疾患としてあげられる。臨床症状からは、出血

を伴う大腸憩室炎も鑑別疾患となる.

合併症

虚血性大腸炎のうち，狭窄型の一部は高度の大腸狭窄に至り外科治療を要することがある．虚血性小腸炎では通過障害を伴う狭窄を合併することが多い.

治療

保存的治療が基本である．腹痛が軽く炎症所見が軽度にとどまる場合，入院は不要であり，安静と水分摂取を指示して帰宅させる．症状や炎症所見が高度な患者は，入院とし安静と輸液で経過をみる．発熱，白血球増多，腹膜刺激症状が出現する場合は，壊疽型を考えて外科的治療を考慮する．ただし，虚血性小腸炎では慎重に経過観察を行う.

経過・予後

壊疽型以外の虚血性大腸炎の経過は良好である．これに対して，虚血性小腸炎では狭窄のため手術を要することが多い.

（松本主之）

●文献

1) Umeno J, et al：A hereditary enteropathy cause by mutations in *SLCO2A1* gene, encoding PGE transporter. *PLoS Genet* 2015；11：e1005581.
2) Umeno J, et al：Clinical features of chronic enteropathy associated with SLCO2A1 gene（CEAS）：a new entity clinically distinct from Crohn's disease. *J Gastroenterol* 2018；53：907.
3) 松本主之ほか：collagenous colitis の病態と臨床像．日本消化器病学会雑誌 2010；107：1916.
4) 飯田光雄ほか：虚血性腸病変の臨床像．虚血性大腸炎の再評価と問題点を中心に．胃と腸 1993；28：899.
5) 梅野淳嗣ほか：虚血性小腸炎の臨床像．胃と腸 2013；48：1704.

腸管子宮内膜症 enteric endometriosis

概念

- ●腸管子宮内膜症とは，正常子宮内膜組織が骨盤腔内，特に腹膜に異所性にエストロゲン依存性に浸潤・増殖する疾患である[1].
- ●好発部位は直腸，S状結腸で（約80％），回腸，盲腸，虫垂にもまれに浸潤，発症する.
- ●発症年齢は，出産可能な成熟女性に多く，30～40歳にピークがあり，子宮内膜症患者の3～10％に腸管子宮内膜症を合併するとされている.

病因

子宮内膜組織の卵管あるいはリンパ管を介した移植，漿膜上皮細胞の子宮内膜化生などが考えられている.

病理

子宮内膜の移植はまず腸壁外層に起こり，月経時に一致した移植組織からの周期的出血によって嚢胞状腫瘤を形成し，次第に管腔方向へ粘膜下腫瘍様に増大する．管腔側と周囲への増殖が進むと狭窄をきたし，管腔内へ露出するとびらんを起こし出血する．狭窄は小腸と直腸・S状結腸境界部に起こりやすい.

腫瘍は，組織学的に筋層の肥厚と異所性子宮内膜，血液で満たされた子宮内膜腺，炎症細胞などで構成されている.

悪性転化のリスクは不明であるが，本症から続発したと考えられる腫瘍性病変の報告がみられる[2].

臨床症状

腸管症状として下腹部痛，腰痛，便通異常，腹部膨満感，血便などを訴え，特徴は月経時に増強することである．また，月経困難症や不正性器出血，不妊症，異常性感などの婦人科的症状を認める．直腸指診で圧痛のある表面平滑な硬結を触知できることがある.

検査・診断

注腸X線検査は，腸壁外からの圧排所見を伴った粘膜下腫瘍様陰影と狭窄像を呈する．内視鏡的には，腫瘍の表面は正常粘膜で覆われ平滑であるが，時に発赤，びらんを伴っている．病変が深層にあるため生検で子宮内膜を採取することはきわめて困難である．超音波内視鏡検査（経腟的，経直腸的）やMRI，CT検査[3]も診断に役立つ.

治療

目立った症状と狭窄がなければ経過観察でよい．閉経後に増悪することはほとんどない．病変が小さい場合や妊娠可能な若い患者の場合，あるいは疼痛に対してはホルモン療法（低用量経口避妊薬およびプロゲスチン製剤：ジエノゲスト[4]，など）を試みる.

外科的治療は主に狭窄に対して，あるいは悪性化を否定できない場合に選択される．外科的切除やホルモン療法でも治療困難な広範な病変に対しては，放射線照射による去勢術を行う場合がある.

（牧山和也）

●文献

1) Sampson JA：The development of the implantation theory for the origin of peritoneal endometriosis. *Am J Obstet Gynecol* 1940；40：549.
2) Yantiss RK, et al：Neoplastic and pre-neoplastic changes in gastrointestinal endometriosis：A study of 17 cases. *Am J Surg Pathol* 2000；24：531.
3) Biscaldi E, et al：Multislice CT enteroclysis in the diagnosis of bowel endometriosis. *Eur Radiol* 2007；17：211.
4) Harada T, et al：Dienogest is as effective as intranasal buserelin acetate for the relief of pain symptoms associ-

ated with endometriosis-a randomized, double-blind multicenter, controlled trial. *Fertil Steril* 2009；91：675.

小腸腫瘍 small intestinal tumor

概念
● 十二指腸・空腸・回腸に生じた腫瘍性病変を小腸腫瘍と呼ぶ.
● 小腸腫瘍は全消化管腫瘍のうち1〜5％程度とされ，小腸が全消化管に占める全長・表面積の割合に比較するとまれである.

病因
小腸原発の悪性腫瘍として，わが国では悪性リンパ腫，GIST（gastrointestinal stromal tumor），小腸癌の3つがほとんどを占め，神経内分泌腫瘍（neuroendocrine tumor：NET）は西洋諸国に比較して少ない.

転移性悪性腫瘍は，肺，消化管，前立腺などに由来するものが多い.

小腸の良性腫瘍としては，腺腫，過誤腫，血管腫，リンパ管腫，脂肪腫，IFP（inflammatory fibroid polyp），若年性ポリープなどがある.

臨床症状
消化管出血，腹痛，腹部膨満感，悪心，嘔吐，腹部腫瘤，便通異常，食欲低下，体重減少，発熱などの症状を呈することがあるほか，腸閉塞や腸重積を生じることもある．慢性出血による鉄欠乏性貧血を呈することもあり，閉経後女性や男性の貧血では小腸腫瘍も鑑別診断にあげるべきである.

また，その一方では，無症状で健康診断や他疾患の精査などで偶然に小腸腫瘍が発見されることもある.

検査・診断
各種検査を組み合わせて診断を進めるが，最初に行う検査はできるだけ低侵襲な検査が望ましい．腹部超音波検査でも小腸腫瘍を検出できることもあるが，その感度は検査者の技術に依存する面がある．腹部ダイナミック造影CTは低侵襲で短時間に消化管内外の情報を得られるため，最初に行うべき検査である．腺癌やリンパ腫は後期相で造影効果を伴い，GISTやNETは早期相と後期相の両方で多血性の造影パターンを示す．また，陰性造影剤として液体を内用して小腸内腔を拡張した状態で撮影するCT enterographyでは，腸管虚脱時の撮影では判別困難であった腸管内腫瘍が同定しやすくなる.

CTで異常所見を認めない場合には，バルーン小腸内視鏡よりも低侵襲な小腸カプセル内視鏡をまず行い，その結果でさらなる侵襲を伴うバルーン小腸内視鏡を行うか否かを判断する．小腸カプセル内視鏡は，小病変の検出に優れる一方で，カメラの向きによって粗大病変でも検出できない場合があること，送気して観察できないために粘膜下腫瘍と壁外圧迫の区別が困難であることをふまえて，CTとの併用が望ましい.

CTで腫瘤や壁肥厚，狭窄，リンパ節腫大などの異常所見が認められた場合には，精密検査としてバルーン小腸内視鏡を行い，詳細観察と必要に応じて組織生検，マーキングを行う.

各論・治療
悪性腫瘍
悪性リンパ腫：症状としては，腹痛，腸閉塞で発症することが多い．腸管原発の悪性リンパ腫は，組織学的にはB細胞性が91％，T細胞性が9％を占める．病型分類名としてはびまん性大細胞型B細胞リンパ腫が35％と最多で，濾胞性リンパ腫，MALTリンパ腫の順に多い.

治療は病型や進行度などに応じて大きく異なり，化学療法で治療されることが多いが，外科的切除や放射線照射を併用する場合や，低悪性度の病変では慎重に経過観察する場合もある.

GIST：GISTは血流に富む腫瘍で，顕性消化管出血で発症しやすい．腸管蠕動を制御するCajal介在細胞に由来する間葉系悪性腫瘍であり，小腸GISTは胃GISTに次いで多い．GISTのほとんどはc-kit遺伝子（90％）もしくは*PDGFR*遺伝子（5〜8％）のいずれかに変異が認められるが，神経線維腫症に発生したGISTでは両遺伝子とも変異がない.

発育様式によって，壁内発育型，管外発育型，管内発育型，混合型があり，管外発育型では内視鏡での病変同定が困難である.

遠隔転移のない手術可能な病変では，外科的切除が有力な治療法となる．遠隔転移例や術後再発例，手術不能例に対してはチロシンキナーゼ阻害薬であるイマチニブでの内服加療が行われる．また，イマチニブ耐性例ではスニチニブ，スニチニブ耐性例ではレゴラフェニブの投与が行われる.

小腸癌：原発性小腸癌は全消化管癌の0.1〜1.0％程度とされ，十二指腸に多い．症状としては腹痛が最多で，悪心・嘔吐といった狭窄症状，消化管出血・貧血が続く．ミスマッチ修復遺伝子異常を原因とする常染色体優性遺伝疾患であるLynch症候群（遺伝性非ポリポーシス性大腸癌〈hereditary non-polyposis colorectal cancer：HNPCC〉）では，2.5〜4.3％と比較的高率に小腸癌を合併する.

遠隔転移のない場合は外科的切除による根治が図られ，切除困難な場合には化学療法や放射線照射が試みられている.

NET：NETは神経内分泌細胞由来の腫瘍性病変であ

り，低悪性度のNET G1，NET G2と，高悪性度の神経内分泌癌（neuroendocrine carcinoma：NEC）に分類される．このうち，NET G1はカルチノイドとも称される．セロトニンなどのホルモン分泌によって顔面紅潮，下痢，気管支けいれんなどの症状を呈することがあり，カルチノイド症候群と称されている（特に肝転移例）．

切除による根治が望める場合には，外科的もしくは内視鏡的切除が治療選択肢となる．

良性腫瘍

腹痛や狭窄症状，消化管出血，貧血，腸重積など症状を有する病変や，無症状でも極端に大きな病変は，治療を検討される．無症状で偶発的に見つかった良性腫瘍は，経過観察されることが多い．ただし，腺腫については長期的に癌化リスクがあり，無症状でも内視鏡的もしくは外科的切除が検討される．

〔矢野智則，山本博徳〕

大腸良性腫瘍，腫瘍様病変

総論

概念・分類

大腸疾患は，びまん性疾患と限局性疾患に大別でき，前者の多くは炎症性疾患であるが，後者には腫瘍と腫瘍様病変が含まれる．腫瘍・腫瘍様病変は，『大腸癌取扱い規約 第9版』において，❺❸のように分類されている．

一方，「ポリープ」という表現も頻用される．消化管内腔に突出する限局性の隆起をポリープと総称し，発生部位は大腸が最も多い．通常明らかな癌は除くが，腺腫は一部または全体が癌化していることがあり，そ の場合ポリープ癌と表現されることがある．また，非上皮性腫瘍は表面が正常粘膜で覆われていることが多く，ポリープと呼ばれずに「粘膜下腫瘍」として扱われることが多い（☞「大腸粘膜下腫瘍」p.226）．大腸ポリープは腫瘍性と非腫瘍性に大別でき，前者は❺❸ 1，後者は 7 にあたる．本項では，これらについて解説する．

病因・病態・病理

良性上皮性腫瘍は腺腫であり，主としてAPC遺伝子，ras遺伝子の異常により発生するとされている．病理学的に管状，管状絨毛，絨毛，鋸歯状に分類され

❺❸ 大腸腫瘍・腫瘍様病変の分類
1. 良性上皮性腫瘍（腺腫）
2. 悪性上皮性腫瘍（腺癌，内分泌腫瘍など）
3. 非上皮性腫瘍（粘膜下腫瘍）
4. リンパ腫
5. 分類不能の腫瘍
6. 転移性腫瘍
7. 腫瘍様病変
8. 遺伝性腫瘍と消化管ポリポーシス

❺❹ 大腸腫瘍様病変
1. 過形成結節
2. 過形成性（化生性）ポリープ
3. 無茎性鋸歯状腺腫/ポリープ
4. 若年性ポリープ
5. 炎症性ポリープおよびポリポーシス
6. 炎症性線維状ポリープ
7. 炎症性筋腺管ポリープ
8. 過誤腫性ポリープ
9. 粘膜脱症候群
10. cap polyposis
11. 良性リンパ濾胞性ポリープ
12. 子宮内膜症
13. その他

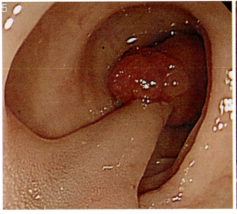 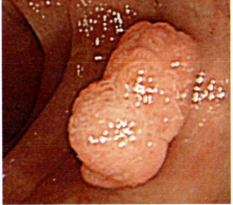

a. Ip　　　　　　　　　　　　　　　b. Is

❺❺ 隆起型の大腸腺腫

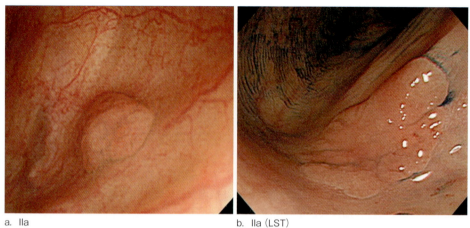

a. IIa　　　　　　　　　　　　b. IIa（LST）

56 表面隆起（IIa）型の大腸腺腫

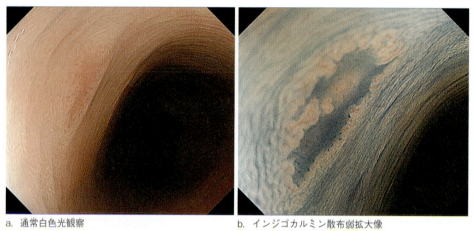

a. 通常白色光観察　　　　　　　b. インジゴカルミン散布弱拡大像

57 表面陥凹（IIc）型の大腸腺腫

a. 通常白色光観察　　　　　　　b. インジゴカルミン散布弱拡大像

58 側方発育型腫瘍（LST）

る．時間的経過とともに徐々に増大し，癌化すると腺癌になる．

大腸腫瘍様病変は，『大腸癌取扱い規約 第9版』において，病態・病理学的にのように分類されている．

個々の病因，病態，病理に関しては，後述する．

頻度

大腸ポリープのなかでは腺腫（腺腫性ポリープ）と過形成性ポリープが圧倒的に多く，正確な頻度は不明

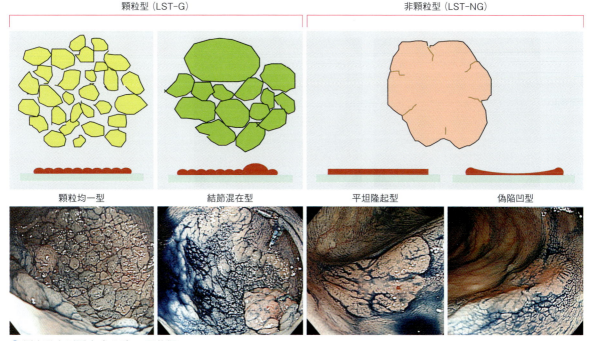

⑤⑨ 側方発育型腫瘍（LST）の亜分類

であるが，中高年齢者では半数近くに認められる．女性よりも男性に多い．孤発例もあるが，多発することが多い．

臨床症状・検査・診断

小さいポリープが自覚症状や理学所見をきたすことはほとんどないが，大きなポリープや腫瘍は表面からの出血や腸重積をきたすことがありうる．腹痛・便通異常・血便などの症状のために大腸検査を受けた際，偶然発見されることが多い．大腸癌検診において便潜血検査が陽性となり，二次検査として大腸検査を受け，ポリープが発見されることも多い．便潜血検査は大腸癌検診が目的であるが，実際には癌よりはるかに多くポリープが発見される．ポリポーシスのなかには消化器外症状を伴うものがある（☞「消化管ポリポーシス」p.211）．

形態分類は，胃ポリープのように山田分類を用いることもあるが，大腸癌取扱い規約の表在型大腸癌肉眼分類に準じて表現されることが多い（☞「大腸癌」p.215）．すなわち，隆起型ポリープは，有茎性（Ip），亜有茎性（Isp），無茎（広基）性（Is）に分かれる（⑤⑤）．ポリープというイメージには合わないが，最近は平坦な病変が多く検出され，表面隆起（IIa）型と表現する（⑤⑥）．さらに，表面陥凹（IIc）型も存在する（⑤⑦）．丈は低いが直径が10 mm以上の病変は側方発育型腫瘍（laterally spreading tumor：LST）と呼ばれる（⑤⑥b，⑤⑧）．顆粒型（granular type：LST-G）と非顆粒型（non-granular type：LST-NG）に大別され，さらに

前者は顆粒均一型と結節混在型に，後者は平坦隆起型と偽陥凹型に亜分類される（⑤⑨）．

かつては下部消化管造影（注腸X線）検査が大腸検査の主流であった．腫瘍やポリープは限局性の陰影欠損として描出されることが多いが，陥凹型ではわずかなバリウムのたまりを呈する．

現在は大腸内視鏡が主体である．隆起型ポリープの発見は比較的容易であるが，IIa型，IIc型は時に発見困難なことがある（⑤⑥⑤⑦）．LSTはその大きさにもかかわらず，丈が低いため見逃される可能性がある（⑤⑧）．ポリープを発見したら腫瘍性か非腫瘍性かを判断し，治療方針（放置，内視鏡治療，外科手術）を決定する．診断目的で生検することがあるが，平坦な病変に対して不用意に生検すると，線維化を生じて後日の内視鏡治療の妨げになる場合がある．ポリープの形状や範囲をよく観察するためには，インジゴカルミンなどの色素を散布して画像を強調すると容易である（⑤⑦⑤⑧）．特に拡大機能のついた内視鏡を用いて，インジゴカルミンやクリスタルバイオレットなどの色素と併用で病変の表面微細構造（pit patternという）を観察することは，ポリープの質的診断にきわめて有用である．狭帯域光観察（narrow band imaging：NBI）は，色素を散布せずに病変の血管や表面構造を強調できる方法であり，特に拡大観察との組み合わせで診断に有用である．⑥⓪⑥①にpit patternとNBIの分類を示す．最も多い過形成性ポリープ，腺腫さらに腺癌の鑑別診断には，これらの分類が有用であるが，頻度の低い病変の

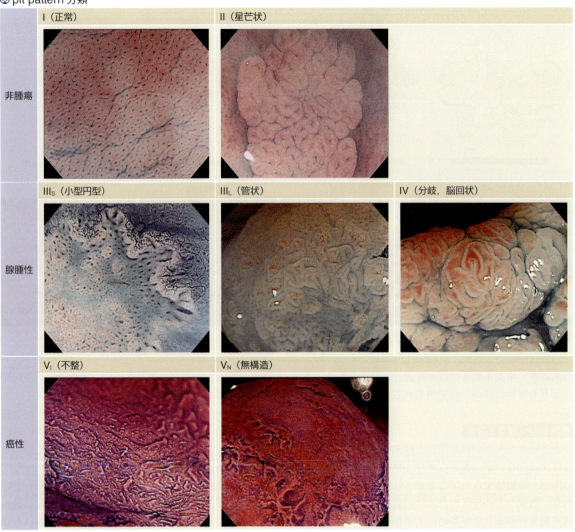

所見は分類に当てはまりにくく，それぞれに特徴的な所見を呈する．

最近CTとコンピュータソフトウエアを用いて大腸の3次元画像を作成することが可能で，あたかも注腸

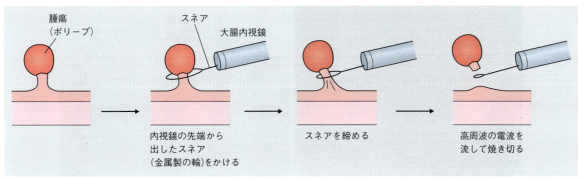

❷ ポリペクトミー
(大腸癌研究会：患者さんのための大腸癌治療ガイドライン 2014 年版. を参考に作成.)

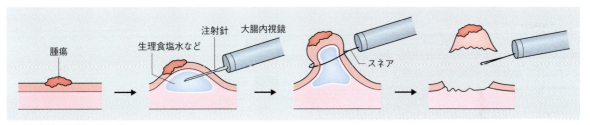

❸ 内視鏡的粘膜切除術（EMR）
(大腸癌研究会：患者さんのための大腸癌治療ガイドライン 2014 年版. を参考に作成.)

X線検査や内視鏡で見たかのような画像に再構築できるようになった．このCT colonography（CTC）は内視鏡より苦痛が少ないため，人間ドックなどに応用され始めているが，放射線被曝の問題がある．大腸専用のカプセル内視鏡（video capsule endoscopy：VCE）も非侵襲的検査として普及しつつあるが，便を除去するため内視鏡以上に大量の腸管洗浄液を内服する必要がある．CTC，VCEともに微小病変・平坦病変の検出や質的診断は内視鏡に及ばず，治療もできない．

合併症・予後

腺腫は時間的経過とともに徐々に増大し，癌化することがある．「過形成性ポリープは非腫瘍であり，あまり増大もせず癌化もしない」とされてきたが，近年になって癌化するものが存在することが報告され，病理学的にも内視鏡的にも典型的な過形成性ポリープと異なる特徴が明らかになってきた．そのため「無茎性鋸歯状腺腫/ポリープ」（SSA/P）として，分けて扱われることとなった．

大きなポリープや腫瘍は表面からの出血や腸重積をきたすことがありうるが，小さいポリープが合併症をきたすことはほとんどなく，癌化しない限り予後良好である．

治療・偶発症

非腫瘍性の腫瘍様病変は原則的に癌化しないので，小さいものは放置可能であるが，癌化が疑われる場合や，大きいものは切除の対象となる．腺腫は良性上皮性腫瘍であるが，将来癌化の可能性を有するので，切除の対象となりうる．欧米ではすべて切除すべきとされるが，わが国では，IIc型など癌の疑いのあるものを除けば，5 mm未満の腺腫は経過観察されることも多い．

切除方法は，通電するものとしないものに大別できる．通電する方法ではburning effectのためにとり残し（遺残）は少ないが，後出血や穿孔のリスクを伴う．通電しない方法では遺残再発が危惧される一方，その場で出血をきたすことはあっても，後出血や穿孔のリスクは低い．

ポリペクトミー（polypectomy, ❷）

スネア（金属線製の輪：snare）や鉗子（forceps）を使用して病変を切りとる方法．従来はsnareに通電して切除することを指したが，近年は通電せず剪断力のみで切除する方法が普及しつつあり，cold snare polypectomyと呼ばれる．それに対して従来法は，hot snare polypectomyと表現されるようになった．有茎性病変Ipは，cold snare polypectomyでは術中出血をきたす可能性が高いため，hot snare polypectomyのよい適応である．癌を疑わない4〜9 mmのIsp，Is，IIa型病変に対しては，cold snare polypectomyが施行されることが増加してきた．

微小なIsp，Is，IIa型病変に対しては，生検（biopsy）

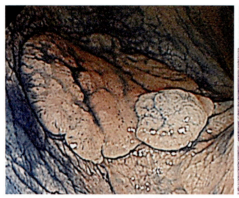
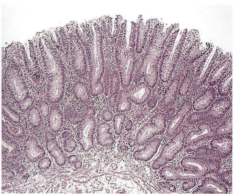

a. 内視鏡像（インジゴカルミン散布像）　　b. 組織顕微鏡像：管状腺腫
❻❹ 腺腫

用鉗子に類似した鉗子（forceps）でつまんだうえで通電切除する方法が従来から存在し，hot biopsy などと呼ばれてきたが，通電せずに切除する方法もあり，前者を hot forceps polypectomy，後者を cold forceps polypectomy と表現して，スネアを使用する方法と区別するようになった．forceps polypectomy では，病変が大きいと分割切除や遺残再発につながる可能性が高くなる．遺残なく摘除しようと思えば，3 mm くらいまでの病変に限るほうがよい．

内視鏡的粘膜切除術（endoscopic mucosal resection：EMR, ❻❸）

病変直下の粘膜下層に生理的食塩水などを注射（局注という）して病変を浮かせたのち，スネアを使用して病変を切除する方法であり，通常は通電する．穿孔や後出血のリスクは存在する．10～19 mm の Is・IIa・IIc 型病変や粘膜内癌を疑う病変に適している．20 mm 以上の病変では分割切除になりやすく，遺残再発が危惧される．

内視鏡的粘膜下層剝離術（endoscopic submucosal dissection, ☞「大腸癌」p.215）

スネアでは一括切除が困難な，20 mm 以上の大きい病変や，線維化を伴っていて局注で浮きにくい病変の切除に向いているが，穿孔や後出血のリスクが高いため，原則的に癌を疑う病変に対して施行される．

予防

非腫瘍性病変に対しては予防という考え方はない．腺腫が予防できれば大腸癌の予防につながると思われる．COX-2 阻害作用を有する非ステロイド性抗炎症薬（non-steroidal anti-inflammatory drugs：NSAIDs）は腺腫の発育を抑制することも判明しており，保険適用に向けて，現在臨床研究が行われている．

各論

腺腫 adenoma

種々の程度の腫瘍性構造異型や細胞異型を示し，低異型度と高異型度に分けられる．管状（❻❹），管状絨毛，絨毛，鋸歯状に分類されるが，鋸歯状腺腫に関しては，後述する．絨毛成分を有する腺腫は癌化のリスクが高いとされる．いわゆる大腸ポリープのなかで最も多く，切除の対象となることが多い．

鋸歯状病変 serrated lesion

過形成性ポリープ（HP）は非腫瘍であり（❻❺❻❻），従来，治療の対象とは考えられていなかった．ところが，病理学的に一見 HP に類似した鋸歯状の構造を有する病変のなかで，明らかに細胞異型を有し腫瘍と判断されるものが発見されるようになり，鋸歯状腺腫（serrated adenoma：SA）と名づけられた（❻❼）．その後，SA よりもっと HP に類似しているのに腫瘍性の性格を思わせる病変が存在することが判明した．腫瘍性の腺腫か非腫瘍性のポリープか断定しかねたため，欧米病理学者により sessile serrated adenoma/polyp（SSA/P）と呼称された（❻❽）．その結果，従来の SA は古典的鋸歯状腺腫（traditional serrated adenoma：TSA）として区別されるようになった．現在 HP，SSA/P，TSA を総称して鋸歯状病変という．

HP は非腫瘍とされてきたが，鋸歯状病変の遺伝子的解析の結果，*BRAF* 遺伝子変異，*hMLH1* などミスマッチ修復遺伝子の発現消失やメチル化，microsatellite instability（MSI），CpG island のメチル化（CpG island methylator phenotype：CIMP）など，大腸癌の一部に認めるのと同様の遺伝子異常が次々と報告されるようになった．また癌を合併した鋸歯状病変も報告され，従来の adenoma-carcinoma sequence とは異

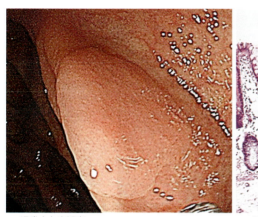

a. 通常白色光観察
b. 組織顕微鏡像

⑮ 過形成性ポリープ

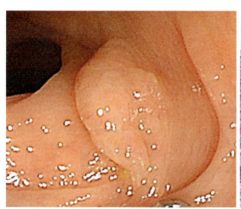

a. 通常白色光観察
b. 組織顕微鏡像

⑯ 過形成性ポリープ

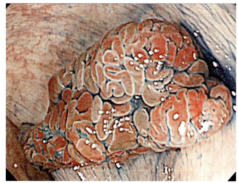
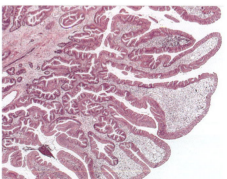

a. インジゴカルミン散布像：亜有茎性薄病変で，発赤調，松毬状．
b. 組織顕微鏡像

⑰ 鋸歯状腺腫（TSA）

なる，鋸歯状病変を介した発癌経路（serrated pathway）が想定されるようになった．

SSA/Pの概念は新しいため，HPと混同されていることや見逃されていることが多いと思われ，正確な頻度は不明である．WHOによると鋸歯状病変はHP，SSA/P，SSA/P with dysplasia，TSAに分類され，HP 75％以上，SSA/P 15〜20％，TSA 5％未満，とされている．SSA/Pは『大腸癌取扱い規約 第9版』において「無茎性鋸歯状腺腫/ポリープ」と訳されているが，欧米でもSSAと呼ばれることもSSPと呼ばれる

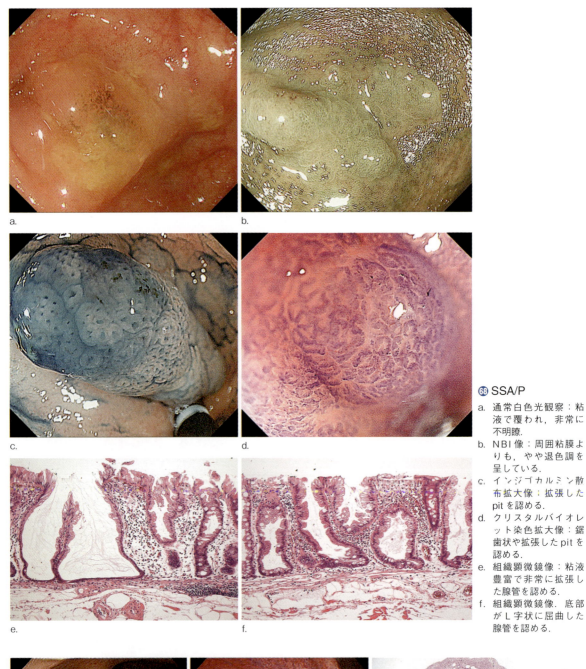

68 SSA/P

a. 通常白色光観察：粘液で覆われ，非常に不明瞭．
b. NBI像：周囲粘膜よりも，やや退色調を呈している．
c. インジゴカルミン散布拡大像：拡張したpitを認める．
d. クリスタルバイオレット染色拡大像：鋸歯状や拡張したpitを認める．
e. 組織顕微鏡像：粘液豊富で非常に拡張した腺管を認める．
f. 組織顕微鏡像．底部がL字状に屈曲した腺管を認める．

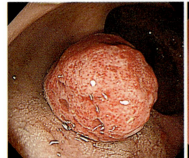
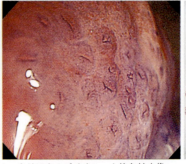
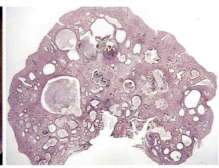

a. 通常白色光観察　　b. クリスタルバイオレット染色拡大像　　c. 組織顕微鏡像

69 若年性ポリープ

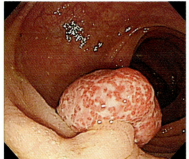
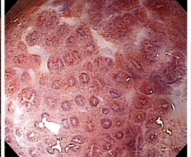
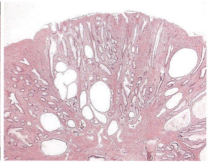

a. 通常白色光観察　　　　　　　　b. クリスタルバイオレット染色拡大像

⑳ 炎症性筋腺管ポリープ

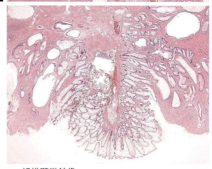

c. 組織顕微鏡像

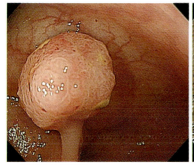
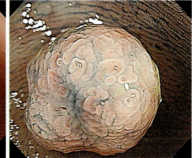
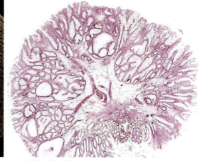

a. 通常白色光観察　　　　　b. インジゴカルミン散布中拡大像　　　c. 組織顕微鏡像

㉑ Peutz-Jeghers 型ポリープ

こともあり，近い将来 sessile serrated lesion（SSL）と改名されると予想されている．

　直腸・S状結腸で5mm未満の典型的HPは癌化のポテンシャルが低く，放置可能とみなされているが，脾彎曲より口側の近位大腸にはSSA/Pが多く，癌化のリスクがあるため，欧米ではすべて切除の対象としている．わが国では，5mm未満で癌を疑わないものは経過観察されることも多い．

過誤腫性ポリープ hamartomatous polyp

　過誤腫とは，本来その臓器に存在する組織成分が，異常な構成比や位置関係を呈しながら過剰増殖する非腫瘍性病変と定義される．以下のようなタイプが存在する．

若年性ポリープ（juvenile polyp, ㉖）

　組織学的には，正常粘膜を構成するような異型の乏しい腺管，間質成分，粘膜筋板が不規則に配列分布している点から過誤腫の一種とされるが，炎症が原因とする説もある．粘膜表層部に毛細血管の拡張・増加，線維芽細胞・線維組織の増加，浮腫・慢性炎症細胞浸潤を伴い，間質が拡大する．腺管は開口部が狭窄し，嚢胞状に拡張している．孤発例での癌化はまれとされる．

　幼児から認めるが成人にも認め，直腸やS状結腸に多く，血便をきたすことがある．内視鏡的には，有茎性で球形の大型のポリープが多い．表面は平滑なこともあるが，びらん形成を認めることもあり，浮腫状，発赤調で白苔を伴うことが多い．拡大観察では，pitはI型類似であるが，大型でやや桿状を呈することが多く，疎らに分布する．

　若年性ポリープが大腸あるいは胃など消化管に多発する若年性ポリポーシス（juvenile polyposis）も存在

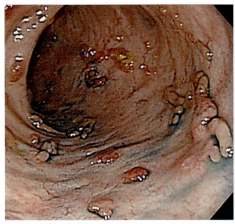
a. 通常白色光観察（インジゴカルミンが少量かかっている）

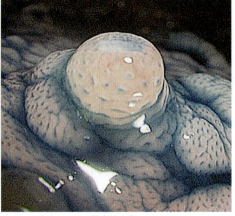
b. インジゴカルミン散布拡大像

❼❷ 潰瘍性大腸炎に伴う炎症性偽ポリポーシス

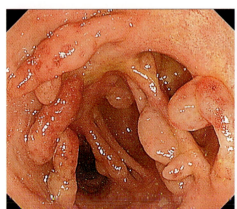
a. 通常白色光観察

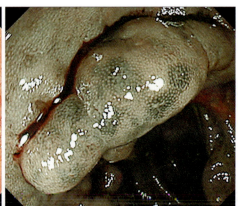
b. NBI 拡大像

❼❸ Crohn 病に伴う炎症性偽ポリポーシス

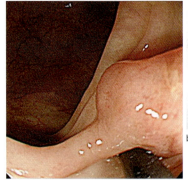
a. 通常白色光観察

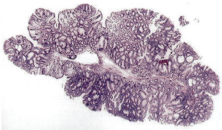
b. 組織顕微鏡弱拡大像

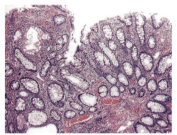
c. 強拡大像

❼❹ 単発の炎症性ポリープ

する．遺伝子異常が原因であり，癌の合併が多い（☞「消化管ポリポーシス」p.211）．

炎症性筋腺管ポリープ（inflammatory myoglandular polyp：IMGP，❼⓿）

1992 年，Nakamura らによって提唱された病変で，組織的には，若年性ポリープに類似しているが，ポリープの付け根の部分から粘膜筋板由来の平滑筋が放射状に増生しているのが特徴とされる．中年に多く，S 状結腸を中心に，直腸〜横行結腸に認める．1 cm 前後の大きさで，90％は有茎性であり，球状で平滑だが，

しばしばびらんや白苔を伴い，発赤状（「傷んだイチゴ」状）の肉眼所見を呈する．出血をきたしやすいが，癌化の報告例はない．若年性ポリープとの異同を疑問視する意見もある．

Peutz-Jeghers 型ポリープ（❼）

Peutz-Jeghers 症候群を呈さないがポリープの組織像が類似している場合，Peutz-Jeghers 型ポリープと呼ぶ．粘膜筋板の樹枝状増生とそれに伴う腺管の増殖が特徴で，原則的に異型は認めないが，腺腫様の腺管を伴うこともある．過誤腫の一種とされるが，時に癌化例も報告されている．

内視鏡的特徴としては，有茎性が多く，通常観察では色調は杯細胞の過形成により白色調を呈する．大きくなると有茎性となり，表面に複数の結節を形成し，分葉状，八つ頭状となる．拡大観察ではⅣ型やⅡ型類似 pit が混在する．単発では，腺腫との鑑別は必ずしも容易ではない可能性がある．

炎症性ポリープおよびポリポーシス

炎症性腸疾患において，潰瘍の治癒や粘膜の治癒過程で形成される．多くは頭部と茎部の境界がなく，細長い棍棒状や紐状の奇妙な形であり，多発することが多く，限局性に密在する場合，鍾乳洞状とも形容される．炎症性ポリポーシスとは，狭義には粘膜の過剰な再生により生じたポリープ（再生性ポリープ）の多発をいい，広義には多発潰瘍の間にとり残された島状粘膜がポリープ状に突出してみえる状態（偽ポリポーシス：pseudopolyposis）も含まれる（❼❼）．とり残された粘膜で特に細長く突出し，炎症が消退しているものは，粘膜ひも（粘膜垂，mucosal tag）あるいはpostinflammatory polyp とも呼ばれる．深掘れ潰瘍が粘膜下にトンネルのように広がり，間にとり残された粘膜が橋状を呈した場合，粘膜橋（mucosal bridge）と呼ばれる（❼）．隣接した mucosal tag が癒合して形成された可能性もある．

炎症性腸疾患や感染性腸炎の既往が明らかでないこともあり，単発の場合は鑑別に迷う場合がありうる（❼）．内視鏡的には，拡大観察ではⅠ型 pit を呈するが，再生に過形成を伴うと，Ⅱ型様にみえることもある．

(樫田博史)

◉文献

1) 大腸癌研究会（編）：大腸癌取扱い規約，第9版．東京：金原出版；2018.
2) 樫田博史ほか：ポリペクトミー，コールドポリペクトミー，EMR，分割EMR. 日本消化器内視鏡学会（監修），日本消化器内視鏡学会卒後教育委員会（責任編集）．消化器内視鏡ハンドブック改訂第2版．東京：日本メディカルセ

ンター：2017. p.394.
3) Snover DC, et al：Serrated polyps of the colon and rectum and serrated polyposis. In：Bosman FT, et al (eds). WHO Classification of Tumours of the Digestive System, 4th edition. Lyon：IARC Press；2010. p.160.
4) 樫田博史ほか：特異な形状のポリープ．消化器内視鏡 2009；21：1366.

消化管ポリポーシス
gastrointestinal polyposis

消化管にポリープが多発する疾患を消化管ポリポーシスといい，❼に示すように遺伝性の有無，および組織学的特徴（腫瘍性，過誤腫性，過形成性，炎症性など）により分類される．

家族性大腸腺腫症
familial adenomatous polyposis (FAP)

概念

● 消化管，特に大腸全域に腺腫がびまん性に発生し，放置すればほぼ100％癌化する．
● 常染色体優性遺伝形式をとり，原因遺伝子は5番染色体上の APC 遺伝子（5q22.2）である．遺伝子変異の部位によりポリープの個数や大腸癌の発症年齢が異なる．鑑別疾患として APC モザイクや，常染色体劣性遺伝形式をとる MUTYH-associated polyposis (MAP)，常染色体優性遺伝形式をとる polymerase proofreading-associated polyposis (PPAP) も知られている．
● 消化管以外に骨腫や軟部腫瘍（表皮嚢腫，線維腫，デスモイド腫瘍，脂肪腫）を合併することがある．

病理・病態生理

大腸全域に100個程度から数万個のポリープが発生し，その腺腫密度により密生型FAP，非密生型FAP，attenuated FAP に分類される．大腸癌の発生は10歳代での報告もあるが，放置すれば60歳頃にはほぼ全例に達する．密生型FAP はその他のFAP に比べ，腺腫発生の年齢や癌化の年齢が早く，密生型で40歳，非密生型で47歳，attenuated 型で55歳になると半数に大腸癌の発生がみられる．

胃，十二指腸，小腸にも高頻度に多発性ポリープが認められ，組織像は腺腫や胃底腺ポリープである．消化管以外の随伴病変には骨腫，歯芽異常，表皮嚢胞，デスモイド腫瘍，先天性網膜色素上皮肥大，甲状腺癌，副腎腫瘍，脳腫瘍，肝芽腫がみられる．

骨腫，軟部腫瘍，歯芽異常，デスモイド腫瘍などを伴う大腸腺腫症は Gardner 症候群と呼ばれ，FAP とは別に扱われた時期もあったが，その後 FAP と同様

75 消化管ポリポーシスの分類

	発症年齢	部位	密度	組織型	大腸癌化	遺伝性と原因遺伝子	随伴病変
1. 家族性大腸腺腫症	15〜40歳	胃〜大腸	びまん性	腺腫	100%	常優 APC遺伝子	骨腫，歯芽異常，表皮嚢胞，デスモイド腫瘍，先天性網膜色素上皮肥大，胃底腺ポリープ，甲状腺癌，副腎腫瘍，脳腫瘍，肝芽腫
2. Peutz-Jeghers症候群	25歳以下	胃〜大腸	散在性	過誤腫	約20%	常優 STK-11（LKB-1）遺伝子	色素沈着（口唇，口腔内，指趾）
3. 若年性ポリポーシス	20歳以下	胃〜大腸	散在性	過誤腫	約10%	常優 SMAD4とBMPR1A遺伝子	先天奇形（中枢神経，心）
4. Cowden病	13〜65歳	食道〜大腸	びまん性	過誤腫と過形成	数%	常優 PTEN遺伝子	顔面小丘疹，口腔粘膜乳頭腫，四肢末端角化性丘疹
5. Cronkhite-Canada症候群	40歳以上	胃〜大腸	びまん性	過形成？	約15%	なし	脱毛，色素沈着，爪萎縮，蛋白漏出性胃腸症
6. 過形成性ポリポーシス	40〜60歳	大腸	散在性	過形成	約30%	なし	なし
7. 炎症性ポリポーシス	不定	大腸	びまん性	再生上皮	不定	なし	炎症性腸疾患
8. リンパ濾胞性ポリポーシス	小児	小腸〜大腸	びまん性	リンパ濾胞過形成	通常	なし	なし

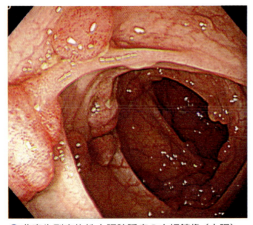

76 非密生型家族性大腸腺腫症の内視鏡像（大腸）

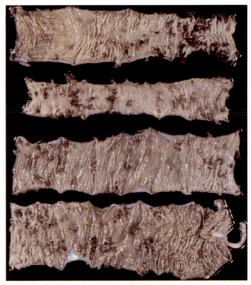

77 非密生型家族性大腸腺腫症の肉眼像

にAPC遺伝子の異常が原因であることが明らかになり，近年ではこの疾患名は使われない傾向にある．FAPに脳腫瘍（主に小脳の髄芽腫）を合併するものをTurcot症候群と呼ぶ．

【臨床症状】
血便，下痢，腹痛などを認める．診断時すでに進行癌を伴い腸閉塞として発症することもある．骨腫，軟部腫瘍，眼病変など消化管以外の病変で発見されることもある．

【診断・検査】
大腸注腸X線造影や大腸内視鏡検査，組織学的検査にて，臨床的または遺伝子診断により本症と診断する（76〜78）．

【臨床的診断】
①大腸にほぼ100個以上の腺腫を有する．家族歴の有無は問わない．
②腺腫の数は100個に達しないがFAPの家族歴を有する．
①または②に合致する場合はFAPと診断する．

【遺伝子診断】
APC遺伝子の生殖細胞系列変異を有する場合は

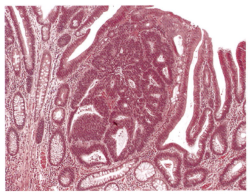

⓼ 家族性大腸腺腫症における大腸腫瘍の組織像
腺腫内に管状腺癌を認める．

FAPと診断する．
　上部消化管X線造影，上部消化管内視鏡検査，全身骨X線検査およびパノラマX線撮影などで消化管以外の病変も検索する．

治療・予防
　大腸病変に対して，大腸癌予防のため大腸を完全に切除する．手術時期は大腸癌発生のまれな10～20歳代に行うことが理想である．術式としては大腸全摘回腸人工肛門造設術，結腸全摘回腸直腸吻合術および大腸全摘回腸肛門（管）吻合術がある．QOLを考慮し，できるだけ肛門機能が温存できる術式が望まれる．術式によっては直腸粘膜が残るため，術後定期的に腫瘍の発生を大腸内視鏡にて監視する必要がある．
　常染色体優性遺伝形式をとり，大腸癌が必発であることから患者家系に対して詳細な家族歴の聴取と遺伝子変異の保因者のチェックが重要である．遺伝子診断による APC 遺伝子変異の検出が可能であり，保因者の同定のため遺伝子診断の導入が試みられている．保因者に対しては大腸内視鏡検査を定期的に行い，早期診断に努める．

Peutz-Jeghers症候群

概念
- 過誤腫性ポリポーシスと皮膚粘膜の色素沈着を認める．
- 常染色体優性遺伝疾患である．

病理・病態生理
　ポリープは食道を除く全消化管に散在性に認められ大小不同で有茎性病変もみられ，腸重積の原因になることもある（⓽）．組織学的には過誤腫であり，粘膜上皮の過形成と粘膜筋板の樹枝状増生を認める（⓾）．
　消化管の癌合併率は20～25％である．消化管以外でも肺癌，乳癌，子宮癌，卵巣癌，精巣癌などを合併しやすい．

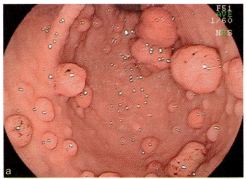
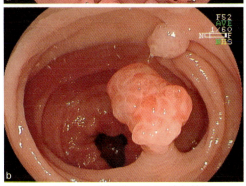

⓽ Peutz-Jeghers症候群における内視鏡像
a：胃，b：大腸．

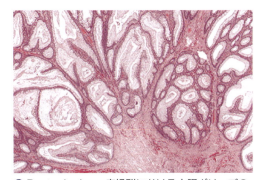

⓾ Peutz-Jeghers症候群における大腸ポリープの組織像
粘膜上皮の過形成と粘膜筋板の樹枝状増生を認める．

原因遺伝子の一つとして19番染色体短腕の STK-11（LKB-1）遺伝子が同定されている．

臨床症状
　消化器症状として，血便，腹痛，肛門からのポリープの脱出などが認められる．腸重積は小腸に好発する．皮膚粘膜の色素沈着は口唇，口腔内，指趾に茶褐色ないし黒褐色の色素斑として認められる（㉛）．

診断・検査
　全消化管のX線造影検査，内視鏡検査を行い，組織学的に過誤腫であることを確認する．また，他臓器癌の合併についても十分な検索を行う．
　カプセル内視鏡検査がX線造影検査より病変検出

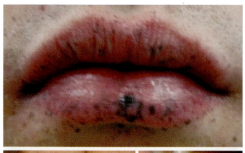

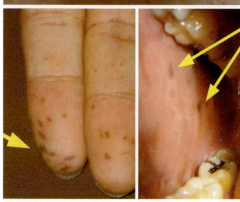

⑧ Peutz-Jeghers症候群における口唇，口腔内，手指の色素沈着（矢印）

能が高く，病変の大きさは測定できないが低侵襲のため，小腸サーベイランスに適している．

[治療]
大きなポリープに対して内視鏡的，外科的にポリープ切除術を行う．腫瘍や腸重積を合併した場合は，外科的腸切除術が必要となる．

若年性ポリポーシス juvenile polyposis coli

[概念]
- 若年性ポリープが主に大腸に多発し，先天奇形を伴う場合がある．
- 常染色体優性遺伝疾患である．

[病理・病態生理]
10歳代で発症し，大腸に数個から数百個の若年性ポリープが認められる．胃や小腸にもポリープが多発する場合もある．ポリープは有茎性で表面は発赤が強くびらんを伴うことが多い．組織学的には過誤腫であり，異型のない腺管が嚢胞上に拡張し，間質は浮腫状で血管拡張や炎症性細胞浸潤を認める．
腺腫の混在や大腸癌の合併も約10％に認められる．家族内発生がみられ，常染色体優性遺伝形式をとると考えられており，原因遺伝子として*SMAD4*と*BMPR1A*遺伝子が同定されている．

[臨床症状]
血便や貧血，腹痛，肛門からのポリープ脱出が主な症状であるが，無症状であることも多い．乳児期に発症するものでは，中枢神経系奇形，心血管系奇形，腸管奇形，双角子宮を合併する．
乳幼児期に発症するものでは*SMAD4*生殖細胞変異が関与していると考えられており，*SMAD4*変異をもつ症例のうち，15〜22％で遺伝性出血性末梢血管拡張症（hereditary hemorrhagic telangiectasia：HHT）の所見（粘膜表皮毛細血管拡張，肺動静脈奇形，肝動静脈奇形，脳動静脈奇形，胃腸管動静脈奇形や毛細血管拡張，鼻出血，頭蓋内出血）を認める．

[治療]
大きなポリープに対して内視鏡的，外科的にポリープ切除術を行う．ポリープが多発密集している場合は，外科的腸切除が行われる．

Cowden病

[概念]
- 消化管ポリポーシスに皮膚症状（顔面丘疹，口腔粘膜の乳頭腫症，四肢末端の角化性小丘疹）を伴う．
- 常染色体優性遺伝疾患である．

[病理・病態生理]
ポリープは食道を含む全消化管に分布し，数mm大の小病変が多い．組織学的には過形成や過誤腫像を示す．食道には白色扁平上皮隆起を呈した glycogenic acanthosis を認めることが特徴的である．癌化率は数％といわれている．悪性腫瘍の合併率が30％程度と報告されており，乳癌，甲状腺癌，子宮内膜癌のリスクが高いとされる．
原因遺伝子として*PTEN*遺伝子が見出されている．

[臨床症状]
消化管病変に起因する自覚症状が乏しく，皮膚症状にて診断されることもある．

Cronkhite-Canada症候群

[概念]
- 消化管ポリポーシス，皮膚の色素沈着，脱毛，爪萎縮，蛋白漏出性胃腸症を伴う．
- 非遺伝性疾患である．

[病理・病態生理]
病因不明の非遺伝性疾患で，中年以降に発症し，男性に多い．胃から大腸までの全消化管に発赤調ポリープがびまん性に密集する．組織学的には腺管の嚢腫様拡張と間質の浮腫，炎症細胞浸潤を認める．ポリープは経過とともに縮小，消失するものが多い．胃や大腸に癌が合併することがある．

[臨床症状]
下痢，腹痛，体重減少，食欲不振，味覚異常などの消化器症状や，皮膚の色素沈着，脱毛，爪萎縮を認める．下痢や蛋白漏出による低蛋白血症，電解質異常を

認める．血液検査でしばしば炎症所見を認める．

治療
低栄養状態の改善のため，栄養療法（中心静脈栄養法，成分栄養法）を行う．副腎皮質ホルモンが奏効する場合がある．

過形成性ポリポーシス hyperplastic polyposis

概念
- 大腸に過形成性（鋸歯状）ポリープが多発する．
- 腺腫や癌の混在ないし合併率が高い．
- WHO 国際分類では serrated（鋸歯状）polyposis とも呼ばれる．
- 遺伝関係は明らかではない．

病理・病態生理
組織像は明らかな異型のない既存の腺管が延長し，管腔の拡大や鋸歯状構造を示す．約 30% で大腸癌を合併する．

診断・検査
WHO 国際分類が推奨する診断基準として，以下の 3 つの所見のいずれかがあてはまる場合を過形成性（鋸歯状）ポリポーシスと診断する．
① S 状結腸より近位結腸に少なくとも 5 個の過形成性ポリープが存在し，そのうち 2 個は 10 mm 以上の大きさである．
② 過形成性ポリープ（数は問わない）が S 状結腸より近位結腸に存在し，過形成性ポリポーシスの家族歴を有する．
③ 21 個以上の過形成性ポリープ（大きさは問わない）が全大腸に分布する．

臨床症状
一般的に無症状であるが，大きな過形成性ポリープにより血便を認めることがある．

治療
大腸腫瘍の合併率が高いため定期的な大腸内視鏡検査が推奨される．過形成性ポリープ内に腺腫や癌が併存する病変もあり，大きな過形成性ポリープに対しては内視鏡的切除にて組織学的検索を行う．

Lynch 症候群

Lynch 症候群については「大腸癌」（p.216）の項目を参照のこと．

（田代　敬，藤井茂彦，藤盛孝博）

●文献
1) 大腸癌研究会（編）：遺伝性大腸癌診療ガイドライン．東京：金原出版；2016.
2) 日本消化器病学会（編）：大腸ポリープ診療ガイドライン．東京：南江堂；2014.

大腸癌 colorectal cancer

概念
- 大腸癌とは通常，原発性に大腸に発生した上皮性悪性腫瘍をいい，続発性に発生したもの（他臓器からの転移など）は除外する．ほとんどが腺癌であるが，腺扁平上皮癌，扁平上皮癌，内分泌細胞癌も含まれる．
- いわゆるカルチノイド腫瘍は，粘膜下腫瘍の形態をとるが上皮由来である．WHO 分類では neuroendocrine neoplasm に neuroendocrine tumor（NET, 神経内分泌腫瘍）と neuroendocrine carcinoma（NEC, 神経内分泌癌）を含め，前者を G1（carcinoid）と G2 に分類している．わが国の癌取扱い規約ではカルチノイド腫瘍と内分泌細胞癌を分けて扱っている．後者は腺癌と共存することが多く，腺癌由来と考えられるからである．
- 大腸は，盲腸，結腸，直腸 S 状部（解剖学的には S 状結腸であるが，外科的には従来直腸の一部とされてきた）および直腸から構成されているが，虫垂，肛門管を含めて扱う場合がある（㉘）．
- 結腸癌と直腸癌は疫学的な面や治療の面で異なる点が多く，統計上もしばしば別個に示されてきた．しかし，最近になって直腸 S 状部が直腸から独立して扱われることになり，過去の統計と今後の統計との間に微妙なずれが生じるおそれがある．
- 大腸を二分して，盲腸，上行結腸，横行結腸を近位側（右側）大腸，下行結腸，S 状結腸，直腸を遠位

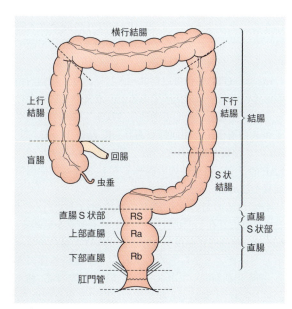

㉘ 大腸の区分

側（左側）大腸と呼ぶ．二者の間で，発生する大腸癌の発生母地，遺伝子学的背景および臨床病理学的性格が異なるとされている．

病因

大腸癌の発生には，遺伝的素因と，食事や運動などの環境因子が関与しているとされる．遺伝的素因に関しては，以下に述べるように関与する遺伝子異常の内容が明らかにされているものもあるが，それ以外にも家族集積傾向があり，未知の遺伝子異常が関与している可能性がある．

食餌性のものとしては，高脂肪食，低繊維食，アルコールや喫煙が増悪因子と考えられており，それらが胆汁酸，腸内細菌叢，活性酸素などと相互に作用して発癌に関与するものと思われる．わが国で大腸癌が増加したのは，食事の欧米化による高脂肪食が一因と考えられている．

adenoma-carcinoma sequence

以前は，大腸癌のほとんどが腺腫性ポリープから発生するとされ，polyp-cancer sequence あるいは adenoma-carcinoma sequence と呼ばれてきた．家族性大腸腺腫症（familial adenomatous polyposis：FAP）においては無数の大腸ポリープを発生し，放置すれば高頻度に大腸癌を合併する．FAP家系における遺伝子異常の研究により，大腸癌発生に関与する遺伝子異常が解明されてきた．

以下のようないわゆる多段階発癌モデルが想定されている．まず *APC*（adenomatous polyposis coli）遺伝子の異常により腺腫が発生し，K-*ras*（Kirsten rat sarcoma）遺伝子の異常により異型度が増強し，*p53*（protein 53 kD）遺伝子，*DCC*（deleted in colorectal cancer）遺伝子の異常により浸潤，転移を有する癌になる，とするものである．FAP以外の散発性大腸癌においてもこれら遺伝子の異常が種々の頻度で認められることが判明している．

ras は，GTP結合蛋白をコードしており，細胞内情報伝達に関与する遺伝子であるが，点突然変異を受けることで癌遺伝子として活性化される．動物の発癌ウイルスの遺伝子と相同性があり，K-*ras*，H-*ras*，N-*ras* の3種類が知られている．そのなかでK-*ras* は，FAPのほか，散発性の大腸癌でも1/3程度の症例に変異を認める．

APC はその名の通りFAPの原因遺伝子である．5番染色体に存在し，散発性の大腸癌でも変異を認める．*p53* は，癌細胞に発現する分子量53 kDの蛋白をコードしていたことからその名がある．17番染色体にあり，細胞周期制御やアポトーシス誘導に関与する．種々の癌と同様，大腸癌でも約半数の症例で変異を認める．*DCC* は18番染色体にあり，細胞間接着因子としての蛋

白をコードする．大腸癌の十数％の症例で変異を認める．

K-*ras* は癌遺伝子であるが，その他はすべて癌抑制遺伝子であり，対立遺伝子の一方に変異があってさらに他方に欠失が起こると（loss of heterozygosity：LOH）機能が失われ，発癌すると考えられる．

Lynch症候群，遺伝性非ポリポーシス大腸癌（HNPCC）

若年で右側大腸中心に大腸癌を発症する家系が見出され，発見者の名をとってLynch症候群と名づけられた．ポリポーシスを伴わないのに大腸癌を多発することから，後に遺伝性非ポリポーシス大腸癌（hereditary nonpolyposis colorectal cancer：HNPCC）と呼ばれる時期もあったが，最近再びLynch症候群と呼ばれることが多い．この症候群の大腸癌は，若年発症で右側結腸に多く，低分化腺癌や粘液癌がやや多い．多発傾向があり，他臓器癌の合併頻度も高い．ポリポーシスを伴わず，一見，通常の散発性大腸癌と変わらないため，家族歴や既往歴の聴取が重要である．診断基準として，Amsterdam基準II（⑧ p.220 参照）や改訂Bethesda（ベセスダ）ガイドライン（⑨ p.220 参照）が設けられている．

その遺伝子学的背景は，*hMSH2*，*hMLH1*，*hPMS1*，*hPMS2* などDNAのミスマッチ修復遺伝子（mismatch repair gene）の異常であることが判明しており，その結果，microsatellite領域（塩基の単純繰り返し配列部分）の反復数が異常となる（microsatellite instability〈MSI〉，または replication error〈RER〉）．散発性大腸癌の十数％にも同様の遺伝子異常が認められ，Lynch症候群同様，右側大腸癌に多いとされる．

de novo pathway

陥凹型や平坦型など，ポリープ状を呈さない早期大腸癌が，1980年頃からわが国を中心に発見され，これらは小さく腺腫成分を伴わないこと，K-*ras* 遺伝子変異を認めないこと，が報告されている．adenoma-carcinoma sequence に対し，腺腫を経ないで正常粘膜から直接発生する，いわゆる *de novo* pathway が想定されているが，原因となる遺伝子異常はまだ判明していない．最近では欧米でも認知されるようになってきている．

serrated pathway

過形成性ポリープ（hyperplastic polyp：HP）は非腫瘍であり，従来，治療の対象とは考えられていなかった．ところが，一見HPに類似した鋸歯状の構造を有する病変のなかで，明らかに細胞異型を有し腫瘍と判断されるものが発見されるようになり，1990年頃から鋸歯状腺腫（serrated adenoma：SA）と名づけられた．欧米ではさらに2003年頃から，SAとは言えないがHPとも異なるものとして，sessile serrated adenoma/polyp（SSA/P）という概念が誕生した．これらは現在，大腸鋸歯状病変としてまとめられ，古典的鋸歯状腺腫（traditional serrated adenoma：TSA），SSA/P，HPの3者に大別して論じられることが多い．SSA/Pの病理学的特徴や診断基準はWHO分類にも記載されているが，わが国では大腸癌研究会が，より簡略化した診断基準を提唱している．

　欧米を中心に，過形成性ポリポーシス症候群の家系において高率に大腸癌が発生すること，明らかな癌の一部に鋸歯状構造を伴う病変が存在することが報告され，最近では癌を内包したSSA/Pの症例報告が相次いでいる．遺伝子的解析の結果，*BRAF* 遺伝子変異，*hMLH1* などミスマッチ修復遺伝子の発現消失やメチル化，MSI，CpG island のメチル化（CpG island methylator phenotype：CIMP）など，大腸癌の一部に認めると同様の遺伝子異常が鋸歯状病変においても次々と発見された．また癌を合併した鋸歯状病変において，癌は鋸歯状病変部分と同様の粘液形質を呈し，通常の大腸癌とは異なることが判明した．以上から，従来のadenoma-carcinoma sequenceとは異なる，鋸歯状病変を介した発癌経路serrated pathwayが想定されるようになった．高齢者の右側大腸癌，特に女性のものは，SSA/P由来のものが多いと考えられている．

dysplasia-carcinoma sequence

　罹病期間の長い全大腸炎型の潰瘍性大腸炎症例に，大腸癌の合併が多いことはよく知られている．大腸粘膜の破壊と再生が繰り返されるうちに，異型腺管（dysplasia）が生じて，発癌するとされ，潰瘍性大腸炎関連大腸癌と呼ばれている．*p53* 遺伝子異常が早期から認められる．近年，Crohn病に合併した大腸癌の報告も増加しつつある．

　以上のように，散発性大腸癌には，異なった発生母地，異なった遺伝子学的および病理学的背景から発生する，いくつかの群が存在すると想定されるようになっている．

病理
肉眼型分類

　わが国における肉眼的分類には，大腸癌研究会による「大腸癌取扱い規約」がもっぱら用いられているが（83），基本的には胃癌の分類をそのまま当てはめている．すなわち，いわゆるBorrmann分類に相当する1型（隆起腫瘤型），2型（潰瘍限局型），3型（潰瘍浸潤型），4型（びまん浸潤型）に5型（分類不能）と0型（表在型）を加えたものである（84）．進行大腸癌では2型が圧倒的に多い．

　0型は，腫瘍の壁深達度が粘膜下層までにとどまる癌に用い，その亜分類にも，胃癌のものが準用され，I型（隆起型：Ip，Isp，Isに亜分類），II型（表面型：IIa，IIb，IIcに亜分類）に分類される（83）．早期大腸癌の生物学的悪性度は，形態によって異なることが知られており，IIc型は，頻度は多くはないものの，1 cm未満でも粘膜下層浸潤癌が少なからずあり，進展が速いものと考えられている（85a，b）．腺腫成

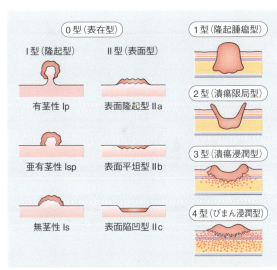

❽❸ 大腸癌の肉眼形態

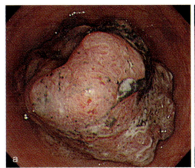
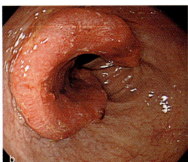
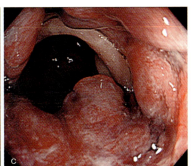

❽❹ 進行癌の症例
a．1型，b．2型，c．3型（全周性）．

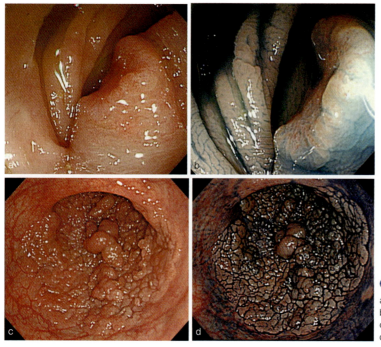

⑧⑤ 早期癌の症例
a. IIc 型通常像
b. a のインジゴカルミン散布像
c. IIa 型（側方発育型腫瘍〈LST〉）
d. c のインジゴカルミン散布像

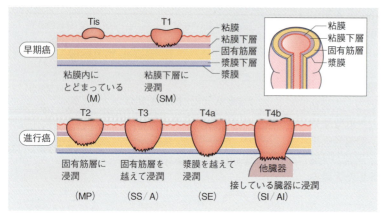

⑧⑥ 大腸癌の深達度

分を伴わず，de novo cancer であると想定されている．IIa 型のうち，丈が低いが腫瘍径が大きいもの（10 mm 以上，時には 100 mm に及ぶことあり）は側方発育型腫瘍（laterally spreading tumor：LST）と呼ばれる（⑧⑤ c, d）．腫瘍径が大きい割には深達度の浅いものが多い（☞「大腸良性腫瘍，腫瘍様病変」p.201）．

組織型

腺癌の大部分が高分化（tub1）ないし中分化（tub2）管状腺癌であるが，まれに乳頭腺癌（pap），低分化腺癌（por），印環細胞癌（sig），粘液癌（muc）などを呈する．組織型によって，前駆病変や遺伝子学的背景が異なる可能性がある．

壁深達度

わが国においては，大腸癌研究会による「大腸癌取扱い規約」が用いられている（⑧⑥）．癌が粘膜内（M）にとどまる場合を Tis，粘膜下層（SM）までのものを T1，固有筋層（MP）までのものを T2 とし，固有筋層を越えているものは，漿膜を有する部位と有しない部位で表記が異なり，前者は SS, SE, SI，後者は A, AI と表記される．遠隔転移のある場合（M1）は，転移部位を括弧書きで記載する（肝：H，腹腔：P，肺：PUL など），T3 には SS と A が含まれ T4a は SE，T4b には SI と AI が含まれる．T1 のうち，粘膜下層（SM）浸潤度 1,000 μm 未満を T1a，以上を T1b とする．臨床所見，術中所見，病理所見を区別する際は，T 分類の前に c, s, p を付記する．

大腸癌における早期癌とは，壁深達度が Tis，T1 の癌を指し，転移の有無を問わない．

脈管侵襲

大腸壁内リンパ管もしくは静脈への癌の侵襲の有無

および程度は，Ly0，Ly1a，1b，1c，V0，V1a，1b，1c，V2で表現される．

転移

リンパ節転移はN0〜N3，遠隔転移はM0，M1a，1b，1cと表現される．Tis，T1aで脈管侵襲のないものには転移がないとされる．SM深部浸潤癌（T1b）では10％程度のリンパ節転移が報告されている．

疫学

2010年の死亡数では，男性で肺癌50,395人，胃癌32,943人，大腸癌24,125人，肝癌21,510人，女性で大腸癌20,495人，肺癌19,418人，胃癌17,193人，膵癌13,448人であり，男性で3位，女性で1位，男女計で3位となった．わが国では従来直腸が多かったが，最近結腸癌の比率が上昇傾向にあり，特に女性で顕著である．

臨床症状

進行癌では，占居部位によって症状がやや異なる．直腸や左側結腸の癌では，血便，腹痛，便柱の狭細化，便秘やイレウスの頻度が高い．大腸癌といえば便秘と考えがちであるが，口側大腸の蠕動亢進による下痢を主訴とすることもある．便秘と下痢を繰り返す場合，交代性便秘という．

右側結腸癌では，内腔が比較的広く，便も液状であるため，便秘やイレウスをきたしにくい．症状を呈するまでの経過が長いため，病変は大きいものが多く，腹部腫瘤として自覚されることがある．鮮血便をきたしにくいが，長期間の緩徐な出血の結果，貧血を呈することが多い．

検査

便潜血反応

便中のヘモグロビンの存在を検出する検査の総称で，化学法と免疫法に大別される．前者は，ヘモグロビンのペルオキシダーゼ活性による呈色反応をみるもので，試薬の種類によってグアヤック法，オルトトリジン法などがあるが，ヒトヘモグロビンに特異的でなく，偽陽性が多い．免疫法は，抗ヒトヘモグロビン抗体を便と反応させるもので，酵素免疫（EIA）法，ラテックス法，金コロイド法，逆受身血球凝集（RPHA）法，モノクローナル抗体法などが存在する．わが国では免疫法が主流である．住民検診や職場検診の一環として，または，任意の人間ドックで行われる．

わが国における一般的な大腸癌検診では，日本消化器がん検診学会の記載に従って，免疫学的便潜血検査2日法が採用され，1回でも陽性なら，"要精検"と判定する．精検の方法には，①全大腸内視鏡検査（TCS），②注腸X線検査（BE），③S状結腸内視鏡検査（SCS）＋BEの3種類が提示されているが，感度の問題から，現在では①が推奨されている．免疫学的便潜血検査2日法による陽性＝要精検率は約5〜6％，大腸癌発見率は約0.1〜0.3％とされている．ただし，早期癌の約半数は便潜血陰性になると言われている．逆に偽陽性も多く，痔や憩室が原因であることがまれではない．精検では癌よりはるかに多く腺腫が発見されるが，その摘除により，将来の大腸癌予防にある程度寄与しているものと思われる．

内視鏡検査

腹痛，便通異常，血便，便潜血反応陽性などを呈した患者に対しては積極的に内視鏡検査を行う．内視鏡機器の発達に伴って，進行癌（⑧④）はもちろん，表面型などの早期癌や微小癌の診断が可能となってきた（⑧⑤）．内視鏡所見から，腺腫か癌か，早期癌か進行癌か，内視鏡治療可能か否か，などの判断をする．

大腸腫瘍を発見したら，色素散布（インジゴカルミンなど）を行うと病変の形態，範囲，潰瘍や陥凹の有無などが観察しやすくなる．腫瘍と非腫瘍の鑑別，癌の深達度診断のためには，拡大内視鏡による表面微細構造（pit patternと呼ばれる）の観察が有用である．最近では，narrow band imaging（NBI）など，色素を用いずに血管や構造などの画像を強調する機器が発達，普及している（☞「大腸良性腫瘍，腫瘍様病変」p.201）．深達度診断には，超音波内視鏡や細径超音波プローブを用いることもある．大腸用カプセル内視鏡も発売され，保険適用となった．カプセル自体は非侵襲的であるものの，前処置として大量の腸管洗浄液を服用する必要がある．微小ポリープや平坦な病変の検出には限界があり，直接治療もできないので，その適応は限られている．

X線検査

単純X線検査は，イレウスの診断には有用であるが，大腸癌の直接診断には不十分である．

下部消化管（注腸）造影検査は，特にわが国で最近までさかんに行われてきたが，異常を発見した場合は，内視鏡検査でさらなる精査をすることが必要となる．微小病変や平坦・陥凹型病変の検出に劣る，質的診断が困難，その場で治療できない，などの理由もあって，施行数が減少している．病変の占居部位や全体像を把握するには優れている．

超音波検査，CT検査，MR検査，PET検査

これらは，従来大腸癌においては主として肝転移や腹水の検出に用いられてきたが，解像度の向上に伴って，大腸壁外進展やリンパ節転移の描出が可能となった．大腸進行癌の病期診断には欠かせない．PETはリンパ節その他への転移検索に有用であり，CTと組み合わせてPET/CTとして行われることが多い．

MDCT（multidetector-row CT）の開発とともに水平断画像から再構築した3-D画像が臨床応用される

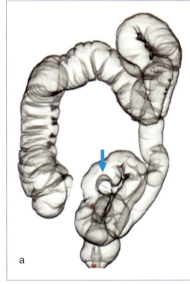 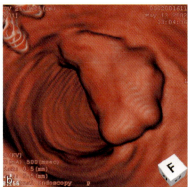 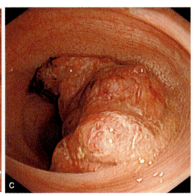

❽ MDCT 再構築による大腸検査
a：CT colonography 像，S 状結腸に病変（矢印），b：同病変の virtual colonoscopy 像，c：同病変の通常内視鏡像．

ようになってきた．大腸のそれは CT colonography と呼ばれ，注腸造影検査に対応する大腸全体像と，内視鏡像に対応する大腸内腔の画像の両者が構築でき，後者は virtual colonoscopy とも呼ばれる（❽）．大腸病変と肝転移の描出が 1 回の検査で可能であり，被検者の苦痛も少ないことから，大腸癌の術前検査として，注腸造影検査に取って代わった．スクリーニング目的にも使用されるが，表面型病変や微小病変の検出が困難であり，質的診断にも向いていないので，まだあまり検診には使用されていない．

腫瘍マーカー検査

大腸癌における腫瘍マーカーとしては，CEA や CA19-9 が知られているが，大腸癌に特異的なものではなく，また，早期癌の診断には役に立たない．著明に高値な場合は，肝などへの転移を疑う必要がある．主として術後の再発転移のモニターに用いられる．

診断

問診で血便，腹痛，便柱の狭細化，排便習慣の変化の有無を確認する．大腸癌は異時性多発が多く，家族集積性も比較的高いので，既往歴や家族歴の聴取が欠かせない．特に Lynch 症候群の診断には問診が鍵である（❽❽）．

身体所見は，貧血のほか，腹部所見としてガス貯留，腸雑音の亢進，腫瘤触知などがある．直腸指診は，血便の有無の確認にも有用であり，直腸癌の多くを触知可能である．

早期大腸癌は便潜血検査後の精密検査で発見されることが多く，自覚症状や身体所見を呈することは少ない．

❽ Amsterdam 基準 II（1999）

少なくとも 3 人の血縁者が HNPCC（Lynch 症候群）関連腫瘍（大腸癌，子宮内膜癌，腎盂・尿管癌，小腸癌）に罹患しており，以下のすべてを満たしている．
① 1 人の罹患者はその他の 2 人に対して第 1 度近親者である．
② 少なくとも連続する 2 世代で罹患している．
③ 少なくとも 1 人の癌は 50 歳未満で診断されている．
④ 腫瘍は病理学的に癌であることが確認されている．
⑤ FAP が除外されている．

❽ 改訂 Bethesda ガイドライン（2004）

以下の項目のいずれかを満たす大腸癌患者には，腫瘍の MSI 検査が推奨される．
① 50 歳未満で診断された大腸癌．
② 年齢にかかわりなく，同時性あるいは異時性大腸癌あるいはその他の Lynch 症候群関連腫瘍[*1] がある．
③ 60 歳未満で診断された MSI-H の組織学的所見[*2] を有する大腸癌．
④ 第 1 度近親者が 1 人以上 Lynch 症候群関連腫瘍に罹患しており，そのうち一つは 50 歳未満で診断された大腸癌．
⑤ 年齢にかかわりなく，第 1 度あるいは第 2 度近親者の 2 人以上が Lynch 症候群関連腫瘍と診断されている患者の大腸癌．

[*1]：大腸癌，子宮内膜癌，胃癌，卵巣癌，膵癌，胆道癌，小腸癌，腎盂・尿管癌，脳腫瘍（通常は Turcot 症候群にみられる glioblastoma），Muir-Torre 症候群の皮脂腺腫や角化棘細胞腫
[*2]：腫瘍内リンパ球浸潤，クローン様リンパ球反応，粘液癌・印環細胞癌様分化，髄様増殖

腹痛，便通異常，血便などの自覚症状や便潜血反応陽性を呈した患者に対しては，積極的に内視鏡検査を行う．腹部症状のある患者に対して内視鏡検査を行った場合でも，原因が腸炎，大腸憩室や痔である場合が多く，癌が見つかるとは限らない．また症状に関係な

く，ポリープは頻繁に検出される．便潜血検査の目的は大腸癌検診であるが，陽性者に内視鏡検査を実施すると，実際には癌よりはるかに多くのポリープが発見される．

内視鏡検査をすれば，進行癌を発見，診断することは容易であり，鑑別診断が問題になることは少ない．早期癌では，隆起型であれば病変の発見は困難ではないが，表面型は，見逃されることもあり，存在診断そのものが重要である．ポリープを発見したら，非腫瘍か腫瘍か鑑別診断を行い，腫瘍と判定すれば，良性悪性かの診断を行う．色素やNBIを用いた画像強調内視鏡や拡大内視鏡が有用である．診断の確認の目的で生検することがあるが，平坦な病変に不用意に生検すると，線維化を生じて後日の内視鏡治療の妨げになる場合がある．手術予定の場合は，生検で組織型を確認しておく．

癌を疑った場合は，さらに深達度を予測する．明らかな進行癌の診断は容易なことが多い．早期癌の場合，明らかな皺襞集中や壁変形，深い潰瘍形成などを伴っていれば，通常内視鏡でもT1bと診断できる．画像強調内視鏡，さらに拡大観察は，深達度診断にきわめて有用である．スコープの鉗子孔に超音波プローブを挿通して行う超音波内視鏡も，T1bの診断に使用されることがある．

注腸造影検査は，病変の正確な位置・範囲をみるのに適しており，T1bや進行癌であるか，T1aまでであるか，という深達度診断もある程度可能である．

同時多発癌の有無にも留意する．進行癌による狭窄のためにそれより口側の内視鏡検査や注腸造影検査が困難な場合，口側大腸の観察にはCT colonographyが適している．

大腸癌と診断できたら，進行度診断を行う．超音波，MR，CT，PET/CTなどでリンパ節腫大，肝腫瘤，腹水の有無を検査する．

進行度（stage）

① Dukes分類（1932年）

欧米では今でもしばしば用いられる．

A：癌腫が腸壁内（固有筋層まで）に限局するもの

B：癌腫が腸壁を貫いて浸潤するが，リンパ節転移のないもの

C：リンパ節転移のあるもの

もとの分類にはないが，遠隔転移のあるものをDukes Dとすることが多い（modified Dukes分類）．

② Astler-Coller分類（1954年）

A：癌腫が粘膜にとどまるもの

B1：癌腫が固有筋層に及ぶがリンパ節転移のないもの

B2：癌腫が固有筋層を穿通するがリンパ節転移の

ないもの

C1：癌腫が腸壁内に限局し，リンパ節転移のあるもの

C2：癌腫が腸壁を穿通して外部に達し，リンパ節転移のあるもの

③ TNM分類（American Joint Committee on Cancer：AJCC）

原発巣の壁深達度と転移の程度により，⑨のように分類される．

④「大腸癌取扱い規約」における進行度

壁深達度に，リンパ節，腹膜，肝や他臓器への転移の有無および程度を加えて病期を分類する（⑨）．

合併症

貧血

癌からの出血による鉄欠乏性貧血である．顕性出血の場合のみならず，微量の出血でも長期に及べば貧血をきたす．早期癌ではまれだが，進行癌でしばしば認める．

イレウス

左側進行癌に多く，時には口側腸管の穿孔をきたし，腹膜炎に至ることがある．緊急手術を要することもあるが，イレウス管や金属ステントにより減圧を図ったうえで待機的手術を行うことも増加している．

膿瘍形成，瘻孔形成

進行癌では周囲に膿瘍を形成することや，周囲臓器への浸潤により瘻孔を形成することがある．直腸-腟瘻・直腸-膀胱瘻が多いが，横行結腸癌が胃・十二指腸と瘻孔を形成することもある．

治療

大腸癌研究会編の「大腸癌治療ガイドライン医師用2019年版」にはステージ別の治療方針の基本が記載されている．大腸癌は近年化学療法が目覚ましく進歩しており，内視鏡治療も発達，普及しているので，ガイドラインも改訂されていくものと思われる．

内視鏡治療

① 適応基準

基本的にリンパ節転移がないと予測されるTis，T1aが対象となる．T1bが疑われる病変は，原則的に内視鏡切除をせずに，最初から外科手術が選択される．

② 方法

有茎性など隆起性病変では，直接基部にスネアをかけ，高周波電流を流して切除すること（ポリペクトミー）も可能である．明らかな癌では断端陽性を避ける必要があり，また無茎性病変・表面型では技術的にポリペクトミーが困難であるので，粘膜下層に生理食塩水などを局注して病変を挙上させ，周囲正常粘膜を少し含めて切除する（内視鏡的粘膜切除術：endoscopic mucosal resection：EMR）（☞「大腸良性腫瘍，腫瘍様病変」p.201）．

❾⓿ TNM 分類の進行度分類

M-category		M0				M1		
						M1a	M1b	M1c
N-category		N0	N1 (N1a/N1b/N1c)	N2a	N2b	N に関係なく		
T-category	Tis	0						
	T1	I	IIIA			IVA	IVB	IVC
	T2	I	IIIA	IIIB		IVA	IVB	IVC
	T3	IIA	IIIB	IIIB	IIIC	IVA	IVB	IVC
	T4a	IIB	IIIB		IIIC	IVA	IVB	IVC
	T4b	IIC	IIIC			IVA	IVB	IVC

（TNM Classification of Malignant Tumours, 8th edition. Chichester（UK）：Wiley-Blackwell；2017.）

❾❶ 大腸癌の進行度分類（Stage）

遠隔転移		M0				M1		
						M1a	M1b	M1c
リンパ節転移		N0	N1 (N1a/N1b)	N2a	N2b, N3	N に関係なく		
壁深達度	Tis	0						
	T1a・T1b	I	IIIa			IVa	IVb	IVc
	T2	I	IIIa	IIIb		IVa	IVb	IVc
	T3	IIa	IIIb	IIIb	IIIc	IVa	IVb	IVc
	T4a	IIb	IIIb		IIIc	IVa	IVb	IVc
	T4b	IIc	IIIc			IVa	IVb	IVc

（大腸癌研究会〈編〉：大腸癌取扱い規約，第9版．東京：金原出版；2018より）

病変はできる限り一括切除することが望ましい．分割切除になった場合は，病変の遺残や局所再発に注意する必要がある．

また，2012年4月から，内視鏡的粘膜下層剝離術（endoscopic submucosal dissection：ESD）が大腸にも保険適用となった（❾❷❾❸）．2cm以上の早期癌が主な適応となる．病変が一括切除でき，分割切除に比較して，癌深達度や断端の判定が容易，局所再発が少ない，などの利点を有するが，胃に比して壁が薄く内腔が狭いので，技術的に困難で時間がかかり，穿孔や出血など偶発症の危険が高い．

③追加腸切除

内視鏡治療された切除標本の病理学的検索で，予測より癌の深達度が進んでいたり，脈管侵襲が判明したりすることがある．その場合，10％前後の確率でリンパ節転移の可能性があるので，リンパ節郭清を含む追加腸切除を考慮する．大腸癌研究会編「大腸癌治療ガイドライン医師用2019年版」による追加腸切除の適応基準は以下のごとくである．

1）垂直断端陽性の場合は外科的切除を追加することを強く推奨する．

2）切除標本の組織学的検索で以下の一因子でも認めれば，追加治療としてリンパ節郭清を伴う腸切除を弱く推奨する．

（1）T1b（SM浸潤度1,000μm以上）

（2）脈管侵襲陽性

（3）低分化腺癌，印環細胞癌，粘液癌

（4）浸潤先進部の簇出（budding）BD 2/3

外科手術

①標準術式

結腸の進行癌に対しては，占居部位によりリンパ節郭清を伴う右半結腸切除術，左半結腸切除術，S状結腸切除術などが行われる．直腸の進行癌に対しては，自然肛門を温存できる直腸切除術，自然肛門は温存するが永久人工肛門を造設するHartmann手術，自然肛門も切除し永久人工肛門を造設する腹会陰式直腸切除術（Miles手術）がある．Hartmann手術は，腫瘍縁から肛門まで切断可能な距離があるが，結腸と残存直腸を吻合すると排便機能が不十分になる場合（高齢者など），または吻合が危険な場合（緊急手術，消化管穿孔など）に施行される．自然肛門は温存されるが，閉鎖され盲端となる．一定期間経過観察後や，化学療法，放射線による補助療法の後，結腸と直腸を再吻合し人工肛門を閉鎖することがある．

近年腹腔鏡手術が普及し，早期癌に限らず，進行癌に対しても第一選択とする施設が増加している．また

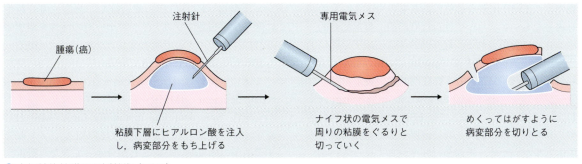

⑨₂ 内視鏡的粘膜下層剝離術（ESD）
（大腸癌研究会：患者さんのための大腸癌治療ガイドライン 2014 年版．を参考に作成．）

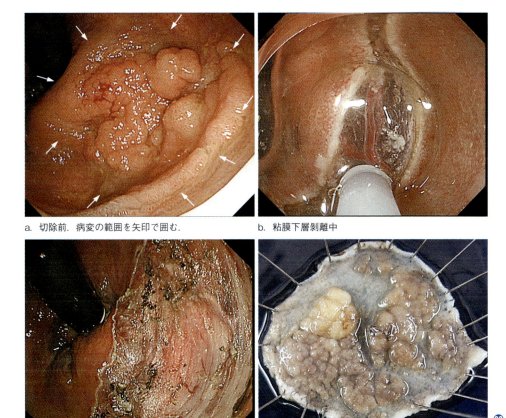

a. 切除前．病変の範囲を矢印で囲む．
b. 粘膜下層剝離中
c. 剝離終了後
d. 切除標本肉眼像

⑨₃ ESD 症例（下部直腸 40 mm の LST，82 歳，女性）

内視鏡切除後の追加腸切除の場合には，腹腔鏡手術が選択されることが多い．直腸癌にはロボット手術も行われるようになった．

②緊急手術

穿孔により腹膜炎を生じた場合は，緊急手術の絶対適応である．イレウスを合併した進行癌では，イレウス管などによってイレウスの改善を待ってから手術を行うが，保存的治療で改善が得られない場合は緊急手術に準じる．緊急手術になったときは術前の腸の減圧や排便が不十分なことが多いので，いったん人工肛門を造設し，後日，癌切除，人工肛門閉鎖と腸管吻合を待機的に行うケースが多い．近年，金属ステントで減圧を図るケースも増えた．

③縮小手術

リンパ節郭清の程度は，癌の進行度によって異なるが，早期癌に対しては，リンパ節郭清を最小限にとどめた縮小手術がなされる．直腸癌では，種々の自律神経系の神経叢が切除範囲に入るが，近年，排尿機能や性機能温存を目指した自律神経温存手術が増加している．

外科的直腸局所切除術は，リンパ節転移のない表在

癌のうち EMR 困難な部位にあるものや大きいものが対象となる．アプローチ法は経肛門的，経括約筋的，傍仙骨的に分類される．経肛門的切除には従来法に加えて，低侵襲経肛門手術（minimally invasive transanal surgery：MITAS），経肛門的内視鏡下マイクロサージェリー（transanal endoscopic microsurgery：TEM）などがある．最近では ESD が普及し，外科治療よりも侵襲性が低く，特に直腸下部は穿孔に対する危惧も少ないため，その施行頻度が高くなっている．

④遠隔転移を有する場合の治療

同時性転移に対しては，遠隔転移巣ならびに原発巣がともに切除可能な場合には，両者を切除する．遠隔転移が切除不可能な場合でも，イレウス予防を兼ねて原発巣のみを切除する場合がある．

切除不能肝転移に対しては，ラジオ波焼灼療法（radiofrequency ablation：RFA），抗癌薬肝動注療法，全身化学療法などがある．

再発大腸癌（局所再発，異時性転移）に対しても，切除可能であれば切除を考慮するが，不可能であれば放射線療法や化学療法を考慮する．

化学療法

フッ化ピリミジン系製剤の 5-FU が開発されて 5-FU 単剤の治療が始まり，その後 5-FU の効果を高めるロイコボリン（l-LV）との併用がされるようになった．さらに 5-FU＋l-LV にオキサリプラチンを追加した FOLFOX 療法とイリノテカンを追加した FOLFIRI 療法が世界的な標準治療と認識されるようになった．経口の化学療法薬を使った，経口薬カペシタビンとオキサリプラチンによる XELOX（CapeOx）療法や S-1＋イリノテカン（IRIS）療法も開発された．

さらに，これらの化学療法に分子標的薬を組み合わせる治療法の開発が進められた（94）．その 1 つは，腫瘍の血管新生で中心的な役割を果たす血管内皮増殖因子（VEGF）に対する抗体薬ベバシズマブ（BEV）である．もう 1 つは，癌細胞の増殖にかかわる上皮成長因子受容体（EGFR）の働きを阻害する抗 EGFR 抗体薬（セツキシマブ〈CET〉，パニツムマブ〈PANI〉）である．K-ras 遺伝子変異のない野生型の患者では有効性が高いことが明らかになった．現在では治療の前に ras 遺伝子（K-ras と N-ras 遺伝子）を調べて，ras 遺伝子が野生型の場合に限って抗 EGFR 抗体薬が使用される．これらの結果，手術できない癌が，薬の効果により縮小して手術できるようになる，いわゆるコンバージョン治療も，不可能ではなくなった．

最近，二次治療において，VEGF を標的とする新しい分子標的薬であるラムシルマブ（RAM）とアフリベルセプト（AFL）を投与するという選択肢が登場してきた．三次治療以降では，トリフルリジン・チピラシル塩酸塩（FTD/TPI）配合錠や，腫瘍・血管新生に関与する複数のプロテインキナーゼの活性を阻害する経口マルチキナーゼ阻害薬レゴラフェニブ（REG）も使われるようになってきている．

ミスマッチ修復遺伝子に変異を有する（mismatch repair deficient：dMMR）患者はマイクロサテライト不安定性（microsatellite instability-high：MSI-H）を示すが，従来の FOLFOX，FOLFIRI レジメンや分子標的薬の効果が乏しいことが分かってきた．最近，免疫チェックポイント（PD-1）阻害薬であるペムブロリズマブ（Pembo）がこれらの患者に対して劇的な効果を示すことが明らかとなり，化学療法後に増悪した進行・再発の高頻度マイクロサテライト不安定性（MSI-High）を有する固形癌（標準的な治療が困難な場合に限る）に適応となった．大腸癌に対しても「大腸癌治療ガイドライン医師用 2019 年版」において「MSI-H 切除不能大腸癌既治療例に，抗 PD-1 抗体薬療法を行うことを強く推奨する」と記載され，適応判定に用いる MSI 検査が保険適用となった．転移性大腸癌では，患者の約 3～5 ％に MSI-High を示す腫瘍がみられる．

放射線療法

術後の再発抑制や術前の腫瘍量減量，肛門温存を目的とした補助放射線療法と，切除不能転移・再発大腸癌の症状を軽減することを目的とした緩和的放射線療法がある．

原発進行直腸癌に対して，欧米では術前放射線治療が標準補助療法として確立しており，単独または化学療法との併用で用いられる．わが国では従来手術成績が欧米より良好で，十分な郭清により局所再発率が低いことから，放射線治療はあまり積極的に行われていなかったが，他臓器への浸潤を認めるものなどに対し，down staging を目的として行われ始めている．

術後照射は，局所再発の高リスク群に対して化学療法と併用して行われることがある．

緩和的放射線療法は，骨盤内病変，骨転移，脳転移などに対して，症状緩和のために行われることがある．

経過・予後

日本大腸癌研究会の全国集計によると，2000～2004 年に登録された 15,667 人の大腸癌患者における累積 5 年生存率は，Stage 0：94.0 ％，Stage I：91.6 ％，Stage II：84.8 ％，Stage IIIa：77.7 ％，Stage IIIb：60.0 ％，Stage IV：18.8 ％であった．一般的に，外科切除が可能であった症例のほうが予後良好である．切除不能例でも，化学療法の進歩などによって生存率が向上する可能性がある．

治癒切除後であっても，T1（SM）以深の大腸癌の治療後 5 年間は，局所再発やリンパ節・肝転移の可能

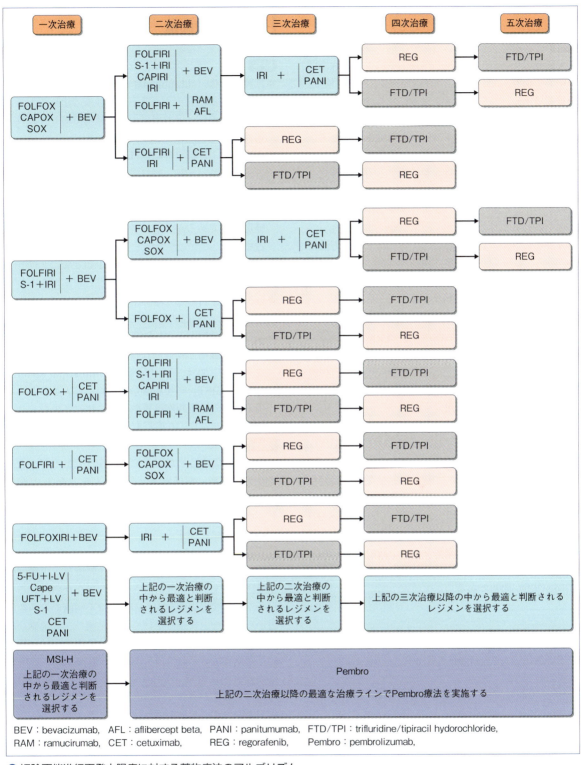

⓬ 切除不能進行再発大腸癌に対する薬物療法のアルゴリズム
(大腸癌治療ガイドライン医師用 2019 年版を参考に作成.)

性を考え，年 2，3 回 CEA 測定や超音波ないし CT 検査を行う．

　大腸癌は同時性，異時性に多発することが多く，約 10 %に達する．外科的，内視鏡的を問わず，治療後は残存大腸を定期的に検査する必要がある．適切な検査間隔に関しては一定の基準はないが，年 1 回程度行

われることが多い．Lynch症候群家系の患者は多発傾向がさらに強いので，厳重な観察が必要である．

予防

大腸癌の予防は早期発見，早期治療による二次予防が中心であり，大腸癌検診（便潜血検査，内視鏡検査）が重要である．特に高リスク患者に対して，検査を受けるよう啓蒙する．

大腸癌の多くは腺腫性ポリープから発生すると考えられ，ポリープを除去することは，大腸癌の予防につながる．ポリープの発生自体を予防する方法は確立されていないが，肉やその加工物などの高脂肪食・極端な野菜不足・運動不足などがポリープ発生や癌化のリスクを高めるとされる．

大腸癌に対する真の予防としての一次予防の方法は確立されていないが，食事，運動，喫煙，飲酒などの習慣を変える生活習慣変容と，化学物質を投与して予防する方法（化学予防）とがある．

食品成分による予防

食物繊維，オリゴ糖，乳酸菌，多価不飽和脂肪酸，クルクミン，ビタミン（葉酸など），カロテノイド，微量元素などが候補としてあげられる．これらの物質を製剤として投与することの有効性も検討されている．

他疾患に対する薬品の転用

非ステロイド性抗炎症薬（NSAIDs）および関連物質（スリンダク，アスピリンなど），ウルソデオキシコール酸，アミノサリチル酸製剤などがある．

NSAID常用者に大腸ポリープが少なく，退縮例もあることが報告されてきた．酵素シクロオキシゲナーゼ（COX）2がポリープ増大に関与しており，NSAIDがその発現を阻害することが原因と判明した．低用量アスピリンによる大腸癌やポリープ予防のための臨床応用試験が進行中である．腸管粘膜傷害や出血傾向などの副作用が問題である．

（樫田博史）

●文献

1) 公益財団法人がん研究振興財団編：がんの統計 '11. online, 2012
http://ganjoho.jp/public/statistics/backnumber/2011_jp.html
2) 大腸癌研究会（編）：大腸癌取扱い規約，第9版．東京：金原出版；2018.
3) 大腸癌研究会（編）：大腸癌治療ガイドライン，医師用，2019年版．東京：金原出版；2019.

大腸粘膜下腫瘍 colonic submucosal tumor

概念

● 粘膜下腫瘍（submucosal tumor：SMT）とは，粘膜下を主体に発育する非上皮性腫瘍の総称である．
● 非上皮性腫瘍は間質組織由来の腫瘍であり，良性と悪性腫瘍に大別される．
● 大腸の非上皮性良性腫瘍は，脂肪腫，平滑筋腫，血管腫，リンパ管腫，神経鞘腫，神経線維腫，顆粒細胞腫などがあげられる．発生頻度は脂肪腫が最も多く，次いで平滑筋腫，リンパ管腫，血管腫，神経性腫瘍の順であるが，前二者で大腸良性腫瘍の大半を占める．
● 大腸の非上皮性悪性腫瘍は，発生頻度順に悪性リンパ腫，平滑筋肉腫，悪性黒色腫などがあげられる．
● 良・悪性を含めた大腸非上皮性腫瘍全体では，脂肪腫の頻度が最も高い．
● 従来，消化管非上皮性腫瘍のなかで間葉系腫瘍は平滑筋原性腫瘍と神経原性腫瘍に分類されてきたが，これらに加え，近年，gastrointestinal stromal tumor（GIST）の疾患概念が新たに導入された．大腸GISTの発生頻度は胃や小腸に比べて少なく全消化管GISTの5〜10％程度である．

臨床症状

病変が小さなうちはほとんど無症状であるが，大きくなると腹痛，便通異常，血便などをきたす．腹痛は大きくなった腫瘤による圧迫や腸重積などに起因し，血便は腸重積などによる循環障害や腫瘤表面のびらんや潰瘍に起因する．

検査・診断

粘膜下腫瘍の一般的な肉眼形態の特徴は，限局性の粘膜隆起であるが隆起の立ち上がりはなだらかなことが多く，病変と周囲粘膜との境界は不明瞭で，病変周辺から病変の上に乗り上げていく粘膜ひだ（架橋ひだ〈bridging fold〉）を認める．また，隆起表面は一般的に正常粘膜で覆われ平滑であるが，病変が小さいうちは病変表面に臍窩（delle）と呼ばれる中心陥凹を認めたり，病変が大きくなると腫瘍の中心壊死によって病変表面に深い潰瘍形成を認めることがある．

注腸X線検査所見や大腸内視鏡検査において，上記肉眼像の特徴を認めれば診断は可能である．注腸X線検査では，脂肪腫やリンパ管腫はX線透過性の高い，圧迫にて容易に変形する軟らかい腫瘤として認められる．

内視鏡検査では，脂肪腫は黄色調，血管腫は赤色・青色調を呈する．脂肪腫やリンパ管腫は非常に軟らかく，鉗子で押すと容易に凹み，離すともと通りになる

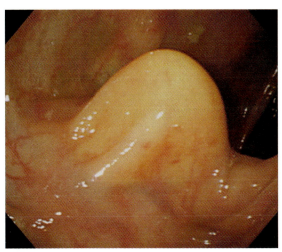

⑨⑤ 脂肪腫の内視鏡像

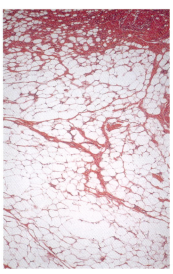

⑨⑥ 脂肪腫の組織所見
成熟した脂肪組織を認める．

所見（cushion sign）が特徴的である．さらに，病変表面を健常粘膜で覆われている粘膜下腫瘍の診断に関して，超音波内視鏡検査も有用である．腸管壁の層構造における腫瘍の局在をみることで腫瘍の発生母地の推測が可能となる．また，腫瘍内部のエコーレベル，大きさ計測なども腫瘍の質的診断の参考になる．さらに，超音波内視鏡下穿刺吸引生検法（endoscopic ultrasonography guided fine needle aspiration biopsy：EUS-FNAB）によって粘膜下の腫瘍組織を採取し，病理組織診断が可能となる．

　その他の検査として，大きな病変に対しては体外式腹部超音波検査，CT検査，MRI，腹部血管造影検査なども有用である．特に，直腸の壁外性発育腫瘍に対してはMRIと骨盤部CT検査は有用である．

　なお，カルチノイド，原発性大腸癌の一部，転移性大腸癌などの上皮性腫瘍や炎症性類線維ポリープ，良性リンパ濾胞性ポリープ，粘膜下層の異所性嚢胞性腺管などの非腫瘍性病変などは，いずれも粘膜下腫瘍様形態を呈するので非上皮性腫瘍との鑑別が必要となる．

大腸非上皮性良性腫瘍

脂肪腫

概念
- 脂肪腫は，成熟した脂肪組織が線維性の被膜で取り囲まれている腫瘍で，消化管における発生頻度は大腸に最も多く，次いで十二指腸，小腸，胃，食道の順である．
- 大腸では盲腸や上行結腸の右半結腸に好発する．
- 通常は単発性であるが，まれに小腸に多発するものもあり lipomatosis と呼称される．

臨床症状・診断
　腹痛が最も多く，次いで血便である．多くは無茎性であるが，腫瘍が大きくなるにつれて腸蠕動の影響で偽茎を形成し，大腸癌と並んで成人の腸重積の主原因となる．内視鏡所見では表面平滑で黄色調を呈し（⑨⑤），非常に軟らかく生検鉗子で押すと cushion sign を認める．

　腫瘍は成熟した脂肪組織から成り（⑨⑥），粘膜下層を中心に局在する．また，生検を行うと脂肪組織が露出する所見（naked fat sign）などが診断に有用である．

　腹部CT検査では，境界明瞭な低吸収値（−80〜−120 HU）を示す．超音波内視鏡検査では，高エコーの腫瘤として観察される．

　脂肪腫と鑑別すべきものとして，回盲弁の lipohyperplasia がある．これは回盲弁の被膜を有しない脂肪組織の沈着で回盲部痛を認め ileocecal valve syndrome とも呼ばれる．また，大きくなった脂肪腫は，循環障害や炎症などで硬くなり，表面に潰瘍形成が加わることがあり大腸癌との鑑別が困難なこともある．

治療
　小さく無症状のものは経過観察でもよいが，内視鏡的に摘除されることもある．病変が大きくなって，腸重積，出血などの原因となる場合は，病変も含めた腸管の部分切除を行う．まれに自然脱落をみることがある．

平滑筋腫

概念
- 平滑筋腫には固有筋層由来のものが多いが，粘膜筋板由来のものもある．後者ではポリープ様の形状をとることもある（⑨⑦a）．
- 結腸よりも直腸に多く認められる．
- 管内発育型，管外発育型，両側発育型に分類される．

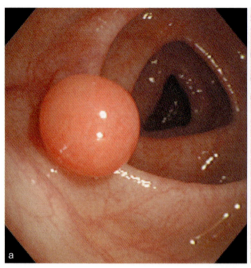
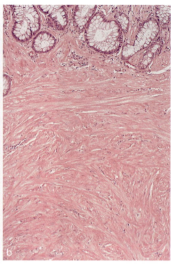

⓼ 平滑筋腫の内視鏡像（a）と組織像（b）
a. ポリープ様の隆起を呈するが，表面は正常粘膜で覆われている．
b. 紡錘形の細胞が束状に粘膜筋板から粘膜下層にかけて増生している．

臨床症状・診断

　緊満感のある表面平滑な腫瘍であるが（⓼a），病変が大きくなるに従い病変表面に潰瘍形成を伴ってくると同部から出血し，血便症状を呈する．腫瘍血管が豊富で，血管造影にて強い腫瘍濃染を認める．
　超音波内視鏡は，均一な低エコーの腫瘤像を呈する．病理組織では，紡錘形の腫瘍細胞が束状に配列する（⓼b）．免疫組織化学的には，腫瘍細胞はdesmin陽性，S-100蛋白陰性，KIT（CD117）陰性である．臨床的に，5cm以上の病変は悪性として対処する．

治療

　粘膜筋板由来で茎を有する小病変は，内視鏡的切除も可能である．腸重積や出血を頻回に起こす場合は，外科的に病変を含めた腸管の部分摘除を行う．

血管腫

概念

- 海綿状血管腫（cavernous hemangioma）が多い．
- 全身血管腫症（blue rubber bleb nevus症候群）の部分症として認められるものと単独例とがある．
- 直腸・S状結腸で多くみられ，比較的若年層に多い．

臨床症状・診断

　反復する血便や下血が主症状で，腹痛を訴えることもある．
　腹部単純写真では，病変部に一致して腸管壁石灰化像を散在性に認める．注腸X線検査では，大小さまざまな粘膜下腫瘍様隆起が多発してみられ，母指圧痕様の陰影欠損を伴う腸管狭窄像を呈することもあるが，腸管の伸展性は保たれている．悪性リンパ腫や腸管嚢腫性気腫症（pneumatosis cystoides intestinalis：PCI）との鑑別が必要となる．内視鏡検査では，暗赤色あるいは灰白色，青色調の隆起が単発あるいはブドウの房状に多発して認められる．また，粘膜面に不規則な毛細血管の拡張・充血像を認める．血管造影では，動脈相でらせん状の異常血管増生像，静脈相で棍棒状，数珠状（じゅず）の造影剤停滞像を認める．

治療

　出血をきたすことが多く，外科的切除が行われる．

リンパ管腫

概念

- リンパ管腫は，リンパ芽細胞の増殖した過誤腫と考えられている．
- 男性に多く，上行結腸と横行結腸に好発する．

臨床症状・診断

　無症状のことが多いが，まれに下痢，蛋白漏出，腸重積を認めることもある．半球状の非常に軟らかい灰白色から淡黄色調の粘膜下腫瘍であるが，有茎性を示すこともある．全般的に脂肪腫とよく似た性状を示すが，リンパ管腫のほうが光沢と透明感が強い．超音波内視鏡では多房性の囊胞として描出される．

治療

　無症状の場合は治療の必要はない．治療に際しては，小さな病変は内視鏡的粘膜切除（endoscopic mucosal resection：EMR），大きいものは外科的局所切除を行う．

神経原性腫瘍

概念

- 神経鞘腫（schwannoma），神経線維腫（neurofibroma）があげられるが，いずれも非常にまれである．
- 多発する神経線維腫はRecklinghausen病の部分症として消化管に認められる．

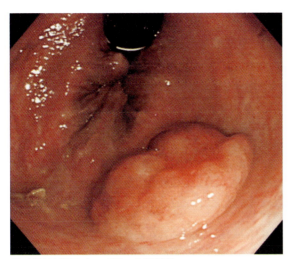

⑱ 直腸 MALT リンパ腫の内視鏡像

病理

　神経鞘腫は免疫組織学的には S-100 蛋白陽性，desmin 陰性，KIT（CD117）陰性である．

顆粒細胞腫

概念

- 顆粒細胞腫は，食道に多く大腸ではまれである．一般的に良性腫瘍である．

病理

　肉眼的には，黄白色調で大臼歯状の粘膜下腫瘍様形態を呈する．組織学的には，好酸性顆粒を有する紡錘形，多角形の腫瘍細胞が粘膜下層を主体に増殖している．免疫組織学的には S-100 蛋白が陽性である．

大腸非上皮性悪性腫瘍

リンパ腫

概念

- 消化管原発のリンパ腫は胃が最も多く，次いで小腸で，大腸原発の頻度は消化管原発リンパ腫の約 10〜30％である．
- また，大腸原発リンパ腫は大腸癌に比してずっと少なく，全大腸悪性腫瘍中 1〜3％を占める程度であり，好発部位はリンパ組織の多い回盲部と直腸である．

病理

　組織学的には B 細胞性がほとんどで，まれに T 細胞性，NK 細胞性が存在する．B 細胞リンパ腫のなかではびまん性大細胞型 B 細胞リンパ腫（diffuse large B-cell lymphoma：DLBCL）と MALT（mucosa-associated lymphoid tissue）リンパ腫が多く，濾胞性リンパ腫（follicular lymphoma），マントル細胞リンパ腫（mantle cell lymphoma）の頻度は少ない．

臨床症状

　腹痛，下痢，血便など大腸癌と同様の症状を呈するが，大きな病変であっても壁の伸展性がよいため閉塞症状はきたしにくい点が癌と異なる．X 線や内視鏡所見では不整な隆起，潰瘍を呈する．隆起は顆粒状から大きな結節状のものまで，潰瘍も浅いびらんから深いクレーター状のものまで多彩であるが，少なくとも病変の一部に粘膜下腫瘍様の肉眼形態が認められる（⑱）．病変は単発，多発のいずれも認められるが，時に MALT リンパ腫やマントル細胞リンパ腫では multiple lymphomatous polyposis（MLP）型といった多発性小ポリープの形態を呈することがある．

治療

　病変が腸管および局所リンパ節に限局している Stage I，II$_1$ 期では，一般的に外科的切除と術後の補助化学療法が選択される．進行期（Stage II$_2$，II E，IV 期）のものは基本的に化学療法（CHOP 療法，R-CHOP 療法）を行う．また，放射線治療が併用されることもある．

平滑筋肉腫

概念

- 胃に比較的多く，大腸ではきわめてまれな疾患である．症状としては血便が最も多い．

診断・治療

　良性の平滑筋腫との鑑別は困難なことが多いが，5 cm 以上の大きさ，病変表面の深い不整な潰瘍形成，腫瘍内部の出血，変性，壊死や組織標本での核分裂像の増加などが悪性を示唆する指標となる．治療は化学療法，放射線療法の効果はほとんど期待できないため，外科的切除が基本となる．血行性転移が多く予後は不良である．

悪性黒色腫

概念

- 直腸と肛門管の境界である歯状線の近傍に発生する非常にまれな腫瘍である．

臨床症状・治療

　症状としては血便，排便障害，脱肛や肛門部痛などを認め，腫瘍は黒色調を呈することが多い．
　外科的切除，化学療法，放射線療法を単独あるいは併用して行われる．高率にリンパ行性，血行性転移を認め，予後はきわめて不良である．

gastrointestinal stromal tumor（GIST）

概念

- 消化管の間葉系腫瘍のなかで，従来平滑筋原性と考

えられていた腫瘍の多くが，実は GIST であることがわかってきた．GIST はその起源や病態が完全に解明されているわけではないが，筋層に存在し消化管運動のペースメーカとしての役割を担う Cajal 介在細胞起源か同細胞に分化傾向を有する腫瘍であると推測されている．

病因・疫学

GIST は 4 番染色体長腕にある癌原遺伝子の c-*kit* 遺伝子に機能獲得性突然変異がみられる．この変異により c-*kit* 遺伝子の産物である KIT（受容体型チロシンキナーゼ）がリガンドに依存せずチロシンの自己リン酸化現象を起こし，その結果，細胞の核分裂活性が亢進し腫瘍化がもたらされる．GIST は胃に多く発生し（70 %），次に小腸に多い（20〜30 %）．食道と同様，大腸での発生はまれであるが，直腸粘膜や肛門壁の深部が好発部位である．GIST は中高年層（60〜80 歳）に多くみられる．

病理・診断

GIST の肉眼像は平滑筋腫瘍と類似しており鑑別が必要である．GIST の組織像も多くは紡錘形細胞から成り，肉眼像と同様平滑筋腫瘍に類似しているが，免疫組織化学染色で KIT（CD117）が陽性であれば GIST と診断できる．また，CD34 も GIST の 70〜80 %に陽性であり診断的指標となる．KIT（CD117）は造血幹細胞，マスト細胞，赤芽球などに発現するが消化管固有の細胞では唯一 Cajal 介在細胞に発現している．

臨床症状

腫瘍が小さなうちは無症状のことが多い．腫瘍が大きくなると腹部不快感，腹痛，血便，穿孔などをきたす．

治療・予後

GIST の悪性度については，良性，悪性と診断するのではなく，腫瘍径と核分裂数を組み合わせたリスク分類（**99**）が行われる．しかし，GIST は元来 malignant potential を有する腫瘍と考えられているので，原発 GIST に対しては外科治療が第一選択である．術後のフォローアップ方法はリスク分類に基づいて選択される．

外科的切除不能例や残存病変がある場合や切除後再発，転移病変などに対しては，イマチニブが投与される．イマチニブ耐性 GIST では，スニチニブ投与またはイマチニブの増量を考慮する．スニチニブ耐性 GIST に対してはレゴラフェニブの投与が推奨される．化学療法や放射線療法は無効である．

（平田一郎）

●文献

1）特集：消化管の粘膜下腫瘍 2004．胃と腸 2004；39：389．
2）特集：下部消化管非上皮性腫瘍—リンパ系除く．早期大腸癌 2008；12：1．
3）特集：大腸のリンパ増殖性病変の現状—悪性リンパ腫を中心に．早期大腸癌 2004；8：345．
4）特集：腸管悪性リンパ腫—最近の知見．胃と腸 2006；41：271．

99 Modified Fletcher 分類（いわゆる Joensuu 分類）

リスク分類	腫瘍径（cm）	核分裂像数（/50HPFs）	原発部位
超低リスク	≦2.0	≦5	—
低リスク	2.1〜5.0	≦5	—
中リスク	≦5.0	6〜10	胃
	5.1〜10.0	≦5	
高リスク	—	—	腫瘍破裂あり
	>10.0	—	
	—	>10	—
	>5.0	>5	
	≦5.0	>5	胃以外
	5.1〜10.0	≦5	

（Joensuu H：Risk stratification of patients diagnosed with gastrointestinal stromal tumor. *Hum Pathol* 2008；39：1411.

Rutkowski P, et al：Validation of the Joensuu risk criteria for primary resectable gastrointestinal stromal tumour-the impact of tumour rupture on patient outcomes. *Eur J Surg Oncol* 2011；37：890.）

（日本癌治療学会，日本胃癌学会，GIST 研究会〈編〉：GIST 診療ガイドライン 2014 年 4 月改訂【第 3 版】．東京：金原出版；2014.）

虫垂腫瘍　appendiceal tumour

概念

● 虫垂腫瘍の生物学的悪性度はさまざまで多岐にわたる疾患がある（**100**）．
● 虫垂の上皮性腫瘍の多くが粘液性であり，粘液瘤（mucocele）をきたす．
● 虫垂腫瘍は腹膜転移（播種）が転帰を決定する最重

100 『大腸癌取扱い規約第 9 版』における虫垂腫瘍の分類

1　良性上皮性腫瘍（benign epithelial neoplasia）
2　低異型度虫垂粘液性腫瘍
　　（low-grade appendiceal mucinous neoplasm）
3　悪性上皮性腫瘍（malignant epithelial neoplasia）
　3.1　腺癌（adenocarcinoma）
　3.2　杯細胞型カルチノイド（goblet cell carcinoid）
4　カルチノイド腫瘍（carcinoid tumor）
5　非上皮性腫瘍（mesenchymal tumor）
6　悪性リンパ腫（malignant lymphoma）
7　腫瘍様病変（tumor-like lesion）
8　その他（others）

要因子である.

病因・病態生理

虫垂上皮は組織学的に杯細胞（goblet cell）を多数認め，外分泌機能としての豊富な粘液産生能を有する．虫垂の上皮性腫瘍の多くが粘液性であり，粘液瘤をきたす．虫垂粘液瘤は「虫垂内腔が粘液の充満により嚢胞状に拡張し腫瘤を形成している状態」を指し，その原因は，虫垂根部の狭窄による粘液貯留から腫瘍による粘液産生までさまざまである．虫垂粘液産生腫瘍の大半は K-ras の活性化変異を有し，さらに約半数の腫瘍で GNAS 変異を伴う．

病理

低異型度虫垂粘液性腫瘍は粘液産生の多い胞体を有し，異型度の低い1層の円柱上皮細胞からなる腫瘍を指し，浸潤の有無，良悪性の判断はしばしば困難である．悪性上皮性腫瘍のうち腺癌では，組織型はその他の大腸癌と比較して分化型癌の頻度が低く，粘液癌や印環細胞癌・低分化腺癌の頻度が高い．虫垂の内分泌細胞腫瘍は，『大腸癌取扱い規約第9版』において，杯細胞型カルチノイド（goblet cell carcinoid）とカルチノイド腫瘍とに分類される．杯細胞型カルチノイドは，杯細胞に類似した細胞が，小集塊〜個細胞性に増殖し，カルチノイド類似像と腺癌類似像をあわせもつ腫瘍であり，腺癌の一亜型として分類されている．

疫学

わが国における虫垂癌の罹患率は大腸癌手術症例の0.2％，剖検例の0.08％ときわめて低頻度である．発生頻度に男女差はなく，60〜70歳代に好発する．組織型は多い順に分化型腺癌＞粘液癌＞印環細胞癌・低分化腺癌である．杯細胞型カルチノイドは虫垂切除例の0.05％ときわめてまれな腫瘍であり，男性にやや多く，平均年齢は58歳である．虫垂腫瘍の約40％に虫垂炎を合併する．

臨床症状

主訴は腹痛が最多であり，腹部膨満がそれに次ぐ．特異的な症状は認めず，虫垂炎として手術されることも多い．無症状で便潜血陽性や剖検で発見されることもある．

検査・診断

虫垂腫瘍の術前正診率は14〜22％と低く，迅速病理組織診断を含めた術中診断がきわめて重要である．急性虫垂炎の術前には，虫垂腫瘍の可能性を患者や家族に説明しておくべきである．

血液検査

腫瘍マーカー測定の有用性は確立されていない．

体外式腹部超音波検査

粘液瘤をきたしていれば，腫大した虫垂と，その内腔にほぼ無エコーな粘液が貯留した嚢胞状の形態を認

める．また，進行虫垂癌や虫垂悪性リンパ腫では層構造の消失した壁肥厚として描出される．しかし，虫垂炎やその穿孔などの合併症の出現が受診契機であることも多く，必ずしも典型的な画像を呈しているとは限らない．

注腸X線造影検査

虫垂はきわめて狭い管腔臓器であり，病変を注腸X線造影検査で観察することは困難である．虫垂が描出されず，盲腸底部より半球状に突出する粘膜下腫瘤様陰影，あるいは壁外性圧排といった所見があれば正診が得られやすい．

大腸内視鏡検査

良性上皮性腫瘍は盲腸内腔に露出しなければ病変を直接観察することはできない．低異型度虫垂粘液性腫瘍では盲腸底部にみられる黄橙色の粘膜下腫瘤様隆起として観察され，通常，びらんや潰瘍は伴わない．隆起頂部に虫垂開口部を認めることがあり，volcano sign と呼ばれるがその頻度は高くない．虫垂腺癌では腫瘍の一部が虫垂開口部から盲腸内腔に露出した場合，露出部は凹凸不整を伴う上皮性腫瘍の所見を呈する．しかし，腫瘍が盲腸内腔に露出しない場合には，粘膜下腫瘤様隆起として観察される．虫垂癌における生検診断率は30％程度である．杯細胞型カルチノイドでは粘膜面に腫瘤や潰瘍を形成することはまれで，盲腸や回腸終末部の伸展不良，回盲弁の腫大・狭窄として観察されることがある．

CT検査

粘液瘤をきたす症例では低濃度を呈する嚢胞様の虫垂拡張を認める．壁に円弧状の石灰化が認められる場合は特徴的であるが，発現頻度は高くない．虫垂腺癌は通常の結腸癌と同様に壁肥厚や軟部組織腫瘤の形態をとる．しかし，腫瘤径が小さいものや穿孔して腹膜炎を起こしているものでは診断困難であり正診率は高くない．また，CT検査は腫瘍の範囲診断やリンパ節転移，腹膜転移，遠隔転移などを評価する際に有用である．

合併症

虫垂の粘液産生腫瘍が穿孔し，腹腔内に多量の粘液を貯留する病態を腹膜偽粘液腫（pseudomyxoma peritonei：PMP）という．血行性・リンパ行性転移をきたすことはまれだが，長期間放置すると次第に進行し，腸閉塞，低栄養，呼吸器合併症などをきたし致死的となる．頻度は年間100万人あたり2〜3人程度とされている．

治療

低異型度虫垂粘液性腫瘍の治療は，外科的切除が原則であるが，切除範囲やリンパ節郭清の有無については議論のあるところである．虫垂癌の治療は，外科的

切除（リンパ節郭清を伴う回盲部切除術または結腸右半切除術）が基本である．虫垂癌は卵巣転移が多いことから卵巣摘出すべきとする意見もある．杯細胞型カルチノイドで径20 mm以下で漿膜浸潤やリンパ節転移のない症例では虫垂切除術が可能であり，それ以上の進行がみられる場合は結腸右半切除術が推奨されている．虫垂腫瘍に対する化学療法は症例数が少なく，その効果は確定していない．腹膜偽粘液腫に対しては，腹膜切除を伴う完全減量切除（complete cytoreductive surgery：CCRS）＋術中腹腔内温熱化学療法（hyperthermic intraperitoneal chemotherapy；HIPEC）が標準治療である．

経過・予後

原発性虫垂癌については虫垂切除術のみの5年生存率は約20％程度にとどまるが，リンパ節郭清を伴う腸切除術を施行した場合の5年生存率は47～63％である．組織型別の5年生存率は粘液癌70％，分化型腺癌63％，印環細胞癌・低分化腺癌20％である．腹膜転移（播種）の頻度は25～38％と通常大腸癌と比較し高く，予後を決定する最重要因子である．リンパ節転移率は25～32％，肝転移率は4％である．杯細胞型カルチノイドは古典的カルチノイドより予後不良で，5年生存率は73～83％である．リンパ節転移が31～64％，遠隔転移が11％にみられ，そのうち卵巣転移（4％），腹膜播種（1％）の頻度が高い．

（二宮悠樹，田中信治）

●文献

1) 大腸癌研究会（編）：大腸癌取り扱い規約，第9版．東京：金原出版；2013.
2) Bosman FT, et al（eds）：WHO Classification of Tumours of the Digestive System. Lyon：IARC Press；2010.
3) 特集：虫垂病変のすべて―非腫瘍から腫瘍まで．胃と腸 2014；49：42.

腸重積 intussusception, invagination

概念

● 機械性腸閉塞のなかの複雑性（絞扼性）腸閉塞に属するものである．
● 腸管の一部が隣接腸管の中に嵌入し，嵌入した腸管，腸間膜が絞扼され，腸管の通過障害をきたす疾患である．

病因

基礎疾患に伴う病的先進部を成因とするものと，それ以外の特発性がある．小児に発生するものの多くは特発性であるが，成人に発生するものは病的先進部が

あるものがほとんどである．

発生部位により，小腸型，回盲部型（回腸結腸型），大腸型に分類されることが多い．小児でも成人でも回盲部型の頻度が最も高い．病的先進部は，小腸型，回盲部型では脂肪腫，ポリープ，Meckel憩室，術後癒着などの良性疾患であることが多いが，悪性リンパ腫などの悪性疾患もある．大腸型では悪性疾患（大腸癌など）が多い．特発性の発生に先行感染の関与が注目されている．

疫学

2歳以下の離乳期（4～10か月頃）に発生することが多く，2歳以下の腸閉塞の80～90％を占める．小児では男児が女児の倍の頻度であるとされる．

臨床症状

腹部の激痛（疝痛発作），嘔吐，粘血便，腹部腫瘤触知を認める．

診断・検査

まず，CT検査，超音波検査（小児では被曝を考慮して超音波検査）で画像診断を行う．腸重積が疑われた場合，小児では診断と治療を兼ねて水溶性造影剤を用いた注腸検査を行う．バリウム注腸は整復後の穿孔の際に重症化するため，用いるべきではない．

超音波検査，CT検査では，横断像でtarget sign，縦断像でhayfork signが認められる．注腸検査では重積した腸の先進部にカニ爪像（⑩）を認めるのが特徴的である．

治療

腸管の血流障害をきたす疾患であり，重症であれば外科手術が行われる．ショック症状や腹膜炎症状がなければ，注腸による非観血的整復を試みてもよい．

付 結腸軸捻転症 volvulus of the colon

概念

● 結腸が腸間膜を中心として軸捻転し，内腔の狭窄と腸管の循環障害をきたす疾患である．
● 消化管のなかで固定の十分でない部位はどこでも軸捻転が生じる可能性がある．

病因

大多数がS状結腸軸捻転である．ほかに盲腸，横行結腸に発生する．間膜が大きく，基部が狭い部分に捻転が発生しやすい．特に，S状結腸過長症や総腸間膜症にみられる．

臨床症状

絞扼性腸閉塞の症状を呈する．腹部膨満が著明であるが，下部消化管の閉塞であるため嘔吐は比較的遅れて出現する．

検査・診断

腹部単純X線検査では，ガスで膨満した大腸が接

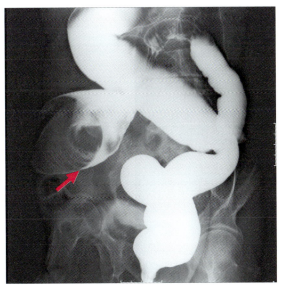

⑩ 腸重積のX線像
カニ爪像（矢印）が認められる．

⑫ 機械性腸閉塞と機能性腸閉塞

機械性腸閉塞	単純性（閉塞性）腸閉塞	1）先天性：腸閉塞症，鎖肛 2）異物内腔閉塞性：バリウム塊，胆石 3）癒着屈曲性：開腹手術後 4）腸管外圧迫性：腹膜播種 5）腸腫瘍性：結腸癌 6）腸壁炎症性：Crohn病
	複雑性（絞扼性）腸閉塞	1）腸ループ絞扼性：開腹手術後 2）ヘルニア嵌頓性：各種ヘルニア 3）軸捻転性：S状結腸軸捻転症 4）結節形成性：ileosigmoid knot 5）腸重積性
機能性腸閉塞	麻痺性腸閉塞	感染性，術後早期，腸間膜血栓症，薬剤性，代謝性，偽性腸閉塞症
	けいれん性腸閉塞	脳神経疾患，アニサキス

して並んだ像（coffee bean sign）や拡張した巨大なループ像を認める．注腸造影では，ace-of-spades sign，bird beak signが特徴的である．

治療
壊死や腹膜炎の所見がなければ，内視鏡的整復術が第一選択となる．壊死や穿孔をきたしている場合および内視鏡的整復後も繰り返し捻転する症例は外科手術の適応となる．

腸閉塞 intestinal obstruction

概念
- 腸閉塞とは種々の原因により"腸管内容の肛門側への輸送が障害されることにより生じる病的状態"をいう．
- 通常は腹痛，嘔吐を主訴にして急激に発症するが，閉塞の原因，程度によっては慢性に経過する場合もある．
- 診断，治療の遅れが致命的となるため，その程度と種類の診断は慎重かつ迅速に行う必要がある．

病因
病因は多岐にわたり，発生病態により機械性腸閉塞と機能性腸閉塞の2つに大別される（⑫）．

機械性腸閉塞
器質的原因で腸管内腔の閉塞をきたした腸閉塞で，腸閉塞の90％以上を占める．腸管の循環障害の有無により，単純性腸閉塞，複雑性腸閉塞に分けられる．
単純性（閉塞性）腸閉塞：腸管外部からの圧迫，腸管内部の閉塞，瘢痕性狭窄，腸管癒着による屈曲などによって発生する．腸管，腸間膜の循環障害を認めない．
複雑性（絞扼性）腸閉塞：腸管内腔の閉塞とともに腸管，腸間膜の循環障害をきたしたものである．

機能性腸閉塞
器質的原因は認めず，腸管運動の麻痺，けいれんなどにより通過障害をきたしたものである．

病態生理
腸管の通過障害により，さまざまなホメオスタシスの乱れをきたす．

体液の喪失と電解質・酸塩基平衡失調
腸管内容の停滞および嚥下した空気，細菌によって産生されたガスにより腸管が拡張する．その結果，腸粘膜上皮の機能が低下し，ますます分泌液が増加し，吸収障害が起きる．これに嘔吐による胃液喪失が加わり，血中のNa，Cl濃度の低下をきたし，代謝性アルカローシスとなる．また，腸内容液の増加により血中のKも低下し，低カリウム血症となる．腸管内圧の上昇により毛細血管からの血漿蛋白漏出も増加し，循環血液量の減少によるショックをきたすこともある．

腸管壁の変化
腸粘膜上皮の機能低下により，腸管はますます拡張し，腸管壁の血行障害はさらに進み，腸粘膜は変性，壊死に陥る．
閉塞腸管内ではBacteroidesなどの嫌気性菌やグラム陰性桿菌が増殖し，エンドトキシン産生が促進される．腸管壁の血管透過性亢進により，細菌やエンドトキシンが血中に移行し，敗血症やエンドトキシンショックをきたす（bacterial translocation）．

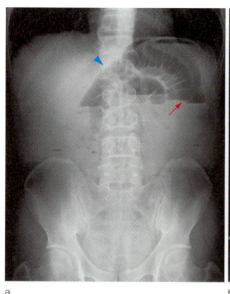
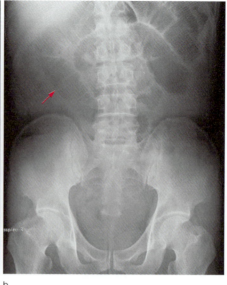

図103 腸閉塞の腹部単純X線像
a. 立位像．拡張した小腸ガス（三角）と鏡面像（niveau）（矢印）が認められる．
b. 臥位像．拡張した小腸ガスとKerckring輪状ひだの間隔の延長（矢印）が認められる．

呼吸循環障害

拡張腸管により腹部が膨満し，腹腔内圧の上昇をきたす．腹腔内圧の上昇は横隔膜の挙上による肺，心臓の圧迫をきたし，呼吸循環障害をきたす．腹腔内圧が20 mmHg以上となると，さらなる臓器障害を伴うabdominal compartment syndromeとなり，適切な治療がなされないとショック（hypovolemic shockとseptic shock），多臓器不全（multiple organ failure：MOF），播種性血管内凝固（disseminated intravascular coagulation：DIC）が発生する．

臨床症状

腹痛，嘔吐，排便や排ガスの停止，腹部膨満が主なものである．

腹痛

腹痛の原因は，閉塞部の口側腸管の蠕動亢進，腸間膜の機械的刺激などにより生じる．単純性腸閉塞の場合は，腸管の強い蠕動によって起きる周期的，間欠的な疝痛（colic pain）である．この際，聴診により金属音（metalic sound）を聴取できる．複雑性腸閉塞の痛みは激烈で，ショック症状を呈することもある．複雑性腸閉塞と腸管拡張が高度な単純性腸閉塞では圧痛が著明となり，腹膜刺激症状としての筋性防御が認められる場合もある．また，絞扼された腸管係蹄（2か所で絞扼された場合）を腫瘤として触知することがある（Wahl徴候）．

嘔吐

閉塞部位により，嘔吐の時期や内容が異なる．上部消化管の閉塞ほど早く，下部消化管閉塞では吐物が便臭を呈する．

排便・排ガスの停止

上流の腸閉塞では，時に閉塞部位の下流の腸内容の排泄をみることがあるが，腸閉塞の進行とともに停止する．

腹部膨満

閉塞部位が上流のものは程度が弱く，下部になるほど強くなる．やせた腹壁の薄い人では，蠕動不穏と呼ばれる腸管の異常運動が腹壁から観察される．

検査

血液検査

体液の喪失による血液濃縮，脱水によるHt，BUN，Cre値上昇と，Na，K，Cl値の低下などの電解質バランスの失調がみられる．白血球数20,000/μL以上の異常高値では複雑性腸閉塞や腹膜炎の併発を疑う．

画像検査

腹部単純X線：立位（立てない場合は坐位）と仰臥位で撮影する．著明に拡張した腸管のガス像と立位正面像で鏡面像（niveau）が認められる．Kerckring輪状ひだの間隔が伸びた小腸ガス像が認められることもある（図103）．ガスの部位と形態により，ある程度閉塞部位の推測が可能である．複雑性腸閉塞ではガス像の少ないことがあり注意を要する（gasless abdomen）．

超音波，CT：腸管拡張の程度，腸管内容，腸管壁の状態，腹水の有無が確認できる．超音波では拡張した小腸内のひだがkey board signとして確認できる（図104）．腸管内容の往復（to-and-fro movement）も特徴的である．ひだの消失，蠕動の停止，壁肥厚，壁内ガス像などは複雑性腸閉塞を疑う所見である．

造影CTは閉塞部位同定のみならず，複雑性腸閉塞の際の腸管血流評価としても有用である（図105）．腸間

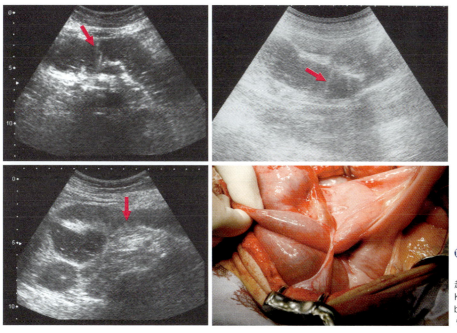

⑩ 腸閉塞の超音波検査所見と術中所見

超音波検査所見では Kerckring 輪状ひだが key board sign（矢印）として認められる．

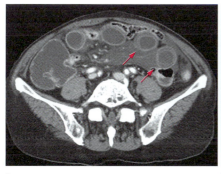
a.
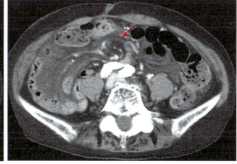
b.

⑩ 腸閉塞の造影 CT 像

a. 腸管の浮腫により，壁の3層構造がみえる target sign が認められる（矢印）．
b. 腸間膜の捻転により，腸間膜血管が渦を巻いているようにみえる whirl sign が認められる（矢印）．

膜脂肪組織の濃度上昇，腸管壁の造影効果低下，壁内ガス像などは複雑性腸閉塞の所見である．

小腸造影（⑩）：十分な減圧後に行うイレウス管からの小腸造影は閉塞部位の同定だけではなく，手術適応の決定にも有用である．単純性腸閉塞であっても完全閉塞をきたしている場合は，外科手術を考慮する．

注腸造影：大腸閉塞が疑われる場合に水溶性造影剤で施行される．閉塞部位の同定に有用であり，閉塞形状により結腸癌，腸重積，S状結腸軸捻転の鑑別が可能である．

診断

症状と病歴の聴取を細かく行い，腹部単純X線によって拡張した小腸ガス像と鏡面像が確認できれば診断は容易である．ただし，治療方針を決定するためには，腸閉塞の種類，原因，閉塞部位なども判別しなければならない．

治療方針が異なる単純性腸閉塞と複雑性腸閉塞の鑑

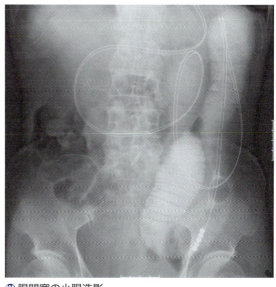

⑩ 腸閉塞の小腸造影

⑩ 単純性腸閉塞と複雑性腸閉塞の鑑別点

鑑別項目	単純性	複雑性
発症	緩慢	急激
腹痛	疝痛様	持続性で激烈
全身状態	徐々に悪化	時にショック
腹部所見	強い膨満 金属性腸音聴取	圧痛著明，腸音消失
検査所見	血液濃縮，著明なガス像，晩期には腹水	白血球増加，時に無ガス像，早期から腹水

別点を⑩にあげる．

機能性腸閉塞では腹部膨満，排ガスの停止はみられるが，それ自体による腹痛は軽度で金属音は聴取されず，蠕動不穏も認めない．麻痺性腸閉塞は，開腹術後早期のものや急性腹膜炎に起因するものが多い．

治療

治療の要点は腸管の通過障害により生じた脱水を中心としたホメオスタシスの乱れを補正するとともに，通過障害の原因を除くことにある．

補液

皮膚の緊張度（turgor）の低下，皮膚や舌の乾燥度，頻脈，尿量の減少，中心静脈圧の低下などの所見を参考に，水分，電解質（Na，Cl，K），さらには酸塩基平衡を考慮して輸液製剤，投与量を決定する．

薬物療法

機能性腸閉塞では，腸管の麻痺やけいれんの原因となっている疾患に対する治療が重要である．麻痺性に対しては，蠕動亢進薬としてネオスチグミン，プロスタグランジン，パンテノールなどを使用する．けいれん性に対してはアトロピンなどの抗コリン薬を用いる．

機械性腸閉塞の強い腹痛に対しては症状緩和のためにアセトアミノフェンなどの鎮痛薬の投与を考慮する．強い鎮痛薬投与により症状がいったん消失し，複雑性腸閉塞の診断が遅れることもあり，診断がつく前のオピオイドなどの強力な鎮痛薬の投与は慎重に行うべきである．

bacterial translocation などで敗血症やエンドトキシンショックとなった場合は，昇圧薬，抗菌薬，副腎皮質ステロイドの投与などを行う．

注腸療法

重症でない小児の腸重積に主に行われる．軽症の成人の腸重積に対してまず試みてもよいが，穿孔の危険があるものには注意を要する．

胃管，イレウス管による消化管減圧療法

胃管（short tube），イレウス管（long tube）を用いて停滞した胃・腸内容の吸引，減圧を行うことにより，腸粘膜の機能回復，腸内容の自然排出を図る．癒着性腸閉塞では，輸液と本療法で治癒することも少な

くない．海外ではイレウス管の有用性に懐疑的な報告が多いが，速やかな腸管減圧が可能であり，わが国では挿入されることが多い．

単純性腸閉塞で，減圧療法を開始して4～6日経過しても吸引量が減少せず，排ガス，排便も認めない場合は積極的に手術を考慮すべきである．

高圧酸素療法（HBO）

癒着性腸閉塞に対して高圧酸素療法（hyperbaric oxygen therapy：HBO）が有効であることがある．HBO は，高圧により腸管内ガスを圧縮することで腸管の異常拡張を改善し，腸管壁の血流障害を改善するとされる．さらに，腸管壁の浮腫の軽減，嫌気性菌の増殖抑制効果なども知られている．

手術

複雑性腸閉塞，穿孔などによる腹膜炎が疑われるものは緊急手術の適応である．また，保存的治療で改善しないもの，頻回に繰り返すものなども手術適応となる．手術には，絞扼索状物の切除，壊死腸管切除，腸管吻合，腸切開異物摘出術などがあり，局所所見や全身状態によって適宜術式を選択する．近年では腹腔鏡手術の適応も拡大してきている．

付 偽性腸閉塞症 intestinal pseudo-obstruction

概念

● 腸管に機械的閉塞をきたす原因がないのに腸内容の輸送が障害され，腸閉塞様症状を呈する症候群である．

● 全腸管の運動異常により慢性腸閉塞として発症するものと，大腸に限局して発症する場合もある．

● 経過は急性のものと慢性のものがある．

● 急性偽性大腸閉塞症は Ogilvie 症候群と呼ばれ，何らかの基礎疾患を有する続発性が多い．

病因・病理

自律神経のバランスの異常により引き起こされるとされるが，明確な原因は明らかではない．特発性のものと，全身疾患に続発して起こる続発性のものがある．病理学的にも特徴的な所見は報告されていない．

治療

本疾患に有効性が証明された薬剤はいまだない．絶食や内視鏡による減圧治療が行われる．高度に拡張して穿孔をきたす症例もあり，症状が強い場合は外科切除も行われる．しかし，切除範囲に関して明確なコンセンサスはなく，大腸に限局した例では大腸亜全摘術などが行われる．

（大平　学，松原久裕）

● 文献

1）日本小児救急医学会ガイドライン作成委員会（編）：小児

腸重積症の診療ガイドライン．東京：へるす出版；2012. p.9, p.41.
2) 山田岳史ほか：イレウスの原因，分類，疫学，病態生理．消化器外科 2010；33：1527.
3) 急性腹症ガイドライン出版委員会（編）：急性腹症ガイドライン．東京：医学書院；2015. p.16.
4) 『難病情報センター　慢性特発性偽性腸閉塞症』 http://www.nanbyou.or.jp/entry/3961

粘膜脱症候群 mucosal prolapse syndrome

(☞「直腸粘膜脱症候群」〈p.242〉)

概念
- 顕在性または潜在性の粘膜脱出により粘膜にさまざまな形態変化をきたし，病理組織学的に粘膜固有層の線維筋症を特徴的とする慢性非腫瘍性疾患である．
- 長期にわたる排便機能異常に伴う慢性的な直腸粘膜の脱出により生じ，従来，非特異性直腸潰瘍症候群（solitary ulcer syndrome of the rectum）と呼ばれていたものや，深在性嚢胞性大腸炎（localized colitis cystica profunda：CCP）も，共通した病理組織学的特徴がみられることから，現在では，臨床的な粘膜脱出の有無の証明を問わず，特徴的な病理組織学的特徴がみられるものを一括して本症候群とするのが一般的である．
- 本症と類似の病理組織学的特徴をもち，直腸のみでなく主としてS状結腸を中心に多発するものとして，cap polyposis や polypoid prolapsing mucosal folds などの疾患概念がある．

病因
本症患者では，慢性的な便秘や排便時の残便感などのため，排便時間が長く過度のいきみ（strain）を伴った strainer が多いことが特徴である．排便造影検査では怒責時と静止時の肛門直腸角の開大角度が健常者に比べて減少しており，排便時の機能的あるいは器質的な異常運動が病因と考えられている．このため怒責時に恥骨直腸筋の弛緩が十分に得られず肛門管が開かないため，排便時間の延長と過度のいきみを要すると思われる．こうした排便習慣が長期間持続することにより，顕在性あるいは潜在性の直腸粘膜脱や直腸脱のために起こる粘膜の機械的刺激とさらに虚血性変化が繰り返され，本症の病理組織学的特徴である粘膜固有層の線維筋症が生じると考えられている．この際，粘膜脱の生じる部位や程度，発症からの経過などにより病変局所の虚血や反応性過形成，粘膜再生・肥厚などの変化に差異を生じ，隆起性病変や潰瘍性病変など多彩な形態をとると考えられている．

臨床症状
男性に多く，20～30歳代を中心にすべての年齢層にみられる．過度ないきみを伴った長時間の排便習慣を有する者（strainer）が多い．排便時の出血，粘液排出，肛門痛，残便感，肛門脱出，テネスムスなどの排便異常を訴える．

検査
下部消化管内視鏡検査
きわめて多彩な肉眼形態を呈するが，一般的には隆

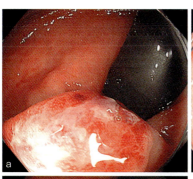
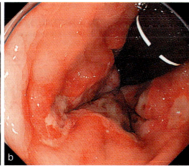
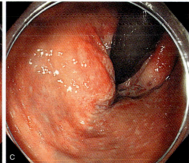
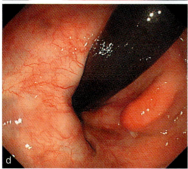

108 粘膜脱症候群の内視鏡像
a. 隆起型の内視鏡像．直腸下端前壁側の丈の低い広基性の境界不明瞭なイモ虫状隆起で表面に浅い陥凹と白苔付着を認める．
b. 潰瘍型の内視鏡像．前壁側の浅い潰瘍で，潰瘍辺縁は不整で発赤調を呈する．
c. 平坦型の内視鏡像．歯状線に接して前壁側にみられる平滑で赤い境界不明瞭な斑状病変を認める．
d. 深在性嚢胞性大腸炎（CCP）型の内視鏡像．下部直腸前壁側の発赤した粘膜下腫瘍様隆起．

起型，潰瘍型，平坦型の3型に分類される．
① 隆起型（108 a）：直腸下端前壁側に好発し，広基性〜亜有茎性の境界不明瞭なイモ虫状隆起で，丈の低い平坦なものでは表面は平滑であるが，丈が高くなるにつれて表面に脳回状の表面性状および軽度絨毛状の微細表面模様，びらん，凹凸不整，白苔の付着などがみられる．
② 潰瘍型（108 b）：前壁側に多い単発ないし時に多発する浅い潰瘍で，潰瘍底は平滑で硬く，潰瘍辺縁は不整で発赤調ないし浮腫状の周堤を有する．
③ 平坦型（108 c）：歯状線に接する主に前壁にみられる平滑で鮮やかな赤い斑状病変である．腫瘍性病変に比べると境界は不明瞭であり，一部に薄い白苔を伴うことがある．

超音波内視鏡検査
病変部は周囲から連続性を有する第2，3層の肥厚として描出され，また各層構造は潰瘍部や瘢痕部を除く大部分で保たれており，腫瘍性病変との鑑別やCCP型（108 d）の診断に有用とされる．

排便造影検査（defecography）
前述のように怒責時と静止時の肛門直腸角の開大角度の減少がみられる．排便機能異常の客観的把握に有用だが，煩雑なためあまり施行されない．

診断
内視鏡検査によって得られた生検病理組織診断によってなされる．組織学的に表層部粘膜固有層に毛細血管の増生・拡張（内皮細胞は腫大している）と線維芽細胞や筋細胞の増殖を伴い，深層の粘膜固有層に種々の程度の平滑筋・膠原線維の増生（fibromuscular obliteration：FO），粘膜筋板の肥厚および腺管の過形成を伴う．臨床的に顕在性または潜在性の粘膜脱出を認め，特徴的な内視鏡像を呈していればより確実だが，これらがなくても特徴的な粘膜内の平滑筋と線維組織の増生（FO）を認めれば本症と診断する．ただし，本症の内視鏡所見，病理組織所見ともにしばしば腫瘍性病変と誤りやすく，本症を念頭においた慎重な診断が重要である．

治療
一般的には排便習慣の是正（いきみの指導）と食事指導（食物繊維の摂取）が行われるが，改善率は約20～70％と一定しない．最近ではbiofeedback法が有用との報告もある．その他，外科的治療も含めた種々の治療が試みられているが，いまだ本症の治療に確立されたものはない．

付 cap polyposis

概念
● 1985年にWilliamsらによって提唱された，大腸の

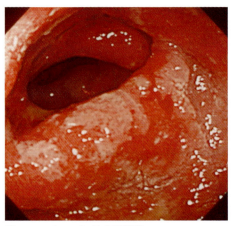

109 cap polyposis の内視鏡像
S状結腸の半月ひだの頂部を中心に多発する広基性の扁平隆起性病変．隆起の表面には特徴的な粘液が付着している．
（樋渡信夫：粘膜脱症候群．内科学書，改訂第8版．Vol 4．東京：中山書店；2013．p.186．図192．）

ポリープ状の隆起の頂部に白苔をのせた特異な内視鏡所見や病理組織所見を呈する比較的まれな大腸の慢性炎症性疾患である．

病因
病理組織所見において粘膜脱症候群に類似した粘膜固有層の線維筋症（FO）がみられることから，従来，粘膜脱症候群（mucosal prolapse syndrome：MPS）の一亜型として大腸の慢性的な機械的刺激が原因と考えられていた．しかし，難治性とされていた本症が Helicobacter pylori（H. pylori）の除菌療法で治癒したとする症例報告が近年相次ぎ，現在では H. pylori 感染による胃外病変との考えが有力となっている．H. pylori 感染に伴う何らかの炎症性サイトカインの増加による大腸粘膜の過形成が本疾患の原因と推定されているが，詳細なメカニズムについては不明である．

臨床症状
男女比は約1：3の割合で女性が多く，好発年齢は特に認めない．症状は粘液分泌，下痢，血便が多く，腹痛，浮腫，テネスムス，肛門痛などもみられる．血液検査所見でしばしば低蛋白血症を認めるが，CRPなどの炎症反応は通常正常である．

検査（109）
下部消化管内視鏡検査では，直腸からS状結腸にかけて半月ひだの頂部を中心に多発性広基性隆起性病変が散在する．隆起の表面には特徴的な粘液の付着がみられることから，cap polyposisと呼ばれる．粘液の付着は強固だが，これをとり除くと強い発赤が観察される．隆起性病変は辺縁に白斑を伴い，介在粘膜は正常である．

診断

特徴的な内視鏡像と生検病理組織診断による．病理組織では，粘膜表面は炎症性肉芽組織に覆われ，粘膜表層では好中球を交えた比較的強い慢性活動性の炎症性細胞浸潤と上皮細胞の萎縮を認めるが，粘膜中層から深層では crypt の延長や蛇行を認め，炎症細胞浸潤は軽度である．MPS 様の FO 所見は認められても軽度であることが多い．

治療

前述のように，現在では *H. pylori* 除菌治療が第一選択である．診断的に内視鏡的粘膜切除術（EMR）がなされる場合はあるが，治療としての EMR や外科切除は再発する症例が多い．排便習慣の改善により軽快したとの報告もある．

（河南智晴）

◉文献
1) 渡辺英伸ほか：直腸の粘膜脱症候群（mucosal prolapse syndrome）の病理形態学的再検討．胃と腸 1987；22：303.
2) 大川清孝ほか：直腸粘膜脱症候群診断のこつ．日本消化器内視鏡学会雑誌 2014；56：494.
3) 岩垂純一ほか：直腸粘膜脱症候群の病態と最新の治療．消化器内視鏡 1998；10：1289.
4) 朝山雅子ほか：保存的治療が著効した直腸粘膜脱症候群の1例．日本消化器内視鏡学会雑誌 2004；46：278.
5) 赤松泰次：Cap polyposis と *Helicobacter pylori* 感染症．日本ヘリコバクター学会誌 2017；18：80.
6) 北野厚生ほか：Cap polyposis と粘膜脱症候群はどう違うのか—臨床所見・治療経過を中心に．胃と腸 2002；37：707.

9 直腸・肛門疾患

痔核 hemorrhoids

概念
- 痔核とは肛門管内の粘膜下・肛門上皮下にある血管や結合組織からなる軟らかい組織（肛門クッション）が次第に肥大化して出血や脱出などの症状を呈する状態になったものである．
- 解剖学的には肛門管内にある歯状線よりも直腸粘膜側が内痔核，歯状線よりも肛門上皮側が外痔核と定義される．
- 30歳代から60歳代の発症が多く，男女差はみられない．
- 血栓形成により外痔核が急性に腫脹した状態は血栓性外痔核，脱出した内外痔核が急性に腫脹して肛門管内に還納できない状態は嵌頓痔核と呼ぶ．

病因
肛門クッション内の静脈の拡張，動静脈吻合の拡大，支持組織の減弱，肛門内圧が高いことなどが痔核の発症に関与している[1,2]．発症のリスク因子としては，年齢，下痢や便秘などの排便異常，妊娠，長時間の座業などが報告されている[3,4]．

臨床症状
痔核の主な臨床症状は出血，脱出，疼痛である．出血は排便時にみられるが鮮血色であることが多い．脱出症状は初期のうちは排便時に脱出して排便後に自然に還納するが，次第に進行すると排便後に用手還納が必要になり，歩行時や運動時にも脱出するようになる．うっ血や血栓形成により腫脹をきたすと疼痛が生じる．かゆみや粘液漏出などを訴える場合もある．

診断
痔核の診断は前述した臨床症状の問診と肛門診察で行う．肛門鏡を用いて肛門管内を観察すると，膨隆した組織としての痔核を確認することができる（❶）．粘膜に覆われ赤みをおびた部分が内痔核，肛門上皮に覆われた部分が外痔核である．急性期の血栓性外痔核や嵌頓痔核は肛門管外の視診だけで診断できる．下部消化管内視鏡の施行時には，スコープの先端を直腸内で反転することで内痔核を観察することができる．

治療
出血や急性期の腫脹・疼痛に対してはまずは薬物による保存的治療を行う．血栓性外痔核は発症から3日以内であれば外来で局所麻酔下に血栓摘出を行うこともあるが[5]，嵌頓痔核では保存的治療で腫脹が軽減してから外科的治療を考慮する[6]．

保存的治療としてビスマス含有，リドカイン含有，ステロイド含有の坐薬や軟膏を使用する．食物繊維と水分摂取は排便を改善して痔核の症状を緩和する効果が期待できる．そのほかに排便を短時間ですませる，息まないようにする，入浴して患部を温めるなどのアドバイスをする．

出血や脱出が軽度の内痔核に対しては外来におけるゴム輪結紮術が適応になる．また，硫酸アルミニウムカリウムタンニン酸剤または5%アーモンド油を用いた硬化療法も外来治療として行われる．

保存的治療で改善がみられない出血症状や用手環納が必要な脱出症状を呈する内外痔核は外科的治療の適応になる．結紮切除術，PPH（procedure for prolapse and hemorrhoids）法などがあるが，内外痔核をすべて切除する結紮切除術が長期的にみて最も再発が少ない[7]．

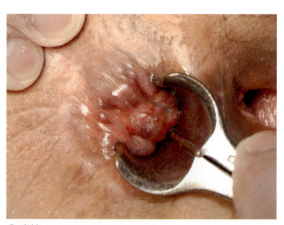

❶ 痔核

肛門周囲膿瘍・痔瘻 anal abscess and fistula

概念
- 肛門管内からの細菌感染により肛門の周囲に膿瘍が形成された急性期の状態が肛門周囲膿瘍，排膿後に膿瘍が消退して肛門管と皮膚との間に瘻管が形成された慢性期の状態が痔瘻である（❷）．
- 肛門管内の感染源となる開口部を一次口，皮膚側の開口部を二次口と定義される．瘻管が枝分かれして複数の二次口を形成する場合や，瘻管が皮膚に開口せずに盲端となる場合もある．

- 20歳代から60歳代に発症しやすく，男性の発症は女性の約2倍である．

病因

肛門腺の開口部として肛門管内の歯状線上に存在する肛門陰窩から細菌が進入し，肛門腺に感染が生じて発症する（crypt-glandular infection theory）[8]．感染は内外括約筋間の縦走線維に沿ってさまざまな方向へ広がり，肛門括約筋間，坐骨直腸窩，骨盤直腸窩などのさまざまなスペースに膿瘍腔や瘻管を形成する（❸）．比較的まれではあるが肛門管内の裂肛から感染して発症する痔瘻や，Crohn病の肛門潰瘍から発症する痔瘻もある．

臨床症状

肛門周囲膿瘍の特徴的な症状は，持続的な疼痛と肛門周囲の腫脹である．局所の熱感や全身の発熱を伴うこともある．自壊または切開して排膿すると疼痛・腫脹・発熱は速やかに軽減し，排膿した部位が後に痔瘻の二次口となる．痔瘻の状態では持続的な疼痛はなく二次口から少量の排膿がみられる．痔瘻の状態から再燃して膿瘍となり，腫脹と排膿を繰り返す場合もある．

診断

肛門周囲膿瘍・痔瘻は前述した臨床症状と肛門診察で診断する．肛門周囲膿瘍は肛門診察で発赤と圧痛を伴う腫脹が肛門周囲にみられる．皮膚が自壊して自然に排膿している場合もある．感染の初期には腫脹がみられず圧痛を伴う硬結として触知する場合もある．深部の肛門周囲膿瘍の場合も表面的な腫脹がなく，挿入した示指で圧痛のある膨隆として病変を触知する．

痔瘻の診断は肛門周囲の皮膚に二次口を確認することである．二次口は平坦な開口部のこともあるが，硬結として隆起している場合もある．浅い痔瘻は肛門管へ向かう索状物として触知できる．外科ゾンデは術中には使用するが，外来での使用はひかえる．

肛門診察だけでの診断が難しい複雑痔瘻や深部痔瘻，また手術瘢痕により修飾される再発例や難治例の痔瘻では，MRIを利用して瘻管の走行を評価する．T2強調像および造影T1強調像で瘻管は高信号に描出され，低信号に描出される肛門括約筋や肛門挙筋と対比されるため瘻管の位置関係を把握することができる[9]．

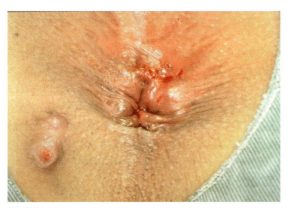

❷ 痔瘻
肛門周囲に二次口を認める．

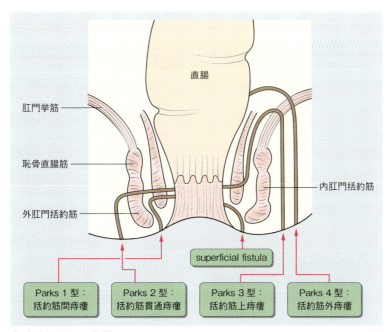

❸ 痔瘻のParks分類
瘻管と肛門括約筋との位置関係で4つのタイプに分類される．

治療

肛門周囲膿瘍の治療の原則は切開排膿である．腫脹した膿瘍の中心部に約1cmの十字切開をおき十分に排膿させる．排膿後は抗菌薬と鎮痛薬を投与する．肛門周囲膿瘍のほとんどは後に痔瘻となるが，炎症の消退後に痔瘻が形成されずに治癒する場合もあるので，切開排膿後はしばらく経過観察する．

瘻管が形成されて痔瘻になると，その後の自然治癒は期待できないので手術適応となる．手術の方法には瘻管を括約筋と一緒に切開して摘除する切開開放術，括約筋を温存して瘻管をくり抜く括約筋温存瘻管切除術，瘻管に糸を留置して治療するシートン法など多数の術式がある．

直腸粘膜脱症候群
mucosal prolapse syndrome
(☞「粘膜脱症候群」〈p.237〉)

概念
- 直腸粘膜脱症候群は，努責時の直腸粘膜の脱出により潰瘍性病変や隆起性病変が形成される疾患である[10]．欧米では solitary rectal ulcer syndrome とも呼ばれる[11]．
- 10歳代から70歳代に発症して，男女差はみられない．
- 組織学的には粘膜固有層に平滑筋線維と線維組織の混在と増生（fibromuscular obliteration）と呼ばれる特徴的な所見がみられる[12]．

病因
努責時の直腸粘膜の肛門外への脱出や直腸内での重積により直腸粘膜の外傷や虚血が引き起こされ，その結果として直腸粘膜に粘膜固有層の肥厚，粘膜筋板の過形成，潰瘍形成などの組織学的な変化をもたらすことが主な病因と考えられている[13]．

臨床症状
直腸粘膜脱症候群の主な臨床症状は直腸出血，脱出，粘液分泌，肛門痛，排便困難，テネスムス，会陰重圧感などである．まれではあるが，これらの症状を伴わずに下部消化管内視鏡検査や注腸検査などで偶然に診断される場合もある．ほとんどの患者は排便時に繰り返し強くいきむ習慣をもっている．

診断
前述した症状（出血，粘液分泌，肛門痛，排便困難，テネスムス）を主訴とする患者が排便時にいきむ習慣をもっている場合は，この直腸粘膜脱症候群を鑑別疾患として念頭におく必要がある．直腸指診や直腸鏡で直腸内に潰瘍や隆起病変がないか観察する．努責時の直腸粘膜の脱出の有無はトイレや簡易便座で努責を促

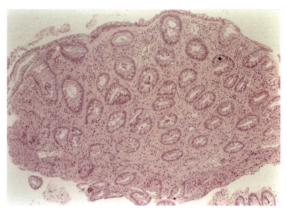

❹ 直腸粘膜脱症候群の組織像
粘膜固有層に平滑筋線維と線維組織の混在と増生（fibromuscular obliteration）を認める．

して確認する．排便造影検査は直腸重積の所見を確認することができるので診断に有用である．

下部消化管内視鏡検査は直腸病変の観察と生検に必須の検査である．肉眼的には潰瘍型と隆起型に分類される．潰瘍型は中部直腸の前壁側に認められ，大きさ1～5cmの浅い潰瘍で白苔や周囲の浮腫を伴う．隆起型は，ほとんどが歯状線から3cm以内の下部直腸の前壁側にみられ，広基性～亜有茎性の境界不明瞭な隆起を呈する[14]．隆起型では直腸癌との鑑別を要するため必ず生検を行う．

粘膜脱症候群の確定診断は，病変部の生検で特徴的な粘膜固有層に平滑筋線維と線維組織の混在と増生（fibromuscular obliteration）を確認することである（❹）．その他の組織学的所見としては，腺管の過形成，表層びらん，粘膜筋板の肥厚，過形成腺管の囊胞状拡張などがみられる．

治療
潰瘍型の粘膜脱症候群は保存的治療を行う．緩下薬の投与や食物繊維の服用により，繰り返しいきんで排便する習慣をやめさせる．坐剤や浣腸の局所ステロイド投与で潰瘍病変が治癒することはまれであり，またサルファ薬やメトロニダゾールの投与は無効な場合が多い．

保存的治療で症状が改善しない場合や，直腸粘膜脱の症状が愁訴となる場合は外科的治療を考慮する．肛門外に脱出する隆起型病変は痔核切除に準じた結紮切除術を行う．全周性の直腸脱や顕著な直腸重積を伴う場合は直腸固定術が適応となる．

（山名哲郎）

●文献
1) Thomson WHF：The nature of haemorrhoids. *Br J Surg* 1975；62：542.

2) Haas PA, et al：The pathogenesis of hemorrhoids. *Dis Colon Rectum* 1984；27：442.
3) Acheson RM：Haemorrhoids in the adult male；a small epidemiological study. *Guys Hosp Rep* 1960；109：184.
4) Hyams L, et al：An epidemiological investigation of hemorrhoids. *Am J Proctol* 1970；21：177.
5) Greenspon J, et al：Thrombosed external hemorrhoids：outcome after conservative or surgical management. *Dis Colon Rectum* 2004；47：1493.
6) Mazier WP：Emergency hemorrhoidectomy-a Worth while procedure. *Dis Colon Rectum* 1973；16：200.
7) Ganio E, et al：Long-term outcome of a multicenter randomized clinical trial of stapled haemorrhoidpexy versus Milligan-Morgan haemorrhoidectomy. *Br J Surg* 2007；94：1033.
8) Parks AG：Pathogenesis and treatment of fistula-in-ano. *Brit Med J* 1961；1：463.
9) Lunnis PJ, et al：Magnetic resonance imaging of anal fistula. *Lancet* 1992；340：394.
10) Du Boulay CE, et al：Mucosal prolapse syndrome-a unifying concept for solitary ulcer syndrome and related disorders. *J Clin Pathol* 1983；36：1264.
11) Medigan MR, et al：Solittary ulcer of the rectum. *Gut* 1969；10：871.
12) 渡辺英伸ほか：直腸の粘膜脱症候群（Mucosal prolapse syndrome）の病理形態学的再検討. 胃と腸 1987；22：303.
13) 武藤徹一郎ほか：直腸孤立性潰瘍症候群の病態と治療. 日本大腸肛門病会誌 1989；42：994.
14) 長廻 紘ほか：直腸粘膜脱症候群の内視鏡診断. 胃と腸 1990；25：1283.

肛門癌，肛門管癌 anal cancer

概念

- 肛門の定義について，解剖学的には歯状線（dentate line）から肛門縁（anal verge）までを解剖学的肛門管とするが，臨床的には恥骨直腸筋付着部上縁より肛門縁までの3〜4 cmの管状部（anal canal）を指し，外科的肛門管と称する. 同部に発生する癌を肛門管癌と呼ぶが，わが国では肛門癌とほぼ同義に用いられる.
- わが国の肛門癌の頻度は詳らかではないが，大腸癌研究会の全国登録からは全大腸癌のうち，1.7％と低率であり，これは全消化管癌のなかの1.9％を占めるとされる米国の肛門癌と比べてもかなり低率である.
- 肛門癌・肛門管癌は基本的には肛門にできる上皮系悪性腫瘍の総称であり，病理組織学的には扁平上皮癌（squamous cell carcinoma：SCC）と腺癌（adenocarcinoma）が大部分を占めるが，その他に腺扁平上皮癌・類基底細胞癌，広義には悪性黒色腫・

Paget病・Bowen病なども含み，多彩である.
- 欧米では扁平上皮癌が大部分を占めるのに対して，わが国では肛門管上部の円柱上皮由来の直腸型腺癌や肛門腺由来の腺癌・粘液癌などの腺癌が多く扁平上皮癌は十数％と低率で地域差が著明であり，そのため後述する治療方針も大きく異なってくる.

病因

肛門扁平上皮癌の発生にはヒトパピローマウイルス（HPV）の関与が報告されている. その他の危険因子としては，肛門性交，50歳以上，痔瘻の存在などが知られている.

臨床病期

腺癌の場合はわが国の大腸癌取扱い規約では直腸癌に準じて分類される. 肛門扁平上皮癌の場合は，国際分類のUICCのTNM分類に準拠して分類され，腫瘍が上皮内にとどまる0期，それ以上は，腫瘍最大径（T）とリンパ節転移の有無・部位（N）によってI，IIA，IIB，IIIA，IIIB，IIIC期に分類され，遠隔転移（M）のある場合はIV期となる.

臨床症状

肛門からの出血や分泌物・肛門痛・肛門瘙痒感・肛門部の発赤やしこり・排便状況の変化などがある. 肛門癌の特徴として鼠径部リンパ節への転移があり，鼠径部のしこりが発見の契機となることもある.

検査

直腸肛門の視診・触診，特に直腸指診（digital examination）は重要である. また，大腸内視鏡検査や肛門鏡検査での直接観察や注腸造影検査なども有用である. 進行した場合は，周囲臓器への浸潤あるいは骨盤内・鼠径部のリンパ節や肝・肺その他遠隔臓器への転移を生じるため，MRI，CT，PET/CTなどの画像検査が必要となる.

診断

前述の大腸内視鏡や肛門鏡検査における生検による病理組織学的診断が確定診断となる（❺〜❼）.

治療

組織型および臨床病期によって，治療法の選択は大きく分かれる. まず腺癌の場合は下部直腸癌に準じて治療法が検討され，手術療法（局所切除あるいはリンパ節郭清を伴った腹会陰式直腸切断術〈Miles手術〉）が選択されることが多く，状況によって化学放射線療法（chemoradiation therapy：CRT）が選択される. 一方，欧米で大部分を占める扁平上皮癌の場合は，0期では局所切除が選択され，I〜II期の場合は，局所切除あるいはCRT，III期ではCRTが第一選択であり，腹会陰式直腸切断などの外科手術はそれらの治療で遺残・再発した場合のsalvage手術という位置づけである. CRTの化学療法のレジメンとしては，フル

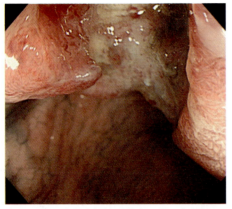

❺ 肛門癌の大腸内視鏡写真（68歳，女性）
下部直腸（Rb領域）の左側壁中心に，深い潰瘍形成を伴う2/3周性の2型病変を認める．腫瘍の肛門側は歯状線（dentate line）にかかっている．生検診断で，Group 5, squamous cell carcinoma（高-中分化）と診断された．

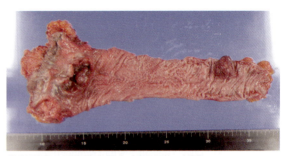

❻ 肛門癌の手術摘出標本（❺と同一症例）
腹会陰式直腸切断術による摘出標本である．歯状線にかかる2/3周性の2型病変がみられる．口側には併存するS状結腸早期癌も認められる．

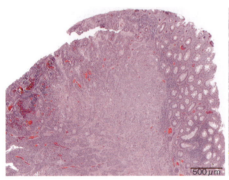

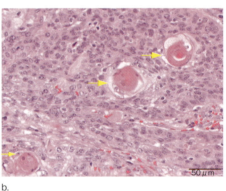

❼ 肛門癌の病理組織写真
❺の症例の病理組織写真である．
a. 腺扁平上皮境界部を含んで，シート状・胞巣状に増殖する高〜中分化扁平上皮癌の像を認める（×40）．
b. 強拡大では，扁平上皮癌の角化傾向が確認される（矢印）（×400）．

オロウラシル（5-FU）/マイトマイシンCあるいはカペシタビン/マイトマイシンCが多く用いられるが，海外では5-FU/シスプラチン，カペシタビン/パクリタキセル，FOLFOXなども選択される．IV期の場合は症状緩和の目的で，手術・化学療法・放射線療法などが適宜考慮される．肛門癌は，その頻度の低さや組織型の多様性などから標準治療の確立が困難な癌種でもあり，現在複数の臨床試験が国内外で行われている．

（冨田尚裕）

● 文献
1) NCCN Clinical Practice Guideline in Oncology（NCCN Guidelines®）Anal Carcinoma Version 2. 2018.
2) 大腸癌研究会（編）：大腸癌取扱い規約，第9版．東京：金原出版；2018.
3) 日本語版NCCNガイドライン　コメント　◎肛門がん（大腸癌研究会ガイドライン委員会）
https://www2.tri-kobe.org/nccn/guideline/colorectal/comment/anal.html
4) がん情報サイト/PDQ®日本語版（患者様向け）
cancerinfo.tri-kobe.org

直腸潰瘍　rectal ulcer

概念

● 直腸はさまざまな病因で潰瘍を生じるが，種々の感染性疾患やいわゆる炎症性腸疾患を除くと，鑑別すべき代表的な疾患としては急性出血性直腸潰瘍（acute hemorrhagic rectal ulcer：AHRU），宿便性潰瘍（stercoral ulcer：SU），孤立性直腸潰瘍症候群（solitary ulcer syndrome of the rectum：SUS），直腸Dieulafoy型潰瘍とNSAIDs坐剤起因性直腸潰

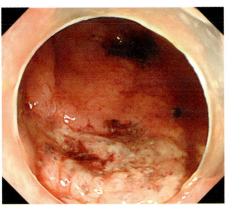

❽ 急性出血性直腸潰瘍（AHRU）の内視鏡像
歯状線に接する帯状の潰瘍で，潰瘍底に露出血管を伴う．

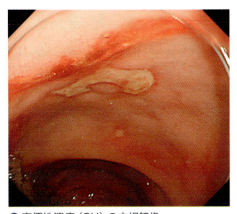

❾ 宿便性潰瘍（SU）の内視鏡像
上部直腸（Ra）にみられ，多発する浅い境界明瞭な不整形地図状潰瘍で，潰瘍底は淡黄染している．

瘍があげられる．

- このうち，AHRU と SU はともに寝たきりや重篤な基礎疾患を有する高齢者に多く，突然で大量の無痛性血便もしくは下血をきたす疾患である．日常臨床の場でよく遭遇する疾患であり，両者はしばしば混同されているが，超高齢社会を迎えた今日，両者の異同を理解しておくことは重要である．
- SUS は現在，直腸の粘膜脱症候群（mucosal prolapse syndrome）における潰瘍型として包括した疾患概念に集約されており，そちらの項（p.237）を参照されたい．また，直腸 Dieulafoy 型潰瘍はその内視鏡的形態から，NSAIDs 坐剤起因性直腸潰瘍はその病歴から鑑別は通常容易であり，本項では割愛する．

病因

直腸潰瘍の成因として，ストレス説，血栓形成説，敗血症説，動脈硬化説などが提唱されており，恐らくこうした複数の要因が複合的に関与して本症を生じるものと思われる．AHRU 患者では動脈硬化を背景に仰臥位での寝たきり状態という身体的要因が加わることにより下部直腸，特にその歯状線近傍の粘膜に血流の低下をきたし，潰瘍性病変を生じると考えられる．一方，SU 患者では，同様に動脈硬化を背景として，大腸内に停滞した糞便塊が粘膜を直接圧迫することにより静脈還流を障害し，うっ血，血栓形成を生じて粘膜壊死に陥り潰瘍が形成されると考えられている．

臨床症状

急性出血性直腸潰瘍（AHRU）

寝たきりや脳血管障害などの重篤な基礎疾患を有する高齢者に多く，女性にやや多いとされている．突然の無痛性大量新鮮血下血で発症するが，大量出血に先行して血便や極少量の出血がみられる場合もある．

宿便性潰瘍（SU）

寝たきりや脳血管障害などの重篤な基礎疾患を有する高齢者に多いのは同様だが，性差はないとされている．基礎疾患としては，脳血管障害のほか，心不全・大腿動脈閉塞などの循環障害も多い．また，鎮静薬や抗うつ薬など腸蠕動を抑制する薬剤を常用している精神疾患患者や麻薬常用者にも多いとされる．高度の便秘に引き続いて突然に下血をきたすことが多いが，浣腸や摘便などの機械的刺激を契機に出血することもある．腹痛や肛門部痛はないかあっても軽度で，無症候で突然の穿孔による腹膜炎が初発症状であることもあり，この場合は死亡率も高い．

検査

急性出血性直腸潰瘍（AHRU）（❽）

下部消化管内視鏡検査では，潰瘍は歯状線に接するか，またはその近傍の下部直腸に限局して発生し，潰瘍の性状は不整形，帯状，地図状で横軸方向に長く分布するのが特徴的とされる．潰瘍は歯状線から 5 cm 以内にほぼ限局され，単発が多いが多発することも珍しくはなく，半数近くは潰瘍底に露出血管を伴う．直腸 Dieulafoy 型潰瘍を本症の一亜型として分類しているものもみられるが，組織学的に Dieulafoy 型の病変部は先天的なものであると推測されているため，現時点では異なった疾患概念として区別しておいたほうがよいと思われる．

宿便性潰瘍（SU）（❾）

好発部位は直腸が過半数を占めるが，S 状結腸にみられることもある．まれに深部大腸での発生も報告されている．内視鏡所見は，単発ないし多発の不整形地図状潰瘍で，潰瘍底は淡黄染していることが多い．周辺粘膜との境界は比較的明瞭だが，明らかな周堤は認めない．潰瘍は薄い白苔のみの浅いものから穿孔，穿通をきたすものまでさまざまである．穿孔は S 状結

腸が約半数を占める.

診断

病理組織診断は非特異的な所見であることが多く,また緊急の出血例では生検の施行そのものが躊躇される場合も多いため,もっぱら臨床情報と内視鏡所見とからなされる.憩室出血などとの鑑別が困難な場合,緊急のダイナミック造影 CT 検査も参考となる.

治療

突然の大量下血で発症するため,輸血を含めた迅速な全身管理と速やかな診断,止血が重要である.臨床経過から本症が疑われる場合,診断と同時に治療を行える緊急下部内視鏡検査が有用である.病変が歯状線近傍の下部直腸で出血点に多量の凝血塊が貯留し視野確保が困難なことも多く,術中に適宜患者の体位変換や内視鏡の直腸内反転などを行い,良好な視野を確保することが重要である.良好な視野が確保できれば,内視鏡的止血術は有効である.内視鏡的に止血困難な場合,歯状線近傍の病変では経肛門的な用手圧迫やタ

ンポナーゼ,外科的結紮術が有効である.経肛門的処置が困難な病変では,外科的切除や放射線学的止血術(interventional radiology:IVR)も考慮する.しかし,適応については,高齢で重篤な基礎疾患を背景とした患者も多く,十分な検討を要する.

止血後は,AHRU ではベッド臥床時の定期的な体位変換や,SU では便秘の解消など,再発予防を図る.

（河南智晴）

●文献

1) 広岡大司ほか:急性出血性直腸潰瘍―臨床像を中心に―.日本消化器内視鏡学会雑誌 1984;26:1344.
2) 中村志郎ほか:急性出血性直腸潰瘍の成因に関する研究―側臥位と仰臥位における直腸粘膜血流の検討―.日本消化器内視鏡学会雑誌 1996;38:1481.
3) 清水誠治:急性出血性直腸潰瘍と宿便性潰瘍.日本大腸肛門病学会雑誌 2001;54:955.

10 腹膜・腸間膜疾患，後腹膜疾患

腹膜炎 peritonitis

概念

- 腹膜炎は，腹腔内部や臓器を覆う腹膜の炎症性疾患である．
- 原因により原発性腹膜炎（primary peritonitis）と続発性腹膜炎（secondary peritonitis）に分けられるほか，経過により急性腹膜炎（acute peritonitis）と慢性腹膜炎（chronic peritonitis）とに分類される．また，局在による汎発性腹膜炎（generalized peritonitis）と限局性腹膜炎（localized peritonitis）の分類も臨床上よく用いられている．

病因

原発性腹膜炎はまれな病態であり，腹腔内に臓器病変や感染源が認められず，多くは血行性の細菌感染や免疫異常を背景にもつ．アルコール性肝硬変患者などに好発する特発性細菌性腹膜炎（spontaneous bacterial peritonitis：SBP）がその代表である．

一方，続発性腹膜炎は，消化管穿孔や臓器の血流障害（多くは捻転や血栓症などによる），そのほか，腹腔内病変の炎症波及によって生じることが多い（❶）．

臨床症状

炎症が軽度で限局している場合には，病巣部近傍で自発痛や圧痛を認める程度であるが，重篤化するにつれて，痛みの範囲が広範囲となり，反跳痛や筋性防御などの腹膜刺激症状が顕在化する．消化管穿孔や臓器血流障害を伴う場合には，激烈な腹痛に加え，ショックや播種性血管内凝固症候群（DIC）など全身状態の急激な悪化をきたすことがある．発熱は多くの症例で認められ，炎症波及に伴う麻痺性イレウスや腹膜刺激による悪心・嘔吐も重症例で多くみられる．

検査・診断

原発性腹膜炎の診断には，腹腔内に明らかな原因病変がないことを各種画像診断（超音波検査，CT，MRI など）で確認し，腹水貯留を認める場合には腹水穿刺を行い，腹水の性状診断（生化学検査，細胞診など）や細菌培養を行う．SBP では，腹水中の白血球数が 250 /μL 以上で，かつ細菌培養陽性であれば確診例となる．

続発性腹膜炎の多くは急性腹膜炎であり，血液検査上，白血球増多（左方移動を伴う）や CRP 上昇を伴うことが多い．胸腹部単純 X 線や CT などから，責任病巣の局在診断を行い，消化管穿孔や腸閉塞，臓器血流障害など外科的治療への移行を考慮すべき病態を併発していないかについても評価を加える．発熱を伴い細菌感染の合併が疑われる症例では，血液，尿，便などの細菌培養検査を早期に行い，後日の抗菌薬選択に役立てるようにする．

また，持続携行式腹膜透析法（continuous ambulatory peritoneal dialysis：CAPD）関連腹膜炎や結核性腹膜炎（tuberculous peritonitis）に代表される慢性腹膜炎では，画像診断以外に病歴聴取や腹水検査が特に重要となる．CAPD 関連腹膜炎では，混濁した排液中の白血球が 100 /μL 以上で，かつ好中球が 50 ％以上であることや，排液のグラム染色または培養にて菌が同定されることが，診断項目にあげられている．

結核性腹膜炎では培養検査のみでは診断に至らないことも多く，腹水中のアデノシンデアミナーゼ（ADA）測定や PCR 法による菌の証明が有用となる．

治療

続発性腹膜炎の起炎菌としては，大腸菌，肺炎桿菌，エンテロバクター（*Enterobacter*），バクテロイデス（*Bacteroides*）などの頻度が高く，empiric therapy としては，広域スペクトルの第三世代セフェム系やニューキノロン系抗菌薬が選択される．虫垂炎や胆嚢炎などの病巣部切除が原因治療となる疾患については，外科的治療を考慮する．重症例ではショックや DIC に対する全身管理を行い，保存的治療の後，原因疾患に対する治療を行う．膿瘍合併例では経皮的ドレナージや外科的ドレナージを行う．

❶ 続発性腹膜炎の原因疾患

消化管穿孔	胃・十二指腸潰瘍，NSAIDs 潰瘍，消化器癌，悪性リンパ腫，外傷，大腸憩室炎，炎症性腸疾患，術後や内視鏡検査・治療に伴う医原性消化管穿孔など
臓器血流障害	腸間膜動脈血栓症，絞扼性腸閉塞，S 状結腸軸捻転，腸重積，卵巣嚢腫茎捻転など
炎症波及	急性胆嚢炎，急性胆管炎，急性膵炎，急性虫垂炎，細菌性腸炎，大腸憩室炎，子宮付属器炎，術後合併症など

腹膜偽粘液腫 pseudomyxoma peritonei

概念

- 腹腔内にゼラチン状の粘液性腹水が大量に貯留するまれな病態である．

● 癌性腹膜炎の亜型に分類されるが，原疾患の良悪は問わない．

病因・病態生理

原発巣は虫垂や卵巣の粘液産生性腫瘍（囊胞腺腫，囊胞腺癌）であることが多いが，まれに胃，腸，膵，胆道系，尿路系などの腫瘍に由来することもある．これら腫瘍が腹腔内へ穿破し，粘液産生細胞の腹膜への播種が起こると，腹膜に結節や腫瘤が形成され，ゼラチン様物質で腹腔内は満たされるようになり，腹膜偽粘液腫の病態に至る．リンパ行性転移や血行性転移を起こすことはまれで，腹腔内臓器への直接浸潤を生じることが多い．

臨床症状・経過

腹腔内での粘液貯留に伴う腹部膨満感の出現後，病態の進行に伴い腹痛，悪心・嘔吐，便秘などの腸閉塞症状が認められるようになる．一般に腫瘍細胞の悪性度は低く，緩徐に進行し，腹腔外への転移はまれである．

診断

腹腔穿刺にて粘液性腫瘍細胞を含むムチン性腹水が確認されれば診断確定となる．しかし，貯留液の粘度が高く，採取困難なこともあり，各種画像検査と合わせ総合的に診断する．その際，腹部超音波検査やCTが有用であり，隔壁を有する腹水様貯留液や，多房性囊胞状腫瘤像，肝や脾の辺縁や腸管壁にゼラチン様物質の圧排による弧状圧痕が認められるなど，特徴的所見が得られれば診断は容易となる．

治療・予後

外科的治療が第一選択となるが，根治を目指したものではなく，腹部症状軽減や腫瘍量減量の目的で，原発巣を切除し，粘液産生細胞やゼラチン様物質の可及的除去が行われる．しかし，再発率の高さから，広範囲の腹膜切除を伴う拡大減量手術や，定型的な減量術後の抗癌薬の腹腔内投与もしくは全身投与が行われ，一定の効果を上げている．そのほか，温熱療法や，ゼラチン様物質の溶解を目的とした低分子デキストランなどの腹腔内投与が行われている．

腹膜中皮腫 peritoneal mesothelioma

概念

● 腹膜中皮腫とは，腹膜を覆う中皮細胞から発生する腫瘍の総称で，ほとんどが悪性である．
● 中皮腫は胸膜，腹膜，心膜，精巣鞘膜から発生するが，腹膜原発のものは10～30 ％とされ，まれな疾患である．

病因・病態生理

発生原因としては，長期・大量のアスベスト曝露の関与が示唆されている．吸入されたアスベストが経消化管的・経横隔膜的あるいはリンパ行性に腸間膜や大網に達すると，慢性的に腹膜を刺激し，中皮腫の発生につながると考えられている．しかし，アスベスト曝露歴がない症例や小児にも発生することがあり，成因については不明な部分もある．

疫学

米国では100万人あたり2～3人程度である．50～60歳代の男性に多く，アスベスト曝露の機会が多い職業従事者で発生の頻度が高い．初回曝露から発症までの期間は20～50年と報告されている．

臨床症状

初期には無症状であるが，病状の進行とともに微熱や食欲不振などの悪性腫瘍に随伴する一般的な症状に加え，腫瘤触知や腹水貯留による腹部膨満感，腹痛，腸閉塞症状などを呈することがある．

検査・診断

画像診断

腹部超音波検査，CT，MRIなどの各種画像診断では，造影効果のある腹腔内腫瘤や腹膜，大網，腸間膜表面に沿って造影される小結節病変が認められる．また，腸間膜や大網のびまん性肥厚像を認めることもある．腹水については，ほとんど認められないものも存在するが，悪性中皮腫の場合，多くは腹水貯留を認め，癌性腹膜炎との鑑別を要する．

病理組織診断

腹水細胞診では検体に含まれる中皮腫細胞数が少なく，形態上も特徴的所見に乏しいため，確定診断に至らないことが多い．そのため，経皮的針生検や腹腔鏡下生検による組織診が行われ，免疫染色や電子顕微鏡による観察を加えることで，癌性腹膜炎やそのほかの肉腫病変との鑑別が行われる．

治療・予後

局所限局病変の場合には外科的切除の適応となり予後良好であるが，多くの場合，中皮腫細胞が腹腔内に播種した状態となっているため，腫瘍減量手術や化学療法，温熱療法，放射線療法などによる集学的治療が選択される．

予後においては，組織型より病変の広がりが重要であり，播種病変や小腸浸潤を認める症例の予後は不良である．無治療での予後は多くの症例で1年以下となるが，近年の治療法の改善により3年以上の生存例もまれではなくなっている．

後腹膜線維症 retroperitoneal fibrosis

概念
- 1948年Ormondらにより初めて報告された疾患で，後腹膜腔の脂肪組織や結合組織が進行性に線維化をきたす原因不明の疾患である．
- 全年齢層に発症するが，中年（50〜60歳代）男性に好発する．
- 合併疾患として，縦隔線維症，硬化性胆管炎，Riedel甲状腺炎，上強膜炎，自己免疫性膵炎（IgG4関連疾患）などを認めることがある．

病因・病態生理
病因は特発性と続発性に分類される．約70％が特発性であるが，IgG4関連疾患など自己免疫疾患との関連も指摘されている．続発性としては，放射線治療，感染，悪性腫瘍，薬物（メチセルジドなど）などと関連するものが報告されている．

臨床症状
症状は徐々に自覚されることが多く，下腹部痛や腰・背部痛を訴えることが多い．尿管の狭窄に伴う乏尿や，両側水腎症による無尿も多くの例で認められる．下大静脈やリンパ管の閉塞を伴う場合には下腿浮腫がみられる．

検査・診断
血液検査では炎症所見や腎機能障害を認めることがあり，各種自己抗体が陽性となる場合があり，IgG4の測定は必須となる．

腹部超音波検査やCTなどの画像診断上，尿管の管外性圧迫によって生じた水腎症の所見や，大動脈および下大静脈辺縁の不明瞭化や腫瘤性病変の存在が確認できれば診断は容易となる（❷）．MRIではT1強調像で均一な低〜中等信号，T2強調像で低〜高信号を呈し，T2強調像の信号強度が疾患の活動性と相関しているとの報告がある．

組織診断は従来手術時にのみ行われていたが，悪性腫瘍の後腹膜浸潤などとの鑑別を要する場合もあり，超音波あるいはCTガイド下生検による確定診断が行われている．この際，最近ではIgG4染色などが行われている．

治療
尿路閉塞症状が問題とならない状態では，副腎皮質ステロイドやアザチオプリンなどによる薬物療法が奏効する可能性があり，第一選択となる．尿路閉塞が顕著となれば，尿管剝離術などの外科的治療のほか，尿管ステントや経皮的腎瘻造設術を行う．術後は必要に応じ再燃予防のための薬物療法を行う．

経過・予後
進行性の疾患であるが，自然治癒や内科的治療に反応し寛解に至るものもある．死因の多くは腎不全であり，腎不全の予防は予後改善のために重要である．

（岡田明彦）

●文献
1) 佐藤信弘ほか：腹膜炎．外科 2005；67：999．
2) 山口明夫ほか：腹膜偽粘液腫．外科治療 2007；96：486．
3) Berry G, et al：Malignant pleural and peritoneal mesotheliomas in former miners and millers of crocidolite at Wittenoom, Western Australia. Occup Environ Med 2004；61：e14.
4) 村井信二ほか：非腫瘍性病変—後腹膜線維症．消化器画像 2006；8：765．

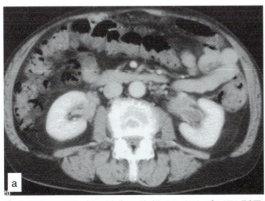 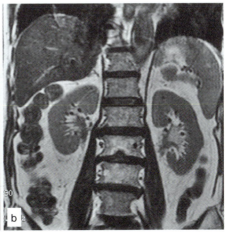

❷ 後腹膜線維症（自験例）の腹部CTおよびMRI所見
a. 造影CT上，両側腎門部に比較的よく造影される腎盂に沿った形態の軟部腫瘤を認める．
b. MRI T2強調像では腎盂の形態に沿った発育を示す腫瘤は低信号を呈している．

腹部血管疾患

腹部血管疾患の分類

- 本項では腹部血管疾患を腸間膜虚血性疾患と非腸間膜血管疾患に分け，主なものについて記述する．
- 腸間膜（mesentery）とは，かつては空腸と回腸を包み支える腹膜の二重層を指していた．近年，腸間膜は，結腸間膜，S状結腸間膜，直腸間膜と連続した一つの臓器と改定され[1]，本項でもそれに準じて記述する．
- mesentery の意味は腸間膜であるが，わが国では腸管と訳しているものもあり，文献検索時は注意する．

腸間膜虚血性疾患 mesenteric ischemia

概念

- 腸間膜血管は，膜内に上腸間膜動脈，下腸間膜動脈，総腸骨動脈の分枝が網目状にネットワークを形成し腸管を栄養する．腸管を循環した血液は，食物からの栄養素などを吸収し，門脈系を経て肝臓に運搬される．これら腸間膜内の血流が途絶，低下あるいはうっ滞し，腸管機能に障害が生じたものを腸間膜虚血性疾患と呼ぶ．
- 欧米のガイドライン[2,3]では，腸間膜虚血性疾患には腸管に限局した循環障害（虚血性腸炎など）は含まれず，本項もそれに準ずる．

病因

　腸間膜虚血性疾患は，発症からの時間や症状進行の速さ，予後などの臨床像で急性腸間膜虚血と慢性腸間膜虚血に分けられる[2,3]．両者の臨床像はまったく異なり，急性腸間膜虚血は厳しい予後となる場合が多い．

急性腸間膜虚血（acute mesenteric ischemia）：数分から数時間のあいだに起こった突然の腸間膜血流の途絶あるいは低下により生じる．その頻度の概要は，70％が上腸間膜動脈閉塞症（40％以上が動脈塞栓症，30％が動脈血栓症），静脈血栓症と非閉塞性腸間膜虚血症がそれぞれ15％程度である（❸）．腸間膜内を貫く各動脈あるいはその分枝に急性の血流障害が生じた場合，側副路からの血液の供給が間に合わず，急速に症状が悪化し，致死的転帰の原因となる．急性の門脈血栓症のように，腸循環の輸出血流の障害から血液がうっ滞し急速に腸管機能が低下する場合も急性腸間膜虚血に含まれる．

慢性腸間膜虚血（chronic mesenteric ischemia）：消化管の血流不足による症状（食後の腹痛，体重減少，原因不明の下痢）が3か月以上続くものとされる．慢性腸間膜虚血の成因はさまざまであり，栄養動脈の狭窄などによる血流低下に加えて，門脈圧亢進症など門脈系血管の慢性的な血流低下も原因となりうる（❸）[3]．門脈圧亢進により腸循環の輸出血流の障害から血液がうっ滞した場合は，動脈性の血流障害と比べ進行が緩徐であるため側副路が発達して血液供給路が保たれ，急性ではなく慢性腸間膜虚血の臨床像を呈する．

病理

　腸間膜虚血性疾患における腸管の病理組織像では，急性期（❹a, b）から慢性期（❹d, e）を通して腸管上皮の脱落や腺管の消失が認められる．急性期（発症2週以内）では，上皮や粘膜下の出血を認め，障害は固有筋層を越える（❹a, b）．肉眼像では，黒く変色した壊死性変化を上腸間膜動脈下流の腸管（小腸全体と右側結腸）に分節状，非連続性に認める（❹c）．発症4週以降になると腺管の再生や線維化（❹d, e），サイトメガロウイルス封入体を粘膜下に認める場合がある．壊死には至らないものの長期にわたって虚血状態が持続した慢性期や，一過性虚血から回復した症例では，粘膜下の線維化に加えて障害部位の狭窄や潰瘍

❸ 腸間膜虚血性疾患

疾患	臨床像		リスクとなる背景疾患
	急性腸間膜虚血	慢性腸間膜虚血	
急性上腸間膜動脈閉塞症	多い	少ない	動脈塞栓症：冠動脈疾患，心不全，弁膜症，心房細動，動脈塞栓の既往 動脈血栓症：上腸間膜動脈狭窄症
非閉塞性腸間膜虚血症			低灌流状態：心不全，ショック，人工心肺，膵炎，敗血症 内臓血管収縮：昇圧薬，コカイン
上腸間膜動脈解離			動脈硬化，嚢胞性中膜壊死，分節性動脈中膜融解症，Marfan症候群，Ehlers-Danlos症候群，外傷，妊娠，高血圧
慢性腸間膜動脈狭窄症			動脈硬化，正中弓状靭帯症候群，線維筋性異形成，Cogans症候群，高安病，腹部悪性腫瘍，医原性
門脈血栓症，上腸間膜静脈血栓症	少ない	多い	静脈血栓症：腹部悪性腫瘍，血栓性素因，炎症性疾患（膵炎，憩室炎），外傷，心不全，腎不全，門脈圧亢進症，減圧症

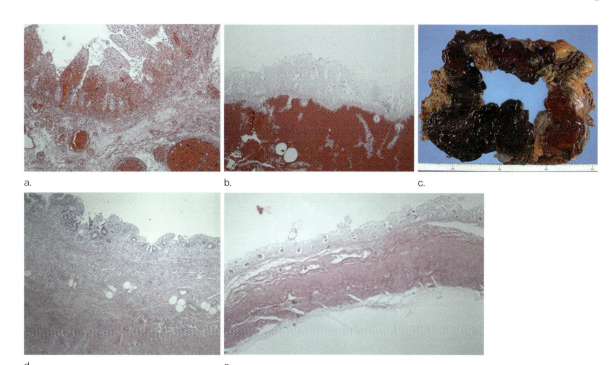

❹ 腸間膜虚血症の病理組織像

急性腸間膜虚血（非閉塞性腸間膜虚血症）による急性期死亡例の病理組織像（a．小腸，b．大腸）：粘膜壊死，出血を認める．b では粘膜下層に出血を認め，陰窩の虚脱が明瞭で炎症細胞浸潤は乏しく虚血性の変化の特徴がみられる．非閉塞性腸間膜虚血症のマクロ所見（c）では，壊死部が分節状，非連続性に存在していることがわかる．
慢性腸間膜虚血（非閉塞性腸間膜虚血症発症 4 週）の病理組織像（d．小腸，e．大腸）：粘膜には部分的に上皮の再生が認められるものの大部分で上皮の再生はない．粘膜下に線維化がみられる．

形成を認める場合もある．

急性上腸間膜動脈閉塞症

acute superior mesenteric arterial occlusion

概念

- 上腸間膜動脈閉塞症は死亡率が 50〜80 % と重篤な疾患である．
- 非閉塞性腸間膜虚血症（後述）と同様に経過が急速で，かつ，早期診断は容易ではないことが多い[2,3]．

病因

原因として，上腸間膜動脈主幹動脈あるいは分枝が動脈硬化などにより狭小化し，その血管内腔に血栓が詰まる血栓症タイプと，心房細動などで心臓から遊出した血栓により上腸間膜動脈が閉塞する塞栓症タイプ（❺），腹部大動脈解離や孤立性腸間膜動脈解離に合併するタイプがある．

臨床症状

腹痛に加えて急速に進行する意識障害や進行するアシドーシスを認めた場合は，本疾患を疑う．多くの場合，未治療であれば数時間〜数日のうちに致死的転帰をたどる．非閉塞性腸間膜虚血症と異なり上腸間膜動脈下流の血流障害により，広範で連続性のある病変を形成し，小腸と右側結腸の壊死をきたす場合が多い．

診断

早期診断には，超音波検査や造影 CT にて上腸間膜動脈の閉塞，上腸間膜静脈の虚脱，腸管粘膜の虚血性変化の有無を診断し，全身状態とあわせて総合的に診断する．上腸間膜動脈閉塞症の診断においては，腸間膜内の血流の途絶のみを診断すればよいのではなく，腸管壊死あるいは虚血，障害を受けた腸管の範囲を評価できる画像を撮像しなければいけない．腸管の造影効果が認められた場合，壊死ではなく虚血であるとして血栓溶解療法などの導入が議論されることもある．このため，Dynamic CT にて動脈相に加えて腸相にタイミングを合わせて撮像することが望ましいが（❻），全身状態が不良で造影 CT が撮像できない場合も少なくない．

治療

血流が完全に途絶していない場合は，血栓溶解療法や血管拡張などにより壊死化を回避し腸管切除を免れる場合もある．壊死した場合の致死率は高く，開腹すると CT での評価よりもはるかに広い壊死範囲であったため，介入できないまま閉腹することもまれではない．また，外科的手術により救命できたとしても壊死

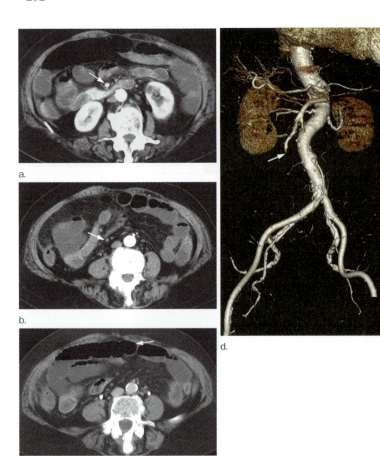

❺ 急性上腸間膜動脈塞栓症の画像所見（心原性）

上腸間膜動脈本幹から分枝途中までは造影効果を認めたが（aの矢印），下流（bの矢印）にて造影効果が失われた．同部の支配領域の腸管は拡張し（cの矢印），虚血に陥っていると考えられた．3次元血管画像では，上腸間膜動脈分枝途中で造影効果が途絶し（dの矢印），末梢が造影されなかった．

（写真提供：倉敷中央病院 上野真行先生．）

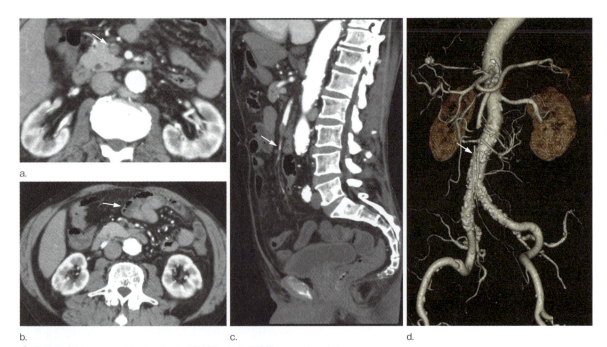

❻ 完全閉塞していない急性上腸間膜動脈塞栓症の画像所見（心原性）

上腸間膜動脈本幹から分枝にかけて2.5 cm程度の血栓を認め（aの矢印），骨盤内の小腸壁は広く浮腫状で，動脈相での造影効果も不良で腸管虚血が疑われた．しかし，よくみると血栓はわずかに造影され（aの矢印），腸管壁は平衡相では弱いながらも造影されており（bの矢印），上腸間膜動脈下流の分枝もわずかに造影され（c, dの矢印），完全閉塞には至っていないと判断された．

（写真提供：倉敷中央病院 上野真行先生．）

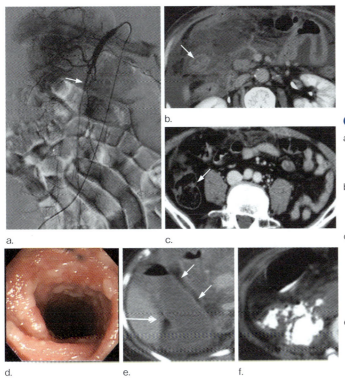

❼ 非閉塞性腸間膜虚血症の画像所見

a. 非閉塞性腸間膜虚血症の急性期血管造影所見．上腸間膜動脈本幹より先細り（矢印）し，末梢から腸管内の穿通枝が描出されない．第2病日に死亡し，剖検では黒く変色した腸管が確認された（❹c）．
b. 非閉塞性腸間膜虚血症の急性期（発症1日）CT所見．右側上行結腸（矢印）の粘膜下層が腫大し内腔面の輝度が高いが，同部は造影前から同様であり，出血などの可能性が疑われた．
c. 非閉塞性腸間膜虚血症の後期（発症4週）CT所見．回盲部の非閉塞性腸間膜虚血症が血管造影検査で示唆された症例．同部は時間がたつとともに薄くなり（矢印）正常腸管と区別できなくなった．下痢が続いたため内視鏡を施行したところ，CT（c）と同時期に施行した内視鏡では同部の上皮は非連続性に欠損し（d），サイトメガロウイルス感染も合併していた．
e, f. 非閉塞性腸間膜虚血症の後期所見．上行結腸の非閉塞性腸間膜虚血症が血管造影検査で示唆された症例．時間の経過とともに同部（矢印）の腫大は改善したものの菲薄化し，また造影効果は不良であった（e）．のちに同部は穿孔し（f），患者は死亡した．

腸管の切除による短腸症候群となる可能性もある．

非閉塞性腸間膜虚血症

non-occlusive mesenteric ischemia

概念
- 腸管内の主幹動脈に器質的閉塞がないにもかかわらず，攣縮などにより血流が低下し，分節状，非連続性に支配腸管に虚血あるいは壊死を生じる，予後不良の疾患（致死率50〜70％）である[2,3]．
- 上腸間膜動脈に最も起きやすく，下腸間膜動脈の急性閉塞によって症候性を呈することはまれである．

病因
非閉塞性腸間膜虚血症の病因は，血圧低下，血管攣縮作用をもつ薬剤の投与[3]，全身性の血管透過性の亢進[5]などにより惹起される腸間膜動脈の主幹および/あるいは分枝の攣縮により，末梢血管粘膜に虚血再灌流障害が生じることによる．上述のように主幹動脈血流の途絶が存在しない点が急性上腸間膜動脈閉塞症と異なる[4]．

臨床症状
発症初期には身体所見に乏しく，経過が急速なため早期診断は容易ではない場合が多い．進行するにつれて，上腸間膜動脈閉塞症と同様に，意識障害，腹痛，高乳酸血症や代謝性アシドーシスなどを認める．虚血に陥った腸管は急速に壊死に陥り，敗血症，多臓器不全から血行動態が不安定になり，上腸間膜動脈閉塞症と同様，数時間〜数日のうちに致死的転帰をたどる．以上から救命のためには腸管の壊死が完成する前に早期介入する必要がある．

診断
CT所見で非閉塞性腸間膜虚血症を疑った場合，血管造影検査を行う．血管造影所見として，Siegelmanらによれば[6]，①上腸間膜動脈の複数の分枝起始部の狭小化，②分枝の交互性の拡張と狭窄，③mesenteric arcadeの攣縮，④腸管壁内血管の造影不良，以上①〜④の有無を参考に非閉塞性腸間膜虚血症と診断する（❼a）．

非閉塞性腸間膜虚血症のCT所見は発症からの時間によって変化する可能性がある．上腸間膜動脈閉塞症と異なり，上腸間膜動脈の途絶はみられない．急性期には虚血性変化を反映して腸管粘膜下層が浮腫状に腫大し，非造影にもかかわらず出血により腸管内腔面の輝度が上昇する場合もある（❼b）．経時的に障害を受けた腸管壁が菲薄化し（❼c, d）穿破する症例（❼e, f）や門脈ガスを認める症例もある．急性期には上腸間膜動脈径，SMV（superior mesenteric vein：上腸間膜静脈）径がともに狭小化する．そのカットオフ値は上腸間膜動脈径<6.5 mm，SMV径<9 mmとされる場合が多い．また，SMV径が上腸間膜動脈径より小さい所見も非閉塞性腸間膜虚血症を疑うために有益である．

治療

非閉塞性腸間膜虚血症の診断がついた場合，速やかにパパベリンやプロスタグランジンなどの血管拡張薬の投与が開始される．2017年のヨーロッパのガイドラインでは，一次治療として血管内治療を考慮すべきとされている[3]．しかしながら，その効果は限定的な症例もあり，外科的切除が選択される場合もある．また，開腹してみると，急性上腸間膜動脈閉塞症と同様，CTで認められた変化領域よりも広範な腸管損傷領域を認め，手を出せずに閉腹することも少なくない．手術をせずに急性期を乗り切った場合でも，腸管上皮の修復が生じず短腸症候群様の症状を呈する症例もある．

慢性腸間膜動脈狭窄症
chronic mesenteric arterial stenosis

概念

● 腹部内臓を栄養する腹腔動脈，上腸間膜動脈，下腸間膜動脈の3つの動脈のうち2つの動脈において慢性的な狭窄が生じた場合に慢性腸間膜虚血を発症する可能性がある．通常1本の動脈の病変だけでは慢性腸間膜虚血とはならない．

● 緩やかに進行した慢性腸間膜動脈狭窄症では，最終的に血流が途絶した場合でもすでに側副路が形成されていた場合，上記と同様に複数動脈に病変が及ばなければ症状が出現しない．

● 慢性腸間膜動脈狭窄症では，狭窄部位の血流が血栓などで急速に途絶し側副路の形成が間に合わなければ，急性腸間膜虚血に移行し重篤な転帰をたどる可能性がある．以上から，無症状かつ1本だけの腸間膜動脈狭窄症であっても，画像検査で診断された場合は速やかに専門医に相談すべきである．

病因

慢性腸間膜動脈狭窄症をきたす疾患として，動脈硬化，正中弓状靱帯症候群，線維筋性異形成，Cogans症候群，高安病，腹部悪性腫瘍，医原性などがあげられる．

臨床症状

他の慢性腸間膜虚血と同様，3か月以上続く食後20〜30分後に生じる心窩部痛で，1〜2時間ほどで消失するものが多い．食事摂取量の減少，腸管機能異常から体重減少や下痢などを呈する場合もある．

診断

診断は，症状，CTやMRI，他疾患の除外を組み合わせて行われる．慢性腸間膜動脈狭窄症による腸間膜虚血を確定するためには，腸管に対する複数の輸入-輸出腸間膜血管の病的変化の存在を明らかにする必要がある．加えて，腸管自体の狭窄が認められる場合もあるが，変化が不明な場合も多い．慢性的な虚血性変

化により腸間膜付着部付近の腸上皮に潰瘍が形成され腸間膜内に穿通した場合，異常ガスは腸間膜内に限局し，free airは腹腔内に出現しない場合があり，慎重な読影が求められる．

治療

治療の第一選択は血管内治療であるが，適応外あるいは不成功に終わった場合に外科的バイパス術が検討される．

非腸間膜血管疾患
non-mesenteric abdominal vascular disease

仮性動脈瘤 pseudoaneurysm

概念

● 仮性動脈瘤は動脈内皮の3層構造（内膜，中膜，外膜）の3層とも欠け，そこから漏れた血液が被包化されたものである．

● 構造化された壁をもたないため外壁は脆弱であり，破裂する可能性が高い．

● 腸間膜内の仮性動脈瘤は急性腸間膜虚血の原因となりうる[3]．

病因

Behçet病，急性膵炎，医原性（腹部手術やカテーテル検査や動注ポート抜去など），感染性（⑧），高安病に合併したとの報告がある．

臨床症状

臨床像としては発熱，腹痛，貧血，血小板減少，Dダイマーの上昇などを伴うが，無症状な場合もある．

診断

超音波検査やCTによる形態診断にて瘤の存在が指摘され，超音波検査，超音波内視鏡（endoscopic ultrasound：EUS），MRIにより瘤の内容に関する質的診断と組み合わせて仮性動脈瘤を疑い，血管造影検査により確定される場合が多い．仮性動脈瘤が破裂した場合，血管造影検査で責任血管の同定が容易ではない場合もあり，破裂する前の治療介入が重要である．また，破裂した場合の死亡率は低くないこともあり，仮性動脈瘤と診断された場合は早急に専門医へ相談したほうがよい．

感染性仮性動脈瘤（⑧）に関しては，真性動脈瘤と形態が異なるため腫瘍との鑑別目的に，消化器内科に紹介となることもある．しかしながら，超音波内視鏡下穿刺吸引法（endoscopic ultrasound-fine needle aspiration：EUS-FNA）などによる穿刺は避けるべきである．

治療

治療法としては，コイル塞栓などによる血流遮断が主である．一方，大血管における仮性動脈瘤の破裂を

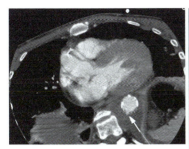
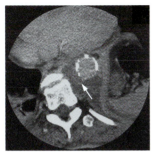
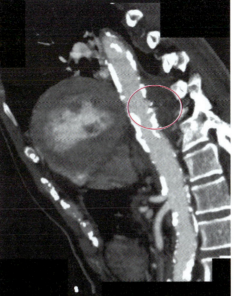

❽ 感染性仮性動脈瘤（mycotic pseudoaneurysm）

高熱，上腹部痛，MRSA 敗血症を認めるも感染源を絞り切れず搬送された症例．原因検索の CT にて横隔膜から上腸間膜動脈分枝直上まで続く下行大動脈背側のやや右側に限局性の小さな不整形の突出（a の矢印）を認めた．同部位には動脈壁が確認できず，現症とあわせて感染性仮性動脈瘤およびその破裂が疑われた．また，この部位には単純 CT にて点状高吸収域（b の矢印，c の丸）があり新鮮出血を疑われ，緊急手術が施行され上記診断が確定された．

疑った場合や治療難渋例では，外科的治療の必要な場合もある．

（辻　喜久）

●文献

1) Coffey JC, et al：The mesentery：structure, function, and role in disease. *Lancet Gastroenterol Hepatol* 2016；1：238.
2) Brandt LJ, et al：AGA Technical Review on Intestinal Ischemia. *Gastroenterology* 2000；118：954.
3) Bala M, et al：Acute mesenteric ischemia：guidelines of the World Society of Emergency Surgery. *World J Emerg Surg* 2017；12：38.
4) 鈴木修司ほか：非閉塞性腸管虚血（non-occlusive mesenteric ischemia：NOMI）の診断と治療．日本腹部救急医学会雑誌 2015；35：177.
5) 辻　喜久ほか：重症急性膵炎と Non-occlusive mesenteric ischemia．日本腹部救急医学会雑誌 2011；31：1029.
6) Siegelman SS, et al：Angiographic diagnosis of mesenteric arterial vasoconstriction. *Radiology* 1974；112：533.

鼠径ヘルニア inguinal hernia，大腿ヘルニア femoral hernia，閉鎖孔ヘルニア obturator hernia

概念

- ヘルニアは，「組織の裂隙を通って臓器や組織が本来の場所から脱出している状態」と定義される．
- 鼠径ヘルニアは，外鼠径ヘルニアと内鼠径ヘルニア

❾ 鼠径部ヘルニアと骨盤部ヘルニアの分類

1. 鼠径部ヘルニア (groin hernia)	1) 鼠径ヘルニア 　I) 外鼠径ヘルニア（external inguinal hernia） 　II) 内鼠径ヘルニア（internal inguinal hernia） 2) 大腿ヘルニア（femoral hernia）
2. 骨盤部ヘルニア (pelvic hernia)	1) 閉鎖孔ヘルニア（obturator hernia） 2) 坐骨ヘルニア（sciatic hernia） 3) 会陰ヘルニア（perineal hernia）

に分けられる（❾）．また，鼠径ヘルニアと大腿ヘルニアを合わせて鼠径部ヘルニアと呼ぶ．腹腔内からみた鼠径部ヘルニアのヘルニア門の位置を❿に示す．

- 外鼠径ヘルニア（⓫）は，ヘルニア内容が内鼠径輪から鼠径管を通って脱出するもの．間接ヘルニア（indirect hernia）とも呼ばれる．
- 内鼠径ヘルニア（⓬）は，ヘルニア内容が鼠径管後壁の脆弱部分である Hesselbach 三角（⓭）から直接脱出するもの．直接ヘルニア（direct hernia）とも呼ばれる．
- 大腿ヘルニアは，ヘルニア内容が大腿管を通って鼠径靭帯の下に脱出するヘルニア．
- 閉鎖孔ヘルニアは，骨盤部ヘルニアの一つ．閉鎖孔の外上方にある開大した閉鎖管を通って大腿内側に脱出するヘルニア．

病因

外鼠径ヘルニア

精巣が胎生期後半に腎臓の下方から下降してくる際

に生じる腹膜鞘状突起は，通常精巣が陰嚢内に下降したのち自然閉鎖するが，これが遺残していると小児外鼠径ヘルニアの原因となる．成人でも腹膜鞘状突起の開存が原因となるが，後述する生理的ヘルニア防御機構の脆弱性や破綻も関与していると考えられる．ヘルニア門は内鼠径輪である．

内鼠径ヘルニア

内鼠径ヘルニアは，Hesselbach三角（⓭）から直接ヘルニア内容が脱出する．Hesselbach三角とは，下腹壁動静脈，腹直筋鞘外縁，鼠径靱帯で囲まれた鼠径管後壁の脆弱部で，もともと脆弱な部分に老化などによる組織の脆弱化が加わって発生するとされる．日常生活で腹圧がかかりやすい患者（重い荷物を持つ職業や立位での作業が多い患者，便秘のため怒責の習慣がついている患者など）に発生しやすい．ヘルニア門は下腹壁動静脈の内側に存在する点が，外鼠径ヘルニアとの違いである．

大腿ヘルニア

中年以降の女性に多いとされている．女性は骨盤が広く大腿管が大きいこと，出産により大腿管周囲組織が脆弱化すること，などが原因と考えられる．ヘルニア門である大腿管は短く強固で，いったんヘルニア内容が脱出すると嵌頓を生じやすい．

閉鎖孔ヘルニア

高齢のやせた多産の女性に多いとされている．大腿ヘルニアと同様に，もともと女性は骨盤が広く閉鎖管が大きいこと，出産や老化により骨盤支持組織が脆弱になること，やせている女性は後腹膜脂肪組織の減少

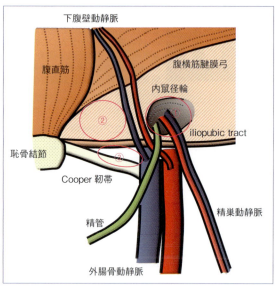

❿ 腹腔内からみた鼠径部ヘルニアのヘルニア門の位置関係
①外鼠径ヘルニア，②内鼠径ヘルニア，③大腿ヘルニア．外鼠径ヘルニアと内鼠径ヘルニアは，下腹壁動静脈の外側か内側かで判別できる．
（イラストは筆者による．）

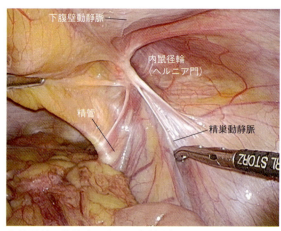

⓫ 腹腔鏡で腹腔内からみた右外鼠径ヘルニア
ヘルニア門は内鼠径輪である．

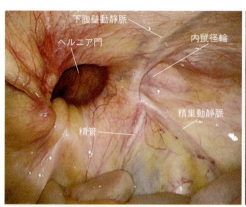

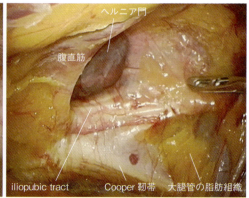

⓬ 腹腔鏡で腹腔内からみた右内鼠径ヘルニア
左図：ヘルニア門は下腹壁動静脈の内側にある．
右図：壁側腹膜切開し，腹膜前腔を剥離したところ．ヘルニア門がiliopubic tractの腹側で腹直筋の外側にある．この症例では大腿管がやや開大していた．

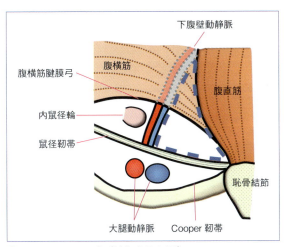

⓭ Hesselbach 三角（外からみた図）
腹直筋外縁，下腹壁動静脈，鼠径靱帯で囲まれた三角部分を Hesselbach 三角と呼ぶ．
（イラストは筆者による．）

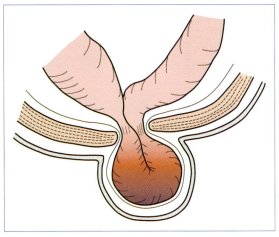

⓮ 嵌頓ヘルニア
（イラストは筆者による．）

により閉鎖管が拡大していること，などが原因とされる．閉鎖孔は閉鎖膜という筋膜で大部分を覆われており，一部が閉鎖管として開いているため，ヘルニア門である閉鎖管が強固で鋭く，嵌頓を起こしやすい．

病態生理

鼠径ヘルニアの病態生理

解剖学的に鼠径部は，腹圧に対する抵抗性の脆弱な部分である．
そのため，人体には下記のような自然のヘルニア発生防御機構が存在する．
①内鼠径輪の valvular action：腹横筋の収縮により，内鼠径輪の sling が斜め外側へバルブのように吊り上がり，内鼠径輪が閉じる．
②鼠径管の shutter mechanism：腹横筋や内腹斜筋が収縮することにより，腹横筋腱膜弓がシャッターのように下がって腸骨恥骨靱帯（iliopubic tract）に近づき，脆弱部である Hesselbach 三角を閉じるようになる．

このようなヘルニア防御機構が，加齢などによる組織の脆弱化や，肥満や怒責の習慣などによる過度の腹圧への曝露によって破綻することが，内外鼠径ヘルニアの病態である．

嵌頓ヘルニアの病態生理

脱出したヘルニア内容が還納できる「還納性ヘルニア」の場合は，局所の膨隆，違和感，疼痛などの症状が主体で，全身状態に影響することはほとんどない．
しかし，ヘルニア内容を腹腔内に還納できない「嵌頓ヘルニア」の状態では，全身状態へのさまざまな影響が起こりうる（⓮）．

脱出した腸管が嵌頓状態になると，まず局所ないし腹部全体の疼痛が生じる．脱出腸管の血流障害が進むと絞扼性イレウスの状態となるため，悪心，嘔吐，腹部膨満，頻脈などが生じる（⓯）．さらに時間が経過して腸管壊死になると，局所の強い膨隆と疼痛，皮膚発赤，さらに発熱，腹膜炎症状をきたし，敗血症性ショックを呈するようになる．

大腿ヘルニアや閉鎖孔ヘルニアなど，ヘルニア門が比較的小さい場合は，腸管壁の一部のみが脱出して嵌頓状態となることがある（Richter ヘルニア，⓰）．腸管の通過障害がなく腸閉塞症状をきたしにくいが，時間の経過とともに嵌頓した腸壁が壊死し，腸管穿孔から腹膜炎の状態になりうる．局所の膨隆が小さいため，身体所見だけでは診断が難しいこともあり，注意が必要である．

ヘルニア内容を腹腔内へ用手的に還納できたと思われても，ヘルニア門が腹腔内に押し入れられただけで嵌頓状態は継続している「偽還納」の可能性があり，注意を要する（⓱）．特にヘルニア内容が腸管で，用手的に還納した際にグル音を確認できない場合は偽還納を疑う．

用手的に還納できたとしても，脱出腸管がすでに壊死していた場合，時間の経過とともに腸管穿孔，腹膜炎から敗血症性ショックの状態になる．この「壊死腸管還納」が疑われる場合には，用手還納に成功しても必ず慎重な経過観察が必要で，腹膜炎の徴候がみられたらすぐに腹腔鏡もしくは開腹で腹腔内を観察，必要に応じて壊死腸管切除や腹腔ドレナージなどの処置を行う．

臨床症状

立位や怒責で生じる鼠径部の膨隆と，それに伴う疼痛や違和感が典型的である．臥位で消失することが多いが，消失しない場合，用手還納を試みる．多くは容

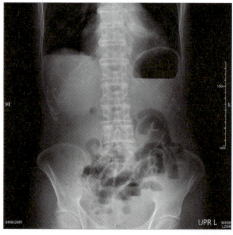
a.

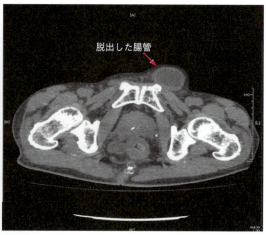
b.

脱出した腸管

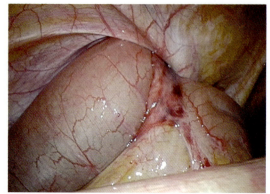
c.

⓯ 外鼠径ヘルニア嵌頓症例（78歳，男性）

悪心・嘔吐，腹部膨満で受診．腹部X線像で多数のニボーを認め（a），腸閉塞の状態であった．左鼠径部に膨隆あり，還納不可能であった．b は CT での脱出腸管を示す．緊急で腹腔鏡下ヘルニア修復術を行った．c は腹腔鏡でみたヘルニア部分を示す．ヘルニア門に小腸が嵌頓していた．この症例では腸管壊死をきたしてはおらず，メッシュを用いた修復術を行った．

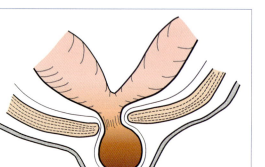

⓰ Richter ヘルニア
腸管壁の一部（腸間膜対側が多い）のみが脱出して絞扼状態となるヘルニアを Richter ヘルニアと呼ぶ．閉鎖孔ヘルニアや大腿ヘルニアなどヘルニア門が小さい場合に起こりやすい．
（イラストは筆者による．）

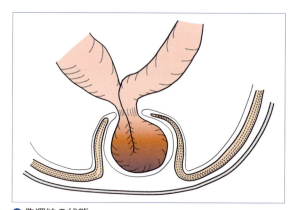

⓱ 偽還納の状態
（イラストは筆者による．）

易に還納可能であるが，還納不可能で嵌頓が疑われる下記のような場合は緊急手術が必要である．
①局所の強い疼痛
②悪心，嘔吐，腹部膨満などの腸閉塞症状
③局所の皮膚の発赤，腹膜刺激症状，発熱，頻脈などの腸管壊死の所見

検査・診断

典型的な膨隆を伴う鼠径部ヘルニアに対しては，身体所見のみで診断するのがよい．ただし，膨隆が不明瞭なものや非定型的なものに対しては，超音波検査，CT 検査などを行うことが考慮される．

鼠径ヘルニア

鼠径部の膨隆を確認する．立位や怒責時にのみ膨隆し，臥位では消失することも多いため，立位および臥

位での観察，腹圧をかけさせての観察を行う．還納性ヘルニアでは，ヘルニア内容を還納した後にヘルニア管に沿って指を挿入し，ヘルニア門を確認する．両側に発生することも少なからずあるため，必ず反対側の鼠径部もチェックする．

大腿ヘルニア

鼠径靱帯のすぐ尾側に膨隆を確認できる．鼠径ヘルニアに比べてヘルニア門が小さく強固なため，嵌頓状態で来院することも多い．鑑別診断として，鼠径リンパ節腫大やNuck管水腫などがあげられ，超音波検査やCT検査が診断確定に必要となることもある．

閉鎖孔ヘルニア

ヘルニア内容が大腿深部に脱出するため，体外から腫瘤として認識されることはほとんどない．ヘルニア門が小さいため嵌頓しやすく，前述のRichterヘルニア以外では腸閉塞症状を呈する．腹部CT検査により，閉鎖管から恥骨筋背側に脱出したヘルニアをみることで診断可能である（⑱）．また，特徴的な所見として，閉鎖神経知覚枝圧迫症状であるHowship-Romberg徴候（大腿を後方へ伸展，外転または内旋させると，大腿内側，股関節部，膝から下腿にかけての疼痛が増強する）が約30〜60％の患者にみられる．

治療

手術以外に根本的な治療法はなく，ほとんどの患者では症状が出現し手術が行われる．しかし，嵌頓の危険が少なく，軽微な症状の患者には，十分なインフォームド・コンセントののちに経過観察を行うこともある．嵌頓のリスクが高い大腿ヘルニアは，すべての症例で手術が推奨されている．閉鎖孔ヘルニアも同様に，腸管が嵌頓して来院時すでに腸閉塞をきたしていることが多く，手術が必要となる．

鼠径ヘルニアに対する手術法

アプローチとして，鼠径部切開法や腹腔鏡下修復術がある．いずれのアプローチでも，原則として人工材料であるメッシュを使用した修復法が推奨されている．感染が懸念される場合や，若年者の小さな外鼠径ヘルニアでは，組織修復術も考慮される．

①鼠径部切開法（メッシュ）
Lichtenstein法：鼠径管前壁を開放して，スリットを入れたメッシュを，内側は腹直筋前鞘，尾側は鼠径靱帯，頭側内側は内腹斜筋腱膜に固定する．鼠径管を通すようにスリットを巻きつけて鼠径靱帯に外側で固定する．内鼠径輪の縫縮も行う．欧米で広く行われ，最も推奨されている修復法である．

その他，メッシュプラグ法，Kugel法などがある．
②鼠径部切開法（組織修復術）
Shouldice法：欧米でよく行われている．横筋筋膜や内腹斜筋腱膜を重層させる修復法．

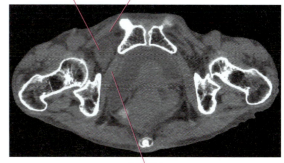

⑱ 閉鎖孔ヘルニア嵌頓症例（86歳，女性）
CTで閉鎖孔ヘルニアの診断がついた．脱出腸管を恥骨筋と外閉鎖筋の間に認める．

iliopubic tract repair法：腸骨恥骨靱帯と腹横筋腱膜弓を縫合して鼠径床を修復する．

その他，McVay法やMarcy法などがある．
③腹腔鏡下修復術：近年増加している修復法である．TAPP法（transabdominal preperitoneal approach）とTEP法（totally extraperitoneal approach）がある．鼠径部切開法と比較すると医療コストは高く手術時間も長いが，術後疼痛や慢性痛が軽減できて早期回復が望めることから，国内外のガイドラインで推奨されている．

大腿ヘルニアに対する手術法

①組織修復術：汚染手術となった場合に，感染予防の観点からメッシュを使用しないMcVay法などを考慮する．
②メッシュによる腹膜前修復法：腹膜前腔にメッシュを広げ，Hesselbach三角，内鼠径輪を含む外側三角，およびヘルニア門である大腿輪をカバーし補強する．腹腔鏡下修復術も近年よく行われる．

閉鎖孔ヘルニアに対する手術法

嵌頓や腸閉塞のない症例，もしくは用手整復が可能であった症例では，待機的にメッシュによる修復が可能であり，鼠径部切開法や腹腔鏡下修復術が施行される．用手整復できないものや腸管壊死が疑われる場合は，緊急手術を施行する（開腹もしくは腹腔鏡）．感染のリスクが高くメッシュが使用できない場合は，ヘルニア門である閉鎖管の縫縮や子宮広間膜などの生体組織を用いたパッチが行われる．

（小濱和貴，坂井義治）

●文献

1) 日本ヘルニア学会ガイドライン委員会（編）：鼠径部ヘルニア診療ガイドライン2015．東京：金原出版：2015．
2) HerniaSurg Group：International guidelines for groin hernia management. *Hernia* 2018；22：1．

11 急性腹症

概念

- 急性腹症（acute abdomen）は急激に発症した腹痛を主な症状とする疾患を包括した診断名である.
- 腹部以外に胸部などの疾患も含み，短時間の間に緊急手術の適応を判断する必要性がある.
- 近年においては，超音波検査やヘリカルCTなどの画像診断や生化学検査が進歩したため，不必要な緊急手術の頻度が少なくなった.
- 2015年，『急性腹症診療ガイドライン2015』が発行された.

分類

治療方針からみた分類が一般的で，①緊急手術適応群（外科的急性腹症），②急性症状の回復した後に手術を行うか，あるいは経過観察する疾患群，③本来は外科以外の他科疾患により起こった随伴症状であって非外科的急性腹症，に分類できる（❶）. 本項では主に腹部疾患を中心に解説する.

病因・病態

急性腹症のなかでもその特徴的な病態像は腹膜炎（peritonitis）である. 腹膜炎の頻度からみると続発性細菌性腹膜炎が最も多く，各種の消化管穿孔の頻度が最も高い. 腹腔内臓器の壊死，感染でも認められ，外科手術の適応となることが多い.

細菌が腹腔内に侵入すると腹膜はリンパ系を介して細菌などを吸収し，細胞による細菌の貪食などに伴い局所の防御反応が惹起されるが，細菌の感染力が生体のもつ防御能力を上回ると汎発性腹膜炎となり，エンドトキシン血症（endotoxemia）をきたすことになる. さらに消化管壁の浮腫による麻痺性イレウス，次いで循環血液量の減少や電解質異常が加わって，敗血症性ショックから多臓器不全（MOF）に進むことがある.

インターベンショナルラジオロジー（IVR）や保存的治療を要する非外科的急性腹症については，個々の疾患における特徴的な病態を理解する必要がある.

検査・診断

病歴の聴取と身体所見

問診がきっかけとなることが多い. 本人からの聴取が困難な場合も多いので，そのときは家族や救急救命士から情報を収集する.

また，身体所見を的確にとることが必要でフローチャートに則って行うとよい（❻ p.263参照）.

まず，全身状態を把握し（脱水やショック，および全身性炎症反応症候群〈systemic inflammatory response syndrome：SIRS〉の有無と救急処置を必要とするか否かの判断），次いで腹部所見の把握（一般には視診，聴診，触診，打診の順序）を行う. 女性では，最終月経や不正出血の有無を必ず確認し，場合によっては検尿により妊娠の否定が必要である.

①視診：腹部の膨隆，皮下出血（Cullen徴候，Grey-Turner徴候）の有無を観察する.

②聴診：腸雑音の亢進（有響性金属音の有無など）や減弱，消失（腹膜炎や麻痺性イレウスなど）を聴取する.

③触診，打診：触診により腹壁の硬結，腹腔内腫瘤の存在を検索し，さらに圧痛（tenderness），筋性防御（muscle guarding）と筋硬直（muscle rigidity），反跳痛（rebound tenderness）の存在を見極めることは腹膜炎の存在診断として必要である. 打診は一般に鼓腸，腹水の有無，肺肝境界の消失などをチェックする. 腹痛の局在部位が疾患の存在部位

---

❶ 緊急手術を要する急性腹症と鑑別疾患

Ⅰ群　緊急手術を要する疾患	Ⅱ群　通常，緊急手術を要しない疾患	Ⅲ群　保存的治療を考慮する疾患
1. 消化管，臓器の穿孔，破裂 　胃・十二指腸潰瘍穿孔，胃癌穿孔，小腸・大腸穿孔，胆道穿孔，虫垂穿孔，子宮外妊娠破裂 2. 臓器血行障害 　絞扼性腸閉塞，腸間膜動脈閉塞症，S状結腸軸捻転症，外ヘルニア嵌頓，腸重積症 3. 重度炎症性疾患 　急性虫垂炎，急性胆嚢炎，急性膵炎，急性憩室炎 4. 消化管，腹腔内出血 　肝・脾破裂，消化性潰瘍出血，食道静脈瘤出血 5. 血管性疾患 　腹部大動脈瘤破裂	1. 臓器の炎症の軽症例 　急性虫垂炎，急性胆嚢炎，急性憩室炎などで腹膜刺激症状を伴わない場合，急性膵炎 2. 単純性腸閉塞 3. 胆石症 4. 消化管および臓器の穿孔，破裂，限局性腹膜炎	1. 腹部疾患 　尿路結石症，後腹膜出血，腸間膜リンパ節炎，胃腸炎，宿便による腹痛 2. 胸部疾患 　肺梗塞，肺炎，気胸 3. 循環器系疾患 　心筋梗塞，脊髄癆性クリーゼ，急性心嚢炎 4. その他の疾患 　糖尿病クリーゼ，急性間欠性ポルフィリン症，尿毒症，Henoch-Schönlein紫斑病，帯状疱疹

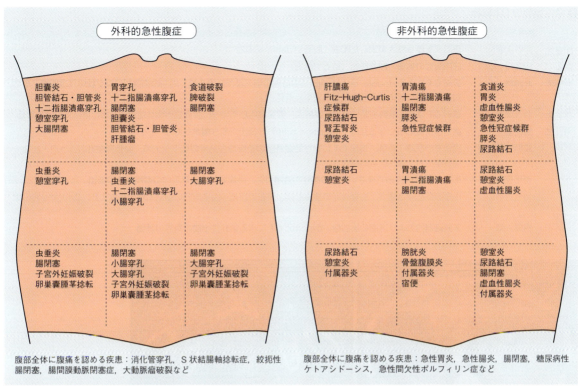

❷ 各種急性腹症原因疾患と腹痛の局在との関係

と一致することが多いので，その関係を❷に示した．
④直腸指診：腹膜に最も接近できる診察法である．肛門括約筋の状態，直腸内圧痛，狭窄，腫瘍などの有無をみる．汎発性腹膜炎では圧痛を，Douglas窩に血液や膿が貯留していれば圧痛と波動を触れることができる．

腹部単純X線

簡便かつ腹部全体の診断的情報源となりうるが，診断能は十分とはいえない．撮影は横隔膜下より骨盤腔を含め，立位，仰臥位が一般的であるが，立位になれない場合は半座位および左側臥位を考慮する．

腹腔内遊離ガス像（free gas）は，消化管穿孔時に一般に認められ，胸部X線写真では横隔膜と肝上縁，左側臥位では肝と壁側腹膜の間で判定する．

腸管内ガス像では，腸閉塞時に小腸が拡張し，連銭状の細かなKerckring皺襞がみられることや，立位により液体貯留とともに鏡面像が観察される．また，急性膵炎などの限局性腹膜炎時には部分的にガス像の貯留（sentinel loop）や，横行結腸像の非連続性（cut-off sign）が認められる．また，S状結腸軸捻転症時には拡大S状結腸ガス像（coffee bean sign）がみられる．

超音波検査（US）

無侵襲な検査という利点とともに，ベッドサイドで

❸ 急性腹症の超音波診断

疾患名		超音波診断所見とポイント
胆道性疾患	急性胆嚢炎	胆石の有無，胆嚢の性状（二重構造），胆嚢胆汁の性状
	胆管炎	肝内外胆管の拡張（急性閉塞性化膿性）
肝疾患	肝膿瘍	cystic patternのなかに不規則で可動性のある内部エコー
	肝嚢胞内出血	嚢胞の腫大，嚢壁からの出血
膵疾患	急性膵炎	膵の高エコー，部分的に粗大な強いエコー（膵の出血，壊死性変化）
消化性疾患	腸閉塞	fluid patternの腸管像
	消化管穿孔	腹腔内遊離ガス像
	急性虫垂炎	虫垂糞石，虫垂周囲膿瘍，虫垂を二重の壁を有するcystic echoとして描出
	腹腔内膿瘍	膿瘍は内部エコーを有する嚢胞性病変
	腹部外傷	実質臓器内および周囲に無エコーあるいは低エコー領域として描出

検査が可能であり，反復して行うことができるため経時的に観察するのにも適している．USは適応も広く，それぞれの疾患に特徴的所見を呈するので，頭のなかでよく整理しておく必要がある（❸）．

❹ 急性腹症のCT診断

疾患名		CT診断所見とポイント
胆道性疾患	急性胆嚢炎	壁肥厚を伴う腫大緊満した胆嚢，胆石やdebrisの存在
	胆管炎	肝内胆管の拡張，閉塞機転（結石や腫瘍）の描出
肝疾患	肝膿瘍	造影CTによるdouble-target sign（中心部の壊死巣が低吸収域，周囲の肉芽がリング状の高吸収域，その周囲の浮腫に対応する低吸収域を呈する所見）
膵疾患	急性膵炎	造影CTは重症度の判定に有用．膵腫大，膵実質内部不均一，膵周辺への炎症の波及または液体貯留を評価
消化性疾患	腸閉塞	腸管径が急に細くなる部位（transition zone）が描出可能な場合がある
	絞扼性腸閉塞	腸管壁の肥厚・浮腫，造影CTにおける腸管壁の造影増強効果の低下・欠如，腸管膜血管のうっ血・出血，腸管壁内ガス像，腹水の存在
	消化管穿孔	単純X線では描出できない少量の腹腔内遊離ガス，後腹膜腔や腸管膜内の遊離ガスの描出．腹水貯留
	急性虫垂炎	虫垂の壁肥厚と腫大．虫垂周囲の膿瘍形成．糞石の存在．虫垂周囲の脂肪組織の濃度上昇．Douglas窩の腹水
	腹部外傷	実質臓器内および周囲の出血像．dynamic CTによる活動性出血の有無の評価

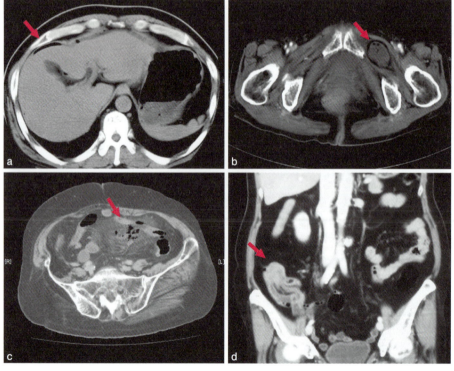

❺ CTが診断に有用であったと考えられた急性腹症の4例
a. 十二指腸潰瘍穿孔（free gas）
b. 閉鎖孔ヘルニア嵌頓
c. 小腸穿通
d. 回腸悪性リンパ腫腸重積

CT検査

　ヘリカルCTの出現によってごく短時間で腹腔全体が検索でき，冠状断だけでなく，前頭断や矢状断，または血管系の再構築画像などが可能である．客観性や再現性に優れており得られる情報量も多いため，急性腹症におけるCTの役割は非常に高くなっている．急性腹症の代表的疾患でのCT所見を理解しておくことは非常に重要である（❹）．❺に，CT検査が有用であった症例の画像を示した．上腹部痛の場合は胸部CTが必要なこともある．

血液・尿検査

　白血球および分画は急性腹症の診断に重要であり，よく注意してデータを評価することが必要で，主なものは以下の通りである．

①異常分画を伴った軽度白血球増加：感染に対する正常な反応

②異常分画を伴った正常白血球数：高齢者に多く，感染に対し白血球数が増加しない骨髄の機能低下

③強度の白血球増加または減少：重度の腹腔内感染症や腸間膜動脈血栓症など

　血液生化学検査として，ごく初期には上昇が認められないことがあるがCRPは炎症の程度を表す．アミラーゼ，リパーゼは膵炎に，Bil，ALP，AST，ALTなどの異常値は胆道系の異常時に認められる．さらに，

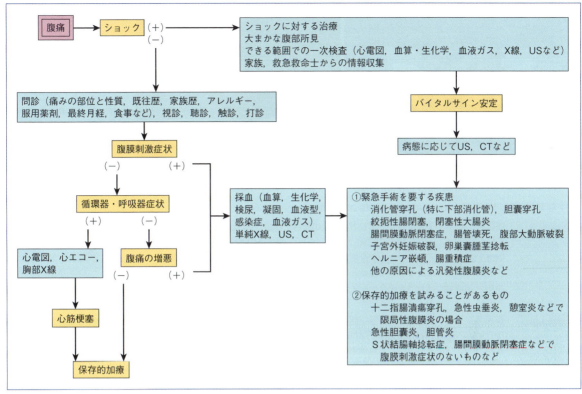

❻ 緊急手術を要する急性腹症とそのフローチャート

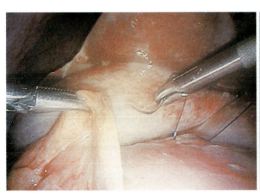
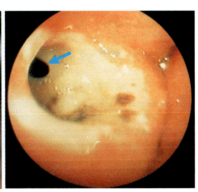

❼ 十二指腸潰瘍穿孔（矢印）と腹腔鏡下治療（大網被覆術）
右の写真は術前の内視鏡像．

CPK 上昇は腸管壊死時に認められることがある．また，血液ガスで乳酸値の上昇がみられたり，塩基過剰（base excess）や HCO_3^- の低下により代謝性アシドーシスが疑われる場合は緊急性が高いと考えられる．また，女性の場合は，検尿での妊娠検査も考慮する必要がある．

診断のフローチャート

腹痛の患者に対し，常に頭のなかにフローチャートをおいて鑑別診断を行うと，時間のロスも少なく有効な場合が多い（❻）．また，『急性腹症診療ガイドライン 2015』の初期診療アルゴリズムも参照しておくとよい．

まず急性腹症であるか否か，あるいはショックを合併しているか，腹膜刺激症状があるかの診断が重要である．腹膜刺激症状の有無が外科的および非外科的急性腹症の鑑別に重要であると同時に，非外科的急性腹症にはショック症状を伴うことがほとんどないことも銘記しておく必要がある．

腹部単純 X 線写真は，腹部全体の大まかな情報源であるが診断能は限定的で，圧痛の部位によって US と CT を組み合わせていくことによってかなりの率で診断が可能となる．特に腹膜刺激症状が認められるような場合は，ヘリカル CT が非常に有用であり時間のロスが少ないと考えられる．

また，近年の内視鏡下手術の発展に伴い，診断の困難な急性腹症に対する腹腔鏡の有用性が報告されるよ

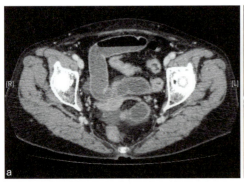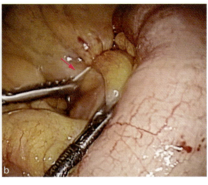

❽ 絞扼性腸閉塞の早期手術例
a. 小腸の軽度拡張は認めたが、閉塞機転は明らかではなかった．
b. 強い腹痛が続くため腹腔鏡観察を行ったところ索状物（矢印）による絞扼であり，索状物の切離のみで腸管は温存可能であった．

❾ 主な非外科的急性腹症（non surgical acute abdomen）

内分泌疾患	糖尿病	糖尿病性ケトアシドーシスの場合に持続性、けいれん性で悪心、嘔吐を伴った腹痛がある．アシドーシスの補正で軽減、消失するので、糖尿病の治療が急務である
	副腎不全	副腎クリーゼで腹部を中心とした激しい腹痛を訴えることがあり、同時に、悪心、嘔吐、下痢を伴ってショックに陥ることもある．早急のステロイド治療が必要である
	副甲状腺機能亢進症	本症で腹痛発作をきたすことがあるが、尿路結石、急性膵炎および消化性潰瘍を併発するためである．高カルシウム血症、低リン血症、ALP 高値が特徴的である
代謝性疾患	急性間欠性ポルフィリン症	肝性ポルフィリン症の1型であり、優性遺伝の形式をとり、しばしば腹痛発作を伴うことがある．寛解と再発を繰り返し、バルビタール酸、サルファ剤、月経、感染などが原因である．ポルホビリノゲンを検出させる Watson-Schwartz 反応が簡便である．ヘマチン療法が有効である
	高脂血症	高脂血症Ⅰ型であり、カイロミクロンの増加を示す本症の腹痛は急性膵炎を併発するため、黄色腫、肝脾腫を呈する．低脂肪食により腹痛は軽快する
血液疾患	溶血性貧血	本症の腹痛は激痛であり、筋性防御がみられることもある．溶血クリーゼのときに起こり、黄疸、ショック、無尿となることもある．本症には胆石の合併が多く、遺伝性球状赤血球症の成人の 85％ にみられる
	アレルギー性紫斑病	本症は時に疝痛発作、嘔吐などの胃腸症状を呈する．腸重積や腸閉塞と誤ることが多いので、紫斑の有無や Rumpel-Leede 反応に注意する
感染性疾患	帯状疱疹	皮疹が腹部に出現するとほかの急性腹症との鑑別が必要である
	脊髄癆	本症の腹部クリーゼは後根刺激症状として耐えがたい腹痛を生ずるものであり、潰瘍穿孔などの鑑別が必要である．腹痛は帯状痛であり、電撃様に増強する
泌尿器疾患	尿路結石	上部尿路結石は腎疝痛を起こし、側腹部から肋骨脊柱角にかけて発作的激痛を訴えるのが特徴である．時に腹痛、悪心、嘔吐などの消化器症状が著明となるので AAA、腹部大動脈解離、急性虫垂炎との鑑別が重要である
産婦人科疾患	卵巣出血付属器炎	子宮外妊娠破裂や卵巣囊腫の茎捻転は外科的急性腹症の範疇に入るので、これらの鑑別が重要である

うになってきた．十二指腸潰瘍穿孔例における内視鏡下大網被覆術の例（❼）や絞扼性腸閉塞の早期手術例（❽）に示されるように，腹腔鏡を用いれば病巣を直接視認し，ほぼ 100％ 正診が得られるうえに，外科的急性腹症であった場合にはそのまま治療も行いうるという利点がある．しかし，全身麻酔を要することや，設備や人員の緊急対応の困難さなど問題も残されている．前述のような各種検査を正しいプロセスで施行することによって，かなりの高確率で診断が可能なはずであり，腹腔鏡はその後に位置する低侵襲性の診断・治療手段としてとらえるべきであろう．

いずれにせよ，これらの各種検査のプロセスと所見を常に頭のなかで整理し，無駄のない診断と治療に努めることが，急性腹症の患者を救命しうる手段と考えておくことが重要である．

治療・予後

非外科的急性腹症

非外科的急性腹症は，疾患の局在により4群に分類することができる．すなわち，①腹部疾患，②胸部疾患，③循環器系疾患，④その他の疾患，である．このうち①の腹部疾患（腸間膜リンパ節炎や尿路結石症など）以外の内科的疾患に対して開腹術を行ってしまった場合には，生命の危険があるので慎重を要する．

非外科的急性腹症を示す主な疾患について，その症状と治療を❾にまとめた．

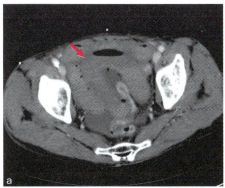
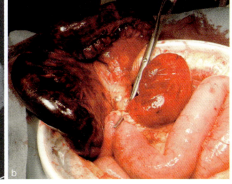

❿ 絞扼性腸閉塞のCTと術中写真（壊死症例）
a. 腸管壁の造影が不良であった（矢印）．
b. 回腸は壊死しており，小腸切除術を行った．

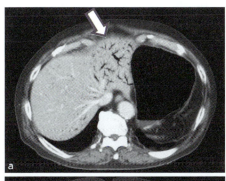
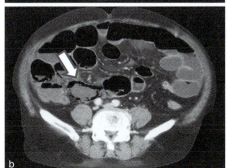
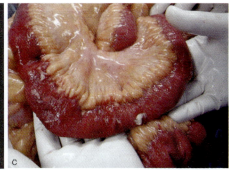
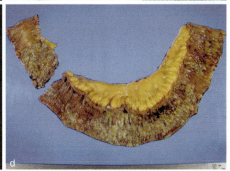

⓫ 非閉塞性腸管虚血症
a. 門脈内ガス像．
b. 粘膜下気腫（pneumatosis intestinalis）．
c. 当該部位回腸の肉眼所見．
d. 粘膜壊死．潰瘍が広範囲に認められる．

外科的急性腹症

非外科的急性腹症と異なり開腹術が必要であり，手術のタイミングと術式の選択や腹腔内ドレナージの有無が重要なポイントとなるため，外科系医師との連携が重要である．消化器系では特に絞扼性腸閉塞（❿），腸管壊死，下部消化管穿孔などは緊急性が高く，敗血症から多臓器不全に移行する可能性があるため，迅速かつ正確な診断，治療が必要である．

たとえば，非閉塞性腸管虚血症（non-occlusive mesenteric ischemia：NOMI，⓫）は発症時の臨床所見に乏しく，重篤さを認識しにくいため広範な腸管の虚血・壊死をきたす予後不良の疾患である．しかしながら，腹部CTにおいて特徴的な所見を呈するため，早期に診断できれば救命できる可能性もあるため，そのような疾患の存在を知っている必要性がある．

（北島政樹，似鳥修弘）

● 文献

1) 急性腹症診療ガイドライン出版委員会（編）：急性腹症診療ガイドライン2015．東京：医学書院；2015．
2) Silen W（小関一英監訳）：急性腹症の早期診断―病歴と身体所見による診断技能をみがく，第2版．東京：メディカルサイエンスインターナショナル；2012．
3) Agresta F, et al：Laparoscopic approach to acute abdomen from the Consensus Development Conference of the Società Italiana di Chirurgia Endoscopica e nuove tecnologie (SICE), Associazione Chirurghi Ospedalieri Italiani (ACOI), Società Italiana di Chirurgia (SIC), Società Italiana di Chirurgia d'Urgenza e del Trauma (SICUT), Società Italiana di Chirurgia nell'Ospedalità Privata (SICOP), and the European Association for Endoscopic Surgery (EAES). Surg Endosc 2012；26：2134．

12 その他の消化管病変

消化管寄生虫症 gastrointestinal parasitosis
(☞ Vol.2「寄生虫疾患」p.173)

　寄生虫は，単細胞の原虫と多細胞の蠕虫に区別される．蠕虫は，さらに扁形動物門に属する吸虫，条虫と，線形動物門に属する線虫に区分される．わが国では，1994（平成6）年11月に廃止された寄生虫病予防法によって戦後爆発的に蔓延した寄生虫は激減した．しかしながら，地球の全人口の半数が何らかの寄生虫を保有しているとされ，わが国においても寄生虫病予防法の廃止，有機野菜などの自然食の流行，珍味とされるものの生食を行うグルメ探求，開発途上国への海外旅行，ペットブーム，各種疾患や薬剤投与など免疫力の低下した患者の増加などの要因により，いまだ多くの寄生虫疾患がみられている．

　寄生虫には，人間を終宿主としているものと，幼虫移行症を起こす寄生虫のように，人間は本来の終宿主ではないが人体に入り込んで病害をもたらすものとがある．多くの寄生虫は，その終宿主に対しては生命にかかわるような害をもたらさないことが多いが，幼虫移行症のように虫卵から成虫に至るまでの過程で本来の道筋から外れ，人体に入った場合には重篤な状況を起こすことが多い．

　日頃遭遇しやすい臨床所見を呈する寄生虫疾患を❶に，また主な消化管寄生虫の寄生部位を❷に示した．寄生虫症が疑われた場合には，感染経路と流行地を考慮しながら，居住歴，海外渡航歴，食事内容，ペット飼育の有無，現在内服中の薬剤などを詳細に問診することが重要である．

アニサキス症 anisakiasis

概念・病因
- アニサキス亜科に属する寄生虫は，本来イルカ，クジラなどの海洋に生息する哺乳類を終宿主とする体長20～30 mm，幅0.4～0.6 mmの回虫である．
- 産卵された虫卵が羽化しオキアミなどの海洋性プランクトンに捕食され，オキアミを食したサバ，イカなどの魚類の腹腔内や筋肉内に幼虫が寄生する（❸）．
- アニサキス症は，幼虫を体内にもつ魚類を生食することで発症する幼虫移行症である．
- 既感染による即時型過敏反応が関与する劇症型と未感作の場合の緩和型に分けられ，寄生部位により胃アニサキス症と腸アニサキス症とに区別される．

臨床症状
　アニサキス幼虫は，消化管のどの粘膜内にも刺入し，刺入場所により異なった病態を示す．胃アニサキス症の場合，魚類の摂取後2～12時間の発症が多い．典型

❶ 寄生虫疾患を疑う臨床所見

腹痛，下痢	原虫類	赤痢アメーバ，ランブル鞭毛虫，クリプトスポリジウム，大腸バランチジウムなど
	蠕虫類	回虫，アニサキス，鞭虫，蟯虫，鉤虫，糞線虫，住血吸虫，肝蛭，肝吸虫，日本海裂頭条虫，広節裂頭条虫，大複殖門条虫，無鉤条虫，有鉤条虫など
肝障害，肝脾腫	原虫類	赤痢アメーバ，トリパノソーマ，ドノバンリーシュマニア，マラリア原虫，トキソプラズマなど
	蠕虫類	回虫（乳頭迷入），住血吸虫，肝蛭，肝吸虫，エキノコックスなど
貧血	原虫類	マラリア原虫，トリパノソーマ，リーシュマニア，トキソプラズマなど
	蠕虫類	鉤虫，鞭虫，住血吸虫，肝吸虫，日本海裂頭条虫，広節裂頭条虫など
好酸球増多	蠕虫類	回虫，アニサキス，鞭虫，蟯虫，鉤虫，糞線虫，住血吸虫，肝蛭，肝吸虫，日本海裂頭条虫，広節裂頭条虫，無鉤条虫，有鉤条虫，エキノコックスなど

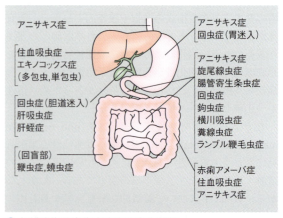

❷ 各種消化器寄生虫疾患の寄生部位
それぞれの寄生虫の臓器特異性を理解し，診断に役立てることが大切である．

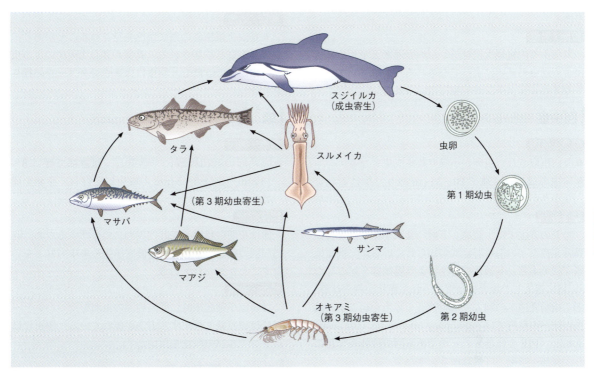

❸ アニサキスの生活史
イルカ，クジラなどが終宿主であり，サバ，イカなどの魚類内のアニサキス幼虫を生食することでアニサキス症は発症する．

的には，夕食で生魚を摂取し午前 0 時頃から間欠的な強い心窩部痛が出現し，早朝救急外来や翌日の外来を受診することが多い．小腸壁に刺入した場合には，浮腫により容易に腸閉塞状態となる．

診断・治療

アニサキス症の診断で最も重要なのは，食事内容の聴取で，前日まで消化器症状のなかった患者で心窩部痛が急に出現した場合には，前日の食事内容を聴取することが大切である．疼痛が強いわりに，筋性防御などの腹膜刺激症状がみられないことが特徴である．また，アレルギー反応により消化管に浮腫が起きると考えられており，心窩部痛の出現する前に皮膚にじんま疹が出現することもあり，診断の参考になる．

胃アニサキス症では急性胃粘膜病変の形をとり，粘膜ひだは腫大し，刺入部にはびらん，潰瘍を伴っていることが多い．内視鏡的に虫体を摘出することで診断と治療が終了し，虫体摘出後速やかに症状は消失する．胃壁に深く刺入した場合には vanishing tumor と呼ばれる粘膜下腫瘍様の隆起を形成する場合があり，時間の経過とともに消失していくことが特徴である．

小腸アニサキス症による腸閉塞症状に対しては保存的な加療が原則で，約 1 週間以内に虫体は死滅し病態の改善がみられる．大腸壁に虫体が刺入した場合にも疼痛の原因となり，回盲部への刺入では虫垂炎との鑑別が重要となる．小腸アニサキス症など虫体摘出が行えない場合の診断には，皮内反応，間接的赤血球凝集反応，ゲル内沈降法，補体結合反応なども行われるが，ペア血清による血中抗体価の上昇の確認が簡便である．

予防には，加熱（60℃で 1 分以上）および冷凍処理（−20℃，24 時間以上）が有効である．2012 年の食品衛生法施行規則の改正により，アニサキスは食中毒の病因物質として追加されており，アニサキスによる食中毒が疑われる患者を診断した医師は 24 時間以内に最寄りの保健所に届け出ることが必要である．

糞線虫症 strongyloidiasis

概念・病因

- 熱帯，亜熱帯に広く分布し，わが国では沖縄県と鹿児島県の南西諸島にみられる．
- ラブジチス型（R 型）幼虫とフィラリア型（F 型）幼虫とあり，F 型幼虫は体長 0.6〜0.7 mm で，経皮的に侵入し，血流を介して肺に達し，肺胞壁毛細血管を破って肺胞内に脱出する．さらに気道を上行し喉頭から嚥下によって食道を経て十二指腸，小腸上部に寄生する．

臨床症状

ほとんどの場合，無症状であるが，反復性下痢，粘血便の原因となる．免疫力の低下した症例では虫体数が著しく増加し，消化管以外の部位に播種し，敗血症や髄膜炎を合併する播種性糞線虫症がみられ，死亡例

もある.

診断・治療

糞便中や内視鏡生検材料からの普通寒天平板培養法による幼虫の証明によってなされる. チアベンダゾールやイベルメクチンが治療に用いられる.

回虫症 ascariasis

概念・病因

● 経口摂取された虫卵が小腸で雌雄成虫となる.
● 回虫の成虫は, 雌で 20～35 cm あり, 雄はこれより小さい.

臨床症状

腸管の寄生では, 腹痛, 下痢, 食欲不振または食欲異常亢進などの消化器症状が知られているが, 多くは無症状である. 多数体の寄生により腸閉塞を起こしたり, 胃に迷入した場合には胃けいれん症状がみられる. 十二指腸乳頭への刺入では胆管炎や膵炎を起こす. 幼虫の肺への移行では pulmonary infiltration with eosinophilia（PIE 症候群）の一種である回虫性肺炎を起こし, 発熱, 咳嗽, 好酸球増多をきたす.

診断・治療

糞便検査による虫卵の証明によって診断し, ピランテルパモ酸塩で駆虫を行う.

鉤虫症 hookworm disease

概念・病因

● ズビニ鉤虫（*Ancylostoma duodenale*）は経口的に, アメリカ鉤虫（*Nacator americanus*）は経皮的に感染し, 大きさはともに 10 mm 前後であり, 空腸上部が主な寄生部位である.

臨床症状

虫体は腸管壁に咬着して, 血液を吸血するため, 鉄欠乏性貧血や低アルブミン血症が起こる. 時に, 若菜病といわれる喘息様症状がみられる.

診断・治療

糞便の虫卵検査にて診断し, ピランテルパモ酸塩で駆虫を行う.

鞭虫症 trichuriasis

概念・病因

● 成熟卵の経口摂取にて起こり, 成虫は体長 3～5 cm で白色を呈しており, 回盲部を中心に大腸に寄生する.

臨床症状

特異的な症状はみられないが, 体前部を粘膜内に刺入することから周囲組織に炎症を起こし, 腹部膨満感, 盲腸部腫瘤, 残便感, 血便などを呈する.

診断・治療

大腸内視鏡検査の際に偶然発見されることがあり, 虫体摘出にて診断される. 糞便の遠心沈殿法による虫卵の検出にて診断し, 駆虫にはメベンダゾールの投与を行う.

蟯虫症 enterobiasis, oxyuriasis

概念・病因

● 成熟卵の経口摂取にて感染し, 回盲部で雌は 8～13 mm, 雄は 2～5 mm の成虫に発育して産卵を開始する.

臨床症状

雌は夜間に移動して肛門周囲にて産卵するため, 肛門周囲の瘙痒感が出現し, 睡眠障害や集中力低下をきたすことが知られている.

診断・治療

診断は早朝起床時に肛門周囲の虫卵をセロハンテープに付着させて検出する方法が優れている. 駆虫にはピランテルパモ酸塩を用いる.

ランブル鞭毛虫症 giardiasis

概念・病因

● 熱帯, 亜熱帯を中心に世界的に広く分布する原虫疾患で, 小児の栄養障害の原因として重要な疾患である. 先進国においても, 輸入感染症あるいは AIDS 関連疾患として注目されている.

臨床症状

病原体の接種 7～10 日後の, 脂肪分を多く含む黄色ないしは白色を帯びた便が特徴で, ランブル鞭毛虫性下痢と称される.

診断・治療

消化吸収不全の患者の内視鏡検査時の十二指腸生検の病理組織や糞便中に長径 12～18 μm 短径 6～9 μm の栄養型や長径 8～12 μm 短径 6～8 μm の囊子を発見することで診断される. 治療は, メトロニダゾール, チニダゾールが有効である.

横川吸虫症 metagonimiasis yokogawai

概念・病因

● 日本各地, 東南アジアなど広く分布し, 第一中間宿主はカワニナ, 第二中間宿主はアユ, ウグイ, シラウオなどの淡水魚である.

臨床症状

少数寄生では無症状で, 多数寄生では下痢, 粘血便, 腹痛などの症状が出現する.

診断・治療

糞便からの虫卵の検出にて診断し, プラジカンテルにて駆虫する.

条虫症 cestodiasis

概念・病因

- 腸管寄生条虫症のうち広節裂頭条虫（*Diphyllobothrium latum*），無鉤条虫（*Taeniarhynchus saginata*），有鉤条虫（*Taenia solium*）が重要である．
- 広節裂頭条虫ではサケ，マスの筋肉内の幼虫，無鉤条虫はウシの生食，有鉤条虫はブタの生食により感染する．いずれの成虫も小腸寄生で，全長2〜10 mに達する．

臨床症状

体節の一部が肛門から自然排出され気づかれる症例もある．症状としては腹部膨満感，悪心・嘔吐，腹痛，下痢などで，まれに貧血もある．

診断・治療

排出体節の同定と，成熟虫体では糞便中虫卵検出で診断される．駆虫には全体節を一気に排出させる必要があり，ガストログラフィンにて駆虫する方法が有効である．造影にてひも状の陰性欠損として描出される．

（足立経一，木下芳一）

●文献

1) 大鶴正満（編著）：臨床寄生虫学，改訂第4版．東京：南江堂；1994.
2) 吉田幸雄ほか：図説人体寄生虫学，第7版．東京：南山堂；2006.
3) 千葉　勉（編）：消化器疾患のとらえかた—眼でみるベッドサイドの病態生理．東京：文光堂；2002. p.112.

消化管アレルギーと好酸球性消化管疾患
gastrointestinal allergy and eosinophilic gastrointestinal disease

食物アレルギー

ヒトは食物としてさまざまな異種蛋白を摂取している．これらの抗原の一部はペプチドまで分解され，抗原性を維持したまま消化管組織中に侵入する．さらにヒトの腸内には多種の細菌が住みついており，これらも異種抗原となりうる．このように消化管は食物や細菌の抗原に常に接しているが，健常者ではこれらの異種抗原に対して強い免疫反応を起こさないために，免疫寛容を確立する仕組みが存在している．消化管の免疫寛容には anergy と active suppression の両方が重要な役割を有すると考えられているが，これには regulatory T cell，IL-10，TGF-β，正常腸内細菌叢などが重要である．食物抗原は経口摂取された場合には免疫寛容を成立させるが，皮膚の炎症部位から体内に侵入した場合には免疫感作が成立し，後に同一食物抗原

を経口摂取したときに食物アレルギーが発症しやすいと考えられている．食物アレルギーは小児に多く，日本小児アレルギー学会から『食物アレルギー診療ガイドライン2016』が出版されている．

食物アレルギーにはさまざまな病型があることがわかっており，一般的な即時型症状を起こすタイプ，食物依存性運動誘発アナフィラキシー，口腔アレルギー症候群は IgE が発症に関与している IgE 依存型の食物アレルギーに分類される．また，食物アレルギーの関与するアトピー性皮膚炎も主に IgE に依存するアレルギー反応であると考えられている．一方，新生児期に発症する新生児消化器症状型は IgE 非依存型であると考えられている．

好酸球性消化管疾患

成人を中心に，胃から大腸までの消化管に多数の好酸球の浸潤を生じ，慢性炎症とそれに伴う消化器症状が出現する難治性疾患の存在が好酸球性胃腸炎として知られていたが，1990年代に欧米を中心に，本来ほとんど好酸球浸潤が存在しない食道扁平上皮層を主に多数の好酸球の浸潤が出現し，食道輪走筋のけいれん性収縮や粘膜下層を中心とした線維化が出現するために嚥下障害が起こる慢性疾患である好酸球性食道炎が多数報告されるようになった．好酸球性胃腸炎と好酸球性食道炎の臨床像や治療反応性，消化管粘膜で産生されているサイトカイン類には類似性が高い．さらに両疾患を合併した例が珍しくないことから，好酸球性胃腸炎と好酸球性食道炎をまとめて好酸球性消化管疾患としてとり扱われている．好酸球性消化管疾患の診療に関しては厚生労働省の難病疾患のホームページに記載がある．さらに，『好酸球性消化管疾患診療ガイド』も出版されている．好酸球性消化管疾患は，食物抗原を主な原因とする慢性的な食物アレルギーで原因食材を除去することで寛解状態となる例がある．好酸球性消化管疾患のうち好酸球性食道炎に関しては，本書では「特殊な食道炎」として食道疾患の部分で記載されている（☞「好酸球性食道炎」p.101）．

好酸球性胃腸炎

概念

- 小腸を中心として胃から大腸にかけてみられる，多数の好酸球の浸潤を伴う慢性アレルギー疾患である．
- 好酸球から放出される種々の物質のために慢性炎症，線維化が起こり，正常な消化管の機能が障害される疾患である．

疫学

好酸球性食道炎は日本では2010年頃は5,000件の上部消化管の内視鏡検査で1例程度が発見されるま

れな疾患であった．現在は数100件の内視鏡検査で1例発見される一般的な疾患となっている．一方，好酸球性胃腸炎はまれな疾患で，わが国では1988年までの30年間に60例の症例が報告されている．一方，2004～2009年の国内の調査では144例が報告されている．報告数の増加が真の増加を示しているのか，診断能の向上に伴って確定診断される例が増えただけであるのかは明らかではない．好酸球性食道炎と比べて患者数は少なく，最近のわが国の集計成績では好酸球性食道炎の1/4程度の症例数である．

　好酸球性食道炎と同様に半数の患者は気管支喘息などのアレルギー疾患を有しており，本症がアレルギー疾患であることを思わせる．好酸球性食道炎は40歳代を中心とした若い男性に多く，80％の例は男性である．一方，好酸球性胃腸炎は男女はほぼ同数で，小児期から80歳代まで均等に発症がみられるが，発症時の平均年齢は40歳代である．

病態

　病因，病態は明らかとはなっていない．*Helicobacter pylori*感染者が少ないこと，他のアレルギー疾患を有する頻度が高いこと，末梢血中の好酸球増加が80％の例にみられること，IgEの増加が多数の例でみられること，消化管粘膜でのmRNAの総括的解析では好酸球性食道炎と類似したTh2型のサイトカインの発現が高いこと，ステロイドが有効であること，除去食が有効な例があることなどから，食物抗原などを中心とした抗原に対するTh2型の免疫反応が主因であろうと考えられている．

病理

　食道粘膜上皮層には健常者では好酸球はほとんどみられないが，胃から大腸までの消化管粘膜には健常者でも好酸球の浸潤がみられる．特に下部回腸，右側結腸では粘膜固有層を中心に400倍の高倍率視野あたり健常者でも20個を超える好酸球の浸潤がみられることがあるため，異常好酸球浸潤の判定には注意が必要となる．

　好酸球性胃腸炎は胃，小腸，大腸のどこにでも発症するが，小腸に病変が形成されることが最も多い．また，好酸球の浸潤部位は粘膜への浸潤が主体の粘膜優位型が88％を占めるが，筋層に浸潤がみられる筋層優位型，漿膜下層に浸潤がみられ腹水の貯留を伴いやすい漿膜下層優位型がある．

症状

　粘膜優位型で胃に病変があれば腹痛，小腸・大腸にあれば腹痛と下痢，筋層優位型では腸管の狭窄症状，漿膜下層優位型では腹部膨隆や膨満などが訴えとなりやすい．

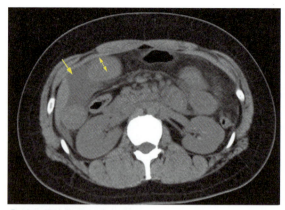

❹ 好酸球性胃腸炎のCT像
好酸球性胃腸炎例ではCT検査で限局性の小腸壁の肥厚や腹水を認めることが多い．本例でも腸管壁の肥厚（両矢印）と腹水（矢印）がみられる．

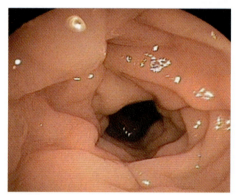

❺ 好酸球性胃腸炎の内視鏡検査像
内視鏡検査では潰瘍，びらん，粘膜浮腫など同定されうるが非特異的で，異常がみられないこともある．本例でも大腸粘膜の浮腫がみられるのみであった．

診断

　アレルギー歴のある例が腹痛と下痢を主とする症状を訴えるときに好酸球性胃腸炎を疑うことから診断が始まる．血液検査では好酸球増加，IgE増加，軽度の炎症反応を認める．CT検査を行うと腸管の限局性の浮腫や壁肥厚，腹水の貯留を認めることが多い（❹）．内視鏡検査を行うと粘膜優位型では粘膜にびらん，潰瘍，発赤，浮腫などを認めるが特異的なものはなく，また異常所見が明確でない場合もある．このため内視鏡検査で診断を強く疑うことは難しい（❺）．消化管内の多数の部位の生検を行い，病理組織検査を行うことが必要である．病理診断で多数の好酸球の浸潤が認められても，それだけで好酸球性胃腸炎と診断することは困難である．特に潰瘍性大腸炎などの炎症性腸疾患との鑑別は難しく，臨床経過をみることが必要な場合もある（❻）．さらに，消化管以外の臓器には病変が認められないこと，寄生虫感染症，好酸球性多発血管炎性肉芽腫症などの血管炎を伴う疾患，炎症性腸疾

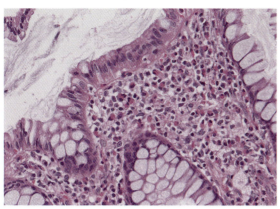

❻ 好酸球性胃腸炎の病理組織像
病理組織学的には粘膜固有層に多数の好酸球の浸潤を認める.

❼ 好酸球性胃腸炎の診断の基準（厚生労働省，2015）

必須項目
1. 症状（腹痛，下痢，嘔吐など）を有する．
2. 胃，小腸，大腸の生検で粘膜内に好酸球主体の炎症細胞浸潤が存在している（20/HPF 以上の好酸球浸潤，生検は数か所以上で行い，また他の炎症性腸疾患，寄生虫疾患，全身性疾患を除外することを要する．終末回腸，右側結腸では健常者でも 20/HPF 以上の好酸球浸潤を見ることがあるため注意する）．
3. あるいは腹水が存在し腹水中に多数の好酸球が存在

参考項目
1. 喘息などのアレルギー疾患の病歴を有する．
2. 末梢血中に好酸球増多を認める．
3. CT スキャンで胃，腸管壁の肥厚を認める．
4. 内視鏡検査で胃，小腸，大腸に浮腫，発赤，びらんを認める．
5. グルココルチコイドが有効である．

患などを鑑別することが必要である．紫斑が存在する場合には，血管炎の存在を疑って皮膚生検が必要となることがある．

厚生労働省の好酸球性消化管疾患の研究班が，好酸球性胃腸炎の診断の指針を示している（❼）．

治療

好酸球性胃腸炎の標準的な治療は確立していない．ステロイドを用いた治療が行われることが多くプレドニゾロン 30〜40 mg/日の投薬が行われることが多いが，投与期間，減量のスピードなどに関してのコンセンサスは得られていない．また，フルチカゾンやブデソニドなどの局所作用ステロイドが全身副作用を減弱できると期待されるが，前向きの比較検討は行われていない．多くの例はステロイド治療により一時的に寛解となるが，ステロイドを減量，中止しても再発しない例は 30〜40％ であり，残りの例はステロイドに反応しないか，一時的に反応しても減量に伴って再発・再燃してしまう．ステロイド以外の抗アレルギー薬であるヒスタミン H_1 受容体拮抗薬，マスト細胞の脱顆粒阻害薬，ロイコトリエン受容体拮抗薬，免疫調整薬などが試みられるが，その有用性に関しては十分なエビデンスはない．実際，好酸球性胃腸炎の治療方法に関してランダム割り付け比較試験が行われたことはない．

好酸球性食道炎は食物抗原の除去食に対して良好な反応性を示すため，好酸球性胃腸炎に対しても除去食の有用性を検討する研究が行われている．大規模な検討が行われ良好な結果が報告されることが期待されている．

（木下芳一，三上博信）

● 文献

1) 海老澤元宏，日本小児アレルギー学会：食物アレルギー診療ガイドライン 2016. 東京：協和出版；2016.
2) 木下芳一（編）：好酸球性消化管疾患診療ガイド．東京：南江堂；2014.
3) Kinoshita Y, et al：Clinical characteristics of Japanese patients with eosinophilic esophagitis and eosinophilic gastroenteritis. *J Gastroenterol* 2013；48：333.
4) Kinoshita Y, et al：Systematic review：eosinophilic esophagitis in Asian countries. *World J Gastroenterol* 2015；21：8433.
5) Kinoshita Y, et al：Eosinophilic gastrointestinal diseases-pathogenesis, diagnosis, and treatment. *Allergol Int* 2019 Apr 16. pii：S1323-8930（19）30035-8.

蛋白漏出性胃腸症
protein-losing gastroenteropathy

概念

- 蛋白漏出性胃腸症とは，血漿蛋白，特にアルブミンが胃腸管壁を経て管腔内へ異常に漏出することによる低蛋白血症を主症状とする症候群であり，浮腫，時に腹水や胸水をきたす．腸管からの蛋白，アミノ酸の吸収不全とは異なる病態である．
- 単一の疾患ではなく症候群であり，原発性のほかに基礎疾患に伴い続発性に生じる可能性がある．
- ❽ に蛋白漏出性胃腸症をきたす主な疾患とその原因を記載した．

病因・病態生理

主な蛋白漏出のメカニズムは，大きく 3 つに分けられる．

リンパ系異常を伴うもの

腸リンパ系の異常を伴うものは腸リンパ管拡張が組織的特徴であり，腸管リンパや腸間膜リンパ節の障害によりリンパのうっ滞をきたす．全身のリンパ系異常を伴う場合もあり，先天的なリンパ系の構造あるいは

❽ 蛋白漏出性胃腸症をきたす主な疾患と病因

障害部位		病名	病因		
			リンパ系異常	血管透過性亢進	粘膜上皮障害
原発性	胃	Ménétrier 病	+	+	++
	小腸	原発性腸リンパ管拡張症	++	+	
	大腸	原発性大腸リンパ管拡張症	++	+	
続発性	胃	びらん性胃炎		+	++
		胃ポリポーシス		+	++
	小腸	Crohn 病	++	+	++
		悪性リンパ腫	++	+	+
		腸結核	+		++
		非特異性多発性小腸潰瘍	+		++
		アレルギー性胃腸症		++	
		セリアック病	+		++
		Whipple 病			++
	大腸	潰瘍性大腸炎		+	++
		Cronkhite-Canada 症候群		+	++
		偽膜性腸炎		+	++
	心疾患	収縮性心外膜炎	++	+	
		うっ血性心不全	++	+	
	その他の全身疾患	非代償性肝硬変（門脈圧亢進症）	++	+	
		膠原病（SLE, MCTD, Sjögren 症候群, Henoch-Schönlein 紫斑病）		++	
		膵癌, 卵巣癌	++	+	
		後腹膜線維症	++	+	
		アミロイドーシス		++	+
		低ガンマグロブリン血症		+	+

SLE：全身性エリテマトーデス，MCTD：混合結合組織病.

機能上の欠陥が想定されているが，原発性でも思春期を過ぎてから発症することも多い．

　続発性に腸リンパ管拡張をきたす原因疾患は，後腹膜線維症，腹腔や後腹膜の手術や癌（特に膵癌や卵巣癌），Whipple 病，悪性リンパ腫やリンパ管腫などがあげられるが，原因不明のリンパ管障害も多い．また，右心系に負荷のかかる心疾患（収縮性心外膜炎や右心不全，先天性心疾患に対する Fontan 手術後）や門脈圧が上昇する疾患（Budd-Chiari 症候群や腹水貯留肝硬変症）では蛋白漏出をきたす報告がみられる．腹腔や後腹膜の微小血管とリンパ管には交通があるといわれ，腸管の血流変化がリンパ漏出の引き金を引く可能性がある．しかし，リンパ管内皮の透過性亢進や脆弱性といった要因が加わる必要があると考えられる．

毛細血管透過性の亢進を伴うもの

　腸リンパ管拡張がみられない症例では，血管透過性が原因している場合がある．アレルギー性胃腸症では，食事中のアレルゲンによる血管透過性亢進が惹起される．腸管アミロイドーシスでは血管壁のアミロイド沈着が生じる．このほか，関節リウマチ，全身性エリテマトーデス（SLE），Sjögren 症候群，混合結合組織病（MCTD），全身性硬化症あるいは Henoch-Schönlein

紫斑病などでの膠原病・リウマチ疾患に続発したものでは，血管透過性亢進が蛋白漏出機序に大きな役割を果たしていると考えられる．

胃腸管粘膜障害を主とするもの

　胃腸粘膜上皮の炎症，潰瘍，腫瘍によって主に滲出性の機序で蛋白漏出をきたすもので，原因としては圧倒的に炎症性腸疾患（潰瘍性大腸炎や Crohn 病）によるものが多い．原発性として胃の Ménétrier 病があり，続発性としてびらん性胃炎や胃ポリープ，非特異性多発性小腸潰瘍，大腸におけるポリポーシス，特に Cronkhite-Canada 症候群，偽膜性腸炎などが含まれる．Crohn 病や悪性リンパ腫では，腸粘膜の病変に加え腸間膜リンパ節が巻き込まれ腸リンパ系障害の機序も加わると考えられる．

臨床症状

　医師を訪れるきっかけはむくみであり，顔面や下肢の浮腫が唯一の症状である場合が少なくない．時に下痢や腹部膨満を生じ，重症では全身倦怠感や脂肪便，カルシウム不足，低カリウム血症をきたし，胸・腹水が貯留する．貧血を本症できたすことはまれであるが，非特異性多発性小腸潰瘍やアレルギー性胃腸症ではみられる．また，炎症所見も原則としてみられないが，

原病によってはCRP高値や赤沈の亢進を認める．幼児期や小児では成長障害を合併することが多く，栄養管理上問題となる．

検査・診断

血漿蛋白分画像では，γグロブリンの増加がみられない，すなわちA/G比の低下しない低アルブミン血症が本症の特徴とされ，肝疾患との鑑別に役立つ．ネフローゼ症候群とは，尿中蛋白測定にて鑑別が可能である．本症との鑑別が難しいのは食事量の摂取不足あるいは吸収障害や慢性消耗性疾患による低蛋白血症で，両者はともにA/G比の逆転しない低蛋白血症を呈する．したがって，1日の食事と排泄のバランスをしっかりチェックし，感染症などの代謝亢進の原因を除外することも重要である．両者の鑑別には体内での放射能標識ヒト血清アルブミンの代謝動態の解析が役立ち，蛋白の摂取や吸収不足による場合は代謝が遅くなるが，蛋白漏出性胃腸症では代謝半減期の短縮が特徴とされる．しかし，アイソトープの危険性が問題視され実施が困難である．

そこで直接的に蛋白の腸管からの漏出を証明する検査が行われている．蛋白漏出シンチグラフィは，テクネシウム標識血清アルブミンを用いガンマカメラによる経時的撮像を行うもので，蛋白漏出の消化管での部位診断に有用である．確定診断には消化管への蛋白漏出を定量的に証明することが不可欠であり，α_1アンチトリプシンの便中へのクリアランスを測定する方法が用いられている．これは分子量約54,000の物質で，蛋白分解酵素に比較的抵抗性であり，血中から便中への移行を下記の式にて計算できる．

α_1アンチトリプシン腸管クリアランス

$$= \frac{V \times F}{P} \text{ mL/日}$$

V mL/日：糞便量
F mg/dL：便中濃度
P mg/dL：血清中濃度

しかし，本物質は胃酸により分解されやすいので，Ménétrier病の場合には，酸分泌を抑制して検査する注意が必要である．正常範囲は13 mL/日以下であるがリンパ管拡張症では大量の漏出がみられ100 mL/日以上に達する．

胃・腸管の漏出範囲や原因の検索には，画像や内視鏡診断が必要となる．腸リンパ管拡張症では，十二指腸あるいは小腸内視鏡で，中心リンパ管が拡張した絨毛が集簇する散布性白斑像や，リンパ管への脂肪の吸収転送障害を示す白色絨毛所見が特徴であり，組織学的にも粘膜固有層や粘膜下層における腸リンパ管の著明な拡張が証明できる（❾）．小腸透視検査あるいはカプセル内視鏡による情報や，小腸鏡，特にバルーン

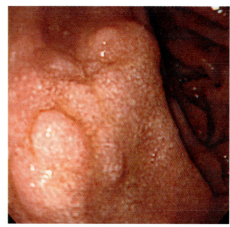

❾ 原発性腸リンパ管拡張症の十二指腸内視鏡所見
白色絨毛と粘膜下のリンパ管拡張による粘膜の隆起が観察される．

付き小腸鏡は診断にたいへん有用である．近年，白色絨毛のみられるタイプとみられないタイプでは低アルブミン血症の程度やステロイドへの反応性に相違がみられるとの報告もある．

さらに，後腹膜や血管系の情報が得られるCTやMRIは鑑別診断に有用である．以前はKinmonth法によるリンパ管造影が行われたが，患者への負担が大きくほとんど施行されていない．リンパ浮腫診断に用いられている^{99m}Tc-HSA（ヒト血清アルブミン）リンパ管シンチグラフィは，後腹膜のリンパ管に閉塞などの異常がみられる場合に有用で，漏出部位の評価もできる．

合併症

蛋白漏出性胃腸症でも重症の場合には腸管の浮腫に伴う下痢や脂肪の転送障害が高頻度に出現し，二次的な栄養素の吸収不良を合併し脂肪便やテタニーを生じる．

本症では蛋白とともにリンパ球や免疫グロブリンも喪失しており，全身の免疫不全を生じやすい．特にCD4分画の低下が目立ち，血清免疫グロブリンでは分子量の小さいIgG分画の低下が高頻度にみられる．免疫不全状態が長期に続くことは，感染への抵抗性の低下を招き，悪性腫瘍に対する免疫学的監視（immunosurveillance）の低下をきたすので，結核や悪性リンパ腫の合併にも注意する必要がある．

治療

続発性のものは現病の治療が最優先される．リンパ管拡張症の一部のもの，膠原病やリウマチ疾患，後腹膜線維症やCronkhite-Canada症候群にはステロイドが有効な場合があり，炎症や血管透過性亢進が生じている場合には効果が期待できると考えられる．しかし，

ステロイドは免疫不全を悪化させる危険性が高いので，有効症例に限り使用すべきである．線溶凝固系に作用する薬物（抗プラスミン薬）やオクトレオチド製剤が有効であったとの報告がみられ，これらの使用も試みる価値はある．

リンパ管造影でリンパ管の拡張を認め閉塞部位が同定できた場合は，リンパ管-静脈吻合術が有効とされており，蛋白漏出の部位が限局している場合には外科切除が有効とされているが，広範なリンパ系異常や漏出が多く，適応となる症例は少ない．

対症療法，特に食事療法を行う必要がある．食事療法の基本は，高カロリー，高蛋白，低脂肪食が原則であり，重症で吸収不良を伴っている場合は消化態栄養による管理や一時的な中心静脈での栄養管理が必要となる場合もある．

症状に応じて利尿薬の投与やアルブミンの補給を行う．また，門脈を主な吸収経路とする中鎖脂肪酸を利用したカロリー補給も推奨される．中鎖脂肪酸はリンパ管に負担をかけずにカロリーを補給できるが，多量に摂取した場合の副作用に注意して使用すべきである．

（三浦総一郎）

●文献

1) 三浦総一郎ほか：蛋白漏出性胃腸症の原因と鑑別診断. 日本医事新報 2005；4238：1.
2) Umar SB, et al：Protein-losing enteropathy；Case illustration and clinical review. *Am J Gastroenterol* 2010；105：43.
3) Ohmiya N, et al：Classification of intestinal lymphangiectasia with protein-losing enteropathy：white villi type and non-white villi type. *Digestion* 2014；90：155.

消化管リンパ腫 gastrointestinal lymphomas

概念
● 悪性リンパ腫は，リンパ節に発生する節性リンパ腫と節外性リンパ腫とに大別され，消化管は節外性リンパ腫の頻度が最も高い．
● Lewin の基準（1978 年）では，他臓器やリンパ節浸潤の有無にかかわらず，リンパ腫の主体が存在すれば消化管を原発と定める．

病因

微生物感染

Helicobacter pylori（*H. pylori*）は，胃 MALT リンパ腫の主要な病因である（☞「胃 MALT リンパ腫」p.142）．抗菌薬治療に反応する直腸 MALT リンパ腫や immunoproliferative small intestinal disease（IPSID）があり，*H. pylori* 以外の病原微生物の関与が示唆されている．HIV や Epstein-Barr ウイルス感染に腸管びまん性大細胞型 B 細胞リンパ腫（diffuse large B-cell lymphoma：DLBCL）が合併することがある．わが国では HTLV-1 に関連した消化管 T 細胞リンパ腫（成人 T 細胞白血病）がしばしばみられる．

染色体転座

MALT リンパ腫では t(11；18)(q21；q21)/*BIRC3-MALT1*，濾胞性リンパ腫では t(14；18)(q32；q21)/*IGH-BCL2*，マントル細胞リンパ腫では t(11；14)(q13；q32)/*CCND1-IGH*，Burkitt リンパ腫では t(8；14)(q24；q32)/*MYC-IGH* が特徴的である．DLBCL では t(3；14)(q27；q32)/*BCL6-IGH* の頻度が高いが，ほかの転座もみられる．

セリアック病

長期にわたり慢性の下痢や吸収不良を呈し，高頻度に腸症関連 T 細胞リンパ腫を発症する．

病理

組織分類は，WHO 分類（2017 年改訂第 4 版）に従う（⓾）．消化管全体では，MALT リンパ腫と

⓾ 消化管悪性リンパ腫 660 例の原発臓器別組織分類（九州大学病態機能内科学，1964 ～ 2013 年）

組織型		胃原発 ($n = 447$)（%）	腸管原発 ($n = 177$)（%）	胃腸併存 ($n = 36$)（%）	合計 ($n = 660$)（%）
B 細胞リンパ腫	MALT リンパ腫	233 (52)	36*(20)	9 (25)	278 (42)
	濾胞性リンパ腫	17 (4)	48 (27)	2 (6)	67 (10)
	マントル細胞リンパ腫	0	4 (2)	1 (3)	5 (0.8)
	形質細胞腫	3 (0.7)	0	1 (3)	4 (0.6)
	びまん性大細胞型リンパ腫（DLBCL）	170 (38)	64*(36)	10 (28)	244 (37)
	Burkitt リンパ腫 / その他	2 (0.4)	10 (6)	1 (3)	13 (2)
T 細胞リンパ腫		22 (5)	15 (8)	12 (33)	49 (7)

*Immunoproliferative small intestinal disease（IPSID）を含む.
MALT：mucosa-associated lymphoid tissue, DLBCL：diffuse large B-cell lymphoma.

DLBCL が大半を占める．胃リンパ腫では MALT リンパ腫の頻度が最も高いが，腸管リンパ腫では DLBCL が最も多く，近年は十二指腸・空腸の濾胞性リンパ腫の発見頻度が増加している．

疫学

消化管リンパ腫は全消化管悪性腫瘍の 1〜10％，全節外性リンパ腫の 30〜50％を占める．消化管リンパ腫のなかでは，胃原発が 60〜80％と多く，腸管原発リンパ腫は 20〜30％である（⓾）．腸管のなかでは回腸と回盲部が好発部位で大腸原発は少ない．複数の消化管に浸潤するものは 2〜17％程度である．

臨床所見

好発年齢は 50〜60 歳であるが，あらゆる年齢層にみられる．症状は，胃，腸ともに腹痛の頻度が高い．腸管リンパ腫では，腹部腫瘤，体重減少，下血，イレウスなども多く，穿孔をきたすこともある．下痢や発熱は比較的少なく，表在リンパ節腫脹や肝脾腫はまれである．予後不良因子である B 症状（体重減少，発熱，盗汗）は，胃より腸管リンパ腫で高頻度にみられる．

検査成績では，便潜血陽性，貧血，低蛋白血症の頻度が高い．腸管リンパ腫では CRP 陽性，赤沈促進，LDH 高値や白血球増多をきたすことがある．血清可溶性インターロイキン 2 受容体は，病勢の指標として有用である．

診断

X 線・内視鏡診断

胃リンパ腫は，八尾らの肉眼分類（表層，腫瘤，びまん浸潤）に従うと，MALT リンパ腫では表層型が多く，DLBCL では腫瘤型が多い．

腸管リンパ腫の肉眼形態は，隆起型，潰瘍型（狭窄・非狭窄・動脈瘤型を含む），multiple lymphomatous polyposis（MLP）型，びまん型，混合型に分類される．潰瘍型の亜型である動脈瘤型は，病変部腸管の内腔が拡張したもので，DLBCL などの高悪性度リンパ腫の典型像である．MLP 型は広範囲にわたって無数の隆起性病変を呈するもので，濾胞性リンパ腫，マントル細胞リンパ腫，MALT リンパ腫などでみられる．びまん型は腸管の広範囲にびまん性に皺襞の腫大を認めるもので，T 細胞リンパ腫または IPSID に特徴的である．

鑑別疾患では，胃・腸管リンパ腫とも，限局例では癌との鑑別が重要である．隆起型病変では GIST（gastrointestinal stromal tumor），びまん型ではアミロイドーシスや寄生虫疾患，MLP 型では種々の消化管ポリポーシスなどが鑑別にあげられる．

病理組織診断

確定診断には，生検または外科切除標本における病理組織診断が必要である．通常，内視鏡生検によって

⓫ 消化管リンパ腫の臨床病期分類：Lugano 国際会議分類

Stage I	消化管に限局かつ漿膜浸潤なし ・単発　・多発（非連続性）
Stage II	原発巣から腹腔内へ進展，リンパ節浸潤 ・II₁ 所属リンパ節（胃または腸管所属リンパ節）に浸潤 ・II₂ 遠隔リンパ節（傍大動脈，傍下大静脈，骨盤腔内，腸間膜リンパ節）に浸潤
Stage IIE*	漿膜浸潤を伴い隣接臓器へ浸潤 ・穿通，直接浸潤　・穿孔，腹膜炎
Stage IV	広範な節外臓器への播種または横隔膜を越えたリンパ節に浸潤

*Stage III は定義されていない．"E" は "extending" の意味である．
(Rohatiner A, et al：Report on a workshop convened to discuss the pathological and staging classifications of gastrointestinal tract lymphoma. *Ann Oncol* 1994；5：397.)

なされ，小腸病変に対しては，バルーン内視鏡検査が有用である．表在リンパ節生検や腹腔鏡下腫瘍生検を行うこともある．組織型の確定には，通常の HE 染色に加えて，CD3，CD5，CD10，CD20，CD56，CD79a，cyclin D1，BCL2 などの抗体を用いた免疫組織化学染色が必須である．上記「染色体転座」の細胞遺伝学的検査（G バンド解析，RT-PCR や蛍光 *in situ* ハイブリダイゼーション）で特異的転座が検出されれば確定診断できるため，組織診断困難例では積極的に検索することが望ましい．

病期診断

治療方針の決定に重要であり，以前は Musshoff の改訂 Ann Arbor 分類が汎用されたが，近年は Lugano 国際会議分類が推奨されている（⓫）．

病期診断には，上・下部消化管内視鏡検査，頸胸腹部 CT，FDG-PET，骨髄穿刺などの全身精査が必要である．

治療

胃悪性リンパ腫

MALT リンパ腫には除菌療法などの胃温存治療が優先される（☞「胃 MALT リンパ腫」）．DLBCL も I/II₁ 期では除菌療法が試みられるが，除菌無効例や進行期例では免疫化学療法を行う．R-CHOP（リツキシマブおよびシクロホスファミド，ドキソルビシン，ビンクリスチン，プレドニゾロン）療法 6 コース，または 3 コース後の局所放射線療法が推奨される．

腸管悪性リンパ腫

I/II₁ 期の限局例には，外科的切除＋術後化学療法が一般的である．I/II₁ 期の濾胞性リンパ腫（grade 1〜2）には慎重な経過観察（watch and wait）またはリツキシマブ単剤療法が第一選択となる．十二指腸・直腸の MALT リンパ腫や IPSID は抗菌薬治療に反応す

る可能性がある．その他の組織型で，多発・広範囲病変を有する例や，組織型にかかわらずII₂期以上の病期進行例には，CHOP または R-CHOP 療法などの（免疫）化学療法を第一選択とする．

限局例に対する放射線療法を含む非外科的治療，非寛解例や再燃例に対する救援化学療法については十分に検討されておらず，他臓器や節性リンパ腫におけるエビデンスを参考として行われる．Burkitt リンパ腫やT細胞リンパ腫などの aggressive リンパ腫に対しては，造血幹細胞移植併用大量化学療法を考慮することがある．

予後

発生臓器によって異なり，腸管リンパ腫は胃リンパ腫より不良である（5年生存率58％対77％）．予後規定因子として，発生臓器のほか，臨床病期，年齢，T/B表現型，B症状などが報告されており，MALTリンパ腫成分を有する例は比較的予後良好である．

（中村昌太郎）

● 文献

1) Swerdlow SH, et al (eds)：WHO Classification of Tumours of Haematopoietic and Lymphoid Tissues, revised 4th edition. Lyon：IARC Press；2017.

2) Nakamura S, et al：Gastrointestinal lymphoma：recent advances in diagnosis and treatment. *Digestion* 2013；87：182.

3) 中村昌太郎ほか：消化管悪性リンパ腫：最近の話題. 日本消化器病学会雑誌 2017；114：1933.

消化管 NET（胃カルチノイド含む）

概念

● 神経内分泌腫瘍（neuroendocrine neoplasm：NEN）は，ホルモン産生能を有する神経内分泌細胞からできる腫瘍の総称である．

● 1907年に Oberndorfer によりカルチノイド（癌もどき）と命名されて以後，良性腫瘍と考えられていたが，2000年のWHO分類以降，悪性腫瘍として認識され，2010年のWHO分類改訂により，核分裂像とKi-67指数を用いた病理学的特徴から，NEN は NET（neuroendocrine tumor）G1, G2（以下 NET）と NEC（neuroendocrine carcinoma）に大別された（⓬）.

● NET は高分化型腫瘍であり，異型度・悪性度は比較的低いが，NEC は低分化型腫瘍であり，異型度・悪性度が高く予後不良である．

⓬ 神経内分泌腫瘍（NEN）の WHO 分類（2010年）

WHO 分類	Grade	核分裂像	Ki-67 指数（%）
NET G1	G1	＜2	≦2％
NET G2	G2	2〜20	3〜20％
NEC	G3	＞20	＞20％

（Bosman FT, et al〈eds〉：WHO Classification of tumours of the Digestive System, 4th edition. Lyons：IARC Press；2010.）

⓭ 胃の神経内分泌腫瘍（NEN）の分類

タイプ	基礎疾患	高ガストリン血症	悪性度
Type 1	自己免疫性胃炎（A型胃炎）	＋	低
Type 2	Zollinger-Ellison 症候群（MEN1）	＋	低
Type 3	散発性	－	高

（Rindi G：Clinicopathologic aspects of gastric neuroendocrine tumors. *Am J Surg Pathol* 1995；19 Suppl 1：S20.）

病因・病態生理

消化管 NEN は，胎生発生学に基づいた分類（前腸由来〈胃，十二指腸，気管支〉，中腸由来〈小腸，虫垂，上行・横行結腸〉，後腸由来〈下行結腸，直腸〉），病理による WHO 分類，遺伝性の有無による分類に加えて，分泌するホルモンにより身体症状を有する機能性 NEN と，ホルモン症状を呈さない非機能性 NEN に分類する方法がある．

胃の NEN は胃体部に分布する ECL（enterochromaffin-like）細胞由来が大半を占め（ECLoma），Rindi らにより A 型胃炎に伴う高ガストリン血症により生じる Type 1，MEN1 に伴って発生する Type 2，散発性の Type 3 に分類される（⓭）．膵・消化管 NEN 患者の約10%が MEN1 に伴う遺伝性である．

疫学・頻度

2010年の全国調査では10万人あたりの罹患数は消化管3.51人，膵1.27人である．曽我らによるわが国における消化管 NET 1,698例の解析によれば，直腸（36.2%），胃（26.7%），十二指腸（14.9%）の順であり，欧米と異なり小腸は3.7%と頻度は低く，人種の相違によると考えられる．

臨床症状

わが国の消化管 NEN のほとんどは無症状であり，腹痛や下痢などの症状を有する Zollinger-Ellison 症候群などの機能性 NEN は，消化管 NEN 全体で1.7%にすぎず，44%は胃透視，消化管内視鏡検査による検診にて偶然発見される．また，肝転移により，セロトニンなどの生理活性物質が活性化されたままであることで生じるカルチノイド症候群は，わが国にては数%とまれである．

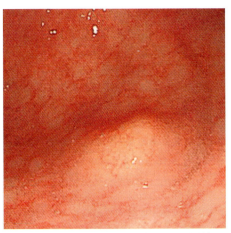

⓮ 直腸 NET の内視鏡検査像（36 歳，女性）

検査・診断

消化管 NEN は上皮性腫瘍であり，粘膜深層の内分泌細胞から発生し，粘膜下腫瘍の形態を呈する．

毛細血管拡張を伴うことが多く，大きくなると中心陥凹，びらん，潰瘍を示すことがある．また，多発，ガストリノーマ，家族歴を有する場合や，高カルシウム血症を併発している場合は，積極的に MEN1 を疑うことが必要である．胃 NEN では，空腹時血清ガストリン測定，上部内視鏡検査による A 型胃炎の検索（萎縮範囲の観察），ガストリノーマを疑う場合は 24 時間胃内 pH モニター検査が必要である．深達度やリンパ節転移の診断には超音波内視鏡検査（EUS）が有用であり，小腸 NEN の診断にはカプセル内視鏡，小腸内視鏡が使用される．

また，診断用放射性医薬品のインジウムペンテトレオチド（^{111}In）を用いたソマトスタチン受容体シンチグラフィ（SRS）が 2016 年より施行可能となっている．CT や MRI に比べると，ソマトスタチン受容体（SSTR）の陽性率が高い NET において局在・病期診断・治療効果判定などに有用性が高いとされるが，小さい腫瘍では検出率が低いことや空間分解能が低いなどの欠点がある．欧米では Chromogranin A が NET の診断，治療の血中マーカーとして使用されているが，わが国では保険未承認である．

治療

治療の原則は腫瘍の根治切除であり，原発部位や WHO 分類における Grade（G1,G2,NEC），病期（TNM 分類）に基づいて，内視鏡治療，手術治療，薬物治療が選択される．

内視鏡治療

胃 NET については，高ガストリン血症を背景とした Rindi Type 1，2 で径 1 cm 以下，5 個以下，深達度が粘膜下層にとどまる場合，経過観察でもよいが，内視鏡治療を行うこともある．十二指腸 NET においては，径 1 cm 以下，深達度が粘膜下層にとどまる場合，内視鏡治療が行われることがある．

また，直腸 NET（⓮）では，径 1 cm 以下，粘膜下層にとどまり中心陥凹など悪性所見を認めない場合，内視鏡治療の適応である．

手術治療

所属リンパ節までの局所にとどまる場合，リンパ節郭清を伴う定型的切除が行われる．

NET 肝転移には，肝切除術，カテーテルによる肝動脈塞栓術や後述の薬物治療を組み合わせた集学的治療が行われるが，NEC 肝転移について肝切除は推奨されていない．

薬物治療

手術不可能な NET に対しては，腫瘍縮小と症状緩和の目的にて薬物治療が行われる．

ソマトスタチンアナログ（オクトレオチド，ランレオチド）はソマトスタチン受容体を介した作用であり，消化管 NET のホルモン症状を緩和するだけでなく，腫瘍縮小効果も認められる．増殖シグナルである mTOR を阻害する分子標的薬（エベロリムス）が，2016 年に膵 NET に加えて消化管 NET にも効能追加され，特に直腸 NET に対して高い有効性が期待されている．また，全身化学療法として，欧州では古くから用いられてきたストレプトゾシンが，2015 年に NET に対して承認された．消化管 NEC は，シスプラチン＋エトポシド（イリノテカン）が用いられることが多いが，非常に進行が早く予後不良である．

予後

NEC の予後は不良であるが，NET は腫瘍の発育や進展が遅いため予後は比較的良好であり，集学的治療により長期生存が可能である．WHO 分類の Grade と予後は相関しているが，胃の NET（ECLoma：Type 1,2）の予後は一般に良好である一方，non ECLoma（Type 3），直腸の NET は予後不良であるなど，原発部位により性質や予後は異なり，薬剤の有効性が異なることが示されている．

〔藤原幹夫，千葉　勉〕

●文献

1) 曽我　淳ほか：消化管カルチノイド―診断と治療法の選択．日本消化器外科雑誌 1992；15：1061．
2) Rindi G, et al：Three subtypes of gastric argyrophil carcinoid and the gastric neuroendcrine carcinoma：a clinicopathologic study．*Gastroenterology* 1993；104：994．
3) Ichikawa J, et al：Endoscopic mucosal resection in the management of gastric carcinoid tumors．*Endoscopy* 2003；35：203．

AIDS の消化管病変

概念

- 後天性免疫不全症候群（acquired immunodeficiency syndrome：AIDS）は，ヒト免疫不全ウイルス（human immunodeficiency virus：HIV）が感染してリンパ組織内で増殖することによって CD4$^+$ T 細胞数が 200/μL を下回り細胞性免疫不全となって，日和見感染症が併発しやすくなった状態である．
- AIDS 患者における消化管症状としては，慢性下痢が高頻度に認められる．
- 内視鏡的に診断される特異的な消化管病変は，Kaposi 肉腫，食道カンジダ症，サイトメガロウイルス（cytomegalovirus：CMV）による消化管潰瘍であるが，日和見感染に起因した病変であり，抗 HIV 治療で CD4$^+$ T 細胞数が増加して，細胞性免疫が回復してくれば軽快する．

主な病変

慢性下痢

1 か月以上に及ぶ下痢は AIDS 患者の半数以上に認められ，著しい体重減少をきたす．その原因はきわめて多彩で，*Salmonella*，*Shigella*，*Campylobacter* などの一般細菌や寄生虫の感染から，日和見感染としてのクリプトスポリジウム症やアデノウイルスなどのウイルス感染があげられるが，HIV 感染そのものに起因した下痢もあり，一方では抗 HIV 薬や抗菌薬の副作用である場合もある．

便検査などで原因が特定できれば病原体に応じた治療を行うが，止痢薬などによる対症療法が有効なことも少なくない．

Kaposi 肉腫

Kaposi 肉腫（Kaposi sarcoma）は，組織学的には紡錘形の核をもつ異型細胞が赤血球を入れたスリット状の狭い間隙をつくりながら増殖する像が特徴で，ヒトヘルペスウイルス 8（human herpesvirus 8：HHV-8）を病原体とする血管由来の炎症性新生物である．

皮膚と同様に，消化管の赤色または赤紫色の発赤斑や血腫様の隆起性病変として認められることもある．内視鏡的に特徴的な形態を示せば診断が容易である．治療は抗癌薬と抗 HIV 薬が中心となる．

食道カンジダ症

カンジダ（*Candida*）は常在菌であり，通常は病原性を示さないが，免疫が低下した患者では日和見感染症として発症して重症化する．内視鏡検査で，白色ないし黄白色の透明感のないわずかに隆起した白苔を口腔内や食道に認めると，その特徴的な所見から診断可能である．

自覚症状としては嚥下困難や嚥下痛があるが，食道内腔がカンジダで覆われ嚥下不能になることがある．治療には経口用抗真菌薬を用いる．

サイトメガロウイルス感染症

幼小児期に感染していた CMV が免疫不全状態で再活性化して腸炎などを発症させる．時に特徴的な CMV 起因消化管潰瘍として内視鏡的に診断される．食道潰瘍が有名であるが，胃から大腸までの全消化管に，単発また多発して 2～3 cm の打ち抜き形の潰瘍として認められる．陥凹底には白苔は目立たず，潰瘍周囲に浮腫を伴うことはない．組織学的にサイトメガロウイルス封入体が血管内皮細胞などに認められることで確定診断され，ガンシクロビルなどの抗ウイルス薬で治療する．

非 Hodgkin リンパ腫

非 Hodgkin リンパ腫は AIDS 患者の約 3 ％に発症し，Kaposi 肉腫とともに日和見悪性腫瘍として AIDS 診断のための指標疾患とされている．B 細胞由来の diffuse large-cell type が多く，70 ％は節外性で中枢神経系の次に消化管に多く，多発病変として認められる．リツキシマブ併用 CHOP 療法が標準治療であるが，CD4$^+$ T 細胞数が 100/μL 以下では効果不良である．

（榊　信廣）

文献

1) 山田義也ほか：AIDS の消化管病変の臨床と病理．胃と腸 1999；34：845．
2) 白阪琢磨：性感染・免疫不全と腸炎．診断と治療 2006；94：807．

膠原病の消化管病変

概念

- 膠原病には多彩な消化管病変の合併がみられることが知られている．これらは，膠原病自体による消化管障害，薬剤による副作用，ステロイドなどによる免疫抑制状態を誘因とする消化管感染症などがあげられる．
- 全身性エリテマトーデスでは，原疾患の活動性に伴ってループス腸炎や蛋白漏出性胃腸症が出現してくることが知られている．
- 関節リウマチの消化管病変では，血管炎を合併した悪性関節リウマチで，消化管を含む臓器梗塞が 15 ％に認められる．罹病期間の長いリウマチ症例ではアミロイドーシスの合併が多く認められる．
- 強皮症では 75～90 ％に消化管病変が認められるとされており，食道が最も多い．

- 多発性筋炎，皮膚筋炎では食道横紋筋が障害されると嚥下困難が生じる．
- Behçet病の消化管病変は，打ち抜き様の潰瘍性病変が回盲部にみられることが多い．食道にも潰瘍性病変が認められることがあり，Behçet病全体の2％とされている．

病因

各種疾患により原因は異なるものと考えられるが，いまだ不明である．基本的には免疫異常によって生じる血管炎は，潰瘍性病変の要因の一つであると推測される．また，これらの免疫異常が固有筋層などにも生じると，神経や筋の障害が出現し，最終的には消化管の蠕動運動の異常を生じるとされている．

病理

典型的な病理組織像は，関節リウマチの消化管病変にみられるアミロイドーシスの沈着や強皮症にみられる固有筋層の萎縮と膠原線維を主体とした結合組織の増殖である．しかしながら，各種膠原病に認められる潰瘍性病変については，典型的な病理組織像はない．

各種疾患の特徴

全身性エリテマトーデスの消化管病変

全身性エリテマトーデスの消化管病変は，初期症状の一つとして10％に観察され，経過中25〜40％の症例に出現するとされている．飯田らは本症に伴う消化管病変を，以下の5つに分類している．すなわち，①虚血性病変，②蛋白漏出性胃腸症，③大腸多発潰瘍型，④慢性偽性腸閉塞症，⑤合併疾患型（潰瘍性大腸炎，Crohn病），である．

虚血性腸炎型は腹痛，嘔吐，下痢などの急性腹症様の症状で発症し，画像上全小腸の浮腫，時に腹水の存在を認める．内視鏡的には，消化管粘膜のびらん，潰瘍などの変化はほとんど観察されず，粘膜下層の浮腫が主体となっている．大腸多発潰瘍はBehçet病の腸管病変に類似しているとされている．しかしながら，その好発部位は直腸やS状結腸に多く，回盲部には少ない．穿孔，穿通する症例が多く，病理組織学的検討では血管炎や血栓形成が確認されている．

関節リウマチの消化管病変

血管炎を伴った悪性関節リウマチには消化管病変がよく認められる．好発部位は小腸で，大腸では盲腸とS状結腸に多い．また，アミロイドーシスの合併はよく知られるところである．

関節リウマチの剖検例では約30％にアミロイドの沈着が確認される．臨床徴候や蛋白尿などの検査異常を呈するものの，臨床的に問題となるのは10％前後とされている．消化管のアミロイドーシスの臨床症状は，下痢や吸収不良症候群，出血などが多い．粘膜生検でAAアミロイドの沈着を証明することが最も簡便

である．

強皮症の消化管病変

強皮症の消化管病変は，食道が最も多く，次いで胃，小腸，大腸とされている．強皮症の原因は固有筋層の萎縮と膠原線維を主体とした結合組織の増殖であり，消化管の拡張と蠕動運動の低下がもたらされる．加えて神経系の障害を伴うことから，消化管運動の協調運動ができない．これらの結果，食道では逆流性食道炎が生じやすくなり，そのため食道下部の潰瘍形成により，線維性瘢痕による狭窄を生じ，その結果通過障害を起こすこともある．

強皮症の17〜57％の患者に小腸病変が認められる．強皮症においては，ところどころ絨毛の萎縮を認める以外は正常粘膜を呈することが多い．強皮症の患者の88％において，空腹期収縮（migrating motor complex：MMC）が欠落しているか，異常を示すとの報告がされている．MMCの機能は，胃や腸内の食物や細菌，腸液などの分泌物を下部消化管に運んでいき，腸管内をきれいに保つことにある．MMCの欠落は必ずしも症状と相関しないとされているが，MMCの機能が低下することで，腸内細菌の異常増殖につながる．その結果，胆汁酸がミセルの形をとらずに，腸管細胞に毒性を示すようになり脂肪の吸収障害につながる．X線像では，hide bound bowel（Kerckringひだの間が短縮し，一定の長さあたりのひだの数が増える），coiled-spring appearance（二重造影で，腸管幅の拡張が強調される）などが特徴的である．

多発性筋炎・皮膚筋炎の消化管病変

いずれも粘膜障害というよりも，筋組織の異常により生じる嚥下困難や構音障害や鼻声が主とした症状でみられる．多発性筋炎では，悪性腫瘍の合併率が10％以下である．一方，皮膚筋炎では30％との報告もあり健常者よりもはるかに高い．わが国では，従来胃癌，食道癌の合併が多かったが，最近では大腸癌の報告が多いとされている．

Behçet病の消化管病変

（☞「腸管（型）Behçet病と単純性潰瘍」p.193）

口腔粘膜の再発性アフタ性潰瘍病変はBehçet病に特徴的である．消化器症状の合併症は不全型に多いとされている．消化管病変のほとんどが回盲部である．内視鏡的には境界明瞭で，類円形の潰瘍底（打ち抜き様の潰瘍）が特徴的である．組織では結合組織性反応が弱く，穿孔しやすいとされている．

Henoch–Schönlein 紫斑病の消化管病変

概念

● 扁桃炎などをはじめとする上気道への感染後に，スーパー抗原が関与して生じる全身性の壊死性血管炎である．発症までは1～2週のことが多い．病原体としては，A群溶連菌，ブドウ球菌，ウイルス（水痘，肝炎，麻疹，風疹など），マイコプラズマなどが知られている．近年，*Helicobacter pylori* 菌感染の関与も報告されている．

● 3～10歳に最も多く，男児にやや多い傾向がある．成人発症はまれとされている．

● 出血斑（紫斑），むくみ（浮腫），腹痛，関節痛などが主な症状とされている．

● およそ半数に腎臓障害が認められ，紫斑病性腎炎と呼ばれるものの，長期的にはよくなることが多い．

● 1～2％に腎不全が起こるとされている．

病因

現在のところ明らかな原因は不明である．何らかの抗原に対してIgA産生が誘導され，IgAを含む免疫複合体が生じる．その後，胃腸粘膜や関節，腎糸球体，皮膚などの血管壁に沈着し，補体の活性化や多核白血球の血管壁への遊走が起こり，血管壁に障害が生じると考えられている．

病理

典型的な皮膚病理組織像は，血管周囲性の好中球浸潤と血管内皮細胞の腫大などを認める．また，白血球破壊性血管炎（leukocytoclastic vasculitis）は特徴的な所見ではあるが，必ずしも全例に認められるわけではない．免疫染色ではIgAの沈着が認められる．紫斑がみられる場所を生検することが推奨される．

臨床症状

出血斑

ほぼ全例に認められる．軽度に隆起した紫斑が足関節周囲を中心に両側性，対称性に出現する．場合により上肢，体幹，顔面などにも広がる．靴下や下着などによる圧迫部位に強く出ることがある．軽いかゆみを伴ったじんま疹様の発疹で始まり，次第に紫色の出血斑になる（赤い部分を指で圧迫しても，消えない）．本疾患で認められる紫斑は若干膨隆して触知可能（palpable purpura）が特徴的である．

関節症状

50～60％の患者に認められ，通常両側性で，足関節，手関節中心に関節症状を認める．股，肩，指趾関節は，通常疼痛は認められない．痛みで歩行が困難となることも少なくない．

腹部症状

約70％の患者に認められる．反復する疝痛発作が特徴とされ，急性腹症として手術されるほど激しい腹痛となることもある．血便ないし便潜血をしばしば認める．陰嚢や精巣の腫脹と疼痛，出血も認められることがある．血管病変が著しい場合，虚血による壊死性腸炎，腸管穿孔をきたす場合もある．

尿所見の異常

約半数に尿所見で異常を認める．紫斑病発症から10日以内に出現することが多いとされているが，1年程度経過して出現することもある．この疾患の長期的問題の多くは腎臓病であるため，定期的な検尿を続けることが重要である．

検査所見

血液検査所見

白血球増多，CRP陽性，蛋白尿および血尿が認められる．また，第XIII因子が低下する症例が多い．

画像診断

消化管における病変部位は，十二指腸を含む小腸が最も多いが，大腸や胃に病変を認めることもある．

その他の所見

胃体部の発赤は，まれではあるが認められる．十二指腸下行脚に潰瘍を伴う多発びらんの散在が特徴的である．回腸末端にも潰瘍，びらん，発赤を認めることがある．

診断

皮膚症状が先行する症例が多い．腹痛および両下肢の左右対称性の紫斑，紅斑を伴う症例では本症を疑う．まれではあるが，消化器症状が先行する場合もあり，注意を要する．上述した皮膚病理所見が確定診断には重要である．

鑑別診断としては，後天性の出血斑を認める疾患として，以下のものがある．

① 血小板減少性紫斑病：全身からの出血, 血小板低下, 抗血小板抗体陽性.

② 全身性エリテマトーデス：発熱, 蝶形紅斑, Raynaud現象, 自己抗体陽性.

③ 一過性抗カルジオリビン抗体陽性例（後天性低プロトロンビン・ループスアンチコアグラント症候群）：感染症後に生じることが多い. 抗カルジオリピン抗体陽性, ループスアンチコアグラント陽性.

④ 結節性紅斑：発熱, 有痛性の皮疹が特徴的, 赤血球沈降速度高値.

経過・予後

一般的に予後は良好である．安静と対症療法で軽快する症例がほとんどである．重篤な合併症による死亡率は1～3％であるとされている．

治療

腹部症状は一過性のことが多く，安静や対症療法で軽快することが多い．しかしながら，重度な消化管病変を伴った場合は，プレドニゾロン（PSL）の投与が必要となる．PSL のパルス療法や免疫抑制薬を用いる場合もある．

急性期に第 XIII 因子の減少がみられるため，腹部症状のコントロールに第 XIII 因子製剤の投与が有効との報告もある．

（仲瀬裕志）

● 文献

1) Ebert EC：Gastric and enteric involvement in progressive systemic sclerosis. *J Clin Gastroenterol* 2008；42：5.

2) Geboes K, et al：Vasculitis and the gastrointestinal tract. *Acta Gastroenterol Belg* 2002；65：204.

3) Zhang Y, et al：Gastrointestinal involvement in Henoch-Schönlein purpura. *Scand J Gastroenterol* 2008；43：1038.

消化管アミロイドーシス

概念

● アミロイドーシス（amyloidosis）は，アミロイドと呼ばれる異常蛋白が細胞外に沈着し臓器障害をきたす疾患の総称である．

● アミロイドは蛋白分解酵素で分解されない線維性蛋白であり，消化管のみならず多臓器に沈着するため難治性に経過する．

病因・分類

可溶性の前駆蛋白が，何らかの機序により不溶性のアミロイド細線維に変換され，組織中に沈着する．アミロイド蛋白とそれらの前駆蛋白，および沈着様式で❶のように大別される．免疫グロブリンを前駆蛋白とする AL，血清アミロイド A 由来の AA，β_2 ミクログロブリン由来の Aβ_2M，変異型ないし野生型トランス

サイレチン由来の ATTR があり，基礎疾患も異なっている．

病態

消化管では限局性 AL はまれである．その他は消化管に広範に沈着し，偽性腸閉塞や吸収不良症候群をきたす．ただし，沈着するアミロイド蛋白により病態は異なっている．AL は粘膜下層・筋層に塊状に沈着し，筋原性蠕動運動障害や大腸粘膜下出血をきたす．AA は粘膜固有層・粘膜下層の血管周囲に沈着し，虚血性の粘膜障害が惹起される．一方，Aβ_2M は漿膜下層に沈着し蠕動運動の原因となる．これに対して変異型 ATTR では神経への沈着が高度であり，神経原性の蠕動運動障害がみられる．野生型 ATTR では臓器障害は比較的軽い．

病理

アミロイド蛋白は HE 染色で均一な好酸性物質として観察され，コンゴーレッドや DFS などの特殊染色でより明瞭となる．従来，過マンガン酸カリウム処理で AA と AL を鑑別していたが，現在では前駆蛋白に対する免疫組織化学法を用いた診断が推奨されている．ただし，Aβ_2M の沈着部位は漿膜下層であるため，生検組織で診断することは困難である．

疫学

AA は関節リウマチ，結核菌感染症，Crohn 病などの慢性炎症性疾患に続発する．なかでも関節リウマチにおける合併率は 10 ％前後とされていた．ただし，これらの疾患の治療法が進歩し，AA の頻度は低下しつつある．変異型 ATTR は家族性アミロイドポリニューロパチーとも呼ばれる遺伝性疾患であり，比較的まれである．野生型 ATTR は老人性アミロイドーシスとも呼ばれ，80 歳以上の高齢者の 20 ％以上で認められる．

臨床症状

消化管の蠕動運動低下による便秘や腹部膨満，吸収不良や細菌過増殖による下痢，体重減少がみられる．症状が長期に及ぶと，慢性偽性腸閉塞を呈するようになる．消化管運動障害は ATTR で最も顕著であり，

❶ アミロイドーシスの分類

アミロイド蛋白の名称	前駆蛋白	沈着様式	臨床分類名	病態，臨床像
AL	免疫グロブリン軽鎖	全身性	全身性 AL アミロイドーシス	心不全を伴うと予後不良
		限局性	限局性 AL アミロイドーシス	全身型への移行はなく予後良好
AA	血清アミロイド A	全身性	AA アミロイドーシス	慢性炎症性疾患を背景とする
Aβ_2M	β_2 ミクログロブリン	全身性	透析アミロイドーシス	長期透析患者に発症
ATTR	変異型トランスサイレチン	全身性	遺伝性 TTR アミロイドーシス	ニューロパチーや心筋症をきたす
	野生型トランスサイレチン	全身性	老人性全身性アミロイドーシス	心筋症や手根管症候群をきたす

（加藤修明ほか：全身性アミロイドーシスの分類・病態と治療．胃と腸 2014；49：278.）

他の自律神経症状も併発する.

検査

消化管内視鏡検査下の生検組織採取が診断に有用である.アミロイド蛋白陽性率が最も高いのは十二指腸と直腸であり,内視鏡診断では十二指腸の観察が重要である.AL では粘膜下腫瘍様隆起や皺襞肥厚がみられ,AA では微細顆粒状粘膜が特徴的である.Aβ_2M と ATTR の内視鏡所見はほぼ正常である.前述のように,AL では大腸に血腫様隆起が認められることがある.

陽性となったアミロイド蛋白別に,基礎疾患や全身他臓器障害の検索を進める.ATTR では *TTR* 遺伝子検査が望ましい.

鑑別疾患

AA では消化管原虫・寄生虫感染症やリンパ増殖性疾患などのびまん性病変,AL では消化管ポリポーシスや腸管嚢胞状気腫が内視鏡的鑑別疾患である.その他のタイプでは臨床的鑑別診断として過敏性腸症候群が重要である.

合併症

アミロイド蛋白別に多臓器への沈着による多彩な合併症がみられる.代表的なものとして,AL では巨舌や心不全,AA では心・腎不全,変異型 ATTR では多発神経炎と心筋症があげられる.野生型 ATTR は手根管症候群を高率に合併し,これが初発症状となることもある.

治療

AL と AA に対する治療の基本は,基礎疾患をコントロールしアミロイド沈着の進行を抑制することである.そのために,AL では化学療法,結核菌感染症以外の AA では生物学的製剤が用いられる.Aβ_2M は人工透析膜の改良により減少しつつある.変異型 ATTR ではアミロイド蛋白産生低下を目的とした肝移植が治療法の一つである.ATTR ではトランスサイレチン安定化薬の効果が期待されている.

経過・予後

野生型 ATTR の臓器障害は軽度であり,予後良好である.それ以外では進行性の多臓器障害のため予後不良である.特に,心・腎不全が予後規定因子である.

(松本主之)

● 文献

1) 加藤修明ほか：全身性アミロイドーシスの分類・病態と治療.胃と腸 2014；49：278.
2) 新井冨生ほか：消化管アミロイドーシスの病理診断.胃と腸 2014；49：287.

薬剤性消化管障害 （抗菌薬起因性腸炎を除く）

概念

● 治療薬剤による副作用で消化管に潰瘍性病変などが生じることである.
● 口腔から肛門まで,全消化管が障害されうる.
● 抗菌薬起因性腸炎のほかに非ステロイド性抗炎症薬 (nonsteroidal anti-inflammatory drug：NSAIDs,アスピリンを含む) による消化管障害の頻度が多く重要である.
● NSAIDs による消化管障害の多くは無症状であるが,突然,腹痛,下血,血便,腸管穿孔などが生じて発症する.

病因・病態生理

NSAIDs は,消化管の防御に関与するプロスタグランジンの合成酵素であるシクロオキシゲナーゼ (cyclooxygenase：COX) を阻害する.アスピリンは COX-1,通常型 NSAIDs は COX-1 および COX-2,COX 選択的 NSAIDs は COX-2 を主に阻害する.COX-1 は恒常的に多くの組織で発現して組織防御に働き,COX-2 は炎症の場で発現する.主に COX-1 の阻害により,消化管粘膜の血流が減少したり,粘液の産生が低下するなどの粘膜防御力の低下が起こる.胃においては,胃内における酸やペプシンなどの攻撃因子の防御因子に対する相対的な増加により,胃潰瘍などの胃粘膜障害の危険性が高まる.

また,アスピリンを除く NSAIDs は小腸粘膜から吸収され肝を経て胆汁中に分泌され再度小腸で吸収される.この腸肝循環のために胆汁酸抱合 NSAIDs が小腸上皮に高濃度に集積し,ミトコンドリアの酸化的リン酸化が阻害されて小腸上皮細胞間の結合が障害を受ける.ゆるくなった細胞間に細菌や胆汁などの腸管内容が侵入し,COX 阻害により防御力が低下している小腸粘膜に障害が起こる,などと考えられている.

病理

アポトーシス性細胞障害型と呼ばれる型では,上皮細胞のアポトーシスの出現頻度が高く,アポトーシス小体の出現が特徴的である.そのほかに,非特異性腸炎型,好酸球性腸炎型,虚血性腸炎型,出血性腸炎型,膠原線維性腸炎型に分類されるが,これらは NSAIDs による消化管障害に特異的な所見ではない.

疫学

1991 年,日本リウマチ財団が NSAIDs を 3 か月以上服用している,1,004 例の患者の上部消化管を調べたところ,15.5 ％に活動性の胃潰瘍,1.9 ％に十二指腸潰瘍を認めた.VIGOR 試験と呼ばれる臨床試験では,通常型 NSAIDs を服用していた約 2,000 例のリウ

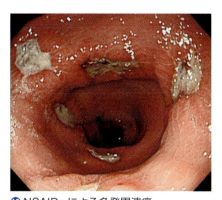

⑯ NSAIDsによる多発胃潰瘍
（上部消化管内視鏡像）
前庭部から胃角に潰瘍が多発している．

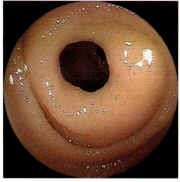

⑰ NSAIDsによる小腸膜様狭窄
（ダブルバルーン内視鏡像）
小腸に円形の薄い膜様の構造物が認められ腸管が狭小化している．重症化すると狭窄はピンホール状となり腸閉塞を引き起こす．

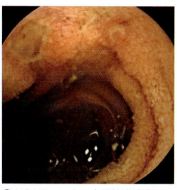

⑱ NSAIDsによる小腸粘膜障害
（カプセル内視鏡像）
2週間のNSAIDsの服用後，それまで認められなかった白苔を伴う潰瘍性病変が小腸に出現した．

マチ患者のなかで，1年あたり1.4％に上部消化管出血，0.89％に下部消化管出血が起こった．また，カプセル内視鏡により小腸病変がないことを確認した健常成人に通常型NSAIDsを14日間投与後に再びカプセル内視鏡を施行したところ，53〜68％の対象に潰瘍，出血，発赤，びらんなどの新たな小腸病変が認められた．また，胃病変を防ぐ目的でアスピリン腸溶錠が開発されたが，腸溶錠であるかないかにかかわらずアスピリン服用者においても小腸潰瘍性病変を引き起こすことが報告された．まだ頻度は不明確であるが，2週間のアスピリン投与後に，服用者の30％で小腸にびらんなどの出現が確認されたとの報告がある．

臨床症状

消化管出血や消化管穿孔などの重大なNSAIDsの副作用が起きた患者の60〜80％は，それまで自覚症状がなかったと報告されている．この無症状であることがNSAIDsによる消化管障害の診断を困難にしている．

検査・診断

各種内視鏡検査で診断する．胃では，NSAIDsの粘膜障害は胃前庭部に多発する傾向がある．⑯はNSAIDs起因性胃潰瘍の典型的な画像である．小腸では，小腸内視鏡検査や小腸造影検査でNSAIDs小腸病変として確定診断可能な膜様狭窄（⑰）を証明できる場合がある．しかし，多くの場合は潰瘍やびらんなどの粘膜障害（⑱）がNSAIDs中止により治癒することで診断する．大腸にも盲腸，上行結腸を中心にNSAIDsの中止により治癒する潰瘍が認められることがある（⑲）．

実際には多剤服用をしている患者が多く，副作用を起こした薬剤の同定が困難な場合がある．しかしながら，小腸に限ればNSAIDs以外に小腸粘膜障害を起

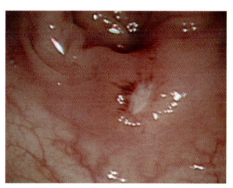

⑲ NSAIDsによる大腸潰瘍（下部消化管内視鏡像）
NSAIDsの中止により治癒の確認された潰瘍が上行結腸に認められた．

こす薬剤の報告は少なく，NSAIDsによる小腸粘膜障害の頻度は50％を超えると報告されているため，小腸粘膜障害が認められて薬剤が疑われた場合にはNSAIDsによると考えることが多い．

治療

薬剤による副作用は，通常，薬剤の中止により治癒する．出血性胃潰瘍などを生じている場合にはNSAIDsを中止し潰瘍の治療を行う．NSAIDsによる小腸潰瘍は，膜様狭窄などの不可逆的に近い障害でない限り，薬剤中止後3週間程度で治癒する．

経過・予後

大量出血や腸管穿孔のような重大な合併症が起こる前に薬剤を中止できれば薬剤性消化管障害の予後はよい．1998年の米国内のNSAIDsによる消化管障害の死亡者数は16,500人で，これは同年の白血病やAIDSによる死亡者数に匹敵しており，重大な副作用が出現した場合の危険性は高い．

予防

リウマチ患者などに対する**NSAIDs**や，狭心症に対するアスピリンのように継続投与が必要な場合には，胃潰瘍予防のためにプロトンポンプ阻害薬，高用量 H_2 受容体拮抗薬（常用量で効果ありとの報告もある），もしくはプロスタグランジンの併用投与を行う．小腸粘膜障害に対しては，プロスタグランジンの併用投与の有効性が報告されているが，その防御も完全ではない．

（藤森俊二，坂本長逸）

●文献

1) Hernández-Díaz S, et al：Incidence of serious upper gastrointestinal bleeding/perforation in the general population：Review of epidemiologic studies. *J Clin Epidemiol* 2002；55：157.
2) Sakamoto C, et al：Case-control study on the association of upper gastrointestinal bleeding and nonsteroidal anti-inflammatory drugs in Japan. *Eur J Clin Pharmacol* 2006；62：765.
3) Fujimori S, et al：Prevention of traditional NSAID-induced small intestinal injury：recent preliminary studies using capsule endoscopy. *Digestion* 2010；82：167.
4) Endo H, et al：Characteristics of small bowel injury in symptomatic chronic low-dose aspirin users：the experience of two medical centers in capsule endoscopy. *J Gastroenterol* 2009；44：544.

術後合併症

胃切除後症候群 postgastrectomy symdromes

概念

● 胃には食物貯留，殺菌，消化などの機能があり，胃切除によりこれらの機能が損なわれることでさまざまな障害が起こる．
● 小胃（無胃）症状，ダンピング症候群，貧血，骨代謝障害などの機能障害と，逆流性食道炎や輸入脚症候群などの器質的障害に大別される（**⑳**）[1]．なお，術後逆流性食道炎については別項（p.285）で解説する．

機能障害

小胃（無胃）症状

概念

● 胃切除（胃全摘）により，胃の一部（全部）の機能が損なわれることによって起こる諸症状に相当する．

⑳ 胃切除後症候群の分類

機能障害	器質的障害
小胃（無胃）症状	逆流性食道炎
ダンピング症候群	残胃炎
貧血	胆石症
栄養障害	輸入脚症候群
骨代謝障害	

臨床症状

貯留能の減少により，過食による心窩部痛や膨満感を訴える．消化不良により下痢をきたしやすくなる．殺菌能低下のため，特に夏場の生食（肉，魚など）による感染性下痢をきたしやすい．

治療・予防

再建の際に貯留能を向上させる目的で，空腸パウチを作製する試みがされている．しかし，その臨床効果についてはさらなる検討が必要である．

食事の1回量を減らし分割食とする，食事摂取時間を長くする，過度の脂肪摂取を避ける，など個々の症例に応じた栄養指導を行っていく．

ダンピング症候群

概念

● 経口摂取した食物が急速に十二指腸または空腸に流入することで起こるさまざまな臨床症状のことで，食事と発症時期との関係から，早期と後期に分類される．両者は病態生理学的にまったく異なるものであるが，しばしば合併して起こる[2]．
● 早期ダンピング症候群は，高浸透圧の食物が急速に十二指腸または空腸に流入することで，さまざまな消化管ホルモンの分泌が亢進し引き起こされる．通常，食事中あるいは食後20〜30分以内に起こる．
● 後期ダンピング症候群は，食後に血糖が急速に上昇することで，インスリンが過剰分泌されるために起こる後発性低血糖症候群で，通常，食後2〜3時間に起こる．

臨床症状

早期ダンピング症候群では，動悸，発汗，めまい，腹痛，下痢，悪心，嘔吐などが出現する．

後期ダンピング症候群では，全身倦怠感，発汗，めまい，失神などが出現する．

治療

いずれも食事療法が中心となる．早期ダンピング症候群に対しては，特に炭水化物の摂取を少量ずつ複数回に分けて摂取するよう指導する．後期ダンピング症候群は低血糖症状であるため，間食を勧め，症状出現時は糖分を摂取するよう指導する．

貧血

概念

- 胃切除後の貧血には，鉄欠乏性貧血とビタミン B_{12} 吸収障害による巨赤芽球性貧血がある．
- 食事から摂取された鉄は，胃酸によりイオン化し上部空腸で吸収されるため，胃切除により胃酸分泌が低下した状態では鉄の吸収障害が起こる．
- ビタミン B_{12} は胃の壁細胞から分泌される内因子と結合し回腸で吸収されるため，胃全摘術後で内因子が分泌されなくなると，ビタミン B_{12} が欠乏する．通常，体内に蓄積されているので，欠乏症状が出現するのは術後 3〜5 年後である．

臨床症状

共通した貧血症状としては，頭痛，めまい，悪心，動悸，息切れなどがある．

鉄欠乏性貧血では，舌炎，口角炎，スプーン状爪などを併発する．

巨赤芽球性貧血では，Hunter 舌炎，味覚障害，神経症状として末梢神経障害，神経痛，視神経障害，脳症などを併発する．

治療

鉄剤は経口投与，ビタミン B_{12} は筋注がそれぞれ効果的である．

骨代謝障害

概念

- 通常 Ca は酸性下で溶解性が増し上部小腸で吸収されやすくなるが，胃切除後に酸分泌が低下すると Ca の吸収障害が起こる．
- 胃切除後は脂肪のミセル形成が障害され，脂肪の吸収障害が生じる．その結果，脂溶性ビタミンであるビタミン D の吸収が低下し，骨代謝障害をきたす．

臨床症状

多くは無症状であるが，関節痛，背部痛を訴えることがある．しばしば骨軟化症に骨粗鬆症が混在し，椎骨の圧迫骨折や大腿骨頸部骨折をきたすと重篤化する．

治療

日光浴や Ca，ビタミン D を多く含んだ食事の摂取が有効である．必要に応じて Ca 製剤や活性型ビタミン D の経口投与を行う．

器質的障害

胆石症

概念

- 迷走神経（特に肝枝）の切離やコレシストキニンの分泌障害などにより，胆嚢や十二指腸乳頭部の運動低下が生じ，さらに胆道の逆行性感染も加わって胆石症が発症しやすくなるとされる．

治療・予防

有症状の場合は胆嚢摘出術を行う．予防としては，迷走神経肝枝を切離する術式の場合に，胆嚢摘出術を同時に行うことを考慮する．

輸入脚症候群

概念

- 胃切除後にみられる輸入脚症候群は，Billroth II 法再建術や胃空腸吻合術後の空腸輸入脚に通過障害があるときに起こる．
- 輸入脚に腸内容が貯留し，逆行性の胆管炎や膵炎を生じ，時に十二指腸穿孔をきたし重篤化する場合がある．

臨床症状

食後の背部痛や心窩部痛があり，その後，噴出性の胆汁性嘔吐がみられる．炎症や穿孔をきたすと，発熱や腹膜刺激症状を認めることもある．

治療

絶食にして，拡張した輸入脚の減圧を図る．保存的治療で改善しない場合や重篤化する場合は，手術を行い，狭窄を解除するか，または再建方法を変更する．

盲係蹄症候群 blind loop syndrome

概念

- 消化管バイパス手術後の盲管（blind loop）に腸内容が貯留し，腸内細菌の異常増殖（bacterial overgrowth）により引き起こされる病態である[3]．
- 最近は，胃切除の空腸・空腸吻合での輸入脚での通過障害もこれに含めることがある．

臨床症状

腸内容の貯留による腹部膨満や腹痛，消化吸収障害による脂肪便や栄養低下，ビタミン B_{12} の吸収障害による巨赤芽球性貧血やしびれなどの神経症状が認められる．拡張した腸管が穿孔し，腹膜炎に至ることもある．

治療

腸内細菌の異常増殖に対する適正な抗菌薬の投与が原則である．消化吸収障害を伴っているため絶食とし，高カロリー，低脂肪の輸液を点滴投与し，腸管の安静を図る．貧血を伴う場合はビタミン B_{12} を投与する．

保存的治療が奏効しない場合は外科的治療として，盲管の切除または減圧ルートの作製を行う．胃切除後であれば，狭窄部の解除または吻合法の変更を行う．

術後逆流性食道炎
postoperative reflux esophagitis

概念

- 上部消化管手術，特に胸部・腹部食道切除術，噴門側胃切除術，胃全摘術といった噴門を切除範囲とす

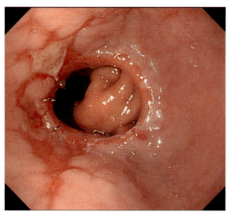

㉑ 胸腔内吻合後の逆流性食道炎
術後1年目の内視鏡所見で，Los Angels分類Grade Cに相当する．

る手術により，噴門が有する逆流防止機構が失われることにより生じる場合が多い．

● 胃が残存する場合は酸逆流，または酸，アルカリの混合逆流が，胃全摘術後ではアルカリ逆流が起こる．

臨床症状

一般に通常の逆流性食道炎と同様に胸やけが主な症状であるが，術後には逆流の有無にかかわらず，前胸部違和感，上腹部膨満感などの訴えが多いため，臨床症状だけで本症を診断することは必ずしも容易ではない．

病態生理

本症が起こる機序は，①噴門がもつ逆流防止機構の消失による，吻合部を経由した食道への消化液の逆流，②体位による逆流（特に就寝時など），③迷走神経切断による残胃排泄能の低下，④胃全摘術の場合は十二指腸液の食道への直接逆流，などが考えられ，上記手術後の発症頻度は高いため，術後の発症は必ず念頭におかなければならない．

通常の胃食道逆流症（gastroesophageal reflux disease：GERD）と同様，びらん性GERD（＝逆流性食道炎）と非びらん性GERD（non erosive GERD）に分類できる．

食道切除胃管再建術後の場合，頸部吻合に比べ胸腔内吻合のほうが逆流性食道炎の発症頻度は高く，これは胸腔内と腹腔内との圧較差の影響と考えられている（㉑）[4]．

診断

食道炎の存在診断のため，上部消化管内視鏡検査は必須である．所見は通常の食道炎同様Los Angels分類を用いて記載する．

治療・予防

胃が残存する場合は，通常の逆流性食道炎と同様にプロトンポンプ阻害薬（proton pump inhibitor：PPI）による胃酸分泌抑制が原則である．

胃全摘術後または食道炎の発症に胆汁や膵液の逆流が関与している症例に対しては，膵酵素阻害薬の投与を考慮する．

胃の残存症例における噴門形成の付加，胃全摘術における食道とY脚との距離の確保など，術式に応じて食道への逆流を減少させる方法を検討する．

（小熊潤也，小澤壮治）

● 文献

1) 阪　眞：胃術後の栄養障害と栄養補給法．臨床栄養 2010；117：363．
2) 吉澤奈央ほか：胃切除後症候群，ダンピング症候群，輸入脚症候群，盲係蹄症候群．外科 2011；73：1322．
3) 瀬戸口敏明：Blind loop syndrome．外科 2002；64：1370．
4) 小熊潤也ほか：食道ESD・外科手術後の機能障害．消化器内視鏡 2017；29：1818．

術後腸管癒着症（術後癒着性腸閉塞） post-operative intestinal adhesion (post-operative adhesive intestinal obstruction)

概念

● 腹部の手術操作により，腹膜や腸管の漿膜に刺激が加わって炎症が起こる．それによって滲出液やフィブリンが析出し，腸管相互あるいは腸管と周囲臓器，腹壁に線維性癒着（fibrous adhesion）が起きる．癒着部位近傍で屈曲が起きると腸の通過障害をきたし，腸閉塞症状を呈する．

● 腸閉塞は，単純性のものから線維性索状物の絞扼による複雑性腸閉塞などさまざまである．

● 開腹手術術後に生じる腸閉塞で最も多いのは，小腸による癒着性腸閉塞である．

● 癒着による屈曲で通過障害をきたすものの閉塞ではなく，慢性的に経過するものもある．

病因

癒着の原因となる腹膜，腸管壁への刺激には，物理的刺激のほかに化学的刺激や感染性の刺激がある．手術操作や異物による物理的刺激や，術中あるいは術後の消化液や血液の漏出による化学的刺激，感染による細菌性の刺激により癒着が生じる．

癒着は術後1週間程度で形成され，以後徐々に強固になっていく．

疫学

単純性・複雑性腸閉塞ともに，癒着性が原因であるものが最も多い．癒着性の90％は術後のものである．癒着は術後1週間程度しないと形成されないため，術後数日での早期の腸閉塞発症は異物や機能性腸閉塞など，ほかの原因であることが多い．

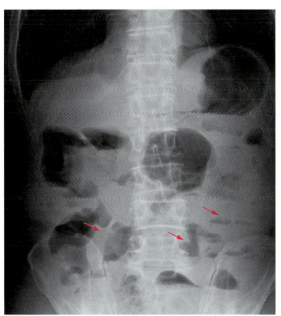

㉒ 術後腸管癒着症の腹部単純 X 線像
小腸ガス（矢印）がやや目立つが，鏡面像はさほど目立たない．

一度形成された癒着は遺残するため，癒着を起点とした屈曲，捻転，絞扼は以後いつでも発生しうる．

臨床症状

癒着が原因で発生した腸閉塞の種類により，症状はさまざまである．単純性であれば，腹痛，腹部膨満，便秘，嘔吐など，複雑性であれば激烈な腹痛を呈する．狭窄があるものの閉塞していない場合は，慢性的な腹部膨満，腹痛，食欲不振，腹鳴，時には下痢などを呈する．一般的に腹痛は食後に強く，癒着部位と一致することもある．

検査・診断

診断は，開腹の既往があり腸閉塞症状があれば，まず本症を念頭におくべきである．検査所見はそれぞれの腸閉塞の種類に準ずる．

血液検査

血算，電解質，尿素窒素，血清クレアチニンなどの検査を行い，腸閉塞によるホメオスタシスの失調がないかどうか確認する．

腹部単純 X 線検査

立位（立てない場合は坐位），臥位で撮影を行う．所見はそれぞれの発生した腸閉塞の所見に準ずる．狭窄があるものの閉塞がない慢性的な例では，小腸ガスが目立つが鏡面像などは認められないこともある（㉒）．

超音波，腹部 CT 検査

腸管拡張の程度，部位，腸管虚血の判定に有用である．

消化管造影検査

完全閉塞ではない場合は，ガストログラフィンなどの水溶性造影剤で消化管の通過状況を検査する．高浸透圧な水溶性造影剤による腸管壁の浮腫の軽減，腸液の増量により，通過が改善し，治療にもなることがある．閉塞例ではイレウス管を挿入していない限り，病態の悪化をきたしかねないので施行するべきではない．

治療

複雑性腸閉塞は緊急手術を行う．単純性腸閉塞では，絶食の上で胃管やイレウス管による腸管減圧，高圧酸素療法などの保存的治療が行われる．閉塞していない例では水溶性造影剤による消化管造影が通過障害を改善させて治療になることもある．閉塞していない症例でも頻回に腹痛を繰り返し，生活に支障がある場合は手術の適応となる．

（大平　学，松原久裕）

●文献

1) 三浦誠司ほか：小腸イレウス．外科診療 1986；11：1418．
2) 宮川国久ほか：癒着性イレウスに対する保存的治療．臨床画像 2012；24：368．
3) 石原聡一郎ほか：術後腸閉塞の予防．手術 2013；67：145．

肝・胆道・膵疾患

編集●持田　智

1	肝疾患	▶290
2	胆囊・胆道疾患	▶406
3	膵疾患	▶449

1 肝疾患

肝臓の構造と機能

肝臓の形態，構造

肝臓は腸管循環と大循環系をつなぐ臓器であり，代謝の中枢臓器として，糖・蛋白・脂質代謝，薬物の解毒，胆汁の産生，尿素生成，赤血球の除去などを行う．また，Kupffer細胞をはじめとした自然免疫担当細胞を豊富に有し，消化管より流入する外来物質への免疫調節を行い，肝局所のみならず全身免疫システムに関与する．

肝臓の解剖学

肝臓の形態と位置

肝臓は胸腹部の最大臓器であり，重量は成人男性で約1,400 g，成人女性で約1,200 gである．容積の約3/4が右季肋部横隔膜下に，残りが左上腹部に位置し，上面を横隔膜に，下面を各臓器に接する．前方を鎌状間膜，後方を静脈管索，下方を肝円索で，解剖学的に左葉と右葉に分ける．実際の臨床では，後述する機能的な区切りであるカントリー線（胆嚢底と肝背面の下大静脈を結ぶ線）を境に左葉と右葉の区分が汎用されている．下方には方形葉，後方には尾状葉があり，その間に位置する肝門部から門脈，固有肝動脈，肝管（胆管系）が出入りする（❶）．肝表面は横隔膜接触部（無漿膜野）を除いて漿膜（腹膜）に覆われている．漿膜下にはGlisson囊（Glisson capsule）と呼ばれる薄い線維組織があり，肝表面全体を包み，さらに実質内に入り，肝臓を支持している．

肝臓の区域（hepatic segment）

肝臓は門脈枝や胆管の支配領域によって機能的に分類される．各区域間で吻合はなく独自の血流，胆管流出路をもつ．まず胆囊と下大静脈を結ぶ線（カントリー線）により右葉と左葉に分け，さらに右葉は前区と後区に，左葉は内側と外側に分けられる（Healey-Schroy分類）．わが国では1〜8区域に細分類されたCouinaud分類が一般的に用いられている（❷）．各区域の中心には門脈，動脈，胆管の分枝が位置し，辺縁には静脈が位置する．外科的肝切除の際は区画に沿って行うことで組織傷害を最小限に抑えることができる．

肝臓の血管・神経支配，胆汁排泄

肝臓の血管，リンパ管，神経

肝臓は門脈（portal vein）と動脈（hepatic artery）の二重血管支配を受ける．肝流入血の70％は門脈に，30％は動脈に由来し，これらの血液はすべて肝小葉の類洞（sinusoid）を流れ肝静脈（hepatic vein）から流出する．肝臓の血流量は毎分1,500〜1,900 mLと変化し，食事後に上昇し，運動・睡眠時には減少する．肝血流は心拍出量の25％を占め，循環調節にもかかわっている．

①門脈：門脈は上・下腸間膜静脈と脾静脈の3つの血管が合流して門脈本幹となり，肝門部で左右に分岐して肝内に入る．肝内ではGlisson鞘（Glisson sheath）と呼ばれる結合組織内で分岐し，17〜20分

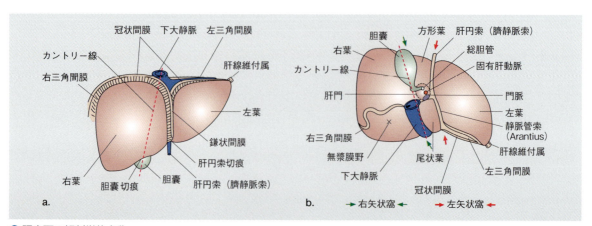

❶ 肝表面の解剖学的名称
a．肝前上面，b．肝下面．
（中沼安二：肝の形態，構造．内科学書，改訂第8版．Vol.4．東京：中山書店；2013．p.220．図1．原図にカントリー線を示した．）

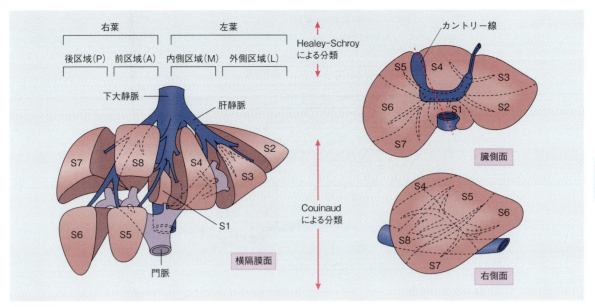

❷ 肝区域
(日本肝癌研究会〈編〉：臨床・病理．原発性肝癌取扱い規約．第6版補訂版．東京：金原出版；2019．原図にカントリー線を示した．)

岐で門脈終末枝となり，導入血管を通して類洞へとつながる．門脈は弁がなく低圧灌流系であり，浸透性の高い類洞壁において過剰な組織液の産生を抑えている．
②動脈：肝動脈は固有肝動脈として肝門部で分岐して肝内門脈枝と伴走し，門脈域内で胆管周囲血管叢を形成し，門脈域内の胆管や門脈あるいは肝動脈自身を栄養する．胆管周囲毛細血管叢からの血液は門脈枝の細枝に注ぎ，門脈由来の血液と合流して類洞に流れる．胆管周囲毛細血管叢は胆汁の再吸収にもかかわり，胆管上皮から吸収された成分が基底膜，門脈域の間質を介して血中に戻る経路（胆囊肝循環）を形成し，閉塞性黄疸の際の排泄経路として重要である．
③肝静脈：静脈系の血管は区域の辺縁に沿って走行し，門脈系と直接吻合することはほとんどない．類洞を灌流した血液は小葉中心静脈に流入し，右，中，左の3つの肝静脈を経由して，肝臓後面に埋没した下大静脈に注ぐ．
④リンパ管：肝リンパは全身リンパ液の30％を占め，Disse腔で生成される．類洞からDisse腔に流れ込んだ血漿のうち類洞に戻らなかった成分がリンパとなり，門脈域方向に流れ，限界板と門脈域の間にあるMall腔を通って門脈域内のリンパ管に入る．リンパ管は門脈枝に伴走し，最終的に肝門部リンパ節に流れ，そこから腹腔リンパ節に至る．その他のリンパ経路としては，鎌状間膜や腹腔静脈から傍胸骨リンパ節へ，無漿膜野から後縦隔リンパ節へ，臓側腹膜から左胃リンパ節に向かう経路などがある．肝内のリンパ管網は肝被膜下のリンパ管と連続し，肝硬変時には肝内圧増加に伴って肝表面から漏出し腹水貯留に寄与する．
⑤神経：肝臓に入る神経としてTh7～Th10の交感神経（腹腔内交感神経節の節後神経），左右迷走神経（節前神経）と右横隔神経（知覚神経）がある．交感神経，迷走神経は胆管に伴走して肝動脈と門脈の血管平滑筋に分布する．さらに交感神経は類洞壁に沿って走行後，神経終末で肝細胞や肝星細胞とシナプスを形成し，肝細胞の糖・脂質代謝の調整，肝星細胞を介した血管の収縮に関与しているといわれている．

胆管

胆管（bile duct）は肝細胞で産生された胆汁の単なる排泄路のみでなく，粘液産生や自然免疫機構による粘膜としての機能も有している．胆汁は肝細胞間にある内径約1 μm の毛細胆管（bile canaliculus）に排出され，小葉内で毛細胆管網を通りながら中心静脈から門脈域方向に流れる．毛細胆管は門脈域を横切るHering 管につながり，門脈域内を走行する細胆管（bile ductule）に移行して小葉間胆管につながる．Hering 管や細胆管は内径が15 μm 以下の胆管成分で，基底膜上に1層に並ぶ立方状の細胞からなる．内径が15～100 μm の小葉間胆管は門脈域内で門脈や肝動脈と伴走して，肝門に向かって合流を重ねながら，隔壁胆管（100～300 μm），ついで大型胆管（>300 μm）に移行し，肝門部で左右肝管となる．大型胆管では核が基底側に並び，淡い好酸性の細胞質を有する円柱状の胆管細胞が1層に並んで構成される．左右肝管は肝臓から出て約1 cm の位置で合流して総肝管（common hepatic duct）になる．さらに約2 cm 下で胆囊管と合

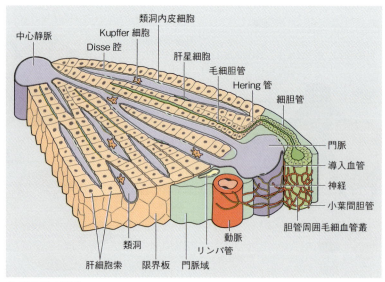

❸ 肝小葉の構造

流して内径が0.5〜1.5 cmの総胆管（common bile duct）になる．総胆管は十二指腸間膜内を通って十二指腸上部の背側で膵臓に入り主膵管と合流後，共通管に移行し十二指腸乳頭部に至る．肝内大型胆管周囲や肝外胆管周囲には胆管周囲付属腺が分布しており，ここから分泌される粘液などの物質は導管を介して胆管内腔へ分泌され胆汁成分の一部となる．

　肝細胞と直に接する細胆管やHering管には，肝細胞にも胆管上皮細胞にも分化することのできる肝幹細胞あるいは肝前駆細胞が局在し，広汎な肝細胞の脱落があった場合，肝臓の再生，修復に関連するとされている．

肝小葉の構造と機能

肝小葉の構造

　肝臓は直径1〜2 mm大，六角円柱状の肝小葉（hepatic lobule）単位から構成され，ヒト肝臓では約50万個の肝小葉からなり，各肝小葉は約50万個の肝細胞からなる．肝小葉は中心静脈から放射状に配列する肝細胞の並んだ列（肝細胞索）と小葉の辺縁にある門脈域からなる（❸）．肝小葉と門脈域の境界には限界板と呼ばれる肝細胞層が並ぶ．肝動脈や門脈終末枝からの血液は限界板を横切って類洞を経由して中心静脈方向へ流れ，胆汁やリンパ液は門脈域方向に流れる．

門脈域

　門脈域（portal tract）はGlisson鞘とも呼ばれ，肝小葉の角に位置し，三角形や樹枝状，円形を示す結合組織領域である（❹）．門脈域は太い線維であるⅠ型コラーゲンを多く含み，肝臓の支持基盤となっている．門脈域内には門脈，胆管，肝動脈からなる3つ組

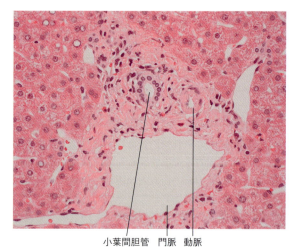

❹ 正常肝の門脈域（HE染色）

（portal triad）のほか，リンパ管，神経の分枝があり，それらの走行路でもある．リンパ管，神経はヘマトキシリン–エオジン（HE）染色では認識困難であるが，門脈，胆管，肝動脈は門脈域の同定に重要な組織成分であり，胆管と動脈の内径はほぼ等しく，門脈は動脈枝の3〜4倍の内径を有する．また，正常の門脈域では少数のリンパ球，マクロファージ，マスト細胞がみられるが，好中球や形質細胞は認められず，加齢とともにこれらの炎症細胞は非特異的に目立つようになる．

肝小葉の機能的区分

　解剖学的な区分概念である古典的肝小葉に対して，血流分布による酸素および栄養の勾配の違いに基づいた機能的な区分概念として肝細葉（hepatic acinus）がある．肝中心静脈を中心とした正六角形状の構造単

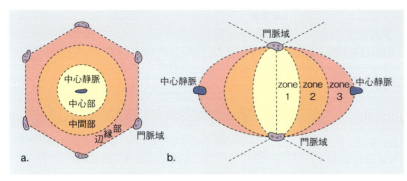

❺ 肝の組織像
a. 古典的肝小葉，b. Rappaportの肝細葉（ゾーン）分類．
（向井 清ほか〈編〉：外科病理学，第4版．東京：文光堂；2006．）

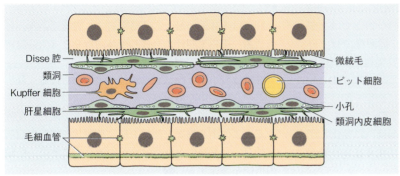

❻ 類洞と構成細胞

位である古典的肝小葉に対して，肝細葉は隣接する二つの門脈域を結ぶ線を短軸に，中心静脈を結ぶ線を長軸にした楕円状の構造単位であり，門脈支配域から中心静脈に向かって zone 1，zone 2，zone 3 に分類される（❺）．zone 1 は門脈枝から最初に血流を受ける領域で，酸素栄養状態がよく，蛋白合成のような酸化的代謝が盛んであるが，急性中毒では最初に毒物の影響を受けやすい．zone 3 は解糖や脂質合成，薬物代謝が盛んであり，門脈枝からは最も末梢に位置するため，虚血による影響を受けやすい．

肝細胞索と肝細胞

肝細胞は約 20～30 μm の多角形の細胞で肝容積の 80% を占め，20～25 個が列になって中心静脈から放射状に延びる肝細胞索を形成している．成人の肝細胞索は 1 層性が主体であるが，小児肝では 2 層性であり，成人でも障害肝では 2 層性が目立つようになる．

HE 染色では肝細胞細胞質内の豊富なミトコンドリアや粗面小胞体を反映して，ミトコンドリアによる好酸性，粗面小胞体による核周囲の好塩基性顆粒が認められる．細胞質に存在するグリコーゲンや脂肪は標本作成過程により白く抜けたように見える．肝細胞の核は円形で 1～2 個の明瞭な核小体を有する．肝細胞は約 50% が 2 倍体であるが，60 歳以降では 4 倍体や多倍体が増加する．肝細胞の寿命は消化器系の細胞のなかでは長寿のほうで約 150 日である．

肝細胞は全表面積の 70% を Disse 腔に面し，残り 15% を肝細胞，15% を毛細胆管と隣接する．Disse 腔に面する細胞表面には長さ 0.5 μm の微絨毛が多数覆い，表面積を約 6 倍に増やし，類洞内の血液との物質交換を促進する．肝細胞に隣接する面では，細胞どうしがコネキシンで連結し，肝細胞間の連絡をとり合っている．毛細胆管に接する面は 0.5～1.0 μm の細い溝状の通路を形成し，肝細胞索のなかを網の目のように張りめぐる．肝細胞は代謝能を反映して粗面小胞体，滑面小胞体，Golgi 装置，ミトコンドリア，ペルオキシソームが発達している．粗面小胞体はアルブミン，凝固因子などの血漿蛋白質の産生にかかわり，滑面小胞体はコレステロールや胆汁酸の合成，ビリルビンの抱合グリコーゲンの分解を行う．Golgi 装置では分泌蛋白の糖付加を，リソソームでは老化蛋白質の分解，フェリチンや銅の貯留を行う．ペルオキシソームではアルコールの分解を担う．

類洞と構成細胞

類洞は肝細胞索の間を走る，内径が約 5～10 μm 大の毛細血管である．基底膜をもたず，有窓型の類洞内皮細胞から構成される．類洞内皮細胞は表面積の 2～20% を 0.1～0.2 μm 大の小孔が覆い，肝細胞と血液間の物質交換の促進や各種物質サイズに応じたフィルタリングを行っている．類洞を支えるのは主に III 型コラーゲンからなる繊細な細網線維であり，肝小葉実質の構造基盤となる．細網線維は特殊染色（鍍銀染色）にて中心静脈から放射状に延びる規則正しい肝細胞索

として認識できる．肝小葉内に特徴的な細胞として，類洞内のKupffer細胞とピット細胞，類洞外壁に付着する肝星細胞がある（❻）．Kupffer細胞は肝構成細胞の15％を占める肝常駐のマクロファージであり，門脈域周辺の類洞内に比較的多く分布する．機能としては，老朽赤血球や，細菌，ウイルス，エンドトキシンなど外来物質の除去のほか，曝露物質に対する免疫応答，免疫寛容がある．ピット細胞は肝臓のリンパ系細胞のなかで最多を占める肝常駐のNK細胞であり，大型顆粒を有し，抗腫瘍活性をもつ．肝星細胞（hepatic stellate cell）は，脂肪摂取細胞（fat-storing cell）や伊東細胞とも称され，生理的な状態ではビタミンA貯留細胞として重要である．電顕像では，肝星細胞は細胞体から長く伸びる細胞質突起を類洞壁に沿わせながら付着し，それらと肝細胞との間がDisse腔に相当する．肝星細胞はDisse腔に突起を伸ばして肝細胞と連絡している．種々の肝障害時において活性化され，筋線維芽細胞（myofibroblast）に変化し，Disse腔内でのコラーゲン産生および沈着により肝線維化に関与する．

（髙橋健太，原田憲一）

● 文献
1) Sherlock S, et al：Diseases of the Liver and Biliary System. Oxford：Wiley-Blackwell；2002／小俣政男（監訳）："シャーロック"肝臓病学，第11版．新潟：西村書店；2004.
2) Burt AD, et al：MacSween's Pathology of the Liver, 7th edition. Philadelphia：Elsevier；2012.
3) 坂井建雄ほか（編）：カラー図解　人体の正常構造と機能　全10巻縮刷版，改訂版第3版．東京：日本医事新報社；2017.

肝構成細胞の機能と病態での意義

肝臓は人体内で最大の重量を有する臓器であり，各種代謝，蛋白や胆汁の合成，生体防御など，生命維持に不可欠な多くの機能を果たす．

肝臓は肝小葉と呼ばれる単位の集合から成る．肝小葉の中心には中心静脈が位置し，その辺縁には肝小葉と肝小葉を連結する門脈領域が多角形を形成して配置する．この中心静脈と門脈を結ぶ放射状の空間を類洞と呼び，肝細胞索と並行に血流が流れることで，肝臓の機能を調節する（❼）．

肝臓を構成する細胞として，肝実質細胞である肝細胞に加えて，胆管上皮細胞，肝星細胞，類洞内皮細胞，

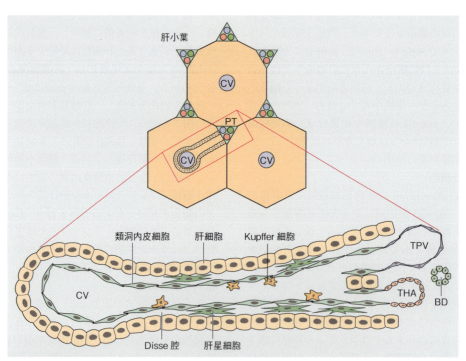

❼ 肝小葉と類洞
肝小葉は六角柱を形成し，その中心には中心静脈が走る．六角柱の角には門脈域が配置され，内部に終末肝動脈枝・終末肝静脈枝・終末門脈枝からなる門脈三管が存在する．肝細胞は中心静脈から放射状に肝細胞索と呼ばれる配列をなしており，この間の類洞を血流が流れる．
CV：中心静脈，PT：門脈三管，TPV：終末門脈枝，THA：終末肝動脈枝，BD：胆管．
（Kietzmann T：Metabolic zonation of the liver：The oxygen gradient revisited. Redox Biology 2017；11：622を参考に作成．）

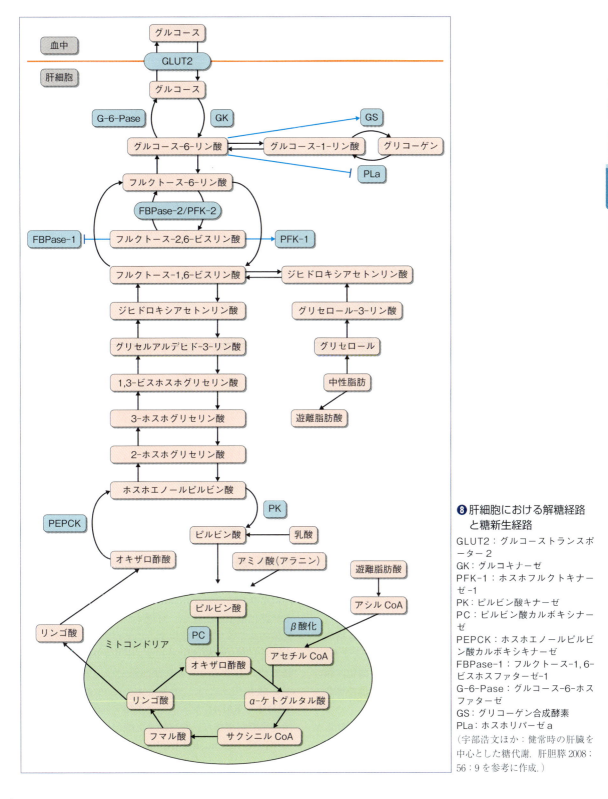

❽ 肝細胞における解糖経路と糖新生経路

GLUT2：グルコーストランスポーター2
GK：グルコキナーゼ
PFK-1：ホスホフルクトキナーゼ-1
PK：ピルビン酸キナーゼ
PC：ピルビン酸カルボキシナーゼ
PEPCK：ホスホエノールピルビン酸カルボキシキナーゼ
FBPase-1：フルクトース-1,6-ビスホスファターゼ-1
G-6-Pase：グルコース-6-ホスファターゼ
GS：グリコーゲン合成酵素
PLa：ホスホリパーゼa
（宇部浩文ほか：健常時の肝臓を中心とした糖代謝. 肝胆膵 2008；56：9を参考に作成.）

Kupffer細胞などの非実質細胞があげられる．全肝容量に占める細胞容積は，肝細胞78％，類洞内皮細胞3％，Kupffer細胞2％，肝星細胞1.4％程度とされている．これら肝臓を構成する細胞の機能と，主要な肝病態である肝細胞障害，肝再生，肝線維化，肝発癌について概説する．

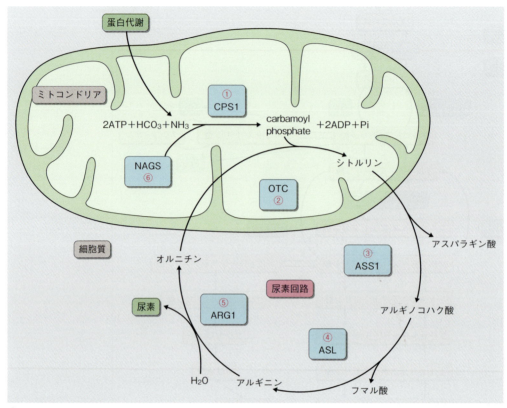

❾ 尿素回路と関連酵素

尿素回路では蛋白代謝によって生じた余剰な窒素化合物を基に，尿素を生成する．回路の6つの酵素を①～⑥の番号とともに示す．
①CPS1：カルバモイルリン酸シンテターゼⅠ，②OTC：オルニチントランスカルバモイラーゼ，③ASS1：アルギニノコハク酸シンテターゼⅠ，④ASL：アルギノコハク酸リアーゼ，⑤ARG1：アルギナーゼ，⑥NAGS：N-アセチルグルタミン酸シンターゼ．

(Blair NF, et al：Urea cycle disorders：a life-threatening yet treatable cause of metabolic encephalopathy in adults. *Pract Neurol* 2015；15：45.)

肝臓の構成細胞とその機能

肝細胞

　肝細胞は，肝細胞索と呼ばれる1～2層の配列構造を形成し，Disse腔に面する類洞面，毛細胆管を構成する毛細胆管面，肝細胞同士で接着する側面を有する．肝細胞はミトコンドリアに富み，酸化的リン酸化，脂肪酸代謝，尿素回路，クエン酸回路などで多種多様な代謝を行う．

　滑面小胞体では胆汁・脂質の合成，シトクロムP450（cytochrome P450：CYP450）を介した薬物代謝が行われ，粗面小胞体においては蛋白の合成が行われる．Golgi装置は胆汁分泌，膜蛋白合成，蛋白輸送のための分泌液胞の生成に関与する．リソソームでは酸性ホスファターゼ，エステラーゼ，プロテアーゼ，リパーゼといった酵素による分解が行われる．肝細胞の機能は多岐にわたるが，代表的な代謝機能に絞って概説する．

糖代謝（❽）：肝臓はグルコースの血中への放出と吸収を肝細胞の細胞膜内外の濃度格差により行う．細胞内にとり込まれたグルコースをピルビン酸まで代謝する経路は解糖系と呼ぶ．解糖系では嫌気的状態でも最低限のエネルギーを確保することができる．解糖系で生じたピルビン酸は，ミトコンドリア内のクエン酸回路で代謝される．クエン酸回路では，アセチルCoAが二酸化炭素と水に分解され，この過程で生じるNADHやFADH$_2$がミトコンドリア内膜における電子伝達系で利用され，酸化的リン酸化によりアデノシン三リン酸（adenosine triphosphate：ATP）が産生される．

　一方，乳酸・ピルビン酸・アミノ酸などから解糖系とほぼ同じ経路を逆行してグルコースを産生する経路は糖新生と呼ぶ．糖新生では，2分子のピルビン酸から1分子のグルコースが生成される．肝臓における糖の産生は，グリコーゲンの合成・分解の制御と，乳酸やピルビン酸，アミノ酸，遊離脂肪酸，グリセロール

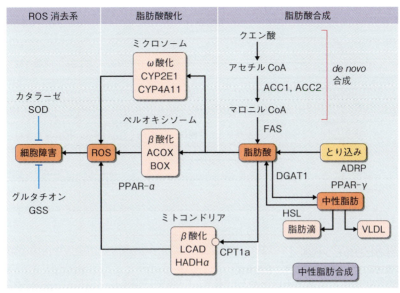

⑩ 脂肪酸代謝

脂肪酸の代謝は，①脂肪酸合成ととり込み系，②脂肪酸酸化系，③活性酸素（ROS）消去系，④中性脂肪合成系から構成される．

ACC：アセチル CoA カルボキシラーゼ
FAS：脂肪酸合成酵素
DGAT：ジアシルグリセロールアシルトランスフェラーゼ
HSL：ホルモン感受性リパーゼ
PPAR：peroxisomal proliferator-activated receptor
ADRP：adipose differentiation-related protein
CPT：カルニチンパルミトイルトランスフェラーゼ
LCAD：長鎖アシル CoA デヒドロゲナーゼ
HADH：長鎖 L-3-ヒドロキシアシル CoA デヒドロゲナーゼ
ACOX：アシル CoA オキシダーゼ
BOX：分岐鎖アシル CoA オキシダーゼ
SOD：スーパーオキシドジスムターゼ
GSS：グルタチオンシンテターゼ
ROS：活性酸素

（中牟田　誠：脂質代謝異常と肝臓．肝胆膵 2008；56：103．）

などからグルコースを産生する糖新生によって規定される．

蛋白・アミノ酸，アンモニア代謝：蛋白質は体内で消化酵素によってペプチドやアミノ酸に分解され，小腸上皮から吸収される．門脈を介して肝臓へ運ばれたこれらのペプチドやアミノ酸は，一部は再び必要な蛋白へと合成され，その他のアミノ酸は肝臓で尿素に代謝され，腎から尿中へと排出される．アミノ酸は生体内で蛋白質合成の材料となるほか，エネルギー源，酵素活性の調節，シグナル伝達因子など，さまざまな役割を果たす．芳香族アミノ酸は肝臓で異化されるのに対して，分岐鎖アミノ酸は骨格筋にとり込まれて蛋白合成やエネルギー産生に用いられる．

　生体のアンモニア生成は内因性・外因性に分類される．内因性アンモニアは骨格筋，腎，腸管においてグルタミンが脱アミノ化を受けて生じるが，外因性アミノ酸は腸内細菌による窒素化合物の酸化や尿素のウレアーゼ分解に伴って生じる．腎由来のアンモニアは大部分が NH_4^+ の形で尿中に排泄されるが，その他のアンモニアは肝臓へ運搬され，尿素回路で尿素に変換される（❾）．

脂肪酸代謝（⑩）：肝臓の脂肪酸代謝経路は，大きく①脂肪酸合成系，②脂肪酸分解系，③活性酸素（reactive oxygen species：ROS）消去系，④中性脂肪合成系から成る．脂肪酸は，アセチル CoA からアセチル CoA カルボキシラーゼや脂肪酸合成酵素などの働きで合成される．合成された脂肪酸はグリセロールと反応して中性脂肪となり，脂肪滴の形で肝細胞内に蓄積されるか，超低密度リポ蛋白（very low-density lipoprotein：VLDL）の形で分泌される．一方，脂肪酸の分解は，ミトコンドリアやペルオキシソームにおける β 酸化や，ミクロソームにおける ω 酸化によって行われている．ペルオキシソームやミクロソームでの脂肪酸分解で生じた ROS は，ROS 消去系で処理される．

ビリルビン代謝（⑪）：ビリルビンは約 80％が老廃赤血球のヘモグロビンに由来し，脾で非抱合型ビリルビンとして生成される．非抱合型ビリルビンは水溶性が低く，血中ではアルブミンと結合した形で運搬される．非抱合型ビリルビンは肝細胞にとり込まれてグルクロン酸抱合を受け，水溶性の抱合型ビリルビンとなり，胆汁中に能動輸送される．胆汁中に排泄された抱合型ビリルビンは胆嚢において一時，濃縮・貯蔵され，食

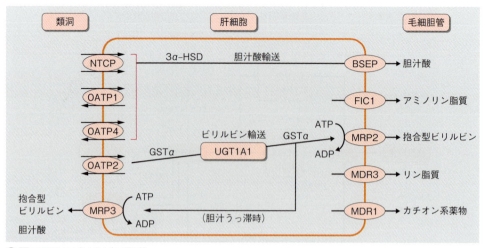

⓫ 肝におけるビリルビン代謝

胆汁酸の膜輸送蛋白なども一緒に示す．非抱合型ビリルビンは，OATP2によって肝細胞にとり込まれる．とり込まれた非抱合型ビリルビンは，肝細胞内でGSTαと結合して小胞体に輸送され，UGT1A1によるグルクロン酸抱合を受け，水溶性の抱合型ビリルビンとなる．抱合型ビリルビンは毛細胆管膜上のMRP2によって胆汁中に能動輸送される．毛細胆管膜には，MRP2の他にも，ATP依存性輸送蛋白であるFIC1，BSEP，MDR1，MDR3といった輸送蛋白も存在する．

NTCP：Na⁺/タウロコール酸共輸送ポリペプチド
OATP：有機アニオン輸送ポリペプチド
MRP：多剤耐性関連蛋白
BSEP：胆汁酸塩排出ポンプ
FIC1：家族性肝内胆汁うっ滞症1
MDR：多剤耐性遺伝子
UGT1A1：UDP-グルクロン酸転移酵素1A1
GSTα：グルタチオンS-トランスフェラーゼα
3α-HSD：3α-ヒドロキシステロイドデヒドロゲナーゼ

(足立幸彦ほか：黄疸の成因と病態．胆道 2009；23：174を参考に作成．)

餌摂取とともに十二指腸へ排泄される．小腸で腸内細菌により脱抱合されたビリルビンは，ウロビリノゲンなどのウロビリン体へ還元され，大部分は便中に排泄される．ウロビリノゲンの一部は小腸粘膜上皮によって再吸収され，大部分が胆汁中へと排泄されることで，腸肝循環を形成している．

胆管上皮細胞

胆管は毛細胆管に連続するHering管および細胆管から始まり，小葉間胆管，隔壁胆管，そして肝内大型胆管となる．肝内胆管は，最終的には左右胆管に注いで肝外胆管となり，Vater乳頭部を介して十二指腸内腔へとつながる．胆管は胆汁の導管であり，1層の立方〜円柱上皮である胆管上皮細胞で覆われている．胆管上皮細胞は胆汁成分の修飾や胆管胆汁の生成・分泌などの機能を有するが，詳細については「胆嚢・胆道疾患」の章に譲る．

肝星細胞

類洞に存在する星細胞は肝細胞側のDisse腔に配置し，細胞体から伸びる枝状の突起で類洞内皮細胞を包囲し，一方で肝細胞とも接している．星細胞の主な機能は，正常肝ではビタミンAを肝細胞から受けとり貯蔵することであり，レチノールは必要に応じて星細胞から肝細胞あるいは循環血中へと運搬されて末梢組織でレチノイン酸として核受容体に結合して機能する．また，エンドセリン，一酸化窒素などの血管作働性メディエーターへの曝露に応じて収縮・弛緩することにより，類洞の微小循環を調節する．肝障害に反応して星細胞は活性化し，筋線維芽細胞様の活性型星細胞に変化する．活性型星細胞では貯蔵ビタミンAは減少・消失し，細胞骨格蛋白であるデスミンやα-平滑筋アクチンが増加することで収縮能が増強し，I型コラーゲンを主体とする細胞外マトリックス物質を産生するようになる．

類洞内皮細胞

類洞内皮細胞は類洞を連続的に裏打ちする扁平な細胞であるが，一般的な毛細血管の内皮細胞とは異なり，基底膜を有さないことが大きな特徴である．また，その細胞質には径約100〜150nm程度の小孔を多数有しており，類洞とDisse腔との間に有窓性の境界を形成する．これにより，血流と肝実質との間でさまざまな物質や細胞成分の交通を可能にするとともに，サイズの大きな血中の分子はこの境界を通過することができず，類洞とDisse腔の間の篩として機能している．類洞内皮細胞は高度なエンドサイトーシス能力を有しており，血流との間で活発な物質交換を行う．トランスフェリン，セルロプラスミン，リポ蛋白などは，受容体を介したエンドサイトーシスによってとり込まれる．

Kupffer 細胞

Kupffer 細胞は肝臓に常在するマクロファージであり，特に門脈域周囲に多く分布する．Kupffer 細胞は類洞内皮細胞に接して存在しており，エンドサイトーシスによって，古くなった血球や障害された細胞の断片，細菌，ウイルス，癌細胞などを血中から除去する役割を果たしている．また，酸化 LDL やフィブリンをとり込んで分解する．Kupffer 細胞はエンドトキシン，敗血症，インターフェロン-γ（interferon gamma：IFN-γ），アラキドン酸，腫瘍壊死因子-α（tumor necrosis factor-α：TNF-α）などさまざまな因子によって活性化し，サイトカイン，過酸化水素，一酸化窒素，プロスタノイドなど，多くの生理活性物質を産生する．

こうした生理活性因子はさまざまな生理反応を刺激する一方で，肝細胞や類洞内皮細胞に対して有害な影響も与えうる．

肝病態と肝構成細胞

肝細胞障害と肝細胞死

正常肝の機能は，肝細胞の細胞死と細胞増殖のバランスに依存する．肝細胞障害の大部分は肝細胞死を伴う．肝細胞に生じる細胞死は，ネクローシスとアポトーシスに大別される．ネクローシスは，細胞膜強度の喪失と細胞内容物の放出，それに伴う炎症反応の惹起を特徴とする．ネクローシスを生じる病態の例として，肝虚血などがあげられる．一方，アポトーシスは，障害された，あるいは老化した細胞が，炎症誘発を最小限に抑えながら自己を破壊するメカニズムである．アポトーシスは細胞萎縮，クロマチン濃縮，核断片化，小胞形成を特徴とする．

アポトーシスは組織の恒常性維持に重要な役割を果たしており，多くの肝疾患と関連する．すなわち，正常肝では障害を受けた肝細胞の排除と肝細胞増殖の均衡は保たれるが，この均衡の崩れが生じることで病態進展へとつながる．急激かつ広範な肝細胞のアポトーシスは急性肝不全となり，持続的な肝細胞のアポトーシスは慢性肝障害や癌の進行とも関連する．

アポトーシス経路には，デスレセプター経路とミトコンドリア経路がある．デスレセプター経路は，デスリガンド（アポトーシス誘導性のサイトカイン）が細胞膜表面のデスレセプターである Fas リガンド受容体（Fas），1型 TNF 受容体（TNF receptor-1：TNFR1），腫瘍壊死因子関連アポトーシス誘導リガンド（TNF related apoptosis-inducing ligand：TRAIL）などに結合することで生じる．一方，ミトコンドリア経路は，DNA 損傷などによってミトコンドリアが刺激されて膜透過性に変化が生じ，シトクロム C など

のアポトーシス促進因子が細胞質に放出されることで生じる．こうしてアポトーシスが生じた細胞は断片化されてアポトーシス小体となり，近傍の Kupffer 細胞などによって貪食される．

Fas や TNFR1 の活性化はさまざまな肝疾患と関連する．ウイルス性肝炎では，ウイルスに感染した肝細胞の表面にウイルス抗原が提示されることで細胞障害性 T 細胞（cytotoxic T cell：CTL）が活性化される．CTL 上の Fas リガンドとウイルス感染肝細胞表面の Fas との結合，あるいは CTL からのパーフォリンやグランザイムの放出により，感染肝細胞にアポトーシスが誘導される．アルコール性肝障害ではアルコールによる CYP2E1 の誘導が活性酸素の発生につながる．この活性酸素が Fas リガンドの発現を促進することでアポトーシスを誘導する．非アルコール性脂肪性肝炎（non-alcoholic steatohepatitis：NASH）では，デスレセプター経路によるアポトーシスだけでなく，過剰な遊離脂肪酸の小胞体への蓄積が小胞体ストレスを生じ，アポトーシスが誘導される．

肝再生

何らかの原因によって急激な肝細胞の喪失が生じ，これを補充する必要が生じた場合は，分裂を停止していた肝細胞（G_0 期）が，サイトカインなどのメディエーターによって分裂準備状態（G_1 期）へと移行し，DNA 合成や細胞分裂が行われる．

一方，急性肝不全のような広範な肝細胞障害によって，こうした反応が障害された場合は，Hering 管や細胆管の近傍に存在する前駆細胞/幹細胞から肝細胞がつくられる．前駆細胞から肝細胞や胆管上皮細胞への分化は，必要となる細胞の種類に応じてリプログラミングされる前駆細胞の転写因子によって調節される．肝細胞核因子（hepatocyte nuclear factor 1α：HNF1α）や HNF4 などは肝細胞への分化に向けた遺伝子発現を調節し，HNF1β や HNF6 は胆嚢や胆管系の発達を仲介する．

肝線維化

肝線維化は，ウイルス性肝炎，アルコール性肝障害，自己免疫性肝炎や NASH など種々の病因に対する生体防御の結果として生じる病態である．肝実質におけるコラーゲン産生の責任細胞は活性化した星細胞である．

肝障害刺激によって肝細胞が壊死・脱落すると，障害肝細胞・類洞内皮細胞・血小板からケモカイン，トランスフォーミング増殖因子（transforming growth factor β：TGF-β），血小板由来成長因子（platelet-derived growth factors：PDGFs）などのメディエーターが産生され，これに呼応した末梢血中の種々の血球がインターロイキン 1（interleukin-1：IL-1），IL-6，

IL-8，TNF-αやマトリックスメタロプロテアーゼ（matrix metalloproteinases：MMPs）などの生理活性物質を産生しながら炎症部位に集積する．類洞に存在する星細胞も活性化され，TGF-βの産生を介したコラーゲン・血管内皮細胞増殖因子（vascular endothelial growth factor：VEGF）の産生，組織メタロプロテアーゼ阻害物質（tissue inhibitor of matrix metalloproteinases：TIMPs）の分泌を行う．炎症が一過性の場合は血管新生を伴いながら肝細胞が再生し，組織修復が行われるが，慢性的な障害が持続すると，星細胞は持続的に活性化し，MMPsとTIMPsの不均衡が生じて，過剰なⅠ型コラーゲンが組織に蓄積する．

肝発癌

　持続する炎症・細胞死・再生が遺伝子変異を蓄積して発癌へ至るとする概念は，多くの慢性炎症を背景にした発癌過程で想定されている．肝臓においても，炎症細胞の浸潤・肝星細胞の活性化などの過程で，増殖因子，サイトカイン，ケモカインなどが分泌され，こうした変化が変異を有する細胞の生存を促進し，発癌につながる可能性がある．たとえば，TNF-αは肝細胞のIκBキナーゼ（IκB kinase：IKK）/核内因子κB（nuclear factor-kappa B：NF-κB）経路を活性化し，細胞分裂の亢進やアポトーシス抑制，シクロオキシゲナーゼ2（cyclooxygenase 2：COX2）の活性化などを生じ，炎症や発癌の促進へとつながる．あるいは，遺伝子編集酵素である活性化誘導シチジンデアミナーゼが，慢性肝炎などの持続的な炎症を背景に発現増加することも知られており，肝細胞に遺伝子異常を誘発して発癌に関与している可能性がある．また，慢性肝障害では活性酸素の産生が増加し，酸化ストレスとなって肝細胞のDNAに損傷を与える．このような機序でゲノムの不安定性を有する肝細胞が出現し，さらに増殖するにつれてゲノム異常が蓄積され，肝発癌へとつながる．

　　　　　　　（小田桐直志，松原三佐子，河田則文）

●文献

1）Kietzmann T：Metabolic zonation of the liver：The oxygen gradient revisited. *Redox Biology* 2017；11：622.
2）工藤　篤ほか：肝小葉の血行動態（類洞の解剖を含めて）．肝胆膵 2007；55：35.
3）宇部浩文ほか：健常時の肝臓を中心とした糖代謝．肝胆膵 2008；56：9.
4）Blair NF, et al：Urea cycle disorders：a life-threatening yet treatable cause of metabolic encephalopathy in adults. *Pract Neurol* 2015；15：45.
5）中牟田誠：脂質代謝異常と肝臓．肝胆膵 2008；56：103.
6）足立幸彦ほか：黄疸の成因と病態．胆道 2009；23：174.
7）日本肝臓学会（編）：肝臓専門医テキスト，第2版．東京：日本肝臓学会・南江堂；2016.
8）佐々木裕（編）：プリンシプル消化器疾患の臨床3．ここまできた肝臓病診療．東京：中山書店；2017.
9）Dooley JS, et al：Sherlock's Diseases of the Liver & Biliary System, 12th edition. New Jersey：Wiley-Blackwell；2011.

肝疾患の身体所見と診察法

肝疾患の身体所見

　肝疾患の診療において，慢性肝炎では特徴的な身体所見がみられることは少ないが，肝硬変への進行に伴い，肝細胞の機能障害や線維化進行による肝内血流障害に起因する門脈圧亢進に関連するさまざまな身体所見が全身に出現する．よって，腹部だけでなく全身くまなく診察し，所見をとることが重要である．しかし，身体所見のみで肝疾患を診断あるいは否定できるものではないことから[1]，適切な血液検査や画像検査を進めるうえでの最初のステップとなる．

皮膚所見

色素沈着（pigmentation）

　肝硬変に進行すると，灰褐色の色素沈着がみられる．ヘモクロマトーシスでは，約1/3に初発症状として認められる．鉄の沈着によるメラニン合成系の刺激によるものとされる．

黄疸（jaundice）

　血清ビリルビン値が2.0 mg/dLを超えると，眼球結膜の黄染がみられ，その後皮膚の黄染へ進展する．黄疸が増悪すると，皮膚瘙痒感が出現することもある．

手掌紅斑（palmar erythema, ⑫）

　母指球や小指球に限局した手掌に出現する紅斑で，圧迫すると消失し，解除するとすぐに赤くなる．肝硬変によるエストロゲン代謝異常により血中エストロゲン濃度が上昇し，エストロゲン/アンドロゲン比が上昇するためとされる．

くも状血管拡張（vascular spiders, ⑬）

　帽針頭大の紅色疹を中心とした数cm大までの放射状の毛細血管拡張で，上大静脈領域（胸部以上の体幹，顔，上肢）にみられる．中心を指で圧迫すると退色する．手掌紅斑同様，エストロゲン代謝異常が原因と考えられている．肝硬変，特にアルコール性肝硬変で高頻度に出現する．

酒皶（rosacea, ⑭）

　大酒家でしばしばみられ，鼻の頭や両頬部の毛細血管が拡張し赤くなる．

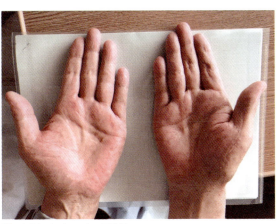
⑫ 手掌紅斑（69歳，男性）

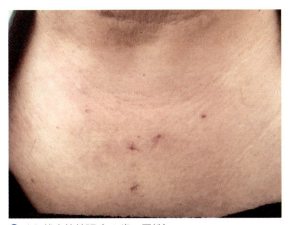
⑬ くも状血管拡張（58歳，男性）

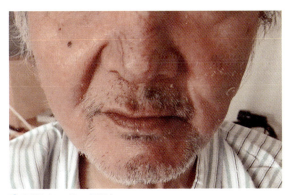
⑭ 酒皶（69歳，男性）

四肢の所見

爪病変

　肝疾患でみられるものとして Terry 爪がある．これは，爪甲基部から爪の大部分が白色混濁化したもので，両側対称性にすべての指に及ぶのが一般的である．心不全，腎不全や糖尿病などの疾患でもみられることがあり，特異性は低い．

⑮ 肝腫大を呈する主な肝疾患

急性・慢性ウイルス性肝炎
アルコール性肝炎
非アルコール性脂肪肝疾患
肝硬変
原発性胆汁性胆管炎
原発性硬化性胆管炎
自己免疫性肝炎
Budd-Chiari 症候群
特発性門脈圧亢進症
肝良性腫瘍（血管腫，限局性結節性過形成，腺腫など）
肝悪性腫瘍（肝細胞癌，胆管細胞癌など）
肝膿瘍
ヘモクロマトーシス
Wilson 病

（UpToDate®, Causes of hepatomegaly をもとに作成．）

ばち指（clubbed finger）

　爪床のすぐ下にある軟部組織が増殖し，爪と軟部組織の角度が 180°以上となった状態で，指の先端が太鼓のばちのような変形を認めることからこう呼ばれる．肺疾患で多くみられるが，肝疾患では肝肺症候群でみられることがある．

下腿浮腫（leg edema）

　低アルブミン血症・門脈圧亢進症になると出現し，下腿前面や足背にみられる．指で数秒間強く圧迫すると圧痕が残る圧痕性浮腫（pitting edema）である．

腹部所見

肝腫大（hepatomegaly）

　肝腫大はびまん性腫大と限局性腫大に大別される．びまん性腫大は急性肝炎，脂肪肝，慢性肝炎，初期の肝硬変，うっ血肝でみられる．肝硬変では進行すると右葉が萎縮し，左葉が代償性に腫大する．限局性腫大は肝良悪性腫瘍でみられる．⑮に肝腫大をきたす主な肝疾患を示す．

脾腫（splenomegaly）

　脾腫は脾原発の腫瘍を除き，多くは全身性疾患の一徴候であったり他臓器に関連している．肝疾患では肝硬変に伴うものや原発性胆汁性胆管炎，特発性門脈圧亢進症でみられる．

腹水（ascites）

　肝硬変では，門脈圧亢進と合成能低下による血清アルブミン低下，さらにレニン-アンジオテンシン-アルドステロン系やバソプレシン系の亢進によるホルモンアンバランスが生じて，体液貯留が引き起こされる．肝硬変によるものは，漏出性の腹水である．大量の腹水貯留例では，臍ヘルニアを合併する（⑯）．

腹壁静脈の怒張（⑯）

　肝硬変では門脈圧亢進により，臍を中心に放射状に

静脈怒張がみられることがあり，メズサの頭（caput medusae）という．また，Budd-Chiari 症候群では，腹壁の上行性皮下静脈怒張がみられる．

神経所見

羽ばたき振戦（アステリクシス〈asterixis〉）

肝硬変の合併症の一つである肝性脳症でみられる所見である．振戦と呼称されているが，正確にはミオクローヌスの一つである．上肢を挙上させ，手首を背屈させ保持させると，その肢位を維持できずに手関節の急激な掌屈が起こり，その後再び手関節の背屈が起こる動きである．

その他

肝性口臭（fetor hepaticus）

肝硬変で肝予備力が低下した際に出現する呼気の刺激臭．その成分はアンモニアではなく，硫化メチルが主体といわれる．

女性化乳房（gynecomastia）

肝硬変によるエストロゲン代謝異常により血中エストロゲン濃度が上昇し，エストロゲン/アンドロゲン比が上昇することにより，乳腺組織や脂肪組織の増殖を認めるもの．消化器領域で頻用するスピロノラクトン，オメプラゾール，シメチジンなどでもきたすことが知られている．

静脈瘤（varices）

門脈圧亢進症では，食道・胃・十二指腸・直腸といったさまざまな部位に静脈瘤を生じる．その大部分は食道・胃静脈瘤で，それ以外の静脈瘤は異所性静脈瘤と呼称され，全体の数％であるが，血流量が豊富であることから，いったん出血をきたすと止血が困難で致命的になる場合が多い．

肝疾患の診察法

腹部の診察法は，通常患者を臥床させ，腹部を十分に露出させて視診，聴診，打診，触診の順序で診察を進める．ここでは，肝疾患を疑う際に行う診察法を中心に概説する．

視診

腹部の輪郭をみて，平坦か膨隆しているかを確認する．膨隆している場合，腹部全体か限局性かを見分ける．腹水の貯留があれば全体が膨隆し，仰臥位では臍周辺部平坦，側腹部が膨満した蛙腹（frog abdomen）となる．肝腫瘍では，部位や大きさにもよるが，限局性の膨隆として確認可能な場合がある．腹壁静脈の怒張がある場合は，上述のように疾患を鑑別するため血流の走行を確認しておく．

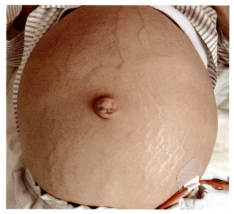

⓰腹水と腹壁静脈の怒張（67 歳，女性）

聴診・打診

右鎖骨中線で頭部からの打診を行うことで肝臓の上界（肝肺境界）を，足側からの打診で肝臓の下界を判断する．正常では右葉の上縁は鎖骨中線上で第5肋間に位置し，下縁は右肋骨弓下縁内にある．肝腫大があれば境界は上昇する．肥満などで打診音のみで境界が特定しにくい場合は，スクラッチテストが有用である．スクラッチテストは，剣状突起に聴診器をあて，右鎖骨中線に沿って上方あるいは下方から指で軽くこすりながら移動すると，肝上あるいは下縁に到達した時にこすった音が急に大きくなることで境界を判断する方法である．叩打診は，仰臥位で右肋骨弓頭側に平手もしくは握り拳を置き，反対側の手拳の尺側面で優しく叩く．

腹水の存在を示唆する診察法として濁音変換現象（shifting dullness）がある．これは，背臥位で臍部より側腹部へ打診を行い，鼓音（腸管ガス）と濁音（腹水）の境界を確認し，側臥位をとるとその境界が移動する現象である．腹水が大量に貯留する場合，波動が認められるようになる．一側の側腹部を2，3本の指先で短く鋭く打診すると，この衝撃により生じた波動が反対側の手掌に感じられる．肥満がある場合は腹壁自身の波動（偽性波動）が伝わるので，患者または介助者に腹部正中線上に手掌の小指側をあててもらい，腹壁波動が伝わるのを防ぐ（⓱▶）．

脾臓は Traube 三角（第6肋骨，肋骨下縁，前腋窩線で囲まれた範囲）が鼓音であることを確認する．濁音界があれば脾腫を示唆する．

触診

冷たい手で触れると反射的に腹壁の緊張が亢進することがあるため，温めてから行う．下肢を膝関節と股関節で軽度屈曲させる．肝臓の触診は背部に左手を置

き，右手は打診で推定した肝下縁よりも十分尾側の右鎖骨中線上に置く（両手法）．背部に左手を置かずに片手であるいは両手を腹部に重ねるように添えて触診する方法もある．

患者にゆっくりと腹式呼吸をさせ，呼気時に右手を深く入れ，吸気時の肝臓が下がってくるよりも少し遅れて右手を上昇させることで肝臓の下縁を探る．健常者では触知しない．触知した場合，⓳に示すような所見を確認する．特に圧痛を伴う場合は，急性肝炎・うっ血肝・肝膿瘍・肝周囲炎・原発性肝癌などの疾患を，拍動を伴う場合は，うっ血肝を鑑別診断におきながら，その後の検査を進める．

脾臓の触診は双手診で行う．左手を背部にまわし，右手を左肋骨弓下に置く．患者に腹式呼吸をさせ，肝臓の触診の場合と同じ要領で触診や性状をみる．健常者では触知しない．

（高村昌昭，寺井崇二）

●文献

1) Udell JA, et al：Does this patient with liver disease have cirrhosis? *JAMA* 2012；307：832.
2) Curry MP, et al：Hepatomegaly：Differential diagnosis and evaluation. UpToDate.

肝炎ウイルス hepatitis virus

概念

ヒトの肝臓に感染し，肝炎を起こすウイルスとしてA〜E型までの5種類が判明している（⓳）．そのうちD型肝炎ウイルス（HDV）は，B型肝炎ウイルス（HBV）の共在が必要な不完全なウイルスである．

病因

A型（HAV）およびE型肝炎ウイルス（HEV）は，ウイルスを経口摂取することにより感染する．ウイルスが外膜構造を有さず胃酸の影響を受けにくいため，腸から経門脈的に肝臓に到達し感染する．肝臓で増殖したウイルスは，経胆汁的に排泄され便中に多く存在する．感染者の便が，下水を介して河川より海へ放出されると，それらをとり込んだ中間宿主内で濃縮され，十分な加熱調理がされないで摂食することにより流行

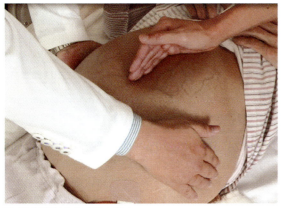

⓱ 腹水貯留時の波動の検査

⓲ 肝腫大診察のポイント

腫大の部位と程度	正中線上何横指，右鎖骨中線上何横指，びまん性，限局性
肝表面の性状	平滑，凹凸不整，結節性
肝辺縁の性状	鋭，鈍
肝硬度	軟らかい，弾性硬，硬い
圧痛の有無	
拍動の有無	

⓳ 肝炎ウイルスとその特徴

	A型肝炎ウイルス（hepatitis A virus：HAV）	B型肝炎ウイルス（hepatitis B virus：HBV）	C型肝炎ウイルス（hepatitis C virus：HCV）	D型肝炎ウイルス（hepatitis D virus：HDV）	E型肝炎ウイルス（hepatitis E virus：HEV）
分類	ピコルナウイルス科 ヘパトウイルス属	ヘパドナウイルス科 オルソヘパドナウイルス属	フラビウイルス科 ヘパシウイルス属	サテライトウイルス科 デルタウイルス属	ヘペウイルス科 ヘペウイルス属
ウイルス遺伝子	約7,500塩基 プラス一本鎖RNA	約3,200塩基 不完全二本鎖環状DNA	約9,600塩基 プラス一本鎖RNA	約1,700塩基 マイナス一本鎖環状RNA	約7,200塩基 プラス一本鎖RNA
遺伝子型	1〜7型	A〜J型	1〜6型	1〜8型	1〜4型
主な感染経路	経口	血液，体液	血液，体液	血液，体液	経口，血液
慢性化	しない	する	する	する	まれ
ワクチン	あり	あり	なし	HBワクチンが有効	なし
その他	4類感染症	5類感染症	5類感染症	5類感染症 HBV感染下のみ感染可能	4類感染症 人獣共通感染症

性肝炎が発生する．肝炎期のみでなく，無症状期や肝炎鎮静後も数週間はウイルスの便中への排泄が続くため，この間は感染拡大の可能性があり，家族内発症も頻繁にみられる．

HEVは人獣共通感染症と考えられ，近年診断法が保険収載されたこともあり，わが国でも感染報告例が増加傾向にある．

HBVおよびC型肝炎ウイルス（HCV）は，血液や体液を媒体として感染する．現在は，輸血や医療機関での医原性感染のリスクはほぼない．

HBVの感染経路は，持続感染した母親からの母児感染，乳幼児期の水平感染，成人期の性感染症が考えられる．新生児から乳幼児にかけての感染は，持続感染（キャリア化）しやすい．成人期の感染は，ほとんどが一過性の不顕性感染で経過するが，急性肝炎を発症する場合もある．近年，遺伝子型Aeの急性肝炎が増加し，約10％が慢性化するとの報告があり危惧されている．

HCVは，HBVよりも感染力が弱く，母児感染や性行為感染はまれである．現在は，麻薬濫用者の注射針の回し打ちによる感染，不衛生な状態での刺青（いれずみ）やピアス装着のための穴あけ作業による感染，出血を伴う民間療法による感染などの新規感染者が認められる．HCVは，いったん感染が成立すると高率（約70％）に慢性化する．

病態生理

肝炎ウイルスが体内に入り，血液を介して肝臓に感染し肝細胞内で増殖する．宿主の免疫細胞が肝炎ウイルス感染細胞を排除する防御反応が，肝炎の病態である．

持続感染を成立させるため，HBVやHCVは宿主の自然免疫機構や獲得免疫機構を攪乱させている．

A型肝炎ウイルス（HAV）

HAVは，外膜を有さない直径約27 nmの小型球形ウイルスである．自然宿主は，ヒトとサルに限られている．遺伝子型は，1～7型までに分類され，1型と3型は亜型を有する．わが国で報告される遺伝子型は，ほとんどが1A型であり，その他1B型と3B型が大半とされる．

HAVは酸，乾燥，熱に対し抵抗性である．60℃1時間程度ならば熱耐性を示し，不活化するには85℃で1～2分を要する．感染経路は経口感染で，肝内で増殖したウイルスが胆汁中に排泄され，胆汁や蛋白分解酵素に抵抗性であるため糞便中に不活化されず排出され，糞便-経口感染が成立する．その他の感染媒体は，汚染された水や食物であり，上下水道が未整備，衛生状態のよくない地域では発生が多い．HAVの潜伏期

間は約2～6週間と長いため，原因の特定は困難とされる．

A型急性肝炎は，HAV感染により生じる急性肝障害で，一過性感染で経過し慢性化することはない．わが国では，衛生環境，特に上下水道の整備により大規模なA型肝炎の発生は減少し，散発性にみられるのみである．国内での感染機会の減少に伴い，抗HAV抗体保有者が減少しており，人口の大部分がHAV感受性者となっている．特に重症や劇症化の頻度が高いとされる50歳以上においても感受性者が増加している．

A型肝炎は不活化ワクチンの任意接種が可能であり，3回摂取で長期間の感染予防効果が期待できる．流行地への渡航者，医療従事者，介護従事者，生鮮魚介類を扱う生産者や加工業者，調理従事者，高齢者などはワクチン接種が推奨される．

B型肝炎ウイルス（HBV）

HBVは，直径約42 nmの二重構造の球形ウイルス粒子である．ウイルス外膜は，3種類の膜蛋白（HBs抗原）により構成されており，その内側に2量体コア蛋白120対により形成される正二十面体構造のコア粒子を有する．コア粒子内には，約3.2 kbの不完全二本鎖環状DNAウイルスゲノムを内包する．

HBVは肝細胞内に侵入し，ウイルスゲノム（relaxed circular DNA：rcDNA）の一本鎖部分が修復され，完全二本鎖となる．この完全二本鎖DNAは，超らせん構造を有する閉鎖環状DNA（covalently closed circular DNA：cccDNA）と呼ばれ，感染肝細胞内で潜在化しHBV持続感染化の基盤となる．感染性粒子（Dane粒子）は細胞外へ放出されるが，コア粒子の一部は核内へ移行し，cccDNAへとリサイクルされる（図❶）．

現在抗HBV治療に主として使用されている逆転写酵素活性阻害作用を有する核酸アナログ製剤によって，cccDNA/ミニクロモソーム形成は阻害されないことがわかっている．

B型肝炎ワクチン（HBワクチン）はB型肝炎予防に有効であり，WHO加盟国193か国中180か国（93％）で全新生児にHBワクチンを接種している．これに対し，日本，英国，北欧の数か国では，母子感染予防を含めたハイリスク群のみに選択的ワクチン接種を行っていた．近年，母子感染以外の感染者が予想より多いこと，一過性感染者や既往感染者でも免疫抑制下では潜伏感染していたHBVが再活性化し重篤な肝炎が発症することが判明した．このような知見の集積により，わが国でも2016年10月より予防接種法による1歳未満の乳幼児を対象としたHBワクチンの定期接種が開始されている．

⑳ C型肝炎ウイルスの肝内および肝外病変

肝内病変	肝炎	
	肝線維化（肝硬変）	
	肝細胞癌	
	肝脂肪化	
肝外病変	リンパ増殖性疾患	混合型クリオグロブリン血症
		B細胞リンパ腫
	自己免疫疾患	膜性増殖性糸球体腎炎
		慢性甲状腺炎
		Sjögren症候群
	代謝疾患	インスリン抵抗性
		2型糖尿病
		アテローム性動脈硬化
	心筋障害	拡張型心筋症
		肥大型心筋症
		不整脈原性右室心筋症
		慢性心筋炎
	皮膚・粘膜疾患	扁平苔癬
		晩発性皮膚ポルフィリン症
	認知機能障害	Alzheimer病
	筋・関節疾患	筋炎
		関節リウマチ
	肺疾患	間質性肺炎
	多臓器癌	舌癌

C型肝炎ウイルス（HCV）

HCVは外膜を有する直径約60 nmの球形ウイルスである. 外膜はE1およびE2の2種類の膜蛋白より構成されており, その内側にコア蛋白による正二十面体構造のコア粒子を有する. コア粒子内には, 約9.6 kbのプラス一本鎖RNAのウイルスゲノムを内包する（**⑳②**）.

HCVは肝親和性をもつウイルスであり, その生活環は肝臓内で複製・増殖し新たなウイルスを分泌することにより保たれている. HCV感染肝細胞を宿主の免疫細胞が攻撃することが, 肝炎の本態であり, それにより肝星細胞などが活性化され線維化が進んでいき肝硬変に至ると考えられている. HCVが肝臓に感染することにより肝細胞内のさまざまな宿主因子に直接的・間接的に影響を与え, 脂肪化や癌化にも影響していることが判明している. 一方, HCV感染症は肝内のみでなくさまざまな肝外病変と関連していることが判明した（**⑳**）. これらはHCVによる免疫攪乱機構がその発症機序と考えられるものと, HCVが直接的・間接的に影響を及ぼす機序が考えられている. これらの肝外病変をコントロールするためにHCVを排除することは有効な手段であるが, インターフェロン（interferon：IFN）ベースの治療の場合, 免疫賦活化作用による原疾患の悪化も危惧されていた. しかし, IFNフリーのウイルス蛋白を直接標的とした直接作用型抗ウイルス薬（direct acting ativirals：DAAs）による治療であれば免疫を直接刺激することなくHCV排除が可能なため, 肝外病変, 特に自己免疫疾患を含めた免疫異常によって引き起こされる併存疾患の管理・予後にも寄与する可能性がある（**⑳❸**）.

D型肝炎ウイルス

HDVは直径約36 nmの小型球形ウイルスで, その外膜をHBV由来の表面膜蛋白, 内部をHDV由来で構成される. HDVはHBVなしでは, 増殖や感染ができない不完全ウイルスである. HDVがHBVと同時感染した場合は, HBV単独感染よりも重篤になる場合があるが, 慢性化はまれである. HDVがHBVキャリアに感染した場合は, 高率にD型慢性肝炎に移行し, HBV単独感染よりも急速な線維化を引き起こし肝硬変への移行を早めるとされる. 感染経路は, 感染者の血液や体液への接触を介するが, 母子垂直感染はまれである. 現在, D型肝炎に対する有効な治療法は確立されていない. IIBワクチンが有効であり, 感染予防の手段となる.

E型肝炎ウイルス

HEV遺伝子型は1〜4型に分類され, 1および2型はヒトにのみ感染し, 主に発展途上国において水系感染により流行性・散発性E型肝炎の原因となる. 3および4型はヒトのみならず, ブタ, イノシシ, シカ, ウサギ, マングースなどより分離される人獣共通感染症であり, HEV感染動物の肉や内臓を加熱不十分な状態で摂食することによりE型肝炎を引き起こす. わが国で報告されるE型肝炎の遺伝子型の95％以上は, 3型および4型のわが国固有の土着株であり, 輸入肝炎より多い.

HEVは直径約30 nmの小型球形ウイルスである. これまで糞便中のHEV粒子の解析により外膜を有さないと考えられてきたが, 血液中に外膜を有するHEV粒子が存在することが証明された. 肝細胞内より胆管中に放出されるHEVは, 胆汁や蛋白分解酵素により膜成分が除去されると考えられており, 不活化されにくい. 一方, 血液中にエンドソームを介した機構により放出されたHEVは, 中和抗体に抵抗性とされる. HEVは, 感染個体内で2種類の粒子形態を使い分けることにより感染を成立させている.

HEV感染は通常不顕性感染あるいは一過性急性肝炎で経過し, 慢性化することはないと考えられてきた. しかし, 臓器移植後, 骨髄移植後, 化学療法や免疫抑制薬投与といった免疫抑制下の患者において, 慢性化することが報告されている. また, 重症化や劇症化するケースも報告されている. 予防ワクチンが存在しな

いため感染経路の特定が重要であるが，潜伏期間が2〜6週間と長く，容易ではない．急性肝障害の患者がいれば，HEV感染も念頭においての対応が必要である．

（森川賢一，坂本直哉）

●文献

1) Morikawa K, et al：Viral life cycle of hepatitis B virus：host factors and druggable targets. *Hepatol Res* 2016；46：871.

2) Moradpour D, et al：Replication of hepatitis C virus. *Nat Rev Microbiol* 2007；5：453.

肝疾患診断のための検査

肝機能検査

各検査の臨床的意義

血清ビリルビン

　血清ビリルビンは主に直接（抱合型）ビリルビンと間接（非抱合型）ビリルビンに分類される．基準値は総ビリルビン0.2〜1.2 mg/dL，直接ビリルビン0.4 mg/dL以下である．ビリルビンは赤血球が脾臓などの網内系組織で破壊される際に，老廃赤血球のヘモグロビンから生成される．このビリルビンは間接ビリルビンであり，アルブミンと結合して肝細胞に運ばれ，肝細胞の小胞体でウリジン5′-二リン酸（uridine 5′-diphosphate：UDP）-グルクロノシルトランスフェラーゼ（UDP-glucuronosyltransferase：UGT）によるグルクロン酸抱合を受け，直接ビリルビンになり，肝細胞から胆汁中に運ばれる．そして毛細胆管を経て肝内胆管，総胆管へ運ばれ十二指腸に排泄される．

　血中のビリルビンが増加すると眼球結膜や皮膚に黄染を認める黄疸が出現する．黄疸患者をみた場合，まず直接ビリルビン優位の上昇か，間接ビリルビン優位の上昇かを区別すると診断が容易である．直接ビリルビンは，肝細胞内の輸送障害，肝細胞から細胞外への排泄障害や胆管系から腸管への排泄障害により増加する．間接ビリルビンは，溶血などによるビリルビンの生成亢進や肝細胞におけるビリルビンとり込み障害，グルクロン酸抱合障害により増加する．

　急性肝不全の肝移植適応において総ビリルビン18 mg/dL以上ならびに直接/総ビリルビン比0.67以下が基準に含まれ，予後の予測に用いられている．また，総ビリルビンは肝硬変の重症度および予後の判定に有用である．

尿ウロビリノゲン，尿ビリルビン

　直接ビリルビンは胆汁とともに腸管に排泄され，腸内細菌により分解されウロビリノゲンになる．その後，腸から再吸収され血液中に出現し，腎臓から尿中に排泄されたものが，尿ウロビリノゲンであり，基準値は弱陽性で「±」と表示される．

　また，直接ビリルビンの一部はそのまま胆汁中から血液中にも出現し，腎臓から尿中に排泄され，血清中の直接ビリルビンが1.5 mg/dLを超えると尿ビリルビンとして検出される．尿ビリルビンは，直接ビリルビンの増加で陽性となり，黄疸の鑑別に有用である．

血清酵素

①逸脱酵素

　AST（GOT），ALT（GPT）：アスパラギン酸アミノトランスフェラーゼ（aspartate aminotransferase：AST），アラニンアミノトランスフェラーゼ（alanine aminotransferase：ALT）は，肝細胞では主として可溶性分画に存在し，両者ともに肝細胞の変性・壊死により血中に逸脱する．肝細胞内でのASTはALTより多いが，血中での半減期は，ALTが約47時間，ASTが17時間とASTのほうが短い．ASTは肝臓以外に心筋，骨格筋，腎臓，赤血球にも多く含まれるが，ALTは肝臓に特に多く含まれ，肝特異的である．AST/ALT比は肝障害の病態判定に役立つため，両者を同時に測定する．基準値は施設により幅があるが，ASTは30 IU/L前後，ALTは20 IU/L前後を正常上限としている施設が多い．

　肝炎などで肝細胞が障害されるとAST，ALTは血中に放出され高値を示す．急性肝炎ではAST優位の上昇（極期）からALT優位の上昇（回復期）に変化し，慢性肝炎ではALT優位であることが多い．肝硬変やアルコール性肝障害ではAST優位の上昇が多く，脂肪肝ではALT優位の上昇が多い．ASTのみの上昇の場合は，肝疾患以外の病態（心筋梗塞，溶血性貧血，骨格筋疾患）を考慮すべきである．

　乳酸デヒドロゲナーゼ（lactate dehydrogenase：LDH）：多くの臓器に分布する乳酸脱水素酵素であり，細胞障害により血中に逸脱する．血清LDHの上昇は，肝細胞障害以外に，心筋梗塞，溶血性貧血，悪性腫瘍，骨格筋疾患でも認められるため，肝疾患特異性は低い．LDHには5種類のアイソザイムが存在し，LDH_1は心筋，赤血球，脳，LDH_2は網内系，LDH_3は肺，LDH_4は腎臓，胎盤，膵臓，LDH_5は肝臓，横紋筋に主に含まれる（㉑）．アイソザイムの分析は病態や障害臓器の推定に有用であるが，各臓器で単一のアイソザイムが上昇するわけではないため，診断的意義は高くない．急性肝障害ではASTやALTとともに上昇するが，慢性肝疾患では正常範囲内にとどまることが多

㉑ 血清 LDH アイソザイム

アイソザイムパターン	疾患
LDH_1, LDH_2 の上昇 （主に $LDH_1 > LDH_2$）	心筋梗塞・腎梗塞 悪性腫瘍・溶血性貧血・再生不良性貧血 筋ジストロフィ
LDH_2 の上昇 または LDH_2, LDH_3 の上昇	白血病（$LDH_2 > LDH_3$） リンパ肉腫・悪性腫瘍 肺梗塞
LDH_3 の上昇	悪性腫瘍
LDH_5 の上昇	肝実質障害を疑う 急性肝炎・脂肪肝・原発性肝癌・うっ血肝 筋ジストロフィ・皮膚筋炎 悪性腫瘍

㉒ 血清 ALP アイソザイム

	由来臓器	疾患
ALP_1	肝（高分子）	閉塞性黄疸 限局性肝病変
ALP_2	肝	肝疾患
ALP_3	骨	骨生成性骨疾患
ALP_4	胎盤・癌	妊娠後期，婦人科系悪性腫瘍
ALP_5	小腸	肝硬変 高脂肪食後（血液型 O 型・B 型）
ALP_6	肝（免疫グロブリン結合）	潰瘍性大腸炎（活動期） 免疫異常

い．

②胆道系酵素（膜結合型酵素）

アルカリホスファターゼ（alkaline phosphatase：ALP），γ-グルタミルトランスペプチダーゼ（γ-glutamyl transpeptidase：γ-GTP），ロイシンアミノペプチダーゼ（leucin aminopeptidase：LAP）などは胆汁うっ滞で著明に上昇することから胆道系酵素，または毛細胆管膜に結合して存在するため膜結合型酵素とも呼ばれている．胆汁うっ滞では肝細胞でのこれら酵素の生成が亢進し，類洞側肝細胞膜にも発現するため，これら胆道系酵素が血中に溶出すると考えられている．ALP：アルカリ条件下でリン酸化モノエステルを加水分解する酵素で，肝臓や骨，小腸，胎盤などに分布し，寒天ゲル電気泳動により，高分子（ALP_1），肝性（ALP_2），骨性（ALP_3），胎盤性（ALP_4），小腸性（ALP_5），免疫グロブリン結合性（ALP_6）の6種のアイソザイムに分離され，疾患の鑑別に用いられる（㉒）．胆管閉鎖などによる胆汁流出障害時に胆管細胞膜由来の ALP_1 の胆汁から血中への逆流が ALP 上昇に関与し，また肝細胞の毛細胆管側の膜や胆管細胞膜に存在する ALP_2 が胆管障害時に生成亢進することで ALP が上昇する．ALP は，総胆管結石や胆膵癌による閉塞性黄疸や限局性肝病変（肝腫瘍，肝膿瘍），原発性胆汁性胆管炎（primary biliary cholangitis：PBC）を含めた肝内胆汁うっ滞，骨折や骨造成性の骨転移，妊娠後期や婦人科系悪性腫瘍の一部，肝硬変，慢性腎不全，潰瘍性大腸炎や，血液型 B 型・O 型のヒトの高脂肪食負荷後に上昇する．

γ-GTP：肝細胞の毛細胆管膜や小胞体，胆管上皮に分布する酵素であり，胆汁うっ滞やアルコール摂取による合成亢進，胆汁うっ滞に伴う血中への逆流により上昇する．アルコールに鋭敏に反応し，禁酒により急速に低下する．γ-GTP の半減期は10〜14日であり，ア

ルコール性肝障害において断酒後2週間で約半分に低下する．γ-GTP が上昇する疾患にはアルコール性肝障害のほか，肝内胆汁うっ滞，閉塞性黄疸，薬物性肝障害（抗けいれん薬），慢性肝炎，肝硬変，脂肪肝がある．

LAP：ALP，γ-GTP と同様に，胆汁うっ滞，限局性肝病変や妊娠後期で上昇するが，骨疾患では異常を示さないため，ALP と LAP の同時測定により骨疾患の鑑別に役立つ．

③分泌酵素

コリンエステラーゼ（cholinesterase：ChE）は，肝細胞のみで生成され，血中に遊離し，アルブミンと同様に肝合成能を反映する．非代償性肝硬変など肝機能低下により低値を示し，また全身性消耗疾患でも低値を示す．一方，過栄養状態（脂肪肝，肥満）では高値を示す．また，ネフローゼ症候群では，血中アルブミン低下に伴い，代償性に ChE 合成が亢進し高値を示す．また，甲状腺機能亢進症や糖尿病で高値を示し，農薬などの有機リン中毒で低下する．

ICG 色素負荷試験（ICG 試験）

インドシアニングリーン（indocyanine green：ICG）と呼ばれる暗緑色の色素を経静脈的に投与すると，アルブミンやリポ蛋白などの血清蛋白と結合して肝細胞内に選択的にとり込まれ，胆汁から排泄されるが，抱合を受けておらず腸肝循環しない．肝血流や肝代謝能が低下すると ICG は血液中に残存する．この特性から肝臓の色素排泄能が肝機能や肝血流量を反映すると考えられ，ICG 0.5 mg/kg を経静脈投与15分後の ICG 停滞率（ICG R_{15}）や ICG 消失率（ICGκ）を測定する ICG 色素負荷試験（ICG 試験）が肝臓の肝血流量と肝細胞の色素摂取量を反映する．また2種類の ICG の負荷量（0.5 mg/kg，5.0 mg/kg）から算出される最大除去率（ICG R_{max}）は肝予備能の評価に用いられる．基準値は ICG R_{15} が10％以下，ICGκ が0.168〜0.206である．

ICG R_{15} は慢性肝炎では5〜20％，肝硬変では30％

以上を示すことが多く，40％以上では非代償性肝硬変を疑う．70％以上の異常高値を示す場合はRotor症候群か体質性ICG排泄異常症を疑う．Dubin-Johnson症候群ではICG試験は正常である．ICG試験の結果は，慢性肝障害の進展度診断や肝切除の適応判断，体質性黄疸の診断に用いられる．黄疸症例ではICGのとり込みがビリルビンと競合しICG R_{15} が上昇するため正確な肝予備能評価は困難であり，総ビリルビン2 mg/dL以下まで減黄してから測定することが望ましい．

血清蛋白

①総蛋白，アルブミン：血清蛋白の多くが肝臓で生成されるが，血清総蛋白量はアルブミンとグロブリンの総和として示される．血清アルブミンは肝細胞で生成される分泌蛋白であり，蛋白合成能，肝細胞障害の重症度判定に用いられるが，半減期は約14～20日と長いことから，急性疾患では病態把握に適さない．正常値は3.7～5.2 g/dLであり，慢性肝疾患に伴う肝機能低下以外に，低栄養状態，ネフローゼ症候群でも減少し，必ずしも肝障害に特異的ではない．

②蛋白分画，免疫グロブリン：血清蛋白は電気泳動により，アルブミンのほか，α_1-グロブリン，α_2-グロブリン，β-グロブリン，γ-グロブリンに分画される．慢性肝疾患での特徴はγ-グロブリン（IgG，IgM，IgA，IgD，IgE）の増加であり，肝疾患で多用されるのはIgG，IgM，IgAである．慢性肝炎，肝硬変，自己免疫性肝炎ではIgGの増加が認められ，特に自己免疫性肝炎では特徴的である．PBCやA型急性肝炎でIgMの増加，アルコール性肝障害ではIgAの増加，薬物性肝障害ではIgEの増加が認められる．

血清コレステロール

肝臓はコレステロール，リン脂質，トリグリセリドをはじめとした脂質とアポ蛋白を合成し，リポ蛋白の形で各組織に供給する．そのため肝疾患では脂質代謝異常がみられ，肝機能低下により肝臓での超低密度リポ蛋白（very low density lipoprotein：VLDL）や高密度リポ蛋白（high density lipoprotein：HDL）の産生が低下し，血清コレステロールの低下がみられる．一方，閉塞性黄疸や肝内胆汁うっ滞ではコレステロールの胆汁排泄が障害され，血清コレステロール値は上昇する．

血清総胆汁酸

肝臓でコレステロールから生成される一次胆汁酸（コール酸，ケノデオキシコール酸）は，抱合を受け胆汁中に分泌された後に腸管に排出され，回腸末端で再吸収されてから門脈を介して肝内に戻る腸肝循環を受ける．また，一部は腸内細菌により脱抱合，脱水酸化を受けることで，二次胆汁酸（デオキシコール酸，

リトコール酸）が生成され，一次胆汁酸とともに再吸収され腸肝循環を受けるが，一部は便中に排泄される．血清総胆汁酸（serum total bile acid）は健常者では微量であるが，胆汁うっ滞により上昇する．また，血中で増加した胆汁酸が尿中に排泄され，尿中胆汁酸も増加する．

プロトロンビン時間

第III因子と第VIII因子以外の血液凝固因子は肝細胞で合成され，また生理的半減期が数時間から数日と短いことから，肝疾患による蛋白合成能の低下を鋭敏に反映して，それら血液凝固因子は低下する．第I，II，V，VII，X因子の活性を反映する検査がプロトロンビン時間（prothrombin time：PT）であり，凝固時間を反映する．肝予備能低下により凝固因子の産生が低下すると，凝固時間が延長し出血傾向をきたす．PTの測定結果は凝固時間（秒）や活性（％），国際標準化値（international normalized ratio：INR）として示される．第II，VII，IX，X因子はビタミンK依存性凝固因子であり，ビタミンKの欠乏や，薬剤（ワルファリンカリウム摂取量低下や抗菌薬による腸内細菌叢の死滅による）による拮抗により凝固活性が低下することからPTが延長する．また，胆汁うっ滞による胆汁酸の排泄不良から，脂溶性ビタミンであるビタミンKの吸収が阻害されPT延長をきたす．

血中アンモニア

アンモニアは，食物由来のアミノ酸が腸内細菌によって分解され生成される．アンモニアはその後，肝臓において尿素回路で尿素に代謝され尿中に排泄される．肝不全（肝硬変や急性肝不全）では腸管におけるアンモニア産生亢進と肝臓での代謝・解毒機能低下により血中アンモニアが上昇し，肝性脳症の原因となる．また，門脈-大循環シャントがある場合も血中アンモニアが肝臓を経由しないことからアンモニア高値を示すほか，尿素サイクル酵素欠損症やReye症候群，バルプロ酸ナトリウム内服により高アンモニア血症を発症することがある．血中アンモニア濃度は肝性脳症の程度とは必ずしも相関しない．

血漿遊離アミノ酸分析

肝疾患では血漿アミノ酸濃度の変動が観察される．急性肝不全では分岐鎖アミノ酸（BCAA：バリン，ロイシン，イソロイシン）を除くアミノ酸濃度が増加し，特に芳香族アミノ酸（AAA：フェニルアラニン，チロシンなど）やメチオニンの増加が著明である．非代償性肝硬変ではBCAAの著明な低下とAAAの増加がみられる．これらの病態ではFischer比（BCAA/AAA比）が低下し，重症になるほどその低下は著明である．Fischer比の測定は煩雑であるため，分岐鎖アミノ酸/チロシンモル濃度比（BCAA/tyrosine ratio：BTR）

が代用される．BTRとFischer比には強い相関がみられ，ともに肝障害の重症度や治療効果の判定に用いられる．

肝線維化マーカー

肝臓の線維化は組織学的に評価されるものであるが，合併症のリスクから頻回に行うことには問題があると考えられ，肝線維化と相関する血液検査を代用することが試みられている．なかでも臨床応用されているのは，ヒアルロン酸，III型プロコラーゲンN末端ペプチド（procollagen type III N-terminal peptide：P III NP），IV型コラーゲンのN末端7S領域（7Sドメイン）のラジオイムノアッセイ（7S-RNA：P IV NP），Mac-2結合蛋白糖鎖修飾異性体（Mac-2 binding protein glycosylation isomer：M2BPGi）である．

ヒアルロン酸は生体内結合組織に広く分布する高分子酸性ムコ多糖類であり，肝線維化に伴い線維芽細胞や肝星細胞で産生され，肝類洞内皮細胞で代謝され血中から消失する．肝臓の線維化が進むと肝類洞内皮細胞のヒアルロン酸処理機能が低下し，ヒアルロン酸の血中濃度が増加する．血清ヒアルロン酸は慢性肝炎でも軽度上昇するが，肝硬変では著明に上昇するため，肝硬変の診断に有用とされる．しかし食事や運動により上昇するため，早朝空腹時の採血が重要である．また，関節リウマチでも上昇する．

P III NPは，肝線維化過程で生成されるIII型コラーゲンから切断されたN末端ペプチドのことである．肝線維化とともに血中濃度が上昇するが，肝臓の壊死・炎症の程度にも関連し，線維合成の活動性の指標となる．

正常な肝臓の類洞には基底膜は存在しないが，肝臓の線維化に伴い類洞に基底膜構成蛋白の産生が亢進し，基底膜の主要構成成分であるIV型コラーゲンが増加する．IV型コラーゲンおよびその構成成分である末端7S領域（IV型コラーゲン 7S）は血中に漏出し，肝臓の線維化の程度を反映することから，線維化の指標に用いられる．

M2BPGiはWisteria floribunda agglutinin$^+$-Mac-2 binding protein（WFA$^+$-M2BP）のことであり，肝臓の線維化進展に伴い変化するM2BPの糖鎖構造をWFAというレクチンを用いてとらえることで測定される．M2BPGiは線維化評価とともに，肝細胞癌の発癌予測やインターフェロン治療によるC型肝炎ウイルス排除後の肝発癌予測に有用である．しかし，肝疾患の成因・背景によってカットオフ値が異なることから測定値には注意が必要である．

血小板

肝炎ウイルスやアルコールなどによる慢性肝疾患において血小板減少は高頻度にみられ，肝線維化進展とともに血小板数は低下する．これは門脈圧亢進に伴う脾機能亢進による血小板破壊や，肝細胞におけるトロンボポエチン産生低下による血小板産生低下が原因とされる．特にC型肝炎において線維化と血小板低下との相関は顕著であるが，非アルコール性脂肪肝炎では血小板低下の程度は小さい．

血清金属

①血清鉄，フェリチン：ヘモクロマトーシスでは血清鉄の上昇とともに，血清鉄の輸送蛋白であるトランスフェリンの血中飽和率（血清鉄／総鉄結合能×100％）が上昇する．また，体内総鉄量の総量を反映するフェリチンもヘモクロマトーシスやヘモジデローシスで増加する．血清鉄は急性肝障害時の肝細胞壊死により，肝細胞内から鉄が逸脱することでも上昇する．血清鉄は食事の影響や日内変動があるため，早朝空腹時の採血で測定する．

②血清銅，セルロプラスミン：血清銅のほとんどは，銅輸送蛋白であるセルロプラスミンにとり込まれた状態で存在し，Wilson病では血清銅とセルロプラスミンともに低下する．肝内銅は胆汁排泄されるため，胆汁うっ滞により血清銅は増加する．PBCでは，血清銅の増加とともに肝内銅含有量が増加する．

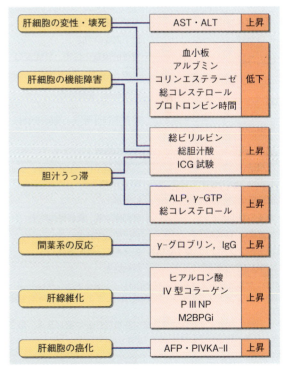

❷肝病態と各検査との関連
ICG：インドシアニングリーン，ALP：アルカリホスファターゼ，γ-GTP：γ-グルタミルトランスペプチダーゼ，AFP：αフェトプロテイン，PIVKA-II：ビタミンK欠乏時産生蛋白-II．
（日本消化器病学会肝機能研究班：肝機能検査の選択基準，第7版．日本消化器病学会雑誌 2006；103：1413．ただし硫酸亜鉛混濁試験は削除した．）

❷❹ 肝機能検査法の選択基準 (2006)

	肝疾患の発見のための検査*		測定意義			経過観察	
	集検	ドック	肝細胞傷害の診断	胆汁うっ滞の診断	重症度の判定	急性	慢性
AST（GOT）	◎	◎	◎	◎		◎	◎
ALT（GPT）	◎	◎	◎	○		◎	◎
ALP	○	◎	◎	◎		○	
γ-GTP	◎	◎	◎	◎		○	◎
総ビリルビン		◎	◎	◎	◎	◎	◎
直接ビリルビン		◎	○	◎	◎	○	○
総蛋白		◎	○				○
アルブミン		◎	○		◎	◎	◎
コリンエステラーゼ		◎	○		◎		○
総コレステロール		◎		◎	◎		○
プロトロンビン時間			○		◎	○	○
ICG試験					○		○
血小板数		○			◎	○	◎

◎必須，○できるだけ行う．*HBs抗原，HCV抗体の測定を同時に行うことが望ましい．
ICG：インドシアニングリーン，ALP：アルカリホスファターゼ，γ-GTP：γ-グルタミルトランスペプチダーゼ．
（日本消化器病学会肝機能研究班：肝機能検査の選択基準，第7版．日本消化器病学会雑誌 2006；103：1413．ただし硫酸亜鉛混濁試験は削除した.）

❷❺ 必要に応じて行う検査とその意義

検査	特に注目される病態・疾患
ALPアイソザイム	ALP上昇例の鑑別
ICG試験	肝予備能の判定
蛋白分画	慢性肝障害の診断，肝硬変の推定
血中アンモニア，遊離アミノ酸	肝性昏睡，劇症肝炎
総胆汁酸	無黄疸性肝障害，重症度の判定
尿ビリルビン	黄疸の鑑別
血清鉄	ヘモクロマトーシスなど
セルロプラスミン	Wilson病
肝線維化マーカー	肝線維化
血液の凝固因子	肝細胞障害，重症度の判定
抗核抗体（ANA）	自己免疫性肝炎
抗ミトコンドリア抗体（AMA）	原発性胆汁性胆管炎
AFP，PIVKA-II	肝細胞癌

ALP：アルカリホスファターゼ，ICG：インドシアニングリーン，AFP：αフェトプロテイン，PIVKA-II：ビタミンK欠乏時産生蛋白-II．
（日本消化器病学会肝機能研究班：肝機能検査の選択基準，第7版．日本消化器病学会雑誌 2006；103：1413．）

③血清亜鉛：慢性肝疾患では肝硬変の進展とともに血清亜鉛の低下がみられる．肝障害に伴う蛋白合成低下により蛋白結合亜鉛量が減少し，アミノ酸結合亜鉛が増加することで，尿中への亜鉛排泄が増加する．また，門脈圧亢進による小腸粘膜の萎縮に伴う吸収障害，さ

❷❻ Child-Pugh分類

判定基準	1点	2点	3点
脳症（度）	なし	I～II	III～IV
腹水	なし	軽度	中等度
ビリルビン（mg/dL）	＜2.0	2.0～3.0	＞3.0
アルブミン（g/dL）	＞3.5	2.8～3.5	＜2.8
プロトロンビン時間(%)	＞70	40～70	＜40
（INR）	＜1.7	1.7～2.3	＞2.3

Grade A：5～6点，Grade B：7～9点，Grade C：10～15点．

らには利尿薬による亜鉛の尿中排泄増加が亜鉛欠乏の原因と考えられている．特にC型慢性肝疾患においては病態進展に伴い，血清亜鉛濃度は有意に低下する．

肝臓の病態と肝機能検査

肝臓の病態と肝機能検査との関連をまとめると，❷❸のように要約される．

肝機能検査法と選択基準

日本消化器病学会肝機能研究会は肝機能検査法の選択基準を作成している（❷❹）[1]．これらの検査項目を選択することにより，肝疾患のスクリーニング，肝障害や肝病態の診断，重症度判定，経過観察が容易になる．また，さらなる病態把握のために必要に応じて❷❺の検査を組み合わせる．

肝機能検査による重症度・予後判定

急性肝不全の重症度診断には，血清ビリルビンやPTが有用である．肝硬変の重症度分類にはChild-Pugh scoreが用いられ，肝性脳症，腹水，ビリルビン，アルブミン，PTの5項目を点数化しその合計点数から判定される（㉖）．また，肝移植適応を評価するための予後予測としてクレアチニン，ビリルビン，PTから算出されるMELD（model for end-stage liver disease）スコア（www.mayoclinic.org/gi-rst/mayomodel5.html.）が用いられる．

（阪森亮太郎，竹原徹郎）

●文献
1) 日本消化器病学会肝機能研究班：肝機能検査の選択基準，第7版．日本消化器病学会雑誌 2006；103：1413．

肝画像検査と肝硬度検査

超音波検査

特徴

Bモード超音波検査

超音波検査は，超音波を対象物に照射し，その反射波を映像化する画像検査法で，軟部組織の描出に優れ，任意の断層像をリアルタイムに観察できる特徴がある．安価で被曝の心配がなく，繰り返し施行可能で，空間分解能に優れているため，まずスクリーニングとして用いられる．一方，骨や空気の影響を受けやすく，超音波特有のアーチファクトが生じる点が欠点である．Bモードは，肝臓の形態評価と肝腫瘍の評価に用い（㉗），造影超音波検査を追加することで詳細な質的診断が可能である．

ドプラ法

ドプラ法は，探触子から超音波を発し，血管内を移動する赤血球から反射する音の周波数の変位を測定して映像化する手法であり，血流の速度と方向をカラー表示（探触子に近づく血流は赤色に，遠ざかる血流は青色に表示）するvelocity imaging（カラードプラ法）と，血流感度を向上させて反射する音の積分値を表示するamplitude imaging（パワードプラ法）がある．肝腫瘍の血流評価に用いられ，腫瘍内の血流の多寡，血管の走行，血流性状（拍動波，定常波）などを評価する．

造影超音波検査

造影超音波検査は，CT/MRIに比べると客観性には劣るが，腎機能障害やヨードアレルギーの有無にかかわらず使用可能である．血行動態と肝網内系機能を評価することが可能であり，肝腫瘍の質的診断や鑑別診断に有用である．超音波造影剤のソナゾイド®（ペルフルブタン）は微小気泡（マイクロバブル）の懸濁液であり，超音波が照射されると気泡が共振し，さらに一定以上の音圧閾値以上で崩壊，消失する現象を利用している．ソナゾイド®の最大の特徴は肝臓のKupffer細胞に貪食されることであり，Kupffer細胞をもたない肝細胞癌などの悪性腫瘍と周囲の肝実質の間でコントラストを生じるため，腫瘍の性状診断，存在診断に有用である．

肝臓は肝動脈（25〜30％）と門脈（70〜75％）の二重血行支配であり，超音波造影剤を静脈から投与したのち，3つのオーバーラップする時相（phase）を観察する．

観察を行う時相は，「血管相（vascular phase：造影

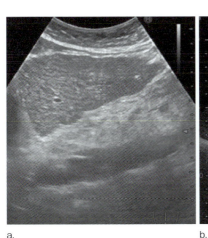
a.

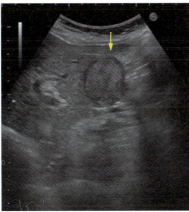
b.

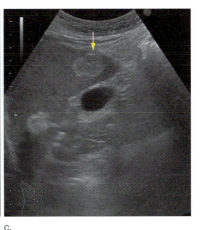
c.

㉗ 腹部超音波画像
a. 肝硬変：肝表面の凹凸不整がみられる．
b. 肝細胞癌：腫瘍内部はモザイクパターンを呈し，腫瘍周囲は低エコー帯（ハロー）がみられる．
c. 肝血管腫（辺縁高エコー型）

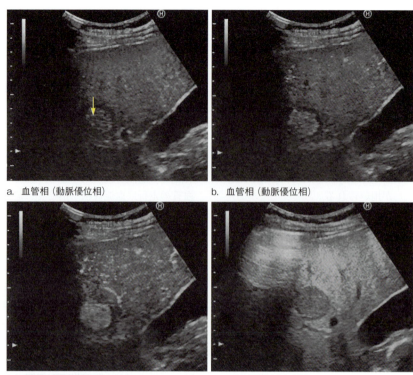

a. 血管相（動脈優位相）　　b. 血管相（動脈優位相）
c. 血管相（動脈優位相）　　d. 後血管相（Kupffer 相）

㉘ 肝細胞癌の造影エコー画像

肝細胞癌（矢印）は血管相（a〜c）では腫瘍内部に血液が流入し，濃染する様子が観察され，後血管相（d）では腫瘍部分は欠損像として描出される．

剤が血管内に存在している時相）」と「後血管相（post vascular phase：血管内の造影剤濃度が十分に低下し，造影剤による血管の造影効果が失われた時相で Kupffer 相とも呼ばれる）」に分類し，血管相はさらに「動脈（優位）相（arterial [predominant] phase，臓器実質および腫瘍が動脈由来の造影剤により造影される時相）」と「門脈（優位）相（portal [predominant] phase，肝内門脈枝が造影された後肝実質が造影される時相）」に分ける[1]．なお，動脈（優位）相は，造影剤投与後約 30 秒まで，門脈（優位）相はそれ以降約 120 秒まで，後血管相は約 10 分以降とされる（㉘）．

代表的肝疾患の超音波像
びまん性肝疾患

急性肝炎では，肝は腫大し，肝実質の輝度は低下し，脈管が目立ち，胆嚢内腔は虚脱する．急性肝不全（劇症肝炎）では，肝は萎縮し，肝細胞壊死を反映して肝実質エコーは不規則になる．慢性肝炎では，肝表面は微細な凹凸がみられ，肝実質は粗糙となる．病態の進行とともに，肝実質のスペックルの乱れが強くなり，線維化の強い部分は輝度が上昇する．肝硬変では，肝表面の凹凸がみられ，肝左葉や尾状葉が腫大し，肝実質は結節状になる（㉗a）．脂肪肝では，脂肪滴によるエコーの反射や散乱を反映し，肝実質の輝度が上昇し，高輝度肝（bright liver）を呈し，肝腎コントラストがみられる．脂肪沈着が高度になると深部エコーの減衰，脈管の不明瞭化が生じる．

肝腫瘍性疾患

代表的な肝腫瘍として，肝細胞癌，肝内胆管癌（胆管細胞癌），転移性肝腫瘍，肝細胞腺腫，肝血管腫，限局性結節性過形成などがある．B モード所見（腫瘍の形状，腫瘍辺縁，腫瘍内部，後方エコーなど，㉙），ドプラ所見，造影超音波所見をもとに腫瘤の性状診断，鑑別診断を行う．なお，その詳細については「肝腫瘤の超音波診断基準」が作成されているので，参照されたい[1]．

①肝細胞癌：B モードでは，高分化型肝細胞癌は 1 cm 前後の境界やや不明瞭な類円形の腫瘤で，腫瘍内部のエコーレベルはさまざまである．脂肪化を反映して高エコーを呈することもある．2 cm を超える結節型の肝細胞癌は種々の分化度のものが混在し，腫瘍内部は nodule in nodule やモザイクパターンを呈する．腫瘍辺縁は線維性被膜を反映して薄い辺縁低エコー帯（ハロー）を呈する（㉗b）ほか，後方エコーや外側エコーの増強を認める．びまん性肝細胞癌では門脈腫瘍栓を認める場合がある．典型的なドプラ所見

㉙ 肝腫瘍性疾患のBモード所見

主分類	細分類	形状	境界・輪郭	腫瘍辺縁	腫瘍内部	付加所見
肝細胞癌	結節型（2 cm 以下）	円形, 類円形	やや不明瞭, 整	辺縁低エコー帯（頻度少）	エコーレベルはさまざま（モザイクパターンを認めることもある）	後方エコーは不変, 時に増強
	結節型（2 cm を超える）	円形, 類円形	明瞭, 整	薄い辺縁低エコー帯（ハロー）	モザイクパターン, nodule in nodule,（大きさや分化度により異なる）	後方エコーや外側エコーの増強がみられる
	塊状型	不整形	不明瞭		エコーレベルはさまざま	門脈や肝静脈の腫瘍栓を有する場合がある
肝内胆管癌（胆管細胞癌）		不整形	不明瞭		エコーレベルはさまざま 血管が腫瘍を貫く	末梢胆管の拡張を認める場合がある. また末梢胆管の拡張のみで腫瘤が描出されない例もある
転移性肝腫瘍		不整形, 小さなものは円形	明瞭, 時に不明瞭, 不整（あらい凹凸）	厚い辺縁低エコー帯（bull's eye pattern, target pattern）	高エコー, 低エコー, 中心部に無エコー域, 石灰化	腫瘍が増大する過程で多数の腫瘍がブドウの房状に融合し一塊となった所見を cluster sign と呼ぶ. 全肝で多数の結節がみられることが多い
肝血管腫		円形, 類円形	明瞭, 不整（細かい凹凸）	辺縁に高エコー帯を認めることもある（marginal strong echo）	高エコー型, 辺縁高エコー型, 混在型, 低エコー型に分けられる	エコー輝度が体位変換により変化する chameleon sign, 経時的に変化する wax and wane sign, 圧迫により変化する disappearing sign を認めることがある

（日本超音波医学会用語・診断基準委員会：肝腫瘤の超音波診断基準. *Jpn J Med Ultrasonics* 2012；39：317 をもとに作成.）

は, 腫瘍辺縁から内部へ流入するバスケットパターンと腫瘍内部の血流が拍動性の動脈血流である.

造影超音波検査では, 2 cm を超える結節型の肝細胞癌は, 動脈相でバスケットパターン, 血管増生, 不整な流入血管, 腫瘍濃染を認め, 門脈相で肝実質よりも低下して造影され, 後血管相で欠損像を呈する.

②肝内胆管癌：肉眼分類により腫瘤形成型, 胆管浸潤型, 胆管内発育型に分けられ, 画像所見が異なる. 腫瘤形成型の場合, 境界明瞭で凹凸不整の腫瘤として描出され, 内部は壊死や変性のため低エコーで不均一である. また, 末梢胆管の拡張を認める場合がある.

③転移性肝腫瘍：境界明瞭な不整形の腫瘤で, 腫瘍内部は高エコー, 低エコー, 中心部に無エコー域を伴うものなどさまざまである. 腫瘍辺縁は厚い辺縁低エコー帯を認め, bull's eye pattern や target pattern と呼ばれ, 中心部の壊死凝固巣と辺縁部の壊死に陥っていない腫瘍部を反映する.

④肝血管腫：境界明瞭な円形の腫瘤で, 腫瘍内部の性状から高エコー型, 辺縁高エコー型（㉗c）, 混在型, 低エコー型に分けられる. 高エコー型が典型的だが, サイズが大きくなるにつれて内部に低エコーの領域を含む頻度が高くなる. 腫瘍サイズが 2 cm 以下で高エコーである場合は, 脂肪化を伴った肝細胞癌との鑑別を要する. 腫瘍辺縁に高エコーの縁取りを認めることがあり, marginal strong echo と呼ばれる.

⑤肝嚢胞：境界明瞭で内部無エコー, 後方エコーの増強を伴う類円形像を呈する.

CT

特徴

コンピュータ断層撮影（computed tomography：CT）は, 対象部位を全方位から X 線照射して被写体の空間的な X 線吸収係数（X 線の吸収されやすさ）を画像化する手法である. 検出器の多列化が進み, 64列以上の検出器を有する MDCT（multi-detector row CT）は 1 mm 以下の薄いスライス厚で全肝を数秒で撮像できる高い空間分解能をもつ. multiplanar reconstruction image（MPR）法により任意の断面の画像を再構成でき, maximun intensity projection（MIP）法や volume rendering 法により三次元 CT アンギオグラフィ画像が容易に作成できるため, 解剖学的構造や病変の広がりの把握が容易となった. 肝臓は, 前述したように二重血流支配であり, 動脈・門脈血流の多寡を分離して画像化して詳細な血流動態を把握することで質的診断が可能となるため, 造影剤を急速静注して経時的に撮影するダイナミックスタディが必須である.

単純 CT

単純 CT では, 病変部の形態学的情報が得られ, 肝の変形（腫大や萎縮）, 脾腫, 側副血行路の発達, 門脈域の浮腫や胆嚢壁の浮腫, 肝静脈の拡張, 腹水, 肝腫瘤の評価が可能である. 画像濃度の違いから, 肝腫瘤の存在診断, 肝脂肪の程度などの評価が可能である.

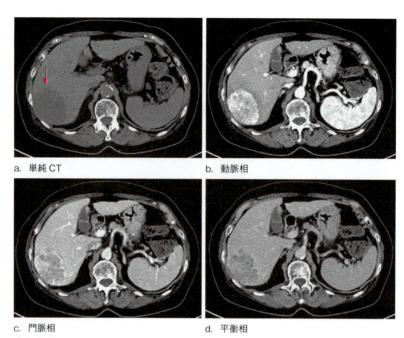

a. 単純CT　　　　　　　　　　b. 動脈相
c. 門脈相　　　　　　　　　　d. 平衡相

❸⓪ 肝細胞癌の造影CT画像
腫瘍（矢印）は動脈相で濃染し，平衡相でwash outされている．

造影CT
ダイナミックCTでは，肝動脈に造影剤が流入し，多血性の腫瘍が濃染する「動脈相」，腸管や脾臓に分布した造影剤が門脈から肝臓に流入し，肝実質が最も造影される「門脈相」，肝の血管内外の造影剤が平衡に達する「平衡相」の3つの時相で撮像される（❸⓪）．

代表的肝疾患のCT像
びまん性肝病変
急性肝炎では肝腫大，脾腫，腹水貯留，肝門部門脈周囲の浮腫がみられる．急性肝不全では広範な肝細胞壊死を反映した肝萎縮，肝内濃度の不均一な低下，腹水貯留がみられる．慢性肝炎では肝縁の鈍化がみられ，肝硬変では肝萎縮，右葉や左葉内側区の萎縮，左葉外側区や尾状葉の腫大，肝縁の鈍化，脾腫，側副血行路，腹水貯留がみられる．脂肪肝では肝実質のCT値の低下がみられる．高度の脂肪肝では，肝内の血管が肝実質よりも高濃度となる．

肝腫瘍性疾患
①肝細胞癌：単純CTでは，背景肝と比較して低吸収，等吸収，軽度高吸収などさまざまな造影像を呈する．ダイナミックCTの動脈相では周囲肝実質より濃く染まる（早期濃染）が，門脈相では腫瘍内の造影剤がwash outされ，肝実質では門脈からの造影剤が流入するため腫瘍と肝実質のコントラストは不明瞭となり，平衡相では腫瘍内の造影剤はさらにwash outされ肝実質よりも低濃度に描出される（❸⓪）．門脈塞栓による肝動脈-門脈（A-P）シャントを合併した場合，門脈血流障害領域に一致した区域性濃染がみられる．低分化型肝細胞癌や未分化癌では乏血性のため，早期濃染の程度の低下がみられる．

②肝内胆管癌：腫瘤形成型肝内胆管癌の場合，単純CTでは辺縁不整で内部不均一な低吸収腫瘤として描出され，動脈相で辺縁部がリング状に濃染され，平衡相で周囲肝実質よりも低吸収を呈する．線維成分が多い腫瘍の場合，平衡相で間質に滲み出た造影剤により遅延性に淡く染まる像がみられる．

③転移性肝癌：原発巣により腫瘍の性状が異なるため，さまざまな造影像を呈する．乏血性腫瘍では，動脈相で腫瘍細胞の多い辺縁が造影され，門脈相で肝実質に比して腫瘍中心部は低濃度に描出されることが多い．多血性腫瘍では，動脈相で濃染されるが，門脈相や平衡相でのwash outは弱い傾向がみられる．

④肝血管腫：腫瘍の形状は，円形，類円形，不整形などさまざまで，単純CTでは血液と同程度の低濃度を示し，動脈相で辺縁に球状の濃染（peripheral globular enhancement）がみられ，門脈相から平衡相にかけて濃染が腫瘍の中心へと広がる像（filling in phenomenon）を呈する．

MRI
特徴
核磁気共鳴画像法（magnetic resonance imaging：MRI）は，核磁気共鳴現象を利用して，水と脂肪酸の水素原子核からの信号をとり出し画像化する装置であ

る．MRI は濃度分解能（組織コントラスト分解能）に優れ，T1 強調画像，T2 強調画像，拡散強調画像は，肝腫瘍性病変の検出や鑑別診断に有用である．造影 MRI では，肝特異性造影剤である Gd-EOB-DTPA（gadolinium ethoxybenzyl diethylenetriamine penta-acetic acid）を使用することが主流であり，肝血流動態と肝細胞機能（後述）の両面からの評価が可能である．肝腫瘍性病変の存在診断や質的診断に優れている．

T1 強調画像

T1 強調画像では，正常肝の肝実質は軽度高信号を，脈管系は低信号を呈する．腫瘍，炎症，浮腫など多くの病態は T1 強調画像で低信号を呈するが，脂肪，出血成分，鉄や銅などの磁性体，細胞密度上昇がある場合は淡い高信号を呈する．そのため，腫瘍内出血や治療後の凝固壊死，脂肪沈着を伴う高分化型肝細胞癌，鉄が沈着した再生結節などでは高信号を呈する．

T2 強調画像

T2 強調画像では，正常肝の肝実質は軽度低信号を，脈管系は高信号を呈する．腫瘍，炎症，浮腫など多くの肝病変は T2 強調画像で高信号を呈し，肝細胞癌などの悪性腫瘍は淡い高信号領域として描出される．液体が著明な高信号を呈するため，肝嚢胞や肝血管腫は高信号を呈する．

拡散強調画像

組織内の水分子の拡散（ブラウン運動）を強調した画像であり，拡散が激しいほど（自由水に近いほど）低信号となる．悪性腫瘍では細胞密度が上昇して水の拡散が阻害されるため高信号を呈することが多く，逆に水の拡散が阻害されない肝嚢胞などは低信号を呈する．早期肝細胞癌の検出感度は低いが，中・低分化型肝細胞癌，胆管細胞癌，転移性肝癌の検出に有用である．水分子の動きの大きさは見かけの拡散係数（apparent diffusion coefficient：ADC）で数値化が可能である．

化学シフト画像

水や脂肪酸を構成する水素原子は，酸素や炭素と共有結合しており，共有される対電子は静磁場とは逆方向に微弱な遮蔽磁場を形成するため，水と脂肪の水素原子核の共鳴周波数に若干のずれを生じる．この現象を化学シフトと呼び，これを反映した画像として以下のようなものがある．

①脂肪抑制画像：水と脂肪の共鳴周波数の違いを利用して，脂肪の信号を抑制し，水からの信号だけで画像を撮像する手法である．肝臓には生理的に 5 ％程度の脂肪が存在するため，脂肪抑制を加えることで正常肝の信号を低下させ，悪性腫瘍とのコントラストをより明瞭にすることが可能である．脂肪を含有した高分化型肝細胞癌の補助的診断に有用である．

②位相コントラスト画像：水と脂肪の足し算の画像である同位相（in phase）像と，両者の引き算の画像である逆位相（opposed phase）像を撮像し，両者の信号強度を比較することで脂肪沈着の有無や多寡の類推が可能である．

造影 MRI

MRI で使用される造影剤は，細胞外液に分布する非特異的な造影剤と，網内系細胞や肝細胞などの細胞内にとり込まれる特異的な造影剤に大別され，後者が主流である．

①細胞外液性ガドリニウム造影剤：細胞外液性造影剤としてガドリニウム製剤の Gd-DTPA（gadolinium diethylenetriamine pentaacetic acid）が用いられる．水分子の T1 短縮効果を有し，造影剤の分布域は T1 強調画像で高信号に描出される．肝腫瘍性病変の血流診断を目的にダイナミックスタディが行われる．

② SPIO 造影剤：超常磁性酸化鉄粒子の SPIO（superparamagnetic iron oxide）を静脈投与すると，5～10 分後に肝臓の網内系細胞である Kupffer 細胞にとり込まれる．T2 強調画像では SPIO 製剤をとり込んだ正常肝細胞は信号が低下するのに対し，Kupffer 細胞の存在しない腫瘍性病変は SPIO 製剤のとり込みがないため信号が低下せず，腫瘍性病変と正常肝実質とのコントラストが明瞭になる．

③肝細胞特異性ガドリニウム造影剤：肝細胞特異性ガドリニウム造影剤であるガドキセト酸ナトリウム（Gd-EOB-DTPA）は，静注後に肝細胞外液中に分布後，約 50 ％は細胞膜トランスポーターを介して肝細胞にとり込まれた後に胆汁中に排泄され，残りは腎に排泄される．造影ダイナミックスタディによる肝腫瘍の血流評価と，静注 10～20 分後の肝細胞相での肝細胞機能評価が同時に行える特徴を有する．

肝細胞相の T1 強調画像では，Gd-EOB-DTPA がとり込まれた正常肝細胞は高信号に描出されるのに対し，とり込みのない肝腫瘍は低信号に描出され，腫瘍性病変と正常肝実質のコントラストが得られ，病変の検出が可能となる．早期肝細胞癌は，腫瘍内部の血流変化が生じる以前に Gd-EOB-DTPA をとり込む OATP1B3 トランスポーターの発現低下が始まるため，低信号として同定され，肝細胞の機能的変化を鋭敏に描出するため，早期肝細胞癌のきわめて高い診断能を有する．早期肝細胞癌検出の診断能は，ダイナミック CT や造影超音波より，EOB-MRI が高く，『肝癌診療ガイドライン 2017 年版』において強い推奨とされている[2]．

代表的肝疾患の MRI 像

びまん性肝疾患

肝硬変では，前述した肝の形態変化が観察される．

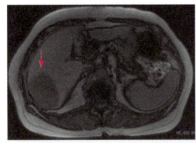
a. T1強調画像（opposed phase像）

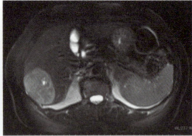
b. 脂肪抑制T2強調画像

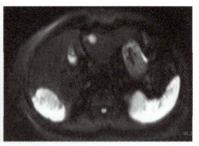
c. 拡散強調画像

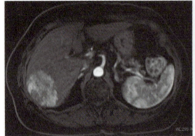
d. ダイナミックスタディ動脈相

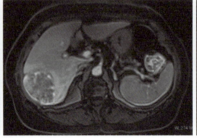
e. ダイナミックスタディ門脈相

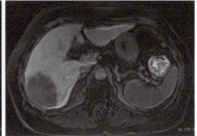
f. ダイナミックスタディ後期相

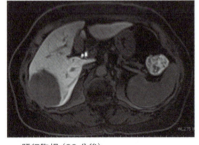
g. 肝細胞相（20分後）

㉛ 肝細胞癌の造影MRI画像（Gd-EOB-DTPA使用）
肝細胞癌（矢印）はT1強調画像（a）で低信号，T2強調画像（b）で高信号，拡散強調画像（c）で高信号を呈し，Gd-EOB-DTPAを用いたダイナミックスタディ（d, e, f）では，動脈相で濃染し，後期相でwash outされ，肝細胞相（g）で低信号を呈する．

進展した肝硬変では，再生結節はT1強調画像で高信号，T2強調画像で低信号の小結節として描出される．ヘモクロマトーシスでは，T2強調画像で肝は著明な低信号を呈する．

肝腫瘍性疾患
①**肝細胞癌**：T1強調画像で低信号〜高信号，T2強調画像で軽度高信号を呈する．Gd-EOB-DTPAを用いた造影MRIでは，中分化型以降の肝細胞癌は動脈相で比較的淡い高信号，門脈相および後期相でwash outされ，肝細胞相で低信号を呈する（㉛）．
②**胆管細胞癌**：腫瘤形成型胆管細胞癌の場合，T1強調画像で境界明瞭で辺縁不整な低信号を呈し，内部が不均一である場合が多い．T2強調画像で中等度の高信号を呈し，中心部の線維化の低度を反映して低信号を呈する．造影MRIは造影CTと同様の造影効果を示す．
③**肝血管腫**：T2強調画像で高信号を呈するが，肝嚢胞より信号強度は低い．拡散強調画像で高信号を呈し，嚢胞との鑑別に有用である．
④**肝嚢胞**：T2強調画像できわめて高い高信号を呈する．

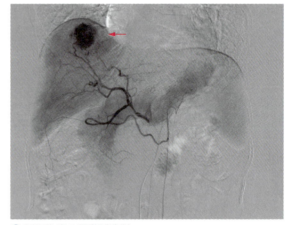

㉜ 肝細胞癌の肝動脈造影
多血性腫瘍である肝細胞癌（矢印）は腫瘍濃染像として描出され，栄養血管が同定できる．

血管造影

特徴

血管造影
　肝腫瘍の診断と治療を目的に肝動脈造影と門脈造影

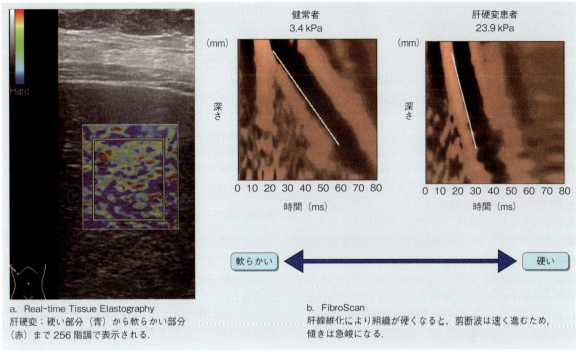

a. Real-time Tissue Elastography
肝硬変：硬い部分（青）から軟らかい部分（赤）まで256階調で表示される.

b. FibroScan
肝線維化により組織が硬くなると，剪断波は速く進むため，傾きは急峻になる.

❸ 肝エラストグラフィ画像

が行われ，診断に引き続き肝動脈化学塞栓療法（transcatheter arterial chemoembolization：TACE）などが実施されることが多い．通常，血管造影用カテーテルを上腸間膜動脈に挿入して門脈造影を行った後，腹腔動脈から総肝動脈や固有肝動脈にカテーテルを挿入し，肝動脈造影を行う．肝動脈造影では，肝腫瘍の形態評価と血行動態の評価が可能であり，腫瘍が多血性（hypervascular）か，乏血性（hypovascular）か，血管の形態に異常があるか（腫瘍血管〈tumor vessel〉，腫瘍による圧排〈encasement〉，動脈門脈短絡路〈arterioportal shunt〉など）を評価し，腫瘍の栄養血管（feeding artery）の同定を行う．肝臓は動脈と門脈の二重支配を受けるが，肝細胞癌は原則として動脈血流のみを受けるため，肝動脈造影では腫瘍濃染像（tumor stain）として描出される（❷）．門脈造影では，門脈浸潤や腫瘍塞栓の有無を評価する．

血管造影下 CT

血管造影下 CT（CT アンギオグラフィ）は，血管造影と CT を併用した精密検査で，手術や TACE 施行前に行われる．肝動脈造影下 CT（CT during hepatic arteriography：CTHA）で腫瘍内の動脈血流を評価し，経動脈性門脈造影下 CT（CT during arterial portography：CTAP）で門脈血流を評価する．古典的な進行肝細胞癌は CTAP で欠損を呈し，CTHA の早期相で腫瘍内濃染を認め，晩期相でコロナ様濃染を認める．2 cm 以下の早期の肝細胞癌では血管新生が未熟なため CTHA で低～等血流を呈し，CTAP でも低～等血流を呈するが，経過の進行に伴い早期肝細胞癌の一部に濃染する結節（結節内結節）が出現し，その後，古典的肝細胞癌の血流パターンへ変化する．

核医学検査

肝胆道シンチグラフィ

^{99m}Tc-PMT（N-pyridoxyl-5-methyltryptophan）は静注後に肝細胞に摂取され，胆道に排泄される．胆道排泄機能の評価に用いられ，正常では静注後5分で肝に集積し，10分後に胆道と腸管での集積を認める．胆道系疾患の評価，体質性黄疸の鑑別，胆汁漏出の検出などに用いられる．

アシアロ肝シンチグラフィ

^{99m}Tc-GSA（galactosyl human serum albumin）は肝細胞に発現するアシアロ糖蛋白受容体に特異的にとり込まれる．肝集積率の指標である LHL15 と血中消失率の指標である HH15 の値から肝予備能の評価が全肝および肝区域ごとに可能であり，肝切除術後の残肝機能の評価に用いられる．

陽電子放射断層撮影法

癌細胞では糖代謝が亢進し，糖のとり込みも増加しているため，ポジトロン核種にブドウ糖類似物質を標識して体内に投与すると，癌細胞に高濃度に集積するため，その分布を画像化するのがFDG-PET/CT（^{18}F-fluorodeoxyglucose positoron emission tomography/computed tomography）である．早期肝細胞癌での有用性は低いが，肝外転移の診断には有用である．

肝硬度検査

慢性肝疾患の診療において，治療適応および効果予測，肝発癌リスクなどを把握するためには，肝線維化を正確に診断することは重要である．肝生検は肝線維化診断のゴールドスタンダードとされているが，侵襲的検査であり，サンプリングエラーの可能性もある．近年，非侵襲的に肝硬度を測定できる機器が開発され，肝生検に代わる非侵襲的肝線維化診断方法として有用視されている（㉝）．外から力を加えて生じた組織の変化を硬さとして計測し，画像化・数値化することをエラストグラフィといい，肝臓に一定の圧力を加えて生体内に生じた歪みの大きさを硬さとして計測するstrain imaging と，剪断波（shear wave）が肝内を伝搬する速度を硬さとして計測する shear wave imaging に大別される．Real-time Tissue Elastography，FibroScan，Virtual Touch Quantification，ShearWave Elastography などさまざまな装置があり，日本超音波医学会による「肝臓超音波エラストグラフィ診療ガイドライン（案）」も作成されており，日本消化器病学会による『肝硬変診療ガイドライン2015（改訂第2版）』には，肝硬変の診断に有用であり，肝生検より質の高いエビデンスをもつとされている[3]．

（瀬川　誠，坂井田　功）

●文献

1) 日本超音波医学会用語・診断基準委員会：肝腫瘍の超音波診断基準．*Jpn J Med Ultrasonics* 2012；39：317.
2) 日本肝臓学会（編）：科学的根拠に基づく肝癌診療ガイドライン2017版．東京：金原出版；2018.
3) 日本消化器病学会（編）：肝硬変診療ガイドライン2015，改訂第2版．東京：南江堂；2015.

ウイルス学的検査

肝炎ウイルス（hepatitis virus）は，現在 HAV，HBV，HCV，HDV，HEV の5種類が確認されている．これ以外にも，未知の肝炎ウイルス（非A〜非E型肝炎ウイルス）の存在が推測されている．その候補として，HGV，TTV，SEN-V が報告されてきたが，これらの新規ウイルスと肝障害との関連性はいまだに明確ではない．また，一般には全身性ウイルス感染症として扱われているが，その随伴現象としてしばしば肝障害をきたすウイルスとして，Epstein-Barr ウイルス（EBV），サイトメガロウイルス（cytomegalovirus：CMV），単純ヘルペスウイルス（herpes simplex virus：HSV）-1，-2，やパルボウイルスB19（parvovirus B19）などが知られている．

HAV，HEV はともに経口的に感染するが，遷延化せず肝炎の慢性化はみられない．一方，HBV，HCV，HDV は非経口的（血行性）に感染し，持続感染が成立し慢性肝障害に至る．HDV は HBV の存在下で増殖し，わが国では HBV キャリアの1％前後に検出される．1989年の HCV の発見によって，従来非A非B型肝炎とされていた患者の大部分は，HCV による肝障害であることが明らかになった．さらに，HCV 陽性者の除外によってアルコール性肝疾患や自己免疫性肝炎などの診断基準が明確になり，これらの疾患の病態解析が進んだ．

A型肝炎ウイルス（HAV）

A型急性肝炎は，経口感染した後3〜6週間の潜伏期を経て発症する．診断は血清中 IgM 型 HAV 抗体（IgM-HA）陽性により行う．IgM-HA は，発症前後から3〜4か月にわたって検出される．IgG-HA は発症4週以降に陽性となり，中和抗体として長く血液中に検出される．高齢者の多くは A型肝炎の感染既往があるため，IgG-HA 抗体が陽性であっても急性肝炎の原因を HAV と断定できない．

A型肝炎において，検出感度の向上により従来考えられていたよりも長期間にわたりウイルス血症（HAV RNA の検出）がみられる．このため，発症早期には非経口的感染を引き起こす可能性もある．HAV の genotype は，hypervariable region である構造蛋白 VP1/非構造蛋白2A接合領域の相同性から I 型から VII 型の7種類に分けられ，さらに I 型と III 型は2種類の亜型に分けられる．ヒトからは I（IA，IB），II，III（IIIA，IIIB），VII の4つの genotype が検出されている．日本の A型急性肝炎の大多数は genotype IA によるものである．

B型肝炎ウイルス（HBV）

HBVの構造

HBV は直径42 nm の DNA ウイルスであり，膜蛋白と内部粒子（コア〈core〉）から成る二重構造（㉞）を示す．膜蛋白は HBs 抗原および pre-S 抗原より構成され，コアは表面にコア蛋白（HBc 抗原）が存在し，その中に HBV DNA および DNA ポリメラーゼ（DNA-p）を有する．

HBV の膜蛋白をコードする遺伝子は pre-S 領域/*S* 遺伝子であり，膜蛋白は HBV の表面抗原である HBs 抗原，pre-S 抗原から成るが，膜蛋白は単独でも管状粒子や小型球状粒子として血中に存在する．

コア蛋白をコードする遺伝子は *C* 遺伝子で，*C* 遺伝子の上流にある pre-C 領域は HBe 抗原の産生と分泌に関与する．HBe 抗原の生成では，まず pre-C 領

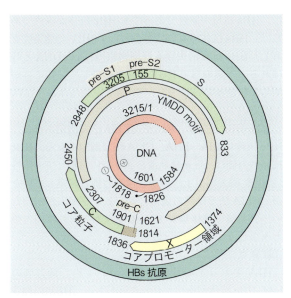

❸❹ HBVの構造

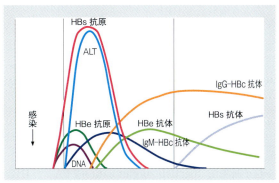

❸❺ HBV感染におけるHBVマーカーの出現と推移

B型急性肝炎では血中HBV DNA，HBe抗原，HBs抗原は1～4か月で消失する．発症初期にIgM-HBc抗体が出現し，以後漸減し，その後感染既往抗体としてIgG-HBc抗体，HBs抗体が持続する．
幼児期までに感染した場合は持続感染キャリアとなり，一生涯をかけて急性肝炎とほぼ同様の抗原・抗体価の推移がみられる．血中HBV DNA，HBe抗原，HBs抗原は数年～数十年持続陽性を示し，HBV DNA陰性化およびHBe抗体へのセロコンバージョン以降に肝障害の鎮静化をみるが，HBs抗原の消失はまれである．

❸❻ 主なHBVマーカー

HBs抗原	定性検査で陽性は，現在のHBV感染を示す 定量検査は発癌リスクや核酸アナログ中止の基準と関連
HBs抗体	HBV感染の終息した状態，あるいはHBワクチン接種後
HBc抗体	高値で現在の感染の可能性，低値で過去の感染の可能性 HBc抗体陽性なら免疫抑制による再活性化の危険性を有する
IgM-HBc抗体	B型急性肝炎の指標．B型慢性肝炎の急性増悪期にも陽性
HBe抗原	血液中のウイルス量が多く，感染力が強い
HBe抗体	原則的には血液中のウイルス量が少なく，感染力が弱い （ただしHBe抗体陽性となってもウイルス量が多く，ALT異常をきたす例もある）
HBコア関連抗原	肝細胞中のウイルス量の指標 核酸アナログ製剤治療の影響を受けにくい
HBV DNA量	ウイルスの遺伝子・血液中のウイルス量の指標 2,000 IU/mL未満の低値では肝炎は鎮静化
YMDD変異	YMDDからYIDDやYVDDへのアミノ酸変異によりラミブジン耐性を獲得

域とC遺伝子よりHBe抗原前駆体が翻訳され，この前駆体は小胞体，Golgi体でN末端とC末端の一部のアミノ酸残基が除去されてHBe抗原として血中に分泌される．

pre-C領域の83番目（1896番目）の塩基がGからAに変異し，これに相当する28番目のコドンがストップコドン（TAG）に変異すると，HBe抗原が分泌されず血中のHBe抗原は陰性となる．HBe抗原の陰性化後も肝障害が持続する．また，pre-C変異株はB型急性肝不全の原因としても注目されている．しかし，なぜ病原性が高いのかについては十分解明されておらず，今後の検討が必要である．pre-C領域のさらに上流には，pre-CやC遺伝子の発現を調節するコアプロモーター領域が存在する．コアプロモーター領域の変異は，転写因子の結合に影響を及ぼし，HBe抗原の産生を遺伝子発現レベルで調節している．

HBVマーカーの検出と臨床的意義

HBV感染におけるHBVマーカーの出現と推移を❸❺に示す．また，HBVに関する主なマーカーを❸❻に示す．

HBs抗原，HBs抗体

①意義

HBs抗原の存在は現在HBVに感染していることを示し，HBs抗体はHBVの感染既往を示す．そのためHBs抗原の検査は，定性検査の陽性・陰性に基づきHBVの感染の有無を判別することに用いられる．しかし，HBs抗原が陰性でもHBV感染は完全には否定できず，HBV DNAが検出されることがある．たとえば，B型急性肝不全の一部は，発症時のHBs抗原は陰性である．また，HBVキャリアにおいても，長期

間経過を観察すると，HBs抗原が自然消失する例が存在する．HBs抗原が陰性化したHBVキャリアは，輸血や移植のドナーとなった場合には，レシピエントにB型急性肝炎を発症させることがある．さらに，

このような低濃度HBVキャリアが免疫抑制療法や抗癌薬の投与を受けた場合には，HBVの再増殖によって肝不全に至る危険性が報告されている．また最近では，HBs抗原を定量的に測定することは，発癌リスクの評価や核酸アナログ製剤中止の判定に有用であることが報告されている．

②測定系

HBs抗原の測定は，測定時間の短い逆受身赤血球凝集法（reversed passive hemagglutination：RPHA）や粒子凝集法（particle agglutination：PA）がHBVの感染事故や緊急手術前検査などに有用である．精密検査としては，ラジオイムノアッセイ（RIA），酵素イムノアッセイ（EIA），化学発光免疫測定法（chemiluminescence immunoassay：CLIA）を用いて測定する．HBs抗体の測定には，スクリーニング検査として受身赤血球凝集反応（PHA）やPA法を，精密検査にはCLIA法やEIA法を用いている．

③注意点

HBs抗原基には，共通抗原基aとサブタイプ抗原基d，y，w，rがある．サブタイプの測定はモノクローナル抗体（anti-d，y，w，r）を用いたEIA法で行う．サブタイプはadr，adw，ayr，aywの4型に区分され，わが国ではadrとadwが多い．しかし，最近は一部の抗原決定基の違いに基づく血清型（serogroup）分類は妥当ではないとして，HBVの全塩基配列の相同性に基づく遺伝子型（genotype）分類が測定されるようになった．HBVには，少なくとも9種のgenotypeが報告されており，わが国ではgenotype BとCが多く，欧米ではAとDが多い．genotype Aでは，pre-C領域の停止コドン変異はまれであり，genotype BはCに比べ，コアプロモーターの変異が生じにくい．わが国では，genotype Cは本州に多く，genotype Bは沖縄や東北地方で多いことが明らかにされている．genotype Cのほうがウイルスの活動性が強く，肝硬変や肝癌への進展率が高いと考えられている．なお，近年では都市部を中心に，genotype Aの感染例が増加している．

HBc抗原，HBc抗体

①意義

HBV感染者では，HBc抗原は肝細胞中でコア蛋白として生成される．血中には成熟したHBV粒子内に存在するが，通常はHBc抗体のために検出できない．

初感染のB型急性肝炎では，肝細胞崩壊時にB細胞はコア蛋白を認識し，IgM型のHBc抗体（IgM-HBc抗体）を数週～数か月にわたって産生する．

他方，HBV持続感染者ではHBc抗原による持続的なB細胞の刺激があり，主にIgG型のHBc抗体（IgG-HBc抗体）がきわめて高力価となる．最近の研究で

は，HBs抗原が陰性であってもHBc抗体が陽性であれば，HBs抗体の有無にかかわらずHBVの感染歴を有し，HBs抗原消失後も肝細胞核内にcccDNAと呼ばれる二本鎖の形でHBVが潜伏感染していることが明らかになっている．

②測定系

IgM-HBc抗体は，RIA法，CLIA法で測定される．HBc抗体はRIA，PHA，CLIA法で測定される．HBc抗体の力価は，従来は血清を200倍に希釈しても陽性（阻止率88.8％以上）の場合は高力価と判定していたが，CLIA法では高力価側に測定レンジが広がったため，原血清で抗体値が10 S/CO以上であれば高力価とみなしてよい．

③注意点

HBVキャリアの急性増悪においても，低力価のIgM-HBc抗体が検出されることがある．HBVの初感染例では，HBc抗体価は陰性か低力価，HBVキャリアの急性増悪例では高力価となるため両者を鑑別できる．なお繰り返しになるが，HBs抗原が陰性であっても，HBc抗体陽性者の肝内にはHBVが潜伏感染している．したがって，何らかの要因で宿主の免疫能が低下すると，HBVの再増殖に伴い致死的な経過を生じることがあるため，十分な注意が必要である．

HBe抗原，HBe抗体

①意義

血中HBe抗原陽性は，血中にpre-C領域が野生株であるHBV粒子の存在を意味し，HBVの増殖能が活発であることを示している．血中にHBV粒子が証明されるため感染性も強い．他方，HBe抗体は，HBVによる肝細胞の破壊が起きている状態では常に存在するが，HBe抗原が過剰に存在する場合には通常検出できない．しかし，HBVがpre-C変異株に変化すればHBe抗原が分泌されず，HBe抗体陽性となる．HBe抗原，HBe抗体は臨床的には以下の2つの指標となる．

● 無症候性HBVキャリアのHBe抗原陽性例では，将来肝障害を発症する可能性を秘めており，一方HBe抗体陽性例では肝障害がほぼ終止していることを示す．

● B型慢性肝障害のHBe抗原陽性例は，今後も肝障害が持続することを示し，セロコンバージョン（seroconversion，HBe抗原陽性からHBe抗体陽性への変化）は，今後肝障害が沈静化することを意味する．

②注意点

上記のセロコンバージョンは*HBV*遺伝子のpre-C領域の変異によって生じることが報告されている．このため，HBe抗原の陰性化は必ずしもウイルス血症

の終焉を意味しない．症例によっては，変異株によって血中 HBV DNA が陽性を示し，ALT 値の異常が持続する．

HB コア関連抗原

HBV のプレコア・コア遺伝子から転写，翻訳されるすべての抗原（HBc 抗原，HBe 抗原，p22cr）を同時に定量する測定系である．肝組織内の HBV の増幅力を反映すると考えられており，通常は血中の HBV DNA 量とよく相関する．しかし，核酸アナログ製剤投与時には逆転写酵素の阻害により血中 HBV DNA は低下するが，コア関連抗原は cccDNA から直接転写，翻訳されるため高値を維持し，両者は乖離する．このため，本検査は核酸アナログ製剤の治療効果のモニターに有用と考えられている．

HBV DNA

HBV DNA 陽性は，血流中に HBV が確実に存在することを示す．real-time detection PCR 法（TaqMan PCR）が採用されている．HBV DNA が減少すると肝炎が鎮静化し，TaqMan 法で HBV DNA が 4 log copies/mL 未満では低ウイルス量として扱われる．ただし国際的には HBV DNA の単位として IU/mL が用いられていることから，2016 年よりわが国でも単位が切り替えられ，現在では 2,000 IU/mL 未満が低ウイルス量となっている．

YMDD 変異

B 型慢性肝炎の治療薬として，ヌクレオシド誘導体に属する経口抗ウイルス薬であるラミブジンが使用されている．本薬剤によって，HBV 増殖抑制が生じ，肝機能の改善が生じるが，長期間投与すると，ラミブジン耐性 HBV 株が高頻度に出現する．本薬剤の作用点は DNA ポリメラーゼの活性中心（YMDD motif）である．耐性の発現は YMDD 領域でメチオニンがイソロイシン（M204I：YIDD）あるいはバリン（M204V：YVDD）へ変異し，酵素の立体構造の変化をきたし，その結果，ラミブジンの親和性が低下するためと考えられている．YMDD の変異は，HBV DNA や ALT 値の増悪を伴うことが多いため，本変異の検出は臨床的に重要である．

C 型肝炎ウイルス（HCV）

Chiron 社の研究グループは，1989 年 *HCV* 遺伝子のクローニングに成功し，その発現蛋白を用いた HCV 抗体測定系を確立した．これにより，非 A 非 B 型肝炎の大部分の症例は HCV 抗体陽性であることが確認された．その後，HCV の全遺伝子配列が決定され，HCV はフラビウイルスに属することが明らかとなった．HCV は少なくとも 6 つの遺伝子型に分類され，日本では genotype 1b 型が約 70 %，2a 型が 20 %，2b 型が 10 % 程度を占めている．

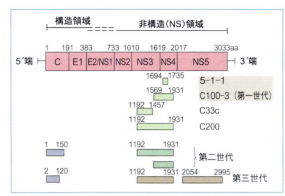

❸ HCV RNA の構造と各種 HCV 抗体のエピトープ

HCV 遺伝子の構造

HCV 遺伝子は，約 9.5 kb のプラス鎖 RNA ウイルスである．5′ 側および 3′ 側には非翻訳領域（untranslated region：UTR）があり，その間に蛋白をコードする翻訳領域（open reading frame：ORF）が存在する．*HCV* 遺伝子には多くのサブタイプが存在するが，5′ UTR は塩基配列の相同性が高く，後述する逆転写酵素ポリメラーゼ連鎖反応（reverse transcription-PCR：RT-PCR）においてプライマー設定領域として用いられる．ORF は構造領域と非構造領域（NS）に分けられている．構造領域にはコア（C）領域，エンベロープ（E），E2/NS1 があり，非構造領域（NS）は NS2〜NS5 に区分される．インターフェロン（IFN）治療への反応性と関連する領域として，NS5A 領域内のインターフェロン感受性決定領域（interferon sensitivity determining region：ISDR, aa2209-2248）が報告されており，変異アミノ酸数が少ないほど IFN の治療効果が悪いことが明らかにされている．

HCV 抗体測定

各種 HCV 抗原に対する HCV 抗体が測定可能となった（❸）．最初に HCV 感染の診断として NS3・NS4 領域の C100-3 抗原に対する抗 C100-3 抗体測定系（第一世代 HCV 抗体）が開発された．しかし，遺伝子型（genotype）によっては検出感度が低く，C 型慢性肝炎の約 70 % しか検出できなかった．このため，コア領域の抗原と NS3・NS4 領域抗原を組み合わせた複合抗原による第二世代 HCV 抗体，さらに NS5 領域抗原を加えた第三世代の抗体測定系が開発され，検出感度と特異性の向上が図られた．また，HCV の血清型（serogroup）を NS4 領域の遺伝子型特異的発現蛋白を抗原として用い，ELISA 法にて判別することも可能となった．HCV に関する主なマーカーを❸に示す．

❸❽ 主な HCV マーカー

第三世代 HCV 抗体	複数抗原を用いて HCV 抗体を検出する 検出感度・特異性とも優れ，広く用いられている 感染初期を除き，抗体陰性では HCV 感染を否定できる
C14 抗体	HCV のグループ分類（serogroup）に用いられる serogroup I に比して serogroup II ではインターフェロンの有効性が高い また現在の治療の主流である経口抗 HCV 薬の選択において重要である
HCV DNA 定量	ウイルス量の指標，RTD-PCR 法によって高感度かつ広範囲な定量が可能となっている
HCV コア蛋白定量	簡便なウイルス量測定系 従来の HCV DNA 定量法（アンプリコア法）程度の感度を有する

第三世代 HCV 抗体

①意義

第三世代の HCV 抗体測定系はコア，NS3 から NS4，NS5 蛋白の複数抗原を用いて HCV 抗体を検出する．本法は，第一世代の抗体測定系に比し，①検出感度が高い，②検出範囲が広い（感染早期の検出感度の増強），③特異性が高いなどの特色を有しており，臨床検査として一般的に用いられている．

②測定系

第三世代抗体の測定は EIA と凝集法（PHA，PA）がある．EIA 法は，高感度であるが抗体価を定量するためには希釈列が必要である．PHA，PA 法は容易に抗体価が定量でき，高力価陽性例では感染既往者が少なく，HCV RNA 陽性者を高率に検出する傾向がある．

③注意点

HCV 抗体が高力価であれば，ほぼ HCV RNA 陽性を意味しているが，肝機能正常例では感染既往を示す場合がある．RT-PCR を用いたウイルス血症の確認が必要である．

C14 抗体

NS4 領域の遺伝子型特異的発現蛋白を抗原とした ELISA 法（イムチェック HCV-Gr）が開発され，HCV のグループ分類（serogroup）が可能となった．serogroup I は遺伝子型 1a あるいは 1b に，serogroup II は遺伝子型 2a あるいは 2b に相当する．serogroup II は serogroup I に比し，IFN の著効率が高い．HCV の遺伝子型は塩基配列によって決定されるが，それぞれの型に特異的なプライマーを用いた PCR 法で判別する genotyping 法が開発されている．

HCV 遺伝子診断

HCV の塩基配列が解明されたことによって，遺伝子診断が可能になった．血清中の HCV RNA の測定法としては，従来の定性検査と比べより高感度で，かつ測定レンジの広い RTD-PCR が採用されている．また，簡便にウイルス量を測定できる方法として HCV コア抗原量測定法がある．

RTD-PCR（コバス®〈TaqMan HCV〉，アキュジーン®〈mHCV〉）法

HCV RNA の定量法として，測定レンジの広い測定法が望ましい．IFN 治療前では，高ウイルス量まで定量でき，IFN 投与中にはできる限り高感度であることが臨床上求められている．RTD-PCR 法は，1.2 から 7.8 log IU/mL まで検出可能であり，従来法で最も感度が高いとされていたアンプリコア定性法より高感度かつ広範囲に定量できる．測定法の自動化も工夫されており，磁性体粒子を用いた核酸抽出と TaqMan プローブまたは single stranded linear プローブによる RTD-PCR が全自動で行える．

コア蛋白定量法

HCV 量を定量する方法として，HCV コア蛋白の定量法が開発され，高感度化が図られている．測定法としては，患者血清の前処理によって，ウイルス粒子からエンベロープを除き，コア粒子を構成単位である 500〜1,000 個のコア抗原に分解することにより，検出感度の向上が図られた．HCV コア抗原はサンドイッチ EIA 法を用い，化学発光によって定量する（CLIA 法）．従来の方法では，不安定な HCV RNA を直接測定していたため，血清のとり扱いや測定操作に留意する必要があった．本法では，蛋白を測定するため，保存血清での測定も可能で大量検体の処理にも適している．測定感度も大幅に改善しアンプリコアモニター法に匹敵し，定量域も 20〜4 万 fmol/L に至り幅が広い．また，HCV genotype の違いによる測定値への影響も少ない．

D 型肝炎ウイルス（HDV）

HDV は，直径 36 mm の大きさで，HBV の表面蛋白抗原で覆われ，全長約 1.7 kb の環状一本鎖 RNA とδ抗原蛋白を包含する．増殖に HBV 表面蛋白が必要であり，HDV 単独では感染が成立せず，HBV 感染と同時（同時感染〈co-infection〉），あるいは，HBV キャリアに重感染（重複感染〈super infection〉）する必要がある．

全世界の HBV キャリア数は約 3 億 5,000 万人と考えられているが，その 5〜6 %（2,000 万人）が HDV 重感染者と推定されている．感染経路としては，HBV と同様であるが，HDV は HBV よりはるかに強い感染力を有するため，欧米の麻薬常習者には注射器を介して広く浸淫している．しかし，HBV キャリア

の比率が高く絶対数も多い東南アジアや日本では，D型肝炎の頻度は比較的低く，特にわが国のHBs抗原陽性者では1％未満の頻度と考えられている．例外的に沖縄の宮古島では高いHDV抗体陽性率（HBs抗原陽性者の21％）が報告されている．

D型肝炎の重症度はgenotypeの影響を受け，genotype III（主に南米に分布）が最も重症で，I型（全世界に分布）がこれに続き，II型（宮古島，台湾などに分布）が最も軽症とされる．従来，遺伝子型は3型に分類されてきたが，近年，アフリカからdiversityに富んだ株の全長解析の結果が検討された結果，7型に分類すべきと主張されている．

D型肝炎は日本ではまれな感染症ではあるものの，B型肝炎患者で，HBV DNAが低値で推移しているにもかかわらずALTが高値で推移する場合，進行が非常に急速なB型慢性肝疾患ではチェックしておくべきである．現在，わが国ではD型肝炎の抗体診断系が入手困難であり，診断には研究機関においてPCR法によるHDV RNAの測定が行われている．

E型肝炎ウイルス（HEV）

HEVは，約7,200塩基の一本鎖RNAウイルスである．E型急性肝炎は発展途上国でみられる主な急性肝炎であり，時に水系感染による大流行を引き起こす．わが国では輸入感染症として位置づけられていたが，近年北海道を中心に野生のシカ肉やブタの生食後の国内感染例が数多く報告されている．このようにHEVは人獣共通感染症である．

HEVは4つの遺伝子型に分類され，熱帯地方のE型肝炎は1型および2型によるものであるが，近年，先進国で経験される国内株は3型ないし4型である．"熱帯型"と"先進国型"では，臨床像に少なからぬ違いがある．両者に共通するE型急性肝炎の経過としては，潜伏期は2～9週間で，その後黄疸を伴った発熱，全身倦怠感，食欲不振などの症状を呈する．これが約2週間続いた後，通常発症から約1か月を経て慢性化せずに完治する．疫学的に，好発年齢が中年で，男性に多く，妊婦への感染の場合は劇症化率が高いことなどが特徴である．以前は保険適応外でORF2内にプライマーを設定したnested PCRが診断に用いられていたが，2011年からHEVに対するIgA抗体の測定が有用な診断検査として保険適応されている．IgAクラス抗HEV抗体はE型肝炎の急性期に患者血清中に出現し，発症後2～5か月持続する．

非A～非E型肝炎

非A～非E型肝炎ウイルスの候補として，GBV-C/HGV，TTV，SEN-Vが報告されてきた．しかし，肝炎ウイルスとして一般に承認されるまでには至っていない．

（西口修平，榎本平之）

● 文献

1) Omata M, et al：Mutations in the precore region of HBV-DNA in patients with fulminant and severe hepatitis. *N Engl J Med* 1991；324：1699.
2) Kuo G, et al：An assay for circulating antibodies to a major etiologic virus of human non-A non-B hepatitis. *Science* 1989；244：362.
3) Simons JN, et al：Isolation of novel virus-like sequences associated with human hepatitis. *Nat Med* 1995；1：564.
4) Kubo S, et al：Poor association of GBV-C viremia with hepatocellular carcinoma. *J Hepatol* 1997；27：91.
5) Nishiguchi S, et al：Detection of hepatitis C virus antibodies and hepatitis C virus RNA in patients with alcoholic liver disease. *Hepatology* 1991；14：985.

免疫学的検査

自己免疫性肝炎関連抗体

抗核抗体

自己抗体の一つであり，特定の病態や疾患と関連するため疾患標識自己抗体とも呼ばれ，補助診断，病型分類，治療方針の決定，予後の推定などにも応用されている．HEp-2細胞（ヒト喉頭癌由来培養細胞）を基質として用いた間接蛍光抗体法では40倍以上を陽性とする．結果の記載には必ず陽性と判断した希釈倍率と染色型を併記する．自己免疫性肝炎患者では間接蛍光抗体法の染色パターンのなかでは，均質型が最も多く（34～58％），次に斑紋型（21～34％）が多い[1]．他には辺縁型，核小体型，細胞質型，PCNA型，散在斑紋型などがある．

抗平滑筋抗体（ASMA）

抗平滑筋抗体（anti-smooth muscle antibody：ASMA）は自己免疫性肝炎の疾患標識自己抗体であり，診断基準にも含まれている．細胞骨格を標的抗原とする自己抗体の総称であり，対応抗原は細胞骨格の構成成分（アクチン，トロポニン，トロポミオシン，ビメンチン）である．自己免疫性肝炎に高率に検出される．また，原発性胆汁性胆管炎やウイルス性肝炎，薬物性肝障害でも5～10％は検出される．

抗肝腎ミクロソーム1（LKM-1）抗体

抗肝腎ミクロソーム1（liver kidney microsome 1：LKM-1）抗体は，間接蛍光抗体法で，肝細胞ではびまん性に細胞質にみられる．また，腎では近位尿細管のみに染色される．抗LKM抗体は染色パターンにより，抗LKM-1，2，3抗体の3種に分類される．抗

LKM-1 抗体の標的抗原はシトクロム p450 2D6 であり，抗 LKM-2 抗体の標的抗原はシトクロム p450 2C9 であり，抗 LKM-3 抗体の標的抗原は DP-glu-curonosyltransferase family 群の酵素群である．ELISA 法にて測定される．自己免疫性肝炎では高力価にみられる．C 型肝炎で抗 LKM-1 抗体が陽性となる場合があるが，HCV 感染に伴う自己免疫現象によるもので自己免疫性肝炎のものとは区別される．

肝可溶性抗原（SLA）抗体

肝可溶性抗原（soluble liver antigen：SLA）抗体は，ラット肝の超遠沈上血清から得られる cytokeratin 8 と 18 を標的抗原として主に ELISA 法にて検出される．自己免疫性肝炎で陽性となる場合がある．

抗肝細胞膜抗体

スルファチド抗体と抗アシアロ糖蛋白抗体（anti-asialoglycoprotein receptor antibody：ASGPR）が知られている．ASGPR は肝細胞膜のみに存在し，自己免疫性肝炎の 90 ％に検出される．

原発性硬化性胆管炎関連抗体

抗好中球細胞質抗体（ANCA）

抗好中球細胞質抗体（antineutrophil cytoplasmic antibody：ANCA）には，間接蛍光抗体法で好中球の細胞質がびまん性顆粒状に染色される cytoplasmic-ANCA（c-ANCA）と，核周囲が染まる perinuclear-ANCA（p-ANCA）がある．原発性硬化性胆管炎で陽性となる．

原発性胆汁性胆管炎関連抗体

抗ミトコンドリア抗体（AMA）

抗ミトコンドリア抗体（anti-mitochondrial antibody：AMA）は，ミトコンドリア内膜に局在する M1 から M9 までの抗原に対する抗体である[2]．原発性胆汁性胆管炎では AMA が 90 ％と高頻度に陽性を示し，疾患特異性が高く，診断に必要な因子の一つである．

測定には ELISA 法が用いられている．

抗ミトコンドリア M2 抗体（AMA M2）

AMA のうち，M2 分画の抗原に対する抗 M2 抗体が，特に原発性胆汁性胆管炎に特異的な抗体といわれ，85〜95 ％で AMA M2 が陽性となる．M2 分画をイムノブロットで解析すると，5 つのバンドに分かれ，74 k のものが主要対応抗原である．そのバンドから cDNA をクローニングし，その対応抗原が PDC-E2 であることが同定された．測定にはミトコンドリア M2 ELISA 測定キットが用いられている．また，ELISA では PDC-E2，BCADC-E2，OGDC-E2 の 3 つの抗原が用いられ，検出率は 95〜98 ％である．た

だし，AMA 陰性であっても，M2 抗体の場合も少なくないので，注意が必要である．

薬物性肝障害の免疫学的検査

リンパ球刺激試験（DLST）

リンパ球刺激試験（drug-induced lymphocyte stimulation test：DLST）は，Ⅳ型アレルギーによる起因薬剤の検査である．低分子の薬剤は生体内の高分子蛋白と結合することで，抗原性を有するアレルゲンとなり，肝機能障害を引き起こす．DLST の原理は抗原刺激を受けたリンパ球の増殖が増加することを利用している．薬物性肝障害をきたしている患者の血液中には感作リンパ球が存在し，同種の薬剤を投与するとリンパ球の増殖がみられる．これらはリンパ球の増殖時に ^{3}H-チミジンの細胞内へのとり込みを測定し，SI（stimulation index）を算出することで評価することができる．一般に SI は，200 ％以上を陽性とみなされる．ただし，必ずしも薬物性肝障害でも陽性とならない場合もあることに注意することと，免疫抑制薬，副腎皮質ステロイド，抗腫瘍薬などを使用中の患者では陰性になりやすいので注意が必要である．

腫瘍マーカー

腫瘍マーカーに求められるのは，①ハイリスクグループのサーベランス，②存在診断（早期診断，進展度診断），③質的診断（鑑別診断，悪性度診断），④治療効果判定・再発診断の 4 点である．これらすべてを満たす腫瘍マーカーは現在のところ存在しないため，複数の腫瘍マーカーを効果的に組み合わせて用いる．

AFP

α フェトプロテイン（α-fetoprotien：AFP）は，胎児期に肝および卵黄嚢で一過性に産生される胎児蛋白の 1 つで，肝細胞癌の診断に用いられる．肝細胞癌の診断におけるカットオフ値を 20 ng/mL とすると，おおよそ感度 30 ％，特異度 95 ％である．注意すべきことは，まれに，肝細胞癌以外の AFP 産生腫瘍によって上昇することがあり，肝芽腫でも著増するし，肝再生時にも上昇するため，急性肝炎，急性肝不全，慢性肝炎や肝硬変などにおいても陽性となることに注意すべきである．また，妊娠後期には 200 ng/mL 前後と上昇するが，これは胎児由来である．

AFP-L3 分画（レンズマメ結合性 AFP）

AFP-L3 分画は AFP の特異性を向上させることを目的として AFP の複合型糖鎖の癌性変化の 1 つをとらえたもので，レンズマメレクチンに対する親和性の

違いにより分画されたものである．肝細胞癌の診断におけるカットオフ値は一般に10％であり，感度20％と低いものの，特異度は高く95％である．また，肝細胞癌において，AFP-L3分画陽性例は，生物学的悪性度が高く予後不良とされる報告が多い．なお，肝不全時に上昇することがあり，その解釈には注意を要する．

PIVKA-II

ビタミンK欠乏時産生蛋白-II（protein-induced by vitamin K absence or antagonist：PIVKA-II）は，ビタミンK欠乏時に出現する凝固活性のない異常プロトロンビンであり，デス-α-カルボキシプロトロンビン（des-α-carboxy prothrombin：DCP）とも呼ばれる．肝細胞癌において出現し，その出現機序としては，肝細胞癌組織でのビタミンKの局所的減少や肝細胞癌自体での産生などが考えられている．肝細胞癌の診断におけるカットオフ値は一般に40 mAU/mLであり，ビタミンKサイクルを阻害する薬剤の服用を除外するならば，感度は25％程度と低いが，特異度は高く95％である．なお，閉塞性黄疸や肝内胆汁うっ滞などによってビタミンK欠乏をきたしたとき，飲酒例，ビタミンKサイクルを阻害するワルファリンや広域スペクトラムの抗菌薬（セフェム系）を投与されたときに上昇することがあり，これらの薬剤の服用の問診をとることは大切である．

（森下朝洋，野村貴子，正木　勉）

◉文献

1) 厚生労働省：自己免疫性（AIH）の診療ガイド．東京：文光堂；2011.
2) 厚生労働省：原発性胆汁性肝硬変（PBC）の診療ガイド．東京：文光堂；2010.
3) 日本肝臓学会（編）：肝癌診療ガイドライン，2017年版．東京：金原出版；2017. p.33.
4) 日本肝臓学会（編）：肝癌診療マニュアル，第3版．東京：医学書院；2015. p.39.
5) Li C, et al：Diagnostic accuracy of des-gamma-carboxy prothrombin versus alpha-fetoprotein for hepatocellular carcinoma：A systematic review．*Hepatol Res* 2014；44：E11.

急性肝疾患

肝炎ウイルスによる急性肝炎
acute hepatitis by hepatitis viruses

概念

●急性肝炎とは，主に肝炎ウイルスが原因で起こる急性のびまん性疾患で，黄疸，食欲不振，悪心・嘔吐，全身倦怠感，発熱などの症状を呈する．肝炎ウイルスとしてはA，B，C，D，E型の5種類が確認されている．
●肝炎ウイルスではないものの，Epstein-Barrウイルス（EBV）による伝染性単核球症やサイトメガロウイルス（CMV）感染に伴う肝障害は，急性の肝障害としての頻度が高く，鑑別しなければならない．
●急性肝炎の予後は一般に良好だが，急性肝炎患者の約1〜2％の患者は劇症化し，一度劇症化すると高率に死亡する．

病態

肝炎ウイルスによる急性肝炎発症の機序は，ウイルス自体が肝細胞を破壊するために起こるのではなく，ウイルスに感染した肝細胞が免疫学的機序により破壊されることで起きる．急性ウイルス肝炎症例の肝病理像の所見は，肝臓全体の急性炎症所見が基本であり，起因ウイルスの違いによる病理所見像の違いは明確ではない．肝小葉を中心とする肝細胞壊死，肝細胞変性，肝類洞内への遊走細胞の増加とKupffer細胞の腫脹，貪食・増殖・門脈域への円形細胞浸潤（リンパ球，プラズマ細胞）などの所見がみられる．

疫学

1980年から2016年の期間，国立病院機構病院肝疾患専門医療施設に散発性急性肝炎として入院した患者の起因ウイルス別発症頻度は，A型30％，B型30％，C型10％，nonABC型30％である．しかしながら2010年から2016年の期間に限ると，A型10％，B型40％，C型10％，nonABC型40％の頻度であり，特に2005年以後はA型肝炎の発生頻度は低下している[1]．D型急性肝炎は，その診断そのものが困難で正確な感染状況は把握されていないが，B型肝炎ウイルス（HBV）と共存した形でしか存在しえないこと，持続感染者そのものが少ないことから，わが国ではきわめてまれと考えられている．E型肝炎は以前はわが国には存在しないと考えられていたが，2000年頃から北海道，東北地域を中心とするE型肝炎例の集団発生，流行が問題となっている．

感染経路

感染経路に関しては，A型，E型肝炎は経口感染であり，汚染された水，食物を介して感染する．海外にはA型，E型肝炎の流行地域があり帰国後に発症するケースがみられる．またE型肝炎は人獣共通感染症であることが確認されており，イノシシやシカの生肉を食べたか否かの病歴聴取も診断の手がかりとなる．

一方，B型，C型，D型肝炎は経血液感染であり，輸血や汚染血液が付着した針による刺入などにより感染が成立する．覚せい剤，刺青，男性のピアスなどの

❸❾ 急性ウイルス肝炎各型の特徴

	A 型肝炎	B 型肝炎	C 型肝炎	D 型肝炎	E 型肝炎
起因ウイルスと大きさ	HAV, 27 nm	HBV, 42 nm	HCV, 60 nm	HDV, 37 nm	HEV, 34 nm
ウイルスの特徴	RNA, 7.5 kb, linear, ss, プラス鎖	DNA, 3.2 kb circular, ss/ds	RNA, 10 kb linear, ss, プラス鎖	RNA, 1.7 kb circular, ss, マイナス鎖	RNA, 7.6 kb linear, ss, プラス鎖
感染様式	経口（便）	経皮（血液）母児感染	経皮（血液）母児感染	経皮（血液）母児感染	経口（便）
潜伏期	4 週	1〜6 か月	1〜3 か月	1〜6 か月	40 日
好発年齢	60 歳以下	青年	青年, 壮年	青年	不定
流行発生	あり	なし	なし	なし	あり
感染形態	急性	急性, 慢性	急性, 慢性	急性, 慢性	急性
肝細胞癌	なし	あり	あり	あり	なし
急性肝不全	まれ	あり	まれ	あり	あり（妊婦に多い）
予防	HA ワクチンヒト免疫グロブリン	HB ワクチンHBs 抗体含有ヒト免疫グロブリン（HBIG）	なし	HB ワクチン	なし

行為は，B 型，C 型肝炎の感染のハイリスクと考えられている．また，20 歳代から 50 歳代の成人 B 型急性肝炎では，性交渉は重要な感染経路と考えられる．

わが国では 1990 年頃までは輸血による B 型，C 型急性肝炎がみられたが，それ以後は日赤の血液スクリーニング体制が強化され，現在では輸血後急性肝炎は根絶状態に近い．なお，肝炎ウイルスが体内に侵入してから症状が出現するまでの潜伏期は，3 週間から 8 週間の範囲であることが多いものの，B 型，C 型では 6 か月間の潜伏期を有する場合がある．また，肝炎ウイルスに感染するも自覚症状を有さず不顕性で経過する例も少なくない．急性ウイルス肝炎各型の特徴を ❸❾ に記す．

症状

急性肝炎の症状としては，発熱，咽頭痛，頭痛などの感冒様症状，黄疸，褐色尿，食欲不振，全身倦怠感，悪心・嘔吐，腹痛，その他（関節痛，発疹）などがある．

急性肝炎の前駆症状は，いわゆる感冒様症状（発熱，咽頭痛，頭痛）であり，病初期はしばしば感冒と診断され感冒薬を処方されている例が多い．この時点での急性肝炎の診断は困難である．肝障害が生じていることを示す特異的症状は黄疸であるが，通常は球結膜や皮膚の黄染が出現する数日前から褐色尿が観察される．黄疸出現と同時期に食欲不振，全身倦怠感，悪心・嘔吐などの症状が出現する．急性肝炎が劇症化すると，意識障害，羽ばたき振戦，肝性脳症，昏睡などの症状が出現する．

起因ウイルス別の診断・臨床的特徴

A 型肝炎

主な感染経路は経口感染であり，肝臓で増殖したウイルスが胆汁，腸管より便中に排出され，これらの排泄物が何らかの経路で口より侵入し感染が成立する．よって主な感染媒体は汚染された水および食べ物である．わが国では貝類（生ガキ）の生食後の感染事例が多いが，国外ではレタス，グリーンオニオンなど生鮮野菜や冷凍イチゴなど輸入生食材が感染源となった集団発生例が報告されている．

A 型肝炎の臨床症状は，いわゆる風邪症状，38 ℃以上の発熱を前駆症状として発症し，食欲不振，倦怠感などの非特異的症状出現後，黄疸を呈する．小児の A 型肝炎例の多くは不顕性感染で軽症例が多いが，成人になると症状が顕性化し 40〜50 歳以上の A 型肝炎感染者では腎不全や心不全などの重篤な合併症を併発する例が少なくない．

A 型肝炎の診断は IgM 型 HA 抗体で行う．IgM 型 HA 抗体は発症後，1 週間目から出現し（60〜70 %），3〜4 週間目に抗体価が最高値となり，以後は次第に低下する．

わが国の A 型肝炎既感染者の年齢分布をみると，高齢者に高率にみられ，若年者では低い HA 抗体陽性率を示しており年齢依存性である．1945 年以前（第二次世界大戦前）の出生者は 100 %に近い HA 抗体陽性率を示すも，それ以後に出生した者での HA 抗体陽性率は 10 %に満たない．これは，過去に本ウイルスはわが国に常在したが，戦後，衛生環境の改善とともに劇的に A 型肝炎ウイルス（HAV）感染の発生が激減したためと考えられる．一方，アフリカ，東南アジ

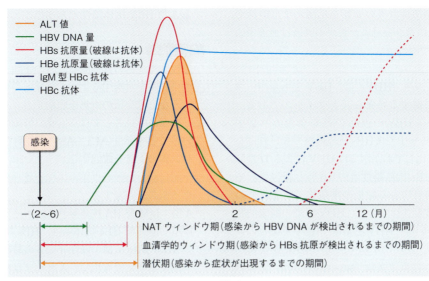

⓵ B型急性肝炎例での各種HBVマーカーの推移

ア，中南米など熱帯，亜熱帯の国々はHAVの高浸淫地域として知られ，10歳前後の小児においても90％前後のHA抗体陽性率を示す．HAVの高浸淫地域旅行後のA型肝炎発症事例も少なくないことから，A型肝炎の診断では海外渡航の有無の問診も重要である．

B型肝炎

B型肝炎は，その感染様式により一般感染，いわゆる一過性感染と母子感染による持続感染に分かれる．一過性感染は急性肝炎として発症し，ごく一部に急性肝不全として死亡する例がみられる．成人初感染例の多くは，一過性感染として経過，治癒し，終生免疫が成立する．これに反し，HBs抗原キャリアでHBe抗原陽性の母親より出生した児では約90％の確率で持続感染に移行し，慢性肝炎，肝硬変，肝癌への推移の可能性を有する重大な感染症となる．

B型肝炎ウイルス（HBV）は，肝細胞で増殖し血液を循環することにより血液が感染源となる．輸血や医療事故による針汚染以外に，感染者との性交渉によりB型肝炎感染が成立する[2]．

B型急性肝炎では潜伏期間中にHBs抗原，HBe抗原，HBV DNAなどが検出される．肝炎発症前からIgG型HBc抗体は陽性化する．肝炎の発症，ALT，ASTの上昇とともにIgM型HBc抗体が血液中に出現し，平均6か月間持続陽性化する．典型例ではALT，ASTの低下とともに，経過中にHBe抗原が陰性化しHBe抗体陽性となる（⓵）．HBs抗原の消失の確認は，B型急性肝炎の治癒を判定する重要な検査項目であり，臨床症状が安定した場合でも必ず確認を行う．HBs抗原が肝炎発症後6か月間以上持続陽性の場合には慢性化したと判断する．B型急性肝炎の早期診断にはHBs抗原，IgM型HBc抗体の検出が有用であるが，初診時にHBs抗原が消失ないしHBs抗体が陽転化（重症型に多い）したB型急性肝炎例も約10％存在することから，HBs抗原陰性でもB型急性肝炎は否定できず，B型急性肝炎の診断ではIgM型HBc抗体検査を省略してはいけない．また，IgM型HBc抗体の測定はHBVキャリアの急性発症（抗体値低値）とB型急性肝炎（抗体値高値）との鑑別に有用とされているが，鑑別に苦慮する症例も散見され，臨床経過の追跡や総合判断を必要とする場合も少なくない．

また，B型急性肝炎の重症度とHBV遺伝子のpre-core領域（nt1896）とcore promoter（nt1762, nt1764）の遺伝子変異とは密接な関係がみられ，これらの領域に変異がある場合には，ない場合に比較して5〜6倍，劇症化，重症化しやすいことが明らかとなっている[3]．

C型肝炎

C型肝炎の感染経路に関して，かつての輸血などの血液を介して感染が成立することは明確となったが，輸血以外の感染経路に関しては明らかでない．母子感染あるいは性交渉による感染はB型肝炎ほど頻度が高くなく，感染成立に要するウイルス量が血中でHBVほど多くないと考えられている．C型肝炎ウイルス（HCV）汚染針による，いわゆる針刺し事故による感染の確率は約2％である．

C型肝炎では，B型肝炎と異なり，どの時期に感染しても容易に遷延化，慢性化する．

C型急性肝炎の診断は，血液中のHCV抗体とHCV RNAの組み合わせで行う．C型急性肝炎でのHCV抗体の出現は発症後数か月と遅れることがあり，抗体診

断単独ではC型急性肝炎の診断を見落とす可能性があることから，C型肝炎感染か否かの判断は血液中のHCV RNA検出で行う．

D型肝炎

D型肝炎ウイルス（HDV）は，HBVをヘルパーウイルスとして増殖する特異な肝炎ウイルスである．HDVの増殖にはHBVの補助が必要なため，必ずHDVウイルスキャリアはHBs抗原陽性でなければならない．欧米に比してわが国ではHDVによるD型肝炎は低頻度でHBs抗原陽性者の0.6％と報告されている[4]．HDV感染による肝炎の重症化，劇症化との関係は欧米で報告されており，HDV感染の臨床的特徴と考えられている．HDV感染は，HBV感染との共存でしか存在しないことから，その感染様式は，HBVキャリアへの重複感染（superinfection）あるいは急性肝炎としてのHBVとHDVの同時感染（coinfection）の2つのパターンである．

D型肝炎の診断は，HBs抗原陽性，HD抗体陽性，HDV RNA陽性を確認することで診断する．しかしながら，わが国では2003年以後HD抗体試薬の製造が中止され，現在HD抗体診断はできない状況にあり，またHDV RNAの検出も研究室レベルで行われているだけであり，D型肝炎の診断は実質的には困難な状況にある．

E型肝炎

インド，ミャンマーなどで水系に発生する伝染性肝炎の報告がなされ，E型肝炎と命名された．E型肝炎ウイルス（HEV）はRNAウイルスで，アカゲザルなどの感染実験で感染成立でき胆汁または糞便中よりウイルス様粒子の検出がなされている．わが国では2000年以後，北海道，東北を中心とした東日本に40〜60歳の男性を中心とするE型肝炎感染例が多発し注目されるようになった[5]．

E型肝炎の臨床経過はA型肝炎と近似し，一過性感染のみで免疫抑制状態でない限り慢性化することはないが，一部の例では重症化し死亡率は1〜2％，特に妊婦でのE型感染例の死亡率は10〜20％と報告されている．

従来，熱帯・亜熱帯地域でのE型肝炎は，ウイルスが混入した糞便に汚染された飲料水を摂取することにより感染すると考えられてきた．しかし，わが国では，本ウイルスに汚染されたブタ，イノシシ，シカなどの食肉を十分な加熱処理を行わずに経口摂取したことで感染が成立した事例が報告され，E型肝炎は人獣共通感染症として再認識されるようになった．

E型肝炎の診断は，IgA型HEV抗体の測定とHEV RNA（保険適応外）の測定で行う．なお，2014年に薬物性肝障害と診断された69例のうち8例（11.6％）

でIgA型HEV抗体陽性であったことが報告されている[6]．

診断・検査

急性肝炎症例の具体的な診断の手順を次にあげる．
①感染経路を示唆するような発症前の病歴，記述したような自覚症状の有無を聴取する．
②一般血液所見としては，広範に肝細胞障害が生じていることを示すALT，ASTの著明な上昇，ビリルビン値の上昇を確認する．
③下記に示した肝炎ウイルスマーカーを測定して起因ウイルスを同定する．
A型：IgM型HA抗体陽性．
B型：IgM型HBc抗体陽性，HBs抗原陽性．
　（HBV遺伝子型：慢性肝炎への移行の可能性を予測するうえで有用で，Aタイプは成人初感染症例でも約10％は慢性肝炎に移行する可能性がある．）
C型：HCV RNA陽性，HCV抗体陽性．
E型：IgA型HE抗体陽性，HEV RNA（保険適応外）陽性．
NonABCE型：IgM型HA抗体陰性，IgM型HBc抗体陰性，HCV RNA陰性，IgA型HE抗体陰性，抗核抗体陰性（自己免疫性肝炎の否定），既知のウイルス感染症の否定．
④重症度は，肝予備能を鋭敏に反映するプロトロンビン活性の測定と意識障害の程度で評価する．プロトロンビン時間INR 1.5以上か否かと，肝性脳症II度以上か否か（☞「急性肝不全と遅発性肝不全」p.331）により，通常型・非昏睡型・昏睡型急性肝不全に区分する．

鑑別診断・治療法選択に必要な検査

急性の肝障害を生じる疾患すべてがウイルス性急性肝炎の鑑別疾患となる．日常診療で鑑別すべき疾患とそのポイントを列記する．
①薬物性肝障害（薬剤服用歴の確認，薬剤感受性試験，好酸球の増加）
②自己免疫性肝炎（自己抗体陽性，ガンマグロブリン高値）
③肝循環障害（血圧低下のエピソード，DICの合併）
④EBV感染とCMV感染

治療

治療の原則

急性肝炎はC型肝炎を除き，一過性に経過し本来自然治癒しやすい疾患である．急性肝炎の治療上最も大切な観察ポイントは，極期を過ぎたか否か見きわめることである．重症化，劇症化の移行の可能性を常に留意しながら注意深く観察し対処することが必要である．重症化，劇症化への移行が疑われた場合には，速

やかに専門の病院に紹介する．急性肝炎の生命予後は，重症化，劇症化しなければきわめて良好であり，A型，B型肝炎は終生免疫が成立し再感染することはないが，C型肝炎では急性期を経過した後は遷延化，慢性化に対する対策が必要である．

黄疸例は，入院，安静を原則とする．臥床安静により肝血流の増加を促し，肝障害の治癒を促す．プロトロンビン時間の改善，ビリルビン値の低下，自覚症状の改善が確認できれば，急性肝炎の極期が過ぎたと判断し安静度の制限を軽減する．

急性肝炎の極期には食欲がなく，またこの状態での蛋白摂取は肝臓に負担を与えるため低蛋白食とし，1日60g以下の蛋白制限を行う．糖類を主体にカロリー補給し1日1,800 kcal前後を摂取するように心がける．

薬物治療

薬物治療としては，特に薬剤の投与が必要でない例が多い．しかし，急性期には食欲不振，全身倦怠感を訴えることが多いので補液の投与を行う．

副腎皮質ステロイドは，肝炎ウイルスの排除機構としての免疫応答を抑制し，肝炎の遷延化をきたす可能性があるため，原則投与しない．ただし重症肝炎，急性肝不全への移行の可能性がある場合，ごく早期に免疫応答抑制を行うことで効果が期待される．また，胆汁うっ滞型の急性肝炎および自己免疫性肝炎急性発症型（早期診断が困難）では副腎皮質ステロドが著効を示す．しかし，副作用の面からも安易に用いるべきではなく，投与開始後もできるだけ短期間の投与とする．

B型急性肝炎の重症化例，遷延化例では，抗ウイルス薬であるテノホビルジソプロキシフマル酸塩，テノホビルアラフェナミド，エンテカビル，ラミブジンを投与する．なお，ヒト免疫不全ウイルス（HIV）感染とHBV感染の重複感染例にエンテカビルを投与するとHIVの薬剤耐性変異を誘導すること，またテノホビルジソプロキシフマル酸塩，テノホビルアラフェナミド，ラミブジンはHIVに対しても感受性があるものの単独投与となることから，B型急性肝炎例に対して抗ウイルス薬を投与する場合にはHIV重複感染の有無を確認する．

C型急性肝炎の自然経過では約50～90％の症例が慢性化する．C型急性肝炎の慢性化を防止するために，欧米では4週から8週間の内服の抗ウイルス薬（direct acting antivirals：DAA）の投与の成績が報告されているが，保険適応外の治療法であり，わが国では原則，発症後6か月間の経過観察を行い慢性化を確認してから抗ウイルス薬での治療を開始する．

予後

急性肝炎は，その原因ウイルスにより経過と重症度が異なる．A型肝炎，E型肝炎は，一過性に経過し，免疫抑制などの特殊な状況でない限り慢性化することはない．B型肝炎は新生児，小児期に感染すると高率に慢性化するも，成人例での感染は HBV 遺伝子型Aタイプ感染例を除き，一過性感染で経過し，慢性化することはまれである．C型肝炎は感染時年齢に関係なく高率に慢性化する．急性肝炎が重症化，劇症化して死亡する確率は，B型とnonABCE型では1～2％，C型とA型では0.5％以下と考えられている．A型では死亡率そのものは低いものの，経口感染症として家族内で二次感染を起こすなどして爆発的流行を起こす可能性があり，また最近50歳以上の高齢者での感染例での重症化例が増加しており注意を要する．

予防

A型肝炎

A型肝炎感染の予防法はHAワクチンの投与である．HAワクチン接種者の抗体陽転率はほぼ100％であり，きわめて良好な成績が得られている．HAワクチンの接種方法は初回，2～4週後，6か月後の3回接種で数年間持続する抗体価を得ることが可能だが，海外渡航前など緊急性がある場合には，初回，2週後の2回接種で十分な予防効果が得られる．

B型肝炎

B型肝炎感染の予防法は，受動免疫によるHB免疫グロブリン（hepatitis B immunoglobulin：HBIG）の投与と能動免疫によるHBワクチンの投与の二つからなる．HBIG，HBワクチンの使い分けは，期待しうる予防効果出現までの時間による．HBVの感染の機会を受けた場合は速やかにHBIGを投与し，HBVが肝に着床し増殖する前にHBIGに含まれるHBs抗体によってHBVを中和排除させる．HBIGは，HBV感染に曝露後72時間まで有効と記載されているが，可能な限り早期に投与したほうが感染防御効果は高い．ただしHBIGは受動免疫法であるため，その効果は一過性であり数か月しか持続しない．一方，HBワクチンは，個体の免疫応答を刺激しHBs抗体を産生させ能動免疫状態とし，HBウイルス感染を防御する方法である．

HBワクチンにより得られたHBs抗体は通常3，4年間は陽性となる．仮にHBs抗体が陰性化してもワクチンによる能動免疫は，少なくとも10年から15年間，持続すると考えられている．

HBワクチンは成人においては，遺伝子組換えワクチン1バイアル9.5 mL（10μg）を筋肉内または皮下へ接種する．10歳以下の小児には新生児を含め半量の0.25 mLを投与する．筋肉内接種のほうが皮下接種に比してよりよいHBs抗体価が得られる．通常は，初回，1か月後，6か月後の3回投与を行う．HBs抗体10 mIU/mL以上を示した場合を陽性と判定する．

3回の HB ワクチン投与後も HBs 抗体が 10 mIU/mL 未満の者では追加接種を試みる.

（八橋　弘）

●文献

1) 八橋　弘：本邦におけるウイルス性急性肝炎の発生状況と治療法に関する研究；厚生労働科学研究費補助金平成28年度報告書.
2) Tamada Y, et al：Hepatitis B virus strains of subgenotype A2 with an identical sequence spreading rapidly from the capital region to all over Japan in patients with acute hepatitis B. *Gut* 2012；61：765.
3) Aritomi T, et al：Association of mutations in the core promoter and precore region of hepatitis virus with fulminant and severe acute hepatitis in Japan. *J Gastroenterol Hepatol* 1998；13：1125.
4) 矢野右人ほか：δ肝炎の臨床と日本における現況. 日本臨牀 1989；47：715.
5) 阿部　敏ほか：本邦に於ける E 型肝炎ウイルス感染の統計学的・疫学的・ウイルス学的特徴：全国集計 254 例に基づく解析. 肝臓 2006；47：384.
6) 岡野　宏ほか：薬物性肝障害診断スコアリングにおける E 型肝炎の診断マーカー追加の必要性についての検討. 肝臓 2014；55：325.

その他のウイルスによる急性肝炎
acute hepatitis by other viruses

概念・病因

● 肝炎ウイルスとは"主たる増殖の場が肝臓でそこに炎症を起こすウイルス"と考えられるが，ほかにも多くのウイルスが肝臓に急性炎症を起こす. その代表が Epstein-Barr virus（EBV）と human cytomegalovirus（HCMV）である. ともに末梢血に異型リンパ球の出現を伴い，肝臓以外の臓器にさまざまな症状を起こす特徴がある.

● EBV，HCMV のほかにも単純ヘルペスウイルス（herpes simplex virus：HSV），ヒトヘルペスウイルス（human herpesvirus 6：HHV-6）などのヘルペスウイルス属のウイルス，デングウイルスなどの RNA ウイルスが急性肝炎を起こすことがある.

病態生理

EBV による急性肝炎は肝炎ウイルス以外のウイルスによる急性肝炎の半数程度を占め，末梢血の異型リンパ球の割合も高いため，"伝染性単核球症"（infectious mononucleosis：IM）の別名で呼ばれることがある.

IM は EBV が B 細胞に感染し，急性炎症を起こす疾患である. EBV は主に感染早期のヒト唾液を介して咽頭上皮より侵入し，咽頭・扁桃に存在する B 細胞に感染する. 感染した B 細胞はリンパ節・脾臓・肝臓で増殖し，T 細胞の攻撃対象になる.

病理

EBV の感染した B 細胞に対して CD8$^+$T 細胞が過剰に活性化し，末梢血中で大型の異型リンパ球として観察される. 肝生検では異型リンパ球が類洞に浸潤している像が観察される. 時に類洞の Kupffer 細胞や組織球による血球貪食像も観察される.

CMV の感染した細胞は細胞質，核ともに腫大する. 細胞質には好塩基性の顆粒がみられる. 核内には球形でガラス様の大型封入体がみられ，その形状から"owl eye"と呼ばれる.

疫学

EBV による肝炎，CMV による肝炎は，感染症法上ではウイルス性肝炎として届出が行われるが，その細かな実態は不明である.

臨床症状

EBV による IM では後頸部のリンパ節腫脹，咽頭炎，脾腫などを認める. リンパ節腫脹は 90% 程度に認められる. CMV による肝炎ではこれらの症状はやや軽く，むしろ発熱が主な症状のことが多い.

検査

末梢血のリンパ球が増殖し，大型の異型リンパ球を伴うことが特徴である. 末梢血の白血球の 10% 以上が異型リンパ球であれば EBV による IM の可能性が高い.

EBV による IM のスクリーニング検査として IgM VCA（virus capsid antigen）抗体陽性，EBNA（EBV nuclear antigen）抗体陰性が有用である. IgM VCA 抗体は発症直後では陰性のこともあるため，再検も考慮する. 現在は Paul-Bunnell 試験，ヘテロフィル抗体の検出などは行われなくなっている.

CMV による IM のスクリーニング検査としては IgM CMV 抗体陽性が有用である. IgM 抗体が低力価陽性の場合，他のウイルス感染症による IgM 抗体陽性に伴う非特異反応の可能性も考慮する.

診断

発熱・咽頭炎，頸部リンパ節腫脹（IM の三主徴）などから診断される場合と急性肝障害から診断される場合がある.

IM を起こす原因疾患としては EBV，CMV が多いが，HHV-6，トキソプラズマ，ヒト免疫不全ウイルス（HIV）なども忘れてはいけない.

合併症

IM は反応性に著明な脾腫を伴うことがあり，激しい運動をした際に脾破裂を合併する可能性があるため，回復期には注意を要する.

治療

IM は免疫不全者以外においては自然軽快する疾患であり，保存的に治療するのが原則である. 抗ウイルス薬の適応は基本的にない. IM はもともと皮疹を伴

うことのある疾患であるが，抗菌薬，ことにアンピシリン（ABPC），アモキシシリン（AMPC）の投与はこれを助長することが知られており，注意が必要である．高熱・強い咽頭痛に対しては解熱鎮痛薬で対症的に治療する．この点は CMV による急性肝炎でも同じである．

経過・予後

1 か月以内に改善する症例が多いが，発熱や倦怠感が遷延することもある．EBV の感染が B 細胞だけではなく，T 細胞や NK 細胞にまで広がった場合，慢性活動性 EBV 感染症へと移行する．

予防

予防用のワクチンがないこと，多くの人が乳幼児期に感染することもあり，予防は行われていない．

（四柳　宏）

●文献

1) Lennon P, et al：Infectious mononucleosis. *BMJ* 2015；350：h1825.
2) 滝口　宏：感染症診断のピットホール—EB ウイルス感染症から学んだこと—．小児感染免疫 2008；20：213.

急性肝不全と遅発性肝不全
acute liver failure and late-onset hepatic failure

概念

●急性肝不全は正常肝ないし肝予備能が正常と考えられる肝において，肝細胞の減少ないし機能低下が急速に進み，ビリルビン代謝，蛋白合成，解毒排泄などの肝機能が高度に障害され，黄疸，腹水，血液凝固異常，肝性脳症などの臨床症状を呈する病態である．
●わが国では B 型のウイルス性肝炎が主体であったため，1981 年に劇症肝炎の診断基準が策定されたが，これには欧米で多くみられる薬物中毒などの非肝炎が含まれず，また，プロトロンビン時間（PT）を「40 ％以下」とした基準も，「INR 値 1.5 以上」で診断する欧米との相違点であった．
●2011 年に「わが国における急性肝不全」の診断基準が発表され，初発症状出現から 8 週以内に高度の肝障害に基づいて PT が 40 ％以下ないしは INR 値 1.5 以上を示すものと定められた（㊶）．
●初発症状の出現から 8 週以降 24 週以内に II 度以上の肝性脳症が発現する場合は，遅発性肝不全（late-onset hepatic failure：LOHF）と診断し，類縁疾患として扱う．なお，アルコール性は肝硬変を伴うことが多いので，急性肝不全の成因から除外されている（㊶）．

病因・疫学

成因は，肝炎と非肝炎に大別される（㊷）．非肝炎の成因（薬物中毒，代謝性など）は，「劇症肝炎」の定義からは除外されていたものである．2010〜2016 年に発症して，厚生労働省研究班の全国集計に登録された急性肝不全および LOHF の病型別成因の頻度を㊸に示す．肝炎 1,505 例，非肝炎 393 例の計 1,898 例が登録された．ウイルス性は登録症例全体の 28.9 ％（540/1,898）に相当し，病型別には，非昏睡型 28.9 ％，急性型 32.2 ％，亜急性型 22.2 ％，LOHF 29.3 ％をそれぞれ占めていた．ウイルス性のうち，B 型が 63.9 ％（351/549）と最多で，A 型は 22.2 ％

㊶ 急性肝不全の診断基準

正常肝ないし肝予備能が正常と考えられる肝に肝障害が生じ，初発症状出現から 8 週以内に，高度の肝機能障害に基づいてプロトロンビン時間が 40 ％以下ないしは INR 値 1.5 以上を示すものを「急性肝不全」と診断する．急性肝不全は肝性脳症が認められない，ないしは昏睡度が I 度までの「非昏睡型」と，昏睡 II 度以上の肝性脳症を呈する「昏睡型」に分類する．また，「昏睡型急性肝不全」は初発症状出現から昏睡 II 度以上の肝性脳症が出現するまでの期間が 10 日以内の「急性型」と，11 日以降 56 日以内の「亜急性型」に分類する．

注1	B 型肝炎ウイルスの無症候性キャリアからの急性増悪例は「急性肝不全」に含める．また，自己免疫性で先行する慢性肝疾患の有無が不明の症例は，肝機能障害を発症する前の肝機能に明らかな低下が認められない場合は「急性肝不全」に含めて扱う．
注2	アルコール性肝炎は原則的に慢性肝疾患を基盤として発症する病態であり，「急性肝不全」から除外する．ただし，先行する慢性肝疾患が肥満ないしアルコールによる脂肪肝の症例は，肝機能障害の原因がアルコール摂取ではなく，その発症前の肝予備能に明らかな低下が認められない場合は「急性肝不全」として扱う．
注3	薬物中毒，循環不全，妊娠脂肪肝，代謝異常など肝臓の炎症を伴わない肝不全も「急性肝不全」に含める．ウイルス性，自己免疫性，薬物アレルギーなど肝臓に炎症を伴う肝不全は「劇症肝炎」として扱う．
注4	肝性脳症の昏睡度分類は犬山分類（1972 年）に基づく．ただし，小児では「第 5 回小児肝臓ワークショップ（1988 年）による小児肝性昏睡の分類」を用いる．
注5	成因分類は「難治性の肝疾患に関する研究班」の指針（2002 年）を改変した新指針に基づく．
注6	プロトロンビン時間が 40 ％以下ないしは INR 値 1.5 以上で，初発症状ないし肝障害が出現してから 8 週以降 24 週以内に昏睡 II 度以上の脳症を発現する症例は「遅発性肝不全」と診断し，「急性肝不全」の類縁疾患として扱う．

（持田　智ほか：我が国における「急性肝不全」の概念，診断基準の確立：厚生労働省科学研究費補助金〈難治性疾患克服研究事業〉「難治性の肝・胆道疾患に関する調査研究」班，ワーキンググループ-1，研究報告．肝臓 2011；52：393.）

㊷ 急性肝不全の成因分類（厚生労働省「難治性の肝・胆道疾患に関する研究」班：2015年改訂版）

I. ウイルス性：以下のウイルス検査等の基準を満たし，臨床経過から当該ウイルスが肝障害の原因と考えられる症例

I-① A型：IgM-HAV 抗体陽性

I-② B型：HBs 抗原または IgM-HBc 抗体が陽性，HBV-DNA のみが陽性の場合もある[*1]

    I-②-1. 急性感染例：発症前に HBs 抗原が陰性で 1 年以内に免疫抑制・化学療法の未実施例

        ・IgM-HBc 抗体が高力価の症例

        ・IgG-HBc 抗体（以下，HBc 抗体と表記）が低力価の症例

    I-②-2. キャリア例：

        I-②-2-i. HBs 抗原陽性の無症候性キャリア（誘因なし）

           ・1 年以内に免疫抑制・化学療法が未実施の症例

        I-②-2-ii. HBs 抗原陽性の無症候性キャリア（誘因あり：再活性化例）

           ・1 年以内に免疫抑制・化学療法を実施した症例

        I-②-2-iii. HBs 抗原陰性の既往感染例（誘因なし）

           ・発症前に HBs 抗原陰性，HBc 抗体ないし HBs 抗体が陽性

           ・1 年以内に免疫抑制・化学療法の未実施の症例

        I-②-2-iv. HBs 抗原陰性の既往感染例（誘因あり：再活性化例，*de novo* B 型肝炎）

           ・発症前に HBs 抗原陰性，HBc 抗体ないし HBs 抗体が陽性

           ・1 年以内に免疫抑制・化学療法を実施した症例

    I-②-3. 分類不能例：上記のいずれにも該当しない症例

[*1] 肝炎発症時には原則的に HBV-DNA 量が高値であることを考慮して診断する

I-③ C型：HCV 抗体ないし HCV-RNA が陽性の症例

I-④ E型：IgA-HEV 抗体ないし HEV-RNA が陽性の症例

I-⑤ その他のウイルス：EBV，CMV などの急性感染，再活性化を抗体ないし遺伝子検査で証明した症例

II. 自己免疫性：国際診断基準を満たす症例，または抗核抗体陽性ないし血清 IgG 濃度が正常上限の 1.1 倍以上の症例[*2]

[*2] 上記基準を満たさない成因不明例ないし薬物性症例にも自己免疫性肝炎が含まれている可能性を念頭において治療を開始する

III. 薬物性：臨床経過から内服している薬物が肝障害の原因と考えられる症例

III-① アレルギー性（肝炎症例）[*3]

III-② 中毒性（肝炎以外の症例）[*3]

[*3] アレルギー性と中毒性は，肝生検未施行例では薬物の種類，量および臨床経過によって分類する

IV. その他の肝炎以外の症例：臨床経過に基づいて以下の成因に分類する

IV-① 循環障害[*4]

IV-② 代謝性：Wilson 病，神経性食欲不振症，急性妊娠脂肪肝，Reye 症候群など

IV-③ 悪性腫瘍の肝浸潤

IV-④ 肝切除後ないし肝移植後肝不全

IV-⑤ その他

[*4] 肝切除後ないし肝移植後以外の術後肝不全，感染症ないし DIC に伴う肝不全，熱中症などは循環障害の病態を呈する場合が多いことを考慮して分類する

V. 成因不明：十分な検査を実施したにもかかわらず，上記のいずれにも分類されない症例

VI. 評価不能：十分な検査を実施されていないため，上記のいずれにも分類されない症例

（持田　智：急性肝不全：わが国における課題．肝臓 2015；56：453 をもとに簡略化．）

（122/549）であった．B 型キャリアに分類される例が 138 例で，うち HBs 抗原陽性キャリアからの再活性化 40 例，HBV 既往感染からの再活性化が 36 例で，両者を合わせると B 型キャリアの 55.1 %（76/138）は，化学療法または免疫抑制療法が原因で HBV が再活性化した医原病といえる．ウイルス性以外の肝炎の成因は，薬物性（アレルギー性）が 13.4 %（255/1,898），自己免疫性が 10.3 %（195/1,898），成因不明が 24.9 %（472/1,898）であった．

非肝炎では，循環障害 62.8 %（247/393），代謝性 13.0 %（51/393），悪性腫瘍の肝浸潤 8.4 %（33/393），薬物中毒性 7.6 %（30/393），術後肝不全 2.5 %（10/393），その他 5.6 %（22/393）で，いずれも病型は主として非昏睡型と急性型であった．

病態生理・病理

病理組織学的には，急性型では広範肝壊死，亜急性型では亜広範肝壊死を特徴とする．広範肝壊死の機序は不明な点が多いが，肝類洞内凝固による微小循環障害が原因の一つに考えられている．その代表が，A 型，B 型の急性感染例で末梢血血小板数が低下している症例である．ウイルス感染により産生されるサイトカインや腸管からの bacterial translocation により Kupffer 細胞の活性化または活性化したマクロファージが肝に浸潤し，それらが TNF-α や活性酸素を産生し，内皮細胞が障害されて類洞内凝固から微小循環障害が生じる．活性化した Kupffer 細胞で発現が亢進している

❸ 急性肝不全および遅発性肝不全（LOHF）の病型別の成因頻度（％，カッコ内は症例数，2010〜2016 年発症例）

成因（症例数）	非昏睡型 （1,004 例）	急性型 （472 例）	亜急性型 （364 例）	LOHF （58 例）
ウイルス性（540）	28.9 (290)	32.2 (152)	22.3 (81)	29.3 (17)
A 型（122）	9.7 (97)	3.4 (16)	2.2 (8)	1.7 (1)
B 型（351）	15.3 (154)	24.4 (115)	19.0 (69)	22.4 (13)
急性感染（204）	10.2 (102)	17.3 (82)	4.9 (18)	3.4 (2)
キャリア（138）	4.9 (49)	6.3 (30)	13.2 (48)	19.0 (11)
分類不能（9）	0.3 (3)	0.6 (3)	0.8 (3)	0 (0)
その他ウイルス（67）	3.9 (39)	4.4 (21)	1.1 (4)	5.2 (3)
薬物性（肝炎）（255）	13.4 (135)	11.4 (54)	17.0 (62)	6.9 (4)
自己免疫性（195）	10.8 (108)	3.4 (16)	15.1 (55)	27.6 (16)
成因不明（472）	22.2 (223)	22.0 (104)	35.2 (128)	29.3 (17)
評価不能（43）	1.6 (16)	4.2 (20)	1.9 (7)	0 (0)
非肝炎（393）	23.1 (232)	26.7 (126)	8.5 (31)	6.9 (4)
循環障害（247）	14.9 (150)	18.0 (85)	3.0 (11)	1.7 (1)
代謝性（51）	3.2 (32)	2.1 (10)	2.2 (8)	1.7 (1)
悪性腫瘍の肝浸潤（33）	1.3 (13)	2.3 (11)	2.2 (8)	1.7 (1)
薬物中毒（30）	1.5 (15)	3.0 (14)	0.3 (1)	0 (0)
術後肝不全（10）	0.7 (7)	0.4 (2)	0.3 (1)	0 (0)
その他（22）	1.5 (15)	0.8 (4)	0.5 (2)	1.7 (1)

（厚生労働省科学研究費補助金〈難治性疾患克服研究事業〉「難治性の肝・胆道疾患に関する調査研究」班：全国集計〈劇症肝炎分科会長：持田 智〉に登録されたデータをもとに作成．）

❹ 急性肝不全および遅発性肝不全（LOHF）の非移植例の合併症数と病型別救命率（2010〜2016 年発症例）

合併症数	救命率　％（非移植救命例数/非移植の全症例数）				
	肝炎（1,317 例）				非肝炎 （376 例）
	非昏睡型 （759 例）	急性型 （281 例）*	亜急性型 （234 例）	LOHF （43 例）	
0	97.6 (529/542)	71.9 (46/64)	51.9 (28/54)	0 (0/2)	84.1 (58/69)
1	82.5 (113/137)	52.2 (35/67)	28.6 (16/56)	15.4 (2/13)	62.5 (45/72)
2	42.9 (18/42)	35.2 (19/54)	10.3 (6/58)	10.0 (1/10)	45.1 (46/102)
3	20.0 (5/25)	17.9 (10/56)	15.9 (7/44)	0 (0/14)	34.9 (29/83)
4 以上	38.5 (5/13)	15.4 (6/39)	4.5 (1/22)	0 (0/4)	28.0 (14/50)
one-way analysis of ANOVA	$p<0.05$	$p<0.05$	$p<0.05$	−	−

*1 名不明のため，欠損値．

（厚生労働省科学研究費補助金〈難治性疾患克服研究事業〉「難治性の肝・胆道疾患に関する調査研究」班：全国集計〈劇症肝炎分科会長：持田 智〉に登録されたデータをもとに作成．）

tissue factor が血液凝固平衡を破綻させ，類洞内凝固が惹起される機序も関与すると推定されている．急性肝不全における肝細胞死の分子生物学的機序に注目すると，ウイルス性肝炎では TNF 受容体や CD95（Fas/APO-1）など death receptors を介した細胞死が関与することを示唆する基礎実験の報告が集積されている．一方，薬物性肝障害などでは直接にミトコンドリアが障害され，下流へのシグナル伝達で肝細胞死が惹起される機序の関与が考えられている．

臨床症状

黄疸，倦怠感，食欲不振，悪心・嘔吐，発熱，腹部膨満感などが初発症状となる．昏睡型では II 度以上の肝性脳症が出現する．II 度ないし III 度の肝性脳症では，羽ばたき振戦を呈する．その他，頻脈，頻呼吸，腹水，肝濁音界縮小，肝性口臭，下腿浮腫，けいれんなどの身体所見を呈する．

検査

A 型，B 型，C 型，E 型の各肝炎ウイルスのマーカー

㊺ 劇症肝炎の肝移植適応ガイドライン：スコアリングシステム（厚生労働省「難治性の肝・胆道疾患に関する研究」班：2008 年に作成）

a. スコア

	0	1	2
発症－昏睡（日）	0～5	6～10	11≦
PT（%）	20<	5< ≦20	≦5
T.Bil（mg/dL）	<10	10≦ <15	15≦
D.Bil/T.Bil	0.7≦	0.5≦ <0.7	<0.5
血小板（万）	10<	5< ≦10	≦5
肝萎縮	なし	あり	

b. スコア合計点と予測死亡率

総得点	死亡数と死亡率	急性型 / 亜急性 /LOHF
9≦	9/10 （90.0 %）	2/4/4
8	26/27 （96.3 %）	2/20/5
7	42/46 （91.3 %）	10/30/6
6	71/83 （85.5 %）	20/52/11
5	59/80 （73.8 %）	26/41/12
4	31/55 （56.3 %）	32/22/1
3	12/50 （24.0 %）	44/4/2
2	8/40 （20.0 %）	35/5/0
1	2/25 （8.7 %）	25/0/0
0	0/5 （0.0 %）	5/0/0

PT：プロトロンビン時間，T.Bil：総ビリルビン，D.Bil：直接ビリルビン，LOHF：遅発性肝不全.

（Naiki T, et al：Scoring System as a Useful Model to Predict the Outcome of Patients with Acute Liver Failure：Application to Indication Criteria for Liver transplantation. *Hepatol Res* 2012；42：68.）

㊻ 急性肝不全および遅発性肝不全（LOHF）非移植例の病型別救命率（2010～2016 年発症例）

成因（症例数）	救命率 %（非移植救命例数/非移植の全症例数）			
	非昏睡型（985 例）	急性型（402 例）	亜急性型（260 例）	LOHF（46 例）
ウイルス性（490）	93.0 （265/285）	36.3 （45/124）	12.1 （8/66）	0 （0/15）
A 型（118）	100 （97/97）	71.4 （10/14）	50.0 （2/4）	0 （0/1）
B 型（314）	88.6 （132/149）	28.4 （27/95）	10.3 （6/58）	0 （0/12）
急性感染（177）	98.0 （98/100）	37.5 （24/64）	33.3 （4/12）	0 （0/1）
キャリア（128）	69.6 （32/46）	7.1 （2/28）	4.7 （2/43）	0 （0/11）
分類不能（9）	66.7 （2/3）	33.3 （1/3）	0 （0/3）	―
その他ウイルス（58）	92.3 （36/39）	53.3 （8/15）	0 （0/2）	0 （0/2）
薬物性（肝炎）（232）	85.8 （115/134）	58.0 （29/50）	39.1 （18/46）	0 （0/3）
自己免疫性（176）	89.5 （94/105）	30.8 （4/13）	25.0 （11/44）	14.3 （2/14）
成因不明（382）	84.5 （185/219）	42.9 （33/77）	27.0 （20/74）	8.3 （1/12）
評価不能（37）	68.8 （11/16）	35.3 （6/17）	25.0 （1/4）	―
非肝炎（376）	68.1 （154/226）	27.3 （33/121）	19.2 （5/26）	0 （0/3）
循環障害（243）	66.9 （99/148）	29.8 （25/84）	20.0 （2/10）	0 （0/1）
代謝性（40）	75.0 （21/28）	14.3 （1/7）	60.0 （3/5）	―
悪性腫瘍の肝浸潤（32）	30.7 （4/13）	9.1 （1/11）	0 （0/7）	0 （0/1）
薬物中毒（29）	100 （15/15）	46.2 （6/13）	0 （0/1）	―
術後肝不全（10）	57.1 （4/7）	0 （0/2）	0 （0/1）	―
その他（22）	73.3 （11/15）	0 （0/4）	0 （0/2）	0 （0/1）

（厚生労働省科学研究費補助金〈難治性疾患克服研究事業〉「難治性の肝・胆道疾患に関する調査研究」班：全国集計〈劇症肝炎分科会長：持田 智〉に登録されたデータをもとに作成.）

を調べる．血中自己抗体（抗核抗体，抗平滑筋抗体など），IgG 値などから自己免疫性肝炎を鑑別する．また薬物性を疑う場合は，詳細に服用状況を調査して，好酸球増多，DLST（薬剤リンパ球刺激試験）の結果を参考にする．ビリルビン抱合能の低下は重症度と予後を反映し，直接ビリルビン/総ビリルビン（D/T）比が低下する．PT は肝の蛋白合成能をリアルタイムに反映している．腹部超音波や造影 CT により，肝萎縮の有無，腹水，肝の地図状変化の有無などを評価する．

診断

発症前に正常肝ないし肝予備能が正常な肝であったと考えられ，肝障害により PT 40 ％以下ないしは INR 値 1.5 以上を示していれば，急性肝不全と診断する．II 度以上の肝性脳症の有無で，「昏睡型」か「非昏睡型」に決まる．「昏睡型」の病型を決定するには，「初発症

状出現日」の情報が必須である．身体所見および検査所見に基づき，成因と重症度を評価する．

合併症

主な合併症は，感染症，腎不全，播種性血管内凝固（DIC），消化管出血，脳浮腫，心不全で，合併症数が多いほど内科的救命率が低下する（❹❹）．

治療

昏睡型では，ブドウ糖を中心とした組成の輸液で中心静脈栄養を行い，水分と電解質を管理する．肝不全の成因に対する治療とともに人工肝補助療法を開始し，肝性脳症からの覚醒を図る．予後予測モデルの予測値から（❹❺），内科的治療で救命の可能性が低いと判断される場合は，移植施設と連携して，肝移植の準備を進める．わが国の肝移植実施例では，従来，生体ドナーからの臓器提供がほとんどであったが，2010年に改正臓器移植法が施行され，翌年から，脳死肝移植の比率が増加した．

成因に対する治療

B型では，II度以上の肝性脳症が出現する前から，核酸アナログにより抗ウイルス療法を開始する．自己免疫性では免疫抑制療法が必須で，主に副腎皮質ステロイドを用いる．

合併症に対する治療

DICに対して，アンチトロンビン（AT）III濃縮製剤と合成蛋白分解酵素阻害薬，または遺伝子組換えトロンボモジュリンを併用して抗凝固療法を行う．

人工肝補助療法

昏睡型では，肝性脳症からの覚醒を目的に血液濾過透析（hemodiafiltration：HDF）を実施する．覚醒効果が高いon-line HDF（OLHDF）が推奨される．適宜，血漿交換の併用ないしは新鮮凍結血漿（FFP）の補充を行う．

経過・予後

肝移植が実施された症例は，前述の全国集計に登録された急性肝不全およびLOHF（2010～2016年発症例）1,898例中205例で，うち84.4％（173/205）が救命された．移植実施例の最高齢は68歳であった．内科的治療では1,693例中，61.4％（1,040例）が救命された．しかし，病型と成因で差がある（❹❻）．肝炎の非昏睡型では，成因にかかわらず予後良好であった．一方，昏睡型では，A型の急性型は71.4％が救命されたが，自己免疫性は急性型，亜急性型ともに予後不良で，B型キャリアではほとんど救命例がなかった．

（中山伸朗）

●文献

1）持田　智ほか：我が国における「急性肝不全」の概念，診断基準の確立：厚生労働省科学研究費補助金（難治性疾患克服研究事業）「難治性の肝・胆道疾患に関する調査研究」班，ワーキンググループ-1，研究報告．肝臓 2011；52：393.
2）持田　智．急性肝不全—概念，診断基準とわが国における実態—．日本消化器病学会雑誌 2015；112：813.
3）持田　智．急性肝不全：わが国における課題．肝臓 2015；56：453.
4）Nakao M, et al：Nationwide survey for acute liver failure and late-onset hepatic failure in Japan. *J Gastroenterol* 2017；53：752.
5）Naiki T, et al：Scoring System as a Useful Model to Predict the Outcome of Patients with Acute Liver Failure：Application to Indication Criteria for Liver transplantation. *Hepatol Res* 2012；42：68.
6）Nakayama N, et al：Algorithm to determine the outcome of patients with acute liver failure：a data-mining analysis using decision trees. *J Gastroenterol* 2012；47：849.

慢性肝疾患

ウイルス性慢性肝炎

概念

- ウイルス性慢性肝炎は，C型肝炎ウイルス（HCV）あるいはB型肝炎ウイルス（HBV）の持続感染による肝障害の状態を指す．
- 血液生化学上の肝障害がみられない場合でも，HCV，HBVに持続感染し，肝組織所見が慢性肝炎と合致すればウイルス性慢性肝炎と診断する．
- どちらのウイルスも数十年にわたって持続感染し，肝線維化が徐々に進行して肝硬変，肝癌に至る．

B型慢性肝炎

疫学

B型慢性肝炎は世界に2.4億人の感染者がいるとされ，特にアフリカやアジアに多い疾患である．わが国のHBV感染の約80％はgenotype Cであるが，東北地方や沖縄ではgenotype Bが比較的多くみられる．わが国では1986年にHBV母子感染防止事業が全国で実施され母子感染によるHBV新規感染患者は減少したが，一方，近年では性行為による水平感染が問題となっている．以前から世界ではHBV感染コントロール目的にユニバーサルワクチネーションが導入されていたが，わが国でも2016年10月に1歳未満の者がHBワクチンの定期予防接種の対象となった．HBワクチン定期接種により今後さらに新規のHBV感染が減少すると予想される．

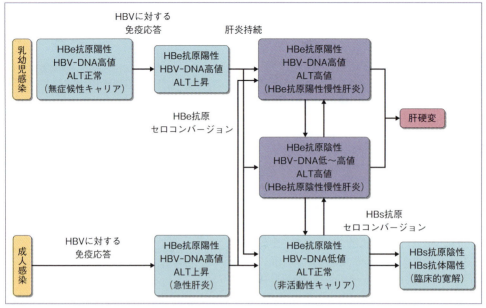

㊼ HBV 持続感染者の自然経過

(日本肝臓学会 肝炎診療ガイドライン作成委員会〈編〉:B 型肝炎治療ガイドライン,第 3.1 版,2019. https://www.jsh.or.jp/files/uploads/HBV_GL_ver3.1_v1.2.pdf)

経過と病期

HBV 感染は多くの場合,生下時に産道内感染するか,幼少期(3 歳くらいまで)に感染して慢性化する.これはウイルスを排除する生体の免疫機構が完成していないからである.先述の通り母子感染防止事業により出産時の感染は減少しており,今後ユニバーサルワクチンの普及による幼少期感染の減少も期待されている.また,成人になってからの感染では感染後早期に免疫応答が起こり,急性肝炎発症後にウイルスが排除され肝炎が鎮静化されるのが一般的であるが(㊼),欧米などに多い genotype A の水平感染増加により,近年は成人期の感染でも慢性肝炎に移行する症例が増加している.

免疫寛容期 (immune tolerance phase)

乳幼児期にウイルス感染した場合は基本的に持続感染となるが,その後 15 歳くらいまではウイルス性感染肝細胞が免疫機構によって認識されず免疫学的寛容状態(免疫寛容期)となる.この時期には血液生化学的肝障害はみられず(無症候性キャリア),肝生検組織でも炎症所見はみられない.多くの例では乳幼児期における感染後,免疫寛容期が長期間持続するが,その期間は数年から 20 年以上までさまざまである.

免疫応答期 (immune clearance phase)

およそ 15~35 歳の間に HBV 複製は活発になり,肝細胞表面の HLA クラス I 抗原のなかに HBc 抗原が表出され T 細胞受容体に認識されるようになり,細胞傷害性 T 細胞 (cytotoxic T lymphocyte:CTL) の攻撃が活性化されて炎症が惹起される(免疫応答期).免疫応答期の血液生化学検査では AST,ALT 値が上昇し,HBe 抗原の消失・HBe 抗体の出現(HBe 抗原セロコンバージョン〈seroconversion〉)に伴って HBV-DNA の増殖が抑制されると肝炎は鎮静化する.しかし,肝炎が持続して HBe 抗原陽性の状態が長期間続くと肝病変が進行する(HBe 抗原陽性慢性肝炎).

低増殖期 (low replicative phase, inactive phase)

HBe 抗原セロコンバージョンが起こると多くの場合,肝炎は鎮静化し,HBV-DNA 量は 2,000 IU/mL (3.3 LogIU/mL) 以下の低値となる(非活動性キャリア).しかし,10~20 % の症例では,HBe 抗原セロコンバージョン後,HBe 抗原陰性の状態で HBV が再増殖し,肝炎が再燃する(HBe 抗原陰性慢性肝炎).また 4~20 % の症例では,HBe 抗体消失ならびに HBe 抗原の再出現(リバースセロコンバージョン)を認める.以上から日本肝臓学会の『B 型肝炎治療ガイドライン』では非活動性キャリアを「抗ウイルス療法がなされていない drug free の状態で,1 年以上の観察期間のうち 3 回以上の血液検査で①HBe 抗原が持続陰性,かつ②ALT 値が持続正常(30 U/L 以下),かつ③HBV-DNA 量が 2,000 IU/mL (3.3 LogIU/mL) 未満,のすべてを満たす症例」と定義している.

寛解期 (remission phase)

HBe 抗原セロコンバージョンを経て,一部の症例では HBs 抗原が消失し HBs 抗体が出現する.寛解期では血液検査所見,肝組織所見ともに改善する.

❹❽ Peg-IFN と核酸アナログ製剤の薬剤特性

	Peg-IFN	ETV, TDF, TAF
作用機序	抗ウイルス蛋白の誘導 免疫賦活作用	直接的ウイルス複製阻害
投与経路	皮下注射	経口投与
治療期間	期間限定（24～48週間）	原則として長期継続投与
薬剤耐性	なし	まれ[*1]
副作用頻度	高頻度かつ多彩	少ない
催奇形性，発癌	なし	催奇形性は否定できない
妊娠中の投与	原則として不可[*2]	危険性は否定できない[*3]
非代償性肝硬変への投与	禁忌	可能[*4]
治療反応例の頻度	HBe抗原陽性の20～30％ HBe抗原陰性の20～40％ （予測困難）	非常に効率
治療中止後の効果持続	セロコンバージョン例では高率	低率

ETV：エンテカビル，TDF：テノホビル　ジソプロキシルフマル酸塩，TAF：テノホビル　アラフェナミド.

*1 ETVでは3年で約1％に耐性変異が出現，TDFでは8年間投与，TAFでは2年間の投与で耐性変異の出現は認めなかったと報告されている.

*2 欧州肝臓学会（EASL），アジア太平洋肝臓学会（APASL）のB型慢性肝炎に対するガイドラインでは，妊娠中の女性に対するPeg-IFNの投与は禁忌とされている.

*3 FDA（U.S. Food and Drug Administration，米国食品医薬品局）薬剤胎児危険度分類基準において，ETVは危険性を否定することができないとされるカテゴリーCであるが，TDFはヒトにおける胎児への危険性の証拠はないとされるカテゴリーBとされていた．このFDA分類基準は現在廃止され，その後更新されていないため，TAFに対するカテゴリー分類は示されていない.

*4 非代償性肝硬変に対する核酸アナログ投与による乳酸アシドーシスの報告があるため，注意深い経過観察が必要である.

（日本肝臓学会 肝炎診療ガイドライン作成委員会〈編〉：B型肝炎治療ガイドライン，第3.1版．2019．https://www.jsh.or.jp/files/uploads/HBV_GL_ver3.1_v1.2.pdf）

IIBV持続感染者での自然経過におけるHBs抗原消失率は年率約1％と考えられている.

診断

B型肝炎の診断は，まずHBs抗原を測定する．HBs抗原陽性であればHBV-DNA量を確認しHBVが血中にいることを確認するが，一部のHBs抗原低値の症例ではHBV-DNAが検出しない例も存在する．急性肝炎が否定できない場合にはIgM-HBc抗体を測定し，急性肝炎を否定する必要がある．B型慢性肝炎の病期を確認するにはHBs抗原，HBV-DNA量に加えてHBe抗原，HBe抗体，ALT値を測定することで先述の病期に分類することができる.

治療

B型慢性肝炎患者に対する抗ウイルス治療の目標は，肝炎の活動性と肝線維化進展の抑制による慢性肝不全の回避ならびに肝細胞癌発生の抑止，およびそれらによる生命予後ならびにQOLの改善である．この治療目標を達成するのに最も有用なマーカーはHBs抗原であり，抗ウイルス治療の長期目標はHBs抗原の消失である．HBs抗原消失に至るまでの抗ウイルス治療の短期目標は，ALT値持続正常化，HBe抗原陰性かつHBe抗体陽性，HBV-DNA増殖抑制の3項目である.

B型肝炎の治療には大きく分けてインターフェロン（interferon：IFN）治療と核酸アナログ治療の2つがある（❹❽）．わが国でIFN治療が開始されたのは1987年であり，当初は28日間に投与が限定されていたが，2011年にはペグインターフェロン（pegylated interferon：Peg-IFN）が臨床で48週まで使用可能となった．一方，核酸アナログ治療は2000年にラミブジン（LAM）が登場し，その後2004年にアデホビル（ADV），2006年にエンテカビル（ETV），2014年にテノホビル　ジソプロキシルフマル酸塩（TDF），2017年にテノホビル　アラフェナミド（TAF）が保険適応となった．現在では核酸アナログ治療の第一選択は，長期使用において耐性変異出現率がきわめて低いETV，TDF，TAFとなっている.

Peg-IFN治療と核酸アナログ治療はその特性が大きく異なる治療薬であり，その優劣を単純に比較することはできない．HBe抗原陽性例・陰性例いずれにおいても長期目標であるHBs抗原陰性化率はPeg-IFNのほうが優れているが，短期目標であるALT値持続正常化率，HBV-DNA増殖抑制率は核酸アナログ治療のほうが良好である．B型肝炎の治療に際してはB型肝炎の自然経過に加えて，Peg-IFNと核酸アナログ治療の薬剤特性をよく理解し，個々の症例の病態に応じた方針を決定する必要がある．そのため安易な治療介入は避け，必要に応じて肝臓専門医に相談することが望ましい.

B型慢性肝炎の治療対象はHBe抗原の陽性・陰性にかかわらず，ALT値31 U/L以上かつHBV-DNA量2,000 IU/mL（3.3 LogIU/mL）以上である（❹❾）．しかし，これに該当しなくてもALT値が軽度あるいは間欠的に上昇する症例，40歳以上でHBV-DNA量が多い症例，血小板15万/μL未満の症例，肝細胞癌の家族歴のある症例，画像所見で線維化進展が疑われる症例は発癌リスクが高いため，オプション検査として肝生検あるいは非侵襲的方法による肝線維化評価を施行し，発癌リスクが高いと判断される場合には治療対象となる．もうすでに肝硬変に至っている症例では，

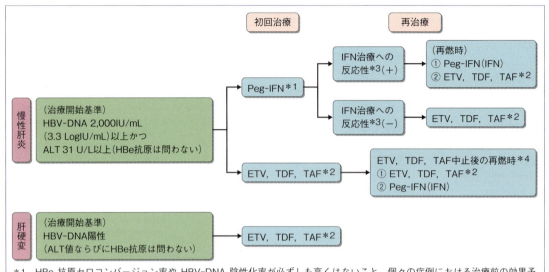

⓴ 抗ウイルス治療の基本方針

ETV：エンテカビル，TDF：テノホビル　ジソプロキシルフマル酸塩，TAF：テノホビル　アラフェナミド．
（日本肝臓学会 肝炎診療ガイドライン作成委員会〈編〉：B型肝炎治療ガイドライン，第3.1版，2019．https://www.jsh.or.jp/files/uploads/HBV_GL_ver3.1_v1.2.pdf）

慢性肝炎と比較し慢性肝不全，肝癌への進展リスクが高いため，より積極的な治療介入が必要となる．すなわち，肝硬変ではHBV-DNAが陽性であれば，HBe抗原陽性・陰性，ALT値，HBV-DNA量にかかわらず治療対象となる．

インターフェロン（IFN）治療

IFNはB型慢性肝炎の治療に古くから用いられてきた抗ウイルス薬である．IFNにはウイルス増殖抑制作用のほかに免疫賦活作用があり，この点が核酸アナログ製剤とは異なる．また，IFNでは治療期間が24〜48週と限定されており，催奇形性もないため若年者でも比較的使用しやすい．2011年にはPEG化製剤であるPeg-IFNα-2aがHBe抗原の有無にかかわらくB型慢性活動性肝炎に保険適応になった．IFN治療に関連した副作用はほぼすべての患者に認められる．なかでも全身倦怠感，発熱，頭痛，関節痛などのインフルエンザ様症状は最もよく認められる副作用で，60〜95％の患者にみられる．ほかにも血球減少や精神症状，自己免疫疾患，間質性肺炎，心筋症，眼底出血，脳内出血といった副作用があげられる．

核酸アナログ治療

核酸アナログ製剤はHBV複製過程を直接抑制する薬剤である．HBV自身がコードする逆転写酵素を特異的に阻害し，HBVの生活環におけるマイナス鎖ならびにプラス鎖DNA合成を強力に抑制する．この結果，血中HBV-DNA量は速やかに低下し，ALT値も改善する．継続して投与することで効果が発揮され，投与を中止すると高頻度にウイルスが再増殖し肝炎が再燃する．長期予後改善の目標を達成するためには核酸アナログ製剤の投与は原則として中止せず，長期継続投与により持続的にHBV-DNA増殖を抑制する維持療法が必要である．

予後

B型肝炎の肝細胞癌リスク

B型肝炎の病態進展としては線維化進行と肝細胞癌発症が問題となる．肝細胞癌リスクの高い症例は，40歳以上，男性，高ウイルス量，飲酒者，肝細胞癌の家族歴，HCV・HDV・HIV共感染，肝線維化進展例，肝線維化進展を反映する血小板の低下例，genotype C，コアプロモーター変異型などである．このような高リスク症例では定期的な画像検査による肝細胞癌サーベイランスが必要である．また，HBs抗原が陰性化しHBs抗体が出現した寛解期の症例でも，HBs抗原消失前にすでに肝硬変に進展していた症例では発癌リスクがあること，さらにはHBV完全閉環二本鎖DNA（covalently closed circular DNA：cccDNA）が排除されてもHBVゲノムの組み込みによる肝細胞癌発生リスクが残ることを認識すべきである．

B 型肝炎の再活性化

HBV 感染患者において免疫抑制，化学療法などにより HBV が再増殖することを HBV 再活性化（HBV reactivation）と称する．HBV 再活性化はキャリアからの再活性化と既往感染者（HBs 抗原陰性，かつ HBc 抗体または HBs 抗体陽性）からの再活性化に分類される．既往感染者からの再活性化による肝炎は「*de novo* B 型肝炎」と称される．HBV 再活性化による肝炎は重症化しやすいだけでなく，肝炎の発症により原疾患の治療を困難にさせるため，発症そのものを阻止することが最も重要である．強力な免疫抑制・化学療法を行う際の基本的な HBV 再活性化対策は，厚生労働省研究班による「免疫抑制・化学療法により発症する B 型肝炎対策ガイドライン（改訂版）」に基づいた B 型肝炎治療ガイドラインに準拠する．

C 型慢性肝炎

疫学

HCV は 1989 年に発見され，それまで非 A 非 B 型肝炎と診断されていた症例の 90 ％以上が HCV によるものであることが判明した．HCV キャリアは全世界で約 1 億 7,000 万人，わが国では一般献血者における HCV 抗体陽性率が 1～2 ％であることから約 100 万～150 万人存在すると推定され，年齢が高くなるほど陽性率は高い．

感染経路と慢性化の機序

HCV は主に血液を介して感染する．わが国の感染者のほとんどは HCV が発見される以前の輸血・血液製剤，注射針の使い回しなどが原因と考えられており，現在は対策が施されそのような新規感染はほとんどない．また，性行為や母子感染はあるもののごくまれとされている．HCV が感染すると約 30 ％は一過性感染で治癒するが，約 70 ％は感染が持続し慢性化する．慢性肝炎の HCV 自然排除率は年率 0.2 ％とごくまれであり，症状がほとんどないため気づかずに放置していると 20～40 年の経過で肝硬変へ進展し，肝不全や肝細胞癌の原因となる．

診断

HCV 感染のスクリーニングには HCV 抗体が用いられる．HCV 抗体陽性者には感染既往例も含まれる．現在の持続感染を診断するにはさらに HCV-RNA を測定する．

HCV は 1 型から 6 型までの 6 種類の遺伝子型に分類されており，さらにそれぞれサブタイプに細分されている．わが国では 1b 型が約 70 ％，2a 型は約 20 ％，2b 型が数 ％で，残りは 1a 型とその他である．HCV セロタイプや HCV ジェノタイプ検査（保険適応外）による HCV の遺伝子型によって治療薬が選択される．

治療

治療目標は，抗ウイルス療法により HCV を排除し，肝硬変・肝不全への進展および肝発癌を抑制することである．治療対象は原則として非代償性肝硬変を除くすべての C 型肝炎症例である．特に高発癌リスク群（高齢者，線維化進展例）では早期に治療を導入するべきである．抗ウイルス治療ができない場合は肝庇護薬を使用し，炎症の鎮静化，病態進展の予防に努める．

抗ウイルス治療は従来の IFN 療法に代わり直接ウイルスの増殖を阻害する経口薬の DAA（direct acting antivirals）が主体となった．DAA は 100 ％近いウイルス排除が期待できるうえ，IFN に比べ副作用が少なく，高齢者や肝硬変症例にも使用できる．DAA は作用部位から，①NS3/4A プロテアーゼ阻害薬，②NS5A 複製複合体阻害薬，③NS5B ポリメラーゼ阻害薬の 3 種類があり，これらを組み合わせて使用する（🗺❸）．DAA は高い治療効果の一方で，治療不成功の場合，多重多剤耐性変異が惹起される点が問題となる．DAA の選択は，ウイルス因子（ジェノタイプ，耐性変異など）と宿主因子（治療歴，肝機能，肝硬変の有無，腎機能，他の合併症，常用薬，発癌リスクなど）を考慮して決定する．近年ジェノタイプにかかわらず使用できる DAA も登場し，治療期間も最短 8 週となっている．実際の治療にあたっては日本肝臓学会の『C 型肝炎治療ガイドライン』が参考になる．治療薬の開発に伴いガイドラインも随時更新され，治療方針の決定には総合的・専門的な判断を要するため原則として肝臓専門医へコンサルトする．初回 DAA 失敗例の 2 回目以降の再治療は，薬剤耐性変異や期待される著効率や，発癌リスクを考慮して肝臓専門医が総合的に判断する必要がある．また，C 型非代償性肝硬変に対する DAA はこれまで承認されていなかったが，2018 年 11 月にソホスブビル（SOF）とベルパタスビル（VEL）の配合錠が初の C 型非代償性肝硬変の治療薬として承認された．同薬剤は前治療歴を有する C 型慢性肝炎，C 型代償性肝硬変にも適用となり，ジェノタイプ 1～6 に効果を示す．C 型非代償性肝硬変には単剤で 12 週間投与し，前治療歴を有する C 型慢性肝炎，C 型代償性肝硬変にはリバビリン（RBV）と併用し 24 週間投与する．2019 年 2 月に保険収載され，3 月以降ガイドラインが改訂される見込みである．

抗ウイルス治療

ジェノタイプ 1 型（🔵50）

①DAA 治療歴なし：慢性肝炎，代償性肝硬変ともに第一選択はソホスブビル（SOF）/レジパスビル（LDV），エルバスビル（EBR）＋グラゾプレビル（GZR），グレカプレビル（GLE）/ピブレンタスビル

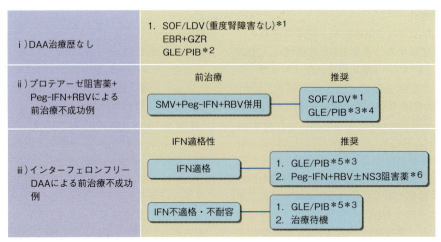

⑩ ジェノタイプ1型の治療フローチャート

*1 重度の腎機能障害（eGFR＜30 mL/分/1.73 m²）または透析を必要とする腎不全の患者に対するSOFの投与は禁忌である．
*2 国内臨床試験におけるGLE/PIBの投与期間は，DAA治療歴のない慢性肝炎では8週間である．
*3 国内臨床試験におけるGLE/PIBの投与期間は，DAA治療歴のある慢性肝炎ならびに代償性肝硬変では12週間である．
*4 プロテアーゼ阻害薬＋Peg-IFN＋RBV前治療により誘導されたNS3変異の影響についてのエビデンスはない．
*5 国内臨床試験におけるプロテアーゼ阻害薬＋NS5A阻害薬治療不成功例に対するGLE/PIB治療の著効率は約90％であったが，少数例であったため，治療前の薬剤耐性変異が及ぼす治療効果への影響については，今後，市販後の治療成績が十分に検討される必要がある．治療前にNS3/4およびNS5A変異を測定したうえで治療適応を考慮することが望ましい．
*6 SMV＋Peg-IFN＋RBV治療を行う場合には，IL28B遺伝子多型がメジャータイプであること，およびD168変異がないことを確認する．

SOF：ソホスブビル　　EBR：エルバスビル　　GLE：グレカプレビル　　SMV：シメプレビル
LDV：レジパスビル　　GZR：グラゾプレビル　　PIB：ピブレンタスビル　　RBV：リバビリン
（日本肝臓学会 肝炎診療ガイドライン作成委員会〈編〉：C型肝炎治療ガイドライン，第6.2版．2018．をもとに作成．）

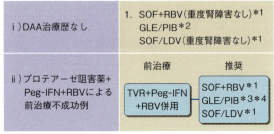

⑪ ジェノタイプ2型の治療フローチャート

*1 重度の腎機能障害（eGFR＜30 mL/分/1.73 m²）または透析を必要とする腎不全の患者に対するSOFの投与は禁忌である．
*2 国内臨床試験におけるGLE/PIBの投与期間は，DAA治療歴のない慢性肝炎では8週間である．
*3 国内臨床試験におけるGLE/PIBの投与期間は，DAA治療歴のある慢性肝炎ならびに代償性肝硬変では12週間である．
*4 プロテアーゼ阻害薬＋Peg-IFN＋RBV前治療により誘導されたNS3変異の影響についてのエビデンスはない．
TVR：テラプレビル
（日本肝臓学会 肝炎診療ガイドライン作成委員会〈編〉：C型肝炎治療ガイドライン，第6.2版．2018．をもとに作成．）

（PIB）となる．
②プロテアーゼ阻害薬＋Peg-IFN＋RBVによる前治療不成功例：シメプレビル（SMV）＋Peg-IFN＋リバビリン（RBV）3剤併用治療の不成功例にはSOF/LDV，GLE/PIBが推奨される．
③IFNフリーDAAによる前治療不成功例：薬剤耐性変異を考慮した難易度が高い総合的な判断を要するため必ず肝臓専門医にコンサルトする．プロテアーゼ阻害薬＋NS5A複製複合体阻害薬のダクラタスビル＋アスナプレビル併用治療の不成功例に対する再治療はGLE/PIBが第一選択となる．投与期間は12週間となる．ただし国内第3相試験ではダクラタスビル＋アスナプレビル併用治療の不成功例でNS5A領域P32欠失が存在する症例ではすべて治療不成功となっているため，再治療前にNS3/4ならびにNS5A領域の薬剤耐性変異，特にP32欠失の有無を測定することが望ましい．また，IFN投与が可能な慢性肝炎では，薬剤耐性変異の存在が問題とならないIFNベース治療も選択肢となる．他の不成功例に対するDAA再治療は現時点でエビデンスがなく，IFNベース治療や肝発癌リスクを十分に評価のうえ治療待機が選択肢となる．

ジェノタイプ2型（⑪）：DAA治療歴のない症例，プロテアーゼ阻害薬＋Peg-IFN＋RBVによる前治療不成功例ともに第一選択はSOF＋RBV，GLE/PIB，

SOF/LDV である．GLE/PIB の投与期間は1型同様 DAA 治療歴のない慢性肝炎では8週，DAA 治療歴のない代償性肝硬変および DAA 再治療例では12週である．IFN フリーDAA 治療不成功例の再治療については，まだエビデンスがない．

ジェノタイプ1型と2型の混合感染：1型と2型の混合感染に対してはすべてのジェノタイプに有効な GLE/PIB で治療する．

セロタイプ判定保留（ジェノタイプ3〜6型）：セロタイプ（セログループ，群別，グルーピング）検査で判定保留の場合，極力ジェノタイプ検査を行う．治療適応の判断は発癌リスク，治療に伴う副反応を十分に考慮する．GLE/PIB 12週，SOF＋RBV 24週併用治療が推奨されるが，ジェノタイプ3型では国内の臨床試験成績から GLE/PIB が第一選択となる．

腎機能低下例（CKD ステージ4以上の重度腎機能障害）：ジェノタイプ1型では，有効性・安全性，および国内における使用経験から EBR＋GZR が推奨される．GLE/PIB も海外では良好な成績であるが，現時点では国内での十分なエビデンスがなく今後使用経験が蓄積されることが期待される．一方，ジェノタイプ2型では国内第3相試験より GLE/PIB が推奨される．

肝庇護療法

ウイルス排除目標とした治療が無効，あるいは合併症，副作用などのために十分に施行できない場合には，肝炎の活動性を抑え肝線維化の進展を阻止し，肝発癌リスクの軽減を図る．ウルソデオキシコール酸やグリチルリチン製剤が推奨される．

予後

C 型肝炎の肝細胞癌リスク

これまで IFN 治療によって SVR（sustained virological response）が得られた症例では，病態の進展および肝発癌が抑制されることが示されており，IFN フリーDAA 治療でも IFN 治療と同程度の肝発癌抑制効果が得られるとする報告が増えつつある．しかし，IFN フリーDAA 治療は高齢者や線維化進行例，肝癌既往例など高発癌リスク群に治療対象が拡大しているため，SVR 後も肝発癌に対して厳重な注意が必要である．

（榎本信幸）

● 文献

1) 日本肝臓学会 肝炎診療ガイドライン作成委員会（編）：B 型肝炎治療ガイドライン，第3版．2017.
https://www.jsh.or.jp/medical/guidelines/jsh_guidlines/hepatitis_b

2) 日本肝臓学会 肝炎診療ガイドライン作成委員会（編）：C 型肝炎治療ガイドライン，第6.2版．2018.

https://www.jsh.or.jp/files/uploads/HCV_GL_ver6.2_v1.1.pdf

自己免疫性肝炎 autoimmune hepatitis（AIH）

概念

- 自己免疫性肝炎（AIH）は，何らかの機序により自己の肝細胞に対する免疫学的寛容が破綻し，慢性，進行性に肝障害をきたす疾患である．
- わが国では中年以降の女性に好発する．
- 抗核抗体（ANA），抗平滑筋抗体（ASMA）などの自己抗体陽性，血清 IgG 高値を高率に伴う．
- 組織学的には慢性活動性肝炎像を呈し，interface hepatitis や肝細胞ロゼット形成が認められる．
- 副腎皮質ステロイドが奏効する．

分類

自己抗体の出現パターンにより1型と2型に分類される．1型は抗核抗体や抗平滑筋抗体が陽性で，わが国でみられる AIH の大半を占める．2型は抗肝腎ミクロソーム1（LKM-1）抗体陽性となる．また，発症には急性と慢性のいずれも存在するが，急性肝炎様に発症する例では，慢性の経過中に急性増悪する急性増悪期（acute exacerbation phase）と急性肝炎像を示す急性肝炎期（acute hepatitis phase）の2つの病態が存在する．

病因

AIH の詳細な病因は明らかとはなっていない．遺伝的素因としてわが国では HLA-DR4 との相関がある．発症誘因として先行する感染症や薬剤服用との関連が示唆されており，ウイルス感染や薬物代謝産物による自己成分の修飾，分子相同性などが発症に関与する可能性がある．肝内に浸潤するリンパ球は T 細胞が主体であり，自己反応性 T 細胞の活性化と制御性 T 細胞の細胞性免疫異常が本症の肝細胞障害の主因と考えられている．

疫学

わが国では AIH の診断基準がより明確となり患者数は増加している．2018年に実施された疫学調査では，患者数は30,325例と推定され，人口10万人あたりの有病率は23.9と報告されている．2004年の調査と比べ2.7倍増加し，男女比も1：6.94から1：3.89と男性患者の増加が認められている．発症年齢は中高年を一峰性ピークとする．一方，欧米では若年と中高年の二峰性の分布を示す．

臨床症状・検査所見

AIH に特徴的な症候はなく，発症様式により無症状から食欲不振，倦怠感，黄疸など急性肝炎様症状を呈するなどさまざまである．検査所見では疾患特異的な標識マーカーはないが，典型例では中等度のトラン

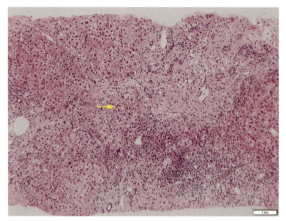

図52 自己免疫性肝炎患者の肝組織像
interface hepatitis 所見と肝細胞ロゼット形成(矢印)を認める.

表53 自己免疫性肝炎の診断指針(2016年)

診断	1. 他の原因による肝障害が否定される 2. 抗核抗体陽性あるいは抗平滑筋抗体陽性 3. IgG 高値(>基準上限値1.1倍) 4. 組織学的に interface hepatitis や形質細胞浸潤がみられる 5. 副腎皮質ステロイドが著効する
典型例	上記項目で1を満たし,2〜5のうち3項目以上を認める.
非典型例	上記項目で1を満たし,2〜5の所見の1〜2項目を認める.

(厚生労働省難治性疾患克服事業「難治性の肝・胆道疾患に関する調査研究」班:自己免疫性肝炎〈AIH〉診療ガイドライン. 2016.)

スアミナーゼ上昇,ガンマグロブリン(IgG)高値,抗核抗体・抗平滑筋抗体陽性が認められる.急性肝炎期例では,自己抗体陽性や IgG 高値の特徴を示さず診断が困難な場合がある.

病理所見

肝組織所見では,門脈域の線維性拡大とリンパ球,形質細胞の浸潤を伴う interface hepatitis や肝細胞ロゼット形成が認められる(図52).海外では特徴的所見に emperipolesis(肝細胞内にリンパ球がとり込まれる所見)を重視しているが,評価が難しく,わが国では一般化していない.一方,急性肝像を呈する急性肝炎期 AIH では,門脈域に変化が乏しく,小葉中心帯壊死を示す症例もある.

診断

AIH の診断においては,ウイルス性肝炎および肝炎ウイルス以外のウイルス感染(Epstein-Barr ウイルス,サイトメガロウイルスなど)による肝障害,薬物性肝障害,非アルコール性脂肪性肝疾患など他の肝疾患との鑑別が重要である.診断基準として,わが国の診断指針(表53)ならびに改訂版国際診断基準(表54)が用いられている.また,簡易型国際診断基準(表55)も臨床現場では用いられている.改訂版国際診断基準は感受性に優れ自己抗体陽性,IgG 高値などの所見が目立たない非定型例も拾い上げて診断することができ,簡易型国際診断基準は特異性に優れ副腎皮質ステロイド治療の決定に参考となる.診断の手順を図56に示す.なお,診断後には重症度評価(表57)を行い,中等症の症例で,黄疸高度の場合も専門機関への紹介を考慮する.

治療

治療の基本は,副腎皮質ステロイドによる薬物療法である.早すぎる減量は再燃の原因となるため,ALT 値や IgG 値を参考としながら緩やかに減量し維持量で長期投与する.

再燃例では,初回治療時に副腎皮質ステロイドへの治療反応性が良好であった例では,副腎皮質ステロイドの増量または再開をする.副腎皮質ステロイド低抗例や繰り返し再燃する例ではアザチオプリンの使用も考慮する.なお,副腎皮質ステロイドの長期投与に際しては副作用である糖尿病,高血圧,骨粗鬆症,易感染性には注意が必要である.

重症例では副腎皮質ステロイドパルス療法や肝補助療法(血漿交換や血液濾過透析)などの特殊治療を要することがある.また,急性肝不全例や非代償性肝硬変例では肝移植が有効な治療法となる場合がある.

予後

わが国の AIH の予後は比較的良好で,10年生存率95%以上である.しかし,急性肝不全例の予後は不良であり,肝移植も含めた対応が求められる.また,治療抵抗性を示し再燃する例では,肝硬変へ進展するリスクが高い.肝細胞癌も数%に合併することから,特に線維化進行例では,定期的な画像検査が重要である.

(大平弘正)

●文献

1) Takahashi A, et al:Autoimmune hepatitis in Japan:trends in a nationalwide survey. *J Gastroenterol* 2017;46:1136.
2) Ohira H (ed):Autoimmune Liver Diseases. Tokyo:Springer;2014.
3) 厚生労働省難治性疾患克服事業「難治性の肝・胆道疾患に関する調査研究」班:自己免疫性肝炎(AIH)診療ガイドライン. 2016.

㊴ 改訂版国際診断基準（1999 年）

項目		点数	註
女性		＋2	
ALP：AST/ALT	＜1.5	＋2	1)
	1.5〜3.0	0	
	＞3.0	－2	
血清グロブリンまたは IgG 値正常上限との比	＞2.0	＋3	
	1.5〜2.0	＋2	
	1.0〜1.5	＋1	
	＜1.0	0	
ANA，SMA あるいは LKM-1 抗体	＞1：80	＋3	2)
	1：80	＋2	
	1：40	＋1	
	＜1：40	0	
AMA 陽性		－4	
肝炎ウイルスマーカー	陽性	－3	3)
	陰性	＋3	
薬物投与歴	陽性	－4	4)
	陰性	＋1	
平均アルコール摂取量	＜25 g	＋2	
	＞60 g	－2	
肝組織像	interface hepatitis	＋3	
	リンパ球や形質細胞優位の細胞浸潤	＋1	
	肝細胞のロゼット形成	＋1	
	上記いずれかの所見も認めない	－5	
	胆管病変	－3	5)
	他の病変	－3	6)
他の自己免疫疾患		＋2	7)
付加項目			8)
	他の認識された自己抗体陽性	＋2	9)
	HLA-DR3 または DR4 陽性	＋1	10)
	治療反応性 寛解	＋2	11)
	再燃	＋3	
総合点数による評価 治療前	AIH 確診例（definite）	＞15	
	AIH 疑診例（probable）	10〜15	
治療後	AIH 確診例（definite）	＞17	
	AIH 疑診例（probable）	12〜17	

1）ALP と AST または ALT 値との比は，それぞれを上限値で除した比で示される．すなわち（ALP 値÷ALP 正常上限値）÷（AST/ALT 値÷AST/ALT 正常上限値）
2）げっ歯目組織切片を用いた間接免疫蛍光法による自己抗体力価．ANA 力価は Hep-2 細胞を用いた間接免疫蛍光法による測定も可．小児は低力価でも陽性．
3）A 型・B 型・C 型肝炎ウイルスマーカー（すなわち IgM-HAV，HBs Ag，IgM anti-HBc，anti-HCV および HCV-RNA）．これらの肝炎ウイルスマーカーが陰性であっても肝障害を惹起しうるウイルスの関与が想定される場合には CMV や EBV などのウイルスマーカーを測定する．
4）肝障害出現時までに肝障害を惹起しうる既知またはその可能性のある薬物服用歴．
5）胆管病変とは，PBC または PSC に特徴的な病変（適切な生検肝組織標本により確認された胆管消失を伴う肉芽腫性胆肝炎や高度の胆管周囲巣状線維化）または，銅や銅関連蛋白の沈着を認める門脈周囲の顕著な胆管反応（いわゆる胆管炎を伴う小葉辺縁の細胆管増生）をいう．
6）異なる病変を示唆する明らかな病変または複数の疑わしい病変．
7）患者または一親等での他の自己免疫疾患の合併．
8）他の認識された自己抗体や HLA-DR3 または DR4 に対する加点は，AMA，SMA および LKM-1 のいずれも陰性の症例に限る．
9）他の認識された自己抗体とは測定方法が確立され，AIH への関連が明らかとされた自己抗体で，pANCA，anti-LCI，anti-SLA，anti-ASGP，LSP，anti-LSP，anti-sulfatide などが含まれる．
10）HLA-DR3 や DR4 は主として北欧コーカソイドや日本民族に関連している．他の人種では AIH との関連が明らかとされた DR3，DR4 以外の HLA class II 抗原が陽性の場合 1 点加算する．
11）治療に対する反応性の評価時期は問わず，治療前の合計得点に加算する．
ALP：アルカリホスファターゼ，ANA：抗核抗体，SMA：抗平滑筋抗体，LKM-1：肝腎ミクロソーム 1，EBV：EB ウイルス，CMV：サイトメガロウイルス，PBC：原発性胆汁性胆管炎，PSC：原発性硬化性胆管炎．

⑤ 簡易版スコアリングシステム

ANA or SMA	≧ 1:40	1
ANA or SMA	≧ 1:80	
LKM-1抗体	≧ 1:40	2
SLA抗体	陽性	
IgG	>基準値	1
	>基準値 1.1倍	2
肝組織	矛盾しない	1
	典型的	2
ウイルス肝炎の否定	可能	2

≧6：疑診，≧7：確診．
ANA：抗核抗体，SMA：抗平滑筋抗体，LKM-1：肝腎ミクロソーム1，SLA：肝可溶性抗原抗体．
(難病情報センター：自己免疫性肝炎〈指定難病95〉)

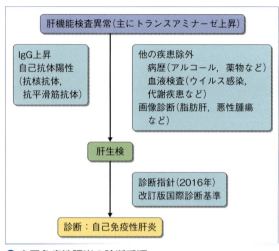

⑤ 自己免疫性肝炎の診断手順

⑤ 自己免疫性肝炎の重症度判定

	臨床徴候	臨床検査所見	画像検査所見
	①肝性脳症あり ②肝濁音界縮小または消失	①ASTまたはALT>200 U/L ②ビリルビン>5 mg/dL ③プロトロンビン時間<60%	①肝サイズ縮小 ②肝実質の不均質化
重症	次の1，2，3のいずれかが見られる．1．臨床徴候：①または②，2．臨床検査所見：③，3．画像検査所見：①または②		
中等症	臨床徴候：①，②，臨床検査所見：③，画像検査所見：①，②がみられず，臨床検査所見：①または②がみられる．		
軽症	臨床徴候：①，②，臨床検査所見：①，②，③，画像検査所見：①，②のいずれもみられない．		

(厚生労働省難治性疾患克服事業「難治性の肝・胆道疾患に関する調査研究」班：自己免疫性肝炎〈AIH〉診療ガイドライン．2016.)

原発性胆汁性胆管炎
primary biliary cholangitis (PBC)

概念
- 原発性胆汁性胆管炎（PBC）は慢性に進行する胆汁うっ滞性肝疾患である．胆管上皮細胞の変性・壊死によって肝内小型胆管が破壊され消失することにより，慢性進行性の胆汁うっ滞を呈する．
- 従来は原発性胆汁性肝硬変（primary biliary cirrhosis）という病名であったが，早期診断が可能となり，さらにウルソデオキシコール酸（ursodeoxycholic acid：UDCA）の有効性が明らかになり第一選択薬としての位置づけが確立されたため，組織学的に肝硬変まで進行する症例はごく一部となったことから，2015〜16年にかけてわが国を含む世界各国で現在の病名に変更された．

病因
発症の原因は不明であるが，障害胆管近傍にリンパ球を主体とした著明な炎症細胞浸潤がみられること，自己抗体である抗ミトコンドリア抗体（anti-mitochondrial antibody：AMA）が90％以上の症例で検出されること，他の自己免疫疾患を高率に合併することから，PBCは胆管上皮細胞に対する自己免疫反応による臓器特異的自己免疫性肝疾患であり，特定の遺伝的素因を有するヒトに何らかの環境要因が加わって発症すると考えられている．PBCの発症に関与する遺伝子が多数報告されているが，その多くは他の自己免疫疾患の発症にも関与している．また，症例対照研究によりいくつかの環境要因があげられている．

AMAはミトコンドリア内膜に存在するピルビン酸デヒドロゲナーゼ複合体E2コンポーネント（pyruvate dehydrogenase complex-E2：PDC-E2）を代表とする数種類のミトコンドリア蛋白を認識する自己抗原であるが，PBCの病変は肝内小型胆管の胆管上皮細胞にほぼ限定されている．

病態生理
PBCの病態は自己免疫による胆管上皮細胞障害，胆汁うっ滞，および肝線維化の進行という3段階に分けて考えることができる．

自己免疫による胆管上皮細胞障害
小葉間胆管上皮細胞表面にはHLAクラスI・II抗原の異所性発現や接着因子の発現を認めるほか，AMAの対応抗原であるPDC-E2類似の物質が発現していること，胆管周囲にPDC-E2特異的CD4[+]・

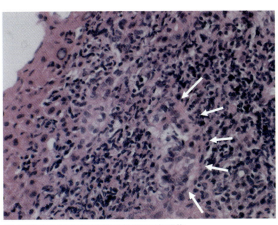

⑤⑧ 慢性非化膿性破壊性胆管炎の病理像
矢印は障害胆管を示す．

⑤⑨ 原発性胆汁性胆管炎 (PBC) の組織学的病期分類

Scheuer 分類	
1期	慢性非化膿性破壊性胆管炎 (florid duct lesion)
2期	非定型的細胆管増生
3期	線維化・瘢痕
4期	肝硬変
Ludwig 分類	
1期	portal hepatitis
2期	periportal hepatitis（ピースミール壊死，インターフェイス肝炎）
3期	線維性隔壁形成，架橋性壊死
4期	肝硬変

$CD8^+$ T 細胞が高頻度に集積していることが報告され，T 細胞を主体とする獲得免疫によって胆管上皮細胞が攻撃される．腸内細菌によって刺激された自然免疫活性の増強も獲得免疫の活性化に重要である．

胆汁うっ滞

胆管上皮細胞が障害されると小型胆管における胆汁の流れが滞り，胆汁うっ滞が生じる．胆汁には胆汁酸，ことに細胞障害性の高い疎水性胆汁酸が含まれているため，胆管上皮細胞がさらに障害され，加えて周囲の肝細胞にも障害が波及する．本来胆管上皮細胞には，細胞表面に重炭酸を分泌して疎水性胆汁酸から自らを守る機構が備わっているが，PBC では胆管上皮細胞からの重炭酸分泌能が低下していることが報告されている．

肝線維化の進行

肝細胞障害が進行すると，他の成因による慢性肝疾患同様に肝の線維化が進行して組織学的に肝硬変となり，肝細胞機能不全および門脈圧亢進症によってさまざまな合併症を起こして，最終的には肝不全へと至る．PBC の場合では肝硬変の原因が胆汁うっ滞であることから胆汁性肝硬変と呼ばれ，これが PBC の旧称の由来であった．

病理

初期の段階では慢性非化膿性破壊性胆管炎 (chronic non-suppurative destructive cholangitis：CNSDC，⑤⑧) と肉芽腫の形成が特徴的所見である．肝臓の門脈域，特に障害胆管周囲には高度の単核球浸潤がみられ，胆管上皮細胞層にも単核球浸潤を認める．炎症の原因が細菌感染ではないため好中球浸潤や化膿性病変は存在しない．進行すると胆管が消失し，肝線維化が進行する．

PBC の組織学的分類として，しばしば Scheuer 分類ないし Ludwig 分類が用いられてきた (⑤⑨)．しかし，これらの分類は予後を必ずしも良好に反映しないという批判があり，近年は肝細胞・胆管上皮細胞障害のいずれをも評価の対象とし，やや複雑ではあるが予後との相関が良好な Nakanuma 分類が用いられることがある．

疫学

厚生労働省難治性疾患政策研究事業「難治性の肝・胆道疾患に関する調査研究」班（以下，厚労省研究班）が 2018 年に行った全国疫学調査では，国内患者総数は約 37,000 人と推定された．診断時年齢のピークは女性 50 歳代，男性 60 歳代であり，中年以降に診断されることが多いが，10 歳代に発症する症例もまれにみられる．従来の調査では男女比は約 1：7 であったが，2018 年の疫学調査では男女比が約 1：4 であり，近年，男性患者が増加していることが示唆される．

臨床症状

病初期は無症状のことが多いが，皮膚瘙痒感や疲労感を自覚している症例も少なからず存在する．これらの自覚症状の強さは PBC 自体の進行度とは関係せず，早期から強い症状を訴える場合がある．皮膚瘙痒感は身体のあらゆる部位で自覚され，皮膚病変は伴わない．Sjögren 症候群の合併の有無にかかわらず，口や眼の乾燥症状を訴える症例も多い．身体所見として，皮膚瘙痒感に伴う掻き傷や脂質異常症に伴う眼瞼黄色腫がみられる症例もある．通常肝硬変に伴って出現する食道・胃静脈瘤が，組織学的に肝硬変に進展していない早い段階から出現することがある．さらに進行すると黄疸が出現し，また腹水や肝性脳症など他の非代償性肝硬変症状がみられる．もっとも，これらの症状はいずれも PBC に特異的なものではなく，臨床症状のみによって PBC と診断することはできない．

検査

血液検査

肝酵素，なかでもアルカリホスファターゼ (alkaline phosphatase：ALP)，γグルタミルトランスペプチ

ターゼ（γ-GTP）など胆道系酵素が上下動を繰り返しながら慢性に上昇しているのが特徴である．トランスアミナーゼの上昇は胆道系酵素に比べ通常軽度である．初期にはビリルビン値は正常だが，進行すると直接ビリルビン優位の高ビリルビン血症がみられる．肝合成能も進行に伴って低下する．

PBC の特徴は AMA が検出されることである．AMA は PBC のおよそ 90 ％以上で陽性となる一方，PBC 以外の疾患における陽性率は数％程度ときわめて低率であるため，診断的意義がきわめて高い．AMA の測定には間接免疫蛍光法，ないし PDC-E2 などを対応抗原とした ELISA 法（抗ミトコンドリア M2 抗体検査）が用いられるが，ELISA 法が感度・特異度ともに高い．免疫グロブリンでは IgM が高値となる．

画像検査

PBC の病変の主座は画像ではとらえることのできない肝内小型胆管であり，著明な胆道系酵素の上昇がみられるにもかかわらず，腹部超音波検査や CT では，肝はほぼ正常である．ERCP や MRCP など胆道造影を行っても異常はみられない．ただし進行すれば他の成因同様慢性肝疾患，ないし肝硬変の所見を認める．

診断

診断基準

①胆道系酵素（ALP，γ-GTP）優位の慢性に経過する肝酵素上昇，②血清中 AMA 陽性，③CNSDC など特徴的な肝組織像，以上 3 項目のうち 2 項目以上がそろえば PBC と診断する，というのが世界的なコンセンサスであり，わが国で用いられている厚労省研究班による診断基準❻もほぼこの内容を踏襲している．すなわち，胆道系酵素の慢性的な上昇，および AMA 陽性であれば肝生検を行うことなく PBC と診断できる．しかし，トランスアミナーゼ上昇や抗核抗体陽性など自己免疫性肝炎の合併が疑われる症例，また PBC が疑われるものの AMA 陰性であるなどの非典型例では肝生検は必須である．

PBC は国が指定する指定難病の一つであり，何らかの症状を有する「症候性」PBC と診断されるなどある一定の要件を満たせば医療費助成の対象となる．

鑑別診断

臨床経過，血液検査，画像診断により胆道系酵素上昇をきたす疾患を除外する．ことに胆膵系悪性疾患や胆石症による閉塞性黄疸を迅速に除外する必要がある．画像診断により通常鑑別は容易であるが，加えて PBC は慢性の経過をとるため，悪性腫瘍や胆石症のように胆道系酵素が経過とともに上昇し続けることはなく，多くの場合，上下動を繰り返しながら経過する．薬物性肝障害では，多くの場合，薬剤の中止により肝機能障害は改善する．もう一つの慢性胆汁うっ滞性肝

---

❻ 原発性胆汁性胆管炎の診断基準

次のいずれか 1 つに該当するものを PBC と診断する．

1) 組織学的に CNSDC を認め，検査所見が PBC として矛盾しないもの．

2) AMA が陽性で，組織学的は CNSDC の所見を認めないが，PBC に矛盾しない（compatible）像を示すもの．

3) 組織学的検索の機会はないが，AMA が陽性で，しかも臨床像および経過から PBC と考えられるもの．

CNSDC：慢性非化膿性破壊性胆管炎，AMA：抗ミトコンドリア抗体．
（厚生労働省難治性疾患政策研究事業「難治性の肝・胆道疾患に関する調査研究」班：原発性胆汁性胆管炎〈PBC〉ガイドライン〈2017 年〉．）

疾患である原発性硬化性胆管炎もやはり胆道系酵素は軽度に変動しながら推移するため類似の血液検査結果を呈するが，PBC と異なり AMA が検出されないこと，および大型の胆管が障害されるため画像検査で胆管拡張がみられることが鑑別上重要である．

また，胆道系酵素が上昇しているが AMA 陰性で抗核抗体のみ陽性となる症例，AMA 陽性でも胆道系酵素よりもトランスアミナーゼ上昇が目立つ症例など非典型的自己免疫性肝疾患では，自己免疫性肝炎との鑑別が問題になる．このような症例では肝生検による組織像の検討が欠かせない．その他，成人性肝内胆管減少症，移植片対宿主病（GVHD），肝移植拒絶反応，サルコイドーシスなどが鑑別対象疾患となる．

合併症

胆汁うっ滞の結果として脂質異常症，ことに高コレステロール血症をしばしば合併する．脂溶性ビタミンであるビタミン D の吸収が阻害されるため続発性骨粗鬆症がみられることが多い．また，他の自己免疫疾患をしばしば合併する．Sjögren 症候群，慢性甲状腺炎，関節リウマチなどの合併頻度が高い．

肝硬変へ進行すると非代償性肝硬変の症状として食道・胃静脈瘤，肝性脳症や腹水を合併する．ウイルス性肝疾患ほど高頻度ではないものの，肝細胞癌の合併もまれではない．線維化進行例，男性例は肝細胞癌発症のリスクが高いため注意が必要である．

治療

PBC の根治的治療は存在しない．胆汁うっ滞を改善し肝硬変への進行を抑えるという PBC そのものに対する内科的治療，肝不全に陥った症例に対する肝移植，および PBC に伴って生じる症状・合併症に対しての治療に大別される．

PBC に対する治療

第一選択薬は UDCA であり，PBC と診断され ALP が上昇している症例すべてが適応となる．至適投与量は 13～15 mg/kg/日であり，100 mg 錠が使用される

わが国では通常 600 mg（6 錠）/日が推奨される．70〜80 ％程度の症例では半年ほどの UDCA 投与により胆道系酵素は著明に低下する．血清 ALP 値を基準値範囲内まで低下させる必要はなく，基準値上限の 1.5 倍程度まで低下すれば治療効果は十分であり，この場合は長期予後も良好であることが示されている．ただし UDCA を中止すると肝酵素は再上昇するため，生涯にわたる服用が必要である．

UDCA の投与開始から 6 か月〜1 年程度経過しても胆道系酵素が十分に低下しない場合，UDCA のアドヒアランスと投与量を確認する．UDCA は 1 日 3 回（分 3）投与で処方されることが多いが，2 回ないし 1 回投与でも治療効果は変わらず，アドヒアランスの面からは分 2 投与が望ましい．また，近年は比較的体重の大きい症例が増加しており，13〜15 mg/kg/日という至適投与量を確保するために 900 mg/日が必要な場合がある．

一方，20〜30 ％の PBC 症例では 6 か月〜1 年の UDCA 投与にもかかわらず血清 ALP 値が基準値上限の 1.5 倍以下に低下せず，UDCA 治療反応不良例と判断される．このような症例に対して有効性が確認され承認された薬剤はわが国には存在せず，今後新規治療薬が開発されることが期待される．なお，わが国では UDCA 反応不良例に対してベザフィブラート（400 mg/日）がしばしば追加投与され，短期的な生化学的改善効果が認められる．しかし，ベザフィブラートの長期予後改善効果はいまだ十分明らかになっていないうえ，PBC に対する薬事承認はなされておらず，脂質異常症を伴っていない場合には保険適用外となる．ベザフィブラートは腎機能障害のある患者に対しては慎重投与となっていることにも留意すべきである．

肝移植

肝硬変へと進行し肝不全に至った場合には，肝移植の適応となる．厚労省研究班が作成している PBC 診療ガイドラインでは，PBC に対する肝移植の適応は Child-Pugh スコア 8 点以上，かつ，総ビリルビン値 5 mg/dL 以上，肝性脳症，門脈圧亢進症による消化管出血などの症状が存在する時期に紹介するのが望ましいとされている（**❻❶**）．また，他疾患による非代償性肝硬変と同様，MELD（model for end-stage liver disease）スコアや Child-Pugh 分類が使用されるほか，Mayo Clinic から出された予後予測式（Mayo リスクスコア）も移植適応の判定基準として用いられる．さらに日本肝移植研究会による予後予測についての研究では，総ビリルビン値と AST/ALT 比により 6 か月後の予想死亡率を算出し，これが 50 ％以上の場合に肝移植を推奨している．ただし，このような各種スコア

❻❶ 原発性胆汁性胆管炎（PBC）における肝移植適応時期

1）次の I，II いずれにも該当する時期に紹介するのが望ましい．

　I. Child-Pugh 分類の合計点数が 8 点以上の状態に至った場合．

　II. a〜h のうち，1 項目以上が認められるもの．
　　a）血清総ビリルビン値が 5.0 mg/dL 以上
　　b）肝性脳症
　　c）門脈圧亢進症による消化管出血
　　d）難治性胸腹水
　　e）特発性細菌性腹膜炎，肝腎症候群，肝肺症候群
　　f）肝癌合併
　　g）不眠を訴えるほどの強い瘙痒感
　　h）高度の全身倦怠感，骨粗鬆症などによる QOL の著しい低下

2）スコア化された基準としては以下が推奨される．

　① Mayo リスクスコア：7.8 以上
　② 日本肝移植研究会モデル 6 か月後の死亡確率が 50 ％以上
　③ MELD スコアが 15 以上

（厚生労働省難治性疾患政策研究事業「難治性の肝・胆道疾患に関する調査研究」班：原発性胆汁性胆管炎〈PBC〉ガイドライン〈2017 年〉．）

では定量しにくいものの，治療抵抗性の皮膚瘙痒感や疲労症状，難治性胸腹水や肝性脳症など，患者の QOL を著しく低下させるような多彩な自覚症状も移植適応として重要である．

症状・合併症に対する治療

皮膚瘙痒感は患者の QOL を著しく低下させる恐れがあり，積極的な治療介入が必要である．皮膚がかゆいという訴えがなくとも，皮膚を観察し，掻き傷の有無をチェックする．かゆみを感じる部位が広範にわたるため外用薬は無効で，抗ヒスタミン薬の内服が繁用される．最近，慢性肝疾患の皮膚瘙痒感に対して保険適用となったオピオイド受容体拮抗薬は PBC の皮膚瘙痒感に対しても一定の効果がある．高コレステロール血症については高血圧や喫煙など他の動脈硬化危険因子が存在しなければ治療の必要はない．続発性骨粗鬆症に対しては定期的に骨密度を測定し，低下している場合には原発性骨粗鬆症に準じて治療する．自己免疫性肝炎オーバーラップなどで肝炎の病態が強い場合には副腎皮質ホルモンが併用される．腹水，肝性脳症，食道・胃静脈瘤など非代償性肝硬変症状に対しては他の成因同様に治療を行う．

経過・予後

UDCA 治療が一般的になる以前，PBC は緩徐ではあるものの徐々に進行し，肝硬変・肝不全へと至る疾患であった．しかし，UDCA が第一選択薬として確立されたことによって予後は大きく改善され，UDCA 治療に反応し血液生化学検査値が安定すれば生命予後は一般人とほぼ同等である．しかし，UDCA 治療反

応不良例では適切な追加治療により肝酵素の低下がなければPBCの進行は避けられず，また診断時すでに黄疸ないしその他の非代償性肝硬変症状が存在する症例では予後不良である．

診断時の年齢，肝予備能，組織学的進行度，および治療開始1年後のUDCA治療反応性などが長期予後予測因子として報告されている．

PBCに対する肝移植の予後は良好である．わが国における2015年末時点での統計では，PBCに対する生体肝移植682例の3年，5年，10年生存率はそれぞれ80.0％，78.4％，72.6％であり，欧米での脳死肝移植による成績とほぼ同等である．しかし，移植後にPBCが再発することもまれではない．

（田中　篤）

原発性硬化性胆管炎とIgG4関連疾患

☞「原発性硬化性胆管炎とIgG4関連疾患」p.428

アルコール性肝障害 alcoholic liver disease

概念

- アルコールの過剰摂取は脂肪肝から肝線維症，肝硬変，肝癌に至る慢性肝障害，さらに炎症・肝細胞壊死が前景に出るアルコール性肝炎を惹起する．❷にアルコール性肝障害の概要を掲げる．
- 飲酒は個人の生活習慣を形成している重要な因子であり，過剰飲酒が引き起こすアルコール性肝障害はアルコール関連生活習慣病といえる．他の身体的疾患を併発していることも多く，アルコール依存症や社会経済的問題などアルコール関連問題が背景に存在することに留意しなければならない．

疫学

わが国における国民1人あたりの年間アルコール消費量は，高度成長期を通して顕著な増加を示したが，1990年代に入ってプラトーに達してからは漸減傾向にあり，2015年WHOの報告では純エタノール換算で約7.5 L/年である．米国などとほぼ同レベルであるが，日本人ではアルデヒド脱水素酵素（aldehyde dehydrogenase：ALDH）の遺伝子多型に起因するアルコール代謝能の低い者の割合が約40％に達することを考慮すれば，飲酒人口1人あたりのアルコール消費量は決して少なくない．平均アルコール摂取量60 g以上（日本酒換算3合以上）の大量飲酒者は約860万人と推測されている．アルコール性肝障害の死亡数は増加傾向にあり，2011年には男性4,073人，女性491人が死亡しており，男性・高齢者で多い．アルコール性肝硬変の比率は2007年度13.7％，2012年度24.6％と増加しており，抗ウイルス療法の進歩によるC型肝炎ウイルスに起因する肝硬変の減少も関与している．肝細胞癌の成因に占めるアルコール性肝障害の割合は増加傾向にある．アルコール性肝障害は受療率から推計される患者数より，医療につながっていない隠れた症例が多い．

病型

アルコール性肝障害は，❸に示したように脂肪肝からアルコール性肝炎，もしくは肝線維症を経て，肝硬

❷ アルコール性肝障害の要点

1.	アルコール性肝障害は脂肪肝，肝線維症，肝炎，肝硬変，肝癌などの病型を含む．
2.	女性は少量の飲酒であってもアルコール性肝障害を発症しやすい．
3. 診断	γ-GTP上昇，AST≫ALT，MCV＞100 fl，IgA上昇を認めた場合，本症を想起する． 飲酒歴の正確な聴取を行い，ウイルス性肝炎など他の肝障害を除外する． 診断基準を参考に病型を診断する． アルコール性肝硬変では食道静脈瘤や肝癌の合併を評価する．
4. 治療	治療の原則は禁酒． アルコール性肝炎や肝硬変では禁酒によっても障害が増悪することがある． 病型に合わせた栄養療法を行う． 重症型アルコール性肝炎は集学的治療が必要．
5. 依存症への対応	スクリーニングテストを利用して，問題飲酒，依存症を把握する． 依存症の治療はアルコール依存症専門医や自助団体と連携する．

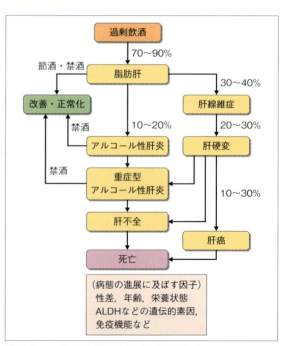

❸ アルコール性肝障害の病型と進展様式
ALDH：アルデヒド脱水素酵素．

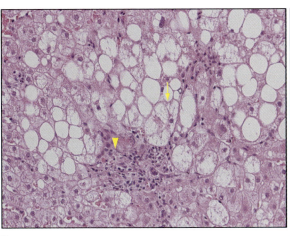
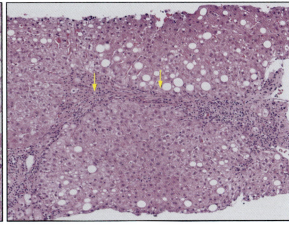

a.　　　　　　　　　　　　　　　　b.

❹ アルコール性肝障害の病理組織像
a. アルコール性肝炎．肝細胞の風船様変性（Mallory-Denk 体，矢印）や壊死，炎症細胞浸潤（三角）を認める．
b. アルコール性肝硬変（初期）．小結節性・薄間質性の結節（偽小葉）が形成されつつある（矢印）．

変，肝癌に至る進展様式をとる．アルコールに対する感受性は個人差が大きく，過剰飲酒によって大多数（70〜90％）が脂肪肝を発症するものの，アルコール性肝炎に進展するのは 10〜20％である．性差，栄養状態，遺伝的素因，免疫機能など多くの因子の影響を受ける．わが国のアルコール性肝障害の特徴として炎症や壊死を経ずに肝線維化から肝硬変に進展する症例が多い．

アルコール性脂肪肝

アルコール過飲により最初に起こる肝病変は脂肪肝であり，大量飲酒者の大半に認められる．組織学的には肝小葉の約 1/3 以上にわたり大滴性の脂肪が，肝細胞核を圧迫するように沈着する．肝脂肪化惹起には，内臓脂肪からの脂肪酸動員や腸管におけるカイロミクロン吸収の増加，アルコール酸化過程で大量に産生される NADH が中性脂肪の合成亢進と β 酸化抑制を引き起こすなど，多くの機序がかかわっている．飲酒継続により脂肪肝から肝硬変へ進展しうる．一方，脂肪肝は可逆的であり，禁酒により急速に改善することが多いが，10％前後は進行するという報告がある．

アルコール性線維症

肝組織病変の主体は線維化（中心静脈周囲や肝細胞周囲性）であり，炎症細胞浸潤や肝細胞壊死は軽度にとどまる．

アルコール性肝炎

肝組織病変の主体は肝細胞の変性・壊死であり，肝小葉中心部に肝細胞の風船様変性や壊死，多核白血球の浸潤を認める．Mallory-Denk 体の出現もみられる（❹ a）．アルコール性肝炎では肝のインスリン抵抗性が顕著であり，糖代謝異常を引き起こす．飲酒の継続はアルコール性肝炎の生命予後を悪くする．一方，禁酒にて組織学的正常化が得られる症例もあるが，大半は肝炎が持続し，肝硬変への進展もありうる．

重症型アルコール性肝炎は，慢性肝障害のあるものが大量飲酒を契機に発症し，禁酒しても発熱，白血球増加，黄疸，腹水を伴って急激に肝障害が悪化する病型であり，脳症や消化管出血，感染症，腎不全などを合併しやすく，重篤な経過をたどる．

アルコール性肝硬変

ウイルス性肝硬変が減少局面に入り，新規肝硬変患者に占めるアルコール性の割合は少しずつ増えつつある．組織像は定型的には小結節性，薄間質性である（❹b）．生化学検査や画像診断から臨床的に診断されることも多い．アルコール性肝硬変の予後を規定する因子で最も重要なのは飲酒の継続である．

アルコール性肝癌

アルコール性肝癌の予後に関しては，ウイルス性と同等とするものから，良悪さまざまな報告がなされている．ウイルス性よりも診断が遅れ，より進行した状態で発見されることが多いとされる．

臨床症状

脂肪肝や軽度の脂肪肝炎，初期肝硬変では多くの場合無症状であるが，進行した肝硬変では黄疸，腹水，脳症，消化管出血が出現する．また，重症型アルコール性肝炎ではこれらに加え，多臓器不全に伴う症状が出現する．

成因・病態生理

アルコール代謝とその病態への関与

経口摂取されたエタノールの代謝経路にはアルコール脱水素酵素（alcohol dehydrogenase：ADH），ミクロソームエタノール酸化系（microsomal ethanol-oxidizing system：MEOS），カタラーゼの 3 つが存在し，

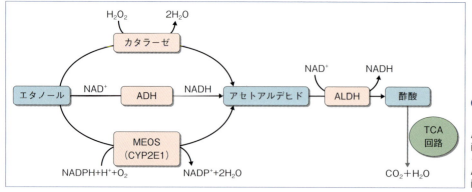

⑥⑤ アルコールの代謝経路
ADH：アルコール脱水素酵素，MEOS：ミクロソームエタノール酸化系，ALDH：アルデヒド脱水素酵素．

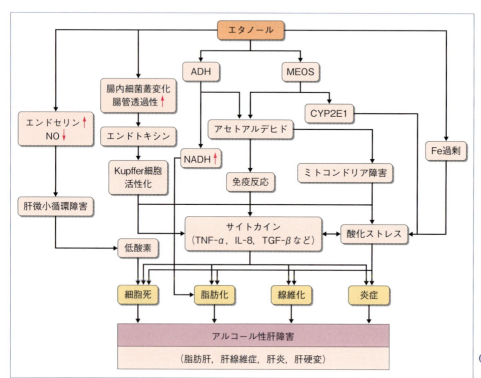

⑥⑥ アルコール性肝障害の発症機序

それらによってアセトアルデヒドへ酸化され，さらにALDHによって酢酸へと代謝される（⑥⑤）．アセトアルデヒド代謝に最も重要な役割を果たすALDH2には活性型と非活性型からなる遺伝子多型が存在し，日本人の約40％が非活性型を有し，活性型と非活性型のヘテロでは，アセトアルデヒド分解能は低下しているため飲酒が制限されるが，少量の飲酒が肝障害進展や，発癌のリスクになることが報告されている．

アルコール性肝障害の発症機序

アルコール性肝障害の発症および進展には，次に示した多くの因子が複合的に連携して関与する．

1. アルコール代謝に伴う他の代謝系への負荷
2. アルコールや代謝産物アセトアルデヒドによる肝毒性
3. アルコール代謝系（MEOS）賦活や鉄過剰による酸化ストレス増大
4. 肝微小循環障害
5. ビタミンや脂肪摂取量を含めた栄養障害
6. 性ホルモンの関与（性差の機序）
7. 腸内細菌叢由来エンドトキシンによる肝自然免疫系の活性化

アルコール性肝障害のなかで，肝硬変まで進展する率は20～30％であることからもわかるように，アルコールに対する肝障害の感受性には個人差が大きく，性差，年齢，栄養状態，ALDHなどの遺伝的素因，免疫機能などにより決定される．障害因子それぞれが織り成すクロストークは⑥⑥に示したようにきわめて複雑である．

アルコール性肝障害の発症には免疫系も深くかかわっている．エタノール摂取による腸内細菌叢の変化・活性化と腸管透過性亢進，門脈を経由して肝へのグラム陰性菌体成分エンドトキシンの負荷増大，肝マクロファージ（Kupffer細胞）活性化による肝障害惹起や肝線維化という一連の過程が注目されている．

アルコール性肝障害と性差

アルコールに対する感受性には性差があり，女性では男性に比し2/3程度の飲酒量で肝障害が出現し，約半分の飲酒期間で肝硬変にまで進展する．エストロゲンによるアルコール代謝系の抑制作用や，自然免疫系の過剰な賦活化が肝障害の性差発現に関与すると考えられる．女性の社会進出と飲酒機会の増加を背景に若年女性の飲酒率，大量飲酒者が増えており，将来への影響が危惧される．

飲酒と過栄養

アルコール性肝障害では過栄養状態（肥満），糖尿病，高脂肪食の過剰摂取は肝硬変や発癌への進展リスクである．

診断

最も重要なことは正確な飲酒歴の聴取を行うことであるが，多飲者，特にアルコール依存症では飲酒自体を否認することもまれではない．飲酒歴の把握には家族や知人からの聴取も必要である．アルコール医学生物学研究会の診断基準を❻❼に示した．この基準で重視されているのは禁酒による速やかな肝機能の改善である．アルコール性肝障害の病型は各種検査項目を評価して診断する．

血液検査

血液生化学検査所見ではγ-GTPの著明な上昇とAST優位のトランスアミナーゼ上昇を認める．γ-GTPは早期診断に役立つが，特異性は高くなく，その値は肝障害の進展度とは必ずしも相関しない．また，平均赤血球容積（MCV）がしばしば100 fl以上となる．MCV高値やIgAの上昇が認められる場合，アルコール性肝障害を想起する．肝硬変では他の成因に比してPIVKA-IIの陽性率が高いことが知られている．糖鎖欠損トランスフェリン（CDT）は大量飲酒者の飲酒量を反映するマーカーである．

肝病変が進展すれば，アルブミンやコリンエステラーゼ，プロトロンビン時間などの低下やビリルビン値の上昇を認める．腸管からの鉄吸収の亢進の結果，血清フェリチン値が高値となる．

画像検査

アルコール性肝障害で高頻度に認められる肝脂肪化は画像検査（腹部超音波，CT，MRI）にて確認する．

---

❻❼ アルコール医学生物学研究会「アルコール性肝障害診断基準」（2011年版）

「アルコール性肝障害」とは，長期（通常5年以上）にわたる過剰の飲酒が肝障害の主な原因と考えられる病態で，以下の条件を満たすものを指す．

1. 過剰の飲酒とは，1日平均純エタノール60 g以上の飲酒（常習飲酒家）をいう．ただし女性やALDH2活性欠損者では，1日40 g程度の飲酒でもアルコール性肝障害を起こしうる．
2. 禁酒により血清AST，ALTおよびγ-GTP値が明らかに改善する．
3. 肝炎ウイルスマーカー，抗ミトコンドリア抗体，抗核抗体がいずれも陰性である．

付記：
1. 肥満者では，1日平均純エタノール60 gの飲酒に満たなくてもアルコール性肝障害を起こしうる．
2. 肝炎ウイルスマーカーまたは抗ミトコンドリア抗体や抗核抗体が陽性であるが，病理組織で他の病因よりアルコール性の変化が明らかに強い場合，肝炎ウイルスマーカー陽性など他の病因を付記してアルコール性肝障害と診断できる．

（アルコール医学生物学研究会〈編〉：アルコール性肝障害診断基準2011年版．北海道：響文社；2012．）

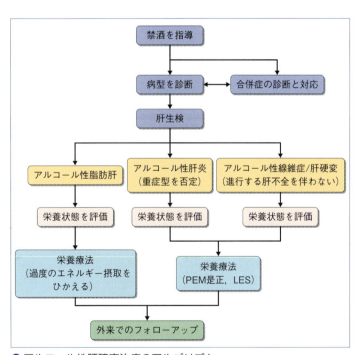

❻❽ アルコール性肝障害治療のアルゴリズム
PEM：蛋白・エネルギー低栄養状態，LES：就寝前栄養投与．

❻❾ アルコール性肝障害の治療

治療法の根幹は禁酒，アルコール依存症への対応

1. 禁酒（脂肪肝など節酒で対処可能な症例も存在する）
2. 離脱期：Wernicke 脳症の予防
ビタミン B₁ 補充
3. 栄養・食事指導
高蛋白・高エネルギー食
脂肪肝の患者では栄養評価を行い，摂取カロリーの適正化を図る
鉄制限食
4. アカンプロサート（飲酒欲求を抑制し断酒率を上げる断酒補助薬）
断酒の意志がある依存症患者を対象
離脱症状に対する治療が完了してから投与を開始する．心理社会的治療と併用
5. 重症型アルコール性肝炎
早期に急性肝不全に準じた集学的治療を開始する

❼⓪ アルコール性肝硬変の治療

1. 食道静脈瘤や肝癌などの合併症や肝不全（腹水や肝性脳症）の有無に注意を払い，必要があれば一般的な肝硬変に準じて治療介入を行う．
2. 腸管の透過性亢進から，エンドトキシン血症をきたしやすい．便通コントロール，腸管滅菌
3. アルコール性肝硬変では，蛋白・エネルギー低栄養状態（PEM）を伴うことが多い． 　高アンモニア血症がない場合：蛋白 1.2〜1.5 g/kg，エネルギー 35〜40 kcal/kg
4. 肥満合併例も増加している．適切な栄養状態の評価に基づく治療計画．
5. 分岐鎖アミノ酸（BCAA）製剤：低アルブミン血症と QOL の改善

画像検査は肝硬変，肝癌の診断にも重要な情報を提供する．

肝生検

アルコール性肝炎や線維症，肝硬変を疑う場合，確定診断のために肝生検が勧められる．

治療

アルコール性肝障害治療のアルゴリズムを❻❽に示し，一般的な治療方針を❻❾，アルコール性肝硬変の治療方針を❼⓪にまとめた．アルコールによる障害は全身臓器に及ぶこと，さまざまなアルコール関連問題が存在することに留意しなければならない．

禁酒

アルコール性肝障害の治療法の根幹は禁酒であり，断酒を目指した継続的な介入が必要である．節酒による harm reduction のアプローチも脂肪肝などでは対応可能な場合もある．断酒・節酒により多くの病型で改善を認めるが，アルコール性肝炎や肝硬変では肝障害が持続・増悪することがある．また，禁酒が肝発癌リスクを低下させるかについては現状ではエビデンスが乏しい．

アカンプロサートは飲酒欲求を抑えることで断酒率を上げる断酒補助薬である．断酒の意志がある患者を対象に，心理社会的治療（集団および個人精神療法，アルコール自助グループへの参加などを含む．精神科専門医や自助グループと連携して行う）を併用する．ナルメフェンは，オピオイド拮抗薬であり，飲酒による過度な多幸感や嫌悪感を減少させる作用をもち，アルコール依存症の飲酒量低減に貢献することが期待される．

栄養療法

アルコール性肝障害患者はさまざまな栄養障害を伴うため，各病型に対応した栄養療法が有効である．脂肪肝の患者では，エネルギー過剰摂取が病態を増悪させるため，摂取カロリーの適正化を図る．鉄過剰も酸化ストレス増大につながることから，鉄制限食を考慮する．

アルコール性肝硬変では蛋白・エネルギー低栄養状態（protein energy malnutrition：PEM）が頻繁に認められ，予後に影響を与える．高アンモニア血症を伴わない場合は高蛋白・高エネルギー食（蛋白 1.2〜1.5 g/kg，エネルギー 35〜40 kcal/kg）の食事療法を行う（❼⓪）．分岐鎖アミノ酸（BCAA）製剤は低アルブミン血症と QOL を改善する．腸管透過性亢進からエンドトキシン血症をきたしやすいため，便通コントロールや腸管滅菌などを考慮する．

重症型アルコール性肝炎の治療

断酒によっても肝腫大が改善せず，白血球数が 20,000/μL を超す症例やプロトロンビン時間 50％以下の重症型アルコール性肝炎は，早期に急性肝不全に準じた治療を開始する．顆粒球や白血球の除去療法を併用する集学的療法の有効性が報告されている．副腎皮質ステロイド療法の有効性についてはいまだエビデンスは確立していない．

重症型アルコール性肝炎や末期アルコール性肝硬変による肝不全進行例では，肝移植が唯一の救命手段であり，欧米を中心に脳死肝移植の治療成績が示されつつある．しかし，アルコール性肝障害に対する肝移植の適応基準は厳格である．

アルコール性肝障害には，依存症の関与を含む多面的な問題が関与することを理解し，精神科専門医・専門施設，家族・友人，アルコール自助グループ，そして福祉保健行政機関など社会資源につなぎ，連携して医療にあたる必要がある．

（杉本和史，竹井謙之）

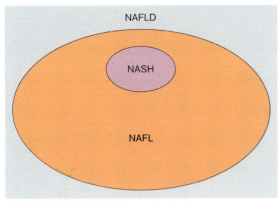

⑦ 疾患概念
NAFLD：非アルコール性脂肪性肝疾患
NASH：非アルコール性脂肪性肝炎
NAFL：非アルコール性脂肪肝

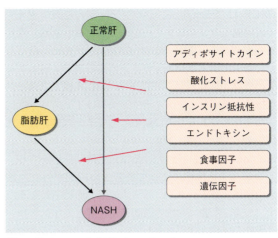

⑫ multiple parallel hits hypothesis
(Tilg H, et al：Evolution of Inflammation in Nonalcoholic Fatty Liver Disease：The Multiple Parallel Hits Hypothesis. *Hepatology* 2010；52：1836 をもとに作成.)

●文献
1) アルコール医学生物学研究会（編）：アルコール性肝障害診断基準2011年版. 北海道：響文社；2012.
2) 竹井謙之（企画）：特集アルコール医学・医療の最前線 2015 Update. 医学のあゆみ 2015；254；855.

非アルコール性脂肪性肝疾患
nonalcoholic fatty liver diseases（NAFLD）

概念
- 通常の肝臓は湿重量の2～4％の脂質を含有しているが，5％以上に達した状態を脂肪肝と称している.
- 非アルコール性脂肪性肝疾患（NAFLD）とは，常習的なアルコール飲酒（エタノール1日摂取量が男性で30g以上，女性で20g以上）を伴わない脂肪肝を包括した総称である.
- NAFLDは単一の疾患ではなく，単純性脂肪肝（nonalcoholic fatty liver：NAFL）から脂肪性肝炎（steatohepatitis）を含む広い疾患概念であるが，そのなかには肝硬変を経て肝不全や肝癌に進展しうる非アルコール性脂肪性肝炎（nonalcoholic steatohepatitis：NASH）があり，NAFLDの重症型と考えられている（⑦）.

病因
　NAFLD/NASHの発症・進展の機序には1998年にDayらが提唱したtwo-hit theoryが広く受け入れられてきた．まず内臓肥満によるインスリン抵抗性が要因となって肝細胞に脂肪沈着が起こること（first hit）で脂肪肝（steatosis, NAFL）が発症し，そこに肝細胞障害，炎症・線維化を起こさせる酸化ストレス，炎症性サイトカイン，過酸化脂質などの要因が加わることで（second hit）でNASHに進展するという考え方である．しかし，肝脂肪化と炎症が同時あるいは炎症が肝脂肪化に先行する症例も観察されるようになり，NAFLD/NASHの発症・進展においてこのtwo-hit theoryでは説明しきれない病態があることが明らかになってきた．そこでmultiple parallel hits hypothesisが提唱された．すなわち脂肪組織由来のサイトカインであるアディポサイトカイン，腸内細菌由来成分といったものが段階的ではなく並行して作用して炎症・脂肪変性を起こすというものである（⑫）．実際にfirst hitとsecond hitを明確に区別することは困難であり，複数の因子が同時・相互に関連しながら肝に作用してNAFLD/NASHの発症・進展に関与すると考えたほうが自然である．

　多くのNAFLD症例が肥満，糖尿病，脂質異常症を合併し，NAFLDはメタボリックシンドロームの肝での表現型として位置づけられている．

病態生理
　NAFLDは肥満（内臓肥満），脂質異常症，糖尿病，運動不足などに伴って発症することが多く，種々の病態メカニズムが想定されている．

アディポサイトカインの分泌異常とインスリン抵抗性
　肝脂肪化においてはインスリン抵抗性が主たる役割を果たしていると考えられているが，肥満に伴って増大する脂肪組織で分泌されるアディポサイトカインの異常が深くかかわっている．脂肪組織は余剰なエネルギーを蓄える単なる貯蔵組織と考えられていたが，レプチン，アディポネクチンなどの生理活性物質であるアディポサイトカインを分泌して全身のエネルギーの恒常性を調節している．肥満によって脂肪細胞は肥大化するが，肥大化した脂肪細胞がアディポサイトカインの1つであるmonocyte chemoattractant protein-1

（MCP-1）を分泌し，マクロファージの浸潤を誘導する．浸潤したマクロファージによって脂肪組織の慢性炎症が成立し，TNF-α，IL-6の分泌が増加するとともに善玉アディポサイトカインであるアディポネクチンの分泌が抑制される．TNF-αとIL-6はインスリン抵抗性を誘導し，アディポネクチンはインスリン抵抗性改善作用があるために結果としてインスリン抵抗性が生じる．

インスリンは肝臓における糖新生抑制作用があり，インスリン抵抗性によって糖新生の抑制が外れた結果，循環血液中へグルコースを放出し血糖上昇をきたす．一方，肝臓における脂肪代謝に関してインスリンは脂肪合成促進作用を有している．したがって，インスリン抵抗性が生じた場合は肝臓での脂肪合成は減少するはずであるが，実際にはむしろ亢進している．これは肝臓における選択的インスリン抵抗性で説明されており，2型糖尿病・メタボリックシンドロームの病態パラドックスと呼ばれている．インスリンが細胞外のインスリン受容体αサブユニットに結合すると細胞内のβサブユニットを介してインスリン受容体基質（insulin receptor substrate：IRS）をリン酸化してインスリンのシグナル伝達が起こる．IRSには糖新生を抑制するIRS2と脂肪合成を促進するIRS1があり，肥満などの高インスリン状態ではIRS2はダウンレギュレーションを受けるがIRS1は抑制されないため，血糖は上昇するが肝臓での脂肪合成は促進されるという結果になる（⑱）．

腸内細菌の関与

NAFLD/NASHの病態に腸管細菌由来成分であるリポ多糖（lipopolysaccharide：LPS）の関与が示唆されている．小腸バイパス手術を受けた患者の小腸盲端で腸内細菌が過剰に増殖してNASHを発症する．肥満や脂質の過剰摂取により，腸管粘膜の透過性が亢進してLPSが門脈を介して肝臓に流入し，LPSはToll-like receptor 4（TLR4）に結合してTNF-α，IL-6の産生を促進する．TNF-αとIL-6はインスリン抵抗性を惹起するとともに炎症を誘導してNAFLD/NASHの発症・進展に関与する．

酸化ストレス

肝脂肪化による肝細胞内の脂肪酸過剰蓄積により，肝臓での活性酸素（reactive oxygen species：ROS）の産生が増加して酸化ストレスが生じる．また，NASHでは肝臓内に鉄が過剰に蓄積するが，鉄は過酸化水素と反応してROSを発生させる．ROSはTNF-α，TGF-β，IL-8といったサイトカインを誘導して肝臓の炎症や線維化を促進させる．

その他

疾患感受性遺伝子を網羅的に解析するGWAS

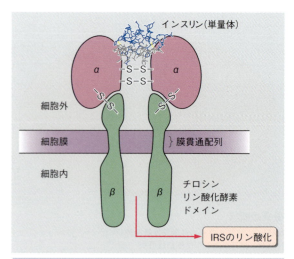

⑱ 選択的インスリン抵抗性の機序

（genome wide association study）によって，NAFLD/NASH発症に関与する遺伝子の検索が行われているが，patatin-like phospholipase domain-containing protein 3（PNPLA3）がNAFLD/NASHの疾患関連遺伝子として同定された．また，PNPLA3以外の遺伝子の関連も示唆されている．

栄養面からフルクトースの摂取過剰がNAFLD/NASHの病態にかかわっている．NAFLD患者ではフルクトースの摂取量が多く，フルクトースは腸管のセロトニントランスポーターを抑制することで腸管粘膜の透過性を亢進させて門脈内へのLPSの進入を高める．

臨床症状

肝臓への過度の脂肪蓄積による肝腫大によって，右季肋部の違和感を訴えることがまれにあるが，一般的には自覚症状はほとんどない．特殊な例として急性妊娠性脂肪肝では肝障害が重症化し，黄疸を伴って急速に肝不全に陥ることがある．

検査

血液検査

AST，ALTの軽度～中等度の上昇がみられることが多いが，基準値内に収まっていることもある．またγ-GTPも上昇傾向を示すことが多い．肝の過栄養を反映して血清コリンエステラーゼ値が高値を示すことがある．

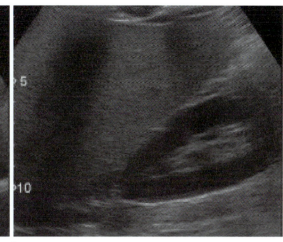

⓴ 非アルコール性脂肪性肝疾患（NAFLD）の腹部超音波像
a. 肝実質エコー輝度の上昇と肝脈管構造の不明瞭化が認められる.
b. 肝腎コントラスト，肝脈管構造の不明瞭化と深部エコーの減衰が認められる.
（写真提供：名寄市立総合病院 鈴木康秋先生.）

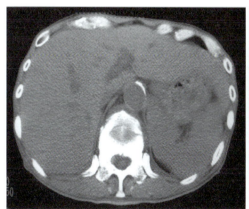

a. 正常　　　　　　　　　　　b. NAFLD
⓴ 非アルコール性脂肪性肝疾患（NAFLD）のCT像

　NAFLDの背景にある糖尿病や脂質異常症のために血糖値の上昇，コレステロールおよび中性脂肪の高値を示す症例がある.

　NASHに進展している症例では肝臓に鉄が過剰蓄積している場合が多く，血清フェリチン値が高値となる．また，NASHで線維化が進展している症例では血小板の減少，血清ヒアルロン酸やⅣ型コラーゲンの上昇がみられるほかに血清Mac-2結合蛋白糖鎖修飾異性体が高値となる.

画像検査

　NAFLD診断においては，画像検査が血液検査よりも鋭敏である.

①腹部超音波検査：肝実質エコー輝度の上昇（bright liver），肝腎コントラスト（hepato-renal echo contrast），肝脈管構造の不明瞭化（vascular blurring），深部エコーの減衰（deep attenuation）の4つの所見が特徴的である（⓴）．スクリーニング検査としては適しているが，定量性に乏しい.

②CT検査：単純CT検査において肝実質CT値の低下がみられる．CT値の肝臓/脾臓比が0.9以下である場合にNAFLDと診断され，定量的評価もある程度可能である．肝脂肪化が進行すると肝内脈管と肝実質のCT値が逆転し，脈管が高吸収に描出される（⓴）.

③MRI検査：脂肪肝はT1強調画像のin phase画像（IP）で肝実質は高信号を呈し，out of phase画像（OP）では肝の信号が低下する．また，脂肪抑制像で信号が低下する．さらにIDEAL IQ（iterative decomposition of water and fat with echo asymmetry and the least squares estimation quantification sequence）法を用いたproton density fat fraction（PDFF）値を測定することで脂肪比率の定量が可能となっている.

④画像による肝線維化の評価：NAFLD，特にNASH

においては肝の線維化を評価することが予後を推定するうえで重要であるが，肝線維化は現在のところ肝生検による評価が必須である．しかし，肝生検は侵襲的な検査であるために非侵襲的な画像による肝線維化の評価が模索されている．そのなかでも振動波の伝搬速度を応用したtransient elastography法とMR elastography法が肝生検による肝線維化の評価と相関する．

病理検査

NAFLD/NASHは組織学的な診断名であるために，肝生検による診断がゴールドスタンダードであり，ヘマトキシリン-エオジン（HE）染色で肝実質に脂肪滴が円形の空胞として観察される．脂肪滴の大きさにより，大滴性脂肪肝と小滴性脂肪肝に分類されるがNAFLDの多くは小葉中心域（zone 3）を中心に認められる大滴性脂肪肝である．肝の脂肪化は小滴性脂肪変性も評価の対象とし，肝細胞の5％以上に脂肪変性を認めればNAFLDと診断される（❼⓰）．

NASHはその病名の通り病理組織像がアルコール性肝障害に類似しており，大滴性の脂肪変性に加えて壊死・炎症および細胞周囲の線維化（pericellular fibrosis）を伴う．さらにballooning（肝細胞風船様腫大，水腫変性，空胞変性，淡明化）を認め，時にMallory-Denk体が観察される．ballooningは代謝障害，炎症，循環障害などによる細胞の変性所見であり，Mallory-Denk体はユビキチン化された細胞骨格の中間径フィラメントの異常な凝集物である（❼⓱）．

病理診断に関しては，Matteoniの分類をNASHの診断に用いることが一般的とされてきた．Matteoniは肝細胞の脂肪化のみのものをType 1，肝細胞の脂肪化に炎症のみを伴うものをType 2，さらに2に加えて肝細胞の風船様腫大を伴うものをType 3とし，Type 4としてType 3に線維化が加わったものとして予後の悪いType 3とType 4をNASHとしている．さらにNASHと診断された場合はBrunt分類に基づいて活動性と線維化が評価されることが一般的である．また，Kleinerらが提唱したNAFLD activity score（NAS）というスコアリングシステムがあるが，スコアリングの項目に予後因子として重要である線維化が含まれておらず，NASHの診断目的ではなく治療介入時の評価に対して有用である．

治療

食事療法

NASH患者に対して，炭水化物／総エネルギー率を40～45％に制限した食事療法を施行すると，血液生化学検査，HOMA-R（homeostasis model assessment insulin resistance）の改善およびBMIと肝組織所見が改善する．2015年の日本肝臓学会による「NASH・NAFLDの診療ガイド2015」では，総エネルギー摂取量を25～35 kcal/kg/日として蛋白摂取量を1.0～1.5 g/kg/日，脂肪は総摂取エネルギー量の20％以下にとどめることを推奨している．

運動療法

運動は単にグルコースや脂質を燃焼することで過剰に摂取したエネルギーを消費して体重を減少させるだけではなく，長期的な運動によって筋肉量が増加し，インスリン感受性と基礎代謝を高めるなどNASH/

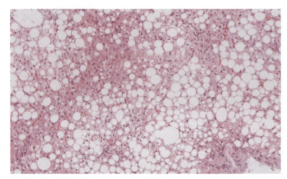

❼⓰ 単純性脂肪肝（NAFL）の組織像

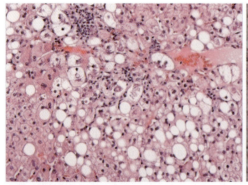
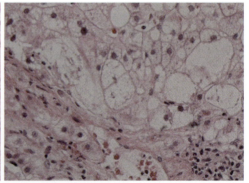

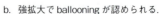

❼⓱ 非アルコール性脂肪性肝炎（NASH）の組織像
b. 強拡大でballooningが認められる．

NAFLD に対してさまざまな効果を発揮する．実際に体重減少を伴わなくても 30〜60 分の有酸素運動が NAFLD/NASH の病態を改善させる．

薬物治療

　NAFLD/NASH はメタボリックシンドロームを基礎疾患としてもつことが多く，背景にもつ基礎疾患に応じた薬物治療が推奨されている．

①インスリン抵抗性改善薬：NASH に使用されるインスリン抵抗性改善薬はチアゾリジン誘導体のピオグリタゾンとビグアナイド系血糖降下薬のメトホルミンがあるが，ピオグリタゾンは核内受容体である peroxisome proliferators activated receptor（PPAR）-γ を活性化することでインスリン抵抗性を改善する．NASH に対する効果もランダム化比較試験（RCT）とメタ解析で肝組織改善作用が確認されている．

②抗酸化薬：RCT とメタ解析にて抗酸化薬であるビタミン E の NASH に対する有効性が認められている．

③脂質異常症：NASH 患者では脂質異常症の合併が多いが，スタチン系薬剤であるアトルバスタチンが RCT において，組織学的な改善はないが，血液生化学検査で改善が示された．

④降圧薬：NASH では軽症を含めると約 70 ％の患者が高血圧症を合併しているが，降圧薬のなかでもアンジオテンシン II 受容体拮抗薬（ARB）の NASH に対する効果が認められている．

⑤肝庇護薬：NASH に対する効果が検討されている肝庇護薬としてはウルソデオキシコール酸（UDCA），タウリン，グリチルリチン製剤，ポリエンホスファチジルコリンなどがあるが，有用性を支持するエビデンスは今のところない．

（米田政志，角田圭雄）

●文献

1) Chalasani N, et al：The diagnosis and management of nonalcoholic fatty liver disease：Practice guidance from the American Association for the Study of Liver Diseases. *Hepatology* 2018；67：328.
2) Watanabe S, et al：Evidence-based clinical practice guidelines for nonalcoholic fatty liver disease/nonalcoholic steatohepatitis. *J Gastroenterol* 2015；50：364.
3) 日本肝臓学会：NASH・NAFLD の診療ガイド 2015．東京：文光堂；2015.

▎肝硬変 liver cirrhosis

概念

● 肝硬変は慢性肝疾患の終末の病態であり，黄疸，腹水，肝性脳症など肝機能不全および食道・胃静脈瘤などの門脈圧亢進症が主な臨床症状である．
● 肝硬変は肝細胞癌が高率に発生する母地であること

が知られている．
● ウイルス，自己免疫疾患，アルコール，代謝異常，胆汁うっ滞などによる慢性肝障害が基盤となるが，原因にかかわらず臨床病理学的に類似の病態を示す．
● 病理形態学的には，肝臓の小葉構造が肝臓全体で改変され，びまん性に形成された再生結節を線維性隔壁がとり囲む病変と定義される．
● 線維性隔壁は門脈と中心静脈を結ぶ閉ざされた空間を形成し（portal vein-central vein 結合），偽小葉と呼ばれる．

分類

成因別分類（78）

①ウイルス性肝炎：B 型，C 型慢性肝炎の進展した病変で，新犬山分類の staging では F4 に相当する．両ウイルスの重複感染例も存在する．

②アルコール性：飲酒が原因で，アルコール性肝炎，脂肪肝，肝線維症に続発する．

③非アルコール性脂肪性肝炎（NASH）：エタノールの 1 日摂取量が男性 30 g，女性 20 g 以下で脂肪肝を有するものに起因する．

④自己免疫性：自己免疫性肝炎（AIH）に起因する．

⑤胆汁うっ滞型：原発性胆汁性胆管炎（PBC），原発性硬化性胆管炎に起因する．胆道系疾患が原因で肝外胆汁うっ滞が長期間持続して生じる場合もある．

⑥代謝性：代謝性肝疾患に起因し，代表的な疾患とし

78 肝硬変の成因

肝炎ウイルス
B 型肝炎ウイルス（HBV）
C 型肝炎ウイルス（HCV）
自己免疫性肝炎
慢性胆汁うっ滞
原発性胆汁性胆管炎
原発性硬化性胆管炎
IgG4 関連硬化性胆管炎
先天性胆道閉塞症
代謝性肝疾患
Wilson 病
ヘモクロマトーシス
α₁ アンチトリプシン欠損症
肝静脈灌流異常
Budd-Chiari 症候群
右心不全
肝静脈閉鎖症
薬物・毒物
アルコール
寄生虫
日本住血吸虫
その他
非アルコール性脂肪性肝炎（NASH）

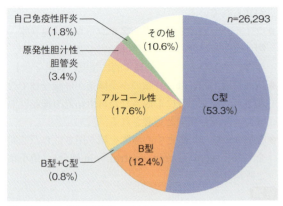

⑦⑨ 肝硬変の成因別頻度（2014年）

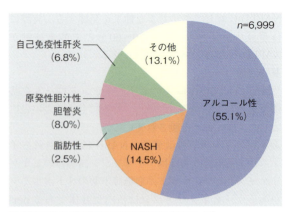

⑧⓪ 非B非C肝硬変の成因別頻度（2011年）

てヘモクロマトーシス，Wilson 病，α_1 アンチトリプシン欠損症，ガラクトース血症，グリコーゲン蓄積症，シトリン欠損症，ポルフィリン症，アミロイドーシスなどがあげられる．

⑦うっ血性：肝疾患では Budd-Chiari 症候群，心疾患では収縮性心膜炎，三尖弁閉鎖不全などの右心不全でも生じる．

⑧薬物性：メトトレキサート，アミオダロン，メチルドパなどの薬物性肝障害が長時間持続すると，肝硬変に至ることがある．

⑨特殊な感染症：日本住血吸虫症，肝吸虫症，先天梅毒などに起因する．

機能的分類

①代償性肝硬変：肝機能が保たれており，臨床症状はほとんどない．

②非代償性肝硬変：後述する肝性脳症，黄疸，腹水，浮腫，出血傾向など肝不全に起因する症状が出現する．治療を行わない状態で分類し，治療後に無症候性となった症例も非代償性とする．

病理組織的分類

WHO 分類では，再生結節の大きさにより以下の 3 型に分類される．

①小結節性（micronodular pattern）：ほぼすべての結節径が 3 mm 未満である．

②大結節性（macronodular pattern）：多くの結節径が 3 mm 以上で，大きさは多様である．

③混合型（mixed pattern）：小結節と大結節がほぼ同率に存在する場合をいう．

また，日本門脈圧亢進症学会「門脈圧亢進症取り扱い規約」による分類では，成因に基づいた分類に，再生結節の大きさに基づいた分類を併記する（B 型肝炎関連肝硬変，大結節型など）．

疫学

成因別頻度

わが国における肝硬変の成因別頻度に関する，最近の全国調査（全国 33 施設，のべ 26,293 例）は 2014 年に行われている（⑦⑨）．性別では男性 63.5 %，女性 36.5 % であり，成因別の割合では B 型肝炎 12.4 %，C 型肝炎 53.3 %，B 型＋C 型肝炎 0.8 %，アルコール性肝障害 17.6 %，PBC 3.4 %，AIH 1.8 %，その他が 10.6 % であった．全体における肝硬変診断時の平均年齢は 63.9 歳で，成因別では B 型肝炎が 55.9 歳，C 型肝炎 67.0 歳，アルコール性肝障害 60.2 歳，PBC 64.8 歳，AIH 66.9 歳であった．C 型肝炎は依然として成因として最多であったが，前回（2011 年）の調査と比較して明らかに減少傾向にある．B 型肝炎の比率は変化がなく，アルコール性肝障害が増加していた．

さらに 2018 年の集計では，B 型肝炎 11.8 %，C 型肝炎 49.2 %，B 型＋C 型肝炎 0.8 %，アルコール性肝障害 19.4 %，PBC 3.3 %，AIH 2.7 %，NASH 5.8 %，その他 7.1 % となっている．

非B非C肝硬変の成因

非B非C肝硬変の占める割合は 2008 年，2011 年の調査でそれぞれ 24.0 %，26.0 % であり約 1/4 を占めている．内訳としては両調査でともにアルコール性肝障害が最多であり，50 % 以上を占め，2011 年では NASH 14.5 %，PBC 8.0 %，AIH 6.8 %，その他の胆汁うっ滞性 0.8 %，うっ血性 0.8 %，代謝性 0.6 %，寄生虫性 0.2 % であり，原因不明が 10 % にみられた（⑧⓪）．近年増加傾向とされている NASH 肝硬変の全体における割合は，2008 年で 2.1 %，2011 年で 3.8 % であった．NASH 肝硬変は非典型的な症例が多く，診断が容易でないことから集計も苦慮するため，今後の詳細な定義づけが望まれている．

病態生理

肝硬変は，病因を問わずあらゆる慢性肝疾患の終末像とされ，多くの場合，不可逆的とされてきた．肝硬変は本来，病理学的に定義され，①肝全体に及ぶびまん性病変であること，② Glisson 鞘や中心静脈を結ぶ線維性隔壁の進展が認められること，③線維性隔壁に

❸ 肝性脳症昏睡度の分類（犬山分類）

昏睡度	精神状態	参考事項
I	睡眠−覚醒リズムの逆転 多幸気分，時に抑うつ状態 だらしなく気にもとめない態度	後からの評価としてわかる場合が多い
II	指南力（時・場所）の障害，物をとり違える（confusion） 異常行動（例：お金をまく，化粧品をゴミ箱に捨てるなど） 時に傾眠状態（普通の呼びかけで開眼し，会話ができる） 無礼な言動があったりするが，医師の指示に従う態度をみせる	興奮状態なし 羽ばたき振戦あり 便失禁なし 尿失禁なし
III	しばしば興奮状態または譫妄状態を伴い，反抗的態度をみせる 嗜眠状態（ほとんど眠っている） 外的刺激で開眼しうるが，医師の指示に従わない または従えない（簡単な命令には応じることができる）	興奮状態あり 羽ばたき振戦あり 指南力低下
IV	昏睡（完全な意識の消失） 痛み刺激に反応する	刺激を払い除けたり，顔をしかめる
V	深昏睡 痛み刺激にもまったく反応しない	反応性低下

よって分断された肝実質が再生し，再生結節が形成され，肝小葉の改築つまり偽小葉が形成されること，と定義されている．肝実質の大部分を占める肝細胞が壊死に陥ると，肝障害が軽度である場合には，残存する肝細胞が再生増殖し，コラーゲンは分解され，線維産生細胞にアポトーシスが生じ，組織は復元する．しかし，肝障害が重度である場合や，長期間持続する場合には，肝細胞の破壊と再生のバランスが崩壊し，壊死組織で線維組織への置換が進展する．

この肝線維化において中心的な役割を果たすのは，肝星細胞である．肝障害の原因となる活性酸素種（reactive oxygen species：ROS）や炎症性サイトカインにより肝星細胞は活性化され，筋線維芽細胞へと形態を変え，I型コラーゲンを主体とする細胞外マトリックスを産生する．さらに線維化促進因子であるTGF-β（transforming growth factor-β）やマトリックスメタロプロテアーゼ阻害因子（tissue inhibitor of metalloproteinase：TIMP）を産生して，線維化の進展に大きく関与している．また，類洞ではIV型コラーゲンを中心とした基底膜が形成され，毛細血管化が起こる．このように，肝細胞数の減少，肝線維化，類洞の毛細血管化に伴って，肝機能低下（合成能・異化能の低下）および，その構造的変化からもたらされる循環動態変化（門脈圧亢進症など）が引き起こされる．

門脈圧亢進症の発生機序は，上述の線維化や再生結節による血流のブロックとともに類洞内皮細胞の機能低下が関与している．類洞内皮細胞機能の低下により血管拡張因子である一酸化窒素（NO）の産生が低下する一方で，血管収縮因子であるエンドセリン1，アンジオテンシンII，トロンボキサンA$_2$などの産生が亢進して，肝星細胞の収縮によって肝内抵抗が上昇して，類洞内圧，門脈圧を上昇させる．

また，肝硬変は肝癌の発生母地となり，高率に肝細胞癌が合併する．肝硬変における発癌には炎症刺激と線維化が主要な因子となる．

自覚症状

慢性肝炎や代償期の肝硬変では自覚症状に乏しく，全身倦怠感や易疲労感などの症状はあっても特徴的な所見を呈することは少ない．進行するにつれて全身倦怠感や腹部膨満感などが出現し，非代償期では，腹水，浮腫，黄疸，吐血，意識障害などの重篤な症状を伴ってくることが多くなる．

他覚所見・合併症

腹水・浮腫

腹水（ascites）は門脈圧亢進，低アルブミン血症による膠質浸透圧低下により，腹腔内および皮下に水分が貯留する．低アルブミン血症では浮腫（edema）が先行することが多く，腹水貯留の機序としてレニン−アンジオテンシン−アルドステロン系の亢進も関与している．通常，肝硬変に伴う腹水は漏出性である．

肝性脳症

肝性脳症（hepatic encephalopathy）は，便秘，利尿薬使用などによる脱水，消化管出血，高蛋白食，電解質異常，鎮静薬使用などが誘因となって意識障害をきたす肝硬変に特徴的な徴候である．軽い傾眠傾向から昏睡まで多彩な精神神経症状をきたすが，重症度分類II度以上で手関節の羽ばたき振戦を認める（❸）．発生機序としてアンモニア産生増加による中毒性物質説と偽性神経伝達物質説など多くの因子が関与しているとされているが，詳しくは解明されていない．

また，顕性の意識障害はないが，定量的精神神経機能検査で異常を認める軽度のものをミニマル肝性脳症と呼ぶ．いわゆる昏睡I度からゼロの間に存在する病態であり，肝硬変患者の約30％がその診断を満たす

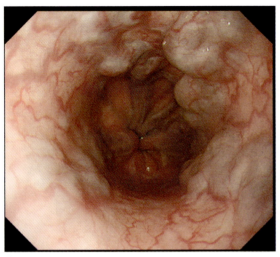

⓼② 食道静脈瘤
下部食道の12時，1時，4時方向に青色静脈瘤を認める．

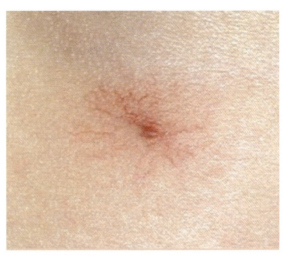

⓼③ くも状血管拡張
皮下から動脈性の血管が表面に出て，放射状に広がる．

といわれている．最近ではミニマル肝性脳症が肝硬変患者のQOL低下や予後の悪化に影響すると報告されており，正確な診断と早期治療を要する病態として注目されている．

静脈瘤・腹壁静脈の怒張

肝硬変では門脈圧が亢進した結果，主に食道，胃，直腸に静脈瘤が形成されるが，肝硬変患者のほとんどの消化管出血は食道静脈瘤が主因である（⓼②）．門脈での狭窄や閉塞がある場合に臍中心に表在静脈が放射状に拡張することがあり，これを"メズサの頭（caput medusae）"という．また，Budd-Chiari症候群などで下大静脈の狭窄や閉塞時に腹部の下方から上行する静脈拡張を認めることがある．

肝脾腫

初期の肝硬変では慢性肝炎と同様，右肋弓下から正中にかけて腫大した肝臓を触知することが多い．非代償期に進むと右葉が萎縮するため，腫大した左葉しか触れなくなり，さらに萎縮が進むと触れなくなる．また，肝硬変や門脈圧亢進症では，種々の程度の脾腫（splenomegaly）がみられる．右側臥位で触診にて軽度～中等度に腫大した脾を触れることがある．脾機能亢進症を生じると脾での血球成分の抑留と破壊亢進などによって，末梢血中の血球数が減少する．

黄疸

肝硬変における肝機能不全の代表的な症状であり，ビリルビンの代謝障害により血中ビリルビンが2.0 mg/dLを超えてくると眼球結膜や皮膚が黄染してくる．黄疸（icterus，jaundice）が遷延する場合や全身状態が改善しない場合は重症化を考える必要がある．

皮膚症状（手掌紅斑，くも状血管拡張，女性化乳房，ばち状指）

エストロゲンなどの女性ホルモンの代謝障害によって，手掌紅斑（palmar erythema），女性化乳房（gynecomastia）などの症状を呈する．手掌紅斑は手掌や足底の母指球や小指球が紅潮，発赤をきたす状態を示す．女性化乳房は肝硬変の男性にだけみられる症状で，乳房が腫大して圧痛を認める．利尿薬であるスピロノラクトン服用で出現する場合が多い．くも状血管拡張（vascular spider）は顔面，上肢，上胸部，上背部などの上大静脈支配領域に認められる末梢血管拡張所見をいう．中心部を圧迫すると拍動が観察され，圧迫により消退し，解除すると中心から手を広げるように再出現してくる（⓼③）．ばち状指（clubbed finger）は上下肢の指の先端が広くなり，爪の付け根の角度がなくなった状態をいう．主に慢性呼吸器疾患でみられるが，肝硬変では肺内の右左シャントにより低酸素血症を生じる肝肺症候群などでみられる．

検査

血液検査

肝硬変に伴う肝臓の機能障害は，日常臨床で汎用されている多くの血液生化学検査の結果に反映される．

末梢血検査：汎血球減少を伴う．特に血小板減少は，慢性肝疾患の進展度評価で重要となる．進展した肝硬変ではMCV，MCHが高値になり，大球性高色素貧血を呈する．

生化学検査

①血清トランスアミナーゼ：肝炎活動性を反映して，AST/ALT比1以上で増加する．

②胆道系酵素（ALP，γ-GTP，LAP）：一般上昇は軽度であるが，高値の場合は胆汁うっ滞性などウイルス

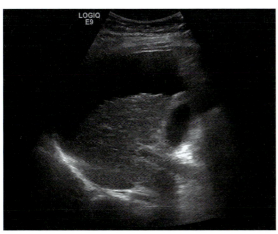

⑧④ 肝硬変の腹部超音波所見
肝右葉は萎縮し，表面の不整，内部エコーの粗糙を認める．肝表面には多量の腹水を認める．

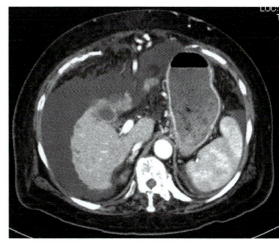

⑧⑤ 肝硬変の造影CT所見
肝表面は凹凸が顕著であり，脾腫，腹水貯留を認める．

性以外の成因を考え，γ-GTPのみ上昇する場合はアルコール性の可能性を疑う．
③ガンマグロブリン：ガンマグロブリン（特にIgG）の上昇は肝硬変に特異的ではないが増加傾向を認める．ZTTは血清アルブミンの減少とガンマグロブリンの増加を反映して増加する．大幅に上昇している場合はAIHが成因である可能性を考える．
④肝合成蛋白・脂質：肝細胞の合成能を反映して，アルブミン，コリンエステラーゼ，コレステロールの血清濃度低下，プロトロンビン時間延長，ヘパプラスチンテスト低下がみられる．
⑤ビリルビン・胆汁酸：肝細胞障害，排泄障害を反映して血中濃度が上昇する．ビリルビンは末期に上昇するが，胆汁酸は比較的早期に上昇する．
⑥インドシアニングリーン（ICG）負荷試験：肝血流量および色素のとり込み，排泄能の低下を反映して，15分停滞率（ICG R$_{15}$）が高値となる．
⑦アンモニア，アミノ酸：肝性脳症を呈する症例では血中アンモニア濃度が上昇し，Fischer比（分岐鎖アミノ酸/芳香族アミノ酸）およびBTR（分岐鎖アミノ酸/チロシンモル比）が低下する．

線維化マーカー：肝類洞の毛細血管化に際して類洞内皮細胞のヒアルロン酸受容体発現が低下して，血清ヒアルロン酸濃度が上昇する．またIII型プロコラーゲンペプチド（P III P），IV型コラーゲン7S，M2BPGi（Mac-2結合蛋白糖鎖修飾異性体）なども測定される．

腫瘍マーカー：αフェトプロテイン（AFP），AFP-L3分画，PIVKA-IIは肝細胞癌の合併をスクリーニングする目的で測定するが，AFPは肝硬変の再生を反映して変動するため鑑別が必要である．

成因に関する検査：原因診断として，B型肝炎ではHBs抗原，C型肝炎ではHCV抗体，AIHでは抗核抗体，抗平滑筋抗体，PBCでは抗ミトコンドリアM2抗体を測定する．

画像検査
超音波検査：超音波診断は肝癌の早期発見のために定期的に行う．肝硬変では肝の形態，内部エコーと脈管系および肝外臓器に以下の所見が観察される（⑧④）．
①肝の大きさ：左葉と尾状葉の腫大，右葉の萎縮
②表面：結節状の凹凸
③辺縁：鈍化
④肝実質エコー：粗糙化，不均一化
⑤脈管系：門脈枝蛇行，門脈枝・静脈枝描出不良，門脈内血栓の出現
⑥肝外所見：腹水，脾腫，脾腎シャントなどの側副血行路

CT, MRI：超音波検査と同様に，肝形態と脈管の変化，腹水，脾腫などの所見が観察される（⑧⑤）．造影CT，MRIでは肝腫瘤の質的検査や門脈-下大静脈シャントの有無を評価する．

上部消化管内視鏡：食道静脈瘤，門脈圧亢進症性胃腸症のスクリーニングと進展度評価のために実施する．

フィブロスキャン
振動波を用いて肝の硬度（キロパスカル：kPa）を測定する方法で，肝線維化の程度が非侵襲的に計測できる．肝硬度は肝生検による病理学的な線維化の進展度と正の相関が認められる．

腹腔鏡，肝生検
腹腔鏡では肝全体にわたって表面を評価することが可能であり，再生結節を反映した結節性変化が観察される．腹腔鏡下または超音波ガイド下で肝生検を実施する．

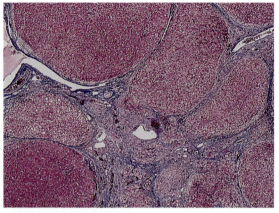

⑧⑥ 肝硬変の病理組織学的所見（Azan染色）
間質性隔壁に囲まれた大小さまざまな再生結節が観察される．

⑧⑦ Child-Pughの肝硬変重症度分類

	1点	2点	3点
肝性脳症	なし	軽度(I, II)	昏睡(III以上)
腹水	なし	軽度	中等度以上
血清ビリルビン (mg/dL)	< 2.0	2.0～3.0	> 3.0
血清アルブミン (g/dL)	> 3.5	2.8～3.5	< 2.8
プロトロンビン活性値（％）(INR)	> 70 (< 1.7)	40～70 (1.7～2.3)	< 40 (> 2.3)

⑧⑧ 肝硬変の治療方針

肝硬変/肝線維化の治療	原因の治療	ウイルス性肝硬変：抗ウイルス療法
		アルコール性肝硬変：禁酒
		自己免疫性肝硬変：免疫抑制療法
	抗炎症療法	
合併症の治療	肝不全	黄疸
		腹水，浮腫
		肝性脳症
	消化管出血	
発癌対策	予防	
	早期発見（スクリーニング）	
	治療	
肝移植		

肝の病理学的所見としては，Glisson鞘と中心静脈間を結ぶ間質性隔壁と再生結節の形成による肝小葉構造の改築，偽小葉の形成が観察され，再生結節の大きさと間質の幅によって病態（壊死後性，肝炎後性，栄養性）を評価する（⑧⑥）．

診断
肝硬変の診断方法

肝硬変の確定診断におけるゴールドスタンダードは肝生検を施行して病理組織学的評価を行うことによる．

臨床的には身体所見，血液検査および超音波断層法などの画像診断の所見を総合的に診断して，慢性肝疾患の進展度を判定するのが一般的である．

ウイルス性慢性肝炎と肝硬変を鑑別する血液検査には，AST/ALT比，アルブミン値，コリンエステラーゼ値，コレステロール値，ガンマグロブリン濃度，末梢血血小板数，ICG R₁₅，血清ヒアルロン酸濃度などがあげられる．

肝硬変と鑑別を要する病態
①腹水：腹部臓器の悪性腫瘍
②門脈圧亢進症：特発性門脈圧亢進症，日本住血吸虫，Budd-Chiari症候群
③汎血球減少：血小板減少性紫斑病などの血液疾患
④肝性脳症：他の精神症状を呈する疾患

肝予備能の診断

一般的にChild-Pugh分類（⑧⑦）が用いられる．肝細胞癌などに対する治療法を選択する指標として重要である．

治療

肝硬変は慢性肝疾患の終着点であり，不可逆性であるというのが従来からの考え方であるが，原因とそれに伴う慢性炎症をしっかりとコントロールすることにより，肝線維化の一部は可逆的に改善することが明らかとなってきており，原因治療，抗炎症療法は重要とされている．肝硬変の治療には原因に対する治療と合併症に対する治療が必要である（⑧⑧）．

原因に対する治療

①ウイルス性肝炎：HBV感染による肝硬変では，HBV-DNAが検出された症例はすべて核酸アナログによる抗ウイルス療法の対象となる．HCV感染による肝硬変では原則として，インターフェロンフリーの直接作用型抗ウイルス薬（DAA）による治療を行う．また2019年に，非代償性肝硬変に対しての抗ウイルス療法の適応が認められた．
②AIH：副腎皮質ステロイドによる治療を行う．
③アルコール性肝障害：禁酒・節酒が治療の第一選択となる．
④NASH：7％の体重減少が推奨されている．薬物療法に関して治療法は確立されていないが，耐糖能異常，脂質異常症や高血圧などを合併する場合は，インスリン抵抗性改善薬，アンジオテンシンII受容体拮抗薬，スタチン，エゼチミブなどが有効とされている．

合併症に対する治療

①肝性脳症：予防的に，合成二糖類（ラクツロース/ラクチトール），難吸収性抗菌薬（リファキシミン），

分岐鎖アミノ酸製剤，カルニチンなどの経口投与を行う．脳症が発症した際には分岐鎖アミノ酸製剤の点滴静注，浣腸などの処置が行われる．

②腹水・浮腫：減塩，水分制限とともに利尿薬治療を行う．抗アルドステロン薬（スピロノラクトン），ループ利尿薬（フロセミド）の順に投与を行い，難治性の場合はバソプレシン V_2 受容体拮抗薬（トルバプタン）を導入する．低アルブミン血症を伴うため，分岐鎖アミノ酸製剤や肝不全用経口栄養製剤の補充を行い，即効的な効果が必要な場合にはアルブミン製剤の輸注を行う．

③食道・胃静脈瘤：予防および破裂時の治療は，内視鏡的結紮術（EVL）あるいは内視鏡的硬化療法（EIS）を行う．胃静脈瘤に対しては，門脈-体循環シャントを認める場合は，バルーン下逆行性経静脈的塞栓術（B-RTO）が有効である．

肝移植

Child-Pugh 分類が grade B あるいは C で，肝不全や消化管出血などの病態が治療に抵抗して進行を続ける症例に対しては肝移植の適応を検討する．移植時期は MELD（model for end-stage liver disease）スコアが 20 点以下とする．

$$MELD スコア = 9.57 \times \log_e(Cre) + 3.78 \times \log_e(T\text{-}bil) + 11.2 \times \log_e(PT\text{-}INR) + 6.43$$

予後

死因

肝細胞癌合併による癌死が多いが，その頻度は施設間での差（30〜60％）を認める．最近では肝細胞癌も早期発見，治療によって予後は 2〜3 年に延長している．2008 年の集計では肝細胞癌に次いで，肝不全，感染症，消化管出血が死因となるが，肝硬変の成因によってその割合は異なる．最近では消化管出血が減少し，その原因として食道静脈瘤に対する内視鏡的治療の普及があげられている．

予後規定因子

● 肝細胞癌合併の有無と肝予備能（Child-Pugh スコア）が予後を規定する因子として最も重要である．

● ウイルス性肝硬変では C 型が B 型に比して肝細胞癌の合併率が高く予後不良である．

● アルコール性では食道静脈瘤破裂，肝不全が多く，肝細胞癌の合併率はウイルス性に比して低率である．また，アルコール多飲はウイルス性肝硬変の予後不良因子となる．

● AIH の未治療例は早期に肝硬変へ進展し，予後不良である．

● PBC の予後不良例では，黄疸が徐々に増悪し，肝不全や食道静脈瘤を併発して死亡の原因となる．

● 原発性硬化性胆管炎では胆汁性肝硬変の完成した症例は予後不良であり，肝不全，食道静脈瘤，肝内胆管癌の合併などが死因となる．

（鍛治孝祐，吉治仁志）

◉文献

1) 泉　並木（監）：肝硬変の成因別実態 2014．東京：医学図書出版；2014．

2) 青柳　豊ほか（編）：我が国における非 B 非 C 肝硬変の実態調査 2011．北海道：響文社；2012．

3) 日本消化器病学会（編）：肝硬変診療ガイドライン 2015，改訂第 2 版．東京：南江堂；2015．

特殊な肝硬変と肝線維症

二次性胆汁性肝硬変 secondary biliary cirrhosis

概念

● 長期間にわたる胆汁うっ滞に起因した肝硬変をいう．

● 胆汁うっ滞の原因はさまざまだが結石や良性・悪性腫瘍など比較的大きな胆管の閉塞の場合が多い．胆管閉塞による胆汁うっ滞は肝細胞障害や小葉中心性の慢性炎症を惹起し，肝硬変に進展する．

● 門脈域を中心とした線維性増生により臨床的には門脈圧亢進症状を伴う．

● 小葉間胆管から隔壁胆管に至る中等大胆管への自己免疫機序に起因した炎症により発症する原発性胆汁性胆管炎とは区別してとり扱われる．

病因

胆管の悪性腫瘍・良性腫瘍，総胆管結石，術後胆管狭窄により胆管が閉塞することにより起こる．閉塞期間が長期になることが肝硬変への進展因子であることが示唆されている．

病態生理

胆汁流出障害に伴う胆汁うっ滞により門脈域を中心とした領域に肝細胞障害や炎症が惹起され，これに引き続き線維成分の増生が起こる．

臨床症状

閉塞性黄疸など胆汁流出障害と門脈域の線維性増生に起因した門脈圧亢進症状に関連した臨床症状が出現する．

病理

肝の色調は暗緑色で，再生結節は 1〜10 mm 程度の小結節で不規則に連続する．

検査・診断

胆管の閉塞を引き起こす腫瘍性病変や胆石などを腹部超音波検査や MRCP，CT，ERCP，PTC などで確認することで診断される．術後狭窄による症例では，原因となりうる手術の病歴聴取も診断の一助となる．

治療

閉塞性黄疸など胆汁流出障害が出現した時点で，手術や経皮経肝胆道ドレナージ（PTBD），内視鏡的逆行性胆道ドレナージ（ERBD）や胆道ステント留置により，二次性胆汁性肝硬変への進展を抑制することを試みる．

うっ血性肝硬変 congestive liver

概念

● 右心不全による慢性的な肝静脈圧の上昇により，前類洞の拡張や肝動脈血流量の低下が起こる．その結果，類洞内の酸素飽和度低下から肝細胞障害，肝の線維化を引き起こし，肝硬変に至った状態を指す．

病因

うっ血性心不全に基づいた長期的な肝静脈圧の上昇により起こる．

病態生理

うっ血性心不全による肝静脈圧上昇は肝動脈血流を低下させ，肝細胞への酸素供給が低下する．その結果，生理的に酸素分圧が低い中心静脈周囲を主体とした肝細胞壊死が起こり，線維成分の増生が起こる．炎症を伴うウイルス性肝炎や自己免疫性肝炎と異なり，うっ血肝では炎症所見が乏しい．

検査・診断

血液検査でAST，LDH有意の上昇を認める．また，うっ血性心不全のため脳性ナトリウム利尿ペプチド（BNP）が上昇していることが多い．腹部CT，腹部超音波では，肝腫大，肝静脈・下大静脈の拡張が特徴的である．うっ血性肝硬変においてCTやMRI検査では造影増強効果のある腫瘍性病変を認めることが報告されている．肝硬変に至っていない症例でも観察されることがあり，限局性結節性過形成に類似する所見と考えられている．しかし，肝細胞癌との鑑別が困難であることも報告されている．これらの病変を肝細胞癌と鑑別するための基準は確立されておらず，現在も議論されている．

病理

中心静脈から始まる線維化（虚血性変化）がみられる．類洞の拡大や肝細胞の萎縮，中心静脈周囲の出血壊死を認める．

治療

原疾患である心不全に対する治療が主体となる．

予後・予測

うっ血肝では肝酵素や蛋白合成能の指標であるプロトロンビン（PT）が進行するまで正常値であることが多く，重症度や肝線維化の程度と相関しないことが報告されている．また，BNPはうっ血肝の肝線維化とは相関しない．一方で，血小板低値やγ-GT高値は門脈圧亢進症の重症度と相関することが報告されている．疾患の終末期までPTが悪化しないことや多くの患者で抗凝固薬が使用されているため，MELD（model for end-stage liver disease）はうっ血肝の重症度評価に適さない．一方でMELD-XIはうっ血肝の重症度や予後を予測すると報告されている．

付 Fontan associated liver disease

先天性心疾患に施行されるFontan手術後に肝硬変に進展することが報告されている．病態はうっ血性肝硬変と同様と考えられている．術後18年で半数が肝硬変へ進展したとの報告がある．腫瘍性病変の発生もあるため予防や厳重な定期観察が重要であるが，肝硬変進展を予防するための適切な術式や至適な中心静脈圧は不明である．今後，症例の蓄積により病期進行抑制を目指した適切な治療指針の確立が望まれている．

先天性肝線維症 congenital hepatic fibrosis

概念・病因

● 胆管板の形成異常に起因した門脈・胆管系の発生異常である．

● 他の奇形を合併することがあるため全身精査が必要である．

● 10,000～20,000人に1人発症し，散発的または家族性にみられる．

病態生理

胆管形成異常や門脈分枝異常による肝血流抵抗亢進により，門脈圧亢進症が出現する．食道静脈瘤や胆管炎，肝胆道系悪性腫瘍が発生することがある．

臨床症状

網膜障害，眼球運動失行，発語失行，発達遅滞，多指症，内臓逆位，低身長などを認めることがある．門脈圧亢進症が進行した場合には，食道静脈瘤の発達や脾腫による汎血球減少を認める．

検査・診断

胆管板の形成異常，肝内門脈枝の分枝異常，門脈域の進行性の線維化を病理学的に確認し診断される．発達歴，脳MRI，腹部CT・超音波検査・MRCPは，先天性肝線維症に合併する他臓器の病的所見や胆管形成異常の診断を行う際に有用である．

病理

門脈域に異常な形態の胆管を認めるものの炎症性細胞浸潤は乏しい．門脈域間の線維性架橋や門脈周囲の線維化が出現し，門脈の異常な分枝や密な線維性間質内にみられる多発性胆管過誤腫（von Meyenburg complexes）を認める．

治療

根治的治療法はない．門脈圧亢進症に伴う静脈瘤が出現した場合は破裂予防処置も考慮される．しかし，

肝硬変における静脈瘤治療と比較して治療方針は確立していない．出血既往のある静脈瘤には内視鏡的静脈瘤治療が考慮される．胆管炎には早期抗菌薬治療が奏効するとの報告がある．反復性胆管炎には肝移植を考慮する．肝外胆管の囊胞が結石を合併する場合や反復感染する場合は，総胆管切除および Roux-en-Y 法による肝十二指腸吻合が考慮される．肝胆道系悪性腫瘍に対しては病期診断を行い，治療法を選択する．

（柿坂啓介，滝川康裕）

● 文献

1) Lemmer A, et al：Congestive hepatopathy：Differentiating congestion from fibrosis. *Clin Liver Dis* 2017；10：139.
2) Diamond T, et al：Fontan-associated liver disease：Monitoring progression of liver fibrosis. *Clin Liver Dis* 2018；11：1.
3) Gunay-Aygun M, et al：Congenital Hepatic Fibrosis Overview. GeneReviews®.

薬物性肝障害
drug-induced liver injury（DILI）

概念

- 薬物性肝障害（DILI）は，薬物に起因する肝細胞障害もしくは肝内胆汁うっ滞で，起因薬物には医薬品だけでなく，健康食品，サプリメントなども含まれる．
- 臨床でしばしば遭遇するが，特異的な検査所見に乏しく，被疑薬が複数になる場合もあり，確定診断や被疑薬を想定することが難しい症例も存在する．
- 基本的に急性肝炎の原因の一つであり，診断には薬物投与と肝障害の時間的経過，他の肝疾患の除外が重要となる．また，被疑薬を中止した後の肝障害の消退も診断の助けとなる．
- 治療の基本は起因薬物の中止であるが，重症例では急性肝不全に至り，血漿交換や肝移植を必要とすることもある．そのため，臨床経過，薬物の代謝経路や過去の報告などの情報をもとに被疑薬を正確に同定し，再投与を避け，DILI の再発を防ぐことが重要となる．
- 近年では生物学的製剤や免疫チェックポイント阻害薬などの従来とは異なる作用機序の薬物による DILI 症例が注目されている．

病態生理

　DILI には臨床病型と，薬物の肝障害機序に基づく分類がある（❽❾）．

　臨床病型では，AST，ALT など肝逸脱酵素が優位に上昇する「肝細胞障害型」，ALP，γ-GTP など胆道系

❽❾ 薬物性肝障害の分類

臨床病型による分類（N：正常上限，ALT 比＝ALT 値/N，ALP 比＝ALP 値/N）	
肝細胞障害型	ALT>2N かつ ALP≦N または ALT 比/ALP 比≦5
胆汁うっ滞型	ALT≦N かつ ALP>2N または ALT 比/ALP 比≦2
混合型	ALT>2N かつ ALP>N かつ 2<ALT 比/ALP 比<5
機序に基づく分類	
中毒性	
特異体質性	アレルギー性 代謝性
特殊型 （代表的な薬物）	脂肪肝炎（タモキシフェンなど） 肝腫瘍（蛋白同化ホルモン） 自己免疫性肝炎（ミノサイクリン，アトルバスタチン） 血管肉腫（塩化ビニル） 門脈圧亢進症（オキサリプラチン） 免疫関連副作用（免疫チェックポイント阻害薬）

酵素が優位に上昇する「胆汁うっ滞型」，その両者の病態を併せもつ「混合型」に分類される．

　薬物の肝障害機序に基づく分類には通常型と特殊型がある．通常型はさらに中毒性と特異体質性に分類される．中毒性では，薬物自体が肝細胞を直接障害し，多くは用量依存的に重症度が上昇する．代表的な薬物としてアセトアミノフェンやキノコ毒，有機溶媒，パラコートなどがある．一方，特異体質性はアレルギー性と代謝性に分類できる．前者は薬物自体や代謝産物が抗原，ハプテンとなり免疫応答が生じ，好酸球増多などのアレルギー症状を伴うことがある．事前の発症予測は困難である場合が多い．後者は代謝酵素活性の個体差に起因しており，アレルギー性よりも長期間の内服中に代謝活性の変化による代謝物の蓄積によって発症する場合が多い．代表的な薬物としてイソニアジド，イトラコナゾールなどがある．特殊型として，タモキシフェンによる脂肪肝炎，経口避妊薬や蛋白同化ホルモンの長期服薬による肝腫瘍などがある．また，ミノサイクリン，インターフェロン，スタチンなどは自己免疫性肝炎を誘導することがある．免疫チェックポイント阻害薬（抗 PD-1 抗体，抗 CTLA-4 抗体など）は免疫細胞を活性化することで抗腫瘍効果を示すが，免疫寛容システムの破綻による自己免疫性肝疾患（自己免疫性肝炎，原発性硬化性胆管炎など）の発症がみられ，免疫関連副作用（immune-related adverse event：irAE）として注目されている．

疫学

　2008 年の第 44 回日本肝臓学会総会にて全国集計を行い，全国 29 施設にて 1997 年から 2006 年に発症し

90 薬効分類別にみた起因薬物の頻度（1997〜2006年）

起因薬物		
抗菌薬	14.3%	（126例）
精神科・神経科用剤	10.1%	（89例）
健康食品	10.0%	（88例）
解熱・鎮痛・抗炎症薬	9.9%	（87例）
循環器用剤	7.5%	（66例）
漢方薬	7.1%	（62例）
消化器用薬	6.1%	（54例）
一般市販薬	5.5%	（48例）
ホルモン製剤	3.6%	（32例）
抗アレルギー薬	3.2%	（28例）
造血と血液凝固関係製剤	2.8%	（25例）
高脂血症薬	2.7%	（24例）
抗癌薬	2.6%	（23例）

起因薬剤として1剤に特定しえた薬物，879例．
（恩地森一〈監〉：薬物性肝障害の実態．東京：中外医学社；2008．p.1．）

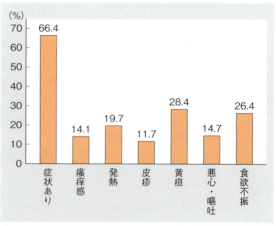

91 薬物性肝障害の初期症状
（恩地森一〈監〉：薬物性肝障害の実態．東京：中外医学社；2008．p.1．）

た DILI と診断された 1,674 症例の解析が行われた．平均 55.0±17.1 歳で，70 歳以上が 23% を占めた．男性が 721 例，女性が 955 例であった．肝細胞障害型が 59%，胆汁うっ滞型が 21%，混合型が 20% であった．服薬開始から肝障害出現までの期間は，7 日以内が 24%，7〜14 日が 14%，15〜30 日が 21%，31〜90 日が 21% で，約 90% の症例が 90 日以内に肝障害が出現していた．61% の症例が複数の薬の内服があり，起因薬物を 1 剤に同定できた症例の内訳では，抗菌薬（14.3%），精神科・神経科用剤（10.1%），健康食品（10.0%），解熱・鎮痛・抗炎症薬（9.9%）の頻度が高かった（90）．

臨床症状

全国集計では，発症時に何らかの症状がある症例が 66.4% で，倦怠感（36.1%）と最多であり，他に黄疸（28.4%），食欲不振（26.4%）が高頻度にみられた（91）．アレルギー症状である発熱（19.7%），皮疹（11.7%），瘙痒感（14.1%）もみられた．一方，症状がない症例が 3 割存在することに留意が必要である．

診断

DILI の診断には日本肝臓学会の提唱する薬物性肝障害診断基準が参考になる．同基準は 2004 年に日本消化器関連学会週間（DDW-J）で提案され，同学会のホームページにスコア計算ソフトが用意されている．まず ALT，ALP の値をもとに肝細胞障害型，胆汁うっ滞型と混合型に分類しスコアリングを行う．発症までの期間，経過（投与中止後のデータ），危険因子，薬物以外の原因の有無，過去の肝障害の報告，好酸球増多，薬物リンパ球刺激試験（drug-induced lymphocyte stimulation test：DLST），偶然の再投与が行われたときの反応を点数化する．合計点数が 2 点以下で「可能性が低い」，3 点，4 点を「可能性あり」，5 点以上を「可能性高い」と判定する（92）．発症までの期間と中止後のデータは，病型，初回投与か再投与か，により点数を変えている．除外診断として HAV，HBV，HCV，CMV，EBV などの感染症，胆道疾患，アルコール性肝障害，ショック肝，自己免疫性肝炎，原発性胆汁性胆管炎の否定が必要である．また，過去の事例について症例報告のほか，独立行政法人医薬品医療機器総合機構（PMDA）に集積された副作用情報や添付文書より文献検索を行い，これら利用すべき情報ソースをもとに，被疑薬を絞り込んでいく．DLST は患者末梢血リンパ球と被疑薬を共培養し，リンパ球の増殖反応をみるもので，アレルギー性の DILI で陽性になりやすいが，中毒性，特異体質性の DILI では陽性率が低下する．陽性率は 3 割程度で，リンパ球機能を低下させる薬物（副腎皮質ステロイド，免疫抑制薬など）や細胞毒性が強い薬物（抗癌薬など）では偽陰性化しやすいことを考慮する．また，末梢血中の好酸球増多（6% 以上）が約 25% の症例にみられる．

DILI の肝組織像は多彩で特異的な所見に乏しく，スコアリングシステムには含まれない．しかし，自己免疫性肝炎を含む他の肝疾患との鑑別，および病態の把握が困難な症例において，肝生検による組織像が診断に役立つ．

治療

DILI を疑えば，まず被疑薬を中止する．多くの症例は被疑薬の中止のみで改善がみられるが，改善が緩やかな場合にウルソデオキシコール酸（UDCA），グリチルリチン製剤が用いられる．重症化が予想される症例では副腎皮質ステロイドパルス療法を考慮し急性肝不全としての治療を行い，劇症肝炎では肝移植を考

❷ 薬物性肝障害診断基準（日本肝臓学会）

	肝細胞障害型		胆汁うっ滞または混合型		スコア
	初回投与	再投与	初回投与	再投与	
1. 発症までの期間*¹					
a. 投与中の発症の場合	5～90日	1～15日	5～90日	1～90日	+2
投与開始からの日数	<5日，>90日	>15日	<5日，>90日	>90日	+1
b. 投与中止後の発症の場合	≦15日	≦15日	≦30日	≦30日	+1
投与中止後の日数	>15日	>15日	>30日	>30日	0
2. 経過	ALTのピーク値と正常上限との差		ALPのピーク値と正常上限との差		
投与中止後のデータ	8日以内に50%以上の減少		（該当なし）		+3
	30日以内に50%以上の減少		180日以内に50%以上の減少		+2
	（該当なし）		180日以内に50%未満の減少		+1
	不明または30日以内に50%未満の減少		不変，上昇，不明		0
	30日後も50%未満の減少か再上昇		（該当なし）		−2
投与続行および不明					0
3. 危険因子	肝細胞障害型		胆汁うっ滞または混合型		
	飲酒あり		飲酒または妊娠あり		+1
	飲酒なし		飲酒，妊娠なし		0
4. 薬物以外の原因の有無*²	カテゴリー1，2がすべて除外				+2
	カテゴリー1で6項目すべて除外				+1
	カテゴリー1で4つか5つが除外				0
	カテゴリー1の除外が3つ以下				−2
	薬物以外の原因が濃厚				−3
5. 過去の肝障害の報告	過去の報告あり，もしくは添付文書に記載				+1
	なし				0
6. 好酸球増多（6%以上）	あり				+1
	なし				0
7. 薬物リンパ球刺激試験（DLST）	陽性				+2
	擬陽性				+1
	陰性および未施行				0
8. 偶然の再投与が行われたときの反応	肝細胞障害型		胆汁うっ滞または混合型		
単独再投与	ALT倍増		ALP（T.Bil）倍増		+3
初回肝障害時の併用薬とともに再投与	ALT倍増		ALP（T.Bil）倍増		+1
初回肝障害時と同じ条件で再投与	ALT増加するも正常域		ALP（T.Bil）増加するも正常域		−2
偶然の再投与なし，または判断不能					0

*¹ 薬物投与前に発症した場合は「関係なし」，発症までの経過が不明の場合は「記載不十分」と判断して，スコアリングの対象としない．
  投与中の発症か，投与中止後の発症かにより，aまたはbどちらかのスコアを使用する．
*² カテゴリー1：HAV，HBV，HCV，胆道疾患（US），アルコール，ショック肝
  カテゴリー2：CMV，EBV
  ウイルスはIgM HA抗体，HBs抗原，HCV抗体，IgM CMV抗体，IgM EB VCA抗体で判断する．
（判定基準）総スコア2点以下：可能性が低い
          総スコア3，4点：可能性あり
          総スコア5点以上：可能性が高い

慮する．胆汁うっ滞型の症例では，利胆作用のあるUDCA，腸肝循環の抑制作用のあるコレスチラミン，グルクロン酸抱合を促す目的でフェノバルビタールを用いる場合がある．

推奨される治療法のあるDILIもある．アセトアミノフェンの大量内服時には，グルタチオン補充目的にアセチルシステインを早期に投与する．また，免疫チェックポイント阻害薬による肝障害には病態に応じて副腎皮質ステロイドの使用を考慮する．

起因薬物の再投与時には，DILIがより重篤化する可能性がある．被疑薬のチャレンジテストは避けるべきである．起因薬物と考えられる薬物の再投与は控え，DILIの再発を起こさないようにすることが重要である．

（吉田　理，日浅陽一）

●文献
1）日本肝臓学会：薬物性肝障害診断基準．

https://www.jsh.or.jp/medical/guidelines/medicalinfo/
mtphama

2) 滝川　一ほか：DDW-J 2004 ワークショップ薬物性肝障害診断基準の提案. 肝臓 2005；46：85.
3) 恩地森一（監）：薬物性肝障害の実態. 東京：中外医学社；2008. p.1.
4) 水腰英四郎ほか（監）：肝機能障害・肝炎. irAE アトラス®.

先天性高ビリルビン血症（体質性黄疸）
congenital jaundice

概念
● 先天性高ビリルビン血症は，体質性黄疸と呼ばれる

ことが多く，肝細胞によるビリルビンの先天的な代謝異常が原因である.
● 間接ビリルビン（非抱合型ビリルビン）が優位に上昇する先天性高間接ビリルビン血症と，直接ビリルビン（抱合型ビリルビン）が優位に上昇する先天性高直接ビリルビン血症がある.
● 先天性高間接ビリルビン血症として 2 つ，先天性高直接ビリルビン血症として 2 つ，計 4 つの症候群が知られている（**93**）.

ビリルビン代謝

老化した赤血球は脾の細網内皮系（マクロファージ）

93 体質性黄疸をきたす疾患

| | Gilbert 症候群 | Crigler-Najjar 症候群 | | Dubin-Johnson 症候群 | Rotor 症候群 |
		Ⅰ型	Ⅱ型		
上昇するビリルビン	間接（非抱合型）ビリルビン			直接（抱合型）ビリルビン	
血清総ビリルビン値	1〜6 mg/dL	20 mg/dL 以上	6〜20 mg/dL	1〜7 mg/dL 妊娠やエストロゲン製剤投与で上昇	3〜10 mg/dL
遺伝形式	常染色体優性/劣性	常染色体劣性	常染色体劣性	常染色体劣性	常染色体劣性
頻度	人口の 2〜7 %	きわめてまれ	まれ	まれ	まれ
発症	思春期以降	出生直後	新生児期〜乳児期	全年齢（小児期に多い）	全年齢（小児期に多い）
症状	軽度黄疸，特に症状はない	高度黄疸，核黄疸	中等度黄疸，核黄疸はまれ	黄疸，特に症状はない	黄疸，特に症状はない
治療	不要	肝移植，光線療法，血漿交換	光線療法，血漿交換	不要	不要
予後	良好	無治療では核黄疸にて 2〜3 歳で死亡	通常は良好	良好	良好
遺伝子変異	UGT1A1 遺伝子変異	UGT1A1 遺伝子変異	UGT1A1 遺伝子変異	MRP2 遺伝子変異	SLCO1B1 および SLCO1B3 遺伝子変異
表現型	UGT1A1 活性は 20〜30 %に低下	UGT1A1 活性は完全に欠損	UGT1A1 活性は 10 %程度に低下	MRP2 蛋白欠損	OATP1B1 および OATB1B3 蛋白欠損
発症要因	グルクロン酸抱合能の低下	グルクロン酸抱合能の欠如	グルクロン酸抱合能の低下	直接ビリルビンの胆汁中への排泄障害	肝細胞から血中に逆流した直接ビリルビンの肝細胞への再摂取障害
肝臓	正常肝	正常肝	正常肝	・肉眼所見：黒色肝，時に肝腫大 ・組織学的所見：肝細胞内粗大褐色顆粒	・肉眼所見：正常色肝 ・組織学的所見：時に肝細胞内リポフスチン様顆粒
その他	酵素誘導薬フェノバルビタールにより減黄される	酵素誘導薬フェノバルビタールにより減黄されない	酵素誘導薬フェノバルビタールにより減黄される	・BSP テスト：45 分値は正常あるいは軽度上昇であるが 60 分以降に再上昇が認められる ・ICG テスト：ほぼ正常 ・経口胆嚢造影：造影不良 ・肝胆道シンチグラフィ：胆道系への排泄著明遅延 ・尿中コプロポルフィリン：総排泄量は正常，アイソマーI分画は 80 %以上と著増	・BSP テスト：血中消失著明遅延 ・ICG テスト：血中消失著明遅延 ・経口胆嚢造影：造影良好 ・肝胆道シンチグラフィ：肝への集積著明遅延 ・尿中コプロポルフィリン：アイソマーI分画は増えているが 80 %以下，アイソマーIII 分画も増えている

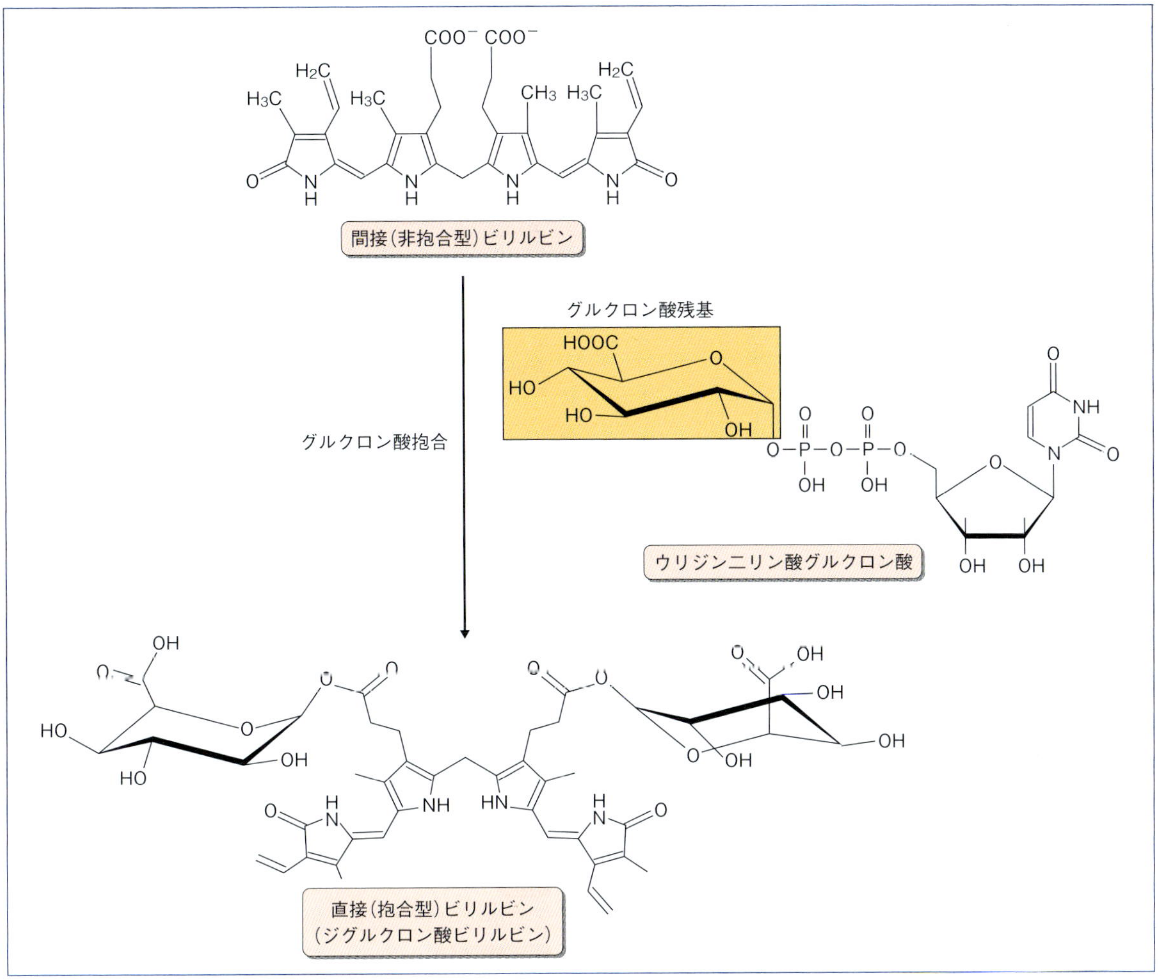

⓸ グルクロン酸抱合

で破壊され，赤血球に含まれるヘモグロビン中のヘム
が分解される過程でつくられるのがビリルビンであ
り，通常1日に約250mgつくられる．

　ヘムはヘムオキシゲナーゼによりビリベルジンに分
解される．ビリベルジンはビリベルジン還元酵素によ
り還元されて間接ビリルビン（非抱合型ビリルビン）
がつくられる．間接ビリルビンは脂溶性で水に溶けず，
細胞毒性が強い．アルブミンと結合して肝臓へと運ば
れる．

　間接ビリルビンはウリジン二リン酸-グルクロン酸
転移酵素（uridine diphosphate-glucuronosyl transfer-
ase：UGT）によりグルクロン酸の抱合を受け，水溶
性で細胞毒性の少ない直接ビリルビン（抱合型ビリル
ビン）となる（⓸）．直接ビリルビンは胆汁の一部と
なり胆管から小腸へと分泌される．

　直接ビリルビンは，腸内細菌の働きにより脱抱合，
還元されてウロビリノゲンに代謝され，ウロビリノゲ
ンはさらに還元されてステルコビリノゲンになり，さ

らに別の部位が酸化されて最終的にはステルコビリン
（大便の茶色のもと）になる．ウロビリノゲンの一部
は再吸収されて，腸肝循環により肝臓に運ばれ，一部
は腎臓から排泄され，尿中で空気により酸化されウロ
ビリン（尿の黄色のもと）となる．

Gilbert症候群

概念

● 先天性高間接ビリルビン血症の一つで，先天性高ビ
　リルビン血症の最も一般的な要因である．
● フランスの消化器医である Auguste Nicolas Gilbert
　らによって初めて報告された．

病因

　グルクロン酸転移酵素 UGT1A1 の多型あるいは変
異により，グルクロン酸抱合能が20～30％に低下す
ることが原因である．UGT1A1 遺伝子には100種以
上の変異種があり，発見された順に UGT1A1*n で示
されている．UGT1A1 遺伝子の TATA box プロモー

ター領域の多くは A(TA6)TAA であるが，Gilbert 症候群では，A(TA7)TAA 多型（*UGT1A1*28*）が認められる．Gilbert 症候群では，プロモーターの多型変異のほか，コーディング領域の Gly71Arg（*UGT1A1*6*），Tyr486Asp（*UGT1A1*7*），Pro364Leu（*UGT1A1*73*）なども認められる．

UGT1A 遺伝子群は，ヒト第2染色体上にあり，UGT1A1 から UGT1A13P の 13 のアイソザイム遺伝子からなるが，UGT1A2P，UGT1A10P，UGT1A11P，UGT1A12P，UGT1A13P は偽遺伝子であるため，9種のグルクロン酸転移酵素をコードしていることになる．それぞれ，固有のエクソン1（1A1，1A3-10）と共通のエクソン 2-5 からなる．日本人では，Gilbert 症候群の *UGT1A1*6* 多型が，酵素活性の著明な低下をきたす *UGT1A6*2*（541A>G，552A>C）と *UGT1A7*3* という他の2種類のグルクロン酸転移酵素の遺伝子多型と高率にリンクしている．UGT1A6 はフェノール系薬物（サリチルアミド，アセトアミノフェンなど），UGT1A7 はフェノール環を有する高分子発癌物質（ベンゾピレンなど）の代謝を司っており，また，*UGT1A7*3* 多型が肺癌発症の高リスクであることがわかっており，発癌などに注意が必要である．

疫学

人口の 2～7 ％に認められる．日本人では 5 ％程度といわれている．

常染色体優性の遺伝形式を示す頻度が高いが，原因が単一でないため遺伝形式もさまざまである．家族性に発症することが多い．

思春期以降に発症し，10～30 歳で慢性的に繰り返し黄疸症状が認められる．

男女比は 5～9：1 と男性に多いが，性ホルモンの影響と考えられている．

臨床症状

疲労感，集中困難，食欲不振，腹痛，体重減少，瘙痒感などの症状が報告されているが，間接ビリルビン高値と症状には関連性がなく，黄疸以外は基本的に無症状である．激しい運動，ストレス，絶食，感染などで黄疸は増強し，肝腫大や脾腫を認めない．

検査

間接ビリルビン優位の軽度の黄疸を示すが，総ビリルビン値は 3 mg/dL にとどまることが多く，高くても 6 mg/dL ぐらいまでである．直接ビリルビン値はほとんど正常範囲内である．

間接ビリルビン優位の高ビリルビン血症以外，AST，ALT，アルブミンなどの肝機能検査には異常がない．

診断（診断基準・鑑別診断）

400 kcal/日以下の低カロリー食を2日間継続投与すると，ビリルビン値は約2倍に上昇する（低カロリー試験）．50 mg のニコチン酸を緩徐に静注するとビリルビンが 1 mg/dL 以上上昇する（ニコチン酸試験）．また，酵素誘導薬であるフェノバルビタール投与にてビリルビン値は正常化する．

UGT1A1 遺伝子多型を直接的に検出する方法は有用である．

インドシアニングリーン（indocyanine green：ICG）テスト，ブロムスルファレイン（bromsulphalein：BSP）テストは正常である．

合併症

胆石症の合併率が高い．

Gilbert 症候群の患者では，虚血性心疾患のリスクが有意に減少する．実際に，Gilbert 症候群患者のアテローム性動脈硬化症の発生率は，血清ビリルビン値と逆相関している．間接ビリルビンに抗酸化作用があるためと考えられている．

グルクロン酸抱合を受ける薬剤の活性が上昇しやすい．たとえば，イリノテカンはその活性代謝物 SN-38 が UGT1A1 で抱合代謝されるが，*UGT1A1*28* をもつ Gilbert 症候群で，イリノテカンの代謝遅延が起こり，下痢などの副作用が増強する．Gilbert 症候群を伴う癌患者へのイリノテカン投与は慎重に行う必要がある．

治療

治療は不要である．

経過・予後

予後は良好である．

Crigler-Najjar 症候群

概念

- 先天性高間接ビリルビン血症の一つで，Ⅰ型とⅡ型の2つに分類される．
- 現在までに数百例しか知られていない．わが国での報告は約 30 例で，男女差はない．
- 米国の小児科医の John Fielding Crigler と，レバノン系米国人小児科医の Victor Assad Najjar によって名づけられた．

Crigler-Najjar 症候群Ⅰ型

病因

UGT1A1 遺伝子のホモ接合体ナンセンス変異（終止変異ともいわれアミノ酸のコドンを終止コドンに変える変異）などにより，まったく活性のない UGT1A1 がつくられる．ⅠA 型（大部分）では，共通エクソン 2-5 のうちの1つに変異が生じていて，他のいくつかの基質を抱合する機能が失われている．ⅠB 型（少ない）では，変異は A1 エクソンに限られており，抱合の喪

失はほぼビリルビンに限られる．わが国ではC280X の数家系が知られている．

疫学

出生数100万人につき0.6〜1.0人と見積もられているきわめて珍しい疾患である．遺伝様式は常染色体劣性遺伝であり，近親婚が原因になることもある．

臨床症状

生後1〜3日目から高度の高間接ビリルビン血症をきたし，総ビリルビン値が一般に20 mg/dLを超える．

検査

肝・胆道系疾患，溶血を伴わない高度の高間接ビリルビン血症をきたす．

腸管にて代償的にビリルビンが排泄されるので，尿ウロビリノゲンは正常である．

肝組織内にUGT1A1の活性がまったく検知できず，酵素誘導薬であるフェノバルビタール治療に対する反応性がない．

直接ビリルビンが産生されないため，胆汁へのビリルビン排泄がほとんどなく，胆汁は淡黄色を示す．

肝は肉眼的にも組織学的にもほぼ正常であるが，胆汁うっ滞像を示す場合もある．

治療

出生直後の体液交換療法，1日12時間の光線療法，ヘム酸素添加酵素阻害薬を投与して高ビリルビン血症の一時的な悪化を緩和する．カルシウムリン酸とカルボン酸を経口投与し腸内でビリルビンと複合体を形成させる．脳障害が生じたり成長して光線療法が効果を及ぼさなくなったりする前に肝移植を行う，などの治療がある．

経過・予後

間接ビリルビンの血中濃度が高値になって，しばしば小児では脳障害（核黄疸）へと至るため，無治療では予後不良であり，2〜3歳頃までに死亡する．

光線療法，血漿交換療法などの治療により思春期まで延命可能であるが，神経症状の発現が多い．

Crigler-Najjar 症候群 II 型

病因

UGT1A1活性は減少しているものの検知できるレベル（典型的には正常値の10％以下）で存在している．UGT1A1はホモ接合体変異または複合変異に起因している．わが国ではY486Dを中心としたホモ接合体変異や複合変異の症例が多い．

疫学

まれな疾患である．遺伝様式を決定するのは難しく，大部分が常染色体劣性遺伝であるが，一部優性遺伝もある．

臨床症状

肝・胆道疾患，溶血を伴わない中等度から高度の高間接ビリルビン血症をきたす．総ビリルビン値は5〜27 mg/dLに上昇するが，多くの場合20 mg/dLを下回る．黄疸以外，特別な自他覚症状はない．

生後10日以内に発症するものが多いが，数週齢から症例によっては7歳頃まで成長してからでないと発見されないこともある．

検査

*UGT1A1*遺伝子変異の検索は診断に有用である．

単抱合型（bilirubin monoglucuronide：BMG）が抱合胆汁の大部分を占める．BMG比率は65％と著明に増加，二抱合型（bilirubin diglucuronide：BDG）比率は13％と著明に減少している．

胆汁は色を帯びていたり，正常と同じく暗い色をしていたりする．

尿中ウロビリノゲンは正常である．

診断（診断基準・鑑別診断）

酵素誘導薬であるフェノバルビタール投与による治療効果が，I型とII型を鑑別するのに用いられる．

治療

総ビリルビン値が低めなので，核黄疸の症例は少ないが，新生児期から乳児期には注意を要する．

フェノバルビタールによる治療が効果的である．総ビリルビン値を少なくとも25％減少させることが可能であり，多くの症例では総ビリルビン値がGilbert症候群のレベルまで低下する．

成人では酵素誘導薬で減黄が図られるが，治療としては推奨されない．

食事摂取不足時にビリルビン値は上昇する．

新生児期から乳児期の高度黄疸時には，核黄疸の予防目的で光線療法，酵素誘導薬投与，血漿交換療法が行われる．

経過・予後

ほとんどの症例が正常に成長し，予後良好である．Gilbert症候群よりUGT1A1活性が低いことから，薬物代謝に及ぼす影響についてはGilbert症候群より強いものと予想され，注意が必要である．

付 光線療法

ヘムは2価の鉄原子と4つのピロール環（テトラピロール）がつながれたポルフィリン環からなる錯体である（⑨）．ヘムから生成される間接ビリルビン（非抱合型ビリルビン）は，4つのピロール環を有する開環したチェーン状の構造を有する（⑨）．間接ビリルビンは光を吸収するフィトクロムとよく似た構造をしており，ともに開環テトラピロールの仲間でビリン色素と総称される．ビリルビンも光を吸収し，他のフィ

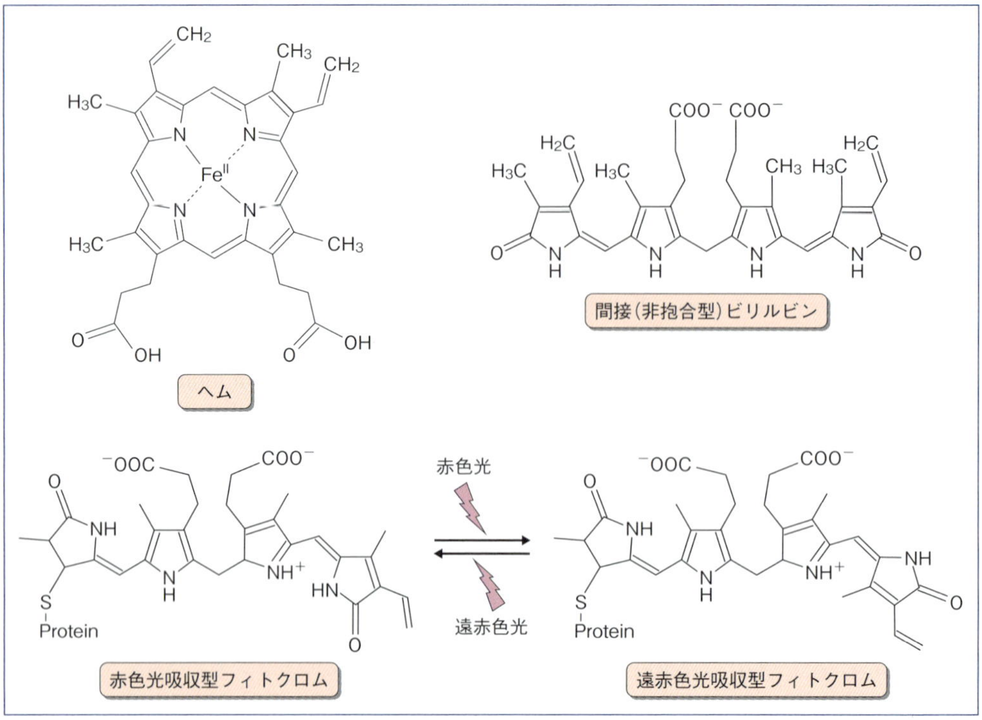

❾❺ ヘム，間接ビリルビン，フィトクロムの構造

トクロム色素と同じように，光によりビリルビンの二重結合が異性化する（❾❺）．ビリルビン異性体（サイクロビリルビン）は水溶性が高くなり，その結果，ビリルビンは尿中に排泄されるようになる．この性質を利用して新生児の黄疸に光線療法が行われている．皮膚が厚くなる幼児期以降には効果が薄くなる．

Dubin–Johnson症候群

概念
- 軽度ないし中等度の高ビリルビン血症，黒色肝，肝細胞内粗大褐色顆粒，BSPテスト再上昇現象などをきたす症候群である．

病因
毛細胆管膜局在のATP依存性のトランスポーターである多剤耐性関連蛋白2（multidrug resistance-associated protein 2：MRP2，ATP-binding cassette, subfamily C group 2：ABCC2）遺伝子に変異が存在する．

MRP2が変異により欠損しているため，グルクロン酸やグルタチオン，硫酸抱合型を中心とする内因性（抱合型ビリルビン，ロイコトリエンC4，エストラジオール-β-グルクロニド,硫酸抱合エストロン），外因性（グルタチオン抱合BSP，イリノテカンとその代謝物のSN-38，SN-38-グルクロニド，セフォジジム，プラバスタチン，メトトレキサートなど）の有機アニオン

の胆汁排泄能が著減している．

疫学
30歳代までに発症する．かなりまれで，常染色体劣性遺伝をする．わが国での報告は約400例である．

臨床症状
黄疸以外には自覚症状を訴えない．エストロゲン製剤の使用（避妊など）や妊娠にて黄疸が増強する．

検査
肝は外観上暗いピンク色から黒色（黒色肝）で，肝細胞内に褐色の粗大顆粒（褐色色素顆粒）を認める．褐色色素顆粒はアドレナリンの代謝物が重合したものによって生じるもので，ビリルビンではない．肝炎合併時に顆粒が一時的に消失する．肝は正常大から軽度腫大を示す．一部の新生児は胆汁うっ滞を呈する．毛細胆管膜上のMRP2蛋白が免疫組織染色にて欠損している．

血清ビリルビン値は$1 \sim 7 \, \mathrm{mg/dL}$（通常$10 \, \mathrm{mg/dL}$以下）で，BSPテストでは45分停滞率（$R_{45}$）はほぼ正常であるが，グルタチオン抱合BSPの逆流によりその後に（60分以降）再上昇現象（rebound）がみられる．ICG排泄はほとんど正常である．ビリルビン以外の肝機能検査は正常である．

経口胆嚢造影では胆嚢の造影が不良である．

ポルフィリン代謝異常を示す．正常な事例でのコプロポルフィリンⅢに対するコプロポルフィリンⅠの

比率は，およそ 3～4：1 であるが，この比率が逆転し，コプロポルフィリン I がコプロポルフィリン III よりも 3～4 倍高くなる．尿中ポルフィリンの分析ではコプロポルフィリンの量は正常レベルであるが，アイソマーI が全体の 80％を占める（正常では 25％である）．すなわち，尿中コプロポルフィリン I が高くなり，コプロポルフィリン III は低くなる．

治療

治療は特に必要ない．MRP2 にて胆汁中に排泄される多くの有機アニオン系薬物の代謝遅延が起こるため，薬剤を使用するにあたっては，薬効と副作用の増強の可能性に配慮する．

経過・予後

予後は良好であり，寿命は正常である．

Rotor症候群

概念

- 中等度の高ビリルビン血症，肝に色素の沈着はみられず，ICG および BSP テスト高度血中停滞などをきたす症候群である．
- フィリピンの内科医の Arturo Belleza Rotor にちなんで名づけられた．

病因

肝細胞類洞側細胞膜上に存在する有機アニオン輸送ポリペプチド 1B1（organic anion transporting polypeptide1B1：OATP1B1）および OATP1B3 をコードする遺伝子（各 SLCO1B1，SLCO1B3）の変異により，OATP1B1 および OATP1B3 蛋白が同時に欠損することで，肝細胞から血中に逆流した抱合型ビリルビンの肝細胞への再摂取が障害されている．

非抱合型および抱合型ビリルビンはともに OATP1B1 および OATP1B3 により肝細胞へ摂取されるが，血中非抱合型ビリルビンの上昇もなく黄疸が中等度以下にとどまるのは，他の輸送蛋白（OATP2B1 など）が代償的に輸送に与るためと考えられている．

疫学

全年齢層で発症するが，幼児期から小児期でやや多い．わが国では，沖縄県からの報告が多い．きわめてまれな疾患で，常染色体劣性遺伝をする．

臨床症状

黄疸以外に症状をきたさない．ビリルビン値は 3～10 mg/dL とやや高い．

検査

ビリルビン値以外の一般肝機能検査は血中胆汁酸を含め正常である．ICG，BSP テストにて高度血中停滞を認める．BSP 45 分値は約 40％，ICG 15 分値はおおむね 50％以上である．

肝腫大を認めず，肝組織所見は正常である．

経口胆嚢造影では胆嚢の造影は良好である．

尿中へのポルフィリンの排泄は比較的多く，正常の約 5 倍を示す．尿中コプロポルフィリン I が上昇し，コプロポルフィリン III も上昇する．尿ビリルビンは陽性を示す．

治療

特に治療を要さない．OATP1B1 と OATP1B3 により肝に摂取される有機アニオン系薬物（スタチン類，イリノテカンなど）の肝摂取が遅延し，薬効や副作用の増強の可能性があるので注意を要する．

経過・予後

予後良好である．

（加藤直也）

代謝性肝疾患

Wilson病

概念

- Wilson 病は常染色体劣性遺伝型の先天性銅代謝異常症であり，肝細胞内の銅が毛細胆管から排泄できない．

病因

本症の責任遺伝子は 13 番染色体上の ATP7B 遺伝子であり，これは金属トランスポーターである p-type ATPase をコードし，主に肝細胞内に発現し，肝細胞中の銅の排泄と活性型セルロプラスミン蛋白の合成に必要な銅を供給する．

病態生理

食事から摂取された銅は十二指腸や小腸から吸収され，門脈から肝臓に運ばれる．肝細胞内の銅はメタルチオネインと結合し貯蔵されるが，その閾値を超えると肝細胞障害が生じる．さらに肝細胞から血中に放出された銅（非セルロプラスミン銅）は大脳基底核，角膜，筋，結合組織など多臓器に蓄積する．

臨床症状

Wilson 病の三徴候は，肝硬変，錐体外路症状，Kayser-Fleisher 角膜輪である．肝障害としては脂肪肝，慢性肝炎，肝硬変，溶血を伴い急速に肝不全となる劇症型（劇症肝炎型 Wilson 病）がある．その他の症状として神経・精神症状，血尿などの腎障害，白内障がある．病型（亜型）としては家族内の遺伝子検索で Wilson 病が見つかるが，まだトランスアミナーゼ異常がない発症前型，トランスアミナーゼ値の異常がみられる肝型，神経型などがある．Kayser-Fleisher 角膜輪があれば本症を強く疑うが，小児（学童）では Wilson 病であっても Kayser-Fleisher 角膜輪が認め

られないことも多い．血清セルロプラスミン低値，尿中銅排泄量の増加などが重要である．診断には肝臓中の銅含有量の測定が最も重要であり，銅含有量が $200\,\mu g/g$（wet tissue）であれば本症と診断できる．また，*ATP7B* 遺伝子解析も重要な診断法である．

治療・管理

銅制限食と銅キレート薬投与が主体である．銅キレート薬であるペニシラミンは優れた除銅効果があるが，アレルギーなどの副作用の発現率が高く，その際は塩酸トリエンチンが用いられ，これは神経型に効果的とされる．

近年，保険適用となった亜鉛製剤は，腸管上皮細胞での金属結合蛋白であるメタルチオネインを誘導することにより腸管からの銅吸収を抑制する．

劇症肝炎型や慢性肝不全型には肝移植が行われる．Wilson 病の予後は治療開始時年齢，服薬コンプライアンス，神経・精神症状の有無により異なる．神経症状や精神症状のみられない肝型あるいは発症前型の予後は良好である．内服は一生続ける必要がある．怠薬により急速に病態が悪化するので，怠薬の多い思春期は注意する．

ヘモクロマトーシス hemochromatosis

概念

● 鉄が実質細胞に蓄積し，肝硬変，糖尿病，心筋症などの多臓器障害を惹起する．

● 遺伝性と二次性に分けられ，遺伝性は常染色体劣性遺伝型であり，責任遺伝子は 6 番染色体上にあり *HFE* 遺伝子と命名されている．二次性は頻回の輸血が原因になることが多い．

病態

遺伝性ヘモクロマトーシスは消化管の鉄輸送の亢進がある．種々の鉄代謝に関与する遺伝子変異により鉄代謝ホルモンである HEPC（hepcidin）の活性低下が腸管細胞の基底膜に分布する FPN（ferroportin）の発現を増加させ，循環プールへの鉄吸収の制御機能が欠損する hepcidin–ferroportin 調節系の破綻がみられる．肝細胞の鉄沈着によりフリーラジカルであるヒドロキシラジカルが産生され，蛋白，脂質，核酸と反応して細胞障害をきたし，線維化，発癌に関与する．

臨床症状・診断

小児期には血液検査をした際のトランスアミナーゼ高値が診断の端緒となることが多い．多くは 30〜50 歳で発症し，肝機能異常，倦怠感，インポテンス，関節痛などがみられる．その後，皮膚色素沈着，関節症，心筋症，糖尿病などが発現する．

診断は，輸血歴がない，肝腫大，皮膚色素沈着，糖尿病があれば本症を疑う．血清鉄上昇（$180\,\mu g/dL$ 以上），トランスフェリン飽和度（血清鉄/総鉄結合能）の上昇（しばしば 60 ％以上），血清フェリチン上昇（$500\,ng/mL$ 以上）が診断の目安になる．肝組織の鉄沈着は鉄染色で証明する．MRI 検査も有用である．肝鉄量が $400\,\mu mol/g$（dry weight）以上あると肝硬変に進行しており，肝癌が急増するといわれる．

治療・管理

鉄沈着により重症化する前に瀉血療法を定期的に繰り返す．血清フェリチン 20〜50 ng/mL，トランスフェリン飽和度 30 ％以下を目安に，週 1 回の瀉血を 1〜2 年間行い，維持療法として，年 2〜4 単位（1 単位 400 mL）の瀉血をして，血清フェリチン，トランスフェリン飽和度を基準値に維持する．

Reye 症候群

概念

● Reye 症候群の原因は不明であるが，症例の多くは A 型あるいは B 型インフルエンザウイルスまたは水痘ウイルスの感染に続発する．これらの疾患罹患時にサリチル酸系薬剤（一般的にアスピリン）を使用した場合，発生リスクが著明に上昇することから，米国では 1980 年代中頃以来，サリチル酸系薬剤の使用が著しく減少しており，これに対応して Reye 症候群の発生率は激減している．

病因

本症はミトコンドリアの機能を障害し，脂肪酸およびカルニチンの代謝障害を惹起する．病態生理および臨床症状は脂肪酸輸送およびミトコンドリア酸化のいくつかの遺伝性代謝疾患に分類され，Reye 症候群という病名は死語に近い．

肝型糖原病 hepatic glycogen storage disease

概念

● 糖原病はグリコーゲン代謝酵素の先天異常により組織にグリコーゲンが蓄積する．これには現在，12 種以上の病型と亜型が知られている．

● 生理的にグリコーゲンは肝，骨格筋に多いが，心筋，平滑筋，腎，脳，赤血球などにも存在する．そしてグリコーゲン代謝酵素の作用でグルコースを生産し，血糖を維持する．

病態生理

肝型糖原病には I 型（von Gierke 病），III 型（Cori 病），IV 型（Andersen 病），VI 型（Hers 病），IX 型（以前は VIII 型，ホスホリラーゼキナーゼ欠損症）などがある．IX 型の一部は X 連鎖劣性遺伝のため男性にも発症するが，その他の肝型糖原病は常染色体劣性遺伝であり男女の差はない．発症・診断時期は新生児から成人まで幅広い．症状は病型により異なるが，基本

的にはグリコーゲンから糖新生が障害されるための低血糖と，グリコーゲンが主に肝臓などに蓄積するための肝腫大である．特にI型は糖原病のなかでは低血糖，肝腫大が著明であり，乳酸アシドーシス血症などもみられる．乳幼児期には人形様顔貌（丸顔で頬がぽっちゃりしている），成長障害がみられる．また高脂血症，高尿酸血症などが二次的な代謝異常としてみられる．Ib型では好中球減少がみられる．IV型は肝硬変，肝不全，脾腫，III型は低血糖，肝腫大がみられ，加齢とともに進行性の心筋症が約半数にみられる．IX型は一般に軽症が多く，加齢とともに症状がさらに軽くなることが多い．なお合併症として，低血糖発作反復による発達遅滞，てんかん，そしてI型では経過中に肝腺腫など肝腫瘍，腎不全，出血傾向，骨粗鬆症などもみられる場合がある．

　肝型糖原病が疑われる場合は血糖測定，脂質検査（総コレステロール値，LDL，HDL，中性脂肪），空腹時の乳酸値などが大切である．負荷テストとしてはグルコース負荷テスト，グルカゴン負荷テストが主に行われるが，基本的にはグルコース負荷テストののちに，血球を用いた酵素診断，あるいは遺伝子診断を行うことが多い．肝臓を含む内臓臓器の検査ではCT，超音波診断，MRIなどが行われる．また，肝生検による肝臓の組織検査も重要である．確定診断のためには各酵素活性の低下を生化学的に証明するか，遺伝子の解析を行い遺伝子の異常を検討する．なお糖原病Ia型とIb型では日本人の場合よくみられる遺伝子異常が判明している．

治療・管理

　現状では根本的な治療法はないが，食事療法が主に行われている．基本的には血糖値の維持（低血糖の予防）が目標であり，特にI型では低血糖症状が重い場合が多いので食事療法（乳糖，ショ糖除去，果糖の制限），特殊ミルク（糖原病治療乳），コーンスターチの摂取，夜間頻回または持続補給を行う必要がある．Ib型の好中球減少にはG-CSF（顆粒球コロニー刺激因子）定期投与，高尿酸血症には尿酸降下薬を用いる．なお日本では，主に乳幼児の食事療法の1つとして糖原病ミルク（昼間用，夜間用）があり，有用である．乳幼児期に重症の低血糖がみられ，適切な治療を受けないと発達遅滞やてんかんなどをきたす例がある．予後に成長とともに症状が軽快する例も多いが，I型では肝腺腫などの肝腫瘍，腎不全，出血傾向，骨粗鬆症などの合併症が重要である．またIV型は肝硬変，肝不全，脾腫をきたす．心筋症を合併するIIIa型では，心筋の障害が進行し心不全を合併することがある．

　肝型糖原病のなかでI型糖原病では，最も著しい低血糖が生じる．低血糖による脳障害が起こりうる．血糖コントロールが良好になると肝腫大，成長障害，鼻出血は改善される．肝腫瘍や腎障害の出現が予後を左右する因子となる．成人では肝腺腫が出現し，一部は悪性化する．腎機能障害の出現に注意を要する．筋型の場合は筋崩壊を予防するため重量挙げのような運動は避ける．糖原病Ib型では炎症性腸疾患合併の報告がある．内科的に管理が困難な場合は肝移植，腎移植が行われる．

尿素サイクル異常症 urea cycle abnormality

概念

●体内で過剰に産生されたアンモニア（NH_3）を尿素へ転換するのが尿素サイクル（尿素代謝）であり，関与する酵素の先天性の異常により，高アンモニア血症などの症状を呈する一群の疾患である．

病態生理

　尿素サイクルに関与する酵素はN-アセチルグルタミン酸合成酵素（N-acetylglutamate synthetase：NAGS），カルバミルリン酸合成酵素I（carbamylphosphatase synthetase：CPS-I），オルニチントランスカルバミール（ornithine transcarbamylase：OTC）などがあり，それぞれの欠損酵素がある．NAGS，CPS-1，OTCはミトコンドリア内にあり，その他は細胞質にある．最も頻度の高いのはOTC欠損症であり，約8万人に1人とされる．OTC欠損症のみX連鎖劣性遺伝型であり，他は常染色体劣性遺伝型である．

　高アンモニア血症による中枢神経症状が基本であり，残存酵素活性の差により軽症～重症型に分けられる．後者は乳児期から成人に発症し，過剰蛋白摂取，感染，飢餓，出産などが誘因になる．

OTC 欠損症

(ornithin transcarbamylase deficiency：OTCD)

　男児は重症例が多く，新生児発症の大部分は男児である．新生児発症例は哺乳の開始後数日以内に哺乳不良，傾眠，けいれん，昏睡がみられる．女児の多くは新生児以降に発症する遅発型である．血中アミノ酸分析ではグルタミンとグルタミン酸の高値とシトルリンとアルギニンの低値，尿中オロット酸の増加がある．肝臓内のOTC活性，遺伝子検索から確定診断される．

　急性期の治療は糖質を補充し，蛋白の異化亢進を防ぐ．また，血液濾過透析などの血液浄化療法が行われる．維持療法として低蛋白，高カロリー食事療法とアルギニンの補充が基本である．アンモニア排泄能の高いフェニル酪酸ナトリウム製剤は高アンモニア血症のコントロールに効果的である．内科的治療でもコントロール不能の場合は肝移植が行われる．移植成績は良好である．

シトリン欠損による新生児肝内胆汁うっ滞 neonatal intrahepatic cholestasis caused by citrin deficiency（NICCD）

病因

成人期発症シトルリン血症 II 型（adult-onset citrullinemia type 2：CTLN2）は高アンモニア血症を背景とする脳症で発症する．この疾患は *SLC25A13* 遺伝子異常がみられ，この遺伝子がコードする蛋白はシトリンと命名されている．シトリンは主に肝，腎，小腸に発現し，アスパラギン酸・グルタミン酸輸送体（aspartate-gultamate carrier：AGC）でありミトコンドリア内膜に局在する膜貫通輸送体の1つである．この機能異常により新生児期〜乳児期に胆汁うっ滞を呈する例がわが国の小児科医により報告され，新生児発症のシトリン欠損による胆汁うっ滞症（NICCD）と呼ばれる．

病態生理・疫学

NICCD の胆汁うっ滞の機序は解明されていないが，シトリン欠乏により肝細胞内で発生する NADH のミトコンドリア内への輸送が障害され，エネルギー産生が低下する結果として ATP 依存性の胆汁酸排泄機構に影響を与えると考えられる．NICCD の頻度に関しては，*SLC25A13* の変異がホモ接合体は 1/19,000 と推定され，まれな疾患ではないと推定される．しかし，この異常があっても NICCD を発症しない例もあり，発症機序は不明である．

臨床症状・診断

患児の多くは低出生体重児であり，遷延性黄疸，体重増加不良がみられる．新生児マススクリーニングでは，高ガラクトース，高メチオニン，高フェニルアラニンがみられることが多い．血液検査では胆汁うっ滞がみられ，血清アミノ酸分析ではシトルリン高値である．肝生検は重要であり，肝組織では肝炎，脂肪沈着，鉄沈着，胆汁うっ滞などがみられる．胆汁うっ滞は自然経過で生後6か月頃から改善する例が多い．1歳を過ぎると甘いもの,炭水化物を嫌う食癖が目立ち，これは本症の診断的に価値がある病歴である．乳幼児になると大豆，ピーナッツ，卵，チーズ，牛乳，魚肉類を好む．これらの食癖はアスパラギン酸が不足するので，その含有量の多い食品を好むという合目的な食癖と考えられる．

診断は低出生体重，トランスアミナーゼ上昇，新生児マススクリーニング異常（ガラクトース，メチオニン，フェニルアラニン），胆汁うっ滞，血清アミノ酸分析（高シトリン），遺伝子解析などによる．

管理・治療

NICCD の大部分は生後3〜6か月以内に黄疸は消失し，アミノ酸異常も改善し，1歳前には肝機能も改善することが多いが，1歳前に肝不全となり，肝移植が行われた例もある．

シトリン欠損では糖毒性（NADH 過剰）が病態であり，低炭水化物，高脂質，高蛋白食の栄養管理が重要である．また，乳児期には MCT ミルクが用いられる．見かけ上健康（適応・代償期）を経て感染症，糖質過剰摂取，アルコール多飲などによって CTLN2 を発症すると考えられる．特に高アンモニア血症による脳浮腫に対して濃グリセリン（グリセオール®）の投与は，細胞質 NADH を上昇させ危険な状態になるので禁忌である．

脂質蓄積症 lypidosis

概念

● 脂質の先天性脂質代謝異常症であり，異常脂質が組織に蓄積する結果，成長障害，中枢神経障害，肝脾腫など多彩な症状を呈する．
● 代表的なのは Gaucher 病と Niemann-Pick 病である．

Gaucher 病

リソソーム酵素であるグルコセレブロシダーゼ（GBA）をコードする *GBA* 遺伝子異常に基づく GBA の活性低下により，糖脂質であるグリコセレブロシドが肝，脾，骨髄などのマクロファージに蓄積する．神経症状の有無と重症度により3型に分けられる．頻度は約5万人に1人とされている．*GBA* 遺伝子異常は 200 種類以上が同定されている．

肝脾腫は共通に認められる．骨病変（病的骨折，特に大腿骨頭壊死など），貧血,血小板減少,酸性ホスファターゼ値の上昇，アンジオテンシン変換酵素の上昇，骨髄中の Gaucher 細胞，などがみられる．I 型（慢性非神経型）は神経症状を伴わない病型であり,II 型（急性神経型）は乳児期に発症し発達遅滞，けいれん，項部硬直などがみられ，多くは2歳までに死亡する．III 型（亜急性神経型）は神経症状を伴うが，II 型より進行は緩徐である．近年，酵素補充療法が行われるようになった．

Niemann-Pick 病

リソソーム酵素である酸性スフィンゴミエリナーゼ（acidsphingomyelinase：ASM）の異常による A 型，と B 型，コレステロール輸送障害である C 型がある．C 型では ASM 活性は正常である．A 型と B 型は常染色体劣性遺伝でスフィンゴミエリンとコレステロールが組織に蓄積し，両者は遺伝子の変異部位では区別できず，A 型では残存酵素活性は5％であるが，B 型では 10％程度である．C 型も常染色体劣性遺伝であり，遊離型コレステロール，スフィンゴミエリン，糖脂質

が組織に蓄積する.

A型は臓器へのスフィンゴミエリンの蓄積は胎児からみられ，胎児水腫，流産の原因になることがある．多くは新生児期から肝腫大，哺乳障害，成長障害がみられ，月齢とともに肝脾腫は著明になり，腹部膨満，肝機能異常がみられる．生後2〜4か月頃から発達遅滞・退行が顕著となる．網膜の cherry red spot は約半数の症例でみられ，骨髄では泡沫細胞を認める．多くは3歳以内に死亡する．

B型は中枢神経症状を認めず肝脾腫で発症する．中性脂肪，LDLコレステロールの高値，HDLコレステロール低値がみられる．確定診断は酵素活性や遺伝子診断による．確立された治療法はない．

C型は多様性があり，乳幼児に肝脾腫がみられ，胆汁うっ滞を呈すること，新生児ヘモクロマトーシス様の急性肝不全を呈することもある．2歳を過ぎると精神遅滞，神経症状が進行する．また，学童期や成人となって発症する例もある．診断はコレステロールエステル化障害の証明や遺伝子診断が行われる．

近年，蓄積している糖脂質の合成を抑制する薬剤（ミグルスタット）が開発された．早期の治療介入により予後が改善されると期待される．

肝性ポルフィリン症 hepatic porphyria

概念

- ポルフィリン様の代謝産物が蓄積し，ポートワイン色の尿，腹痛，光線過敏，肝機能異常など多彩な症状を呈する．
- 肝性ポルフィリンではヘム蛋白合成（ポルフィリン合成経路）は肝臓で行われる．肝性ポルフィリン症は肝細胞においてヘム蛋白合成に障害がみられ，合成過程において中間代謝産物が肝臓などに蓄積し多彩な症状を呈する．

病因・病態生理

ポルフィリン症ではポルフィリン中間体が過剰生産・蓄積される箇所に応じて急性ポルフィリン症（肝性ポルフィリン症）と皮膚ポルフィリン症に大別される．ヘム蛋白は2価鉄とプロポルフィリン IX から合成され，ビルベルジン（biliverdin），シトクローム P-450（cytochrome P-450：CYP），さらにヘモグロビン，ミオグロビンなどヘム蛋白の補欠分子族を合成する．ヘム蛋白は骨髄ではヘモグロビンを合成し，肝では CYP の補因子となる．CYP は多くの薬剤の不活化に関与する．ポルフィン症は障害酵素により8つに分類され，常染色体優性ないし劣性遺伝型をとる．肝型ポルフィリン症には急性間欠性ポルフィリン症，ALAD（delta-aminolevulinic acid dehydratase）欠損型ポルフィリン症，異型ポルフィリン症（variegate porphyr-

ia），遺伝性コプロポルフィリン症，晩発性皮膚ポルフィリン血症がある．また，肝性ポルフィリン症は急性，皮膚型，急性・皮膚型と3つに分けられる．

臨床症状

初発症状は腹痛・嘔吐・便秘などの腹部症状，けいれん，四肢麻痺などの中枢神経症状，高血圧，頻尿などがみられ，多くは発作性に出現して数日持続する．肝性ポルフィリン症は薬物代謝酵素である CYP の誘導により増悪するのでバルビタール，サルファ薬，経口避妊薬，アルコールなどは発作の誘因になる可能性があり注意する．診断は家族歴があれば容易であるが，多彩な臨床症状から本症を疑い，赤血球，尿，糞便中からポルフィリン代謝産物やその前駆物質の検出，酵素活性測定などによる．

肝アミロイドーシス hepatic amyloidosis

概念

- アミロイドーシスは線維構造を有するアミロイド蛋白が凝集し各臓器に沈着する．全身型と局限型に大別され，全身型は免疫細胞性，反応性 AA（アミロイド A 蛋白），家族性などに分けられる．
- 肝アミロイドーシスとして，AL 型（monoclonal immunoglobulin light chain）アミロイドが主に肝臓に沈着する AL アミロイドーシスと，異型 transthyretin（TTR）が肝臓に沈着する家族性アミロイドポリニューロパチー（familial amyloid polyneuropathy：FAP）に分けられる．

病態生理・臨床症状

原因は不明であるが，アミロイドの前駆体蛋白が産生され，蛋白分解やプロセッシングを受け，重合や凝集をしてアミロイドとなる．臨床症状はアミロイドが沈着する臓器により多彩である．肝アミロイドーシスとしては肝腫大とアルカリホスファターゼ（ALP）の上昇がみられる．肝門部の胆管周囲に沈着すると閉塞性黄疸を呈することがある．

診断

診断は AL アミロイドーシスでは90％の患者では血中または尿中にモノクローナル免疫グロブリン（M蛋白）が認められる．画像検査では著明な肝腫大が認められる．肝組織所見は特徴的であり，コンゴーレッドあるいはメチルバイオレット染色で橙赤色に染まり，偏光顕微鏡下では緑色の複屈折を呈する．

治療・管理

骨髄腫の化学療法に準じてメルファランとプレドニゾロンの併用などが行われる．FAP には肝移植が行われ，血清の異型 TTR が激減し，多発性神経症状が改善する．レシピエント肝は異型 TTR を産生する以外は異常がないので，FAP 患者の摘出肝を再利用す

る，いわゆるドミノ肝移植が行われることがある．

α_1 アンチトリプシン欠損症
α_1-antitrypsin deficiency

概念
● α_1 アンチトリプシンは糖蛋白の一種であり，主に肝細胞で合成される．種々の炎症時に増加する急性反応物質であり，α_1 グロブリン分画に属する．これは遺伝的多様性があり，100 種以上の遺伝的な変異型がある．

病因
α_1 アンチトリプシン欠損症の遺伝子は，異常遺伝子のホモ接合体で発症するので，常染色体劣性の遺伝形式をとる．

病態生理
α_1 アンチトリプシンは好中球エラスターゼ阻害物質（アンチプロテアーゼ）であり，その主な機能はプロテアーゼを介した組織破壊から肺を守ることである．α_1 アンチトリプシンの大部分は肝細胞および単核球で合成され，血行を介して肺内へ拡散する．α_1 アンチトリプシンを欠損すると分子構造の変化を生じ，異常な α_1 アンチトリプシンが肝細胞に蓄積し肝細胞障害をきたす．また，肺では好中球エラスターゼ活性が増大して組織破壊や肺気腫をきたす．

臨床症状
肝臓と肺の障害がみられる．肝疾患としては乳幼児期の高度の胆汁うっ滞，肝硬変をきたすことがある．また，成人では肝細胞癌もみられる．肺疾患としては，30〜40 歳で発症する若年性肺気腫である．

診断
血清 α_1 アンチトリプシンが，低値を示す．肝組織では肝細胞内に蓄積した異常な α_1 アンチトリプシン前駆体蛋白がジアスターゼ抵抗性 PAS 染色陽性の凝集物として認められ，診断に有用である．

治療
α_1 アンチトリプシン補充療法が行われ，慢性肺疾患に対しては有効である．肝疾患に関しては小児では自然経過で改善する例がある．一部の例には肝移植が行われている．

(乾あやの)

●文献
1) 藤澤知雄ほか（編）：小児臨床肝臓学．東京：東京医学社；2017.
2) Dooley JS, et al (eds). Sherlock's Diseases of the Liver and Biliary System, 13th edition. Hoboken, NY：Wiley-Blackwell：2018.
3) Ozen JS, et al：Glycogen storage disease：New perspectives. *World Gastroenterol* 2007；13：2541.

4) 大浦敏博：小児科学，第 3 版．東京：医学書院；2008. p.462.
5) Kobayashi K, et al：The gene mutated in adult-onset type II citrullinemia encodes a putative mitocondrial carrier protein. *NAT Genet* 1999；22：159.
6) Ohura T, et al：Clinical pictures of 75 patients with neonatal intrahepatic cholestasis caused by citrin deficiency (NICCD). *J Inherit Met Dis* 2005；30：139.

肝腫瘍 hepatic tumor

肝腫瘍は，肝を構成する肝細胞，胆管上皮，間葉組織から発生した腫瘍，または肝以外の原発腫瘍から広がった腫瘍の総称である．

肝原発の悪性腫瘍は，肝細胞癌と胆管細胞癌が大部分を占める．肝原発の良性腫瘍には，肝細胞腺腫，肝血管腫などがある．続発性のものとしては肝外臓器の癌が肝に転移した転移性肝癌がある．

肝細胞癌 hepatocellular carcinoma（HCC）

概念
● 肝細胞癌は，肝細胞由来の上皮性悪性腫瘍である．
● 大部分が B 型肝炎ウイルス（HBV）ないし C 型肝炎ウイルス（HCV）による慢性肝炎，肝硬変に合併してみられる．
● 肝内転移，多中心性発癌のため肝内に多発することが多く，治療後も残肝から高率に再発する．

病因
慢性肝炎，肝硬変が最大の原因である．わが国では，HBV，HCV の持続感染によるものが大半を占め，約 65 ％が HCV 陽性，15 ％が HBV 陽性である．そのほか，アルコール多飲，原発性胆汁性肝硬変，最近非アルコール性脂肪性肝炎（nonalcoholic steatohepatitis：NASH）によるものが増加してきている．危険因子としてヘモクロマトーシス，カビの毒素のアフラトキシンが知られている．

肝発癌は，慢性炎症により肝細胞が破壊と再生を繰り返すことにより，遺伝子変異が蓄積し発癌に至ると考えられている．C 型慢性肝炎では，肝線維化の進行とともに発癌率が年率 0.5 ％から 8 ％に上昇するが，B 型慢性肝炎では，初期の慢性肝炎やキャリア状態からも発癌がみられる．

病態生理
肝細胞癌は，肝内転移または多中心性発癌により肝内に多発することが多い．肝硬変を背景として発生するため，根治治療後も高率に再発する．肝切除後でも 1 年，3 年，5 年再発率はそれぞれ約 30 ％，50 ％，70 ％といわれている．進行すると高率に門脈，肝静脈，

胆管への脈管侵襲を認める．

腫瘍随伴症候群（paraneoplastic syndrome）がみられることがあり，低血糖，血球増多症，高カルシウム血症，高コレステロール血症などがある．

病理

肉眼分類は，小結節境界不明瞭型，単純結節型，単純結節周囲増殖型，多結節融合型，浸潤型の5型に分けられる．

組織学的には，正常肝組織に類似し，類洞様血液腔の中に，肝細胞類似の腫瘍細胞島がみられる．組織学的分化度から高分化，中分化，低分化，未分化の4種に分けられ，組織構造から索状型，偽腺管型，充実型，硬化型に分けられる．大きさが2cm以下で，肉眼的に小結節境界不明瞭型を示し，結節内に門脈域の成分，偽小葉間結合組織を認めるものは，臨床的に良好な予後をとることから早期肝細胞癌という．

特殊型として，肝硬変のない若年成人にみられる fibrolamellar 型があるが，わが国では少ない．

疫学

世界的には，HBV，HCV 感染率の高い地域と一致し，日本，韓国，中国，台湾，東南アジア諸国，イタリアやスペインなどヨーロッパの一部，サハラ砂漠以南のアフリカが好発地帯である．日本国内では，HCV，HBV の分布と一致し，九州，西日本に多い．

わが国における死亡者数は年間約29,000人であり，悪性新生物の臓器別死亡原因として第5位，男性では第4位，女性では第6位にあたる．

男女比は2.4:1で男性に多い．平均年齢は，男性67.4歳，女性70.9歳であり，男女とも70〜74歳にピークがあり，年々高齢化が進んでいる．

臨床症状

病初期の肝細胞癌は，腫瘍そのものの症状はまったくない．進行すると，右上腹部痛，腹部膨満感といった腫瘍による症状がみられる．肝硬変を合併することが多いので，腫瘍進行により肝機能が低下すると，黄疸，腹水，浮腫といった肝不全症状がみられる．胆管内に腫瘍が進展すると閉塞性黄疸を呈することがある．腹腔内に破裂した場合は，急激な腹痛と腹部膨満，血圧低下を呈する．門脈内に進展した場合は，門脈圧亢進症が悪化し，難治性腹水や胃食道静脈瘤破裂を認めることがある．

身体所見では，肝硬変の所見，すなわち，黄疸，くも状血管拡張，手掌紅斑，肝腫大，腹水，腹壁静脈怒張，肝性脳症，浮腫がみられる．進行すると腫瘍が触診で触れる場合がある．

検査

肝細胞癌の診断の中心は画像検査であり，複数の画像検査を組み合わせ，腫瘍マーカーを補助として診断することが多く，必ずしも病理学的検査は行われない．

腹部超音波検査

肝細胞癌のスクリーニングや経皮的治療に最もよく用いられる．典型的画像は，周囲に低エコー帯（halo）を伴い，内部エコーはモザイク状である．2cm以下の高分化型肝細胞癌では，腫瘍は均一な高エコーあるいは低エコー腫瘤像を呈する．造影超音波検査では，超音波検査で血流診断が可能であり，診断および治療に用いられている（96）．

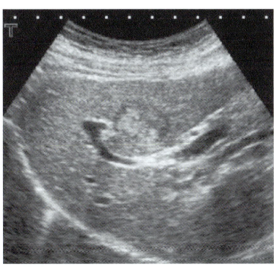

96 肝細胞癌の腹部超音波像

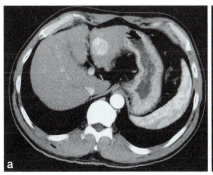
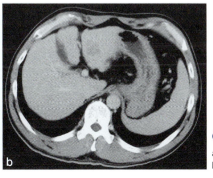

97 肝細胞癌の dynamic CT 像
a. 動脈優位相．
b. 平衡相．

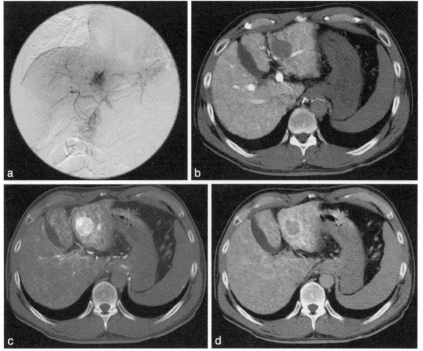

⑱ 血管造影像および血管造影下 CT像
a. 血管造影像．
b. 門脈CT（CTAP）．
c. 肝動脈CT（CTHA）早期相．
d. 肝動脈CT（CTHA）遅延相．

CT

造影剤を急速静注するdynamic CTが標準的である（⑰）．硬変肝で典型的肝細胞癌では動脈優位相で濃染し，門脈優位相，平衡相で周囲に比較して低吸収域となる"washout"を認めれば診断は確実になる．境界病変や高分化型肝細胞癌の一部では，動脈相で濃染を示さない．マルチディテクターCT（multidetector-row CT：MDCT）によりさらに高精度な画像診断が可能である．

MRI

肝腫瘍は一般に，T1強調像で低信号，T2強調像で高信号を示す．境界病変および高分化型肝細胞癌の一部ではT1強調像で高信号，T2強調像で低信号を示す．dynamic MRIではCTと同様の造影パターンを呈する．

網内系にとり込まれる陰性造影剤である超常磁性酸化鉄コロイド製剤（SPIO）を用いたMRIでは，T2強調像で高信号を示す．肝細胞にとり込まれ主に胆汁に排泄される肝特異性造影剤であるGd-EOB-DTPAを用いたMRIでは，肝細胞相で低信号を示す．

血管造影および血管造影下CT

選択的腹腔動脈または固有肝動脈造影では，典型的肝細胞癌は腫瘍濃染（tumor stain）を示す．血管造影の際に，肝動脈から造影を行う肝動脈CT（CT hepatic arteriography：CTHA），上腸間膜動脈から間接的に門脈を造影する門脈CT（CT during arterial portography：CTAP）を行う．典型的肝細胞癌では，CTHAで濃染しCTAPで欠損像を示す．肝細胞癌の腫瘍血流を詳細に把握でき，小病変の検出，腫瘍分化度の推定に有用である（⑱）．

腫瘍マーカー

肝細胞癌で用いられる以下3つの腫瘍マーカーは相関性がない．そのため複数の腫瘍マーカーを組み合わせて用いる．これらの腫瘍マーカーの陽性や経時的変動が，画像所見の補助診断となる．また，生物学的悪性度や予後予測，経過観察に用いられる．

αフェトプロテイン（AFP）：胎児期に肝および卵黄嚢で一過性に産生される胎生蛋白である．感度は20 ng/mLをカットオフ値とした場合，約60％であるが，肝再生時にも上昇するため，慢性肝炎，肝硬変などの良性疾患でも陽性となることがある．一般に400 ng/mL以上では肝細胞癌が疑われ，1,000 ng/mLを超えたら，ほぼ肝細胞癌があるといえる．まれに肝癌以外のαフェトプロテイン産生腫瘍によって上昇することがある．

AFP-L3分画：肝細胞癌で上昇するAFPはフコースが付加するため，それをレンズマメレクチンに対する親和性の違いにより分画できる．肝細胞癌ではAFP-L3分画が増加する．15％をカットオフ値とした場合の感度は30％程度であるが，特異度は99％と高く，15％を超える値が得られた場合は肝細胞癌がある可能性が高い．AFP-L3陽性例は，生物学的悪性度が高く予後不良とされる．

PIVKA-II：ビタミンK欠乏時産生蛋白-II（protein-

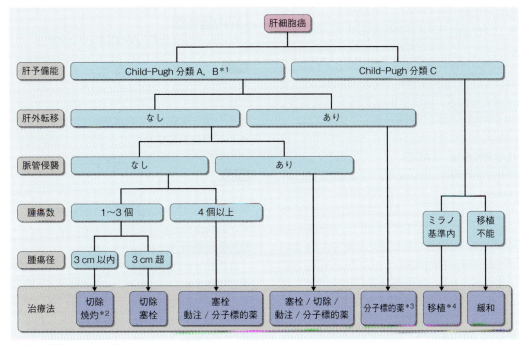

⑨ 肝細胞癌治療アルゴリズム
*1：肝切除の場合は肝障害度による評価を推奨，*2：腫瘍数1個なら①切除，②焼灼，*3：Child-Pugh分類Aのみ，
*4：患者年齢は65歳以下．
（日本肝臓学会〈編〉：肝癌診療ガイドライン，2017年版．東京：金原出版；2017．）

induced by vitamin K absence or antagonist-II：PIVKA-II）はビタミンK欠乏時に生じる凝固活性のない異常プロトロンビンでデス-γ-カルボキシプロトロンビン（des-γ-carboxy prothrombin：DCP）とも呼ばれる．カットオフ値を40 mAU/mLとすると感度は60％程度である．PIVKA-IIは，腫瘍径や門脈侵襲といった生物学的悪性度と関係する．肝細胞癌以外では，閉塞性黄疸や胆汁うっ滞，ワルファリン内服で高値をとる．

腫瘍生検
超音波ガイド下の組織生検が可能となったものの，まれではあるが腫瘍播種の合併症は無視できない．生検の適応については慎重に検討する必要があり，画像診断や腫瘍マーカーで診断が確実な場合は容易にすべきではない．

診断
肝細胞癌の診断は，HBVやHCVによる肝硬変などの慢性肝疾患が背景にあり，CTやMRIなどの画像診断で典型像を示し，腫瘍マーカーの上昇を認めれば確定的である．確定診断後は，肝内他部位の腫瘍，脈管侵襲，肝外転移の有無を診断する．非典型例では腫瘍生検が必要な場合がある．

鑑別診断としては，転移性肝癌，血管腫，ほかの良性の腫瘍性病変などがあげられる．

治療
肝細胞癌の治療として確立されているものは，肝切除，肝移植，経皮的局所療法，肝動脈塞栓療法，薬物療法である．

治療の選択には，腫瘍進展度と肝予備能を考慮する（⑨）．

肝切除
肝予備能が良好な単発例に主に行われるが，3個までの多発例や脈管侵襲を伴う進行例でも行われる場合がある．癌が存在する門脈域全域を系統的に切除する肝切除が理想的である．癌の局所制御は高いが，侵襲性，合併症，残肝からの再発率，切除後の肝予備能と肝硬変の進行を考慮し選択しなければならない．近年は，腹腔鏡下の肝切除が盛んに行われている．

肝移植
肝内の微小転移巣と癌発生母地としての障害肝そのものをとり除き，肝硬変という病態も改善する治療である．ミラノ基準"腫瘍径3 cm以下3個以内または単発5 cm以下"がよい適応である．欧米ではほとんどが脳死肝移植であるのに対し，日本ではほとんどが生体肝移植である．術後の合併症による死亡，移植後肝炎の治療，肝細胞癌の再発，免疫抑制薬の投与などの問題がある．

経皮的局所療法
肝細胞癌に対する内科的治療の中心的な治療法であ

る．以前は経皮的エタノール注入療法が中心であった
が，現在では経皮的ラジオ波焼灼療法が中心的な治療
である．エコーガイド下に経皮的に電極を腫瘍に挿入
し，ラジオ波を通電し焼灼する方法である．1回の通
電で直径約3cmの範囲を壊死させることができ，局
所制御が確実である．腫瘍径3cm以下，腫瘍個数3
個以下がよい適応である．近年，新しく開発されたマ
イクロ波凝固療法も用いられるようになった．

肝動脈化学塞栓療法（TACE）

肝動脈化学塞栓療法（transcatheter arterial chemo-
embolization：TACE）とは，正常肝組織は動門脈の
二重支配であるのに対し，古典的な肝細胞癌は肝動脈
からのみ血流を受けている性質を利用し，担癌領域の
肝動脈を抗癌薬を混和したリピオドール®という造影
剤とゼラチンスポンジにて塞栓することにより阻血壊
死させる治療法である．局所制御能はほかの治療に比
べ劣るが，多発例や大きな肝細胞癌に選択される．

薬物療法

肝外転移例，肝内多発例，高度脈管侵襲例といった
進行例に行われている．分子標的薬であるソラフェニ
ブによる全身療法と肝動注化学療法がある．一次治療
としてソラフェニブ，二次治療としてレゴラフェニブ
の生存期間延長のエビデンスが示されている．近年レ
ンバチニブが一次治療としてソラフェニングに対する
非劣性が示され用いられるようになっている．

放射線療法

放射線治療は，多門照射により背景肝への被曝を軽
減することができるようになり，再評価されている．
骨転移治療にも用いられている．保険診療外ではある
が，陽子線や重粒子線を用いた治療が行われている．

予防

治療後はHBV，HCVに対する抗ウイルス療法が行
われている．しかし，確立された予防法はない．

経過・予後

肝細胞癌は，局所制御能の高い治療をしても，背景
に慢性肝疾患を有するため高頻度に再発する．再発を
繰り返すたびに再発までの期間が短くなり，腫瘍数も
多くなる傾向がある．進行すると肺，骨，リンパ節，
副腎，腹膜などへの転移もみられる．死因のほとんど
は腫瘍進展による肝不全であり，胃食道静脈瘤破裂，
肝癌破裂，悪液質もみられる．

肝細胞癌の予後は，腫瘍進展度と背景肝機能に影響
される．肝細胞癌の生存率は全国調査報告では，全症
例で3年62.1％，5年44.3％である．肝切除やラジ
オ波焼灼療法を行った症例では5年生存率70％以上
の報告もある．一方，門脈本幹に腫瘍塞栓を伴う例や
遠隔転移を伴う症例の予後は数か月ときわめて不良で
ある．

肝内胆管癌
intrahepatic cholaugiocarcinoma（ICC）

概念

● 肝内に発生した胆管上皮に由来する上皮性の悪性腫
瘍である．
● 多くは肝硬変のない肝に発生する．
● わが国の原発性肝癌の5％以下で肝細胞癌に比べ
て少ない．

病因

かつて造影剤として用いられたトロトラストとの関
連や肝吸虫，肝内結石，硬化性胆管炎，胆道形成異常
などに合併するものの報告がある．

病態生理・病理

肝内胆管に腫瘍状に発育するものや胆管に沿って浸
潤性増殖を示すものがある．肝細胞癌に比較して，腫
瘍内出血や壊死の頻度は少なく，肝門部リンパ節転移
を起こしやすい．また，被膜形成はみられず，血管侵
襲は少ない．

組織学的には，管状または乳頭状の腺管構造を示す
腺癌である．細胞内や腺腔に粘液産生をみる．

疫学

わが国の原発性肝癌の4.4％であり，男性にやや多
く，肝細胞癌より高齢者に多い．

臨床症状

肝門型では閉塞性黄疸として発症するものが多い．
末梢型では高度に進行するまで症状はない．

検査・診断

一般生化学検査では，肝機能異常を認め，特に
ALP，γ-GTPなどの胆道系酵素の上昇を認める．肝
門型では閉塞性黄疸を呈する．腫瘍マーカーでは，
CEAやCA19-9が上昇する．

画像所見では，腹部超音波検査では腫瘍は境界不明
瞭な低から等エコーを示す．腫瘍末梢側の胆管拡張か
ら発見されることもある．CT，MRIでは造影効果の
乏しい腫瘤で低吸収またはT2強調で高信号を示す．
腫瘍部の胆管不整狭窄または閉塞と末梢の胆管拡張を
示すことがある（⑩）．

診断は，背景に慢性肝疾患がないこと，画像所見や
腫瘍マーカーから総合的に診断する．鑑別診断として，
転移性肝癌と肝外胆管癌があげられる．

治療・予後

肝切除が唯一の根治的治療法であるが治癒切除率は
低い．切除不能な場合は，閉塞性黄疸に対し胆道ドレ
ナージやステント留置が行われ，胆道癌と同じ化学療
法が行われる．全国調査では，5年生存率は24.8％
と予後不良である．

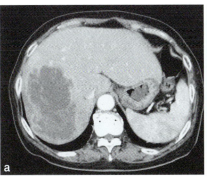
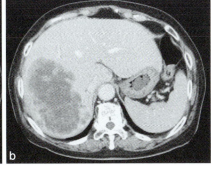

⓾ 胆管細胞癌の dynamic CT 像
a. 動脈優位相.
b. 門脈優位相.

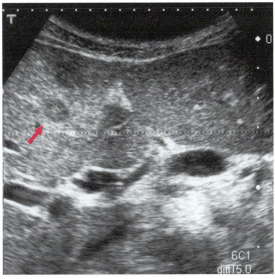

⓫ 転移性肝癌の腹部超音波像
bull's eye sign（矢印）を認める.

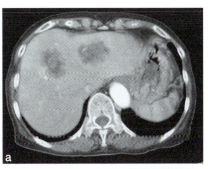
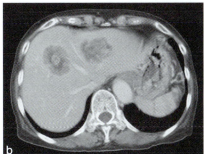

⓬ 転移性肝癌の dynamic CT 像
a. 動脈優位相.
b. 平衡相.

転移性肝癌 metastatic liver cancer

概念
- 肝以外に発生した癌腫または肉腫が肝へ転移したものである.

病因・病理
原発巣からの転移形式は，血行性，リンパ行性，播種性の3つの形式がある．転移の成立機序に関しては，原発臓器からの流出血流やリンパ流と肝との解剖学的位置と肝の腫瘍細胞増殖への適合性の2つの機序が複雑に絡み合っている．

肝内に白色または黄白色の境界明瞭な転移巣が多発してみられ，肝表面では中心部の壊死のため癌臍（delle）がみられる．組織学的には，基本的に原発巣と同じ病理像を呈する．

疫学
胃癌，大腸癌の頻度が高く，乳癌，肺癌，食道癌，膵癌，悪性黒色腫でもみられる．

臨床症状
多くは無症状で，原発腫瘍の遠隔転移検索や経過観察時に発見される．症状として，腹部膨隆，腹痛，黄疸や体重減少，浮腫の悪液質を認めることがある．腫瘍占拠率が80％を超えると肝不全症状が出現する．

身体所見では，肝腫大または巨大な硬い肝腫瘤が触れる．原発臓器に応じたリンパ節腫大や原発癌それぞれの所見を認める．

検査
一般生化学検査では，ALPやγ-GTPなどの胆道系酵素の上昇とLDHの上昇がみられ，ASTやALTが上昇することもある．肝予備能は保たれていることが多い．腫瘍マーカーは原発巣に特異なものがあれば上昇する．

画像所見では，腹部超音波検査で多発する腫瘤像を呈する．腫瘍辺縁に厚い低エコー帯（halo）を示すbull's eye signや腫瘍が集簇し肝実質エコーが粗くなるcluster signは特徴的な所見である（⑩）．dynamic CT，MRIでは，動脈相でリング状濃染を示す（⑩）．EOB-MRIはさらに検出感度が高い．原発巣の進展度診断のためのFDG-PETで発見されることがある．

また，FDG-PETは，原発巣不明の転移性肝癌の原発巣検索にも有用である．

診断

原発巣が確定診断された後に，精密検査や経過観察中に発見された場合，診断は容易である．まれに画像診断にて偶然に発見され，原発巣の検索が行われることがある．その場合，通常は頻度の多い臓器から精査を行うが，生検組織の免疫組織染色やFDG-PETが有用な場合がある．

転移性肝腫瘍と診断した場合は，治療方針決定のため肝外の転移の状態把握も必要になる．

治療

肝切除は，原発巣が制御され，肝外の転移がないか制御可能な症例を対象とすることが多く，主に大腸癌の肝転移に対して行われることが多い．ラジオ波焼灼療法は，開腹することなく肝転移巣を制御することが可能であり，欧米では大腸癌肝転移に多数行われている．

肝以外の転移の頻度が高く，進行の速い腫瘍では，全身化学療法が唯一の治療となる．大腸癌では，分子標的薬を併用した全身化学療法で比較的良好な成績が報告されている．全身状態の悪い症例では，緩和医療のみとなることもある．

予後

転移性肝癌の予後は，原発巣の状態やその生物学的悪性度も異なるためにさまざまである．一般に予後不良で，50％生存期間は数か月から1年以内である．

その他の肝悪性腫瘍

肝芽腫 hepatoblastoma

胎児期または胎生期の肝実質に類似する悪性腫瘍で，3歳以下の小児の非硬変肝に発生する．肝腫瘤，AFP著増を示し，先天異常に合併することがある．治療の原則は肝切除であり，術前術後の化学療法も併用される．

肝肉腫 hepatic sarcoma

肝の非上皮性悪性腫瘍には，類上皮性血管内皮腫，血管肉腫，未分化肉腫，横紋筋肉腫が分類されるが，きわめてまれである．

血管肉腫 angiosarcoma

血管内皮由来の悪性度の高い予後不良のまれな腫瘍で，トロトラストや塩化ビニルなど種々の化学物質との関係が報告されている．

肝良性腫瘍

肝細胞腺腫 liver cell adenoma

概念
- 経口避妊薬との関連が知られており，女性に多い．
- 正常肝に発生し，通常は単発である．
- 組織学的には，正常肝に類似した大型の細胞が索状または敷石状に配列し，内部には門脈域や胆管がみられない．

診断・治療

通常，臨床症状はなく，画像診断にて偶然発見される．増大した場合は腹腔内出血をきたし，急性腹症として発症することがある．鑑別診断として，限局性結節性過形成や高分化型肝細胞癌があげられる．治療は肝切除である．

肝血管腫 hepatic hemangioma

概念
- 肝原発良性腫瘍のうち最も多く，女性に多い．
- 通常は無症状で，検診や人間ドックの腹部超音波検査にて3～5％程度見つかる．
- 巨大な血管腫に播種性血管内凝固が合併するKasabach-Meritt症候群が知られている．

検査・診断

典型例では，腹部超音波検査で境界明瞭な高エコーを示し，dynamic CTで，腫瘍辺縁から中心へと濃染し長期に持続する（⑩）．MRIではT2強調で強い高信号を示す．血管腫を疑う場合，治療の必要はなく経過観察をする．慢性肝炎・肝硬変にこのような画像所見がみられた場合は，高分化型肝細胞癌との鑑別を要する．

腫瘍類似病変

異型結節 dysplastic nodule

以前，腺腫性過形成（adenomatous hyperplasia）と呼ばれていたもので，硬変肝にみられる背景の肝構築を大きく破壊していない結節性病変で，軽度異型結節，高度異型結節，早期肝細胞癌と段階的に進行していくと考えられ，前癌病変に相当する．通常，大きさは2cm以下である．異型結節と診断されたら慎重に経過観察する必要がある．

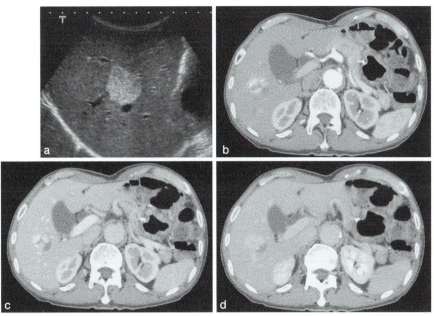

⑩ 肝血管腫の腹部超音波像と CT 像
a. 超音波像, b. dynamic CT 動脈優位相, c. dynamic CT 門脈優位相, d. dynamic CT 平衡相.

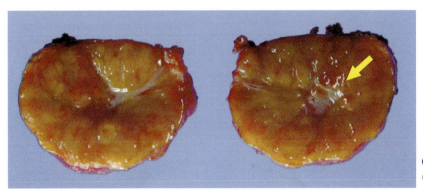

⑩ 限局性結節性過形成の病理像
中心性瘢痕が放射状に伸びる（矢印）.

限局性結節性過形成 focal nodular hyperplasia(FNH)

非硬変肝にみられる過形成性病変で，通常単発である．症状はなく，画像診断にて偶然発見されることが多い．肝内血流異常に伴う肝細胞の反応性増殖が一因と考えられている．結節内中央に線維化（central scar）を認めることが特徴であるが，小病変では認めないこともある（⑩）．画像所見で中心性瘢痕とその中心から拡張した血管が辺縁へと分布する spoke-wheel sign を認めた場合，診断できる．治療の必要はなく経過観察をする．

肝囊胞 liver cyst

概念
- 漿液性の内容液を有する内壁を単層の上皮細胞で覆われた囊状病変が肝内にできる先天性の良性疾患である．
- 病因や発生機序は不明である．囊胞内壁は単層上皮にて覆われ，内容液は漿液性である．大小さまざまで多発例もある．

検査・診断

ほとんどは無症状で，腹部超音波検査など画像検査で偶然発見されることが多い．10 cm 以上の巨大なのや多発例で肝腫大が著明となり，腹部膨満感や右季肋部痛を認める場合がある．

通常，血液生化学検査では異常を示さない．腹部超音波検査では境界明瞭な内部低エコーを示し，後方エコーの増強を伴う．CT では強い低吸収，MRI では T2 強調で強い高信号を示す（⑩）．

画像診断，特に腹部超音波検査で特徴的な像を示せば診断は容易である．鑑別診断として囊胞性腫瘍がある．

治療・予後

予後は良好である．増大する症候性の肝囊胞では治

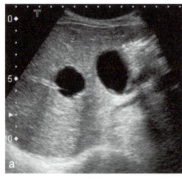
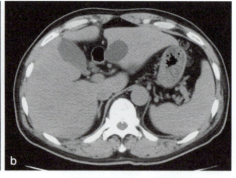

⑩ 肝囊胞の腹部超音波像とCT像
a. 腹部超音波像.
b. 単純CT像.

療が必要である.
　無症状であれば定期的な経過観察をする．巨大なものでは腹部打撲などで破裂するおそれがあるので生活指導を行う．症候性のものでは，超音波またはCTガイド下に囊胞内容を穿刺吸引して薬剤を注入し硬化する治療を行うことがある．手術はほとんど行われない．

　　　　　　　　　　　　　（山下竜也，金子周一）

● 文献
1) 日本肝臓学会（編）：肝癌診療ガイドライン，2017年版．東京：金原出版；2017.
2) 日本肝癌研究会（編）：原発性肝癌取扱い規約，第6版．東京：金原出版；2015.
3) 日本肝癌研究会（編）：第19回全国原発性肝癌追跡調査報告．2014.

肝の感染症

肝膿瘍 liver abscess

概念
- 細菌，真菌や原虫などの病原体が，肝に感染し膿瘍が形成される．
- 化膿性（細菌性）とアメーバ性とに大別され，わが国では化膿性が多い．
- 化膿性ではグラム陰性菌，アメーバ性では性行為感染による場合が多い．

化膿性肝膿瘍 pyogenic liver abscess

病因・疫学
　感染経路は，経胆道性（肝内胆石，胆囊炎，総胆管結石，膵炎），経門脈性（虫垂炎，憩室炎，炎症性腸疾患），経動脈性（敗血症），直達性，外傷性，特発性があるが，門脈を介した感染が多い．男性に多く，65歳以上に多くみられる．糖尿病に合併しやすく，医原性に生じることがある．単発性と多発性に分類され，

⑩ 肝膿瘍の起炎菌

化膿性	1. 好気性菌 　1) グラム陽性菌 　　*Staphylococcus aureus, Streptococcus viridans, Streptococcus pneumoniae, Enterococcus faecium* など 　2) グラム陰性菌 　　*Escherichia coli, Klebsiella pneumoniae, Enterobacter, Proteus, Pseudomonas* など 2. 嫌気性菌 　*Anaerobic streptococci, Microaerophilic streptococcus, Bacteroides fragilis, Peptostreptococcus, Bacteroid, Fusobacterium, Clostridium, Eubacterium, Proprionobacterium* など
アメーバ性	*Entamoeba histolytica*
真菌性	*Candida, Aspergillus, Cryptococcus, Coccidioides, Mucor, Nocardia, Actinomyces*（放線菌症）など

大部分は単発性で右葉に多いが，胆管炎に併発したものでは綿花状の多発肝膿瘍を形成して重篤である．
　代表的な起炎菌を⑩に示す．好気性菌ではグラム陰性菌が多い．嫌気性菌は約半数で菌を同定できない．複数菌感染やβラクタマーゼ産性菌も多い．

臨床症状
　弛緩熱または間欠熱，上腹部痛，肝腫大が三主徴である．そのほかに食欲不振，全身倦怠感，黄疸，胸水貯留，肝の圧痛，脾腫などを認める．

検査
血液検査
　白血球増加，貧血，赤沈亢進，CRP強陽性などの炎症反応と，血清ALP，γ-GTPなどの胆道系酵素の高値，AST，ALTの上昇などがみられる．

画像所見
　原因菌や感染経路によって画像所見は多彩であり，短期間で画像所見が多彩に変化する場合には本症を強く疑う．
①X線検査：胸部X線にて右横隔膜の挙上や右側胸

水貯留の所見を認める．

② 超音波検査：内部に膿汁貯留や壊死物質を反映する高・低エコーの混在した，不定形で境界不鮮明な囊胞性病変として描出される（⑩⑦）．病期により囊胞型から充実性の腫瘤型まで多様に変化する．感染，出血により，点状の高エコーを呈する．ガス産生菌ではガスによる高エコーを伴う．

③ CT検査：単純CTでは境界不明瞭な中心部の低吸収域と，その周囲の不整形の濃度の高い低吸収域を伴う二重構造をとる．動脈優位相では膿瘍周囲のリング状の高濃度域が認められる（⑩⑧）．門脈優位相では低吸収性腫瘤となるが，内部が網目状に濃染されることもある．

④ MRI画像，その他：MRIではT1強調像で低信号，T2強調像で高信号として描出されるが，内部信号は不均一である．

[診断]

試験穿刺で膿の存在と起炎菌を証明する．血液培養では33～64％で陽性に出る．

鑑別診断は，転移性肝腫瘍や囊胞，転移性ないし原発性肝細胞癌，肝内血腫との鑑別が重要である．

[治療]

敗血症，播種性血管内凝固（DIC）などに移行して致命的になることがあるので，化膿性肝膿瘍が疑われれば，起因菌の頻度が高いのはグラム陰性桿菌であるため，直ちにグラム陰性腸内細菌に感受性のある肝組織移行性のよい抗菌薬の点滴静注を行う．単発で大きな場合や敗血症の併発を疑われる場合には，膿瘍の超音波ガイド下経皮経肝穿針ドレナージを行う．胆道ドレナージや肝内胆石に対する手術も有効なことがある．場合によっては嫌気性菌の感染を考慮してクリンダマイシンの点滴静注を併用する．2～3日使用して

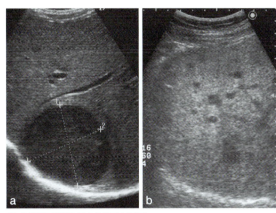

⑩⑦ 化膿性肝膿瘍の超音波所見

経脈管性の感染の場合には数mm大の小さな膿瘍が多発する症例がある．このような場合には，穿刺やドレナージなどによる治療は困難となる．
a：単発性，b：多発性．

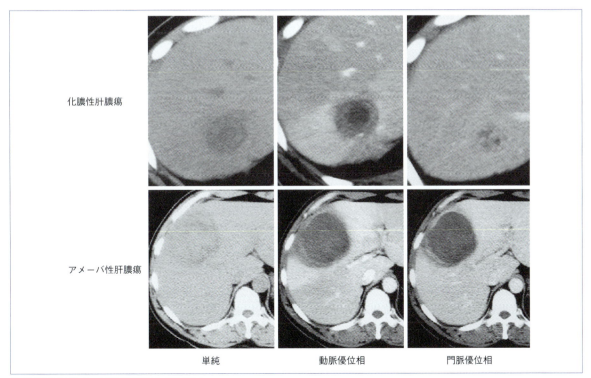

⑩⑧ 化膿性とアメーバ性肝膿瘍のCT所見

化膿性とアメーバ性の鑑別は，画像所見のみでは困難な場合が多いが，通常アメーバ性は肝被膜に接して存在する場合が多い．

改善傾向が乏しい場合や緑膿菌の感染が疑われる場合には，カルバペネム系を点滴静注する．

[経過・予後]
単発性は，早期に適切な治療を開始すれば予後良好である．多発性は，敗血症，DIC に移行して予後不良のことがある．

アメーバ性肝膿瘍 amebic liver abscess
（☞ Vol. 2「赤痢アメーバ症」p.165）

[病因・疫学]
赤痢アメーバ（*Entamoeba histolytica*）が腸管粘膜に感染した後，経門脈的に肝内へ侵入して，門脈に局所塞栓をつくり，肝組織を破壊して膿瘍を形成する．右葉に孤立性に形成されることが多い．近年では性感染症（sexually transmitted disease：STD）として位置づけられ，輸入感染症，また男性同性愛者や HIV 感染者で増加している．

[臨床症状]
潜伏期は 2～3 週であるが数年に及ぶこともある．発症は緩徐で，臨床症状も化膿性と比較して軽度の場合が多い．約半数に下痢症状を伴う．

[検査]
検査所見は，化膿性に比較して軽度の場合が多い．好酸球数の増加はみられない．胸部 X 線上右横隔膜の挙上を認める．超音波画像は，円形あるいは卵円形で比較的均一な無エコーを呈し，膿瘍内部には出血や感染を反映した点状の高エコー像を伴う．肝被膜に接して存在する．
CT 画像は，低吸収域を呈し，膿瘍内部の出血や感染の程度により CT 値が上昇する．造影 CT では，膿瘍周囲の広範囲にわたるリング状の濃染が特徴的である（⑱）．
MRI 画像は，T2 強調像において，中心部に強い高信号（菌塊，壊死組織），外層に高信号（浮腫），最外層に低信号（線維化）を呈する点が特徴的である．試験穿刺でアンチョビーペースト（anchovy paste）と呼ばれる赤褐色で無臭の膿汁（⑲）が吸引される．

[診断]
先行する消化器症状や海外渡航歴，ホモセクシュアル，その他の STD の既往などを有する場合にはアメーバ性を考慮する．確定診断には，糞便や膿汁中のアメーバ虫体の検出や免疫血清学的検査を行う．虫体検出率は 10％程度と低いが，赤痢アメーバ抗体の検出率は 80～100％である．

[治療]
メトロニダゾールによる内科的治療が有効である．膿瘍が大きく治療に抵抗すればドレナージによる排膿を行う．

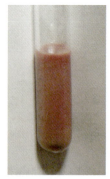

⑲ アメーバ性肝膿瘍のアンチョビーペースト様の内容物

[予後]
アメーバ性肝膿瘍は 90％が完全治癒し，化膿性肝膿瘍に比較すると予後良好である．

その他の肝感染症

Weil 病（黄疸出血性レプトスピラ症 leptospirosis icterohemorrhagica）

[概念]
● Weil 病はレプトスピラ症の一つで重症型であり，*Leptospira icterohaemorrhagiae* の感染により生じる．

[臨床症状]
症状は重篤であり，三主徴として黄疸，出血傾向，腎障害を起こす．また，眼球結膜充血も特徴的であり，発病とほぼ同時に現れる．高度の直接型優位の高ビリルビン血症を発症するがトランスアミナーゼ値は軽度上昇にとどまり，急性ウイルス性肝炎とは明らかに異なる．

[検査・鑑別診断・経過]
肝組織所見では，軽度の壊死炎症反応と門脈域の好中球や組織球の増加を認める．黄疸期には，急性肝炎や薬物性肝障害との鑑別が必要である．早期に適切な治療を行わない場合の致死率は 20～30％前後である．診断と治療は，Vol. 2「レプトスピラ症（Weil 病）」（p.158）参照のこと．

肝の結核症 tuberculosis of the liver
（☞ Vol. 2「結核」p.94）

[概念]
● 肝に原発する結核症はまれであり，多くは肺感染からリンパ行性，経肝動脈的に感染する．
● 粟粒性肝結核，孤立性肝結核腫，胆管結核に分類され，男性に多い．

[臨床症状]
右季肋部痛，発熱，体重減少，黄疸，肝腫大（90％以上）と圧痛，脾腫大などを認める．肝不全の頻度は少ない．

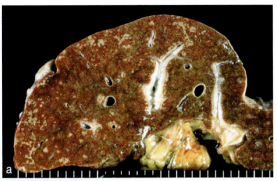
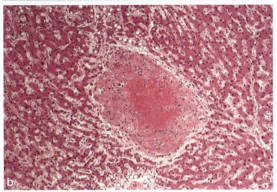

⑩ 粟粒性肝結核（小結節型）の剖検肝（a）と肝組織内乾酪性肉芽腫の組織像（HE 染色）(b)

⑪ 肝組織内に肉芽腫を形成する疾患の鑑別

感染症	細菌：結核菌ないしその他のマイコバクテリア感染，梅毒，癩病，ブルセラ症，野兎病，ネコひっかき病など
	真菌：ヒストプラズマ，クリプトコッカス，ブラストミセス症，放線菌症など
	寄生虫：住血吸虫，トキソプラズマ症，内臓幼虫移行症など
	ウイルス：B 型肝炎，C 型肝炎，伝染性単核症，AIDS，オウム病など
	リケッチア：Q 熱など
	スピロヘータ：第 2 期梅毒，ライム病など
非感染症	自己免疫性肝疾患：原発性胆汁性肝硬変，自己免疫性肝炎
	慢性肉芽腫：サルコイドーシスなど
	リンパ腫：Hodgkin 病，非 Hodgkin 病など
	腎細胞癌
	中毒：ベリリウム，銅，タルクなど
	脂肪肉芽腫，Crohn 病，潰瘍性大腸炎，空回腸短絡術後，Wegener 肉芽腫症，リウマチ性多発性筋痛症など
薬剤性	キニジン，スルホンアミド，アロプリノール，フェニルブタゾン

■検査

　肝機能では，血清 ALP や γ-GTP などの胆道系酵素の上昇を認め，T-Bil や AST，ALT 値は軽度上昇にとどまる．

　腹部単純 X 線では，肝脾に多発する 10 mm 程度の石灰化病巣を認めることがある．画像検査でも肝腫大と肝内に単発ないしは多発する結節影を認める．超音波画像は，内部不均一な低エコー腫瘤，CT では単純で低吸収，造影にて辺縁が濃染され中心部が低吸収を呈する．MRI では，T1 強調像にて低信号，T2 強調像にて高信号を呈する．

　組織学的には，中央乾酪壊死を示す Langerhans 巨細胞と類上皮細胞から成る肉芽腫が門脈域と小葉内に散在する（⑩）．時に乾酪化病巣を線維性被膜がとり囲んだ結核腫（tuberculoma）を形成することがある．

■診断・治療

　確定診断は難しく，原因不明の発熱，体重減少，肝腫大，圧痛，肝機能異常のある場合は肝結核を疑ってツベルクリン反応を行い，肝生検にて組織所見，組織培養，PCR にて結核菌を検出する．粟粒結核では肝病変がほぼ全例に認められる．治療開始が遅れるほど予後は不良である．肝に肉芽腫を形成する疾患の鑑別を⑪に示す．

特に肝膿瘍，肝腫瘍や Caroli 病などとの鑑別が重要である．

　治療は，抗結核薬による化学療法を施行する．

肝の梅毒 hepatic syphilis

■概念
- 梅毒に伴う肝障害は，早期（第 2 期）梅毒の占める割合が高く，早期梅毒では約 10 ％に肝病変を認める．
- 早期梅毒性肝障害の特徴は，①無症状で黄疸例は低頻度，②検査所見は，ALP の上昇を特徴として，T-Bil，AST，ALT は軽度上昇，③肝組織像は，壊死炎症反応は軽微で軽度の線維化を認め，肉芽腫を形成することがある．肝組織内から *Treponema* が認められることはまれである，④駆梅療法が著効すると肝機能検査値は急速に改善する，などである．

■検査

　肝組織所見は，中心静脈周囲の肉芽腫性病変，細動脈や静脈の血管炎による閉塞性変化，門脈域のリンパ球，好中球，好酸球の浸潤，Kupffer 細胞の増加を認める．晩期（第 3 期）梅毒では，ゴム腫の形成が特徴である．

■臨床症状

　後天性梅毒の早期ないし第 2 期では，肝腫大や圧痛を認めるが脾腫は認めない．晩期梅毒では通常，無症状で時に圧痛を伴う肝腫大を認め，まれには黄疸，腹水を認めることがある．

診断

梅毒血清反応（STS 法および TPHA 法）陽性であり，肝機能検査値異常があれば本疾患を疑う．駆梅療法を行えば，1 か月前後で肝機能は正常化し，肝障害が慢性化することはない．治療は，Vol. 2「梅毒」（p.157）に準じる．

肝の真菌感染症 fungal infection of the liver

概念

- 顆粒球減少や免疫不全状態，抗菌薬による菌交代現象などを背景に感染し，肝内に肉芽腫や膿瘍を形成して発症する比較的まれな疾患である．代表的な原因菌を⓰に示す．

臨床症状・検査

発熱，肝腫大，血清 ALP やトランスアミナーゼ値の上昇を認める．肝に多発性結節を形成することが多い．放線菌症は肝内に腫瘤や膿瘍を形成する．

カンジダによる肝膿瘍の超音波画像は，多発する小結節像が特徴である．

早期診断が得られず腹腔内合併症を起こした場合や，高齢者，糖尿病，悪性腫瘍の合併例では予後は悪い．診断と治療は，Vol. 2「真菌感染症」（p.97）に準じる．

Fitz-Hugh-Curtis 症候群

概念

- 右季肋部の強い疼痛を特徴とする．女性に多い肝周囲炎である．
- 原因はクラミジア（一部淋菌）による．

臨床症状

子宮付属器炎，骨盤腹膜炎による発熱ないし下腹部痛の先行後，肝周囲の皮膜と腹膜の癒着による突然の右季肋部から心窩部にかけての激痛にて発症する．深呼吸や体動で疼痛が増強し右肩に拡散する．時に深呼吸時に肝部に摩擦音を聴取する．

検査

白血球増加や軽度の肝機能異常を認める．胸腹部の X 線や腹部超音波では異常を認めない．

診断

尿道，腟，直腸分泌液の培養にて起因菌が検出されるか，Chlamydia trachomatis IgA 抗体陽性，ないしは PCR 法による抗原 DNA の検出である．確定診断には，腹腔鏡下で肝皮膜と腹壁との癒着（⓬）を認めるか病変部から起炎菌を分離する．治療は Vol. 2「淋菌感染症」（p.58），Vol. 2「クラミジア感染症」（p.113）に準じる．

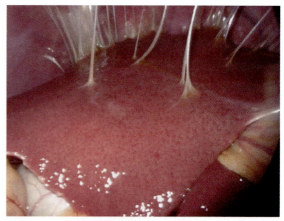

⓬ Fitz-Hugh-Curtis 症候群の腹腔鏡像
肝右葉表面と腹壁との癒着がみられる．

肝のヒト免疫不全ウイルス（HIV）感染症
HIV infection of the liver

概念

- ヒト免疫不全ウイルス（human immunodeficiency virus：HIV）感染では，免疫不全による日和見感染や HIV に関連した悪性腫瘍，合併する肝炎ウイルス感染などによって，高頻度に肝障害が認められる．

臨床症状・検査

体重減少，発熱，全身倦怠感，肝脾腫，黄疸，腹痛，下痢などの症状をきたす．肝機能検査では血清 ALP 値の上昇を高頻度に認めるが，AST や ALT 値の上昇は軽度から中等度である．肝組織所見は，肉芽腫，Kupffer 細胞過形成，肝細胞脂肪化，巣状壊死などの非特異的所見を呈する．

HIV は類洞内皮細胞，Kupffer 細胞，肝細胞に感染する．HIV 関連胆管炎はウイルスなどの感染で生じ，硬化性胆管炎の所見を呈する．

経過

HIV 感染者は B 型肝炎ウイルス（HBV）や C 型肝炎ウイルス（HCV）感染の合併頻度が高く，その臨床像は通常のウイルス性肝炎と異なる．HBV 既感染が高頻度に認められ，HBV 持続感染は 10％程度であり，血中 HBV DNA 高値例が多い．一過性感染後に慢性化する例が存在する．肝炎の活動性は軽微であるが，肝内線維化の進展は速い．HCV 感染例は，肝炎の活動性が高く，肝内線維化の進展や肝硬変，肝不全への進展が速い．

診断・治療

HIV 感染はさまざまな症状から診断されることが多い．肝組織所見では，確定診断とはなりにくい．診断，治療は Vol. 2「AIDS」（p.147）に準じる．

〔森山光彦，神田達郎〕

●文献
1) 荒川泰行ほか：肝膿瘍，肝寄生虫．綜合臨牀 2007 増刊；56：376．
2) Okano H, et al：Clinicopathological analysis of liver abscess in Japan. *Int J Mol Med* 2002；10：627.
3) Schneiderman DJ, et al：Hepatic disease in patients with the acquired immune deficiency syndrome（AIDS）．*Hepatology* 1987；7：925.

肝寄生虫症 parasitic liver disease

　原虫や蠕虫などの寄生虫によって引き起こされる肝疾患の総称．第二次世界大戦後の衛生状況が悪い時代の日本には多くの寄生虫疾患が存在していたが，官民一体での国民への啓発や衛生環境の改善により現代ではほとんどの寄生虫疾患がまれな疾患となった．しかしながら，近年でも食物の生食に起因する寄生虫症，海外渡航者や訪日外国人に発症した肝寄生虫症の報告が散見されている．

日本住血吸虫症 oriental schistosomiasis

【概念】
- 日本住血吸虫（*Schistosoma japonicum*）による人獣共通感染症．
- 淡水に生息する中間宿主ミヤイリガイから水中に遊出した 0.3 mm 大のセルカリアが経皮的にヒトの血管内に侵入し，門脈系の末梢枝や腸管壁毛細血管に達し，3 週間程度かけて 8〜25 mm の成虫となる．
- 成虫は雌雄抱合体を形成し産卵するようになる．虫卵が成熟すると，その代謝産物によるアレルギー反応で血管炎をきたし，門脈枝の閉塞や肉芽腫形成，二次的な肝線維化を引き起こす．

【疫学】
　日本ではかつて筑後川流域，広島県の片山地方，富士川流域，甲府盆地，利根川流域が流行地域であった．1996 年山梨県の終息宣言により，現在ではきわめてまれに高齢者の慢性期病変が発見されることがあるが，国内での新規の発症はないと考えられている．日本住血吸虫症は国外では中国やフィリピン，インドネシアでみられ，日本住血吸虫以外の住血吸虫も世界中に広く分布しており，流行地域での淡水への曝露には注意が必要である．

【臨床症状】
　潜伏期では経皮感染した部位の皮膚炎や瘙痒感がみられる．感染から 1 か月程度で発熱，赤沈亢進，好酸球増多，じんま疹，急性腸炎症状，肝腫大を伴う急性期症状（片山熱）が出現する．慢性期になると病巣部は器質化し肝腫瘍を認めるものの自覚症状は乏しくなる．一般に約 10 ％ が肝硬変に至るとされており，進

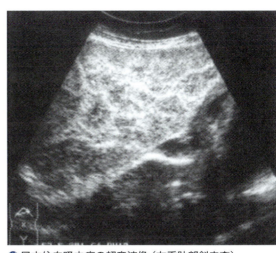

⑬ 日本住血吸虫症の超音波像（右季肋部斜走査）
肝臓内に多数の亀甲様の線状網目状高エコー像を認める．
（赤羽賢浩ほか：肝日本住血吸虫症．肝・胆・膵 2002：44：411．）

行すると門脈圧亢進症による食道静脈瘤や腹水を認める．

【診断】
　血液検査では特異的な所見はなく，急性期に好酸球増多を伴う白血球増加，赤沈亢進，肝胆道系酵素上昇を認める．慢性期には血清アルブミン減少，ガンマグロブリン増加などを認める．ELISA 法による免疫学的検査は診断に有用である．虫体が血管内に存在しているため糞便中の虫卵は検出されにくい．直腸粘膜生検や肝生検による組織検査は虫卵の証明に有用である．超音波，CT などの画像検査では肝病変の程度によるが，虫卵周囲の器質性変化によって網目状，亀甲状の特徴的な所見を呈する（⑬）．腹腔鏡では肝表面の被膜炎や虫卵による無数の黄色点を認め，進行例では表面の亀甲状パターンを呈する．

【治療】
　プラジカンテル内服が有効だが，慢性期で虫体が存在しない病態には不要である．

肝吸虫症 clonorchiasis

【概念】
- 肝吸虫（*Clonorchis sinensis*）が胆道内に寄生することによって生じる感染症．わが国の罹患者は激減している．
- 肝吸虫の虫卵は第 1 中間宿主のマメタニシに摂食され，セルカリア幼生に成長し水中に遊出する．第 2 中間宿主であるコイやフナなどの淡水魚に寄生したセルカリアがメタセルカリアとなる．ヒトを含む終宿主である哺乳類がメタセルカリアで汚染された淡水魚の生食や生水を経口摂取することにより感染

する.

● メタセルカリアは終宿主の腸管内で幼虫となり十二指腸から胆管に侵入し, 3〜4 週かけて 10〜20 mm長の成虫となり産卵する. 成虫は 20 年以上生存する.

臨床症状

経口摂取したメタセルカリアの量によって寄生数はさまざまであり, 症状も無症状から重篤なものまである. 寄生数が多くなると胆汁うっ滞や胆管炎, 虫体による物理的な閉塞による腹痛や下痢などの症状, 化膿性胆管炎や肝膿瘍などの病態を呈する. 長期の感染による慢性胆管炎により肝硬変をきたすほか, 肝内胆管癌との関連も報告されている.

診断

血液検査では好酸球増多のほか, 胆管炎による肝胆道系酵素上昇を認める. 特異的抗体を検出する免疫学的手法も陽性率は高くないが有効である. 糞便中の虫卵や虫体を確認する方法により診断できる. 内視鏡を用いた十二指腸液採取, 逆行性胆管造影の手技を用いた胆汁採取による虫卵の確認も有用である. 超音波やCT, 逆行性胆道造影では虫体や胆管炎による胆管の閉塞や拡張を指摘できる.

治療

プラジカンテルが有効である.

肝蛭症 fascioliasis

概念

● 肝蛭 (Fasciola 属の吸虫) による人獣共通寄生虫症. 終宿主はウシやヤギ, ヒツジなどの反芻動物であるが, ヒトにもまれに感染する.

● 中間宿主であるヒメモノアラガイから淡水中に泳ぎ出たメタセルカリア幼生に汚染されたセリ, ミョウガ, クレソンなどの生野菜を経口摂取することで感染する. また, ウシの肝や腸管の生食によって成虫になる前の虫体を摂取することでも感染する. 生野菜食や生食肉によりわが国でのヒトへの感染は増加している.

臨床症状

食物と一緒に摂取されたメタセルカリアは腸管を貫通し腹腔内に達した後, 肝表から侵入し肝実質を破壊しながら 2 か月ほどかけて胆管内へと移行し, 3 か月ほどかけて 2〜3 cm 長の成虫となり産卵する. 肝実質に出血, 壊死や炎症, 著明な好酸球浸潤を伴う肉芽腫や膿瘍を生じながら移動し, 胆管では炎症や閉塞症状をきたす. 寄生数により自覚症状の程度はさまざまであるが, 自覚症状として腹痛, 発熱, 悪心・嘔吐, 黄疸, 体重減少を認める.

診断

血液検査では好酸球増多, 赤沈亢進や CRP, IgG, IgE 高値, 肝胆道系酵素上昇を認めるが, 特異的な所見はない. 糞便や胆汁中の虫卵を検出することで診断ができるが, 感染から産卵までに数か月を要するうえ産卵数も少ないため陽性率は低い. 肝蛭抗原の皮内反応, 血清での ELISA 法は有用である. CT では胆管周囲の炎症や肉芽腫による不整形吸収域がみられる. 虫体が比較的大きいので, MRCP や逆行性胆管造影で虫体を欠損像として同定できることもある.

治療

プラジカンテル内服を行うが無効例も多く, 可能であればトリクラベンダゾール内服を行う.

肝エキノコックス症 hepatic echinococcosis

概念

● エキノコックスによる感染症で, 単包条虫 (*Echinococcus granulosus*) による単包性と多包条虫 (*Echinococcus multilocularis*) による多包性の 2 種類がある. わが国で主にみられる多包条虫ではイヌ科の食肉獣を終宿主, 野ネズミなどの齧歯類を中間宿主とした生活環が維持されている.

● ヒトへの感染はキツネ, タヌキ, イヌ, ネコなどから排泄された虫卵で汚染された水や食物, 埃を偶発的に経口摂取することにより中間宿主として起こる.

疫学

1999 年新感染症法の制定以降, エキノコックスは厚生労働省が指定する 4 類感染症に指定されており, 全数把握の対象となっている. 世界的には単包条虫が多いがわが国における単包条虫の報告は西日本に散見されるのみで, 近年では報告のほぼ全例が多包条虫によるものとなっている. 多包条虫は北海道を中心に東日本に分布が拡大してきており, 毎年 20〜30 人程度の報告がある.

臨床症状

経口的に摂取された虫卵は消化管内で幼虫となり, 小腸粘膜から門脈系に侵入し肝臓に達する. 肝に寄生した幼虫は微小包体が集簇した腫瘍様病巣を形成し 10 数年かけて徐々に増大する. 病変の内部が乏血性なため, 増大すると嚢胞性変化をきたす (⑭). 進行すると肝腫大や右季肋部痛, 発熱や黄疸などの臨床症状を呈し, 周辺臓器への浸潤, 腹腔内播種, 肺や脳などの他臓器への転移をきたす. 症状出現後に放置すると約 90 % 以上の者が致死的な経過をたどる.

診断

本疾患が疑われる患者では流行地域での居住, 渡航歴, イヌやキツネとの接触などの問診が重要である. 血液検査では好酸球増多や炎症反応を認め, 臨床症状

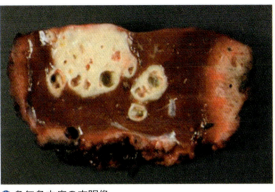

⑭ 多包条虫症の肉眼像
（伊藤　亮ほか：エキノコックス症に関する診断法の進展．日本内科学会雑誌 2008；97：1900．）

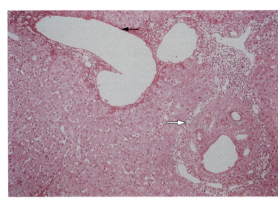

⑮ 特発性門脈圧亢進症（IPH）の肝生検所見
門脈周囲の線維化（白矢印）と異常血行路（黒矢印）を認める．

が完成されると黄疸を伴う肝機能異常をきたす．免疫血清学的検査では ELISA 法，イムノブロット法により診断できる．超音波検査や CT などの画像検査では小病変は充実性腫瘤，大きくなると内部に囊胞性変化や石灰化像を認める不整形腫瘤となる．

治療
　早期に発見されれば外科切除が唯一の根治的治療となる．薬物療法ではアルベンダゾールが病巣増大抑制に有効であることが確認されている．

（柴田英貴，中尾一彦）

●文献
1) 赤羽賢浩ほか：肝日本住血吸虫症．肝・胆・膵 2002；44：411．
2) 伊藤　亮ほか：エキノコックス症に関する診断法の進展．日本内科学会雑誌 2008；97：1900．
3) 佐藤直樹ほか：発症すると治療が困難な寄生虫感染症―多包性エキノコックス症．臨床と微生物 2014；41：4．

肝血行異常

特発性門脈圧亢進症
idiopathic portal hypertension（IPH）

概念
- 肝内末梢門脈枝の閉塞，狭窄により前類洞性門脈圧亢進症・脾腫に至る原因不明の症候群である．
- 上記の症状に加え，肝硬変，肝外門脈閉塞症，その他門脈圧亢進症をきたす疾患を除外することで診断する．
- かつて Banti 症候群といわれ，現在欧米で non-cirrhotic portal hypertension と称される病態とほぼ同一と考えられる．

病因
　明らかな病因は不明である．免疫異常，幼少時の腹腔内感染症などが示唆されている．女性例が多く，しばしば自己免疫疾患を合併・自己抗体を認めることから，自己免疫機序が関与していることも指摘されている．原因を肝臓に求める肝原説，巨大脾腫が病態の本態と考える脾原説があるが，定まっていない．

病理
　肉眼的には肝臓はやや萎縮している．肝臓表面は，平滑，緩やかな波うち状である．肝硬変のような結節は認めない．割面は，皮膜下の実質が脱落し，門脈本幹や肝内大型門脈は，拡張・内膜の硬化性変化を認め，時に血栓形成をみる．

　組織学的には，末梢門脈周囲の線維化，閉塞，さらに異常血行路を認める（⑮）．また，血流障害の結果，種々の程度の肝細胞過形成を認めることがあり，肝結節性再生性過形成（nodular regenerative hyperplasia：NRH）合併も報告される．

疫学
　厚生労働省特定疾患門脈血行異常症調査研究班により，有病率は人口 100 万対男性 4.59，女性 12.94 と推定されている．男女比では，1：3 で女性に多く，40 歳代が最も多い．

臨床症状
　多くは無症候性で，内視鏡検査による胃・食道静脈瘤の指摘や血液検査で汎血球減少をきっかけに診断されることが多い．時に貧血症状や，胃・食道静脈瘤破裂に伴う吐血・下血を認める．進展すると腹水や肝性昏睡などの肝不全症状を呈する．

検査
血液生化学検査
　赤血球，白血球，血小板の 1 系統以上の低下を認める．肝機能（AST，ALT）は，進展例を除いてほぼ正常である．

内視鏡検査

胃・食道静脈瘤を多くの症例で認める．時に十二指腸や直腸などに異所性静脈瘤を認める．

画像検査

著しい脾腫を認め，肝外門脈径の増大，側副血行路を認める．肝臓は病期の進行に伴い軽度萎縮を認める．

血管造影検査

肝静脈造影では"しだれ柳"所見を呈し，しばしば肝静脈相互吻合を認める．著明な脾動脈拡張を認める．門脈圧は著しく高いが，閉塞性肝静脈圧は正常ないし軽度上昇にとどまり，前類洞性門脈圧亢進症を呈する．

診断

脾腫，門脈圧亢進症を認め，他の血液疾患・肝硬変・肝外門脈閉塞症などの疾患を除外して診断する．

合併症

時に，橋本病，全身性強皮症，肺高血圧を合併することがある．

治療

従来，脾臓摘出術を伴う Hassab 術が行われてきたが，最近では食道静脈瘤に対して内視鏡的硬化術・結紮術の内科的治療のみで経過をみることも多い．さらに部分的脾動脈塞栓術も行われる．

予後

一般に食道静脈瘤がコントロールできれば予後は良好である．食道静脈瘤を繰り返すと肝不全に進行する例もある．

肝外門脈閉塞症
extrahepatic portal obstruction（EHO）

概念

- 肝門部を含めた肝外門脈の閉塞を有し，門脈圧亢進症を示す症候群である．
- しばしば側副血行路として海綿状血管増生（cavernous transformation）を認める．

病因

原因の明らかでない一次性と，門脈血栓閉塞を促進する明らかな疾患を認める二次性に分類される．小児の一次性では，門脈形成不全や臍静脈感染との関連が示唆されている．二次性には，プロテイン C，S 欠損症，胆嚢炎，肝硬変などに伴う門脈血栓症が報告されている．

病理

肝門部門脈本幹の閉塞と側副血行路としての海綿状血管増生を認める．肝臓の肉眼的，組織学的な変化は，種々の程度の肝線維化を認めるが，基本的には軽微である．

小児例では肝臓は動脈血流優位になり，肝細胞過形成変化，肝腫瘍を認めることもある．

疫学

全門脈圧亢進症の約 4 ％を占める．男女比は，1.8：1 で男性に多く，小児では一次性が多い．

臨床症状

原因疾患と血栓形成範囲・時期により異なる．慢性であれば，無症状か，心窩部痛程度である．後は IPH と同様に，門脈圧亢進の症状（静脈瘤からの吐血・下血，貧血）を認める．急性の場合は，肝不全やショックを呈することもある．

検査

血液生化学検査

赤血球，白血球，血小板の 1 系統以上の低下を認める．肝機能（AST，ALT）は急性期を除いてほぼ正常である．

内視鏡検査

胃・食道静脈瘤を多くの症例で認める．時に十二指腸や直腸などに異所性静脈瘤を認める．

画像検査

肝外門脈内の血栓または肝外門脈欠損が認められる．側副血行路として肝門部に海綿状血管増生を認めることが多い．

血管造影検査

肝静脈造影は異常なく，圧は正常．門脈造影では，肝外門脈の閉塞が認められ，肝門部に海綿状血管増生を認めることが多い．

診断

画像による肝外門脈の閉塞で診断される．

治療

急性の場合，ウロキナーゼや組織プラスミノゲンアクチベーターなどの血栓溶解療法，およびヘパリン，ワルファリンなどによる抗凝固療法が行われる．

慢性の場合，脾腫・門脈圧亢進症に対して IPH と同様に脾摘，内視鏡的治療を行う．

二次性の場合，血栓が増悪しないように原疾患に対して適切な治療を行う．

Budd-Chiari 症候群（BCS）

概念

- 肝静脈の主幹あるいは肝部下大静脈閉塞，狭窄により門脈圧亢進症状・肝硬変・肝不全をきたす症候群である．
- 大きく慢性に経過して門脈圧亢進症状・肝硬変に至る群と，急性に血栓形成し急性肝不全に至る一群に分類される．

病因

原因不明な一次性 BCS と血栓形成の原因が明らかな二次性に分かれる．一次性に関しては，先天性血管形成異常などの説もあったが，現在では何らかの血液

凝固異常に基づく血栓形成説が有力である.

二次性としては，Behçet病，全身性エリテマトーデスなどの血管炎などに伴う肝静脈血栓や，肝癌やうっ血性心疾患に伴う肝静脈血栓も認める.

病理

肉眼的には肝臓は腫大し，腹水を認めることが多い．静脈閉塞頻度の高い部位は，肝静脈の下大静脈付近である．尾状葉は，細かな静脈から直接下大静脈に灌流するため，閉塞の影響を受けづらく，代償性に腫大することが多い.

組織学的には，静脈・類洞拡張などうっ血の所見を呈し，経過とともに小葉中心帯から線維化が進展する.

急性の場合，中心静脈および肝静脈枝内に血栓形成，高度のうっ血をきたし，広範な小葉中心性出血，肝細胞壊死を認める.

疫学

有病率は人口100万対2.4といわれている.

臨床症状

急性型では，上部腹部痛，悪心・嘔吐，肝腫大，腹水，黄疸を認め，時に急性肝不全に陥る症例もある.

慢性型の場合，尾状葉腫大を伴う肝硬変および腹水，腹壁の上行性静脈の拡張，門脈圧亢進症状を呈する．下大静脈が閉塞している場合は，下肢の浮腫，静脈拡張も伴うことが多い.

検査

血液生化学検査

急性の場合，程度にもよるが，急激なAST，ALT，総ビリルビンの上昇など肝不全所見をとる．慢性の場合，一般の肝硬変と同様である.

画像検査

肝静脈の主幹あるいは肝部下大静脈閉塞，狭窄を認める．急性の場合，上記に加えて肝臓広範壊死像を呈する．慢性の場合，尾状葉腫大を伴う肝硬変および腹水，腹壁の上行性静脈の拡張，脾腫を認める.

血管造影検査

血管造影では，肝静脈の主幹あるいは肝部下大静脈閉塞，狭窄を認める．血管造影検査と同時にカテーテル治療，血栓溶解療法を行うこともある.

診断

画像検査・血管造影による肝静脈の主幹あるいは肝部下大静脈閉塞，狭窄を確認する．その他，血液凝固異常を起こす疾患の有無を検索する.

治療

根本的治療としては，肝静脈の主幹あるいは肝部下大静脈閉塞，狭窄に対して，カテーテルによる開通術や拡張術，ステント留置術が行われる．同時に局所的・全身的に，血栓溶解療法および抗凝固療法も行われる.

肝不全進行例では，肝移植も検討される.

肝類洞閉塞症候群
sinusoidal obstruction syndrome（SOS）

肝中心静脈閉塞症 veno-occlusive disease（VOD）

概念

● 薬物による肝障害の一つの病態として報告された.

● 抗癌薬投与，放射線治療，造血移植・肝移植により，肝中心静脈ないし小葉下静脈の非血栓性閉塞によって高度のうっ血肝をきたす病態である.

● 病態の主座が類洞内皮細胞にあることより，類洞閉塞症候群（SOS）とも定義される.

病因

ピロリジジンアルカロイド，薬物（メルカプトプリン，アクチノマイシンD，アザチオプリンなど），放射線，造血細胞移植・肝移植が原因とされる．これらの因子により，類洞内皮細胞が障害され，類洞の閉塞が起こるとされる.

病理

肉眼的には，血流灌流障害により肝腫大を認める．組織学的には，内皮細胞は，核が腫大し，しばしば剥離し，Disse腔への赤血球侵入，類洞の狭小化，類洞の血流うっ滞と閉塞を認める．さらに内膜下には線維性肥厚を認める．中心静脈周囲には，出血を伴う高度のうっ血，肝細胞の萎縮や壊死を認め，肝細胞索は破壊されている．炎症性細胞浸潤や血栓形成は認められない.

疫学

正確な頻度は不明だが，抗癌薬・免疫抑制薬の使用頻度，移植治療の増加に伴い増加することが予想される.

症状

①有痛性肝腫大，②総ビリルビンの増加，③腹水貯留を伴う体重増加を三徴としており，しばしば腎障害を併発する.

検査

血液生化学検査

AST，ALT，総ビリルビンの上昇とともに，ヒアルロン酸などの上昇も認める.

画像検査

肝腫大，脾腫，胆囊壁肥厚，腹水，および門脈血流異常などが報告されているが，VODに特異的な所見はない.

診断

①有痛性肝腫大，②総ビリルビンの増加，③腹水貯留を伴う体重増加の三徴を認め，誘因となる薬剤使用歴などがあった場合に強く疑う．肝生検が最も正確な診断法である.

治療

まずは，原因となる薬剤などの要因の除去である．一般的な治療としては，腹水に対して利尿薬の投与やアルブミンの投与があげられる．骨髄移植後または幹細胞移植後にみられる移植片対宿主病が原因の場合，VOD はたいてい数週間以内に自然に解消される．免疫系を抑制する薬を増量すると，移植片対宿主病の解消が促される．重症例では予後はよくない.

（徳重克年）

全身疾患に伴う肝障害

循環不全と肝障害

概念

● 循環不全に伴う肝障害は，主に左心不全や出血，ショックなどによる循環血液量減少による虚血性肝炎（ischemic hepatitis）と，右心不全などによる肝静脈のうっ滞に起因するうっ血肝（congestive hepatopathy もしくは congestive liver）がある.

● 虚血性肝炎は急性肝梗塞（acute hepatic infarction）や低酸素性肝炎（hypoxic hepatitis），あるいはショック肝（shock liver）とも呼ばれる.

● 急性および慢性の循環不全に伴う肝障害は，軽度のトランスアミナーゼ上昇のみにとどまるものから，肝不全に至る症例まで存在する．また，AST やLDH 上昇時には，肝由来のみならず，心筋由来の検査値異常である可能性にも留意する.

虚血性肝炎 ischemic hepatitis

病因・病理

左心不全，外傷，出血，敗血症などによる各種のショック状態では，肝の循環血液量の減少により肝細胞は低酸素状態となる．特に，中心静脈周囲は他の領域よりも酸素分圧が低いため，循環不全の際には中心静脈周囲の肝細胞死が生じる．また，再疎通すると，酸素由来のフリーラジカルによって再灌流障害が生じる．さらに静脈系のうっ滞から肝静脈圧が上昇し，中心静脈およびその周辺の類洞の拡張，うっ血および出血が生ずる.

病理学的には，多核白血球浸潤を伴う小葉中心性壊死と同時に局所の出血を伴ううっ血所見を認める．また，肝細胞の好酸性変化や膨化を認める.

臨床症状・検査成績

AST，ALT の急激な上昇がみられ，1,000 IU/L 以上となることもある．また，LDH は基準値の 30 倍以上となることもある．トランスアミナーゼは 1〜3 日後にピークとなり，病態の改善とともに 7〜10 日で速やかに正常化する．ALP 値やビリルビン値が上昇することは少ない．重症例ではプロトロンビン時間（PT）が延長する.

診断

先行する循環不全が明らかに存在し，急激な AST 優位のトランスアミナーゼの上昇や著しい LDH の上昇を認めれば，虚血性肝炎と診断されるが，急性ウイルス性肝炎との鑑別に苦慮することもある．ショックなどのイベントによって多臓器障害を合併していることもあり，逸脱酵素の上昇すべてが肝臓由来とは限らない点に注意する．また，ウイルス性肝硬変に心不全を合併した場合は，うっ血性肝硬変との鑑別が困難となりうる.

経過・予後・治療

原疾患に対する治療により循環不全が改善すれば，トランスアミナーゼは速やかに正常化する.

うっ血肝 congestive hepatopathy, congestive liver

病因・病理

うっ血肝は僧帽弁狭窄症，三尖弁閉鎖不全症，心筋炎，肺塞栓，肺高血圧症などの右心不全が原因となる．右心圧が上昇し，肝静脈圧が上昇すると，小葉中心帯の類洞内圧が上昇し，肝細胞の圧排・萎縮・壊死が生じる．また，類洞血流の停滞により低酸素状態がもたらされ，肝障害が惹起される．うっ血が長期化すると，中心静脈周囲の線維化が始まり，中心静脈相互の線維性結合から，うっ血性肝硬変（congestive cirrhosis, cardiac cirrhosis）に至ることもある．肝の肉眼像は赤紫色を呈し，割面ではうっ血による赤色調と脂肪化による黄色調が斑紋状にみられるため，"ニクズク肝（nutmeg liver）"と称される.

臨床症状・検査成績

90 ％以上の症例で肝腫大を認め，肝の用手圧迫により頸静脈が怒張する（肝頸静脈逆流現象〈hepato-jugular reflex〉）．脾腫は約 20 ％に認められ，その他，浮腫，腹水を認めることもある．ビリルビン上昇の頻度は 20〜40 ％程度で，上昇しても 3 mg/dL 以下で間接ビリルビン優位である．トランスアミナーゼは正常か 100〜200 IU/L 程度の軽度〜中等度の上昇であることが多い.

診断

トランスアミナーゼの変動が心不全の重症度に比例することが多い．腹部エコー検査で肝静脈系の拡張や肝静脈の逆流（⑯）を認めるなど，診断は比較的容易である．うっ血性肝硬変になると，脾腫，食道・胃静脈瘤も認める.

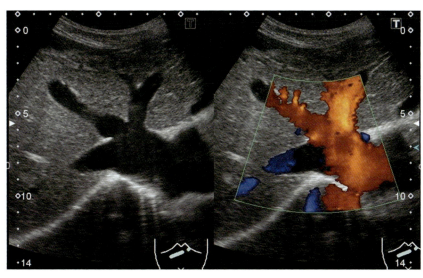

116 うっ血性心不全患者の腹部エコー所見（カラードプラ画像）
肝静脈の拡張を認め，左肝静脈や中肝静脈の赤色の部分や右肝静脈の青色の部分は通常と逆向きの血流方向を示している．

経過・予後・治療
うっ血肝が原因で死亡することはまれであり，原疾患が予後を規定する．ASTレベルは予後と関連しないが，AST異常値が持続する場合は予後不良である．治療は，循環不全の改善を図ることであり，肝障害に対する治療を行うことは少ない．

膠原病と肝障害

概念
- 膠原病の経過中に合併する肝障害には膠原病そのものによる肝障害，自己免疫性肝炎（autoimmune hepatitis：AIH）や原発性胆汁性胆管炎（primary biliary cirrhosis：PBC）の合併，副腎皮質ステロイドやステロイド糖尿病に伴う脂肪肝，NSAIDsなどの治療薬による薬物性肝障害などがある．
- 副腎皮質ステロイド，免疫抑制薬，生物学的製剤，メトトレキサートなどを使用する際には，B型肝炎ウイルス（HBV）の再活性化に注意し，診療ガイドラインに沿ったスクリーニングやモニタリング，核酸アナログ投与が重要である．
- 膠原病に伴う肝障害は軽度のトランスアミナーゼの上昇のみで，肝組織所見としては，脂肪沈着あるいは非特異的変化のみのことが多いが，肝硬変や肝不全に至る重篤な肝障害を呈することもある．さらに，肝内に結節性再生性過形成（nodular regenerative hyperplasia：NRH）を認めることがある．

全身性エリテマトーデス
systemic lupus erythematosus（SLE）

病因・病理
肝障害はSLEの診断項目には含まれないが，SLE患者に肝障害を伴うことは少なくない．活動性SLEでは，非活動性SLEに比べて抗肝細胞膜抗体の陽性率が高く，肝障害の原因とする報告もある．また，組織学的には約7割に脂肪肝を認めると報告されている．

疫学
肝機能異常を20〜60％の症例に認め，肝生検例では脂肪変性や非特異的反応性肝炎（non-specific reactive hepatitis：NSRH），慢性活動性肝炎，肝硬変などの所見を呈する．

臨床症状
肝腫大，脾腫，黄疸の頻度はそれぞれ約30％，25％，3〜10％である．黄疸は肝障害よりも溶血性貧血に起因することが多い．

検査
トランスアミナーゼとALPの上昇は，基準値上限の4倍以下にとどまるが，まれにALTが1,000 IU/L以上に上昇することもある．

診断
SLEに伴う肝障害かAIHの合併かの鑑別が最も重要である．①AIHのほうが抗平滑筋抗体の陽性率が高いこと，②SLEでは抗ds-DNA抗体の陽性率が高く，AIHでは低いこと，③AIHでは肝生検で慢性活動性肝炎や肝硬変の所見が認められることなどから鑑別するが，鑑別困難なことも多い．

経過・予後
SLEに伴う肝障害が原因で死亡することはまれである．

治療
SLEの治療を優先する．

結節性多発動脈炎　polyarteritis nodosa（PN）

血管炎に基づく肝障害を認め，剖検例では，PNの約半数に肝の動脈性病変を認める．また，PN患者の

10～54％にHBV感染の合併を認め，HBs抗原抗体複合体が血管炎をきたす原因となる可能性も考えられているが，わが国ではB型肝炎の合併は少ない．肝腫大，黄疸，肝機能異常を10～20％程度に認めるが，動脈瘤の破裂など，動脈炎の症状を認めない限り，重篤な肝障害を呈することはまれである．

全身性強皮症 systemic sclerosis（SSc）

肝病変を合併する頻度は低いが，約10％にPBCを合併する．また，PBCの経過中にSScを発症することもあり，SScの約25％で抗ミトコンドリア抗体が陽性で，PBCにおける抗セントロメア抗体陽性率も約25％であり，SScとPBCの密接な関連が示唆されている．CREST症候群にPBCを合併した場合，CREST症候群を合併しないPBCと比較して抗ミトコンドリア抗体価が低く，抗セントロメア抗体陽性率が高い．

関節リウマチ rheumatoid arthritis（RA）

肝腫大を約10％，肝障害を25～50％に認める．特にALPの上昇を約半数に認め，トランスアミナーゼは正常のことが多い．γ-GTP上昇を必ずしも伴わないことから，ALP上昇は肝および骨由来と考えられている．肝組織も非特異的反応や脂肪沈着を呈する程度である．治療薬による薬物性肝障害も多く，メトトレキサートによる肝障害は多彩で，金製剤による発疹と胆汁うっ滞型肝障害を認めることもある．

Felty症候群

RAに白血球減少と脾腫を伴う症候群であり，約70％に肝腫大がみられ，約半数に肝障害を認める．NRHとの関連性が報告されている．

若年性特発性関節炎
juvenile idiopathic arthritis（JIA）

臨床症状から全身型をStill型（Still病）と呼び，約3割に肝腫大が存在する．脾腫やトランスアミナーゼなどの上昇を認めるが，黄疸の頻度は少ない．治療として投与されるアスピリンなどの薬物性肝障害と鑑別する必要がある．

成人発症 Still 病 adult onset Still disease（AOSD）

Still病が成人に発症した病態である．肝腫大，脾腫を高率に認める．肝障害も認めるが軽度で黄疸を呈することは少ない．しかし，副腎皮質ステロイド減量時に再燃することがあり，再燃時は肝障害が重篤化しやすい．また，肝酵素の急激な上昇にフェリチン著増，血球減少を伴うときは，血球貪食症候群（hemophagocytic syndrome：HPS）を合併し，急性肝不全に移行

する可能性があるため，注意が必要である．

Sjögren 症候群

肝障害を10～30％に認め，肝生検では慢性肝炎，PBCなどの所見を呈することが多い．また，PBCの約20％，AIHの約10％にSjögren症候群を合併する．唾液腺と胆管上皮に共通の抗原の存在が証明されており，これらに対する免疫反応が合併の原因と考えられている．さらに，HCV抗体陽性率が高く（10～20％），唾液腺からもHCV-RNAが検出され（20～60％），HCV感染との関連が注目されている．Sjögren症候群患者で肝障害が存在する場合は，PBC，AIHやC型慢性肝炎の合併を疑い，鑑別を進める．

血液疾患と肝障害

概念

● 血液疾患では，しばしば肝障害を合併する．その原因としては，①造血器腫瘍の臓器浸潤，②化学療法による肝障害，③血液製剤を含む輸血による肝障害（ウイルス性肝炎やヘモジデローシス），④骨髄移植によるGVHD，⑤HPSなどが考えられ，その鑑別に肝生検が有用である．

● HBs抗原陰性でHBc抗体陽性もしくはHBs抗体陽性者に化学療法を施行すると，HBVが再活性していわゆる *de novo* B型肝炎を発症することがある．

白血病 leukemia

白血病では肝腫大をきたすことがあるが，肝機能障害は軽度なことが多い．組織学的には門脈域や類洞に白血病細胞の浸潤を認め，浸潤が高度になるとトランスアミナーゼ，胆道系酵素が上昇する．肝障害が軽度のときは，頻回輸血によるヘモジデローシスなどとの鑑別が必要となるが，中等度以上のときは，抗癌薬や抗菌薬などの薬物性肝障害やウイルス性肝炎を疑うべきである．成人T細胞白血病（adult T-cell leukemia：ATL）では，急性肝不全様の病態をとって発症することがある．

悪性リンパ腫 malignant lymphoma

悪性リンパ腫では24～43％に肝障害を認め，腫瘍細胞の肝への浸潤もしばしば認められる．血清LDH値は病勢と並行し，肝浸潤をきたすとトランスアミナーゼおよび胆道系酵素の上昇を認める．リンパ節腫大による胆道閉塞で黄疸を認めることもある．肝原発のリンパ腫の報告もあるが，きわめてまれである．Hodgkinリンパ腫ではALP上昇を認めることが多い．

多発性骨髄腫 multiple mycloma

多発性骨髄腫の肝への浸潤は比較的軽度で，肝腫大や腹水を認めることがある．アミロイドの沈着は数％の症例にみられる．

再生不良性貧血 aplastic anemia

再生不良性貧血では，頻回の輸血によるヘモジデローシスをきたしやすい．

移植片対宿主病 graft-versus-host disease（GVHD）

GVHD は造血幹細胞移植後において，移植片の宿主に対する免疫学的反応によって引き起こされる病態で，移植後 100 日以内に発症する古典的急性 GVHDと 100 日以降に発症する非典型的急性 GVHD に分類され，非典型的急性 GVHD で慢性 GVHD の症候を伴っているときは慢性 GVHD と診断される．

皮疹・下痢などとともに直接ビリルビン優位のビリルビン上昇や，ALP，γ-GTP などの胆道系優位の肝酵素上昇を認める．トランスアミナーゼの上昇は軽度のことが多いが，AST，ALT の上昇が主体の GVHDも報告されている．一方，移植後 1 か月以内に，肝障害は認めるものの他臓器に GVHD 症状を伴わない場合は，前処置毒性や肝類洞閉塞症候群（sinusoidal obstruction syndrome：SOS あるいは veno-occlusive disease：VOD）などを疑う．

GVHD の予防にはメトトレキサート，シクロスポリン，タクロリムス，治療法としては副腎皮質ステロイドの増量やシクロスポリン，タクロリムスを副腎皮質ステロイドに併用する．

血球貪食症候群
hemophagocytic syndrome（HPS）

HPS は，種々の原因により，骨髄やリンパ網内系組織において血球貪食性の組織球増殖を認める症候群である．マクロファージやリンパ球の過剰反応が持続し，不明熱，肝脾腫，リンパ節腫脹，血球減少，皮疹などの多彩な臨床症状を呈する．感染症（ウイルス，真菌，細菌）や自己免疫性（SLE，AOSD など），悪性疾患（悪性リンパ腫，悪性腫瘍など），薬物性，造血幹細胞移植後などに続発することが多い．病理組織学的には血球貪食を伴う組織球の増殖を認め，検査所見では汎血球減少，肝機能障害，LDH 高値，高フェリチン血症，高トリグリセリド血症を認める．

治療としては，原疾患に対する治療や副腎皮質ステロイドや免疫抑制薬を使用し，重症例では多剤併用化学療法，血漿交換，造血幹細胞移植などを検討する．

消化管疾患と肝障害

概念
- 肝は門脈，リンパ管，胆管などを介して消化管ときわめて密接に関係し，消化管疾患ではさまざまな肝障害を呈する．
- 肝の病態が消化管疾患にかかわるものとして，肝硬変による食道・胃静脈瘤や胆石症などがある．一方，消化管疾患が肝の病態にかかわるものとして，炎症性腸疾患や虫垂炎，憩室炎，アメーバ赤痢などによる肝膿瘍などがあげられる．

炎症性腸疾患 inflammatory bowel disease（IBD）

IBD である潰瘍性大腸炎（ulcerative colitis：UC），Crohn 病（CD）では，5～10％に肝障害を認め，しばしば脂肪肝あるいは胆管周囲炎（pericholangitis）を合併する．脂肪肝は約 30％に認められるが，大滴性脂肪肝で低蛋白・低栄養，副腎皮質ステロイドなどが原因と考えられる．高カロリー輸液や経腸栄養は脂肪肝の原因となりうる．腸管不全（短腸症候群）を発症すると肝機能異常や肝不全を伴うことがある．胆管周囲炎も比較的頻度の高い IBD の合併症で，門脈域に慢性の炎症所見を認め，ALP，γ-GTP が上昇するが黄疸を呈することはまれである．内視鏡的逆行性胆道膵管造影（ERCP）では異常所見はみられず，肝生検で胆管周囲に炎症性変化がみられる．一般に予後良好であるが，原発性硬化性胆管炎（primary sclerosing cholangitis：PSC）の亜型であるとの報告もある．

また，欧米では UC の 3～5％に PSC が合併すると報告されているが，日本での合併頻度は比較的低い．しかし，PSC の約 30％に UC を合併する．一方，CD に PSC を合併することは少ない．PSC は無症状のことが多く，ALP，γ-GTP の上昇で発見され，ERCP や肝生検で診断される．

治療には副腎皮質ステロイド，アザチオプリン，メルカプトプリン，抗 TNF-α 抗体製剤などが用いられるが，薬物性肝障害，免疫抑制に伴うサイトメガロウイルス肝炎，HBV 再活性化も肝障害の原因となりうる．

内分泌疾患と肝障害

概念
- 肝は，グルカゴン，インスリンをはじめ，成長ホルモン，甲状腺ホルモン，エストロゲン，グルココルチコイドなど多くのホルモンの標的臓器であり，これらのホルモンの代謝に関与すると同時に，物質代謝も調節している．したがって，内分泌疾患にはしばしば肝障害を合併し，一方，肝硬変では内分泌機能が変化する．

- 内分泌疾患のなかで甲状腺疾患は肝機能異常の合併頻度が高く，慢性肝疾患の診療において，甲状腺機能異常の合併を念頭におく必要がある．

甲状腺機能亢進症 hyperthyroidism

肝の酸素消費量が増加するために，肝細胞環境が低酸素となり，肝障害が起こると考えられている．トランスアミナーゼの上昇は軽度で，ALP 上昇は骨由来である．また，甲状腺機能亢進症によるうっ血性心不全を契機に肝障害を呈することもある．抗甲状腺薬による甲状腺ホルモン正常化により肝障害は改善する．一方，抗甲状腺薬による薬物性肝障害の合併には注意を要する．

甲状腺機能低下症 hypothyroidism

肝硬変では free T_4 が低く，TSH が高いことが知られており，甲状腺機能低下状態にあることが多い．一方，甲状腺機能低下症では AST，LDH，CK などの異常がみられるが，これらの異常は肝障害ではなく，ミオパシー（myopathy）に起因することが多い．重症の粘液水腫でうっ血性心不全を呈した場合には肝障害を合併することがある．

糖尿病と肝障害

肝硬変患者の 60～80 ％に耐糖能異常が認められるが，実際に糖尿病を発症する頻度は 10～15 ％程度である．一方，糖尿病患者にはしばしば脂肪肝がみられる（30～50 ％）．また，糖尿病患者の死因のなかで肝不全や肝癌の頻度が増加している．

糖尿病における肝病変の組織学的特徴はグリコーゲンの増加，核の空胞化，脂肪肝，肝硬変などである．また，アルコール飲酒歴がないにもかかわらず，アルコール性肝炎と類似の病態を示す非アルコール性脂肪性肝炎（nonalcoholic steatohepatitis：NASH）は糖尿病とも密接に関連しており，慢性肝炎から肝硬変へ進展する可能性がある．脂肪肝の程度は糖尿病の重症度あるいは罹病期間と相関せず，肥満症例に脂肪肝の合併頻度が高い．

糖尿病で肝障害を認めた場合，ウイルス性肝炎に加えて，非アルコール性脂肪性肝疾患（nonalcoholic fatty liver disease：NAFLD）や肝癌などの鑑別が重要である．NAFLD では ALT 優位のトランスアミナーゼの上昇，コリンエステラーゼの上昇などが特徴である．

サルコイドーシスと肝障害

概念
- サルコイドーシスは病因不明の肉芽腫疾患で，肺，リンパ節，眼，皮膚，心臓，肝など多臓器の障害を起こす．
- 肝サルコイドーシスは 40 歳以上の女性に多いが，自・他覚症状を呈することは少ない．
- まれに肉芽腫によって胆管系，門脈系，肝静脈系が圧迫され，慢性肝内胆汁うっ滞，門脈圧亢進症，Budd-Chiari 症候群，閉塞性黄疸などをきたすことがある．

病理
肝サルコイドーシスの組織変化としては肉芽腫形成が特徴で，サルコイドーシスの 24～75 ％に認められる．一方，肝生検で肉芽腫を認めた場合，そのうちの 16～54 ％はサルコイドーシスである．

検査・診断
肝障害を認めることは少ない．肝内に肉芽腫が多発する場合にはトランスアミナーゼや ALP が上昇するが，黄疸を呈することはまれである．肝サルコイドーシスの診断は，肝生検により肉芽腫を証明することであるが，肝類上皮細胞肉芽腫を認める原発性胆汁性肝硬変および肝結核との鑑別が困難な症例がある．肝に存在する肉芽腫が大きく，多発する場合には，腹腔鏡，CT，エコーなどでも病変を確認できる．

経過・予後
サルコイドーシスによる肝病変は無症候であることが多く，肝不全に至ることはまれである．

治療
肝障害や多数のサルコイトーシス結節を認めた場合は，副腎皮質ステロイドを投与する．胆汁うっ滞型の肝障害にはウルソデオキシコール酸が用いられることがある．

術後肝障害 postoperative hepatopathy

概念
- 術後肝障害は，肝炎型と胆汁うっ滞型に分類される．
- 肝炎型はトランスアミナーゼの上昇が主体で，麻酔薬などの薬物，虚血，ごくまれにウイルス性肝炎などが原因となる．
- 胆汁うっ滞型は胆道系酵素の上昇が主体で，術後胆汁うっ滞，敗血症，薬物，胆管損傷，胆嚢・胆管炎などが原因となる．

病因
麻酔薬起因性肝障害
古くはハロタンなど肝不全に至る麻酔薬による肝障害があったが，現在では，麻酔薬による重篤な肝障害はほとんどみられない．

循環障害による肝障害
出血によるショックや肝動脈損傷に伴う肝血流低下によって AST，ALT が上昇し，3,000 IU/L 以上とな

ることもある．肝障害は術後早期に起こり，発熱や好酸球増多を伴うことはない．

ウイルス性肝炎

術後にウイルス性肝炎を発症することはまれである．輸血を介した感染はきわめてまれであるが，術直前に感染していた場合，術後に急性肝炎を発症する可能性がある．

薬物性肝障害

アセトアミノフェンなどの解熱鎮痛薬や抗菌薬が原因となる．術後2週間以内にアセトアミノフェンによる肝障害が出現することは少ない．

術後胆汁うっ滞

胆汁うっ滞型の術後肝障害は大手術，特に腹部の手術後に認められることがあるが，頻度は1％以下である．術後10日以内に起こることが多く，黄疸を伴うこともあるが，AST，ALTは正常あるいは5倍以下の上昇にすぎない．

AIDSと肝障害

概念

● HIV感染が肝障害の原因となるかは不明であるが，生活環境などの患者背景に起因して肝障害は多い．
● HIV感染者の剖検例では脂肪肝が高頻度に認められる．また，AIDSに伴う肝障害は，80％以上に認められるという報告もあるが，そのほとんどはHIVが直接的な原因ではなく肝不全による死亡例も少ない．
● AIDSに伴う肝障害の原因として，日和見感染，原発性あるいは転移性肝腫瘍，ウイルス性肝炎合併，薬物性肝障害，HIV関連胆管炎などがある．
● CD4陽性リンパ球が100個/μL未満で日和見感染や悪性腫瘍のリスクが増大する．

病因

日和見感染症（*Mycobacterium avium* complex：MAC）

サイトメガロウイルス，カンジダ，ニューモシスチス，クリプトコックス，非結核性好酸菌などの日和見感染が肝障害の原因となる．肝内に膿瘍や肝肉芽腫（非乾酪性肉芽腫）を形成する．

悪性腫瘍

Kaposi肉腫や悪性リンパ腫などの腫瘍の浸潤により肝障害が起こる．肝原発の悪性リンパ腫も報告されている．

肝炎ウイルス

HIVとHBVおよびHCVの混合感染が，薬物乱用者や輸血による感染者に多く認められる．特に近年は，性行為感染症としてのHBV/HIV重複感染が多く報告され，急性B型肝炎例ではHIVのスクリーニングが必要である．B型肝炎に罹患するとAIDSの進行が速くなることやC型肝炎では肝炎の進行が速くなるが，いずれも抗ウイルス薬による治療成績の改善が期待される．

薬物性肝障害

原疾患に対する抗レトロウイルス薬などのほか，日和見感染症に対する抗菌薬による薬物性肝障害が報告されている．また，HCVとの混合感染者では抗レトロウイルス薬などによる薬物性肝障害が出やすいとの報告もある．

HIV関連胆管炎

サイトメガロウイルス，*Mycobacterium avium-intracellulare* などの感染によることが多い胆管病変で，肝内・肝外胆管が障害される．右季肋部痛を呈することが多いが，肝内胆管に限局した場合は無症状のこともある．血清ALP上昇を認め，ALTも軽度上昇する．

（森内昭博，馬渡誠一，井戸章雄）

● 文献

1) 戸田剛太郎ほか（編）：肝臓病学 Clinical Science. 東京：医学書院；1998.
2) Zakim D, et al（eds）：Hepatology：A Textbook of Liver Disease. Philadelphia：Saunders；2003.
3) 金澤一郎ほか（編）：内科学. 東京：医学書院；2006.
4) 日本肝臓学会（編）：肝臓専門医テキスト，改訂第2版. 東京：南江堂；2016.

妊娠と肝障害

妊娠中の肝障害については，妊娠に関連するものか，あるいは，妊娠前から存在する肝障害の増悪かを鑑別することが重要である．妊娠に関連した肝障害では，母体と胎児の予後にかかわるため，早期の診断が必要で，重症になると緊急の分娩が必要となる．

妊娠と肝の変化

妊娠中，循環血漿量は約30％増大し，心拍出量も40％増大し，末梢血管抵抗は低下する．肝血流量の変化は少ない．検査所見では，血清アルブミンは，循環血漿量増大に伴い，希釈効果で低下する．血清ALPは第3期に非妊娠時の2～4倍まで上昇する．ALTは多少増加するが，ほぼ正常範囲である．総ビリルビン・γ-GTPは低下し，ASTは変化がない．AST，ALT，総ビリルビン・γ-GTPの異常値を示した場合，何らかの肝疾患の存在を考え，精査が必要である．AFPは妊娠後期に上昇する．

妊娠時に関連した肝障害

妊娠悪阻 hyperemesis gravidarum（HG）

概念
● 妊娠の初期につわりがみられるが，悪心・嘔吐が出現し，悪化すると妊娠悪阻と呼ばれ，脱水，ケトーシス，5％以上の体重減少を伴う．
● 妊娠の0.3～2％にみられ，妊娠4週から10週に出現することが多い．

病因
明らかではないが，HCGホルモンとT$_4$ホルモンがHGの重症度と関連があることが示唆されている．

検査
50％の症例で，ALTが上昇する．黄疸は軽度である．脱水による腎障害，電解質異常がみられる．

治療
入院による脱水や栄養状態の改善により肝機能は軽快することが多い．

予後
予後は良好である．

妊娠性胆汁うっ滞
intrahepatic cholestasis of pregnancy（ICP）

概念
● 母体の原因不明の皮膚瘙痒感，トランスアミナーゼと胆汁酸の上昇が特徴であり，妊娠第2期の後半から第3期にみられ，病態は可逆的であり，出産により症状は改善する．

病因
原因については，十分わかっていない．性ホルモン，環境因子，遺伝要因など多因子がかかわっている．15％に胆汁酸のトランスポート蛋白の遺伝子変異がみられる．危険因子は避妊薬による黄疸の既往や家族歴のあるケースである．頻度は世界各地域により異なるが，欧米では0.1～1.5％とされている．

検査
黄疸は20～60％の症例にみられ，胆汁酸（10μmol/L以上）が著しく上昇する．特徴的なのはγ-GTPで，正常ないし軽度の上昇にとどまる．トランスアミナーゼは上昇し，1,000 IU/L以上の値をとることもある．プロトロンビン時間は胆汁うっ滞に伴うビタミンK吸収障害のために延長する．出産時の出血のリスクが高い．

治療
ウルソデオキシコール酸が試みられており，瘙痒感と肝機能の改善が得られる．母体の合併症や胎児の転帰も改善する．

予後
良性疾患で，母体の予後は良好である．胆汁酸40μmol/Lを超える場合は，満期産を待たず，38週ないし36週で出産させることが推奨されている．再度の妊娠でICPが再発する頻度は60～70％とされている．

妊娠急性脂肪肝 acute fatty liver of pregnancy（AFLP）

概念
● 妊娠第2期後半から発症し，肝細胞に小滴性の脂肪沈着を特徴とし，妊娠中の肝不全を生じさせる．
● 母体や胎児死亡は1～20％とされている．

病因
病態はミトコンドリア障害である．ミトコンドリアのβ酸化の障害がその要因とされている．長鎖3-ヒドロキシアシルCoA脱水素酵素（LCHAD）に関連する遺伝子変異が報告されている．

臨床症状
悪心，腹痛，黄疸，重症例では低血糖，乳酸アシドーシス，高アンモニア血症，播種性血管内凝固（DIC），肝不全の徴候がみられる．

診断
肝組織では小滴性の脂肪沈着と，細胞のバルーニング，胆汁うっ滞，肝細胞の壊死などが観察されるが，分娩後数日で消失する．肝生検に代わるものとして，Swansea診断基準がある．

治療
速やかな分娩が基本である．早産の胎児には副腎皮質ステロイドが必要である．肝性脳症，肝破裂，肝不全の回復がない症例では肝移植が考慮される．

HELLP症候群 hemolysis, elevated liver enzymes, low platelets（HELLP）syndrome

概念
● 前子癇症の重症型と考えられており，妊娠中に溶血，肝障害，血小板減少の三徴を示す重篤な病態である．
● 妊娠第2期から第3期に主に発症するが，分娩後に発症するケースもある．

病因
異常な胎盤形成が，内皮細胞機能異常を起こし，NO，プロスタグランジン，エンドセリンが遊離し，高血圧症が生じる．また，内皮障害から遊離したフィブリンが微小循環不全を起こすと考えられている．

疫学
前子癇症の5～10％がHELLP症候群に発展する．前子癇症の症状のない症例も存在する．再度の妊娠ではHELLP症候群のリスクは高まる．

臨床症状

右上腹部，心窩部の痛み，悪心，嘔吐，不快感などがみられる．高血圧や蛋白尿は 85 ％の患者にみられる．

検査

肝障害は血管内のフィブリンの沈着や脱水によって促進される．プロトロンビン時間は DIC や重症肝障害がなければ正常である．

腹部 CT 検査や腹部 MRI 検査では，肝梗塞，肝破裂，出血，皮膜下出血が描出される．

鑑別

AFPL，血栓性血小板減少性紫斑病（TTP）と溶血性尿毒症症候群（HUS）との鑑別を要する．

治療

治療は 34 週を超えて，母体や胎児に問題があれば，まずは分娩である．高血圧の管理をし，利尿薬は推奨されない．肝不全に対する肝移植の 5 年生存率は 88 ％である．

妊娠と関連のない肝疾患の管理

肝硬変

肝硬変を合併した妊婦は少ない．肝硬変では妊娠率が低下する．妊娠した場合は，静脈瘤のスクリーニングが必要である．循環動態が変化し，循環血漿量が増加するので，門脈圧も上昇する．妊娠第 3 期では静脈瘤の出血に注意する．

B 型肝炎と C 型肝炎

B 型肝炎については先進国では妊娠中にスクリーニングが行われ，妊婦，新生児に対策がとられている．わが国では，1986 年から，B 型肝炎の母子間感染対策が開始され，さらに 2016 年度より，母親の HBV 感染に関係なく，ユニバーサルワクチネーションによる予防対策が始まった．活動性肝炎の経過中に妊娠し，治療が必要なケースではテノホビルを内服することが勧められる．C 型肝炎は垂直感染のリスクは少ないが，HIV の共感染ではキャリアが成立する可能性がある．

自己免疫性肝疾患

自己免疫性肝炎の活動期の妊娠が報告されている．基本的には副腎皮質ステロイドで加療する．アザチオプリンは催奇形性の報告がある．原発性胆汁性胆管炎の場合，ウルソデオキシコール酸は安全とされる．

Wilson 病

常染色体劣性遺伝の疾患で急性肝不全と溶血性貧血で発症することがあるので，HELLP 症候群と診断されることがある．妊娠中は亜鉛の投与を継続する必要がある．

急性ウイルス性肝炎

急性 A 型肝炎で，高齢の妊婦は重症化と関連があり，重症化した場合は早産の危険がある．治療は保存的に行う．急性 E 型肝炎は妊婦が感染すると重症化する．41～54 ％が重症化し，69 ％の胎児死亡率との報告がある．治療は保存的に行う．

単純ヘルペス感染症はまれであるが，感染すると，高い妊婦の死亡率が知られている．疑われた場合は抗ウイルス薬の速やかな投与が必要である．

胆石など

妊婦ではよくみられる．コレステロール分泌が妊娠第 2，3 期に増加し，胆嚢の動きが低下するためである．腹腔鏡下や開腹下の胆嚢摘出術は第 2 期までは安全に行われる．ERCP や乳頭筋切開術はややリスクを伴う．

Budd-Chiari 症候群

肝静脈が閉塞した状態であるが，避妊薬を内服したケースにみられる．妊娠では発症しやすく，性ホルモンのため増悪しやすい．治療は抗凝固療法である．

肝臓移植

肝移植後の妊娠の報告があり，安全に健康な新生児の出産が可能である．移植後 1 年は妊娠を避ける．専門施設で，免疫抑制薬を調節することにより 70 ％の妊婦は健康な新生児を出産することができる．

（清家正隆）

●文献

1) Westbrook RH, et al：Pregnancy and liver disease. *J Hepatol* 2016；64：933.
2) Joshi D, et al：Liver disease in pregnancy. *Lancet* 2010；375：594.

新生児と肝障害

新生児胆汁うっ滞症

概念・分類

- 新生児胆汁うっ滞は症状名であり，疾患としては胆道閉鎖症，非胆道閉鎖症に大きく分けられる．両者は治療方針がまったく異なるので迅速に診断する必要がある．
- まず新生児の黄疸が病的か否かの判断をする．黄疸を疑ったら総ビリルビン値を検査し，1.5 mg/dL を超える場合は胆汁うっ滞を強く疑う．PT 活性が 40 ％未満であれば直ちにビタミン K 1.0 mg/kg/日を 3 日間連続して静脈注射しながら鑑別診断をする[1]．

⓲ 特発性新生児肝炎と鑑別すべき主な疾患

鑑別を要する疾患	特徴	鑑別ポイント
胆道閉鎖症	10,000 人に 1 人，女児にやや多い	開腹胆道造影が有用
全身感染症としての肝炎	CMV による例が多い．敗血症や梅毒もある	血中の CMV 量を PCR で測定する
Alagille 症候群	100,000 人に 1 人	特徴的な顔貌は新生児期にはわからない．心雑音がある
汎下垂体機能低下症	γ-GTP が高値にならない例がある	PFIC との鑑別が問題になる
NICCD	欧米人に頻度は少ないがアジア人に多い	肝組織では炎症，脂肪変性，胆汁うっ滞がみられる
21 トリソミー	新生児期には Down 症の顔貌が目立たない例も多い	重症例は肝線維症の可能性が高い
静脈栄養関連肝障害（parenteral nuturition associated cholestasis）	超低出生体重児や壊死性腸炎で腸切除例がしばしばみられる	感染，栄養障害，サイトカイン，エンドトキシンなど多様な因子が関与していると考えられる
α₁ アンチトリプシン欠損症	欧米には多いが，わが国にはまれである	呼吸器症状が目立つ
先天性代謝異常症	胆汁酸代謝異常，Niemann-Pick 病 C 型，など	新生児マススクリーニング（MBS）で発見されない疾患も多い
進行性家族性肝内胆汁うっ滞（PFIC）	胆汁うっ滞があるにもかかわらず γ-GTP が高くならない	良性反復性のタイプがある

CMV：サイトメガロウイルス，NICCD：シトリン欠損による新生児肝内胆汁うっ滞.

シトリン欠損による新生児肝内胆汁うっ滞症
neonatal intrahepatic cholestasis caused by citrin deficiency（NICCD）

特にわが国では頻度の高いこともあり，世界に先駆け，NICCD が独立疾患として認識された．NICCD は肝病理所見が重要であり，新生児肝炎（巨細胞性肝炎），脂肪肝，鉄沈着といった非特異的な所見が共通してみられる.

NICCD は *SLC25A13* の遺伝子産物であるシトリンの欠損により細胞質へのアスパラギン酸供給障害やミトコンドリアへの NADH の供給障害，糖新生障害を生じる[2]．また，ガラクトース血症，高メチオニン血症をきたし，新生児マススクリーニングが本症の診断の端緒となる．新生児・乳児期では胆汁うっ滞，高シトルリン血症を生じる[2, 3].

胆道閉鎖症

胆道閉鎖症は新生児期から乳児期早期に発症する難治性の胆汁うっ滞疾患である．炎症性に肝外胆管組織に破壊をきたし，さまざまなレベルでの肝外胆管の閉塞がみられる．全体の約 85％の症例は肝門部における胆管の閉塞がみられ，多くの症例では胆管障害は肝外胆管のみならず，肝内の小葉間胆管まで及んでいる．原因はいまだに特定されない.

症状は新生児期から乳児期早期に出現する便色異常，黄疸，肝腫大がある．合併奇形として無脾・多脾症，腸回転異常，十二指腸前門脈などがある．外科的な治療が成功しなければ，全例，3 歳頃までに胆汁性肝硬変となり死亡する.

確定診断には特異的な検査はない．最終的には直接胆道造影が行われ，胆道閉鎖の診断がついたら病型に応じて肝外胆管を切除して，肝管あるいは肝門部空腸吻合術が行われる．この手術は葛西手術と呼ばれ世界的に有名である．葛西手術により黄疸消失が得られるのは全体の約 60％である．術後に黄疸が再発した場合や術後の胆管炎などの合併症で著しく QOL が悪い場合は，最終的に肝移植が必要になる.

Alagille 症候群

非胆道閉鎖新生児胆汁うっ滞である Alagille 症候群は，原因遺伝子として *JAG1*，*Notch2* が同定されている．肝外徴候として，心血管系の異常，椎体異常，後部胎生環などがある．黄疸を伴う患児の約 30％は乳児期以降に胆汁性肝硬変に進行し，肝移植を必要とする.

特発性新生児肝炎
idiopathic neonatal hepatitis（INH）

概念

- 新生児肝炎とは生後 1 か月以内に徐々に始まる肝内胆汁うっ滞を主徴とする肝炎で，病理組織学的には巨細胞性肝炎の像（giant cell hepatitis）を特徴とする原因不明の疾患と定義されている.
- 1952 年に Craig らにより胆道閉鎖症と類似した臨床症状を呈しながら，肝外胆道の閉鎖がない疾患として報告されたが[4]，その後に多くの原因がみられ，Alagille 症候群，進行性家族性肝内胆汁うっ滞症などが新生児肝炎のなかから独立し，現時点でも原因が判明できない例を INH と呼んでいる（⓲）.

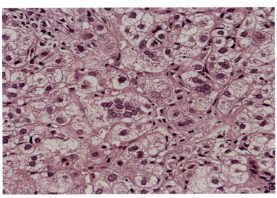

⑯ 特発性新生児肝炎の組織像（HE 染色強拡大）
ほぼ中央に巨細胞がみられ，細胞質は淡明化し胆汁色素顆粒の沈着がみられる．拡張した毛細胆管に胆汁栓を認める．また，類洞内に髄外造血巣をみる．Kupffer 細胞の動員もみられる．

- かつては胆道閉鎖症と同様に約 1 万人に 1 人の割合で存在したが，現在ではほとんどみられなくなった．それでも原因が特定されず，INH と診断せざるをえない例も残っている[1]．
- 本症は低出生体重児が多く，男児に多い．大部分は散発性である．

病因

病因は現在でも不明である．前述したように多くの原因を除外しなければならない．

臨床症状

黄疸，灰白色便～淡黄色便，濃黄色尿（ウーロン茶色）が主な症状であり，全身状態は良好のことが多い．生後 1 か月頃から黄疸や便尿色の異常に気づかれ，比較的早期から脂溶性ビタミン K, D の欠乏がみられ，時にビタミン K 欠乏による頭蓋内出血で発症することもある．その他には体重増加不良（低血糖は低出生体重児にしばしばみられる），肝腫大，脾腫がみられる．検査所見では直接ビリルビン高値，トランスアミナーゼ上昇，血清総胆汁酸高値，γ-GTP 高値などがみられる．腹部超音波検査では胆道閉鎖症と異なり，胆嚢や総胆管は観察されるが，胆汁うっ滞が強いと描出できないこともある．肝病理所見は重要であり，1/3 の症例で肝細胞の一部ないし大部分が巨細胞化し（⑯），正常肝細胞の数十倍の膨化，数個（5 個以上）の細胞核を含み，細胞質は淡明化し胆汁色素顆粒の沈着がみられる．肝細胞の壊死はほとんどみられないが，拡張した毛細胆管に胆汁栓を認める．また，類洞内にしばしば髄外造血巣をみる．Kupffer 細胞の腫大や動員もみられる．門脈域は主にリンパ球の浸潤によって拡大するが，線維化はほとんどない．細胆管増生もほとんどない．

治療と管理

特異的な治療法はない．⑰に記した疾患の鑑別が重要である．特にわが国では頻度が高い NICCD の鑑別は重要である．対症療法としてはウルソデオキシコール酸（10 mg/kg/日），脂溶性ビタミン（A, E, D, K）を投与する．体重増加不良，高アミノ酸血症（チロシン，メチオニン），高ガラクトース血症があれば特殊ミルク（中鎖脂肪酸含有ミルク，乳糖除去ミルク，蛋白・アミノ酸代謝異常ミルクなど）を選択する．一般に予後は良好であり 1 歳頃には改善することが多いが，急性ないし慢性肝不全例に対して肝移植を行ったとする報告例もある．

（乾あやの，藤澤知雄）

文献

1) 藤澤知雄ほか（編）：小児臨床肝臓学．東京：東京医学社；2017．p.88.
2) Kobayashi K, et al：The gene mutated in adult-onset type II citrullinemia encodes a putative mitochondrial carrier protein. *NAT Genet* 1999；22：159.
3) Tazawa Y, et al：A possible mechanism of neonatal intrahepatic cholestasis caused by citrin deficiency. *Hepatol Res* 2005；31：168.
4) Craig JM, et al：Form of hepatitis in neonatal period simulating biliary atresia. *Am J Clin Pathol* 1952；54：321.

2 胆嚢・胆道疾患

胆嚢・胆道の構造と機能

胆嚢・胆道の構造

　解剖学的な胆道は，肝細胞（毛細胆管）から分泌された胆汁が細胆管を通り，左右の肝管となり，肝門部で総肝管となり，胆嚢管と合流し総胆管を形成して膵内を通り，膵管と合流し十二指腸（乳頭部）に流出する全排泄路を指す．一般的に左右の肝管合流部より下流，すなわち総肝管と総胆管を合わせて肝外胆管と呼ぶが，左右肝管も含めて肝外胆管とする場合もある（胆道癌取扱い規約）．❶におおまかな胆道系の構造を示す．

毛細胆管，細胆管，小葉間胆管

　毛細胆管（bile canaliculi）は，胆汁流路における最小単位である．隣接する2個の肝細胞の間隙に存在し直径1μmほどである．毛細胆管の管腔側には微絨毛が多数突出している．毛細胆管の辺縁にはタイトジャンクションという接着装置が存在し，水や電解質はここを通って類洞から毛細胆管内に移動することが可能である．また，肝細胞の毛細胆管側にはmicrofilamentが豊富に存在し，一部は微絨毛に伸展し，その収縮作用により胆汁の胆管への分泌を助けている．この毛細胆管は互いに吻合する細管網をつくりながら肝小葉の辺縁方向に向かう．肝小葉の辺縁では，固有の胆管上皮を有する最小の胆管である直径15〜20μm

の細胆管（cholangiole）を形成し，Glisson鞘（門脈域）へと向かう．
　小葉間胆管はGlisson鞘に存在し，肝動脈，門脈と三つ組（triad）を形成する．太さは40〜80μmであり，胆管上皮細胞は立方形ないし円柱状を呈し，数個以上で胆管腔をとり囲む．小葉間胆管はさらに集合して上皮細胞は高円柱状となり，直径80〜100μmの隔壁胆管を経て，亜区域胆管（Couinaudのsegment 1〜8に対応），区域胆管（外側，内側，前，後区域に対応），左右肝管へとつながっていく．

胆嚢・胆嚢管

　胆嚢（gallbladder）の形態は長楕円形で，長径7〜10 cm，短径2.5〜3.5 cmほどで，容積は30〜50 mLである．胆嚢は，底部（fundus），体部（body），頸部（neck），の3部分に区分される．体部から頸部への移行部で小嚢状になっている部分を漏斗部（Hartmann pouch, infundibulum）と呼ぶ．胆嚢頸部は通常，線維性結合組織により肝下面の胆嚢窩に固定されているが，底部の位置は一定していない．
　胆嚢管（cystic duct）は，胆嚢頸部から総肝管に向かって左後方へ走る管で，総肝管部との合流部から下方を総胆管という．この合流部を三管合流部という．胆嚢管の粘膜面にはらせん状皺襞（Heisterらせん弁）があり，胆嚢管の過度の伸展や虚脱を防ぎ，胆汁の流れを円滑にしている．
　胆嚢内面には無数の微小なひだがあり，通常容積の2〜3倍まで拡張しうる．胆嚢壁は，粘膜層，固有筋層，漿膜下層，漿膜から成る菲薄な組織で，ほかの消化管と異なり粘膜筋板と粘膜下層が欠如している．粘膜上皮は単層の円柱上皮から成り，頸部には小型の腺管や上皮細胞から成る頸部腺が存在する．固有筋層は菲薄で主層をなす輪走，斜走，縦走の3層の平滑筋から成る．漿膜下層は豊富な血管，リンパ管，神経を含む結合組織から成る．漿膜はこれらの組織を被覆し，中皮（腹膜）から成っている．胆嚢粘膜の特徴的な所見であるRokitansky-Aschoff洞（RAS）は，粘膜上皮が胆嚢粘膜から憩室状，樹枝状に陥入したもので，筋層，あるいは漿膜下層にまで達している．

肝管，総胆管

　左右の肝管（hepatic bile duct）は肝門部で合流し，総肝管（common bile duct）となる．前述したが，総肝管と胆嚢管が合流し総胆管が形成される．総胆管の

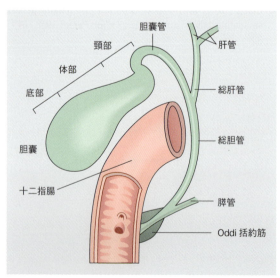

❶ 胆道の区分とその名称

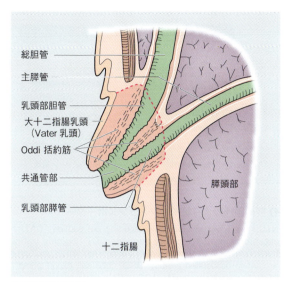

❷ 乳頭部の解剖
破線で囲まれた領域が乳頭部である．

長さは約 7.5 cm，直径約 0.6 cm で，直径が 1 cm を超えた場合は病的と考える．

総胆管は，十二指腸第 1 部（first portion）の背側を通って膵に達し，膵頭部を貫通し十二指腸壁に進入し，Vater 乳頭部に開口する．総胆管の上部は門脈の前面に位置するが，十二指腸に近づくにつれ門脈の前面より背側に移行する（❷）．

乳頭部

総胆管の十二指腸への開口部は乳頭状に隆起している．一般的に Vater 乳頭部と呼ぶ．乳頭部胆管，乳頭部膵管，共通管部，Vater 乳頭部を総称して乳頭部という．この部分は Oddi 括約筋に囲まれている．膵管，胆管の十二指腸開口形式は 3〜4 型に分類されており，共通管を形成するものが最も多く約 80 ％を占める．

血管

胆囊動脈は，多くは Calot 三角のところで右肝動脈から分岐し，胆囊頸部の近くで浅枝と深枝に分かれ，前者は胆囊漿膜面に，後者は肝床面に分布する．

胆囊静脈は，肝床部では直接肝内の前下区域枝に流入し，それ以外では毛細血管静脈叢が発達しており，合流して門脈右枝あるいは門脈本幹に流入する．

リンパ

胆囊の左半分からのリンパ流は，胆囊管リンパ節を経由して傍総胆管リンパ節に至る．右半分からのリンパ流は，直接傍総胆管リンパ節に流入する．

神経

胆道に分布する神経は，交感神経，副交感神経，右横隔膜神経の三者で構成され，交感神経は知覚を伝達し，副交感神経は胆道系の運動を支配する．

胆囊・胆道の機能

胆汁の組成

胆汁（bile）は主に，陽イオンとして Na^+，陰イオンとして Cl^-，HCO_3^-，有機陰イオンとしてビリルビンや胆汁酸を含む．つまり，胆汁は水分，胆汁酸塩，胆汁色素，無機塩および脂肪酸，コレステロール，レシチンを含む脂質から成る．さらに，胆汁は少量の蛋白を含む．胆汁はアルカリ性電解質溶液に上記のものが溶け込んだ状態のものである．

肝細胞から分泌される胆汁（肝胆汁）は固形成分が 2〜5 ％で，残りは水である．胆汁中のコレステロールは，エステル型ではなく遊離型である．コレステロールおよびビリルビンは水には不溶性である．コレステロールは，血中のリポ蛋白中のコレステロールに由来し，1 日 1.1〜1.6 g が胆汁中に排泄される．水に不溶性のコレステロールは，胆汁酸とレシチンで形成される混合ミセルにより溶存している．胆汁酸，リン脂質は肝で合成される．ビリルビンは細網内皮系で破壊された赤血球のヘモグロビンに由来する．ビリルビン（間接ビリルビン）は，肝内でグルクロン酸抱合を受け，水溶性の抱合型ビリルビン（直接ビリルビン）となり胆汁へ排泄される．胆汁は肝細胞で 600〜800 mL／日が合成され，毛細胆管に排泄される．胆管を経由して肝外へ排泄された肝胆汁は，一時胆囊に貯留される．胆囊内で水分および電解質が再吸収され，肝胆汁の 5〜10 倍に濃縮され胆囊胆汁となる．

胆汁成分のあるものは腸から再吸収されて肝に戻り，再び胆管から排泄される腸肝循環（enterohepatic circulation）を行っている．胆汁の黄色は胆汁色素（主としてビリルビン）によるが，腸へ排出された胆汁色素の一部，ウロビリノゲン（ビリルビンの腸内細菌による代謝物），胆汁酸は腸肝循環をする．

胆汁中の固形物として最も多い胆汁酸の合成，代謝は重要である．胆汁酸は肝にてコレステロールから特異的に合成される．コレステロールから胆汁酸への変換は，十数段階の反応から成る．主経路，副経路と 2 つの合成経路があるが，主経路の最初の反応がステロイド核の 7 α 位への水酸化反応である．この反応を触媒するのが肝ミクロソームに存在するコレステロール 7 α-ヒドロキシラーゼ（CYP7A1）である．ヒトのコレステロールの恒常性を保つには，肝細胞におけるコ

レステロールの合成と，コレステロールから胆汁酸へ異化する過程の調節が重要である．これらの反応を制御する律速酵素は，コレステロール合成ではHMG-CoA還元酵素，胆汁酸合成ではCYP7A1である．ヒトの胆汁酸は24位のカルボキシル基が，アミノ酸のグリシンまたはタウリンと抱合しているものが多い．肝で合成される胆汁酸のうち主要なものは，コール酸とケノデオキシコール酸の2つであり，一次胆汁酸と呼ばれる．胆汁酸は，両親媒性であり，親水性部分と疎水性部分の両者をもっている．その一方は極性をもつグリシン，タウリンやカルボキシル基，水酸基をもっており，他方は疎水性である．そのため胆汁酸は，親水性部分が外側に，疎水性部分が内側に向いたミセルをつくる．臨界ミセル濃度を超えると，溶液に加えた胆汁酸はすべてミセルを形成する．つまり，界面活性作用をもつわけである．これにより水に不溶性のコレステロールなどの脂質が胆汁中に溶存することが可能になる．レシチンもコレステロールとともに小胞（vesicle）をつくりコレステロールを溶存することができるが，ミセルより不安定である．胆汁酸，リン脂質，コレステロールの三者の胆汁中濃度バランスは，コレステロールの溶存にきわめて重要である．

胆汁酸の90〜95％は小腸で再吸収される．胆汁酸組成の大部分を占めるグリシン，タウリン抱合型は，きわめて効率よく回腸末端から能動輸送により再吸収される．残りの5〜10％は，結腸に入り細菌により二次胆汁酸が合成される．再吸収された胆汁酸は，門脈を経て肝に戻り，再び胆汁中へ排泄される．健常者の全胆汁酸プールは約3.5 gである．1日に6〜8回の腸肝循環をする．

胆汁の分泌

胆汁の重要な生理作用は，脂肪の消化と吸収を担うことである．この胆汁分泌機構は，近年著しい研究成果が出されている分野である．最先端の詳細な内容は成書に譲り，有機陰イオンの代謝輸送の基本的な流れについて記す．

胆汁うっ滞を中心にした疾病機構を知るうえで，有機陰イオンの代表的な胆汁酸の肝細胞におけるとり込み，肝内輸送，胆汁中排泄機構を知ることはきわめて重要なことである．おおまかな流れとしては，肝細胞の類洞側細胞膜（sinusoidal membrane, basolateral membrane）での摂取（uptake），肝細胞内での輸送，毛細胆管膜（bile canalicular membrane）での排泄という順序である．これらの事象を考えるうえで，近年，肝細胞での物質とり込み，細胞内輸送，毛細胆管腔への排泄を担うトランスポーターが明らかとなり，さらにこれらの発現調節機構についての解明が進んでいる．

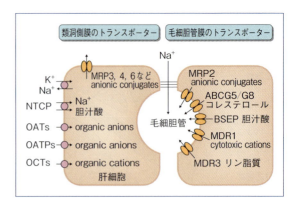

❸ 肝の胆汁酸・有機イオントランスポーター

NTCP：Na⁺ taurocholate cotransporting polypeptide, OATP：organic anion transporting peptide, OCT：organic cation transporter, OAT：organic anion transporter, MRP：multidrug resistance-associated protein, BSEP：bile salt export pump, MDR：multidrug resistance, ABC：ATP-binding cassette.

類洞側細胞膜での摂取（uptake）

血中では大部分の胆汁酸は蛋白と結合しており，なかでもアルブミンとの結合率が高い．一部はリポ蛋白と結合している．胆汁酸の肝細胞類洞側細胞膜での摂取には，Na⁺依存性のとり込みとNa⁺非依存性のとり込みとがあり，それぞれナトリウム-タウロコール酸共輸送ポリペプチド（sodium-taurocholate cotransporting polypeptide：NTCP）と有機陰イオン輸送ペプチド（organic anion transporting peptide：OATP）ファミリーによって行われる（❸）．これらはsolute carrier（SLC）トランスポーターと呼ばれ，ATPを必要とせず，濃度勾配とイオンによる電位差をエネルギー源として物質を輸送する．

NTCPは，抱合型胆汁酸に特異的な輸送担体と考えられているが，ステロイドホルモンの抱合体や肝機能検査薬ブロモスルホフタレイン（BSP）なども基質となることが報告されている．また，最近の研究でNTCPはB型肝炎ウイルスと特異的に結合し，B型肝炎ウイルス侵入受容体としても機能することが明らかにされた．一方，OATPファミリーは分子量が比較的大きな両親媒性有機陰イオンを輸送する．ヒトの肝においては，特にOATP1B1，OATP1B3，OATP2B1が重要な役割を果たし，胆汁酸のほかビリルビン，ステロイドホルモン，BSP，インドシアニングリーン（ICG）やさまざまな薬剤を基質とする．また，分子量が小さい親水性有機陰イオンの輸送は，有機陰イオン輸送体（organic anion transporter：OAT）ファミリーによって行われる．

肝細胞内での輸送

胆汁酸の肝内輸送は，少なくとも2つの輸送機序が考えられている．1つは肝サイトゾール結合蛋白によ

る速い輸送，もう1つは，担体輸送に比べゆっくりとした微小管が関与する小胞輸送システム（vesicular transport system）である．

OATPファミリーによって肝に摂取された間接ビリルビンは，肝細胞内でリガンディン（glutathione S-transferase A1, A2のホモおよびヘテロダイマー）と結合し，小胞体へ運ばれてUDP（uridine diphosphate）グルクロン酸転移酵素1A1（UDP-glucuronosyltransferase 1A1：UGT1A1）によりグルクロン酸抱合を受ける．抱合により水溶性となった直接ビリルビンは，再度リガンディンに結合されて毛細胆管膜まで輸送される．

毛細胆管膜からの胆汁排泄を中心に

毛細胆管側膜上には，細胞内ATPの加水分解を駆動力とした5つの能動輸送体，すなわち，ATP結合カセット輸送体（ATP-binding cassette transporters：ABC transporters）が存在する．これらは，①アミノ酸抱合型胆汁酸の排泄を担うbile salt export pump（BSEP, ABCB11），②直接ビリルビン，硫酸またはグルクロン酸抱合型胆汁酸およびグルタチオンなど有機陰イオンのトランスポーターである多剤耐性関連蛋白2（multidrug resistance-associated protein 2：MRP2, ABCC2），③リン脂質の排泄を行う多剤耐性蛋白3（multidrug resistance 3：MDR3, ABCB4），④コレステロールの分泌を担うABC G5/G8，⑤比較的脂溶性の高い塩基性または中性薬物の排泄を行う多剤耐性蛋白1（MDR1, ABCB1）である．また，胆汁うっ滞時には直接ビリルビンや硫酸，またはグルクロン酸抱合型胆汁酸などは類洞側のMRP3を中心としたMRPsによって血液中へ分泌される（❸）．

胆汁中の水分はその約6割が肝細胞から，残り約4割が胆管細胞から分泌される．肝細胞からの水の分泌には，胆汁酸依存性の分泌と非依存性の分泌の2つがある．前者ではBSEPにより分泌された胆汁酸，後者ではMRP2により分泌されたグルタチオンが主要な役割を演じている．胆汁酸やグルタチオンが毛細胆管へ分泌されると，カウンターイオンであるNa^+が肝細胞間のタイトジャンクションを通って類洞から毛細胆管内に移動するとともに，浸透圧利胆によって水分も毛細胆管内に移動してくるためである．一方，胆管細胞からの水の分泌はセクレチンによって刺激される．セクレチンが胆管細胞膜のレセプターに結合すると，胆管細胞中のCl^-が胆管腔に排出され，続いてCl^-とHCO_3^-の交換反応が起こり，最終的に胆汁中にHCO_3^-とカウンターイオンのNa^+が増加する．このときの浸透圧利胆による胆管腔への水分移動は，水チャネルであるアクアポリン1（aquaporin-1）を介して行われる（❸❹）．

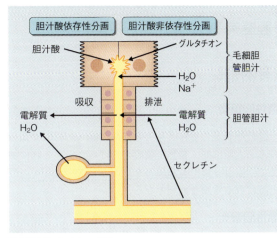

❹ 胆汁生成メカニズム
胆汁は肝細胞から分泌される毛細胆管胆汁と胆管系で生成される胆管胆汁から成る．さらに毛細胆管胆汁は胆汁酸依存性分画と非依存性分画から成る．

胆汁の排出機序

胆嚢は，脂肪の消化，吸収に欠かせない胆汁の濃縮を行う．空腹時には，胆嚢は胆汁で充満し，食事をするとコレシストキニン（cholecystokinin：CCK）の働きで胆嚢は収縮し，Oddi括約筋が弛緩して胆汁は十二指腸内へ流れる．胆嚢の内圧は70～100 mmH$_2$Oである．Oddi括約筋による総胆管末端括約筋の抵抗圧は250～300 mmH$_2$Oである．

胆汁排泄には，消化管ホルモン，迷走神経などが複雑に関与している．食物が入ると十二指腸および上部空腸粘膜からCCKが分泌され，胆嚢の緊張性収縮を引き起こし，同時にOddi括約筋を弛緩させる．セクレチンは胆汁分泌促進作用を有する．迷走神経を刺激すると胆嚢の収縮が促進される．アトロピンや抗コリン薬は胆嚢の収縮を抑制する（❹）．

（本多　彰）

●文献

1) Schiff ER, et al (eds)：Schiff's Disease of the Liver, 10th edition. Philadelphia：Lippincott Williams & Wilkins；2007.
2) Sherlock SD, et al：Disease of the Liver and Biliary System, 11th edition. Oxford：Blackwell；2002.
3) 日本肝臓学会（編）：肝臓専門医テキスト，改訂第2版．東京：南江堂；2016.

胆道疾患の身体所見，検査と診断法

身体所見

急性胆管炎

急性胆管炎の身体所見として，Charcot 三徴で知られる右上腹部痛，発熱，黄疸があげられる．これに加えて，ショックや意識障害を呈すると Reynolds 五徴と呼ばれる重篤な病態となる．

急性胆嚢炎

急性胆嚢炎では右季肋部痛や心窩部痛をきたすことが多い．次いで，悪心・嘔吐が多くみられる．

一般検査

尿・便検査

尿検査
胆管が閉塞すると尿中にビリルビンが排出され，尿の黄染がみられる．

便検査
胆管が完全閉塞すると胆汁が腸管に排出されなくなり，灰白色泥状便（acholic stool）となる．

血液生化学検査

胆汁うっ滞を反映する検査所見
胆道系の狭窄や閉塞が起こると胆汁がうっ滞する．原因として総胆管結石，良性胆道狭窄，胆道癌などがあげられる．胆管内圧が上昇すると胆道系逸脱酵素であるアルカリホスファターゼ（ALP），ロイシンアミノペプチダーゼ（LAP），γ-グルタミルトランスペプチダーゼ（γ-GTP）が上昇する．それに伴い肝細胞障害を示す逸脱酵素である血清トランスアミナーゼ（AST，ALT）も上昇することがある．閉塞性黄疸では総ビリルビン，直接ビリルビン，ALP，γ-GTP が上昇する．

胆管炎の検査所見
急性胆管炎では，炎症所見の上昇（白血球増多，CRP 高値），高ビリルビン血症，ALP，γ-GTP，LAP 値の上昇がみられる．また，肝障害をきたすと AST，ALT の上昇がみられる．

胆石性膵炎の検査所見
胆石性膵炎では胆管炎の検査所見に加えて，血中アミラーゼ，リパーゼが上昇する．

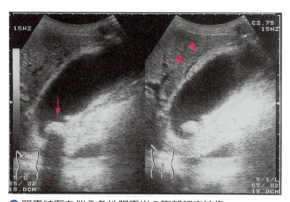

❺ 胆嚢結石を伴う急性胆嚢炎の腹部超音波像
胆嚢頸部に音響陰影を伴う結石像を認める（矢印）．胆嚢は腫大し，胆嚢壁は浮腫状となっている（三角）．

超音波検査

超音波は生体内を伝播し，音響的性質の異なる境界面で反射や散乱をする．これが戻ってくるまでの時間と強度を二次元画像として描出する検査法である．胆道疾患を疑った場合に最初に行うべき画像診断である．

正常像

正常の胆嚢では，胆嚢壁の厚さは 3 mm 以内で平滑，胆嚢内腔は無エコー領域として描出される．肝外胆管は右季肋部走査で門脈の腹側に描出される．肝外胆管が 8 mm 以上の場合は拡張とし，それより下流の胆管の閉塞を疑う必要がある．正常の肝内胆管は細いため，超音波画像では観察困難であるが，閉塞性黄疸が存在するときには拡張し，門脈と並行して描出される．

疾患像

胆嚢病変
①胆嚢結石：高エコーを示し音響陰影を伴うことが多い（❺）．
②急性胆嚢炎：超音波所見として，胆嚢腫大，胆嚢壁肥厚，胆嚢壁浮腫，胆嚢内の結石・胆泥，胆嚢周囲の液体貯留などがある（❺）．
③隆起性病変：有茎性胆嚢ポリープの多くは，コレステロールポリープであり，壁全体に散在，多発し，桑実状あるいは金平糖様で，点状高エコーを呈するのが特徴である（❻）．胆嚢ポリープが 10 mm 以上で，かつ増大傾向を認める場合には胆嚢癌を疑う．無茎性，広基性の病変では，限局性胆嚢腺筋腫症（❼）と胆嚢癌（❽）の鑑別を要する．また，胆嚢壁肥厚を呈する場合には，びまん性胆嚢腺筋腫症，胆嚢炎，胆嚢癌などの鑑別を要する．胆嚢腺筋腫症では，Rokitansky-Aschoff 洞（Rokitansky-Aschoff

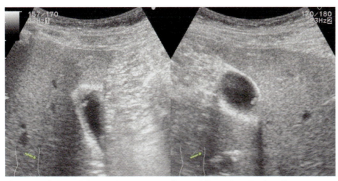

❻ 胆嚢ポリープ（コレステロールポリープ）の腹部超音波像

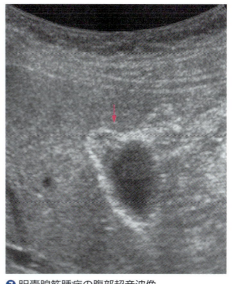

❼ 胆嚢腺筋腫症の腹部超音波像

胆嚢底部に Rokitansky-Aschoff 洞（RAS）拡張を伴う胆嚢壁肥厚（矢印）を認める．

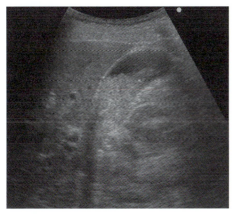

❽ 胆嚢癌の腹部超音波像

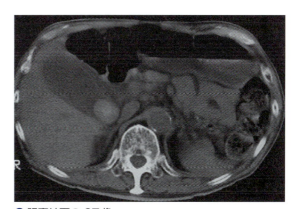

❾ 胆嚢結石の CT 像

sinus：RAS）の拡張とコメットエコーを呈することが多い．

胆管病変
①胆管結石：弱い音響陰影を伴う軽度高エコーとして認められることが多いが，描出困難な場合もある．
②胆管癌：腫瘍そのものを描出することは困難な場合があるが，上流胆管の拡張は胆管癌を疑う間接所見になる．

腹部CT

CTはX線照射により人体断面像のX線吸収量を測定し，デジタル画像化したものである．多列検出器を搭載したCT装置（multidetector-row CT：MDCT）が登場し，CTの空中分解能，時間分解能が飛躍的に向上している．簡便性，客観性，再現性に優れており，胆道疾患診断のセカンドステップとして行うことが多い．

単純CT

単純CTは石灰化，空気，脂肪の有無などの評価に適している．結石の描出は単純CTで評価する場合が多い（❾）が，結石の成分によっては等〜低吸収となり注意を要する．

造影CT

精査には造影剤を用いたダイナミックCTが用いられる（❿）．炎症性疾患の評価のほか，腫瘍性病変の検出，性状評価，進展度評価に適する．
①動脈相：多血性病変の検出に有用である．
②門脈相：門脈系の浸潤評価に適する．
③平衡相：線維成分の多い胆管癌は平衡相で濃染される傾向がある．

DIC-CT drip infusion cholangiography CT

胆汁排泄されるヨード系造影剤を点滴静注し，胆道に造影剤が排泄されたタイミングで単純CTを撮像する検査である．明瞭な胆道系の解剖学的情報を把握することができ，術前検査法として行われる場合が多い．

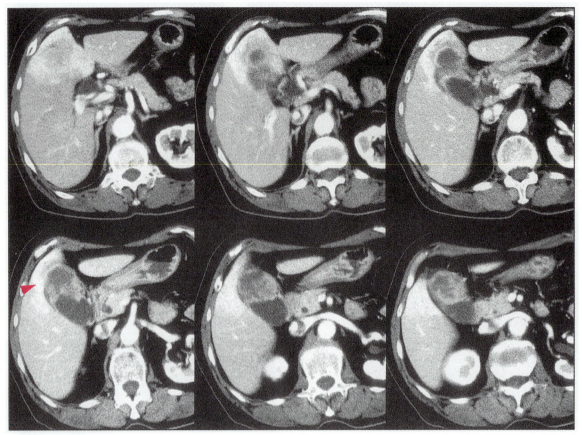

⓾ 胆嚢癌の造影CT像

PET/CT

　PET（positron emission tomography：陽電子放出断層撮影）は，放射性薬剤を体内にとり込ませ，放出された放射線をとらえて画像化する．現在，ブドウ糖代謝の指標となる^{18}F-FDGを用いたFDG/PETが行われている．PET/CTはPET像とCT像を融合して画像化したもので，胆道腫瘍の病気診断，転移，再発診断に用いられる．

肝胆道シンチグラフィ

　^{99m}Tc-PI（pyridoxylidene isoleucine），^{99m}Tc-HIDA（dimethyl acetanilide iminodiacetic acid），^{99m}Tc-PMT（N-pyridoxyl-5-methyl tryptophan）などの放射線同位元素標識化合物が利用される．形態と合わせて病変の存在，その部位と程度の概要を把握するにはきわめて有用である．

　超音波検査と同様に非侵襲的であるが，装置は高価であり，経済性と簡便性には劣る．現在，生理的な状態での胆汁の動態を把握する必要がある症例の二次スクリーニングとして応用されることが多い．

MRI，MRCP

　MRIは，CTと比べ一般に撮像時間が長く，空間分解能が劣るが，生体構成物質の組成を反映する組織コントラストは優れている．MRCP（MR cholangiopancreatography：磁気共鳴胆管膵管造影）は，MRI検査のうち液体成分が著明な高信号を占めるT2強調像の一種を利用したもので，造影剤を使用せずに非侵襲的に胆管・膵系の解剖学的な画像評価を行うことができるのが特徴である．解剖学的評価のほか，結石や腫瘍による狭窄，閉塞機転の有無，病変範囲の評価が可能である（⓫⓬）．同じく膵胆道系の検査である内視鏡的逆行性胆管膵管造影（ERCP）や経皮経肝胆管造影（PTC）と比較すると非侵襲的であることが第一の利点である．さらに，術後症例などでERCPが施行困難な症例にも検査が可能であること，閉塞部より上流の胆管や膵管の情報が得られること，被曝がないことも利点となる．ただし，MRCPは診断のみであり，治療の介入や膵液・胆汁採取，細胞診などを行えない．

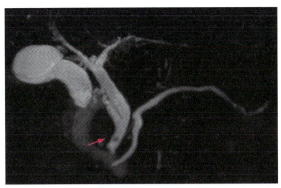

⓫ 総胆管結石（矢印）のMRCP像

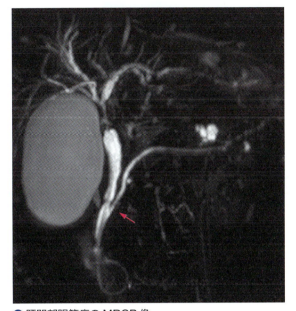

⓬ 肝門部胆管癌のMRCP像
膵・胆管合流異常（矢印）に合併した肝門部胆管癌．

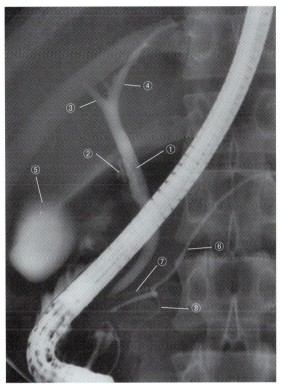

⓭ 正常のERCP像
①：総胆管，②：胆囊管，③：右肝管，④：左肝管，⑤：胆囊，⑥：主膵管，⑦：Santorini管，⑧：鉤状突起．

胆道造影

胆道造影は，以下に述べるように経口胆道造影，排泄性胆管造影（DIC），ERCP，PTCがある．

経口造影法

経口摂取した造影剤が小腸で吸収されて門脈に入り，肝臓から排出され，胆囊が造影される方法である．現在ではほとんど行われていない．

排泄性胆管造影
drip infusion cholangiography（DIC）

胆汁排泄されるヨード系造影剤を点滴静注し，胆道を造影する方法である．胆管，胆囊を合わせた胆道の全体を観察することができる．最近は，DICは単独では行われず，CTと併用してDIC-CTとして行うことが多い．

内視鏡的逆行性胆管膵管造影 endoscopic retrograde cholangiopancreatography（ERCP）

ERCPは十二指腸内視鏡を用い，十二指腸乳頭開口部より造影用カニューレを挿入し，造影剤を逆行性に注入することにより膵・胆管をX線透視下に直接造影する検査法である．胆管系では，総胆管，胆囊管，左右肝管，肝内胆管，胆囊が造影できる（⓭）．また，膵管では主膵管の頭部，体部，尾部，さらに分枝では鉤状突起，Santorini管をはじめ2次分枝，3次分枝まで造影できる（⓭）．乳頭部から肝内胆管までの全胆道系と膵管に異常をきたす，腫瘍，炎症性疾患，外傷，発生異常などが適応となる．ただし，超音波検査，CT，MRCPなどの低侵襲性画像検査法あるいはEUS（endoscopic ultrasonography：超音波内視鏡）で診断可能な場合はERCPをあえて行う必要はない[1]．必要に応じて細胞診，生検，管腔内エコー検査，経口膵胆道鏡検査などが施行される．また，総胆管結石や閉塞性黄疸などに対する経乳頭的処置のために行われることも多い（⓮⓯）．

適応と禁忌

適応は十二指腸乳頭部を含む胆膵疾患で，特に診断

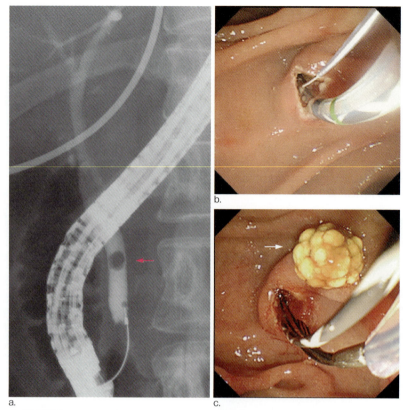

❶❹ 胆管結石の ERCP 像と内視鏡的胆管結石除去術
  a. 胆管結石（ERCP 像，矢印は結石）．
  b. 内視鏡的乳頭切開術を施行した．
  c. バスケットカテーテルで胆管結石（矢印）を除去した．

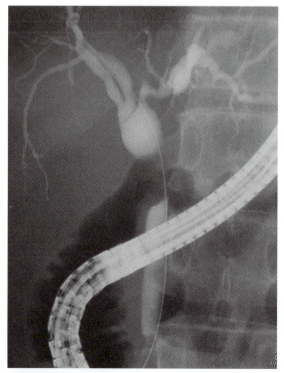

❶❺ 胆管癌の ERCP 像

のために膵胆管像が必要な症例である．胆道疾患では，胆道癌，胆石症，胆管狭窄，膵・胆管合流異常などが適応となる．

禁忌は一般的な上部消化管内視鏡検査の禁忌に加え，膵炎の急性期，ヨードアレルギーの既往がある症例などである．ただし，胆石性膵炎に対する内視鏡的治療を前提とする場合には施行可能である．また，ヨードアレルギーについても過敏症程度であれば緊急対応の準備と副腎皮質ステロイド投与などの予防処置のもとで慎重に対応すれば施行可能である．

偶発症

診断的な ERCP による偶発症の発症頻度は，2016 年の日本消化器内視鏡学会医療安全委員会の報告によれば発症率 0.3 ％である．内訳は急性膵炎が最も多く，次に穿孔，急性胆道炎，裂創が続く．

経皮経肝胆管造影

percutaneous transhepatic cholangiography（PTC）

PTC とは，細い穿刺針により体表から直接肝内胆管に造影剤を注入して造影する方法で，胆管閉塞病変の性状を詳細に診断するのに役立つ．閉塞性黄疸では，

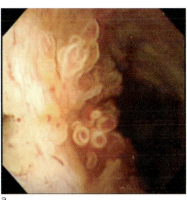
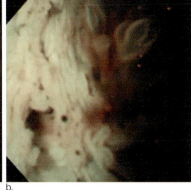

⓰ 胆道腫瘍の胆道内視鏡像
a. 通常観察.
b. NBI（narrow band imaging）観察.

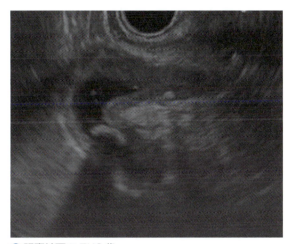

⓱ 胆嚢結石の EUS 像

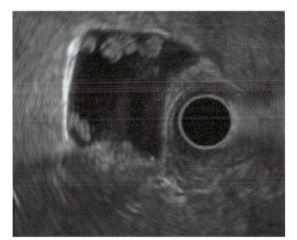

⓲ 胆嚢ポリープ（コレステロールポリープ）の EUS 像

診断と同時に経皮経肝胆道ドレナージ（percutaneous transhepatic biliary drainage：PTBD）を行うことができる．

胆道内視鏡

経口胆道内視鏡は，十二指腸内視鏡の処置用チャネ

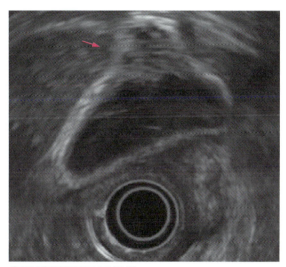

⓳ 胆嚢腺筋腫症の EUS 像
Rokitansky-Aschoff 洞（RAS）拡張を伴う胆嚢壁肥厚（矢印）を認める．

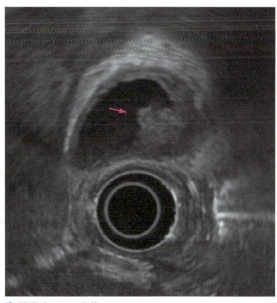

⓴ 胆嚢癌の EUS 像

ルを通して十二指腸乳頭部から細い内視鏡を胆道内に挿入し，診断や治療を進める方法である．通常の方法で内視鏡的胆管結石除去術が困難な場合，経口胆道内視鏡下に電気水圧衝撃波やレーザーによる砕石を行い，治療することができる（▶）．また，胆管癌疑いの症例に対して，内視鏡観察と生検を行うことができる（⑯）．

超音波内視鏡
endoscopic ultrasonography（EUS）

EUS は先端部に小型超音波プローブを搭載した消化管用内視鏡を用いて行う超音波画像診断である．体表から観察する通常の体外式超音波検査と比べて，胆嚢や胆管をより近い部位から観察できるため，より詳細な診断が可能である（⑰～⑳）．また，体内の深部に存在するリンパ節の観察も可能である．超音波内視鏡ガイド下穿刺吸引生検（EUS–guided fine needle aspiration：EUS–FNA）は，EUS ガイド下に穿刺針を用いて組織採取を行う方法であり，これまでアプローチ困難であった部位から安全かつ確実に生検を行うことができる．

（良沢昭銘）

●文献
1）岡庭信司ほか：ERCP．消化器内視鏡ハンドブック，改訂第 2 版．東京：日本消化器内視鏡学会卒後教育委員会編・日本メディカルセンター；2017．p.444.
2）古田隆久ほか：消化器内視鏡関連の偶発症に関する第 6 回全国調査報告 2008 年～ 2012 年までの 5 年間．*Gastroenterol Endosc* 2010；58：1466.

胆石症 cholelithiasis

概念
●胆道に胆汁成分から生成された結石が存在する病態を胆石症といい，存在部位により胆嚢結石症，総胆管結石症，肝内結石症と呼称される．

疫学
生活様式の欧米化に伴い，わが国の胆石保有率はコレステロール胆石を中心に増加傾向にある．米国においては，胆石症による年間医療費は消化器疾患の上位を占め，医療経済上の問題となっている．
わが国の成人における胆石保有率は 10 ％前後と推計されている．コレステロール結石の増加に加え，超音波検査の普及による発見率の向上により，胆石症症例は増加するものと推測される．近年の国内調査では胆石症全体に対する部位別頻度は，胆嚢結石が

74.5 ％，総胆管結石は 25.6 ％，肝内胆管結石は 3.7 ％であった．従来，胆嚢結石は女性に多いとされてきたが，わが国の集計では男女比 1：0.9 とやや男性に多い．40 歳代から保有率が高くなる傾向にある．

分類
胆石症の主成分を基礎として，外観や割面の肉眼的特徴をもとに分類されたものが広く用いられている（㉑㉒）．

コレステロール胆石
乾燥重量にてコレステロール成分が 70 ％以上を占める胆石を指す．コレステロール胆石の生成には，高脂肪，高カロリーなどの過栄養が関与し，生活習慣病の側面がある．

①純コレステロール石（㉓）：胆汁中コレステロールは，胆汁酸およびリン脂質とミセルを形成し溶存しているが，肥満や脂質異常症（高脂血症）など脂質代謝異常が起こると胆汁中コレステロール濃度が上昇し，コレステロール過飽和胆汁（lithogenic bile）の状態となる．このような状態下で，コレステロールは胆汁酸が関与しないベジクルやディスク粒子を形成し，ミセルより不安定な溶存形態をとる．これに結晶析出促進因子であるムチン類，粘液糖蛋白，二次胆汁酸，カルシウムイオンなどが作用することにより，コレステロール結晶が析出し結石へと発育する（㉔）．近年，胆汁酸をリガンドとする核内受容体 farnesoid X receptor（FXR）が，肝細胞における胆汁酸およびリン脂質の胆汁中への排泄ポンプの発現を誘導し，これらの胆汁中濃度の上昇によりコレステロール胆石の形成を抑制することが報告された．

②混成石（㉓）：割面で内層と外層が区別できるもので，内層は主にコレステロール結晶から成る．外層は色素成分が多い．

③混合石（㉓）：放射状と層状の構造が混在しており，種々の成分が混在しているが，コレステロールが主成分であるものを指す．

色素胆石
①ビリルビンカルシウム石（㉓）：ヘモグロビンなどのヘム由来のビリルビンは，肝においてグルクロン酸抱合され，ATP 依存性輸送担体である多剤耐性関連蛋白 2（multidrug resistance associated protein 2：MRP2；MRP2/*ABCC2*）により胆汁中へ排泄される．Oddi 括約筋機能不全などにより上行性胆道感染をきたすと，細菌由来の *β*–グルクロニダーゼにより脱抱合され，難溶性のビリルビンカルシウム塩が形成される．肝内，肝外の胆管に形成されることが多い．

②黒色石（㉓）：黒色石は主にビリルビンポリマーの

㉑ 胆石の分類と特徴

胆石の種類		主成分（副成分）	肉眼所見		数	存在部位
			外観	割面		
コレステロール胆石	1. 純コレステロール石	コレステロール	球形，卵形，白色〜黄白色，硬，光沢	コレステロール結晶の放射状配列，時に割面全体に色素散在．表面に薄層がみられることあり	1個	胆嚢
	2. 混成石	内層：コレステロール	球形，卵形，茶褐色〜褐色	内層，外層に区別される 内層：純コレステロール石または混合石（中心からの放射状構造は，内層と外層で中断されて連続性なし）	1個	胆嚢（胆管）
	3. 混合石	コレステロール（ビリルビンカルシウム）	球形，多角形，桑実状，接面形成，黄白〜黒褐色，硬，光沢	放射状構造，層状構造，中心部に裂隙	1個〜多数	胆嚢（胆管）
色素胆石	1. ビリルビンカルシウム石	ビリルビンカルシウム（コレステロール，脂肪酸カルシウム）	球形，不定形，接面性，茶褐色〜黒褐色，軟，軽，もろい	無構造	数個〜数十個	胆管
	2. 黒色石	黒色色素（無機カルシウム塩）	砂状，金平糖状，卵形，黒色，硬，光沢	層状構造，無構造泥状塊	1個〜多数	胆嚢（胆管）
まれな胆石	1. 炭酸カルシウム石	炭酸カルシウム	卵形，不定形，白色，軟〜硬，粗	無構造，しばしば混合石を包蔵する	1個〜数個	胆嚢
	2. 脂肪酸カルシウム石	パルミチン酸カルシウム	卵形，淡黄褐色，軟，粗	中心偏在した層状構造（時に無構造），ろう状光沢	1個〜数個	胆嚢（胆管）
	3. 他の混成石		多彩	内層，外層が区別される 内層：黒色石，ビリルビンカルシウム石など	1個	胆嚢（胆管）

カルシウム塩を主成分とする胆石で，その発生機序に胆道感染症は寄与しない．肝におけるグルクロン酸抱合能を凌駕するビリルビン負荷が生じた際に黒色石の形成が惹起される．通常，胆嚢内胆石の形態をとることが多い．

そのほかのまれな胆石

炭酸カルシウム石，脂肪酸カルシウム石，その他の混成石を指し，全体の約2％を占める．

炭酸カルシウム石の成因として，胆嚢管の閉塞，胆嚢壁の炎症，胆汁pHのアルカリ化などが関与していると考えられている．脂肪酸カルシウム石は，脂肪酸のなかでも主にパルミチン酸カルシウムを主成分とする胆石である．

脂肪酸の由来は胆汁中のリン脂質に，細菌や胆管上皮由来のホスホリパーゼA_1，A_2が作用して遊離したものと考えられている．

その他の混成石は，内層の主成分がコレステロール以外の成分から構成されている点でコレステロール胆石の混成石と区別される．

臨床症状

無症状のものから，消化器不定愁訴，さらには疝痛発作（胆石発作）までさまざまである．さらに，合併症の有無により発熱や黄疸など幅広い臨床症状を呈する．

無症候性胆石症

胆石を保有しながら，明らかな症状を認めない例をいう．疝痛発作以外の上腹部の比較的軽い愁訴を認める場合を含めることもある．胆石症全体の約半数は無症候性胆石症のまま経過する．

腹痛

心窩部から右季肋部にかけての重圧感や不快感を認め，食後30分〜2時間に増悪することが多い．さらに，胆石が胆嚢頸部や胆嚢管，総胆管下部に嵌頓すると疝痛発作をきたす．典型例では15分〜2時間持続する強い疝痛で，右肩や背部に放散し，悪心・嘔吐を伴うこともある．Boas点（第10胸椎の右2〜3cm）に疼痛を伴うこともある．一度，疝痛発作をきたすと，同様の発作を繰り返すことが多い．

発熱

胆道感染症の合併を意味する．悪寒や戦慄を伴う発熱は，エンドトキシン血症の徴候であり，注意を要する．Charcot三徴（発熱，腹痛，黄疸）にショックと意識障害を合併したものをReynoldsの五徴といい，急性閉塞性化膿性胆管炎に特徴的な所見であり，緊急

㉒ 胆石形成の成因と危険因子

	危険因子	病態機序
コレステロール結石	加齢	胆汁中コレステロール分泌↑ 胆汁中胆汁酸分泌↓
	妊娠，エストロゲン	肝でのコレステロールのとり込み，合成↑ コレステロール 7α-ヒドロキシラーゼ活性↓ 胆汁中コール酸，デオキシコール酸プール↑ 胆嚢収縮能↓
	高カロリー，低食物繊維食	胆汁中コレステロール分泌↑ 腸内食物の停滞⇒腸内細菌による胆汁酸異化⇒二次胆汁酸比の増加↑
	高炭水化物食	肝でのコレステロール合成↑ 胆汁酸再吸収↓ インスリン抵抗性
	肥満	肝でのコレステロール合成↑
	急激な体重減少	肝でのコレステロールのとり込み↑ 胆汁酸合成↓ 胆汁中ムチン分泌↑
	脂質異常症	胆汁中コレステロール分泌↑
	膵機能不全	CCK 産生↓⇒胆嚢収縮能↓
	フィブラート系薬剤	胆汁中コレステロール分泌↑
ビリルビンカルシウム石	胆管炎	細菌由来酵素によるビリルビンの脱抱合
黒色石	Crohn 病による回腸機能不全	大腸でのビリルビン吸収↑ ビタミン B_{12} 吸収不全
	完全静脈栄養	胆嚢収縮能↓ ビリルビンの腸肝循環↑
	ビタミン B_{12}，葉酸欠乏	無効造血
	溶血性疾患	ビリルビン負荷↑
	肝硬変症	胆汁酸産生能↓ 胆汁酸再吸収↓⇒大腸でのビリルビン吸収↑ 胆嚢収縮能↓ 慢性溶血
	嚢胞性線維症	ビリルビンの腸肝循環↑ 胆汁 pH↓⇒胆汁中 β-グルクロニダーゼ活性↑ 粘液層形成
	セフトリアキソン（抗菌薬）	胆嚢内沈殿の形成

(Lammert F, et al：Gallstone disease. In：Rodes J, et al〈eds〉．Textbook of Hepatology：From Basic Science to Clinical Practice, 3rd edition. New Jersey：Blackwell Publishing；2007, p.1518.)

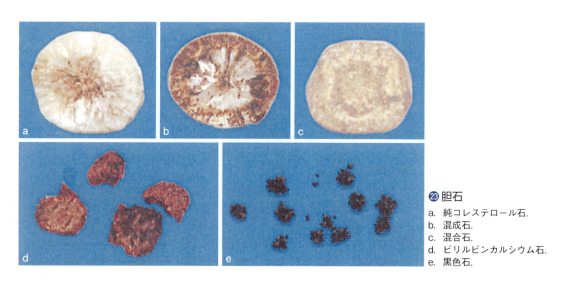

㉓ 胆石
a. 純コレステロール石．
b. 混成石．
c. 混合石．
d. ビリルビンカルシウム石．
e. 黒色石．

の処置を要する．

黄疸
総胆管結石では，黄疸を初発症状とする頻度が高い．

検査
胆石の存在診断としては，腹部超音波検査（US）が有用であるが，治療の選択に際しては胆石の性状診断，合併症の有無，さらに胆囊機能の評価が必要である．

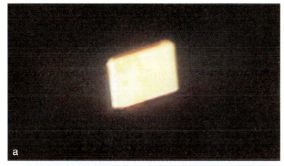
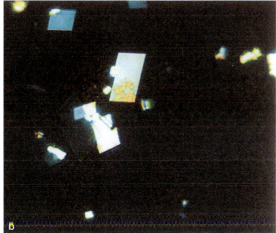

㉔ コレステロール結晶析出過程
a. ヒト胆囊胆汁中コレステロール結晶．
b. コレステロール胆石患者の胆囊胆汁中で急速に増加したコレステロール結晶．

血液生化学検査
疝痛発作時，一過性に肝-胆道系酵素の上昇を認めることがある．胆道感染症を合併すると白血球増加，急性期蛋白の上昇を認める．総胆管結石の嵌頓や，胆囊頸部や胆囊管に結石が嵌頓し総胆管の圧迫狭窄をきたす Mirizzi 症候群の際は，黄疸を認める．

存在診断
US が最も有効で，胆囊結石はほぼ 100 %，胆管結石では 50〜60 % に描出可能である．胆石は US では体位変換にて可動性のある高エコーとして描出され，後方の音響陰影（acoustic shadow：AS）を伴う ㉕．US にて描出不良例では X 線 CT や超音波内視鏡検査（EUS）が施行される．EUS は高周波数プローブで胃十二指腸から胆道を直接走査するため，腸管ガスや脂肪組織の影響を受けずに高解像度の画像が得られる．

性状診断
胆石症の治療方針を決定するうえで，胆石の石灰化の評価は重要である．X 線 CT はこの点で優れており，結石のカルシウム含有量が 1 % を超えると診断可能である．また，結石のため US では描出困難な胆囊壁の評価にも有用である．腹部単純 X 線検査にて確認される胆石は通常カルシウム含有量が 10 % 以上のものである．

胆囊機能検査
排泄性胆管造影（DIC）や胆道シンチグラフィ法が有用である．DIC では胆囊機能の評価と同時に，胆石の石灰化や浮遊性の有無の情報が得られる．

その他
十二指腸乳頭部から内視鏡的に胆管を造影する内視鏡的逆行性胆管造影（endoscopic retrograde cholangiography：ERC）は，明瞭な胆管像が得られることから主に胆管結石の診断に有用である．瘻孔形成や Mirizzi 症候群など合併症の診断も可能である．一方，

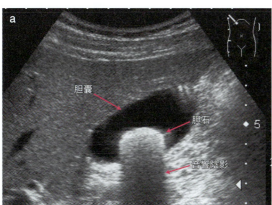
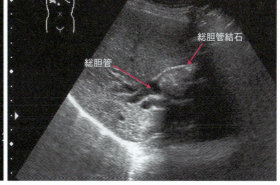

㉕ 胆囊結石（a）と総胆管結石（b）の腹部超音波像

MRIのT2強調画像を用いて画像の構築を行うMRCPは造影剤を使用せず，X線被曝なしに総胆管結石の描出に優れている（㉖）．

合併症
急性胆嚢炎，急性胆管炎
胆石が胆嚢頸部や胆嚢管，総胆管下部に嵌頓すると，胆汁うっ滞から胆道感染症を併発する．急性閉塞性化膿性胆管炎では，急速に全身状態が悪化するため，早急な胆道ドレナージを要す．

胆嚢癌
胆嚢癌症例が胆石症を合併する頻度は60〜80％と高く，胆石保有者の胆嚢癌のリスクは非保有者の約4倍（報告により2.3〜34.4倍）である．一方，胆石症に胆嚢癌が合併する頻度は1〜5％程度で，無症候性胆石症例に限ると1％以下と報告されている．

胆石膵炎
十二指腸乳頭嵌頓結石により胆汁が膵管内に逆流し，膵消化酵素の活性化から膵炎が発症することがある．

治療
胆石の所在部位により治療が異なる．治療指針については，ガイドラインが刊行されている．

胆嚢結石
無症候性胆嚢結石については原則的に経過観察を行う．疝痛発作を繰り返す場合は積極的な加療を行う．

① 経過観察：無症候性胆石症の疝痛発作出現率は，おおむね5年で10％，20年で20％であり，臨床上治療を必要としない症例が多く認められる．一方で，胆嚢癌の危険性も否定できないことから，通常年1回のUSを行い，胆石の観察と同時に胆嚢隆起性病変や壁の肥厚などに注意して経過観察を行う．

② 胆石経口溶解療法：ウルソデオキシコール酸（ursodeoxycholic acid：UDCA）の内服を行う．適応として，石灰化を伴わないコレステロール結石で，胆嚢収縮能の良好なものがあげられる．治療が長期にわたること，さらに完全溶解率が約20％と低く再発率が高いなどの問題点もあるが，非溶解例でも疝痛発作の予防効果のあることが報告されている．

③ 体外衝撃波胆石破砕療法（ESWL）：破砕機器を用いて体表から衝撃波を胆石に照射し，胆石の破砕や消失を図るもので，石灰化のないコレステロール結石で20mm以下の単発例がよい適応とされている．純コレステロール石の場合，完全消失率80〜90％と良好である（㉗）．

④ 外科療法：保存的治療適応外の症例では，外科的に胆嚢摘出術を行う．現在では腹腔鏡下胆嚢摘出術が標準術式となっている．従来の開腹術に比べ，疼痛の軽減や社会復帰に要する期間の短縮など利点があるが，上腹部手術の既往があり腹腔内癒着が強い場合や，胆嚢の炎症が強い場合には，本術式が困難で開腹術に移行せざるをえない場合もある．術後，胆道に起因する何らかの腹部症状を認める胆嚢摘

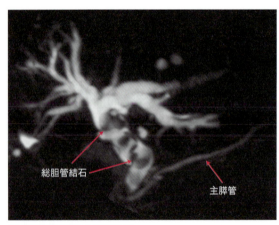

㉖ 総胆管結石のMRCP像

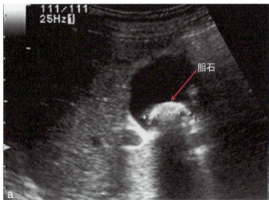
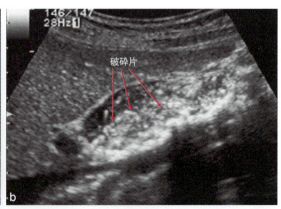

㉗ 胆嚢結石に対するESWL
a. ESWL前，b. ESWL後．

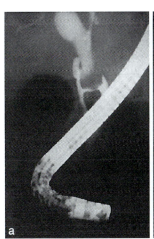
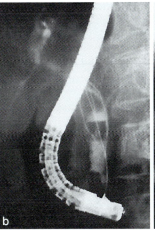
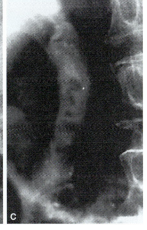

㉘ 総胆管結石の経乳頭的内視鏡治療
a. ERCP像.
b. EST後砕石.
c. 破砕片.

出後症候群を，約15%の術後症例に認める.

肝内・肝外胆管結石

内視鏡機器や関連処置具の発展に相まって，さまざまな非観血的治療が普及している．胆管結石に対するアプローチは，内視鏡下に十二指腸乳頭を介するものと経皮経肝的なものとに大別できる.

①経乳頭的内視鏡治療：ERCに引き続き，内視鏡的乳頭括約筋切開術（EST）または内視鏡的乳頭拡張術（endoscopic papillary dilatation：EPD）を行い排石する．胆石が大きい場合，バスケット嵌頓を起こす可能性があり，機械的結石破砕装置（endoscopic mechanical lithotripsy：EML）や電気水圧衝撃波破砕術（electrohydraulic lithotripsy：EHL）などで結石を破砕した後に排石する（㉘）.

②経皮経肝的胆道鏡下治療：胃切除 Billroth II 再建などの経乳頭的アプローチが困難な例や総胆管充満結石などの内視鏡的砕石困難例，および肝内結石が対象となる．経皮経肝胆道ドレナージ（PTBD）でルートを作製し，瘻孔を拡張した後，胆管内に直接スコープを挿入して直視下にバスケットカテーテルなどを用いて砕石する.

③外科療法：非観血的治療が困難な場合，総胆管切開切石術，胆道消化管吻合術，肝切除術などの外科治療が行われることがある.

（菅野啓司，小林知貴，田妻　進）

●文献

1) Tazuma S, et al：Report on the 2013 national cholelithiasis survey in Japan. *J Hepatobiliary Pancreat Sci* 2015；22：392.
2) Lammert F, et al：Gallstone disease. In：Rodes J, et al (eds). Textbook of Hepatology：From Basic Science to Clinical Practice, 3rd edition. New Jersey：Blackwell Publishing；2007．p.1518.
3) 日本消化器病学会（編）：胆石症診療ガイドライン2016. 東京：南江堂；2016.

胆道系の炎症

急性胆嚢炎 acute cholecystitis

概念

- 胆嚢および胆嚢内胆汁に起きる感染症.
- 虚血などによる無石性胆嚢炎もある.

病因・病態生理

胆嚢胆汁の排出障害により胆汁がうっ滞し，そこに細菌が感染して起こる病態である．主なものは胆嚢結石であり，胆管ステントによる胆嚢管閉塞が原因の胆嚢炎も時々遭遇する偶発症である．胆管結石が原因で引き起こされたと考えられる症例を時々経験するが，このような症例では多くは胆管炎も併発している．起因菌は二つの経路が想定されている．一つは腸管からの逆行性感染，もう一つは bacterial translocation による経門脈的な感染である．急性胆嚢炎発症初期には細菌感染が起きていないこともあり，うっ滞・濃縮した胆汁による化学的な炎症と考えられている．胆嚢胆汁に細菌が感染すると，大きな膿瘍となるが，壁にも炎症は波及し，壊疽性胆嚢炎では穿孔に至ることもあり，胆汁のドレナージのみでは改善しないこともある．Mirizzi 症候群は胆嚢炎の波及，腫大した胆嚢の圧排などにより胆管閉塞をきたした病態である.

無石性胆嚢炎では，虚血による壁の炎症が主な原因である．動脈硬化によるものが多く経験され，他の虚血性心疾患と同様の背景を有する症例が多い．肝細胞癌に対する肝動脈塞栓術（transcatheter arterial

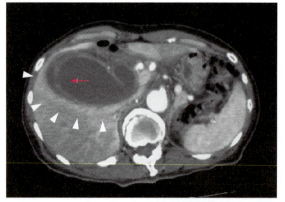

㉙ 急性胆嚢炎の造影CT像（58歳，女性）
胆嚢頸部に嵌頓した結石による急性胆嚢炎．腫大した胆嚢の壁は肥厚している．壁内に low density area を認め，壁在膿瘍と考えられる（矢印）．また，炎症の波及により胆嚢周囲の肝実質が早期濃染を示していることにも注目する（白三角）．

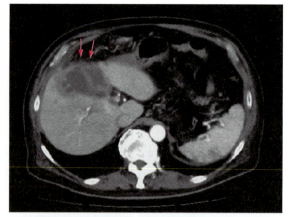

㉛ 胆嚢結石による壊疽性胆嚢炎（75歳，女性）
壁は肥厚して連続性が失われ，一部は菲薄化している（矢印）．low density area を認め，壊死部または壁内膿瘍と考えられる．

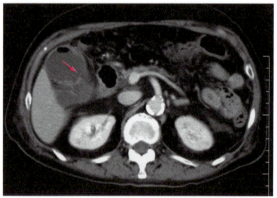

㉚ 壊疽性胆嚢炎により穿孔をきたした症例（85歳，男性）
胆嚢内にガスを認め（気腫性胆嚢炎），壁の連続性が失われている（矢印）．そこから連続するように胆嚢周囲に液体貯留を認め，穿孔と考えられる．

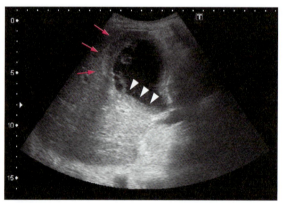

㉜ 胆嚢結石による急性胆嚢炎の腹部超音波像（68歳，女性）
壁肥厚があり（矢印），内部に fluid level を形成する胆泥貯留を認める（白三角）．

embolization：TAE）時の塞栓物質の胆嚢動脈への流入でも起きる．壊死の範囲が広範な場合は穿孔も起こりうる．TAE 時の胆嚢炎は化学物質による化学的な炎症も考えられている．また，種々の侵襲に伴う脱水状態や，長期の臥床や中心静脈栄養，胃切除後などで胆嚢収縮能が低下した症例では，過濃縮による胆嚢炎となることがある．

臨床症状

発熱と右季肋部痛が主な症状であり，敗血症などに進展すればショックや意識障害も起こりうる．悪心や嘔吐などの消化器症状も呈することがある．また，穿孔や炎症波及により腹膜炎を併発すれば，疼痛の範囲は拡大し，腹膜刺激症状も呈しうる．

身体所見

右季肋部に自発痛と圧痛を有し，限局性の腹膜刺激症状を呈することもある．Murphy 徴候が有名であり，右季肋下に手を差し入れて深吸気をさせると痛みの増強により呼吸が止まる現象である．これは深吸気時の横隔膜の運動で下降した肝・胆道系が差し入れた手に触れるので痛みが増強するものと考えられている．

検査

血液検査所見では炎症反応のみが検出される．敗血症による臓器障害を伴うときにはそれを反映した所見を呈する．肝胆道系酵素は通常上昇しないが，上昇を認めるときには胆管結石の合併や，Mirizzi 症候群，肝基礎疾患・薬物性肝障害の併存，などを考える．

画像所見では胆嚢の腫大と壁肥厚が主な所見であり，造影CTでは壁の炎症の程度や壊疽性胆嚢炎の鑑別，肝胆嚢の早期濃染，周囲臓器への炎症波及，穿孔時の腹膜炎や腹水貯留などが検出される（㉙〜㉛）．腹部超音波検査では，腫大した胆嚢内に胆嚢結石や胆泥が貯留している像を認める（㉜）．壁の肥厚も出現

㉝ 急性胆囊炎の診断基準

A. 局所の臨床徴候	A-1. Murphy sign
	A-2. 右上腹部の腫瘤触知・自発痛・圧痛
B. 全身の炎症所見	B-1. 発熱
	B-2. CRP 値の上昇
	B-3. 白血球数の上昇
C. 急性胆囊炎の特徴的画像検査所見	

確診：A のいずれか＋B のいずれか＋C のいずれかを認めるもの.
疑診：A のいずれか＋B もしくは C のいずれかを認めるもの.

（急性胆管炎・胆囊炎診療ガイドライン改訂出版委員会〈編〉：急性胆管炎・胆囊炎の診療ガイドライン 2018. 東京：医学図書出版；2018.）

㉞ 急性胆囊炎の重症度診断基準

重症急性胆囊炎 (Grade III)	急性胆囊炎のうち，以下のいずれかを伴う場合は「重症」である． ・循環障害（ドパミン≧5μg/kg/分，もしくはノルアドレナリンの使用） ・中枢神経障害（意識障害） ・呼吸機能障害（PaO$_2$/FiO$_2$ 比＜300） ・腎機能障害（乏尿，もしくは Cr＞2.0 mg/dL） ・肝機能障害（PT-INR＞1.5） ・血液凝固異常（血小板＜100,000/μL）
中等症急性胆囊炎 (Grade II)	急性胆囊炎のうち，以下のいずれかを伴う場合は「中等症」である． ・白血球数＞18,000/μL ・右季肋部の有痛性腫瘤触知 ・症状出現後 72 時間以上の症状の持続 ・顕著な局所炎症所見（壊疽性胆囊炎，胆囊周囲膿瘍，肝膿瘍，胆汁性腹膜炎，気腫性胆囊炎などを示唆する所見）
軽症急性胆囊炎 (Grade I)	急性胆囊炎のうち，「中等・重症」の基準を満たさないものを「軽症」とする．

（急性胆管炎・胆囊炎診療ガイドライン改訂出版委員会〈編〉：急性胆管炎・胆囊炎の診療ガイドライン 2018. 東京：医学図書出版；2018.）

するが，発症早期では肥厚が認められないことがあり，胆囊の腫大のみが画像所見である．超音波画面で胆囊をみながら，プローブで胆囊を圧迫し，圧痛があるかどうかをみるのが最も確実な診断方法である．この方法で検出する所見は sonographic Murphy sign と呼ばれるが，臓器に一致した圧痛を確認するという点では，他の疾患の診断にも使える方法である．

診断（診断基準・鑑別診断）

診療ガイドラインに記載されている診断基準を㉝に，重症度分類を㉞に示す．胆囊癌の合併の有無を必ず診断する．造影 CT か超音波内視鏡がよいが，まずは腹部超音波検査で胆囊を子細にみる態度が重要である．

治療

急性胆囊炎の治療戦略は診療ガイドラインでは重症度分類をもとにしたフローチャートで示されている

（㉟）．初期治療がまずは重要であり，全身状態を改善すべく必要な臓器サポートを行う．病態をしっかり把握し，外科医にコンサルトし胆囊摘出術を勧めるべきか，胆囊ドレナージを施行すべきか，治療方針を決定することが重要である．

胆囊ドレナージ方法としては経皮経肝的，内視鏡的（経乳頭的）な方法がある．経皮的な方法では，超音波ガイド下に胆囊を穿刺し胆汁を吸引する方法（経皮経肝胆囊胆汁吸引術〈percutaneous transhepatic gallbladder aspiration：PTGBA〉）とドレナージチューブを留置する方法（経皮経肝胆囊ドレナージ術〈percutaneous transhepatic gallbladder drainage：PTGBD〉）がある．PTGBD のほうが効果は確実であるが[2]，チューブ留置に伴う偶発症や患者不快があり，まず PTGBA を試みる施設もある．偶発症としては出血があり，肋間動脈，肝動脈・門脈の損傷による．チューブ留置に伴って，胸膜炎が起きるときがある．これは胸膜が肝表面で折り返っているので，それを貫通してチューブを留置することによる．不十分なドレナージやチューブ閉塞などにより胆汁が漏出すると胆汁性腹膜炎になる．腹痛，腹膜刺激症状を呈する場合には CT などで確認することが重要である．ドレナージを確実にすることと，漏出した胆汁については腹腔ドレーンの留置や穿刺吸引などを行う．

内視鏡的経乳頭的胆囊ドレナージ（endoscopic transpapillary gallbladder drainage：ETGBD）は，胆管結石合併例，抗凝固薬・抗血小板薬内服例や出血傾向を有する症例がよい適応である．しかし，胆管挿管したうえで胆囊管を突破しなくてはならないので技術的には難しく，成功率は 80 ％前後にとどまる報告が多い．成功すれば胆囊管や頸部の結石嵌頓が解除されるので，その後チューブを抜去しても大丈夫なことが多い．偶発症としては ERCP 後膵炎，胆囊管穿孔による胆汁性腹膜炎などがある．

これらのドレナージ後の手術時期には標準的なものがなく，施設ごとに選択しているのが現実であり，外科医と相談のうえ患者に説明するようにする．

経過・予後

胆囊切除が行われた後の予後は良好である．耐術不能例では胆囊ドレナージチューブの留置の継続が必要な症例もある．保存的に加療した症例では再発が多いので，やはり切除を勧めるほうがよい．

無石性胆囊炎では，虚血による壁の炎症が主座なのでドレナージは通常無効である．切除が確実であるが，動脈硬化や肝細胞癌・肝硬変がベースにある症例が多く，耐術不能例も多いので，保存的な治療となることが多い．

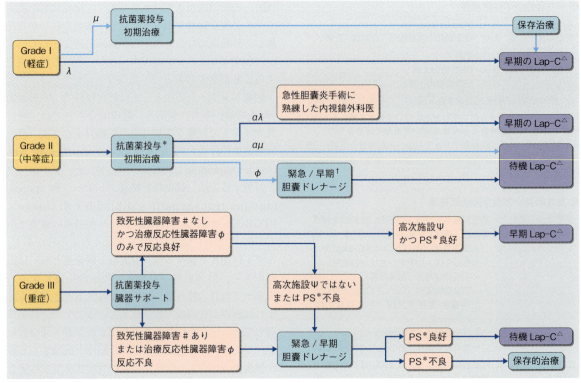

㉟ 急性胆囊炎の治療フローチャート

λ（高リスクでない）：CCI 5 点以下　かつ　ASA-PS 2 以下，μ（高リスクである）：CCI 6 点以上　かつ　ASA-PS 3 以上，Lap-C：腹腔鏡下胆囊摘出術，△：手術困難例では開腹移行を含めた危機回避手技を検討する，[中等症]　＊：投与前に血液培養を考慮する，α：抗菌薬投与および全身管理が奏効，φ：抗菌薬投与および全身管理が無効，†：胆汁ドレナージ時に胆汁培養を行う，[重症]致死性臓器障害＃：中枢神経障害，呼吸機能障害または黄疸（T-Bil 2 mg/dL 以上），治療反応性臓器障害φ：循環障害または腎機能障害（治療により早期に回復する可能性あり），高次施設Ψ：集中治療を含めた全身管理可能　かつ　急性胆囊炎手術に熟練した内視鏡外科医の勤務する施設，PS：physical status（併存疾患および全身状態），PS*良好：CCI 3 点以下　かつ　ASA-PS 2 以下，PS*不良：CCI 4 点以上　または　ASA-PS 3 以上（高リスク）
（急性胆管炎・胆囊炎診療ガイドライン改訂出版委員会〈編〉：急性胆管炎・胆囊炎の診療ガイドライン 2018．東京：医学図書出版；2018．）

予防

胆囊結石保有例で胆石発作を繰り返している症例では切除を勧める．無症状例では高脂質食を避けるように指導する．

急性胆管炎 acute cholangitis

概念

● 流出障害によりうっ滞した胆管胆汁に細菌が感染したもの．

病因・病態生理

胆汁流出障害の原因は種々あり，最も多いのは総胆管結石の乳頭部への嵌頓である．肝内結石も同様に原因となるが，総胆管に結石が落下した場合に起きやすい．悪性腫瘍に伴う胆道狭窄も原因となるが，乳頭機能が保たれる症例では少なく，むしろ閉塞性黄疸の解除のために留置したステントの閉塞によるもののほうが多い．乳頭部癌や乳頭括約筋に腫瘍浸潤がある遠位胆管癌症例，下部胆管内の腫瘍により乳頭の開大をきたす場合や逆行性感染が起きる症例では，胆管炎で発症することがある．胆管空腸吻合術後では，吻合部狭窄が起きた場合や，狭窄がなくても腸管内圧のバランスや一過性の食物残渣の嵌頓などで逆行性胆管炎を発症する．

胆汁の流出障害により，胆管内圧は上昇し，胆汁は大循環に流入する．これはcholangio-venous refluxと呼ばれており，肝（胆汁）排泄経路が無効となったときに，大循環から腎排泄へ転換するエスケープルートと考えられている．胆汁内圧の上昇を反映して胆汁うっ滞性肝障害が起こり，血液中に流入した胆汁により黄疸を呈する．感染時には菌血症となり，compromised host では容易に敗血症となる．胆汁酸により瘙痒感を呈し，尿中に排泄されたビリルビンにより褐色尿を呈する（ビリルビン尿）．逆にビリルビンが便中に排泄されなくなるので，灰白色便となる．

胆管結石による胆管炎では，膵炎の合併があり，胆石膵炎と呼ばれる．胆膵管の共通管部分に結石が嵌頓

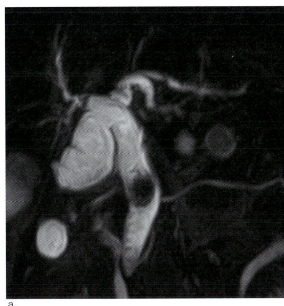
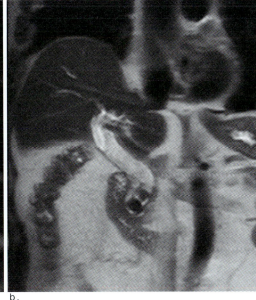

㊱ 胆管結石のMRCP像
a. 67歳，男性．拡張した総胆管の中部に結石が透亮像として描出されている．
b. 63歳，女性．総胆管結石が描出されているが，周囲臓器も含めたMRCP像で理解しやすい．

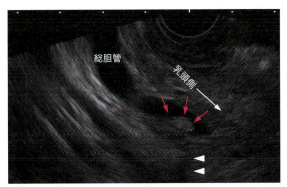

㊲ 総胆管結石の超音波内視鏡像（75歳，男性）
総胆管内に高エコー領域として描出され（矢印），弱いながらも音響陰影（acoustic shadow：AS）を伴っている（白三角）．

した場合や，十二指腸へ落下するときに膵管口を傷害することにより発症する．落下結石の場合には，胆管炎の消退は早く，残存結石がなければ予後は良好である．

【臨床症状】

Charcotの三徴が有名であり，発熱，黄疸，腹痛（右季肋部痛）を呈するのが典型的である．菌血症を反映して，発熱時には悪寒・戦慄を伴うことも特徴である．敗血症となったときには意識障害やショックを呈し，Charcotの三徴と合わせてReynoldsの五徴と呼ばれる．

【検査】

肝胆道系酵素上昇とビリルビン上昇，CRPやWBC，プロカルシトニンといった炎症反応上昇が認められる．敗血症に移行している症例では，DICや

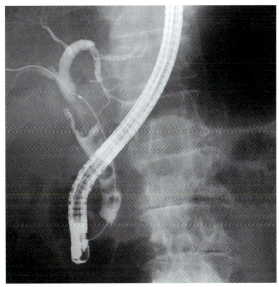

㊳ 総胆管結石のERCP像（86歳，男性）
胆管内に複数の透亮像を認め，総胆管結石と診断できる．

臓器障害を反映した検査値の異常が認められる．また，膵酵素が上昇していることがあるので，注意する．画像検査では，胆管拡張と胆管結石の存在が重要である．MRI，MRCPでは胆管結石が明瞭に描出される（㊱）．MRCPでは4 mm以下の小結石の描出率は必ずしも高くないが，超音波内視鏡では術者の熟練度にも左右されるものの，最も描出率が高い（㊲）[3]．ERCPは診断よりも治療目的に施行されることが多い（㊳）．また，胆管結石以外の胆管閉塞機転にも注意しなくてはなら

㊴ 急性胆管炎の診断基準

A. 全身の炎症所見	A-1. 発熱（悪寒戦慄を伴うこともある） A-2. 血液検査：炎症反応所見
B. 胆汁うっ滞所見	B-1. 黄疸 B-2. 血液検査：肝機能検査異常
C. 胆管病変の画像所見	C-1. 胆管拡張 C-2. 胆管炎の成因：胆管狭窄，胆管結石，ステント，など

確診：Aのいずれか＋Bのいずれか＋Cのいずれかを認めるもの．
疑診：Aのいずれか＋B もしくはCのいずれかを認めるもの．

（急性胆管炎・胆嚢炎診療ガイドライン改訂出版委員会〈編〉：急性胆管炎・胆嚢炎の診療ガイドライン 2018. 東京：医学図書出版；2018.）

㊵ 急性胆管炎の重症度診断基準

重症急性胆管炎（Grade III）	急性胆管炎のうち，以下のいずれかを伴う場合は「重症」である． ・循環障害（ドパミン≧5μg/kg/分，もしくはノルアドレナリンの使用） ・中枢神経障害（意識障害） ・呼吸機能障害（PaO_2/FiO_2 比＜300） ・腎機能障害（乏尿，もしくはCr＞2.0 mg/dL） ・肝機能障害（PT-INR＞1.5） ・血液凝固異常（血小板＜100,000/μL）
中等症急性胆管炎（Grade II）	初診時に，以下の5項目のうち2つ該当するものがある場合には「中等症」とする． ・WBC＞12,000, or＜4,000/μL ・発熱（体温≧39℃） ・年齢（75歳以上）・黄疸（総ビリルビン≧5 mg/dL） ・アルブミン（＜健常値下限×0.73 g/dL） 上記の項目に該当しないが初期治療に反応しなかった急性胆管炎も「中等症」とする．
軽症急性胆管炎（Grade I）	急性胆管炎のうち，「中等症」，「重症」の基準を満たさないものを「軽症」とする．

WBC：白血球数．
（急性胆管炎・胆嚢炎診療ガイドライン改訂出版委員会〈編〉：急性胆管炎・胆嚢炎の診療ガイドライン 2018. 東京：医学図書出版；2018.）

ない．

診断（診断基準・鑑別診断）

診療ガイドラインで定められた診断基準，重症度分類があり，それぞれ㊴㊵に示す．

治療

初期治療により全身状態を図るのは胆嚢炎と同様であり，敗血症例での臓器障害のサポートなども重要である．基本的には胆管ドレナージと抗菌薬投与により治療する．胆管ドレナージの時期は重症度分類で定められており，重症例では保存的治療のみでは予後不良である．診療ガイドラインで示されているフロー

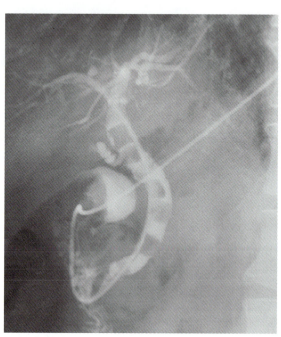

㊷ 胆管結石による急性胆管炎に対して内視鏡的経鼻胆管ドレナージチューブ（endoscopic nasobiliary drainage tube）を留置した症例（80歳，男性）

㊶ 急性胆管炎の治療フローチャート

＊：抗菌薬投与開始前に血液培養の採取を考慮する．ただし中等症（Grade II）・重症（Grade III）例には，血液培養は必須である．なお，胆管ドレナージの際には胆汁培養を行うべきである．

†：急性胆管炎の治療に原則は抗菌薬投与，胆管ドレナージ，成因に対する治療であるが，総胆管結石による軽・中等症例に対しては，胆管ドレナージと同時に成因に対する治療を行っても良い．

（急性胆管炎・胆嚢炎診療ガイドライン改訂出版委員会〈編〉：急性胆管炎・胆嚢炎の診療ガイドライン 2018. 東京：医学図書出版；2018.）

軽症（Grade I） → 初期治療（抗菌薬投与など） →＊ 抗菌薬投与終了／† 胆管ドレナージ → 成因が残存している場合 成因に対する治療（内視鏡的治療，経皮経肝的治療，手術）

中等症（Grade II） → 初期治療（抗菌薬投与など） →＊/† 早期胆管ドレナージ → 成因が残存している場合 成因に対する治療

重症（Grade III） → 緊急胆管ドレナージ 臓器サポート 抗菌薬投与 →＊ 成因に対する治療

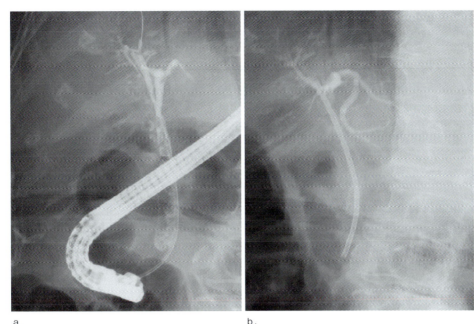

a.　　　　　　　　　　　　　　　b.

⓸ 総胆管結石による急性胆管炎に対して plastic stent を留置した症例（89歳，女性）
　a．ERCP にて複数の胆管結石が描出されている．引き続きガイドワイヤーを挿入した．
　b．plastic stent を留置したところ．胆管内の造影剤は排出されている．

　チャートを⓹に示す．
　胆管ドレナージには経皮的ドレナージ（経皮経肝胆管ドレナージ〈percutaneous transhepatic biliary drainage：PTBD〉）と内視鏡的ドレナージ（内視鏡的胆管ドレナージ〈endoscopic biliary drainage：EBD〉）がある．どちらも施行可能な場合はより低侵襲な内視鏡手技が現在第一選択ではあるが，施設や患者の状態，術者の得意な手技などから PTBD が選ばれるときも多い．EBD では外瘻である内視鏡的経鼻胆管ドレナージ（endoscopic nasobiliary drainage：ENBD，⓸）と内瘻である plastic stent 留置（⓸）の2種類があり，効果は同等とされている[4]．ENBD には自己抜去の可能性や患者不快などがあるが，胆汁のモニタリング（流出量，色，培養の複数回提出）ができることがメリットである．重症例では経過中に肝胆道系酵素上昇を認めるときがあり，原因が胆管閉塞か他の要因（薬物性肝障害，敗血症に伴う肝障害）なのかを鑑別するのに有用である．
　EBD 時に乳頭処置をするべきか否かは意見が分かれるところであり，熟練者であれば施行により良好なドレナージ，膵炎予防，結石除去がスムーズになるメリットがある．しかし，手技の熟練度が低い術者では手技に伴う穿孔や出血といった偶発症が懸念され，患者がさらに重篤になる可能性があるため，ガイドラインでも熟練度により対応を決めるべきであると記載されている．また，EBD の太さによる違いは現在のところないとされ，内視鏡的乳頭括約筋切開術（EST）を施行しない場合には太いほど膵炎の頻度が高くなると考えられており，比較的細い plastic stent が選択される傾向にある．

経過・予後
　有石胆囊がある場合は胆囊炎発症率，胆管への落下による胆管炎再発率が高いので胆囊摘出術が勧められる．無石胆囊と胆管結石治療後胆摘例の予後は比較的良好である．しかし，原発性胆管結石と考えられる胆摘後，胆管が太い症例では再発率が高いのが現実である．また，EST により乳頭機能が失われ，腸液逆流に起因する胆管癌の合併が懸念される．実際にはエビデンスはないが，若年者の長期予後はわかっていないので，今後の長期予後の解析が待たれる．

　胆道系の炎症は通常遭遇する疾患であるが，結石の部位によって病態は異なり，適切なタイミングで，適切な治療を行う必要がある．病態の理解が重要であるので，よく確認してほしい．

〔伊佐山浩通，斉藤紘昭〕

● 文献
1) 急性胆管炎・胆嚢炎診療ガイドライン改訂出版委員会（編）：急性胆管炎・胆嚢炎の診療ガイドライン2018．東京：医学図書出版；2018．
2) Ito K, et al：Percutaneous cholecystostomy versus gall-

bladder aspiration for acute cholecystitis：a prospective randomized controlled trial. *AJR Am J Roentgenol* 2004；183：193.

3) Kondo S, et al：Detection of common bile duct stones： comparison between endoscopic ultrasonography, magnetic resonance cholangiography, and helical-computed-tomographic cholangiography. *Eur J Radiol* 2005；54：271.

4) Sharma BC, et al：Endoscopic biliary drainage by nasobiliary drain or by stent placement in patients with acute cholangitis. *Endoscopy* 2005；37：439.

原発性硬化性胆管炎と IgG4 関連胆管炎

概念

● 原発性硬化性胆管炎（primary sclerosing cholangitis：PSC）は以前から難治性の肝疾患として認知されていたが，IgG4 関連胆管炎は広義の IgG4 関連疾患（IgG4-related disease：IgG4-RD）の胆道病変として整理されてきた．そのなかでも IgG4 関連硬化性胆管炎（IgG4-related sclerosing cholangitis：IgG4-SC）については自己免疫性膵炎（autoimmune pancreatitis：AIP）を合併することが多く，IgG4-RD のなかで早期から報告されてきた．

● PSC と IgG4-SC 両疾患については，肝内・肝外胆管の線維性狭窄による胆汁うっ滞を認めるなど病態として類似する点があるものの，治療法の確立や予後など大きく異なるので，まずそれぞれの疾患についての診断を確立することがきわめて重要である．

● PSC と IgG4-SC 両疾患については厚生労働省の指定難病となっており，それぞれの重症度に応じて医療補助を受けることが可能であるので，患者にはその旨を正確に伝える必要もある．

● いずれの疾患も胆管癌との鑑別は非常に重要であるが，特に PSC に関しては経過中に胆管癌の発生に留意する必要がある．

病因・疫学

PSC の病因はいまだ不明である．炎症性腸疾患（inflammatory bowel disease：IBD）など他の自己免疫疾患を合併することが多いので，何らかの自己免疫が関係しているとも考えられている．その他にも細菌感染，ウイルス感染，より最近では腸内細菌叢など病因については諸説あるが，いまだに確定したものはない．PSC については疫学的に青年・壮年期男性に多く IBD を合併している，というのが欧米での典型例である．最近の厚生労働省難治性肝・胆道疾患研究班（滝川班）の疫学調査によると PSC の患者数は 2,300 例程度，人口 10 万人あたりの有病率は 1.80 と前回

（2007 年）に比して増加している．

一方，IgG4-SC については，発症のトリガーは不明であるが IgG4 陽性の細胞浸潤を病理学的に認めることより，何らかの自己免疫機序の関与が想定されている．IgG4 陽性の細胞浸潤は胆管のほかにも顎下腺，耳下腺，膵臓などさまざまな臓器で起こりうる．

病態生理

PSC でも IgG4-SC でも肝内・肝外胆管の線維性狭窄による胆汁うっ滞がその病態形成に大きな役割をもっている．狭窄は肝内・肝外どこでも起こりうるが，PSC の場合は ERCP や MRCP などの画像診断でも明らかな「枯れ枝」状変化を示す典型例と，肝内の細かい胆管に主に病変があるために画像診断では所見を得ることが困難な small duct PSC がある．狭窄が高度となると最終的に胆汁性肝硬変に至る場合もある．狭窄と拡張を繰り返す胆道画像所見が典型であるが，そのどこかに細菌感染を生じると難治性の細菌性胆管炎を合併する．また，PSC の場合，経過観察中に胆管癌を発症する頻度が高いことが知られており，十分なサーベイランスが必要である．ただし，PSC 自体の胆管狭窄像と胆管癌の鑑別は困難な場合も多く，さまざまな画像診断を組み合わせるなどの工夫が必要である．さらに，PSC では IBD，とりわけ潰瘍性大腸炎（ulcerative colitis：UC）を合併することが多いとされている．一方 IgG4-SC の場合は，全身性疾患としての IgG4-RD の胆道系の病変としてとらえられるため，多臓器での病変がないか確認する必要がある．最も高頻度に合併するのは AIP の 1 型とされる．

診断

PSC の診断基準は主に画像所見と肝機能異常のプロファイルによる．肝機能異常はアルカリホスファターゼや γ-GTP といった胆汁うっ滞を反映するものが上昇する．また，狭窄が高度となると血清ビリルビン値も直接型優位で上昇する．細菌性胆管炎を併発すると白血球数の増加や CRP の上昇を認める．PSC では血清 IgG 値の上昇や抗核抗体陽性を認めることもある．欧米では pANCA が陽性となる例が多いとされるが，わが国では少なく，検査方法の違いなどが関係している可能性もある．一方，PSC での CA19-9 の上昇は胆管癌の併発の可能性を示唆するが，狭窄が高度の例ではそれ自体で上昇することもあり，鑑別は画像診断などを付せて行う．また，二次性の胆管障害を生じる疾患の除外も必要である．欧米では以前は診断に肝生検所見が必要とされたが，典型的な onion-skin lesion を認める頻度は針生検では高くなく，現在では必要とされていない．最近，厚生労働省難治性肝・胆道疾患研究班（滝川班）・PSC 分科会（田妻ら）で提案された診断基準を示す（㊹）．診断の中核をなすの

㊹ 原発性硬化性胆管炎（PSC）の診断基準
1. 胆道造影で数珠状拡張，帯状狭窄，憩室様変化など特徴的所見を認める．
2. 血液生化学検査で胆汁うっ滞型の肝障害を認める．
3. IgG4 関連硬化性胆管炎を除外できる．
4. 以下の，他の原因による二次性の硬化性胆管炎を除外できる．胆道結石，AIDS による胆管障害，虚血性硬化性胆管炎，胆道腫瘍（PSC 診断と同時，あるいは診断後発症したものを除く），胆道障害をきたす薬物や毒素の関与，胆道系の手術の影響
5. 参考所見：肝病理組織所見で onion-skin fibrosis の所見を認める．

（田妻　進：硬化性胆管炎診断基準作成の試み．肝・胆・膵 2011；62：769．）

㊻ IgG4 関連硬化性胆管炎（IgG4-SC）の診断基準

A. 診断項目
1. 胆道画像検査にて肝内・肝外にびまん性，あるいは限局性の特徴的な狭窄像と壁肥厚を伴う硬化性病変を認める．
2. 血清学的に高 IgG4 血症（135 mg/dL 以上）を認める．
3. 自己免疫性膵炎，IgG4 関連涙腺・唾液腺炎，IgG4 関連後腹膜線維症のいずれかの合併を認める．
4. 胆管壁に以下の病理組織学的所見を認める．
   ①高度なリンパ球，形質細胞の浸潤と線維化
   ②強拡 1 視野あたり 10 個を超える IgG4 陽性形質細胞浸潤
   ③花筵状線維化（storiform fibrosis）
   ④閉塞性静脈炎（obliterative phlebitis）
オプション：ステロイド治療の効果
   胆管生検や超音波内視鏡下穿刺吸引法（EUS-FNA）を含む精密検査のできる専門施設においては，胆管癌や膵癌などの悪性腫瘍を除外後に，ステロイドによる治療効果を診断項目に含むことができる．

B. 診断

I. 確診	1＋3，1＋2＋4①②，4①②③，4①②④
II. 準確診	1＋2＋オプション
III. 疑診	1＋2

（岡崎和一ほか：IgG4 関連硬化性胆管炎臨床診断基準 2012．胆道 2012；26：59．）

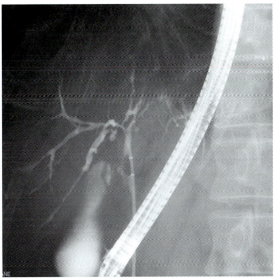

㊺ 典型的な原発性硬化性胆管炎（PSC）の ERCP 像
肝内胆管は枯れ枝状の変化を示している．一部には数珠状拡張を認める．

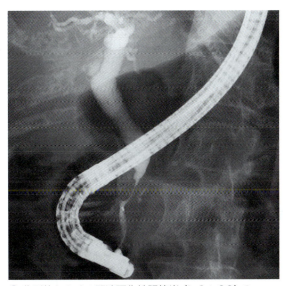

㊼ 典型的な IgG4 関連硬化性胆管炎（IgG4-SC）の ERCP 像
胆管下部に比較的長い範囲の狭窄を認める．

は画像診断であり，典型例では肝内・肝外胆管の枯れ枝状変化を示す（㊺）．狭窄と拡張が繰り返すことにより数珠状拡張を示すこともある．

一方，IgG4-SC の場合，原則は組織中のリンパ球，形質細胞の浸潤や IgG4 陽性形質細胞の浸潤などが診断に必要であるが（㊻），胆管組織の採取が現実的に難しい場合も多いため，組織診の代わりに副腎皮質ステロイド治療の効果をオプションとして提示されている（㊻）．画像診断ではやはり肝内もしくは肝外胆管の狭窄像を呈するが，PSC のそれと比較すると比較的長い狭窄像を特徴とする場合が多い（㊼）．病理組織学的には胆管の周囲に IgG4 陽性細胞の浸潤を認める（㊽）．また，胆管癌や膵癌などの悪性疾患，PSC や病因が明らかな二次性硬化性胆管炎を除外することが必要であり，上記を満たさないが臨床的に IgG4-SC が否定できない場合は安易に副腎皮質ステロイド治療を行わずに専門施設に紹介したほうがよい．また副腎皮質ステロイド治療の効果も画像検査などを重ねて厳密に判定する必要がある．PSC や IgG4-SC の可能性に固執しすぎて胆管癌を見落とすことはあってはならない．

治療

PSC

治療に対する EBM がある程度確かである IgG4-

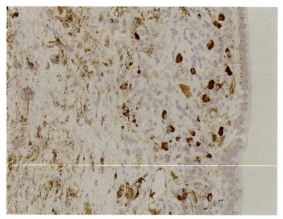

❹⓼ IgG4 関連硬化性胆管炎（IgG4-SC）における胆管周囲の IgG4 免疫染色
高倍率視野像では胆管周囲の浸潤細胞の一部に IgG4 陽性細胞を認める．

❹⓽ 原発性硬化性胆管炎（PSC）の治療に関する概要

	推奨	レベル
米国肝臓病学会	成人の PSC 患者に対して UDCA の投与は勧奨しない	1A
	PSC と AIH のオーバーラップ成人患者では副腎皮質ステロイドや免疫抑制薬の使用を進める	1C
	進行した肝病変に対しては肝移植を治療法として勧める	1A
ヨーロッパ肝臓病学会	現状では UDCA 療法は肝機能テストや予後マーカーの改善を認めるが，生存に関する利益を証明できない．利用できるデータに限りがあり現状では PSC に対する UDCA の利用について結論できない	III/C2
	AIH オーバーラップの状態でない限り PSC に対する副腎皮質ステロイド治療は適応ではない	III/C2
	末期の PSC 患者に対しては肝移植が推奨される	II-2/A1

UDCA：ウルソデオキシコール酸，AIH：自己免疫性肝炎．
(Chapman R, et al：American Association for the Study of Liver Diseases. Diagnosis and management of primary sclerosing cholangitis. *Hepatology* 2010；51：660./European Association for the Study of the Liver：EASL Clinical Practice Guidelines：management of cholestatic liver diseases. *J Hepatol* 2009；51：237. をもとに作成．)

RD と異なり，PSC の場合 EBM に基づく有効な治療法はない．したがって，生命予後の改善をもたらす根拠のある内科的治療法が存在しないことを理解する必要がある．原発性胆汁性胆管炎（primary biliary cholangitis：PBC）同様に PSC に対しウルソデオキシコール酸（ursodeoxycholic acid：UDCA）が投与されてきたが，その効果については肝機能検査などの採血上のパラメーターを改善するまでにとどまっているし，検査データの改善が予後の改善に直結する明確なエビデンスは存在しない．このため PSC 患者が多い米国，およびヨーロッパの診療ガイドラインでは UDCA の使用を推奨していない（❹⓽）．しかし，UDCA 使用後に肝機能が改善しているものについてはそれ以外のものに比べて予後が改善したという報告もあり，他に確立した治療法もなく肝移植の機会に乏しいわが国では PSC においても UDCA を投与されることは許容されているのが実際である．また，PSC における UDCA の治療反応が不応例に対して，わが国ではフィブラート製剤を使用されることもあるが，この使用についても根拠となるエビデンスはない．さらに，副腎皮質ホルモンは炎症抑制を期待して使用されることがあるが，PSC の場合，胆管狭窄に起因する細菌性胆管炎に対して不利に働くなどデメリットのほうが多い．

IgG4-SC

IgG4-SC については自己免疫性肝炎（AIH）と同様に副腎皮質ステロイドが第一選択となる．通常は 0.5〜0.6 mg/kg/日の量の副腎皮質ステロイドを投与して，2〜4 週間程度してから 5 mg ずつ減量し，3 か月ぐらいで維持量（5 mg 以上）まで落として 3 年間を目安として投与するというプロトコールが提唱されている．通常はこの副腎皮質ステロイドなどに良好に反応するが，一部反応が不十分な例や再燃を繰り返す例も存在する．その場合，他の免疫抑制薬の併用も海外では行われている．

合併症の治療

PSC の場合，病態の進行に伴って有意胆管狭窄を生じることがある．その場合，内視鏡的な治療が行われることがあるが，PSC の場合このような病変が肝内・肝外に無数あることも多く，その適応については十分に判断することが必要である．ステント挿入の前に内視鏡的経鼻胆管ドレナージ（ENBD）などを施行してその効果を確認したほうがよい．また，ステントを挿入した場合は，一定の間隔で交換が必要となる場合が多いことも念頭におく．一方，IgG4-SC の場合は副腎皮質ステロイドによる治療に対する反応は良好であることが多く，それに伴い狭窄も改善する．したがって，内視鏡治療が必要な場合は化膿性胆管炎を症状としている場合などに限定される．

内科的治療が奏効しない場合

根拠のある内科的治療が存在しない PSC の場合，病態の進行とともに肝不全や，コントロール不可能な胆管炎を繰り返すなどの末期的な状態となる．その場合は肝移植のみが唯一予後を改善する治療法となる．PSC に関しては，1990 年代より欧米では脳死肝移植

が数多く実施され長期予後も5年生存率で85％ほどと良好である．同じく胆汁うっ滞性肝疾患であるPBCに比して成績はやや劣るようであるが，それでも他の肝疾患と比べそれほど悪くないとされている．移植後の再発も報告されているが，手術による胆管狭窄や，虚血性の胆管狭窄などとの鑑別が困難な場合もある．また，わが国で多い生体肝移植後にはPSCの再発が多く，とりわけ血縁ドナーを用いた場合に再発が高いという報告があり，近親ドナーを用いた生体肝移植は避けられる傾向にある．

〔上野義之〕

● 文献
1) Chapman R, et al：American Association for the Study of Liver Diseases. Diagnosis and management of primary sclerosing cholangitis. *Hepatology* 2010；51：660.
2) Umehara H, et al：Comprehensive diagnostic criteria for IgG4-related disease（IgG4-RD），2011. *Mod Rheumatol* 2012；22：21.
3) European Association for the Study of the Liver：EASL Clinical Practice Guidelines：management of cholestatic liver diseases. *J Hepatol* 2009；51：237.
4) 日本消化器病学会（編）：肝硬変診療ガイドライン2015．東京：南江堂；2015．
5) Kamisawa T, et al：Recent advances in autoimmune pancreatitis：type 1 and type 2. *Gut* 2013；62：1373.
6) 田妻　進：硬化性胆管炎診断基準作成の試み．肝・胆・膵 2011；62：769.
7) 岡崎和一ほか：IgG4関連硬化性胆管炎臨床診断基準2012．胆道 2012；26：59．

るが，それを危険因子とする明らかなエビデンスはない．

膵・胆管合流異常症（先天性胆道拡張症例，胆管非拡張症例ともに）で高率に胆囊癌を合併する．膵液の胆道系への逆流による慢性炎症が発癌に関与していると考えられている．

男女比は1：1.46で，男女ともに，70歳代がピー

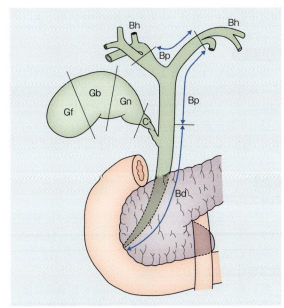

❺⓪ 肝外胆道系の区分
Bh：肝内胆管，Bp：肝門部領域胆管，Bd：遠位胆管，Gf：胆嚢底部，Gb：胆嚢体部，Gn：胆嚢頸部，C：胆嚢管．
(Miyazaki M, et al：Classification of biliary tract cancers established by the Japanese Society of Hepato-Biliary-Pancreatic Surgery：3rd English edition. *J Hepatobiliary Pancreat Sci* 2015；22：181.)

胆道系の腫瘍性疾患

胆嚢癌 gallbladder carcinoma

概念
● 胆嚢または胆嚢管を原発とする癌腫のことをいう（❺⓪）．

分類
　胆嚢は，胆嚢の底部の頂点から胆嚢管移行部までの長軸を直角に三等分し，底部，体部，頸部に分類される．癌は肉眼型により乳頭型，結節型，平坦型に分類され，浸潤様式に応じてそれぞれ膨張型と浸潤型に亜分類される（❺❶）．さらに胆嚢が腫瘍に充満される充満型（胆嚢が原型をとどめる）と塊状型（原型をとどめず肝臓へ浸潤する）も含める．

病因・疫学
　胆嚢癌の合併病変は胆嚢結石が27.0％と報告されており，胆嚢癌と胆石症の密接な関連が推測されてい

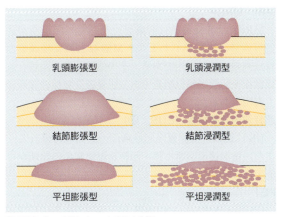

❺❶ 胆嚢癌，胆管癌の肉眼型分類
(Miyazaki M, et al：Classification of biliary tract cancers established by the Japanese Society of Hepato-Biliary-Pancreatic Surgery：3rd English edition. *J Hepatobiliary Pancreat Sci* 2015；22：181.)

クであり，次いで 60 歳代，80 歳代の順である．

病理

大部分の組織型が腺癌である．胆嚢壁は，粘膜層，固有筋層，漿膜下層，漿膜に分けられる．癌の深達度が上皮内癌である Tis 癌や粘膜固有層の浸潤にとどまる T1a 癌では，リンパ節転移はほとんどみられない．一方，固有筋層を越えて漿膜下層に及ぶと脈管侵襲の頻度が高率となり，半数以上でリンパ節転移がみられる．Rokitansky-Ashoff sinus（RAS）に沿って深部に進展する上皮内癌は，それが胆嚢壁のどの層にあっても pTis 癌と定義されている．

臨床症状

癌が胆嚢壁内にとどまる段階では，特異な症状はなく，検診の腹部エコーや胆石症や胆嚢炎に対する胆嚢摘出術により偶然に発見されることが多い．初発症状には右上腹部痛（50～80 %），黄疸（10～44 %），悪心・嘔吐（15～68 %），体重減少（10～72 %），食思不振（4～74 %）がある．

検査

血液生化学検査

初期に異常所見は認めない．胆管浸潤例では閉塞性パターンの肝機能障害を示す．進行癌では，腫瘍マーカーの CEA，CA19-9 が上昇する．

腹部超音波検査（US）

拾い上げ検査として最も有用である．胆嚢癌では，50 %以上が腫瘍として描出されるが，胆嚢摘出後に術前診断されていない潜在癌が 0.2～5 %存在する．

CT（52）

造影 CT は胆嚢癌の局所進展度評価やリンパ節転移，血管浸潤，肝直接浸潤，肝転移の診断能が高く病期診断の評価に有用である．可能な限りダイナミック CT を施行したほうがよい．

MRI，MRCP

MRCP は非侵襲的に胆嚢管や総胆管への浸潤が評価可能で，造影ダイナミック MRI は肝直接浸潤や血管浸潤の評価に有用である．その他に，膵・胆管合流異常症や胆嚢癌類似病変である胆嚢腺筋腫症の診断にも有用である．

超音波内視鏡検査（EUS，53）

US に比較して胆嚢隆起性病変の診断能に優れる．また，壁深達度診断や膵・胆管合流異常症の診断が可能である．

PET

CT と一体化した PET/CT が一般的である．リンパ節転移・遠隔転移や再発巣の診断に有用である．

治療

標準術式は，胆嚢摘出術＋胆嚢床（肝床）切除術＋リンパ節郭清である．癌の深達度が粘膜層までと判断

されれば胆嚢摘出術で十分とされる．しかし ss 以深の癌では，癌の占拠部位，進展度により肝外胆管切除術，膵頭十二指腸切除術，広範肝切除術（中央下区域〈S4a＋S5〉～拡大右葉切除）が付加される．切除不能例に対するファーストラインの化学療法はゲムシタビンとシスプラチン併用療法（GC 療法）が推奨されている．

経過・予後

切除例の 5 年生存率は約 40 %で，ステージ別 5 年生存率は，Stage I，II ではそれぞれ 91.1 %，70.9 %に対して，Stage IVA，IVB ではそれぞれ 7.3 %，4.1 %である．

▌胆管癌 cholangiocarcinoma

概念

● 胆管を原発とする癌腫のことをいう（50）．
● 胆管のうち肝内胆管に発生するものを肝内胆管癌（胆管細胞癌）（☞「肝内胆管癌」p.382），肝外胆管に発生するものを肝外胆管癌，いわゆる胆管癌と呼ぶ．

分類

肝外胆管は，『胆道癌取扱い規約第 6 版』より，新たに肝門部領域胆管，遠位胆管に分類された．癌は肉眼型により乳頭型，結節型，平坦型に分類され，浸潤様式に応じてそれぞれ膨張型と浸潤型に亜分類される（51）．

病因・疫学

発癌には慢性的な炎症を生じる病態の関与が指摘されており，肝外胆管癌のハイリスクとして膵・胆管合流異常症を伴う先天性胆道拡張症，原発性硬化性胆管炎があげられる．また，肝内胆管癌と肝内結石症の関連性についての報告も多い．さらに近年，印刷業における化学物質（1,2-ジクロロプロパンやジクロロメタン）の曝露による発癌が報告されており，疫学的な検討が進んでいる．男女比は 1.6：1 で，60 歳代に多い．

病理

大部分の組織型が腺癌である．胆管壁は，粘膜層，線維筋層，漿膜下層，漿膜に分けられるが，線維筋層は疎なため癌がいったん浸潤すると容易に漿膜下層に達し，胆管壁を越え，近傍の肝動脈や門脈，肝臓や膵臓に直接浸潤をきたす（垂直進展）．また，粘膜（上皮内）癌が粘膜面を置換して広がる表層進展や浸潤癌が壁内に沿って浸潤する水平進展も認める．

臨床症状

初発症状は，黄疸（84～90 %），体重減少（35 %），腹痛（30 %），悪心・嘔吐（12～25 %），発熱（10 %）とされる．黄疸は遷延，増悪するが，乳頭型の場合には，黄疸の消長（間欠的胆管閉塞）がみられる．また，

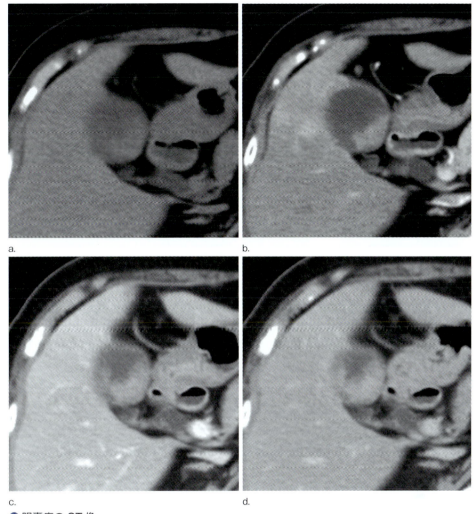

❷ 胆嚢癌の CT 像
胆嚢体部に広基性の隆起性病変を認める．単純像（a）で淡い高吸収で，動脈優位相・門脈優位相（b，c）で明瞭に濃染し，平衡相（d）まで遷延している．

胆嚢管より遠位の胆管に癌が発生した際には閉塞に伴う胆汁貯留により無痛性胆嚢腫大（Courvoisier 徴候）を認めることがある．

検査
血液生化学検査
　閉塞性パターンの肝機能障害を示す．腫瘍マーカーの CEA，CA19-9 が上昇する．ただし，CEA は胆汁うっ滞の影響を受けないが，CA19-9 は胆汁うっ滞で上昇することに注意する．

腹部超音波検査（US）
　胆管癌を疑った際に最初に施行すべき画像診断検査であり，肝外胆管癌の診断は感度 89％，正診率 80〜90％とされる．腫瘍描出率は下部胆管では低下するが，上流胆管の拡張は胆管癌を疑う間接所見となる．

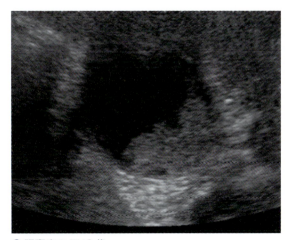

❸ 胆嚢癌の EUS 像
胆嚢体部に 30 mm 大の広基性の隆起性病変を認める．外側高エコー層が不明瞭であり，漿膜下層浸潤と診断される．

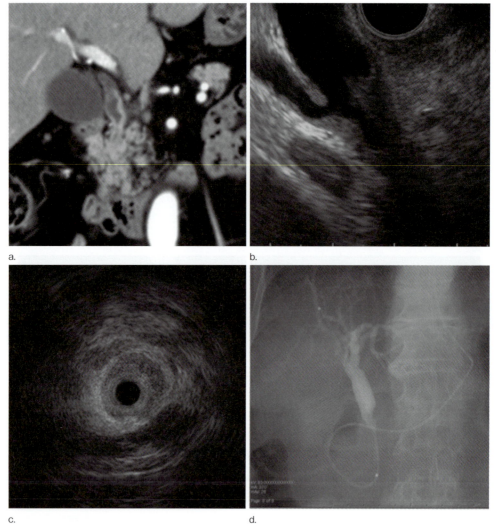

⑤④ 胆管癌の画像
a. CT像. 動脈優位相で遠位胆管に造影効果を有する全周性の壁肥厚と狭窄像を認める.
b. EUS像. 遠位胆管に不均一な全周性の壁肥厚を認め, 上流側へ進展している.
c. IDUS像. 狭窄部に一致して不均一な壁肥厚を認める.
d. ERCP像. 遠位胆管に狭窄像がみられる.

CT (⑤④a)

CTは胆管癌の診断において病変の局在と進展度診断に有用で, 強く推奨される検査である. ただし単純CTだけでは診断能が不十分であり, 造影CTが必須である. リンパ節転移や遠隔転移も同時に評価可能である. MDCTを使用すれば, 多方向からの観察が可能となり, 進展度診断に有効で, さらに動脈相の3D化により血管浸潤の評価が詳細に可能となる. CTはドレナージ挿入前に施行されることが望ましい.

MRCP

非侵襲的に胆管の狭窄部位の同定や進展度の診断, 膵・胆管合流異常症の診断が可能であり, また狭窄のため直接造影では描出できない分枝まで画像化できる特徴を有する.

超音波内視鏡検査 (EUS), 管腔内超音波検査 (IDUS) (⑤④b, c)

EUSは肝門部胆管癌の血管浸潤や中下部胆管癌の壁内進展度診断に有用性が高い. IDUSは胆管癌の深達度診断, 血管浸潤などの垂直方向浸潤の診断, および壁内進展の診断に優れる.

ERCP, PTC, 胆道鏡 (⑤④d)

直接胆管造影検査は, 空間分解能の高さから狭窄の局在のみならず, 水平進展の診断にも有用である. また, 細胞診も同時に行える利点がある. さらに胆道鏡は胆管内腔の詳細な観察と直視下の正確な生検が可能となる.

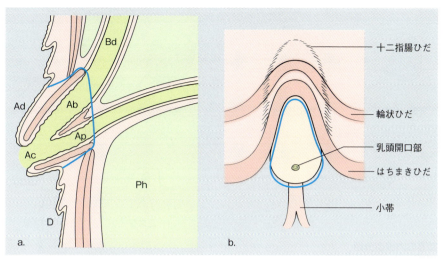

⑤ 十二指腸乳頭部の解剖
a. 乳頭部は，Oddi筋に囲まれた部分とするが，その目安は胆管が十二指腸壁（十二指腸固有筋層）に貫入してから十二指腸乳頭開口部までとし，以下のように表記する．Ad：大十二指腸乳頭，Ac：共通管部，Ab：乳頭部胆管，Ap：乳頭部膵管，Bd：胆管，D：十二指腸，Ph：膵頭部．
b. 青線は大十二指腸乳頭粘膜を示す．
(Miyazaki M, et al：Classification of biliary tract cancers established by the Japanese Society of Hepato-Biliary-Pancreatic Surgery：3rd English edition. J Hepatobiliary Pancreat Sci 2015；22：181.)

PET

CTと一体化したPET/CTが一般的である．リンパ節転移・遠隔転移や再発巣の診断に有用である．

治療

黄疸例では原則として術前に胆道ドレナージ（内視鏡的，経皮的）を行い，減黄を図る．標準術式は，肝門部領域から発生した胆管癌に対しては尾状葉を含めた肝葉切除術，胆管切除術，リンパ節郭清を行い（必要に応じて血管合併切除・再建），遠位胆管から発生した胆管癌に対しては肝外胆管切除術，リンパ節郭清もしくは（幽門輪温存）膵頭十二指腸切除術，リンパ節郭清を行う．

切除不能例に対するファーストラインの化学療法はゲムシタビンとシスプラチン併用療法（GC療法）が推奨されている．

経過・予後

肝外胆管癌における切除例の5年生存率は約40％で，ステージ別5年生存率は，Stage IA，IBではそれぞれ78.1％，56.5％に対して，Stage IVでは6.3％である．

乳頭部癌　ampullary region carcinoma

概念

● 十二指腸乳頭部を原発とする癌腫のことをいう（⑤）．

分類

乳頭部は，Oddi筋に囲まれた部分で，胆管が十二指腸壁（十二指腸固有筋層）に貫入してから十二指腸乳頭開口部までとし，乳頭部胆管，乳頭部膵管，共通管部，大十二指腸乳頭に分類される．癌は肉眼型により腫瘤型（非露出型，露出型），混在型（腫瘤潰瘍型，潰瘍腫瘤型），潰瘍型に分類される（⑤⑥）．

病因・疫学

剖検例または切除標本による検討では，胆汁と膵液が生理的に混和される共通管部からの発生が多いと推測されているが，乳頭部癌のハイリスクといえる病態の報告はない．また，乳頭部癌の組織発生には de novo 発生と adenoma-carcinoma sequence による発生があるとされ，乳頭部腺腫は前癌病変と考えられている．家族性大腸腺腫症に乳頭部腺腫・乳頭部癌が合併することが多いと報告されている．疫学の詳細は不明である．

病理

ほとんどの組織型が腺癌である．癌の深達度がT1b（癌がOddi筋に達する）以深になると脈管侵襲やリンパ節転移を認めやすくなる．リンパ節転移，膵浸潤，組織分化度，脈管侵襲が予後規定因子として報告されている．

臨床症状

初発症状は黄疸（72〜90％），発熱，腹痛が多く，次いで全身倦怠感，体重減少，食思不振，背部痛などである．黄疸は変動することがある．比較的予後良好とされる無黄疸例は腹部エコー，上部消化管内視鏡検査，肝機能障害などで偶然に発見されることが知られている．

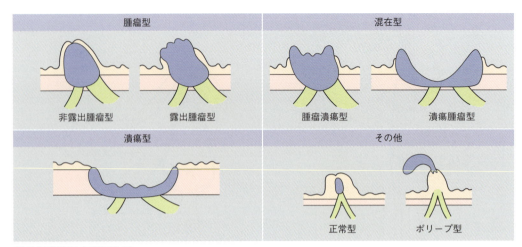

⑤⑥ 乳頭部癌の肉眼型分類
(Miyazaki M, et al：Classification of biliary tract cancers established by the Japanese Society of Hepato-Biliary-Pancreatic Surgery：3rd English edition. *J Hepatobiliary Pancreat Sci* 2015；22：181.)

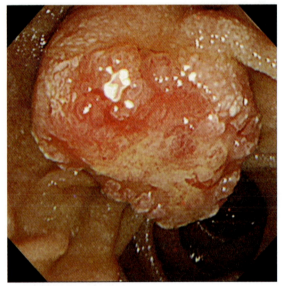

⑤⑦ 乳頭部癌の内視鏡画像
十二指腸乳頭部に立ち上がり急峻な隆起性病変を認める．腫瘍の中心は発赤調で易出血性である．明らかな潰瘍形成はみられず，露出腫瘤型の癌と診断される．

検査

血液生化学検査
　胆道系酵素が上昇する．血清ビリルビン値が変動することがあり，乳頭部癌の特徴とされている．

腹部超音波検査（US）
　肝内・肝外胆管の拡張と胆嚢腫大がみられる．腫瘍そのものが描出されることもある．

上部消化管内視鏡検査（⑤⑦）
　乳頭部癌では，隆起，びらん，潰瘍などを認める．生検により診断を確定する．

CT，MRI
　遠隔転移やリンパ節転移の診断に有用である．

超音波内視鏡検査（EUS），管腔内超音波検査（IDUS）
　遠隔転移やリンパ節転移が否定された場合に，局所進展度診断として行う．膵浸潤や十二指腸浸潤の診断に有用である．

治療
　標準術式は，（幽門輪温存）膵頭十二指腸切除術，リンパ節郭清が行われる．切除不能例に対するファーストラインの化学療法はゲムシタビンとシスプラチン併用療法（GC 療法）が推奨されている．

経過・予後
　切除例の 5 年生存率は約 60％で，ステージ別 5 年生存率は，Stage IA，IB ではそれぞれ 92.2％，74.7％に対して，Stage IV では 11.7％である．

胆道良性疾患 benign lesion of biliary tract

概念
● 胆嚢や胆管に発生する良性疾患のことをいう．

胆嚢良性疾患 benign lesion of gallbladder （胆嚢ポリープ polyp oid lesion of gallbladder）

　腹部超音波検査（US），CT，MRI などの画像診断の発達，改良により多くの胆嚢隆起性病変が発見されるようになってきた．有茎性としてコレステロールポリープ，過形成性ポリープ，炎症性ポリープ，線維ポリープなどがあり，広基性として胆嚢腺筋腫症，腺腫などがある．しかし，胆嚢良性疾患では良・悪性の鑑別診断に難渋する例も時にみられ，注意が必要である．

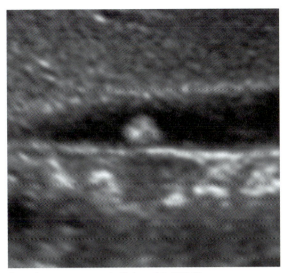
❺⓼ 胆嚢コレステロールポリープの US 像
5 mm 大の亜有茎性のポリープで，表面構造は金平糖状で内部に高輝度スポットを認める．

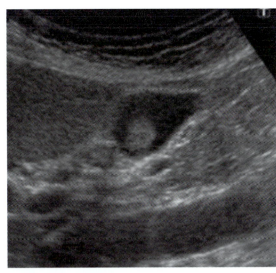
❺⓽ 胆嚢腺腫の US 像
10 mm 大の類円形の有茎性のポリープで，比較的平滑な表面構造を有し，内部は均一なエコー像を呈する．

コレステロールポリープ（cholesterol polyp）

概念
- 細い茎を有する桑実状の有茎性ポリープで，黄色調を呈する．組織学的には粘膜固有層内の脂質を貪食したマクロファージの集簇である．
- 検診 US での発見頻度は 4.3〜6.9 ％とされており，胆嚢隆起性病変の大半を占める．
- ほとんどが無症状であるが，まれに胆嚢炎症状を呈する．

検査
US 所見の特徴は，①5 mm 以下が多く，多発する，②有茎性，亜有茎性である，③表面構造は桑実状，金平糖状である，④内部に高輝度スポットを認める，などである（❺⓼）．

治療
コレステロールポリープと診断できれば経過観察でよい．しかし 15 mm を超える大きなものや増大傾向を示すものでは，腺腫や胆嚢癌の可能性もあり，胆嚢摘出術を考慮する．

胆嚢腺筋腫症（adenomyomatosis）
（☞「胆嚢腺筋腫症，胆嚢コレステローシス」p.447）

腺腫（adenoma）

概念
- 胆嚢上皮の腫瘍性増殖からなる有茎性および亜有茎性の良性腫瘍である．
- 胆嚢結石を 40 ％程度合併していることより，結石による慢性炎症が発生に関与している可能性があるとされている．
- 胆石発作を契機に発見されることもあるが，通常は無症状である．

検査（❺⓽）
US 所見の特徴は，単発で，類円形の有茎性および亜有茎性のポリープで，比較的平滑な表面構造を有し，内部は均一かつ密なエコー像を呈する．しかし，エコーレベルはさまざまで診断は困難である．

治療
腺腫は前癌病変と考えられ，粘膜内癌を合併することがあり，胆嚢癌との鑑別が難しく，慎重な経過観察か胆嚢摘出術を考慮する．

胆管良性腫瘍 benign tumor of bile duct

腺腫，平滑筋腫，神経鞘腫などがあげられるが，頻度は低い．ただし良性腫瘍においても胆管閉塞症状で発症することが多いため，手術（胆管切除術）が選択されることが多い．

乳頭部良性腫瘍 benign tumor of papilla of Vater
（❻⓪）

ほとんどが腺腫である．腺腫は前癌病変と考えられており，腺腫内癌もみられる．散発的に発生するほか，家族性大腸腺腫症に高頻度に合併する．外科的経十二指腸的乳頭切除術もしくは内視鏡的乳頭部切除術が行われる．

（山本健治郎，糸井隆夫）

●文献

1) Miyazaki M, et al：Classification of biliary tract cancers established by the Japanese Society of Hepato-Biliary-

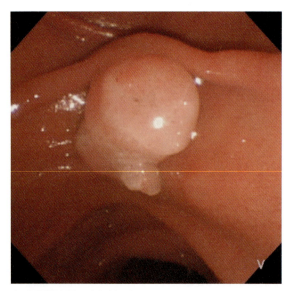

❻⓪ 乳頭部腺腫の内視鏡画像
乳頭部は白色調で腫大しており，生検で腺腫と診断された．

Pancreatic Surgery：3rd English edition. *J Hepatobiliary Pancreat Sci* 2015：22：181.
2) Ishihara S, et al：Biliary tract cancer registry in Japan from 2008 to 2013. *J Hepatobiliary Pancreat Sci* 2016：23：149.

胆道形成異常

胆道閉鎖症 biliary atresia

概念
- 新生児または乳児早期に発症する原因不明の硬化性炎症により肝外胆管が閉塞し，肝から十二指腸への胆汁排泄の途絶をきたす肝胆道疾患であり，女児に多く発症する．
- 胆道閉鎖症は肝外胆管の閉塞部位により，I型（総胆管閉塞型），II型（肝管閉塞型），III型（肝門部閉塞型）に分類される（❻①）．

病因
病因はいまだ不明であるが，胆道形成異常説，ウイルス感染説，免疫異常説などが提唱されている．

病態生理
多くの胆道閉鎖症例の肝外胆管は組織学的には器質化された瘢痕組織である（❻②）．
また，肝臓は著明な胆汁うっ滞，巨細胞変性と浮腫，炎症性細胞浸潤，アポトーシスを示す好酸体，線維芽細胞の活性化と線維組織の増加による門脈域の拡大を認める（❻③❻④）．門脈域には多数の増生胆管を認める．肝内胆汁うっ滞が持続すると胆汁性肝硬変へと進展していく．

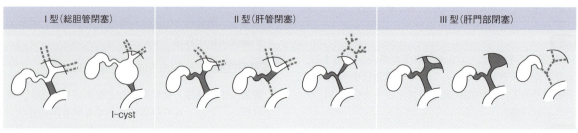

❻① 胆道閉鎖症の基本病型
グレーは閉塞，白は開存，点線は欠損．

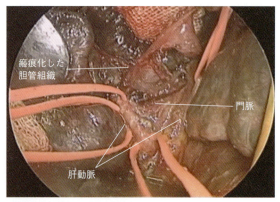

❻② 胆道閉鎖症の肝門部所見

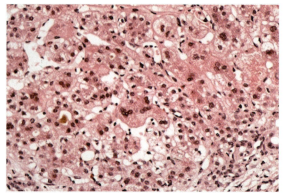

❻③ 胆道閉鎖症の肝生検組織
肝小葉内に胆汁栓を認める．

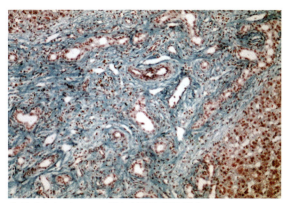

㉔ 拡大した Glisson 鞘と著明な胆管増生

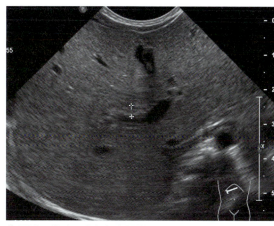

㉖ 胆道閉鎖症の腹部超音波像
triangular cord sign は肝門部において門脈腹側の高エコー像として描出される.

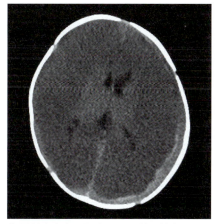

㉕ 頭蓋内出血で発症した胆道閉鎖症の頭部 CT

臨床症状

　新生児期および乳児期早期における黄疸，灰白色便または淡黄色便といった便色異常，濃褐色尿，肝腫大は胆道閉鎖症を疑うべき症状である．

　黄疸は胆汁うっ滞に伴う症状であり，胆道閉鎖症では必ず存在する．また，閉塞性黄疸に伴う脂溶性ビタミンの吸収障害が発生する．これによる症状としてビタミン K 欠乏による出血傾向が生じ，頭蓋内出血（㉕）や吐下血をきたすこともある．

　便色異常や褐色尿も胆汁うっ滞に伴う徴候であるが，病状が進行するまで便色異常が明らかとならないこともある．

検査

血液生化学検査

　直接ビリルビンの上昇を伴うビリルビン上昇を認める．新生児期から乳児期早期では生理的黄疸や母乳性黄疸を認める時期でもあるため，必ずしも直接ビリルビンが間接ビリルビンを上回る上昇を認めないこともあり，注意を要する．すなわち，直接ビリルビン値が 1.5 mg/dL を超える場合には速やかな精査が必要とな

る．また，トランスアミナーゼ，γ-GTP，血清胆汁酸の上昇を認める．

　閉塞性黄疸に伴うビタミン K の吸収障害が起こるため，プロトロンビン時間の延長が認められる場合もある．

画像検査

　①腹部超音波検査，②肝胆道シンチグラフィ，③直接胆道造影がある．

　腹部超音波検査の特徴的所見としては，肝門部の胆管組織が結合組織に置換されていることを示す triangular cord sign（㉖）や萎縮した胆嚢などがある．

　肝胆道シンチグラフィは肝外への胆汁排泄の有無を確認する検査であるが，十二指腸液採取検査も簡便に胆汁排泄の有無を確認することができる．

　最終的に胆道閉塞の有無を確認するためには直接胆道造影が必要となるが，血液生化学検査で閉塞性黄疸が認められ，その他の検査で胆道閉鎖症が完全に否定できなければ，速やかに試験開腹による直接胆道造影を実施する．

治療

　直接胆道造影で診断が確定すれば，引き続き手術を行う．手術の基本方針は瘢痕化した肝外胆管組織を切除して，胆汁排泄ルートを再建することである．

　90％以上の症例では肝門部に吻合が可能な形態の胆管が認められない．この場合には肝門部腸吻合術（葛西手術）が行われる．一方，少数例においては，吻合が可能な肝管が認められるので，この場合には肝管空腸吻合術による胆道再建が行われる．これらの手術により十分な胆汁排泄が得られて黄疸が消失し肝機能が保全されれば，自己肝での生存も可能となる．わが国における術後 1 年における自己肝生存率は約 60％である．

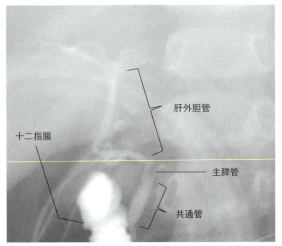

❻❼ 肝外胆管に拡張を伴わない膵・胆管合流異常症例の術中胆道造影

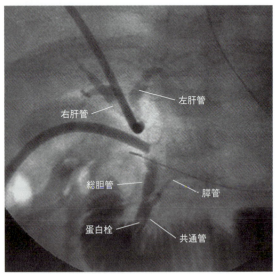

❻❽ 共通管内に蛋白栓を認める症例の術中胆道造影

上記手術で十分な胆汁排泄が得られなかった症例，いったん黄疸消失を得られた症例でも黄疸が再発した症例などは肝移植術の適応となる．また，診断時にすでに非代償性肝硬変に陥っているごく一部の症例では初回手術として肝移植が行われることがある．

膵・胆管合流異常 pancreaticobiliary maljunction

概念
- 膵・胆管合流異常とは解剖学的に膵管と胆管が十二指腸壁外で合流する先天的な形成異常であり，東洋に多く認められ，女性に多く発症する．
- この形成異常により膵液と胆汁との相互逆流が生じるため，発癌をはじめとして胆道や膵臓にさまざまな病態を引き起こしうる．

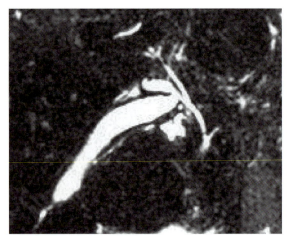

❻❾ ❻❼と同症例のMRCP像

病因
病因についてはいまだ未解明であるが，胎生4週頃までに起こる2葉の腹側膵原基から形成される腹側膵の形成異常とする説が有力とされている．

病態生理
正常では膵管と胆管の合流部は十二指腸壁内に存在し，乳頭部括約筋（Oddi筋）の作用により膵液と胆汁との相互逆流を防止している．しかし，膵・胆管合流異常では乳頭部括約筋の外で膵管と胆管が合流し，乳頭部括約筋は共通管をとり囲んでいるために，膵液と胆汁とが混合し，膵酵素の活性化が生じる．また，膵酵素活性化の影響で蛋白栓の形成が促される．これが胆管下部狭小部や乳頭部に嵌頓することで胆道内圧や膵管内圧が上昇して，さまざまな症状を呈する．

さらに膵液の胆管内逆流により胆道粘膜の炎症が惹起され，発癌を促すとされている．

臨床症状
主な症状は腹痛，嘔吐，黄疸，発熱である．

検査
血液検査
無症状時には異常値を呈さないことが多い．有症状時には血中アミラーゼ，ビリルビン，胆道系酵素の上昇を認める．

画像検査
膵・胆管合流異常という形態異常を正しく診断するためには，必須の検査である．

① ERCP（内視鏡的逆行性胆管膵管造影）および術中胆道造影（❻❼）：直接造影により長い共通管を確認することで，膵・胆管合流異常の診断を確定する．診断基準は日本膵・胆管合流異常研究会の診断基準に準ずる．共通管はしばしば限局性の拡張を認め，共通管内の蛋白栓を認めることもある（❻❽）．

② MRCP（磁気共鳴胆道膵管造影）：MRCPはERCP

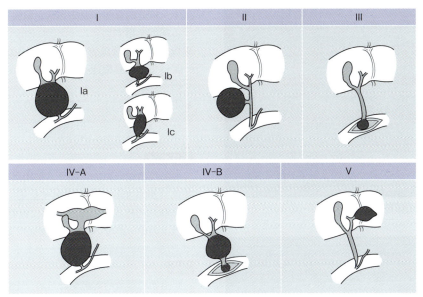

⓻⓪ 戸谷分類（1995年改変）
（戸谷拓二：先天性胆道拡張症の定義と分類．胆と膵 1995；16：715．）

に比して低侵襲であり，長い共通管をはじめとした膵管や胆道の形態を評価することが可能であるが，正診率は60～100％と報告されており，共通管が同定できないこともある（❻❾）．

治療

本症は診断がつけば，基本的には手術適応である．胆管非拡張症例においては成人では予防的胆嚢摘除術を行うことが勧められている．一方，小児では，長期間にわたる経過を考慮して肝外胆管切除および胆道再建術を推奨する意見が多い．

先天性胆道拡張症を伴う場合には次項にて述べる．

先天性胆道拡張症 congenital biliary dilatation

概念

- 先天性胆道拡張症とは，総胆管を含む肝外胆管が限局性に拡張する先天性の形成異常である．その多くは膵・胆管合流異常を合併する．
- 病型分類としては古くはAlonso-Lejの分類が用いられたが，わが国ではこれを改良した戸谷分類が使用されている（❼⓪）．

病因

先天性胆道拡張症の多くは膵・胆管合流異常を合併するため，共通の成因のなかで説明できるとする立場がある．一方で膵・胆管合流異常を伴わない先天性胆道拡張症については，下部胆管狭窄説や胆管壁の脆弱性によるとする説などが提唱されているが，いまだ確定したものはない．

病態生理

先天性胆道拡張症では，胆管拡張や総胆管の十二指腸側の狭小部によって胆汁の流出障害が生じ，黄疸，胆管炎，結石形成，胆道穿孔などを発症しうる．

また，合併する膵・胆管合流異常による膵液の胆道内への逆流は高率に胆道癌を発生させうる．さらに蛋白栓形成が促進されることでさまざまな症状を引き起こす．

臨床症状

主な症状は腹痛，嘔吐，黄疸，発熱，腹部腫瘤などである．このなかで腹痛，黄疸，腹部腫瘤が三主徴といわれており，腹痛は80％以上で認められる主要な症状である．上記の三主徴すべてを認める症例は20～30％程度とされている．

成人では無症状の症例も15％程度認められる．

検査

血液検査

無症状時には異常値を呈さないことが多い．有症状時には血中アミラーゼ，ビリルビン，胆道系酵素の上昇を認める．

画像検査

①腹部超音波検査，②CT，③MRCP，④ERCPおよび術中胆道造影がある．腹部超音波検査では総胆管を含む胆道系の拡張を確認することができる（❼❶）．MRCPやERCPでは拡張胆道の形態的評価を行うことで病型分類を行うとともに，膵・胆管合流異常を同定することが可能である（❼❷）．

治療

本症は診断がつけば，基本的には手術適応である．手術の基本方針は拡張した肝外胆管を切除することで発癌リスクを可能な限り低減化して，胆道再建を行

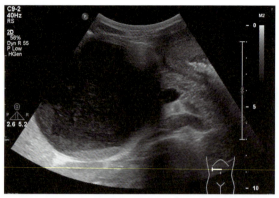

⑦ 戸谷分類 Ia 型の腹部超音波所見

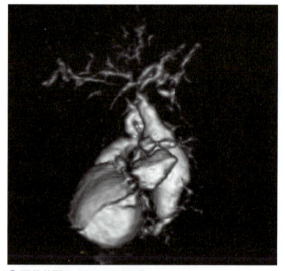

⑦ 戸谷分類 Ic 型の MRCP 像

うことである．この目的を達成するために，膵側胆管については可能な限り遺残胆管をなくすべく膵管との合流部直上での切離を目指す．肝内胆管に狭窄が存在する症例では，狭窄を解除することも重要である．胆道再建法は空腸を用いた Roux-en Y 法による肝管空腸吻合術と肝管十二指腸吻合術があるが，わが国では肝管空腸吻合術が一般的である．

治療成績は一般的には良好とされているが，遠隔期に胆管炎を繰り返したり，肝内結石を形成する例が 2.7〜10.7％と報告されており，長期的な経過観察が必要である．

（佐々木英之）

胆道ジスキネジー biliary dyskinesia

概念

- 胆道ジスキネジーとは，胆道に器質的な異常を認めず，機能的な胆汁流出異常が原因で腹部症状を呈する病態を指す．
- 機能性消化管障害に位置づけられ，病因の主座によって，胆嚢機能不全と Oddi 括約筋機能不全に分類される．
- 本症の発症には，自律神経系の異常やコレシストキニン（CCK）など消化管ホルモンの異常が関与していると考えられている．

臨床症状

機能性消化管障害に関する国際基準 Rome III 診断基準（2006 年）に集約されている．①心窩部または右季肋部の疼痛で，②不定期に症状が再燃し，③30 分以上の中〜高度の疼痛で，悪心・嘔吐や背部，右肩甲下部への放散痛を伴うことがある．

診断

胆道系の器質的疾患をはじめ，上腹部痛をきたす胆道周辺臓器の疾患を除外することが肝要である．胆道系の精査には，腹部超音波検査や CT，内視鏡的逆行性胆管膵管造影（ERCP）などを行う．機能検査として排泄性胆道造影や十二指腸ゾンデ検査，CCK 負荷胆道シンチグラフィ法があげられる．Oddi 括約筋機能不全に対しては，内視鏡的胆道内圧測定法が有用であるが，一般検査として確立していない．

治療

薬物による対症療法が中心となる．胆道痛の軽減のため，COMT 阻害薬（フロプロピオン）や抗コリン薬などの鎮痙薬を用いる．さらに Oddi 括約筋弛緩作用のある Ca 拮抗薬や硝酸薬が有効とする報告もある．本症の背景に心理社会的因子が存在することがあり，精神安定薬の併用が有効なこともある．

薬物療法抵抗性の Oddi 括約筋機能不全に対して，内視鏡的乳頭括約筋切開術（EST）が施行されることもある．

（菅野啓司，小林知貴，田妻　進）

●文献

1) Behar J, et al : Functional gallbladder and sphincter of oddi disorders. Gastroenterology 2006 ; 130 : 1498.

胆道寄生虫症 biliary parasitosis

概念

- 胆道が本来の寄生部位である寄生虫は肝吸虫と肝蛭で，そのほか，ジアルジア（ランブル鞭毛虫）が時に小腸から上行して胆道に寄生し，回虫の成虫が胆管に迷入することがある．免疫不全宿主では，クリプトスポリジウムが胆道に寄生することが知られて

いる.

● ジアルジア症とクリプトスポリジウム症以外はわが国では比較的まれな疾患だが，肝蛭症は，画像上は胆管細胞癌などの悪性疾患と紛らわしいので注意が必要である.

胆道回虫症 biliary ascariasis

病因
回虫（*Ascaris lumbricoides*）には，手指や野菜に付着した回虫の成熟虫卵を経口摂取して感染する.

診断
原則として便虫卵検査によるが，現在わが国でみられる回虫症では虫体は幼若なことが多く，便虫卵検査では陰性ということがしばしばある.

検査・治療
胆道に回虫が迷入した場合は急激な腹痛で発症し，腹部超音波検査や内視鏡によって虫体が確認される. 治療は，内視鏡による摘出およびピランテルパモ酸の内服である.

胆道肝吸虫症
biliary clonorchiasis, biliary clonorchiosis

病因
人体に寄生する肝吸虫類には，肝吸虫（*Clonorchis sinensis*），タイ肝吸虫（*Opisthorchis viverrini*），ネコ肝吸虫（*Opisthorchis felineus*）があり，いずれもコイ科の淡水魚を十分に加熱しない調理法で食べて感染する. 分布域は，肝吸虫が朝鮮半島から中国南部，タイ肝吸虫がタイを中心としたインドシナ半島，ネコ肝吸虫がロシアである. 日本もかつては濃厚な肝吸虫の流行地だったが，現在では激減し散発的に報告されるだけである.

臨床症状
肝吸虫類はいずれも成虫は胆道に寄生し産卵する. 虫体の存在による物理化学的刺激と免疫学的刺激が慢性に続くことにより，胆汁うっ滞，胆管拡張，胆管胆嚢壁の慢性炎症を引き起こす. 胆石もよくみられる. 少数寄生では無症状だが，寄生数が増えると食欲不振，全身倦怠感，下痢や腹部膨満感を訴える. 黄疸や肝腫大がみられ，胆管閉塞と線維化が進むと肝硬変まで進行する. タイ肝吸虫と肝吸虫の長期感染は，胆管細胞癌の明らかなリスクファクターであることが知られている.

診断・治療
診断は便あるいは胆汁中に虫卵を証明することであるが，抗体検査も有効である. 虫種の同定には虫卵の遺伝子診断が行われることもある. 治療はプラジカンテルの内服である.

胆道ジアルジア症

病因
ジアルジア症は，腸管寄生原虫であるジアルジア（*Giardia intestinalis*）（またはランブル鞭毛虫〈*Giardia lamblia*〉ともいう）の感染によって引き起こされる下痢を主体とする疾患である. ジアルジアの主な寄生部位は小腸だが，胆道感染もみられる. 本症はわが国を含む先進国では旅行者下痢症あるいは性感染症と位置づけられるが，低ガンマグロブリン血症の小児での感染や人間ドックで偶然発見されることもあり，感染経路が必ずしもはっきりしない場合がある.

臨床症状
感染者の糞便中に排出された嚢子の経口摂取により感染する. 感染者の多くは無症候性嚢子排出者になるが，発症すると泥状・水様の下痢，腹痛，悪心・嘔吐を示す. ジアルジアの栄養型は組織内へ浸潤しないので，通常は血便や高熱を認めない. 総胆管へ侵入すると，胆管・胆嚢炎を起こす.

診断・治療
便，十二指腸液，ないし胆汁の直接顕微鏡検査により活発に運動する栄養体を検出可能である. 栄養体の染色は Giemsa（ギムザ）染色がよく用いられる. 胆汁中に鞭毛のある原虫を認めたときには本症としてほぼ間違いない. 集シスト法が有効で，ヨード染色やコーン染色で検出できる.

治療はメトロニダゾール内服である. ただし薬剤耐性が報告されているため，治療に抵抗する場合には即座にアルベンダゾールまたはパロモマイシンなどに変更する.

胆道クリプトスポリジウム症

病因・臨床症状
クリプトスポリジウム（*Cryptosporidium* spp.）のオーシストを経口的に摂取して感染する. ヒトの感染症の原因になるのは，ほとんどがヒト由来の *C. hominis* かウシ由来の *C. parvum* とされる. ただし形態学的な鑑別は不可能なので，正確な種の同定には遺伝子検査を要する.

主な症状は水溶性の下痢で，健常者なら一過性の下痢症で自然に治癒するが，免疫機能の低下があると遷延して再発を繰り返し，胆道系にも感染が広がる. 胆道感染では肝トランスアミナーゼとアルカリホスファターゼが上昇する. HIV 感染者を対象にした研究では，胆道感染のあった患者の多くは末梢血 CD4 リンパ球数が 50/μL 以下であった.

診断・治療
胆汁うっ滞や急性胆嚢炎の症状があって胆汁中に

オーシストを証明すれば胆道クリプトスポリジウム症の診断が確定する。治療は原疾患に対して行われ、脱水・栄養補正をベースとした対症療法が基本となる。

その他

肝蛭症 fascioliasis （☞ p.392）

病因・臨床症状

その他の胆道に寄生する寄生虫には肝蛭（*Fasciola* sp.）がある。肝蛭はウシやヒツジの胆管に寄生する大型の吸虫で、メタセルカリア（metacercaria）は水辺の草などの表面に付着している。感染はこれらのメタセルカリアを偶然経口摂取して起きることがほとんどだが、感染したウシの肝を生食して感染したと考えられる症例も報告されている。

症状は発熱、上腹部痛、季肋部痛などで、胆囊炎に似た症状を呈する。

検査・治療

画像だけをみると胆管細胞癌や細菌性肝膿瘍などを疑わせるが、末梢血好酸球数が増加することにより本症を疑うことができる（73）。虫体が成熟すれば胆汁や十二指腸液中に虫卵を証明できるが、成虫になる割合は高くなく、血清抗体によって診断がつけられることが多い。治療は、プラジカンテルは無効で、トリクラベンダゾールが第一選択薬である。

（丸山治彦）

●文献

1) Qian MB, et al：Clonorchiasis. *Lancet* 2016；387：800.
2) Prueksapanich P, et al：Liver fluke-associated biliary tract cancer. *Gut Liver* 2018；12：236.
3) Lim JH, et al：Biliary parasitic diseases including clonorchiasis, opisthorchiasis and fascioliasis. *Abdom Imaging* 2008；33：157.
4) Wolfe MS：Giardiasis. *Clin Microbiol Rev* 1992；5：93.
5) Vakil NB, et al：Biliary cryptosporidiosis in HIV-infected people after the waterborne outbreak of cryptosporidiosis in Milwaukee. *N Engl J Med* 1996；334：19.

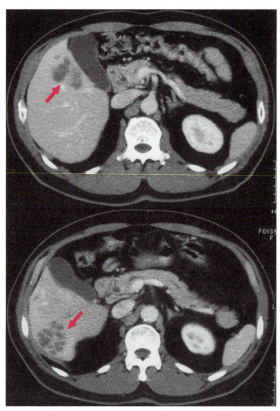

73 肝蛭症の造影CT像
上図の約10か月後に下図が撮影された。陰影（矢印）が移動していることがわかる。
（Maeda T, et al：Unusual radiological findings of *Fasciola hepatica* infection with huge cystic and multilocular lesions. *Intern Med* 2008；47：449.）

その他の胆道疾患

良性胆管狭窄 benign stenosis of bile duct

概念

● 胆管狭窄をきたす良性疾患としては、胆石症、慢性膵炎があり、最近は自己免疫性膵炎やIgG4関連硬化性胆管炎が増加している。さらに胆道系の悪性腫瘍、膵頭部癌がほとんどを占めており、その他の良性疾患に起因することは比較的まれである。

● 74に良性胆管狭窄をきたす疾患の分類を示すが、このうち原発性硬化性胆管炎（☞「原発性硬化性胆管炎」p.428）および先天性胆道拡張症（☞「胆道形成異常」p.438）に関しては別項に譲り、本項ではその他の疾患について述べる。

74 良性胆管狭窄の分類

1. 肝内胆石に伴う肝内胆管狭窄
2. Mirizzi症候群およびbiliobiliary fistula
3. 膵疾患に伴う総胆管狭窄（IgG4関連硬化性胆管炎を含む）
4. Lemmel症候群および乳頭部狭窄
5. 外傷や手術が原因の胆管狭窄
6. 原発性硬化性胆管炎（PSC）および先天性胆道拡張症による胆管狭窄
7. その他
   1) 肝動脈やリンパ節の圧迫による胆管狭窄
   2) 放射線照射後の胆管狭窄

肝内結石を伴う肝内胆管狭窄

病因
通常，胆管狭窄があり，拡張した片側の肝管，肝内胆管に結石を認める．大部分はビリルビンカルシウム石である．肝内胆石症に伴う胆管狭窄は肝外側区域に認められることが多いが，この狭窄が胆石に由来する炎症性変化によるものか先天性の因子によるものかは現在のところ解明されていない．

臨床症状
主な症状は，右季肋部の不快感，疼痛および発熱である．

治療
肝萎縮，胆管狭窄症状の有無により，治療は異なる．内視鏡治療（経皮経肝胆管鏡）を中心に体外衝撃波砕石術（ESWL）との併用療法・切石術あるいは肝切除術を行うことも多い．

Mirizzi 症候群，biliobiliary fistula

病因
アルゼンチンの外科医 Mirizzi によって提唱された疾患で，胆嚢頸部に嵌頓した胆石とそれに伴う炎症の波及により総胆管の狭窄を呈し，胆管炎や黄疸を呈するものとされている．I 型と II 型に分類され，I 型は総胆管の狭窄のみであり，II 型は胆嚢と胆管の間の隔壁に圧迫壊死を生じて瘻孔を形式したものである．biliobiliary fistula は II 型に分類される．

臨床症状・診断
腹痛，発熱，黄疸が主な症状であり，診断は MRCP（75 a），排泄性胆管造影（DIC），内視鏡的逆行性膵胆管造影（ERCP，75 b），経皮経肝胆道造影（PTC，75 c）などの胆道造影により総胆管の左方への偏位，胆管（合流部より上）の狭細像や圧迫像を証明すればよい．

治療
術前に内視鏡的胆道ドレナージを施行し，その後，手術によって胆石および胆嚢を摘除する方法が一般的である．

膵疾患に伴う総胆管狭窄（IgG4 関連硬化性胆管炎を含む）

病因
胆管狭窄をきたす膵の良性疾患としては慢性膵炎，膵嚢胞などがあげられる．大部分は慢性膵炎によるものであり，慢性膵炎では約 10% の症例に胆管狭窄を認める．病変組織中に多数の IgG4 陽性形質細胞の浸潤を認め，血中 IgG4 が高値を示し，副腎皮質ステロイド治療によく反応する IgG4 関連硬化性胆管炎が増加している．

検査・診断
診断には，血液生化学的検査，腹部 US や腹部 CT や ERCP による下部総胆管の狭窄所見と膵疾患の存在を証明する必要があるが，膵頭部癌や胆道癌と鑑別することが最も重要である．

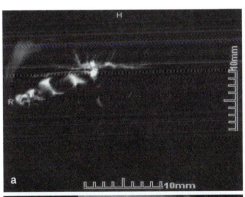
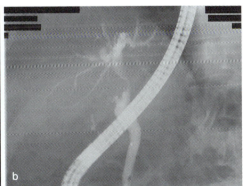
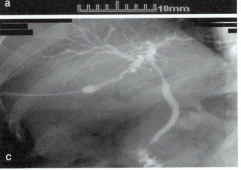

75 Mirizzi 症候群の胆道造影像
a. MRCP 像，b. ERCP 像，c. PTC 像．
（峯　徹哉：その他の胆道疾患．内科学書，改訂第 8 版．Vol.4. 東京：中山書店；2013. p.365. 図 127.）

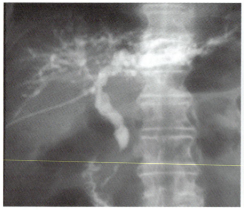
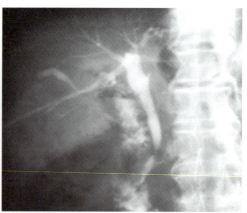

a. 総胆管の狭窄と肝内胆管の狭小化像　　b. 副腎皮質ステロイド治療による改善

⓰ IgG4 関連硬化性胆管炎の PTC 像

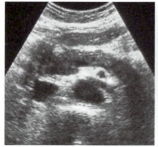
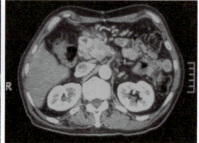
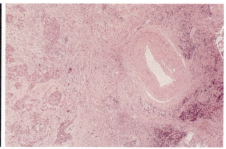

a. 腹部超音波（US）．膵腫瘤　　b. 腹部 CT　　c. 膵腫瘤の病理

⓱ IgG4 関連硬化性胆管炎

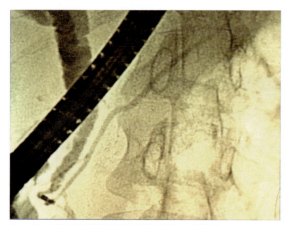

⓲ IgG4 関連硬化性胆管炎（膵管狭細型膵炎）

良性膵疾患による胆管狭窄の場合は，完全閉塞をきたすことはまれであり，①狭窄部の所見としては比較的広い範囲である，②胆管の拡張部から狭窄部への移行がなだらかで不整がない，③左右対称のしめつけ型である，④総胆管の左方偏位がない，などが特徴である．

最近，IgG4 関連硬化性胆管炎による総胆管狭窄が多く報告されている（⓰a，⓱b）．血中 IgG4 高値な

どの特徴とともに，自己免疫性膵炎（⓱c）を合併し，膵腫大（⓱a）や膵管にも汎狭細型膵管像（⓲）を示すことがあり，副腎皮質ステロイド投与前の病理学的診断が望ましいが，多くは副腎皮質ステロイド治療により狭窄が解除する（⓰b）．

胆管癌や原発性硬化性胆管炎（PSC）との鑑別が臨床的に問題となる．PSC は肝内外胆管の多発性狭窄，数珠状変化，短い狭窄を示し，IgG4 関連硬化性胆管炎は 3 mm 以上の狭窄と拡張，下部胆管狭窄を示すことが多い．

治療

慢性膵炎によるものであれば，内科的保存療法を行い，経過をみる．内科的治療により黄疸や胆管炎の症状が改善する例も多い．閉塞性黄疸がある場合は，内視鏡的胆道ドレナージを検討する．症状の改善が認められない場合，さらに増悪する場合には早期に胆道再建術や Frey 手術などを行う．IgG4 関連硬化性胆管炎を疑う場合には，閉塞性黄疸を生じていれば，副腎皮質ステロイド治療を行い，内視鏡的胆道ドレナージも検討する．黄疸がなければそのまま副腎皮質ステロイド治療を行う．

Lemmel 症候群，乳頭部狭窄 papillary stenosis

病因
総胆管下部の良性狭窄をきたす代表的な疾患として，Lemmel 症候群と乳頭部狭窄がある．Lemmel 症候群は，十二指腸下行部内側の大十二指腸乳頭部近く（傍乳頭部）にある憩室が総胆管や乳頭部を圧迫することにより生じる．腹痛，黄疸，膵炎などを反復して起こすことが多い．

診断
傍乳頭憩室の存在と，胆道造影による総胆管拡張および乳頭部付近の狭窄像が決め手となる．

乳頭炎 papillitis

病因
1926 年に Del Valle により最初に記載された．乳頭部狭窄は乳頭部領域の炎症性狭窄がその主たる原因であることが多いが，その背景因子として胆石や過去の胆道手術の既往を認めることもある．

治療
外科的手術，バルーンカテーテルによる狭窄部拡張，内視鏡的乳頭括約筋切開術（EST）など，病態に応じて選択すべきである．

医原性の胆管狭窄

術中胆道損傷に基づく狭窄
病因・臨床症状
胆嚢摘出時に胆管合流部と左右肝管分岐部の間の胆管を損傷することが多い．開腹手術あるいは腹腔鏡下胆嚢摘出術のクリップによる胆道狭窄も報告されている．症状は発熱，右季肋部痛である．

治療
外科的に胆管狭窄を解除する．また，内視鏡的バルーン拡張術が行われることもある．

胆道再建後，吻合部狭窄
病因・臨床症状
膵頭十二指腸切除術後，胆管切除術後，生体肝移植後などの胆管-空腸吻合部，胆管-胆管吻合部が狭窄をきたし，発熱，右季肋部痛を生じる．

治療
内視鏡的バルーン拡張術や外科的狭窄解除術を行う．

その他の良性胆管狭窄
その他の良性胆管狭窄の原因としては，外傷やほかの腹部手術，肝動脈やリンパ節による圧迫，放射線照射などがあげられるが，各種画像診断を行い，原因に合わせた治療を行う．

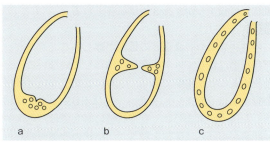

⑦⑨ 胆嚢腺筋腫症の分類
a. 限局型 (fundal type), b. 分節型 (segmental type), c. 全体型 (diffuse type).

胆道出血 biliary hemorrhage, hemobilia

概念
- 胆道から出血し，吐血や下血をきたす．胆道出血の大部分は，胆道の炎症性変化，腫瘍からの出血あるいは外傷に起因するものである．血管異常，胆石などが原因で，出血する場合もある．
- 出血時には，直接大十二指腸乳頭から凝血塊が排泄されるのをみて診断できることもある．

治療
外科的手術が原則であるが，ERCP 下に凝血塊を除去できることもある．

胆嚢腺筋腫症
adenomyomatosis of the gallbladder

概念
- 胆嚢粘膜や筋層などの過形成性疾患としては，胆嚢腺筋腫症と胆嚢コレステローシスが代表的である．
- 胆嚢腺筋腫症は，1960 年 Jutras によって命名された疾患である．しかし，その病態，成因，定義など，まだ確立されたものがないのが現状である．
- 胆嚢粘膜が壁内に憩室様に嵌入したものを Rokitansky-Aschoff 洞（RAS）という．この疾患の病理学的所見としては，粘膜の過形成，RAS の増生，周囲の筋線維組織の増生が特徴的所見である（☞「胆道疾患の身体所見，検査と診断法」p.410）．

臨床症状
無症状のものから胆石様発作を呈するものまでさまざまであるが，一般的には腹部の不定愁訴を訴える例が多い．好発年齢は 30～50 歳である．

診断
その病型から全体型，分節型，限局型に分類される（⑦⑨）が，診断としては，腹部 US，MRI や超音波内視鏡（EUS）による胆嚢壁の肥厚，壁内からのコメット様エコー，壁内の RAS 増生所見が典型的な所見である．dynamic MRI では第 1 層から第 2 層にかけて

斑状に増強するが，第3層は温存される．

治療

　慢性胆嚢炎や胆嚢癌との鑑別が難しいこともあり，無症状例に対しては，胆嚢癌が併存していないことを確認することが重要であり，さらに定期的な経過観察を行ったほうがよい．また，一度は EUS で十分に精査したほうが望ましい．有症状例に対しては，画像的に問題がなければ薬剤を投与し，症状の改善が認められない場合に胆嚢摘出術を行うのが一般的である．

胆嚢コレステローシス
cholesterosis of the gallbladder

　胆嚢コレステローシスは，胆嚢粘膜に黄白色の点状あるいは網目状の斑胆嚢点を認める疾患であり，胆石症によるものがほとんどである．また，成因もコレステロール胆石との関連が有力視されているが，はっきりとは証明されていない．

石灰乳胆汁 limy bile

概念

● 石灰乳胆汁は，胆嚢管が胆石などで閉塞し，胆嚢内容の Ca 成分の増加により胆汁は灰白色不透明の状態となる．胆石症の1〜2％に認められる．

病因

慢性胆嚢炎の合併も必要条件と考えられているが，

ほかの要因の関与も考慮されている．

診断・治療

　診断は，腹部単純 X 線撮影が最も一般的である．治療は合併した胆石の治療に準じて，ほとんどの場合，胆嚢摘出術が行われる．

陶器様胆嚢 porcelain gallbladder

概念

● 胆嚢壁に広範な石灰化を生じ，陶器様の変化をきたす，まれな疾患である．
● 慢性胆嚢炎と胆嚢管の閉塞が主たる要因と考えられているが，不明な点が多い．石灰乳胆汁を認めることもある．
● 胆石の合併率が高く，症状も胆石症と同じである．

診断

　腹部単純 X 線撮影が有用である．胆嚢部に一致して外殻が石灰化する．内部に斑紋状や網目状の石灰化陰影を呈することが多い．

治療

　本疾患は，胆嚢癌の合併率が高いため，胆嚢摘出術を施行する必要があるとされてきた．しかし，最近，欧米から，この定説を否定するコホート研究も報告された．ただし，症例数の少ない報告であり，経過観察には注意する必要がある．

（安部井誠人）

3 膵疾患

膵臓の構造と機能

膵臓の発生

膵臓（pancreas）は後腹膜に位置する実質臓器で，長さ13〜16 cm，幅3〜5 cm，厚さ約2 cm，重さ約100 gである．膵臓は前腸の内胚葉性上皮に由来する背側膵芽と腹側膵芽から形成される．胃，十二指腸の回転に伴って2つの原基が癒合し，背側膵芽は膵頭上部と体尾部を，腹側膵芽は膵頭下部と鉤状突起を形成する（❶）．背側膵芽の膵管（Santorini管）は十二指腸に開口し，腹側膵芽の膵管（Wirsung管）は総胆管に開口する．背側膵芽と腹側膵芽の癒合に伴って両膵管も癒合し，Wirsung管と遠位のSantorini管が主膵管となり，大十二指腸乳頭（Vater乳頭）を介して十二指腸に開口する．Santorini管の近位部は副膵管となり，小十二指腸乳頭（副乳頭）を介して十二指腸に開口する．発生過程で2つの原基の癒合がうまくいかず，膵管癒合不全（pancreas divisum）を生ずることもある．

膵臓の構造

膵臓は，大きく頭部・体部・尾部に分けられる（❷）．膵頭部は十二指腸に囲まれ，下部は鉤状に屈曲している．頭部と体部の境界は上腸間膜静脈・門脈の左側縁で，体部と尾部の境界は腹部大動脈の左側縁である．上腸間膜静脈・門脈の前面を膵頸部と呼ぶこともあるが，同部は膵頭部に含まれる．

主膵管は膵尾部から体部，頭部と多くの分枝を集めながら太さを増し，十二指腸壁内で総胆管と合流して共通管を形成し，Vater乳頭に開口する（❸）．共通管は長さ3 mm以下であるが，膵管と胆管が隔てられたまま十二指腸に別々に注ぐこともある．Vater乳頭の周囲にはOddi括約筋が存在し，膵液や胆汁の分泌を制御し，腸管内容物が流入することを防いでいる．Oddi括約筋は乳頭開口部より20〜25 mm上方までの膵管ならびに胆管を輪状にとり囲んでいる．膵管と総胆管が十二指腸壁外で合流すると膵液や胆汁が総胆管や膵管に流入し，さまざまな病態を惹起し，胆道癌の発生母地にもなる（膵・胆管合流異常）．膵管癒合不全など，副膵管が主たる導管となる場合もある．

膵臓は胃十二指腸動脈（gastroduodenal artery：GDA），上腸間膜動脈（superior mesenteric artery：

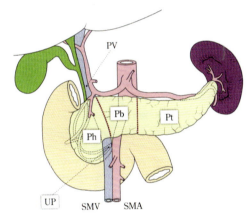

❷ 膵臓の部位
膵頭部と体部の境界は上腸間膜静脈・門脈の左側縁とする．
膵頸部（SMV・PVの前面）と鉤状突起は頭部に含める．
膵体部と尾部の境界は大動脈の左側縁とする．
Ph：膵頭部，Pb：膵体部，Pt：膵尾部，
PV：門脈，SMA：上腸間膜動脈，SMV：上腸間膜静脈，
UP：鉤状突起．
（日本膵臓学会〈編〉：膵癌取扱い規約，第7版．東京：金原出版；2016．p.12．）

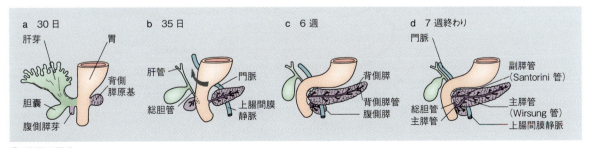

❶ 膵臓の発生
（橋本敬祐〈編〉，須田耕一ほか：膵の形態と機能．東京：宇宙堂八木書店；1981．p.8．）

SMA）および脾動脈（splenic artery：SA）の3つの動脈で栄養されている（❹）．膵頭部後面では，胃十二指腸動脈からの後上膵十二指腸動脈と上腸間膜動脈からの後下膵十二指腸動脈との吻合枝により，前面では前上膵十二指腸動脈と前下膵十二指腸動脈との吻合枝によって2つの動脈アーケードを形成している．脾動脈は膵臓の上縁を左右方向に進み，多数の膵枝を出して膵体部から尾部を栄養する．静脈はほぼ動脈に並走し，すべて門脈系に流入する．

膵臓のリンパ系は，膵十二指腸動脈や脾動脈に沿って認められ，総肝動脈や上腸間膜動脈の周囲や根部のリンパ節に入る．

腹腔動脈，上腸間膜動脈，腎動脈の起始部には腹腔神経叢が発達しており，大部分の腹部内臓の神経調節を司っている．膵臓は主に，大および小内臓神経に由来する交感神経の支配と迷走神経に由来する副交感神経の支配を受けている．

膵臓を構成する細胞・組織

膵臓の大部分は外分泌腺であり，腺房細胞は膵実質の85％を占める．そのなかに内分泌腺であるLangerhans島が島状に散在している．

外分泌腺（腺房）

膵腺房細胞は食物の消化に必要な消化酵素の大部分を分泌する．腺房細胞の管腔側細胞膜近くには，エオジンで濃染する好酸性の酵素原顆粒（zymogen granule：ZG）が多数存在する．酵素原顆粒の主成分は消化酵素であり，その分泌は主に十二指腸や空腸のI細胞から分泌されるコレシストキニン（CCK），迷走神経節後ニューロンからのアセチルコリンによって調節されている．腺房細胞がブドウの房状に集まって腺房を形成し，十数個の腺房が腺房間結合組織によって結ばれて小葉を形成する．腺房と導管の境界の腺腔側には腺房中心細胞が位置している（❺）．

内分泌腺（Langerhans島）

Langerhansにより発見された"islet of Langerhans（ランゲルハンス島，膵島）"は内分泌細胞の集団で，径は50〜500μmであり，膵全体にわたって島状に分散している．ヒトでは約100万個の膵島が存在し，膵重量の1〜2％を占めている．膵島細胞の60〜70％はインスリンを分泌するB（β）細胞で，15〜20％が

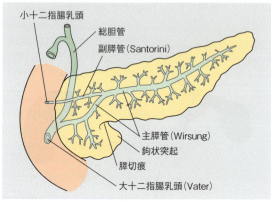

❸ 膵管の走行
（坂井建雄ほか〈編〉，泉井亮ほか：人体の正常構造と機能Ⅳ 肝・胆・膵．東京：日本医事新報社；2017．p.45．図69を参考に作成．）

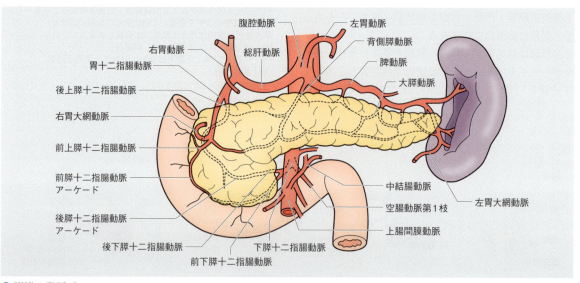

❹ 膵臓の動脈系
（大槻　眞：膵の構造．内科学書．改訂第8版．Vol.4．東京：中山書店；2013．p.370．図134．）

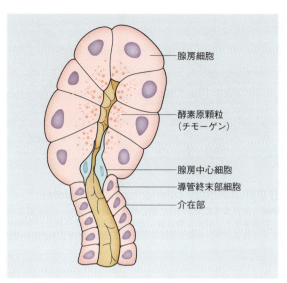

❺ 膵外分泌部

(大槻　眞：膵の構造．内科学書，改訂第8版．Vol.4．東京：中山書店；2013．p.371．図135．)

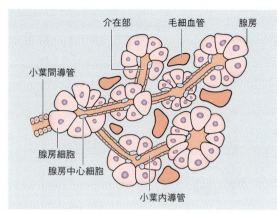

❻ 膵外分泌部の構造

グルカゴンを分泌するA（α）細胞，5〜10％がソマトスタチンを分泌するD（δ）細胞，約1％が膵ポリペプチド（pancreatic polypeptide：PP）を分泌するPP細胞である．A細胞，D細胞，PP細胞は膵島の周辺近くに偏在し，B細胞は膵島の内側に分布している．B細胞とD細胞は膵全体にほぼ均一に分布しているが，A細胞は膵体尾部の膵島に多くみられ，PP細胞は腹側膵芽由来の膵頭部や鉤部に多くみられる．

導管

導管は腺房中心細胞，介在部，小葉内導管，小葉間導管，膵管から構成される（❺❻）．腺房中心細胞と腺房よりの導管細胞が分泌の中心を担い，重炭酸イオン（HCO_3^-）と水を分泌する．その分泌は十二指腸S細胞から分泌されるセクレチンやアセチルコリン，VIP（vasoactive intestinal polypeptide）などによって調節されている．重炭酸イオンは十二指腸内で胃酸を中和し，消化酵素の至適pH（7前後）を保つ生理的役割を担っている．

膵星細胞

膵星細胞は腺房周囲や血管周囲の結合組織内に存在する．通常は静止期にあり，細胞質にビタミンAを含有する脂肪滴を有し，グリア線維性蛋白質やdesminを発現している．炎症が惹起されると活性化し，α-smooth muscle actin陽性の筋線維芽細胞に分化する．自身でもサイトカインを産生・放出し，コラーゲンなどの細胞外マトリックスを産生・分泌する．慢性膵炎における膵線維化の中心的な役割を担う細胞と

考えられている．また，最近では膵癌との相互作用も報告されている．

膵臓の機能

外分泌

膵液は無色透明，無臭のアルカリ性の液体であり，健常者は1日あたり約1,500 mL（500〜2,000 mL）の膵液を分泌する．膵液は重量の98％が水であり，その大部分が導管細胞から分泌される．残りの2％が無機電解質と消化酵素などの有機物である．アミラーゼは活性型で分泌されるが，トリプシンをはじめとする種々の蛋白分解酵素は非活性型の前駆体として分泌される．十二指腸内のエンテロキナーゼによってトリプシノゲンが活性化されてトリプシンとなり，このトリプシンによりさまざまな消化酵素が活性化される．つまり，自己消化を防ぐために強力な消化酵素を不活性型で膵臓に貯えておき，十二指腸に達してから速やかに活性型に変える仕組みとなっている．

外分泌の調節（❼）

膵外分泌は脳相，胃相，腸相によって調節されている．脳相では視覚，嗅覚，味覚，咀嚼運動などによって，胃相では胃壁の伸展やガストリン分泌によって，分泌が刺激される．脳相と胃相の伝達物質は主としてアセチルコリンである．ガストリンはC末端5個のアミノ酸がCCKと共通しており，弱いながらも膵酵素分泌促進作用を有している．腸相は胃内容が十二指腸に到達した後の分泌相で，セクレチンとCCKが主役を演じる．セクレチンの受容体は主に導管細胞に，CCKの受容体は主に腺房細胞に分布している．

セクレチンは十二指腸，上部小腸粘膜に局在するS細胞から分泌される．胃内容物が十二指腸へ流入し，胃酸の影響でpHが4.5以下になるとセクレチン分泌

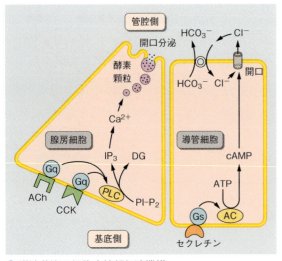

❼ 膵液分泌の細胞内情報伝達機構
コレシストキニン（CCK）やアセチルコリン（ACh）が腺房細胞の受容体に結合すると三量体GTP結合蛋白Gqが活性化される．そして，ホスホリパーゼC（PLC）が活性化され，ジアシルグリセロール（DG）とイノシトール三リン酸（IP_3）が生成される．IP_3が小胞体上の受容体に結合すると貯蔵されているCa^{2+}が放出されて細胞内Ca^{2+}濃度が上昇し，消化酵素の開口分泌が起こる．セクレチンが導管細胞の受容体に結合すると促進性GTP結合蛋白（Gs）が活性化される．そして，アデニル酸シクラーゼ（AC）が活性化され，cAMPが産生される．これによって重炭酸イオン（HCO_3^-）と水の分泌が促進される．

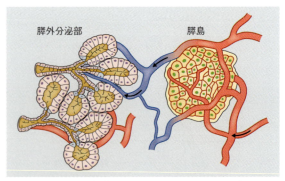

❽ 膵島-腺房門脈系（islet-acinar portal system）
膵臓へ流入する血液の1〜2割は膵島を灌流した後，膵腺房部から膵導管部をとりまく静脈叢に達する．これにより膵島から分泌される膵ホルモンが膵外分泌にも影響を及ぼすと考えられている．
（Williams JA, et al：The insulin-pancreatic acinar axis. *Diabetes* 1985；34：980．）

が刺激され，導管系細胞に働き，膵液と重炭酸イオンの分泌が亢進する．また，セクレチンは胃前庭部のG細胞に働き，ガストリンの分泌を抑制する（ネガティブフィードバック）．

未消化の蛋白や脂肪にCCK分泌刺激作用はないが，胃での部分消化で生じたある種のアミノ酸やペプチド，脂肪酸はCCK分泌刺激作用を有し，十二指腸や空腸粘膜のI細胞からCCKが分泌される．長鎖脂肪酸はCCK分泌の最も強い刺激因子であり，胆汁酸は分泌を抑制する．

以上をまとめると，脳相と胃相では主としてアセチルコリンの作用により腺房細胞から消化酵素と少量の膵液が分泌される．腸相では，セクレチンの作用により導管細胞から大量の電解質と水が分泌され，CCKの作用により腺房細胞から分泌された消化酵素とともに十二指腸に流出し，食物の消化に寄与する．

内分泌

膵内分泌ホルモンは，糖・脂質代謝や膵・消化管機能，食欲調節など重要な役割を担っている．膵内分泌ホルモンの分泌は血中グルコース濃度（血糖），アミノ酸，摂食後に消化管粘膜細胞から分泌されるGLP-1（glucagon-like peptide 1）やGIP（glucose-dependent insulinotropic polypeptide）などの消化管ホルモン，神経系によって調節されている．GLP-1は下部消化管のL細胞から，GIPは上部消化管のK細胞から分泌される．

インスリンは，血糖値の恒常性維持に重要なホルモンで，①肝臓における糖新生の抑制，グリコーゲンの合成促進と分解抑制，②骨格筋におけるグルコースのとり込み促進と蛋白合成の促進，③脂肪組織における糖のとり込みと利用促進，脂肪の合成促進と分解抑制などの作用をもつ．

グルカゴンは低血糖時やエネルギー不足時に作用し，血糖を上昇させるホルモンである．インスリン作用に拮抗して働き，①主に肝臓においてグリコーゲンの分解促進と合成の抑制，②糖新生によるブドウ糖の産生・放出の促進，③肝臓での蛋白の分解と脂肪細胞での脂肪の分解によるエネルギーの放出，などに作用する．ケトン体の生成促進，消化管蠕動運動抑制，食欲抑制などの作用も有する．

ソマトスタチン産生細胞は膵島だけでなく，消化管にも分布している．プレプロソマトスタチンから2種類の活性型のS-14とS-28が産生される．膵臓ではS-14が優位に産生され，消化管ではS-28が優位に産生される．ソマトスタチンは広く生体の外分泌，内分泌，運動などを調節する抑制性ホルモンである．

PPは摂食後に迷走神経を介して分泌される．神経ペプチドY（neuropeptide Y：NPY），ペプチドYY（peptide YY：PYY）と同様にNPYファミリーに属する．膵外分泌抑制作用，胆嚢収縮抑制作用，食欲抑制作用などを有している．

膵島-腺房門脈系 islet-acinar portal system（❽）

膵内分泌腺と外分泌腺の間には膵島-腺房門脈系が存在する．膵に流入する血液のうち8〜9割は腺房細

胞に直接流入するが，残りの1〜2割は膵島を灌流した後，外分泌腺へ流入する．つまり，膵島から分泌される膵ホルモンが膵外分泌にも影響を及ぼしており，食事刺激による膵外分泌を増強すると考えられている（膵内外分泌相関〈insulo-acinar interaction〉）．

（眞嶋浩聡）

● 文献

1) Williams JA：Regulation of acinar cell function in the pancreas. Curr Opin Gastroenterol 2010；26：478.
2) 坂井建雄ほか（編），泉井亮ほか：人体の正常構造と機能 IV 肝・胆・膵．東京：日本医事新報社；2017.
3) 下瀬川徹（編）：新膵臓病学．東京：南江堂；2017.

膵疾患の診断

身体所見

　膵疾患は頻度が少なく，診断に際して見過ごさないためには，患者が呈する多様な身体所見を手がかりに，その存在を思い浮かべることである．また，膵臓は隠れた臓器と呼ばれ，昔から特異的な身体所見に乏しいと考えられてきた．非特異的な身体所見を総合的に判断して特異的な血液検査，画像検査へと導き，正確に診断を行うことが肝要である．

自覚症状

精神症状

　古くから膵癌では抑うつ状態であることが多いと考えられている．疾患に対する悲観的な状況に起因すると思われるが，膵癌の存在自身が要因であるという報告もある．また，うつ病が初発症状として身体症状に先立って現れることも報告されている（警告うつ病）．

腹痛

　膵疾患の腹痛は強度，持続的で心窩部から背部・腰部に認める．前屈位で軽減するので座位では前屈みに，臥位では側臥位で背中を丸めているエビ型姿勢が特徴的である（❾）．急性膵炎が疑われる場合には脱水など全身症状に注意し，重症化の有無を判定する．アルコール性慢性膵炎では大量飲酒の数時間後から発症することが多く，翌日昼頃から認められることがある．飲酒のたびに発作を繰り返し，合成オピオイドを頻回に使用することで依存状態となっていることがある．腹痛は代償期の症状であり，外分泌機能が高度に低下した非代償期ではむしろ軽快する．膵癌では腹腔神経叢への浸潤など進行期の症状で，進行性で麻薬使用が必要となることが多い．

嘔吐

　膵癌では十二指腸への浸潤狭窄により通過障害をきたし，嘔吐を認めるようになる．内視鏡的処置，バイパス手術が必要となる．

下痢

　慢性膵炎非代償期では膵外分泌機能低下により下痢を認めるようになる．

他覚所見

体重減少，るいそう

　膵癌では体重減少が進行性で，るいそうを認めるようになる．食思不振や腹痛で摂食が制限されたり，耐糖能障害が要因と考えられるが，摂食が保たれていても体重減少が進行することがある．慢性膵炎では膵内外分泌機能が障害される非代償期では，体重減少を認めるようになる．

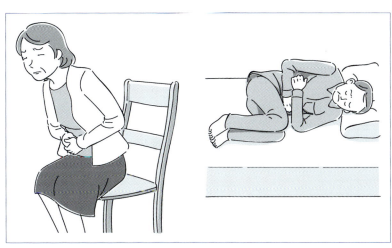

❾ 膵疾患の腹痛の姿勢
（イラストは筆者による．）

内臓肥満

肥満は急性膵炎のリスク因子であり，重症膵炎では内臓肥満を認めることが多く，重度の脂肪壊死を生じうる．

脱水

重症急性膵炎では後腹膜腔への大量の滲出液により，血管内脱水が生じる．口内・舌，皮膚，腋窩の乾燥状態に注意する．

黄疸

膵癌，自己免疫性膵炎では膵内胆管狭窄により閉塞性黄疸を皮膚・結膜に認める．膵癌では進行性で自己免疫性膵炎では副腎皮質ステロイド治療により速やかに改善する．急性膵炎やアルコール性慢性膵炎の急性増悪でも膵頭部腫大により認めることがある．膵癌ではCourvoisier徴候を認めることがある．

肝腫大

膵癌では肝転移により，アルコール性慢性膵炎ではアルコール性肝障害により肝腫大を認める．

Courvoisier徴候

膵癌で膵内胆管を閉塞することで胆汁うっ滞をきたし，胆嚢が拡張して緊満，腫大し，触診上では表面が平滑な胆嚢を触知する．

脾腫

膵癌，自己免疫性膵炎，慢性膵炎では脾静脈を閉塞することにより脾腫を認めることがある．左側門脈圧亢進症の病態で胃静脈瘤を認める．自己免疫性膵炎では副腎皮質ステロイド治療により改善する．

血管雑音

膵癌では動脈を狭窄して血管雑音を聴取することがある．膵体尾部癌では脾動脈を狭窄し，左季肋部に聴取する．やせた女性では心窩部を中心に腹腔動脈を聴診器で圧迫狭窄して聞こえる場合があるので注意が必要である．

皮膚着色斑

重症急性膵炎時の組織融解壊死に起因する血性滲出液が，臍周囲（Cullen徴候），側腹部（Grey-Turner徴候）にまれに着色斑として認められる．

臍部腫瘤，皮膚転移

腹腔内悪性腫瘍の臍転移はSiater Mary Joseph結節と呼称され，非常にまれであるが膵癌，特に体尾部癌でも認めることがある．腹膜転移や播種を示す病態であり，予後は不良である．膵癌では皮膚転移も皮下結節としてまれに認める．

皮下脂肪織炎

膵炎では皮下脂肪織炎をまれに認めることがあり，下肢に多く，結節性紅斑を呈し，以前は症候性Weber-Christian病と考えられていた．

圧痛点

身体のある特定の部分を押さえると特定の臓器の障害が推測できると考えられて，小野寺式圧診法，工藤のP点，澤田のP点，高山の圧痛点など膵疾患に関連した圧痛点がいくつか提唱された．エビデンスに乏しく現在では診断手技として採用されていないが，身体所見より膵疾患をなんとか診断しようとする先人の苦労，努力がうかがえる．

臨床生化学・免疫学検査

膵酵素

膵酵素は，急性膵炎や慢性膵炎の急性増悪時に血中に逸脱して高値となり，血中，尿中値の測定はこれらの診断に有用である．

アミラーゼ

アミラーゼは，でんぷんをデキストリン，マルトース，グルコースに分解する働きがある．簡便，迅速に酵素活性を測定可能で，膵炎診断に有用である．しかし，急性膵炎時には数日間で速やかに低下し，他膵酵素と比べて異常高値が持続する期間が短い．尿中アミラーゼは血中アミラーゼよりも異常値の持続期間が長い．アミラーゼは膵型（p型）と唾液腺型（s型）の2種類あり（アミラーゼアイソザイム），p型アミラーゼ測定が膵炎診断に特異性が高い．

血中アミラーゼの上昇機序として，血中への酵素逸脱以外に，腎機能障害による尿中排泄の障害，マクロアミラーゼ血症，アミラーゼ産生腫瘍などがある．したがって，膵疾患以外でも唾液腺疾患，消化管の穿孔，卵巣疾患，子宮外妊娠の破裂，腎不全，マクロアミラーゼ血症，卵巣腫瘍，肺腫瘍などでも認められる．マクロアミラーゼ血症では血中アミラーゼが免疫グロブリン（IgAが多い）と結合して巨大分子化し，尿中に排泄されず，血中値が上昇する．また逆に，800 mg/dL以上の高トリグリセリド血症が存在する場合には，アミラーゼの測定値が低くなるので注意が必要である．

リパーゼ

リパーゼは，中性脂肪を分解して脂肪酸とモノグリセリドにし，これらは胆汁酸とミセルを形成して腸粘膜から吸収されやすくする．血中値は迅速，簡便に酵素活性として測定可能で，膵特異性が高く，アミラーゼよりも異常高値の持続期間が長く，急性膵炎の診断に有用である．

その他の膵酵素

その他の膵酵素としてエラスターゼ1，トリプシン，ホスホリパーゼA_2があり，膵特異性は高いが，免疫学的方法により測定するため迅速には結果は出ない．ただ，エラスターゼ1については，ラテックス免疫比

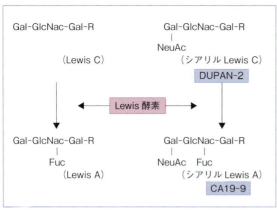

⑩ 膵腫瘍マーカー CA19-9 と DUPAN-2 の構造

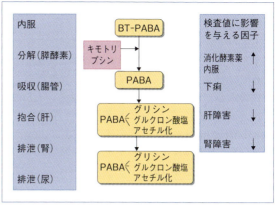

⑪ BT-PABA 排泄試験

濁法による迅速測定法が開発されてきた．ホスホリパーゼ A_2 は，急性膵炎の重症度と相関することが報告されている．エラスターゼ1は，異常高値の持続期間が最も長期である．トリプシンの前駆体であるトリプシノゲン2は，膵炎発症早期から急激，大量に血中に逸脱して尿中に排泄され，また尿細管から再吸収されにくく，尿中値が高くなり，試験紙状のスティックにより尿中値を簡便，迅速に測定可能である．

膵酵素と膵疾患

急性膵炎

急性膵炎（acute pancreatitis）時には，前述したとおり，各膵酵素異常高値の持続期間に差を認め，アミラーゼが最も短く，リパーゼ，トリプシン，エラスターゼ1と長くなる．血中アミラーゼ値と重症度は相関せず，正常化した後も重症化が進行することがある．

慢性膵炎

代償期の急性発作時には，急性膵炎と同様に血中，尿中値は上昇し，非代償期に膵機能が荒廃するにつれて低値となる．

膵癌

膵癌（pancreatic cancer）早期には，随伴性膵炎によりエラスターゼ1などの膵酵素の上昇を認め，早期診断の契機となりうる．この随伴性膵炎はしばしば無痛性で，血中や尿中の膵酵素の異常高値だけが認められることも少なくない．したがって，高齢者で膵酵素値上昇を認める場合，症状がなくても膵癌を疑って画像診断など施行する必要がある．膵癌が進行すると膵組織が荒廃し，血中膵酵素は異常低値となることがある．

アミラーゼ・クレアチニンクリアランス比
amylase creatinine clearance ratio（ACCR）

アミラーゼクリアランス（C_{am}）とクレアチニンクリアランス（C_{cr}）との比は，アミラーゼの腎からの排泄機序や，膵および非膵疾患での血中アミラーゼの上昇機序を検索するのに有用であり，急性膵炎で上昇し，マクロアミラーゼ血症では著しい低値となる．

$$\text{ACCR} = \frac{\text{尿中アミラーゼ値(IU/L)} \times \text{血中クレアチニン値(mg/dL)}}{\text{血中アミラーゼ値(IU/L)} \times \text{尿中クレアチニン値(mg/dL)}} \times 100$$

IgG4

IgG4 は，自己免疫性膵炎で約90％に上昇を認め，病変局所に IgG4 陽性形質細胞の著明な浸潤を認める．4つの IgG サブクラスのなかで最も量が少ない分画で，本来アレルギー疾患など特殊な状況でしか血清値は上昇しない．自己免疫性膵炎における IgG4 の動態は非常に特徴的であり，血清値測定は診断ならびに活動性の指標として有用である．特に臨床的に問題となる膵癌との鑑別に有用である．しかし，IgG4 上昇の臨床的意義は不明である．

腫瘍マーカー

腫瘍マーカーとは，血液や尿など採取容易な体液中に存在し，癌患者と健常者，良性疾患患者間で量的に差があり，悪性腫瘍の診療に有用な物質である．膵癌に特異的なマーカーは存在せず，健常組織や良性疾患の組織中にも多かれ少なかれ認められる．現在，主に臨床応用されている腫瘍マーカーは血液型物質に関連した糖鎖抗原で，早期診断には適さないが，手術，化学療法などの治療後の病態把握に有用である．

CA19-9

Lewis 式血液型物質に関連した構造シアリル Lewis A である．膵癌では約80％の陽性率である．腫瘍組織で産生され，壊死，血管浸潤などにより流血中に移行する．したがって，腫瘍の増大や壊死，転移，血管浸潤などにより血清値が上昇する．手術可能な膵癌例

では陽性率は50％程度であり，値も軽度上昇にとどまる．

手術や化学療法が有効な場合には，病態に応じて低下する．胆汁，膵液，唾液などの体液中にも豊富に含まれていて，これらがうっ滞する病態，慢性膵炎，閉塞性黄疸などでも血中に逸脱して上昇する．人口の7～10％に存在するLewis式血液型陰性症例では，Lewis酵素の活性が低く，前駆構造シアリルLewis CからシアリルLewis Aへの産生が抑制されており，進行癌でも低値となる（**⑩**）．

DUPAN-2

DUPAN-2の膵癌の陽性率は60％程度である．主要なエピトープ構造はCA19-9（シアリルLewis A）の前駆構造であるシアリルLewis Cと報告されており，Lewis酵素（フコース転換酵素）が作用してCA19-9に転換する（**⑩**）．したがって，Lewis式血液型陰性症例でも高値となりうるため，CA19-9と組み合わせて測定することが望ましい．ただ，良性肝疾患でも偽陽性例を認めるので，組み合わせにより偽陽性率が上昇する可能性がある．

Span-1

Span-1のエピトープ構造はシアリルLewis Aと類似しており，CA19-9と同様の臨床成績を示すが，シアリルLewis Cも一部含むのでLewis陰性症例でも上昇しうる．

CEA

癌胎児性抗原（carcinoembryonic antigen：CEA）は，胎児大腸と大腸癌組織の共通抗原として発見された．大腸癌（50～70％）のみならず，膵胆道癌（40～60％）など広範な消化器癌，甲状腺髄様癌で陽性となる．早期癌の診断には有用性は乏しく，喫煙者でも軽度上昇する．

膵外分泌機能検査

膵外分泌機能検査は膵液採取によるセクレチン試験（Sテスト）と，膵液採取によらない簡便な方法としてPABA（パラアミノ安息香酸〈para-aminobenzoic acid〉）排泄試験，糞便顕微鏡検査などがある．

セクレチン試験（Sテスト）

胃十二指腸ゾンデを挿入して，セクレチンを静注後，膵液を含む十二指腸液を直接採取する．液量，最高重炭酸塩濃度，アミラーゼ排出量を算出し，最高重炭酸塩濃度を含む2因子以上の低下を慢性膵炎確診例とした．しかし，最近ではセクレチンが入手困難となり，ほとんど施行されなくなってきた．

PABA排泄試験（PFD試験）

PABA排泄試験（pancreatic function diagnostant〈PFD〉試験）ではBT-PABA（N-benzoyl-L-tyrosyl-para-aminobenzoic acid）を内服し，その後6時間尿中に排泄されたPABA量を測定し，排泄率を算出する．BT-PABAは膵液中のキモトリプシンにより特異的に分解される．分解産物PABAは小腸より吸収され，肝で主にグリシン抱合を受けて，血中に移行し尿中に排出される．したがって，内服したBT-PABA量に対する，尿中に排泄されたPABA量の比率は，キモトリプシン活性を間接的に示すことになり，膵外分泌機能の簡便な検査法である．排泄率70％以上を正常とする．キモトリプシンを含む消化酵素薬内服により高値となり，下痢，肝障害，腎障害にて低値となるので，結果に影響を与えるこれらの因子の有無に注意する必要がある（**⑪**）．軽度あるいは中等度の膵外分泌機能低下では，異常を認めないこともある．

糞便中エラスターゼ1

膵液中に分泌されるエラスターゼ1は腸管内では安定で，糞便中エラスターゼ1を測定することにより膵外分泌機能を簡便に評価可能である．測定値は消化酵素薬内服の影響を受けない．しかし現在，保険適用はなく，将来的に測定可能になると考えられる．

糞便顕微鏡検査

膵外分泌機能が低下すると，食物中の中性脂肪が分解されず糞便中に排出され，ズダンIII染色で赤～橙色の脂肪滴として観察される．そのほかの未消化成分の残存度についても調べられる．鳥獣肉の筋線維は酢酸により横紋が鮮明となる．でんぷん粒は複方ヨード・グリセリン（ルゴール®）液で青く染めて観察する．

膵内分泌機能検査

膵障害が進行して膵組織が荒廃すると，膵島由来のホルモン産生が低下し，内分泌機能障害をきたす．慢性膵炎では膵外分泌機能が障害されても，膵内分泌機能は比較的よく保たれていて，非代償期が進行すると低下を認める．膵島のA細胞，B細胞，C細胞からはグルカゴン，インスリン，ソマトスタチンが分泌される．B細胞機能評価には通常の糖尿病と同様，血糖測定，75g経口ブドウ糖負荷試験（75g OGTT），糖化ヘモグロビン（HbA1c）測定がある．A細胞機能評価には，アルギニン負荷後，グルカゴン測定がある．膵臓性糖尿病では通常の糖尿病とは異なり，B細胞のみならずA細胞，C細胞機能も低下する．膵内分泌腫瘍では腫瘍の種類に応じて，これらのホルモンが過

剰に産生されることがあり，血中ホルモン値を測定する．

（川　茂幸）

● 文献
1) 川　茂幸：膵機能検査．金井正光（編）．臨床検査法提要，32版．東京：金原出版；2005．p.1323．
2) 川　茂幸：膵・胆道系およびその他の消化器系腫瘍マーカー．同上．p.632．
3) Hamano H, et al：High serum IgG4 concentrations in patients with sclerosing pancreatitis. *N Engl J Med* 2001；344：732．

膵画像検査

膵画像検査には，超音波（ultrasonography：US），超音波内視鏡（endoscopic ultrasonography：EUS），管腔内超音波（intraductal ultrasonography：IDUS），コンピュータ断層撮影（computed tomography：CT），磁気共鳴画像（magnetic resonance imaging：MRI），磁気共鳴胆管膵管造影（magnetic resonance cholangiopancreatography：MRCP），内視鏡的逆行性胆管膵管造影（endoscopic retrograde cholangiopancreatography：ERCP），血管造影，膵管鏡などがあり，それぞれを有効に組み合わせることにより，膵の小病変の診断や鑑別診断が可能となった．

超音波（US，⓬⓭）

USは，最も非侵襲的に膵の形態的異常をスクリーニングできる有用な検査法であり，第一選択の画像診断法となっている．リアルタイムに任意の断層面を観察できるので，膵周囲の脈管との位置関係により，膵の同定ができる．約90％の症例で横断走査により脾静脈の上に位置する膵が長軸方向に描出される．正常膵の実質は，肝に比してやや高エコーで，均一で微細なエコー像を呈する．US上，正常膵の60〜80％において，膵体部で2mm以内の正常主膵管が描出できる．最近では，ドプラ法やカラードプラ法，超音波造影剤の導入による血管・血流情報，超音波下の経皮的生検や治療に広く応用されている．

超音波内視鏡（EUS，⓮）

EUSは，先端に超音波プローブ（7.5〜12.5MHz）を装着した内視鏡を用いて，胃あるいは十二指腸内腔から膵を描出する検査法である．体外式USに比して，腸管ガスや脂肪組織などの影響を受けず，膵全域にわたり明瞭な画像が得られ，膵実質像の微細な変化がとらえられる．また，膵の腫瘍性病変に対して，EUS下に細径針を用いた吸引生検や細胞診（EUS-guided

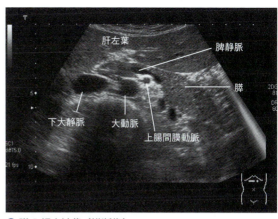

⓬ 膵の超音波像（横断像）

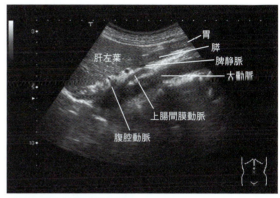

⓭ 膵の超音波像（縦走像）

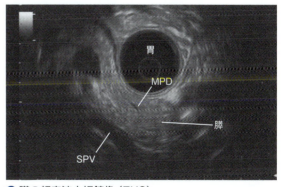

⓮ 膵の超音波内視鏡像（EUS）
MPD：main pancreatic duct（主膵管），SPV：splenic vein（脾静脈）．

fine needle aspiration biopsy：EUS-FNAB）による病理診断や，仮性嚢胞に対するEUS下に経胃あるいは経十二指腸的なドレナージ術などの治療にも応用されている．

管腔内超音波（IDUS）

IDUSは，先端に20〜30MHzのミニチュアプローブを装着した2mm径のカテーテルを十二指腸内視鏡

の鉗子孔を介して十二指腸乳頭開口部，総胆管，主膵管内に挿入して，超音波でスキャンする．高周波数なので，微細な構造の変化が観察できる．スキャン範囲は狭いので，小さな病変をとらえることに有用である．

コンピュータ断層撮影（CT，⓯）

単純CTで描出される正常膵は，周辺の軟部組織臓器と同程度の濃度であるため，周囲の脂肪組織が少ない場合には，膵と胃十二指腸や小腸など周辺の消化管との境界が不明瞭となる．経口的あるいは経静脈的に造影剤を投与することにより膵をより鮮明に描出することができる．特に水性造影剤を急速静脈内投与し，線源を回転させ続けるらせん撮影方式を用いたヘリカルあるいはdynamic CTにより，造影剤が動脈内に存在する動脈優位相，門脈あるいは静脈内に存在する門脈優位相，全身にほぼ均等に分布する平衡相などにより膵実質あるいは病変像を診断する．また，最近では，検出器を複数配列（16〜64列）したmultidetector-row CT（MDCT）あるいはマルチスライスヘリカルCTによる三次元画像の構成も可能になった．

磁気共鳴画像（MRI，⓰）

MRIは，①軟組織分解能が高い，②同時多層断層が可能，③任意の断層面での観察が可能なことにより，造影剤を使用することなく，血管，膵管，胆道などが描出できる．膵は横断画像により，CTと同じ形態に描出され，T1，T2強調画像では，肝とほぼ同じ信号強度を示す．膵周囲の脈管も造影剤を使用することなしに描出可能であるが，MRIの造影剤ガドリニウム製剤を静脈注射してdynamicあるいは造影MRIを加えると，さらに病変の診断が容易になる．

磁気共鳴胆管膵管造影（MRCP，⓱）

MRCPの原理は，T2強調画像では，肝や膵などの実質が低信号になるとともに，液体成分の胆汁や膵液が高信号で描出されることにより，これら胆汁・膵液部分を二次元，三次元で再構成するとERCPと同様のイメージをもつ膵管胆管画像が得られる．ERCPと比較してMRCPでは内視鏡や造影剤を使用しないため，きわめて非侵襲的であるとともに，閉塞部位より上流の膵・胆管が描出できる．そのため，ERCPの施行困難例や禁忌例でも施行できる．一方，短所としては，空間分解能が悪いことや，肥満や腹水がある症例では不十分な画像しか得られないことがある．MRCPでは，正常主膵管はほぼ描出されるが，自己免疫性膵炎の主膵管狭細像や正常の分枝が描出できないことが多く，識別が困難である．

内視鏡的逆行性胆管膵管造影（ERCP）

ERCP（⓲）は，膵の診断に際して内視鏡を十二指腸下行脚まで挿入し，Vater乳頭開口部からカテーテ

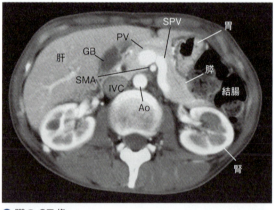

⓯ 膵のCT像
GB：gallbladder（胆囊），PV：portal vein（門脈），SPV：脾静脈，IVC：inferior vena cava（下大静脈），SMA：superior mesenteric artery（上腸間膜動脈），Ao：abdominal aorta（腹部大動脈）．

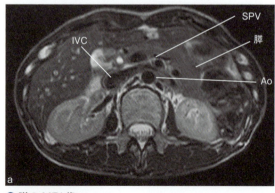 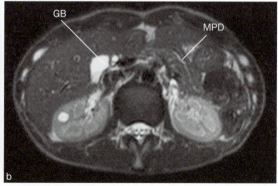

⓰ 膵のMRI像
a：T1強調画像，b：T2強調画像．
GB：胆囊，SPV：脾静脈，IVC：下大静脈，Ao：腹部大動脈，MPD：主膵管．

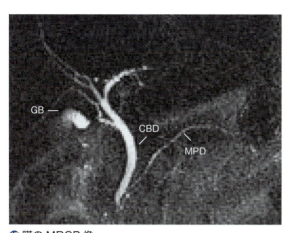

⓱ 膵のMRCP像
GB：胆嚢，MPD：主膵管，CBD：common bile duct（総胆管）.

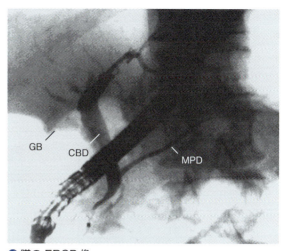

⓲ 膵のERCP像
GB：胆嚢，MPD：主膵管，CBD：総胆管．

ルを挿入し膵管に造影剤を注入する検査法である．膵管の形態が最も詳細に描出できることにより，膵癌，膵嚢胞，慢性膵炎などの診断に使用されている．正常膵管は膵頭部から尾部に向かって，徐々に細くなるが，腹側膵由来のWirsung管と背側膵由来の背側膵管が癒合して主膵管を形成し，多数の分枝が合流する．加齢により膵実質が萎縮するとともに主膵管径は太くなる．

ERCPから発展した膵検査法は多く，膵管内視鏡をはじめ管腔内超音波内視鏡や，治療を目的とした内視鏡的乳頭切開術やバルーン拡張術，内視鏡的膵管ステント留置術などがある．

胆道系も含め，治療を目的としたERCP関連内視鏡的治療は開腹手術に比べ低侵襲で，また，手術不能例の被検者の状態改善に大きな治療効果をもたらしている．しかし，ERCP後の偶発症として，急性膵炎の発症率は5%前後と報告されており，診断的ERCPは徐々にMRCPにとって替わりつつあり，ERCP関連内視鏡的治療が中心となりつつある．

血管造影

膵は，腹腔動脈と上腸間膜動脈の複数の分枝から血流を受け，その血行動態は複雑である．膵内動脈をよく造影するためには，カテーテルを膵内動脈に挿入して高圧で造影剤を注入することが必要である．多くは，膵頭部の動脈を造影するために，胃十二指腸動脈，膵前後アーケード，または下膵十二指腸動脈の造影を行う．膵体尾部の動脈を造影するためには脾動脈，背膵動脈，大膵動脈の造影を行う．上腸間膜静脈，脾静脈，門脈をよく造影して，膵疾患による圧排，狭窄，閉塞の有無をみることも大切である．

膵管鏡

最近，径1mm以下の細径膵管鏡が開発された．ERCPに続いて乳頭括約筋切開術を行うことなく，膵管内に挿入することもできる．利点としては，病変の肉眼所見が得られ，微小病変の鑑別診断ができるが，欠点としては耐久性に問題が残る．正常膵管は平滑で乳白色を呈し，分枝の開口部が観察されるが，腫瘍では異常血管や粘膜の発赤，びらんなどが観察される．

（岡崎和一）

●文献

1) 日本消化器病学会（監）：消化器病診療—良きインフォームド・コンセントに向けて．東京：医学書院；2004.
2) 竹内 正（編）：膵臓病学．東京：南江堂；1993.
3) Pour PM (ed)：Toxicology of the Pancreas. Florida：Taylor & Francis, Boca Raton；2005.

膵炎 pancreatitis

急性膵炎 acute pancreatitis

概念

- 急性膵炎は，膵内で病的に活性化された膵酵素により膵が急激に自己消化をきたす無菌的急性炎症である．
- 発症後の経過により多彩な重症度を呈し，軽症例では炎症が膵内にとどまって数日で軽快することが多いが，炎症が膵を越えて全身に波及する重症例では多臓器不全を引き起こし致死的経過をとることもある．ただし，たとえ重症であっても大部分の症例で

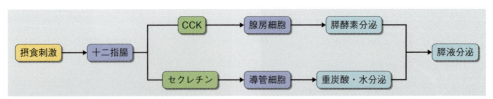

⓳ 膵外分泌機構

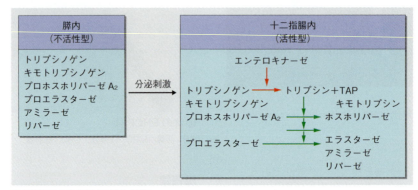

⓴ 膵酵素の生理的活性化機構

は膵の変化は可逆的であり，後遺障害を残さずに治癒する．

病因

膵酵素は膵腺房細胞で不活性型として生成され，酵素原顆粒（チモーゲン顆粒）内に蓄えられている．食物の十二指腸への流入により消化管ホルモンであるコレシストキニン（CCK）やセクレチン（secretin）が十二指腸の壁内細胞から血中に分泌され，このときに前者の刺激により膵酵素が膵管内に放出され，後者の刺激により膵管の導管細胞から分泌された水と重炭酸とともに十二指腸内へ一気に分泌される（⓳）．十二指腸では，膵酵素のなかのトリプシノゲンが十二指腸内のエンテロキナーゼの作用により限定分解され活性型であるトリプシンに転換する．そして，トリプシンが他の消化酵素を次々と活性化して食物消化に働く（⓴）．急性膵炎では，本来は十二指腸に分泌された後に起こるべき膵酵素活性化がさまざまな病的要因により膵内で惹起され，膵が急激に自己消化される．この膵内酵素活性化の原因としては，アルコール摂取と胆石が二大原因である．

疫学

わが国での急性膵炎の発生頻度は49/10万人/年で，現時点では増加傾向にある．わが国における成因は，アルコール性（33.5%）と胆石性（26.9%）が二大成因であり，成因が特定できない特発性（16.7%）がそれに次ぐ[1]．男女比は約2：1で，男性ではアルコール性が多く発症年齢は40歳代，50歳代が多く，女性では胆石性が多く発症年齢は60歳以上が多い．

その他の成因としては，内視鏡的逆行性胆管膵管造影後，高脂血症，遺伝性・家族性，膵管非融合，薬物性などがあり，まれな成因としてムンプスウイルスやエイズウイルスによるものなども報告されている．

発症の最大の危険因子としてあげられるアルコール摂取に関しては，1日48g以上のアルコール摂取継続は，急性膵炎発症リスクを2.5倍にすると報告されている[2]．胆石に関しては，胆石保有者の急性膵炎発症リスクは10〜20倍と報告されており[3]，特に最小径5mm以下の胆石の存在が危険因子であるといわれている[4]．

わが国における急性膵炎の致命率は2.1%，重症例に限ると10.1%と報告されており[1]，高齢者ほど致命率は高い．死因は，約半数が発症2週間以内の循環不全に伴う臓器不全であり，発症2週以降の後期死亡は感染性膵壊死からの敗血症が多い．

病理

膵と膵周囲組織の変化により，発症時の状態は間質性浮腫性膵炎と壊死性膵炎に分類されるが，実際はこれらの変化がさまざまに混在することが多い（㉑）．最新の臨床分類では膵に壊死がなく，膵周囲脂肪組織に壊死がある場合も，壊死性膵炎に含めている．また，膵局所の形態的変化の時間的経過が重視されており，間質性浮腫性膵炎に伴う変化は，4週以内には急性膵周囲液体貯留と称し，4週以上経過して周囲組織との境界が明瞭になった段階では仮性囊胞と分類する．また，壊死性膵炎では，4週以内を周囲組織との境界が不明瞭な急性壊死性貯留と分類するが，4週以降では

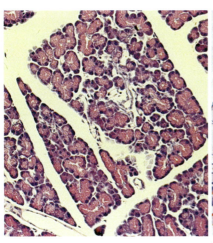
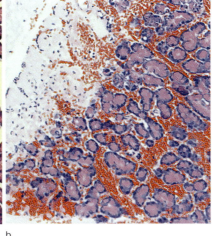

㉑ 急性膵炎の組織所見
a. 浮腫性膵炎．膵小葉間に浮腫がみられる．
b. 壊死性膵炎．膵腺房の壊死と出血がみられる．

壊死部と周囲組織の境界が明瞭となる被包化壊死と分類される[5]．そしてそれぞれの病態が，感染性と非感染性に分類され，膵および膵周囲の壊死巣に感染をきたすと感染性膵壊死となる．膵に壊死がなく膵周囲にのみ壊死がある，膵周囲の脂肪組織の壊死に感染したような場合でも感染性膵壊死としてとり扱うことに注意を要する（㉒）．

病態生理

炎症が膵に限局する軽症膵炎では，全身変化をきたすことは少ない．一方，活性化した膵酵素，炎症メディエーターやサイトカインが膵から逸脱し，炎症が腹腔内や全身に波及して全身性炎症反応症候群（systemic inflammatory response syndrome）を呈するものは重症急性膵炎としてとり扱う．このような重症例では，炎症メディエーターやサイトカインによる血管内皮障害から全身の血管透過性が亢進し，血管内から水分が血管外へ漏出し，全身浮腫，腹水・胸水貯留をきたす．その結果，血管内の水分量が減少する血管内脱水をきたす（㉓）．また，血管内皮障害から血液凝固機構が障害され，播種性血管内凝固症候群を呈する．血管内皮細胞障害と血管内脱水が高度となると，臓器の血流障害から肝腎肺などの重要臓器障害や非閉塞性腸管虚血をきたし，ショック・重要臓器障害などから発症早期に死亡することがある．その時期を乗り切った数週間後に，膵や膵周囲の壊死部分の感染が顕在化して感染性膵壊死を合併すると，敗血症を合併し致死的経過をとることがある．その感染源は，発症早期に腸管外に移行した腸内細菌であると考えられている（㉔）．

臨床症状

自覚症状

発症時から高度の上腹部痛を呈することが特徴であり，それが経過とともに増強する．多くの症例で背部痛，悪心，嘔吐を伴う．

㉒ 急性膵炎に伴う膵局所合併症の分類（2013年 アトランタ分類）

発症時の膵炎の形態	組織変化や液体貯留	
	1週以内	4週以降
間質性浮腫性膵炎	急性膵周囲液体貯留	仮性囊胞
壊死性膵炎（膵および・または膵周囲壊死）	急性壊死性貯留	被包化壊死

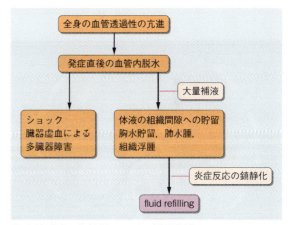

㉓ 急性膵炎の急性期における循環動態

他覚症状

発症早期から発熱をきたす．腹部所見としては，発症直後には炎症が網嚢内に限局するため腹膜刺激症状は軽度であるが，時間経過とともに炎症が遊離腹腔に波及すると筋性防御やBlumberg徴候などの腹膜刺激症状を呈する．さらに，半数以上に鼓腸，イレウスを合併する．最重症症例では，ショックや意識障害などの神経学的所見を呈することもあり，このような症例の予後はきわめて不良である．

膵周囲の出血が腹壁に波及して腹壁の皮下出血斑を

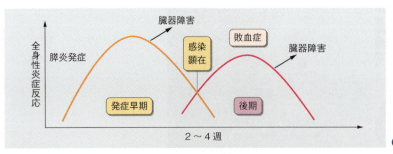

❷❹ 重症急性膵炎の経過

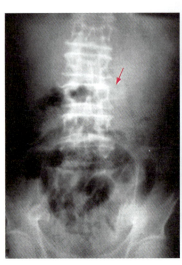
a.

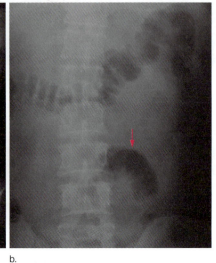
b.

❷❺ 急性膵炎に伴う異常腸管ガス像
a. colon cut-off sign. 矢印のところで横行結腸ガス像が途絶している.
b. sentinel loop sign. 矢印のところに孤立した空腸ガスを認める.

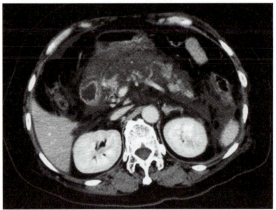

❷❻ 胆石性急性膵炎発症2日後の造影CT像（66歳，女性）
膵頭部から膵体尾部かけて広範囲に造影不良域があり，壊死性膵炎である. さらに炎症が左右の腎周囲まで広がっている.

きたすことがあり，Grey-Turner徴候（側腹壁），Cullen徴候（臍周囲），Fox徴候（鼠径靭帯下部）などが知られているが，出現頻度は低く，診断的価値は高くない.

【検査成績】

血液・尿所見

急性膵炎の診断では血液中のアミラーゼやリパーゼなど膵からの逸脱した膵酵素上昇が重要である. また尿中アミラーゼの上昇も参考となる. ただし, 尿中アミラーゼは腎機能に影響されることがあり注意を要する. さらに, 急性期には高度の血管内脱水からヘマトクリットは上昇していることが多く, 白血球増加, CRP増加もみられる. ただし, ヘマトクリットは輸液療法後には減少し, かえって貧血を呈することが多い.

画像所見

急性膵炎を疑った場合には, 胸腹部単純X線を撮影する. 腹部単純X線所見として, イレウス, 拡張した大腸の急激な途絶（colon cut-off sign), 左上腹部の限局的小腸ガス像（sentinel loop sign）を認めることがある（❷❺）. また, 胸部単純X線では, 胸水貯留, 急性呼吸促迫症候群（acute respiratory distress syndrome）像, 無気肺, 肺炎像などを認める. ただし, これらの変化は急性膵炎に特異的な変化でなく, 診断的価値は低いが, 臨床経過の把握や他疾患との鑑別に重要である.

腹部超音波検査は, 膵腫大や膵周囲の炎症の程度をとらえることが可能であり有用な検査であるが, 膵炎症例では変性した脂肪組織やうっ滞した消化管ガスの

存在により膵の描出が困難であることが多く，診断能には限界がある．

一方，腹部CTは消化管ガスなどの影響なく客観的に局所の状態を把握することができる．特に，造影CTでは，膵および周囲臓器の造影程度から，壊死性膵炎の有無が判定可能であり，それのみで重症度を判定可能である（㉖）．また，最近では初期診断におけるMRIの有用性も報告されているが[6)]，緊急検査としての施行には限界がある．

診断

わが国では，2008年に厚生労働省が制定した診断基準により診断する（㉗）．そして，急性膵炎と診断されれば，直ちに重症度を判定する．急性膵炎の重症度は，さまざまなものが提唱されているが，わが国では厚生労働省が2008年に制定した急性膵炎重症度判定基準にて判定する（㉘）．

㉗ 急性膵炎診断基準（2008年　厚生労働省）

①上腹部に急性腹痛発作と圧痛がある．
②血中または尿中に膵酵素の上昇がある．
③超音波，CTまたはMRIで膵に急性膵炎に伴う異常所見がある．

上記3項目中2項目以上を満たし，他の膵疾患および急性腹症を除外したものを急性膵炎とする．
ただし慢性膵炎の急性増悪は急性膵炎に含める．
注：膵酵素は特異性の高いもの（膵アミラーゼ，リパーゼなど）を測定することが望ましい．

㉘ 急性膵炎重症度判定基準（2008改訂）

A. 予後因子
　原則として発症後48時間以内に判定することとし，以下の各項目を各1点として，合計したものを予後因子の点数とする

1. BE≦−3mEqまたはショック
2. PaO_2≦60mmHg（room air）または呼吸不全
3. BUN≧40mg/dL（またはCr≧2.0mg/dL）または乏尿
4. LDH≧基準値上限の2倍
5. 血小板数≦10万/mm³
6. 総Ca値≦7.5mg/dL
7. CRP≧15mg/dL
8. SIRS診断基準における陽性項目数≧3
9. 年齢≧70歳

臨床徴候は以下の基準とする
・ショック：収縮期圧が80mmHg以下
・呼吸不全：人工呼吸を必要とするもの
・乏尿：輸液後も1日尿量が400mL以下であるもの
SIRS診断基準項目：
　(1) 体温>38℃あるいは<36℃
　(2) 脈拍>90回/分
　(3) 呼吸数>20回/分あるいは$PaCO_2$<32mmHg
　(4) 白血球数>12,000/mm³か<4,000/mm³または10％超の幼若球出現

B. 造影CT Grade
　原則として発症後48時間以内に判定することとし，炎症の膵外進展度と，膵の造影不良域のスコアが，合計1点以下をGrade 1，2点をGrade 2，3点以上をGrade 3とする
1. 炎症の膵外進展度
　(1) 前腎傍腔：0点
　(2) 結腸間膜根部：1点
　(3) 腎下極以遠：2点
2. 膵の造影不良域：膵を便宜的に膵頭部，膵体部，膵尾部の3つの区域に分け，
　(1) 各区域に限局している場合，あるいは膵の周辺のみの場合：0点
　(2) 2つの区域にかかる場合：1点
　(3) 2つの区域全体を占める，あるいはそれ以上の場合：2点

膵造影不良域[*1] / 炎症の膵外進展度	前腎傍腔	結腸間膜根部	腎下極以遠
<1/3 [*2]			
1/3〜1/2 [*3]			
1/2< [*4]			

CT Grade 1
CT Grade 2
CT Grade 3

C. 重症度判定
　予後因子が3点以上または造影CT Grade 2以上のものを重症，いずれでもないものを軽症とする

[*1] 膵を便宜的に膵頭部，膵体部，膵尾部の3区域に分ける．　[*2] 膵周囲のみあるいは各区域に限局．　[*3] 2つの区域にかかる．　[*4] 2つの区域全体あるいはそれ以上．

（片岡慶正：急性膵炎重症度判定基準2008改訂．日本消化器病学会学会雑誌 2008；105：1166．）

この重症度判定基準では，それぞれ1点と計算される予後因子の合計で判定するシステムと，腹部造影CT所見から判定するシステムの，互いに独立したシステムで判定される．どちらか一方のみで重症と判定することが可能であるが，両者ともに重症と判定されたもので，より死亡率が高くなる．この重症度判定基準の目的は，重症例をより早期にスクリーニングして輸液療法を中心とした初期治療を遅滞なく開始することで，重症例の予後を改善することである．

[鑑別診断]
腹痛をきたす急性疾患が鑑別診断の対象であり，消化管穿孔，急性胆囊炎，イレウス，急性腸間膜動脈閉塞や急性大動脈解離などがあげられる．

[合併症]
急性膵炎には，重要臓器不全，腸管虚血などの全身性合併症から膵壊死，膵仮性囊胞などの局所合併症までさまざまな合併症がある．それらを以下のように病態別に分類できる．

自己消化性合併症
活性化された膵酵素が膵や膵周囲脂肪組織などの融解壊死を引き起こし，動脈に及ぶと動脈瘤形成や出血，腸管に及ぶと腸管穿孔などを惹起する．

虚血性合併症
重症例では高度の血管内脱水による動脈攣縮から臓器灌流障害を生ずることがあり，膵以外には腸管に生ずる非閉塞性腸管虚血が典型的である．膵周囲の脂肪組織にも同様の変化が生じ，時間経過とともに壊死が形成されると考えられる．

臓器障害・不全
重症膵炎では高度の全身性炎症反応症候群により，全身の血管内皮細胞障害と好中球活性化が生ずる．この反応の遷延や，感染などによる再度の侵襲により，活性化した好中球が宿主臓器を障害する．肺における急性呼吸促迫症候群が典型例である．

感染性合併症
壊死性膵炎が膵および膵周囲の壊死巣に感染をきたす感染性膵壊死に進展すると，敗血症となって治療に難渋する．膵壊死部は感染抵抗力に乏しいうえに，腸管虚血などにより腸管壁が障害されることで腸内細菌が腸管外へ移行する bacterial translocation が容易に起こり，その感染源となると考えられている．

[経過・予後]
軽症膵炎は数日の絶食による保存的加療で，後遺症なく軽快する．これに対して重症膵炎は，死亡率約10％の重篤な疾患である．発症後3～4週間は，全身への高度の炎症波及により循環障害や重要臓器障害をきたすことが多く，死亡例の半数以上が発症後2週間以内に死亡する．その時期を，集中治療にて乗り切っ

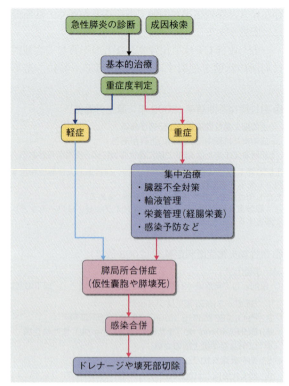

❷❾ 急性膵炎の治療方針

た後には，膵および膵周囲壊死巣の感染から敗血症をきたして重篤化する場合があり，適切に治療されなければ致死的となる．

しかし，軽快例では重症例であっても膵は形態学的・機能的に旧に復することが多く，慢性膵炎への移行率は3～15％といわれている．

[治療]
急性膵炎と診断したら全例入院として，通常の呼吸・循環モニタリングを行い，絶食，輸液，鎮痛の処置を行いつつ，直ちに重症度判定を行う．重症例では，酸素飽和度，中心静脈圧，酸塩基平衡などのより厳密なモニタリングのもとで，細胞外液を用いた初期輸液を開始して，血管内脱水を補正する．ショックや高度脱水を呈する場合には短時間の急速輸液（150～600 mL/時）が必要となる場合もある．尿量0.5 mL/kg/時の確保を目標に輸液を行うが，重症例では通常，4～5 L/日の輸液が必要となる．そして，感染性合併症を予防する目的で抗菌薬の投与と経腸栄養を開始する．急性期の臓器障害対策として，呼吸不全に対しては人工呼吸療法，腎不全に対しては持続血液濾過透析などを遅滞なく行い，早期の高度の全身性炎症反応の鎮静化を待つ．膵および膵周囲の壊死巣に感染をきたした感染性膵壊死を疑う場合には，造影CTなどによる評価を適宜行い，必要であればドレナージや壊死部切除などの侵襲的治療が必要となる（❷❾）．ただし，

これらの侵襲的治療は，壊死組織と周囲組織の境界が明瞭になり，壊死部からの出血制御が比較的容易となる発症から4週以降の被包化壊死の状態になったものに対して行うべきと考えられている．

(竹山宜典)

●文献

1) 下瀬川　徹：厚生労働科学研究費補助金難治性疾患克服研究事業難治性膵疾患に関する調査研究．平成23年度～25年度総合研究報告書．2014. p.61.
2) Irving HM, et al：Alcohol as a risk factor for pancreatitis. A systematic review and meta-analysis. *JOP* 2009；10：387.
3) Moreau JA, et al：Gallstone pancreatitis and the effect of cholecystectomy：apopulation-based cohort study. *Mayo Clin Proc* 1988；63：466.
4) Diehl AK, et al：Gallstone size and risks of pancreatitis. *Arch Intern Med* 1997；157：1674.
5) Banks PA, et al：Classification of acute pancreatitis ― 2012：revision of the Atlanta classification and definitions by international consensus. *Gut* 2013；62：102.
6) Türkvatan A, et al：Imaging of acute pancreatitis and its complications. Part 1：acute pancreatitis. *Diagn Interv Imaging* 2015；96：151.

慢性膵炎 chronic pancreatitis

概念

● 慢性膵炎とは膵臓の内部に不規則な線維化，細胞浸潤，実質の脱落，肉芽組織などの慢性変化が生じ，進行すると膵外分泌・内分泌機能の低下を伴う病態である．多くは非可逆性である．
● 成因によりアルコール性慢性膵炎と非アルコール性慢性膵炎に分類される．
● 典型例では腹痛や背部痛，時に急性増悪（急性膵炎）を繰り返しながら進行し，膵機能の低下による消化吸収障害（膵外分泌機能不全）や膵性糖尿病（膵内分泌機能不全）をきたすようになるが，無痛性あるいは無症候性の症例も存在する．

疫学

厚生労働省難治性膵疾患に関する調査研究班が行った，2011年全国調査によると，年間受療患者数は66,980人（人口10万人あたり52.4人），うち新規受療患者数は17,830人（人口10万人あたり14.0人）と推計されている．男女比は4.7：1と男性に多く，患者の平均年齢は62.5歳であった．

成因

2011年全国調査によると，確診，準確診1,575例のうち，アルコール性が1,096例（69.6％）と最多の成因であり，以下，特発性330例（21.0％），急性膵炎35例（2.2％），胆石性20例（1.3％），遺伝性・家族

性11例（0.7％）の順であった．男性ではアルコール性が78.0％，特発性14.0％の順であるのに対して，女性では特発性が53.6％と最多であり，アルコール性が30.2％と，成因に性差を認める．

慢性膵炎の発症リスクは，1日あたりの飲酒量が60～80g（エタノール換算）で9.2倍，80～100gで13.0倍，100g以上で19.6倍と増加する．女性は男性に比べて，より少ない累積飲酒量で，より若年でアルコール性慢性膵炎を発症するという性差もみられる．生活習慣としては，飲酒のみならず喫煙も慢性膵炎の発症リスクを増大させる．

まれな成因である遺伝性膵炎は厚生労働省の難病に指定され，医療費助成の対象となっている．

病態生理

大酒家のうち膵炎を発症するのは2～5％程度に過ぎず，慢性膵炎の発症には遺伝的素因とアルコール，喫煙などの環境因子間の相互作用が重要と考えられている．その発症機序は現在でも不明な点が多いが，膵腺房細胞や膵管糸に病因を求める諸説がある．また，膵線維化を担う膵星細胞の同定以降，膵線維化の分子機序が明らかとされてきた．

膵腺房細胞からみた発症機序

膵炎発症の第1段階は，膵腺房細胞内でのトリプシノゲンの異所性活性化であると考えられている．生体内には異所性のトリプシノゲン活性化，さらに活性化したトリプシンおよび他の消化酵素による自己消化から膵臓を守るための防御機構が存在している．第1の防御機構は膵分泌性トリプシンインヒビター（PSTI，SPINK1）がトリプシンと結合してその活性を抑制することである．第2の防御機構は，トリプシン自身やキモトリプシンC（CTRC）といったプロテアーゼが，トリプシンやトリプシノゲンを分解（自己分解）して不活化することである．これらの防御機構が遺伝子異常などによりうまく機能しないと，トリプシンの異所性，過剰な活性化が持続し膵炎発症に至ると考えられている．*SPINK1*遺伝子異常は，わが国の特発性膵炎や遺伝性膵炎においても高頻度に認められる．また，カチオニックトリプシノゲン（*PRSS1*）遺伝子異常の場合にも，膵腺房細胞内でトリプシンが過剰に活性化され膵炎に至る．

膵管系からみた発症機序

慢性膵炎の発症機序としてsmall duct theoryと呼ばれる仮説がある．腺房細胞からの蛋白分泌の増加と，導管細胞からの重炭酸イオンと水分泌の減少により，小葉内-小葉間膵管内に蛋白栓（protein plug）が形成され，膵石形成を促進する．これらによる膵液のうっ滞が膵管内圧の上昇による疼痛や，上流の膵組織の破壊と線維化を引き起こすというものである．白人の特

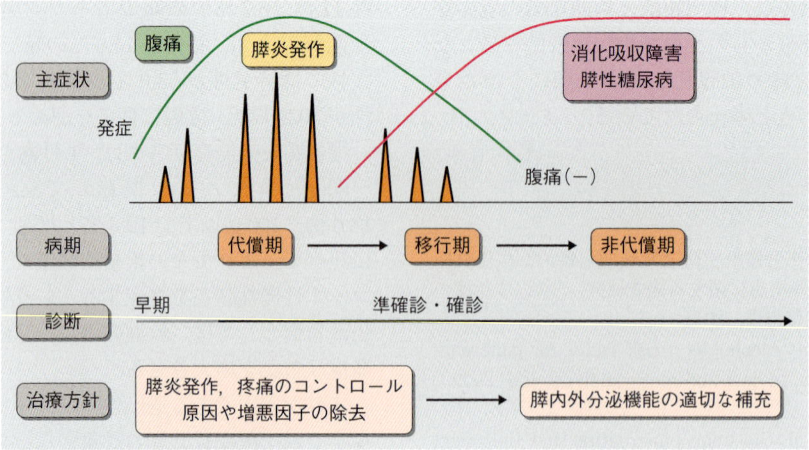

㉚ 慢性膵炎の病期と治療方針

発性慢性膵炎患者に，膵管導管細胞の重炭酸イオン分泌を担う cystic fibrosis transmembrane conductance regulator（*CFTR*）遺伝子変異が高頻度で合併することが報告されて以来，一部の慢性膵炎は非定型嚢胞線維症の膵病変ではないかと考えられている．CFTR の機能障害は膵液のアルカリ化障害を起こし，膵液の pH 低下により導管内で蛋白が不溶化し，Ca の沈着を引き起こす．

膵星細胞からみた膵線維化形成機序

膵星細胞は細胞質にビタミン A を含む多数の脂肪滴が存在する細胞として，普段は静止状態にある．膵が障害されたり炎症が起こると，膵星細胞は脂肪滴を失い筋線維芽細胞様の形態を呈するようになる．この過程を膵星細胞の活性化と称する（活性化の initiation）．活性化が initiate された膵星細胞は，活性化刺激や炎症が持続的あるいは反復して作用することにより活性化が持続する（perpetuation）．活性化が持続した膵星細胞は，さらに活発に増殖や細胞外基質産生を行い，膵線維化を形成する．すなわち膵線維化とは，活性化刺激が持続あるいは反復して作用することにより膵星細胞の持続的な活性化が起こり，膵組織内の細胞外基質の組成，量の病的変化を起こしたものととらえられ，その形成には，炎症や障害の持続・反復が重要といえる．これは急性膵炎の反復が膵線維化を引き起こし慢性膵炎の原因になるという考え方（necrosis-fibrosis 説）に合致するものである．

アルコール性膵炎の発症機序

代表的な仮説としては，①エタノールおよびその代謝産物であるアセトアルデヒドなどが，直接膵腺房細胞に作用して，細胞内シグナル伝達や細胞内代謝，細胞膜，小器官の恒常性などを障害するというアルコール毒性説（alcohol toxic theory），②慢性飲酒が膵液中のラクトフェリンなどの蛋白を増加させ，蛋白栓や膵石によって膵液の流出障害・うっ滞と上流膵管内圧の上昇をもたらし，炎症と膵実質の破壊が生じて膵炎に至るという蛋白塞栓説（protein plug theory），③飲酒により発生したフリーラジカルが膵腺房細胞膜の脂質過酸化を起こし，膵組織を破壊，膵炎に至るという活性酸素・過酸化脂質産生説，④常習的飲酒により，膵腺房細胞内で膵酵素が活性化されて膵炎が起こるという細胞内膵酵素活性化説，さらに⑤飲酒によって生じる高脂血症が膵リパーゼを活性化し，産生された遊離脂肪酸が膵内の毛細血管や腺房細胞を障害して膵炎を起こすという脂質代謝障害説などがある．また，エタノールやアセトアルデヒドは膵星細胞の活性化やコラーゲン産生を刺激し膵線維化形成を促進するという説や，エタノールによる免疫系の異常が，急性膵炎発作からの健全な創傷治癒を阻害し慢性膵炎に至るという説もある．

病理

特徴的な膵組織所見として，膵実質の脱落と線維化が観察される．膵線維化は主に小葉間または小葉間・小葉内に観察され，小葉が結節状，いわゆる硬変様をなす．これらの変化は，持続的な炎症やその遺残により生じる．基本的には膵臓全体に存在するが，病変の程度は不均一で，分布や進行性もさまざまである．

臨床症状・経過

膵機能が十分保たれ，腹痛や背部痛，時に急性増悪（急性膵炎）を繰り返す代償期，膵実質の脱落と線維化の進行により膵機能が低下し腹痛は軽減するものの脂肪便，下痢などの消化吸収障害（膵外分泌機能不全）や膵性糖尿病（膵内分泌機能不全）が主たる臨床像となる非代償期，その間の移行期に分けられる（㉚）．

アルコール性慢性膵炎の場合，10～20 年程度の大量飲酒を続けてから腹痛で発症することが多い．アルコール性では非アルコール性に比べて，発症年齢がよ

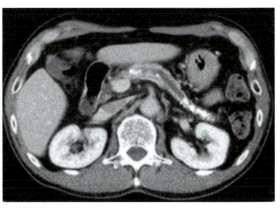

㉛ 慢性膵炎の造影CT像
主膵管拡張と膵萎縮，膵頭部と膵尾部に多数の膵石を認める．

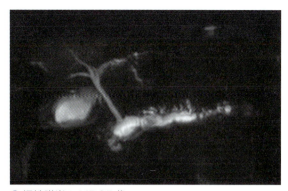

㉜ 慢性膵炎のMRCP像
主膵管と分枝膵管の拡張，主膵管内の膵石を認める．

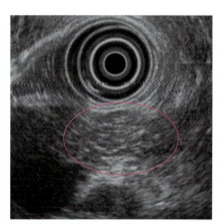

㉝ 早期慢性膵炎のEUS像
束状高エコー を認める（丸囲み）．

り若年であり，膵石灰化や糖尿病合併の頻度が高い．

　腹痛は心窩部から左季肋部を中心に，脂肪食摂取後や飲酒後に起こりやすい．非代償期になると腹痛は消失あるいは軽減することが多い．

　膵外分泌の予備能は大きく，10％以下まで低下しないと消化吸収不良は生じない．栄養素のなかでは脂肪の消化吸収障害が最も起こりやすい．脂肪便が出現するようになると，低栄養状態をきたすとともに，脂溶性ビタミンや微量元素の吸収障害が臨床上問題となることがある．

検査

血液検査

　急性増悪時には，膵型アミラーゼやリパーゼなど血中膵酵素が一過性に上昇する．

　強い腹痛発作を認めない間欠期においても血中膵酵素の高値が持続する場合には，膵石の主膵管内嵌頓に伴う尾側膵管の拡張や仮性囊胞など，膵液のうっ滞を示唆する．

　発症後期になると膵機能は20～30％以下に低下し，血中膵酵素は低値を示すことが多くなる．急性増悪時でもその上昇は軽度ないし基準値内にとどまることがある．

　消化吸収障害による低栄養状態を反映して，血中総コレステロール値やAlbの低値，貧血を認めることがある．

画像検査

　膵線維化，膵実質の脱落に伴い生じる主膵管，分枝膵管の不整な拡張や膵萎縮，ならびに膵石灰化や膵石が画像所見の基本となる．

①腹部単純X線：膵の走行に一致して膵石を認めることがある．
②腹部超音波検査（US）：主膵管拡張，膵管内や膵実質の音響陰影を伴う膵石，膵石灰化などが描出される．
③腹部CT検査：膵石，膵石灰化，不規則なびまん性の主膵管拡張や膵辺縁の不規則な凹凸，膵萎縮などがみられる（㉛）．
④MRI（MRCP）検査：MRCPでは，主膵管の不整な拡張とともに膵全体に不均一に分布する分枝膵管の不規則な拡張がみられる（㉜）．
⑤ERCP：主膵管の不整な拡張や膵石，蛋白栓，分枝膵管の拡張がみられる．
⑥超音波内視鏡検査（EUS）：体外式USに比べて，より詳細な評価が可能である．膵線維化を反映するとされる線状，索状高エコー（㉝）などは，早期慢性膵炎の診断項目にとり入れられている（㉞）．

膵機能検査

①BT-PABA試験（PFD試験）：キモトリプシンの基質である合成ペプチドN-ベンゾイル-${}_L$-チロシル-p-アミノ安息香酸（BT-PABA）を経口投与し，キモトリプシンによる分解産物であるパラアミノ安息香酸（PABA）の尿中排泄量を測定することで，膵

㉞ 慢性膵炎臨床診断基準 2009

慢性膵炎の診断項目
　①特徴的な画像所見
　②特徴的な組織所見
　③反復する上腹部痛発作
　④血中または尿中膵酵素値の異常
　⑤膵外分泌障害
　⑥1日80g以上（純エタノール換算）の持続する飲酒歴

慢性膵炎確診：a, bのいずれかが認められる.
　a. ①または②の確診所見.
　b. ①または②の準確診所見と, ③④⑤のうち2項目以上.
慢性膵炎準確診：①または②の準確診所見が認められる.
早期慢性膵炎：③〜⑥のいずれか2項目以上と早期慢性膵炎の画像所見が認められる.

注1. ①, ②のいずれも認めず, ③〜⑥のいずれかのみ2項目以上有する症例のうち, 他の疾患が否定されるものを慢性膵炎疑診例とする. 疑診例には3か月以内にEUSを含む画像診断を行うことが望ましい.
注2. ③または④の1項目のみ有し早期慢性膵炎の画像所見を示す症例のうち, 他の疾患が否定されるものは早期慢性膵炎の疑いがあり, 注意深い経過観察が必要である.
付記. 早期慢性膵炎の実態については, 長期予後を追跡する必要がある.

慢性膵炎の診断項目
①特徴的な画像所見
　確診所見：以下のいずれかが認められる.
　　a. 膵管内の結石.
　　b. 膵全体に分布する複数ないしびまん性の石灰化.
　　c. ERCP像で, 膵全体にみられる主膵管の不整な拡張と不均等に分布する不均一かつ不規則な分枝膵管の拡張.
　　d. ERCP像で, 主膵管が膵石, 蛋白栓などで閉塞または狭窄しているときは, 乳頭側の主膵管と分枝膵管の不規則な拡張.
　準確診所見：以下のいずれかが認められる.
　　a. MRCPにおいて, 主膵管の不整な拡張とともに膵全体に不均一に分布する分枝膵管の不規則な拡張.
　　b. ERCP像において, 膵全体に分布するびまん性の分枝膵管の不規則な拡張, 主膵管のみの不整な拡張, 蛋白栓のいずれか.
　　c. CTにおいて, 主膵管の不規則なびまん性の拡張とともに膵辺縁が不規則な凹凸を示す膵の明らかな変形.
　　d. US（EUS）において, 膵内の結石または蛋白栓と思われる高エコーまたは膵管の不整な拡張を伴う辺縁が不規則な凹凸を示す膵の明らかな変形.
②特徴的な組織所見
　確診所見：膵実質の脱落と線維化が観察される. 膵線維化は主に小葉間に観察され, 小葉が結節状, いわゆる硬変様をなす.
　準確診所見：膵実質が脱落し, 線維化が小葉間または小葉間・小葉内に観察される.
④血中または尿中膵酵素値の異常
　以下のいずれかが認められる.
　　a. 血中膵酵素が連続して複数回にわたり正常範囲を超えて上昇あるいは正常下限未満に低下.
　　b. 尿中膵酵素が連続して複数回にわたり正常範囲を超えて上昇.
⑤膵外分泌障害
　BT-PABA試験で明らかな低下を複数回認める.

早期慢性膵炎の画像所見
a, bのいずれかが認められる.
　a. 以下に示すEUS所見7項目のうち, （1）〜（4）のいずれかを含む2項目以上が認められる.
　　（1）蜂巣状分葉エコー（Lobularity, honeycombing type）
　　（2）不連続な分葉エコー（Nonhoneycombing lobularity）
　　（3）点状高エコー（Hyperechoic foci；non-shadowing）
　　（4）索状高エコー（Stranding）
　　（5）嚢胞（Cysts）
　　（6）分枝膵管拡張（Dilated side branches）
　　（7）膵管辺縁高エコー（Hyperechoic MPD margin）
　b. ERCP像で, 3本以上の分枝膵管に不規則な拡張が認められる.

（厚生労働省難治性膵疾患に関する調査研究班, 日本膵臓学会, 日本消化器病学会：慢性膵炎臨床診断基準2009. 膵臓 2009；24：645.）

外分泌機能を間接的に評価する. 6時間の尿中排泄率70%以下を複数回認める場合, 膵外分泌障害と診断する.

②糖負荷試験：膵内分泌機能評価のために経口糖負荷試験や尿中Cペプチド測定, 血中HbA1c測定を行う.

診断

慢性膵炎の診断は「慢性膵炎臨床診断基準2009」（❸④）に基づいて行う．この診断基準では，①画像診断と②組織診断に確診所見と準確診所見が設けられており，いずれかが認められる場合，慢性膵炎確診，準確診の診断となる．一方，準確診例でも診断項目③〜⑤の3項目中2項目以上が認められる場合には，診断を確診に格上げできる．

成因を判断するために，飲酒歴や喫煙歴，膵炎の家族歴や急性膵炎の既往の有無を確認する．

自己免疫性膵炎と閉塞性膵炎は，治療により病態や病理所見が改善することがあり，可逆性である点より，現時点では膵の慢性炎症として別個に扱う．ただし，自己免疫性膵炎の長期経過中に，膵石など慢性膵炎の変化が出現する例がある．

膵癌や膵嚢胞性腫瘍，特に膵管内乳頭粘液性腫瘍（intraductal papillary mucinous neoplasm：IPMN）などとの鑑別が重要となる．

「慢性膵炎臨床診断基準2009」では早期慢性膵炎が定義され，病態進行阻止や改善のための早期介入が期待されている．臨床診断基準の臨床徴候③〜⑥のうち4項目中2項目以上とEUSまたはERCPにて早期慢性膵炎の画像所見（❸③）が認められた場合，早期慢性膵炎と診断する．画像所見が認められない場合には慢性膵炎疑診となる．

合併症

①胆管狭窄：膵線維化により膵内胆管の狭窄をきたし，胆管炎・閉塞性黄疸を発症することがある．
②膵性胸腹水（internal pancreatic fistula：IPF）：IPFは膵管もしくは膵仮性嚢胞の破綻により生じる．
③膵仮性嚢胞：多くは貯留嚢胞，すなわち膵管自体の狭窄や，膵石などによる膵管の二次的閉塞に伴う膵液流出障害により惹起される．
④hemosuccus pancreaticus：主膵管を介する十二指腸乳頭部からの出血はhemosuccus pancreaticusと呼ばれ，仮性動脈瘤の膵管内破綻などが原因となる．

治療

治療の基本は，"患者の背景（成因）を踏まえ，臨床経過上の各病期に出現する症状とその重症度，活動性（再燃と寛解）に応じて集学的に治療する"ことにある．代償期においては急性増悪の治療と予防，疼痛のコントロールならびにその原因や増悪因子の除去，非代償期には膵外内分泌機能の適切な補充が治療の主眼となる．急性増悪時には急性膵炎に準じた治療を行う．

代償期の治療

①断酒・禁煙：アルコール性慢性膵炎患者には，アルコール依存症と同様に永続的な禁酒を意味する"断酒"を指導する．
②食事指導・栄養管理：膵外分泌に対する刺激を減らすために，食事脂肪を1日量30g程度に制限する．また，膵外分泌を刺激するカフェインや香辛料を制限する．精神的ストレスを避けることや，規則正しい生活の指導も重要である．
③薬物療法：経口蛋白分解酵素阻害薬であるカモスタットメシル酸塩を，疼痛軽減や膵炎発作の予防を目的に使用する．H_2受容体拮抗薬やプロトンポンプ阻害薬は，胃酸分泌抑制による膵外分泌抑制の結果，膵の安静に寄与する．Oddi筋を弛緩させ膵管内圧の上昇を防ぐためにカテコール-O-メチルトランスフェラーゼ（COMT）阻害薬などの鎮痙薬，迷走神経を介する膵外分泌刺激を抑制するために抗コリン薬，コレシストキニンを介する膵外分泌刺激を抑制するために消化酵素薬を適宜併用する．頑固な疼痛には非ステロイド性抗炎症薬などの鎮痛薬を投与する．
④内視鏡的治療：薬物療法でコントロール不良な疼痛や急性膵炎発作を繰り返す症例では，膵石や膵管狭窄による膵液うっ滞，膵管内圧上昇の可能性を考え，内視鏡的治療の適応を検討する．主膵管または副膵管内の膵石や蛋白栓，主膵管狭窄などによって膵液の流出障害が起こり，尾側膵管が拡張している症例が内視鏡治療のよい適応である．

- 膵石に対して，内視鏡的膵管口切開術後に単独あるいは体外衝撃波結石破砕療法（extracorporeal shockwave lithotripsy：ESWL）を併用した内視鏡的砕石術が行われる．主膵管に狭窄がある場合には内視鏡的に膵管ステントを留置する．
- 胆管狭窄の場合，胆管炎・閉塞性黄疸を発症する症例，ALP高値が遷延する症例，悪性疾患との鑑別が困難な症例は治療の対象となる．初期治療として内視鏡的胆管ステント（プラスチックステント）挿入が第一選択となる．
- 膵仮性嚢胞の治療適応は，原則として感染，腹痛，消化管や胆道の閉塞などの有症状例である．ERCPの際に膵管破綻部から嚢胞にアプローチする経乳頭的嚢胞ドレナージや，EUSガイド下に経胃的に仮性嚢胞を穿刺する嚢胞ドレナージが行われる．
- IPFに対しては内視鏡的膵管ステント挿入が第一選択として検討される．

⑤外科治療：充満結石や膵尾部のみに結石が存在し，内視鏡を用いても排石不良が推測できるもの，また内視鏡治療によっても症状が改善しない症例や再燃する症例には，膵切除術やFrey手術などの膵管ドレナージ術を検討する．

非代償期の治療

①断酒・禁煙：非代償期においても，断酒，禁煙の継続が治療の根幹をなす．

②食事指導・栄養管理：1日あたりの摂取カロリーを30〜35 kcal/kgとし，高力価の消化酵素薬を使用しながら脂肪制限も40〜60 g/日と緩くする．非代償期における過度なカロリー制限，脂肪制限は栄養状態の悪化を招く．脂溶性ビタミンや微量元素の欠乏にも注意する．

③薬物療法：脂肪便と体重減少を伴う慢性膵炎患者には高力価の消化酵素薬を投与する．慢性膵炎では重炭酸塩分泌が低下しており上部小腸内のpHが上昇しないことから，H_2受容体拮抗薬やプロトンポンプ阻害薬を併用して胃酸分泌を抑制し，消化酵素が失活しないようにする．必要に応じて脂溶性ビタミンの投与を行う．

④膵性糖尿病の治療：十分量の消化酵素薬の投与を行ったうえで，インスリン治療を中心に血糖のコントロールを行う．膵性糖尿病の場合にはα細胞障害によるグルカゴン欠乏が併存するために，インスリン治療中の低血糖発作が重症化，遷延しやすい特徴がある．超速効型インスリンと持効型インスリンを組み合わせて用い，生理的インスリン分泌に近いきめ細かい投与法を行う．HbA1cは7.5％以下程度のコントロールを目安とする．急激な糖尿病コントロールの悪化を認めた際には，膵癌の合併に十分な注意が必要である．

早期慢性膵炎の治療

代償期と同様の生活指導（断酒，禁煙）や脂肪制限などの食事指導，薬物療法が中心となる．「慢性膵炎診療ガイドライン2015」では早期例の有痛例に対して経口蛋白分解酵素阻害薬の投与が提案されている．

予後

わが国における12年間にわたる追跡調査では，慢性膵炎患者の死亡時平均年齢は，男性67.2歳，女性68.7歳と一般人口と比べて10歳以上若く，特にアルコール性慢性膵炎の予後が不良であった．

死因の約半数を悪性新生物が占め，膵臓癌が最も多い．慢性膵炎患者における膵臓癌のリスクは一般人口と比べて11.8倍とされるが，断酒や外科手術施行症例では膵臓癌発症リスクが低下する．

予防

発症や進行リスクを下げるためには，過度な飲酒や喫煙を控えて規則正しい生活を送ることが重要である．

（正宗　淳）

●文献

1) 厚生労働省難治性膵疾患に関する調査研究班，日本膵臓

学会，日本消化器病学会：慢性膵炎臨床診断基準2009. 膵臓 2009；24：645.

2) 日本消化器病学会（編）：慢性膵炎診療ガイドライン，改訂第2版．東京：南江堂；2015.

3) 厚生労働省難治性膵疾患調査研究班・日本膵臓学会：膵石症の内視鏡治療ガイドライン2014. 膵臓 2014；29：123.

┃自己免疫性膵炎　autoimmune pancreatitis（AIP）

概念・定義

●自己免疫性膵炎（AIP）は「しばしば閉塞性黄疸で発症し，時に膵腫瘤を形成する特有の膵炎であり，リンパ球と形質細胞の高度な浸潤と線維化を組織学的特徴とし，副腎皮質ステロイドに劇的に反応することを治療上の特徴とする」と定義される．

●1995年にわが国から提唱されたAIPの疾患概念は，わが国の患者のほとんどに高IgG4血症を認める一方，欧米を中心にIgG4とは関連しないAIPも報告されたことにより，2011年国際的に1型と2型AIPの亜分類が提唱された（㉟）．

●1型はわが国のAIPのほとんどを占め，IgG4関連疾患（IgG4-ralated disease：IgG4-RD）の膵病変と位置づけられ，欧米に多い好中球上皮病変（granulocytic epithelial lesion：GEL）を特徴とする2型とは異なる病態である．

亜分類

1型自己免疫性膵炎（Type 1 AIP）

わが国におけるAIPのほとんどを占め，中高年の男性に多く，膵の腫大や腫瘤とともに，しばしば閉塞性黄疸を認め，膵癌や胆管癌などとの鑑別が重要である．高ガンマグロブリン血症，高IgG血症，高IgG4血症，あるいは自己抗体陽性を高頻度に認め，しばしば硬化性胆管炎，硬化性唾液腺炎，後腹膜線維症などの膵外病変を合併することより，今ではIgG4関連疾患の膵病変とされる．病理組織学的には，著明なリンパ球やIgG4陽性形質細胞の浸潤，花筵状線維化（storiform fibrosis），閉塞性静脈炎を特徴とし，lymphoplasmacytic sclerosing pancreatitis（LPSP）と称される（㊱）．副腎皮質ステロイドが奏効するが，長期予後は不明であり，再燃しやすく膵石や悪性疾患合併の報告もある．

2型自己免疫性膵炎（Type 2 AIP）

欧米では，臨床的に血液免疫学的異常所見に乏しく，副腎皮質ステロイドに反応する閉塞性黄疸や腫瘤を認め，病理組織学的にGEL（㊱）を特徴とするidiopathic duct-centric chronic pancreatitis（IDCP）もAIPと報告されてきた経緯がある．このような症例は2型AIPとされ，男女差はなく，比較的若年者にみられ，時に炎症性腸疾患を伴うとされるが，わが国では

㉟ 自己免疫性膵炎の国際分類

亜型			1型 AIP	2型 AIP
同義語			LPSP IgG4 関連硬化性膵炎	IDCP AIP without GEL AIP with GEL
疫学的背景			アジア＞USA，EU 中高年齢 男≫女	アジア＜USA＜EU 比較的若年 男＝女
膵腫大/膵腫瘤			あり	あり
血液免疫学的所見			高 IgG/IgG4 血症 高ガンマグロブリン血症 自己抗体（ANA など）	正常
病理組織	膵管上皮破壊像		なし	あり
	炎症細胞浸潤	リンパ球/IgG4 陽性形質細胞	著明	少ない
		好中球浸潤	少ない	多い
	花筵状線維化（storiform fibrosis）		あり	なし（ふつうの線維化）
	閉塞性静脈炎		あり	
膵外病変合併	硬化性胆管炎 硬化性唾液腺炎 後腹膜線維症など		しばしば	なし
潰瘍性大腸炎合併			まれ	しばしば
ステロイド			有効	有効
再燃			高頻度	まれ

LPSP：lymphoplasmacytic sclerosing pancreatitis，IDCP：idiopathic duct-centric chronic pancreatitis，GEL：好中球上皮病変（granulocytic epithelial lesion）．

（下瀬川　徹ほか：自己免疫性膵炎の国際コンセンサス診断基準．膵臓 2011；26；684．）

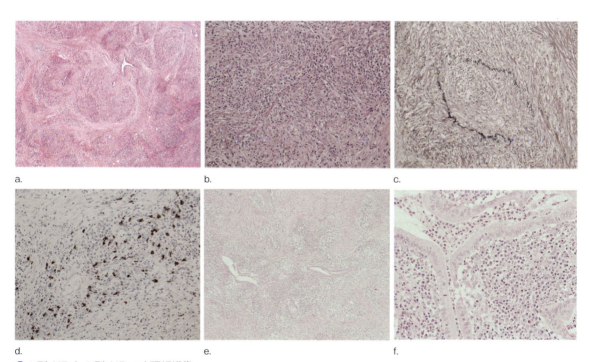

㊱ 1型 AIP と 2型 AIP の病理組織像

a. 1型 AIP．小葉間膵管周囲の炎症細胞浸潤（リンパ球，形質細胞）と線維化．
b. 1型 AIP．花筵状線維化（storiform fibrosis）．
c. 1型 AIP．閉塞性静脈炎．
d. 1型 AIP．IgG4 陽性形質細胞の浸潤（＞10 個/強視野）．
e. 2型 AIP．小葉間膵管周囲の炎症細胞浸潤（好中球）．
f. 2型 AIP．好中球浸潤と膵管上皮破壊像．

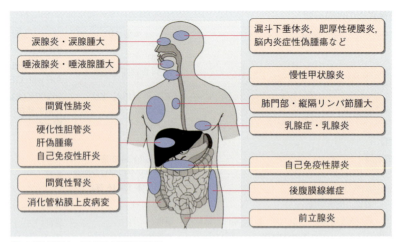

㊲ 1型AIPにおける各臓器病変

きわめてまれであり、実態は不明である。血中IgG4値正常の1型AIPとの鑑別は臨床的には困難であり、診断には病理所見が必要である。長期予後は不明であるが、1型AIPと異なり、急性膵炎様症状で発症し、再燃はまれとされる。

疫学

2011年の厚生労働省による疫学調査では、年間受療者数は約5,745人、人口10万人対4.6人と推定されている。平均年齢は66歳、男女比は3.2：1と男性に多い。AIPから他臓器病変（㊲）の頻度をみると、硬化性胆管炎の合併頻度が最も多く60〜80％を占めるが、唾液腺・涙腺病変は14〜39％程度、腎病変、後腹膜線維症、呼吸器病変は10〜20％程度と合併の頻度は多少異なる。1,064症例を解析した国際多施設共同研究によれば、アジア地域では1型が全AIPの96.3％を占めるのに比してヨーロッパでは87.1％、北米では86.3％と、1型AIPは欧米に比してアジア地域で有意に多い。

臨床症状

疾患特異的な症状はない。1型AIPでは腹痛は無〜軽度であり、閉塞性黄疸、糖尿病症状、随伴する膵外病変による症状を呈することが多い。2型AIPでは腹痛が多く、しばしば急性膵炎を伴う。時に潰瘍性大腸炎の合併を認めることより、下痢や粘血便などの症状を呈することもある。

検査成績

疾患特異的な血液検査所見はないが、血中膵酵素、肝胆道系酵素、総ビリルビンの上昇が半数以上に認められる。血中IgG高値、非特異的自己抗体（抗核抗体、リウマトイド因子など）の存在は1型AIPの可能性がある。血清診断法のなかでは血中IgG4が単独では最も診断価値が高いが、膵癌など他の疾患の10％程度の患者でも高値が認められるため必ずしも疾患特異的ではない。2型AIPでは免疫学的検査に異常所見は認めない。約80％に膵外分泌障害を、約70％に膵内分泌障害（糖尿病）の合併を伴う。

腹部超音波、CT、MRIなどによる膵画像検査で"ソーセージ様"を呈する膵のびまん性腫大を認める場合、AIPを疑う所見である（㊳㊴）が、限局性腫大や腫瘤の場合は画像による膵癌との鑑別診断が困難で、癌を否定するための膵生検が必要である。造影CTでは門脈相での遅延性増強パターンと被膜様構造（capsule-like rim）を認めればAIPである可能性が高い。胆管狭窄や主膵管の狭細像は特徴的所見であるが、後者は核磁気共鳴胆管膵管造影像（MRCP）では現状では正確な評価はできず、逆行性内視鏡的胆管膵管造影検査（ERCP）を要する。FDG-PETやGaシンチグラムでは膵ならびに膵外病変部位にGa-67、FDGの集積を認めるため、診断目的よりも、副腎皮質ステロイド治療効果の判定に有用である。

診断

膵癌や胆管癌など悪性疾患の否定とともに、膵画像所見、血液所見、病理組織所見、膵外病変、副腎皮質ステロイド反応性など、総合的に診断する。国際的診断基準であるInternational Consensus Diagnostic Criteria（ICDC）は専門医向きで煩雑であるが、1型と2型AIPの鑑別診断が可能である。膵生検では一般に十分な膵組織を採取することが困難なことより、IgG4関連疾患の膵病変である1型AIPの診断は組織診断を必須とするIgG4関連疾患の包括的診断基準による診断は難しく、わが国では1型AIPを対象に作成された「自己免疫性膵炎臨床診断基準2011」（㊵）を用いて診断されている。

治療（㊶）

AIP患者のうち、胆管狭窄による閉塞性黄疸例、腹痛・背部痛を有する例、膵外病変合併例などが副腎皮

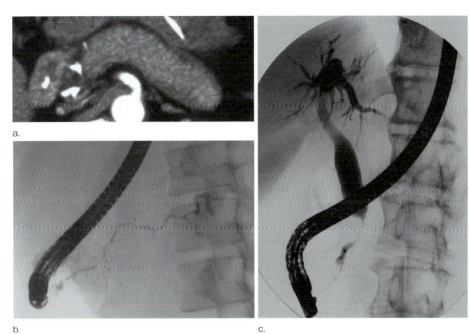

㊳ 1型AIPの膵画像
a. 造影CT．門脈相における造影効果と被膜様所見．
b. 膵管造影．主膵管のびまん性狭細像．
c. 胆管造影．下部胆管の狭窄．

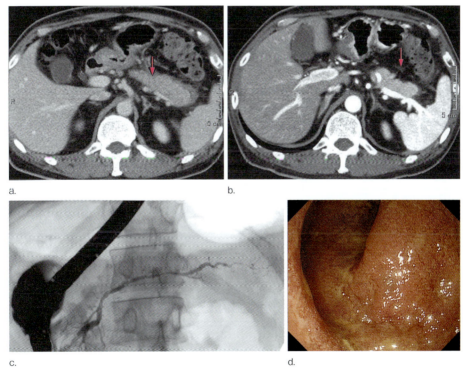

㊴ 2型AIPの膵画像
a. 膵CT（副腎皮質ステロイド使用前）．びまん性膵腫大，門脈相における膵造影効果，被膜様所見．
b. 膵CT（副腎皮質ステロイド使用後）．膵腫大の改善を認める．
c. 膵管造影．主膵管の狭細像を認める．
d. 下部消化管内視鏡所見．潰瘍性大腸炎を認める．

㊵ 自己免疫性膵炎臨床診断基準 2011

診断項目

I. 膵腫大：
    a. びまん性腫大（diffuse）
    b. 限局性腫大（segmental/focal）
II. 主膵管の不整狭細像：ERP
III. 血清学的所見
    高 IgG4 血症（≧135 mg/dL）
IV. 病理所見：以下の①〜④の所見のうち，
    a. 3 つ以上を認める．
    b. 2 つを認める．
    ① 高度のリンパ球，形質細胞の浸潤と，線維化
    ② 強拡 1 視野あたり 10 個を超える IgG4 陽性形質細胞浸潤
    ③ 花筵状線維化（storiform fibrosis）
    ④ 閉塞性静脈炎（obliterative phlebitis）
V. 膵外病変：硬化性胆管炎，硬化性涙腺炎・唾液腺炎，後腹膜線維症
    a. 臨床的病変
        臨床所見および画像所見において，膵外胆管の硬化性胆管炎，硬化性涙腺炎・唾液腺炎（Mikulicz 病）あるいは後腹膜線維症と診断できる．
    b. 病理学的病変
        硬化性胆管炎，硬化性涙腺炎・唾液腺炎，後腹膜線維症の特徴的な病理所見を認める．

〈オプション〉 ステロイド治療の効果
  専門施設においては，膵癌や胆管癌を除外後に，ステロイドによる治療効果を診断項目に含むこともできる．悪性疾患の鑑別が難しい場合は超音波内視鏡下穿刺吸引（EUS-FNA）細胞診まで行っておくことが望ましいが，病理学的な悪性腫瘍の除外診断なく，ステロイド投与による安易な治療的診断は避けるべきである．

I. 確診	①びまん型：Ia+III/IVb/V（a/b）	
	②限局型：Ib+II+〈III/IVb/V（a/b）〉の 2 つ以上	
	または	
	Ib+II+〈III/IVb/V（a/b）〉+オプション	
	③病理組織学的確診：IVa	
II. 準確診	限局型：Ib+II+〈III/IVb/V（a/b）〉	
III. 疑診*	びまん型：Ia+II+オプション	
	限局型：Ib+II+オプション	

自己免疫性膵炎を示唆する限局性膵腫大を呈する例で ERP 像が得られなかった場合，EUS-FNA で膵癌が除外され，III/IVb/V（a/b）の 1 つ以上を満たせば，疑診とする．さらに，オプション所見が追加されれば準確診とする．
疑診*：わが国ではきわめてまれな 2 型の可能性もある．
（日本膵臓学会・厚生労働省難治性膵疾患に関する調査研究班：自己免疫性膵炎臨床診断基準 2011．膵臓 2012；27：17．）

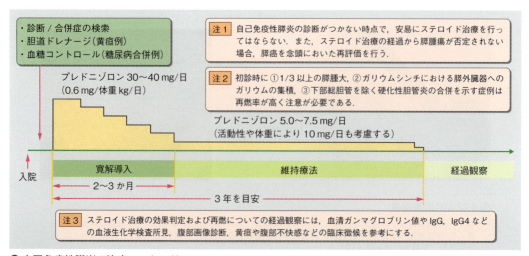

㊶ 自己免疫性膵炎の治療コンセンサス

（西森　功ほか．自己免疫性膵炎の治療―厚生労働省難治性膵疾患克服研究事業　難治性膵疾患調査研究班の自己免疫性膵炎の治療に関するコンセンサス．膵臓 2005；20：343．）

質ステロイド治療の適応となる．黄疸例では胆道ドレナージを考慮し，糖尿病合併例では血糖のコントロールをまず行う．副腎皮質ステロイド寛解導入では，経口プレドニゾロンを30〜40 mg/日（0.5〜0.6 mg/体重kg/日）から投与を開始し，2〜4週間の継続投与後漸減する．経口プレドニゾロンの初期投与量を2〜4週間の継続投与後，1〜2週間ごとに血液生化学検査，血清ガンマグロブリン・IgG・IgG4値，画像所見（US，CT，MRCP，ERCPなど），臨床症状などを参考にしつつ，5 mgずつ減量し，2〜3か月を目安に維持量まで漸減する．国際的なコンセンサスは得られていないが，1型AIPでは再燃率が高いため，低用量経口プレドニゾロン（5〜10 mg/日）の維持療法が再燃の抑制に有効とされる．その他，再燃例や副腎皮質ステロイド抵抗例にはアザチオプリンなどの免疫抑制薬やリツキシマブ（抗CD20抗体）などが有効である．

経過・予後

10〜20 ％の症例は自然軽快することもあるが，副腎皮質ステロイドによる寛解導入率は90 ％以上と高く，短期的には比較的良好な転帰が期待できる．しかし，投薬中止後，約半数で1年以内に再燃が認められ，膵機能面，悪性腫瘍併発など，長期の予後（転帰）に関してはいまだ不明な点が多い．一方で，通常の慢性膵炎や膵石症合併の報告もある．AIP患者に副腎皮質ステロイド治療を行うと，半数程度に膵内外分泌機能の改善を認めるが，2型糖尿病の既往がある症例では副腎皮質ステロイド治療で耐糖能は悪化する場合が多い．

（岡崎和一，池浦　司，内田一茂）

● 文献

1) Shimosegawa T, et al, International Consensus Diagnostic Criteria for Autoimmune Pancreatitis : Guidelines of the International Association of Pancreatology. *Pancreas* 2011；40：352.
2) 下瀬川　徹ほか．自己免疫性膵炎の国際コンセンサス診断基準．膵臓 2011；26；684.
3) 日本膵臓学会・厚生労働省難治性膵疾患に関する調査研究班：自己免疫性膵炎臨床診断基準2011．膵臓 2012；27：17.
4) 日本膵臓学会・厚生労働省難治性膵疾患に関する調査研究班：自己免疫性膵炎診療ガイドライン2013．膵臓 2013；28：717.
5) Yoshida K, et al：Chronic pancreatitis caused by autoimmune abnormality. Proposal of concept of autoimmune pancreatitis. *Dig Dis Sci* 1995；40：1561.
6) Hamano H, et al：High serum IgG4 concentrations in patients with sclerosing pancreatitis. *N Engl J Med* 2001；344：732.
7) Okazaki K, et al：Recent advances in the concept and diagnosis of autoimmune pancreatitis and IgG4-related

disease. *J Gastroenterol* 2011；46：277.

膵腫瘍と嚢胞性膵疾患

膵癌　pancreatic carcinoma

概念
● 膵癌は膵臓から発生する上皮性悪性腫瘍である．
● 粘液性嚢胞腫瘍，膵管内腫瘍，浸潤性膵管癌，神経内分泌腫瘍などに分けられ，ほとんどが浸潤性膵管癌である．
● 組織型としては90 ％以上が腺癌である．

疫学
膵癌の年間罹患数は約35,000人，死亡数は約32,000人であり，罹患数と死亡数ともに5年間で約20 ％増加している．膵癌は癌の死亡原因の第4位（男性5位，女性4位）である．男女差はほとんどない．

病因
膵癌のリスク因子として，膵癌の家族歴，遺伝性疾患，合併症（糖尿病，慢性膵炎，膵管内乳頭粘液性腫瘍，膵嚢胞，肥満），嗜好（喫煙，多量飲酒），などがある（**42 43**）．

臨床症状
早期の段階では特異的な症状に乏しい．初発の自覚症状としては腹痛が最も多く，次いで黄疸，腰背部痛，食欲不振，全身倦怠感，体重減少などがみられる．

他覚所見としては，膵頭部癌では胆管閉塞による閉塞性黄疸を認めることが多く，腫大した胆嚢を触知するようになる（Courvoisier徴候）．膵癌に特異的な所見は乏しく，進行した状態では腹部腫瘤あるいは肝転移による肝臓の触知，腹水貯留の所見（腹部膨隆や波動の触知）を認める．

検査
腹痛など上記の臨床症状を認める場合，膵癌を考慮して検査を行う．膵癌では耐糖能異常を認めることが多く，糖尿病の急な発症や増悪では膵癌を疑い精査を行う必要がある．

生化学検査
膵型アミラーゼ，リパーゼ，エラスターゼ1，トリプシンなど膵酵素は膵癌に特異的ではないが，膵癌による膵管狭窄により膵炎が生じると血中および尿中の値が上昇する．

閉塞性黄疸を認める場合は，血中ビリルビンおよび肝胆道系酵素の上昇を認める．

腫瘍マーカー
膵癌の腫瘍マーカーとしては，CA19-9，CEA，

㊷ 膵癌のリスク因子

家族歴	家族性膵癌	6.79 倍．家族の膵癌発症者が 50 歳未満では 9.31 倍
	散発性膵癌	1.70〜2.41 倍
遺伝性	遺伝性膵炎	60〜87 倍
	遺伝性膵癌症候群	㊸参照
合併疾患	糖尿病	1.97 倍
	肥満	20 歳代に BMI が 30 kg/m² 以上の男性では 3.5 倍
	慢性膵炎	診断から 4 年以内は 14.6 倍，診断から 5 年以降は 4.8 倍
	IPMN	分枝型では年間 1.1〜2.5 ％
嗜好	喫煙	1.68 倍，喫煙本数と相関
	アルコール	3 ドリンク以上で 1.22 倍
職業	塩素化炭化水素曝露	2.21 倍

IPMN：膵管内乳頭粘液性腫瘍．
（日本膵臓学会膵癌診療ガイドライン改訂委員会〈編〉：膵癌診療ガイドライン 2016 年版．東京：金原出版；2016．p.51．）

㊸ 遺伝性膵癌症候群

疾患名	疾患遺伝子	遺伝形式	膵癌リスク
遺伝性膵炎	PRSS1	常染色体優性遺伝	60〜87 倍
遺伝性乳癌卵巣癌症候群	BRCA1/2	常染色体優性遺伝	4.1〜5.8 倍
Peutz-Jeghers 症候群	STK11/LKB1	常染色体優性遺伝	132 倍
家族性異型多発母斑黒色腫症候群	CDKN2 A/p16	常染色体優性遺伝	13〜22 倍
家族性大腸腺腫ポリポーシス	APC	常染色体優性遺伝	4.4 倍
遺伝性非ポリポーシス大腸癌	hMSH2，hMLH1 など	常染色体優性遺伝	〜8.6 倍

（日本膵臓学会膵癌診療ガイドライン改訂委員会〈編〉：膵癌診療ガイドライン 2016 年版．東京：金原出版；2016．p.54．）

Span-1，DUPAN-2 などがあるが，早期での陽性率は低く，早期診断の有用性には乏しい．治療後の経過観察に有用である．

画像診断

①腹部超音波検査（ultrasonography：US）：US は簡便で侵襲のない安全な検査として外来診療や検診などスクリーニングに有用である．膵腫瘤性病変や膵管拡張などの所見を認める場合は，CT，MRI，EUS などによる精査を行う．消化管ガスにより描出が不良となることがあり，体位を変えるなどの工夫が必要である．

②コンピュータ断層撮影法（computed tomography：CT）：CT は空間分解能に優れ，簡便に実施できることから，膵癌の画像診断に有用であり，最も汎用されている．単純 CT では膵腫瘤の描出が難しいことが多く，造影 CT が必須である．病変のより詳細な描出に優れる MDCT が望ましい．膵腫瘤の質的診断には単純，動脈相，門脈相，平衡相による多時相撮影が必要である．膵病変による主要動脈や門脈浸潤の診断に優れている．通常，胸部，腹部，骨盤内まで撮影し，リンパ節転移，肺や肝などの多臓器への転移，腹膜播種，胸水・腹水の有無など，進行度診断も合わせて行う．

③磁気共鳴画像（magnetic resonance imaging：

MRI）：MRI は組織コントラストが優れており，膵病変の周囲への広がりの診断や嚢胞の診断などに有用である．また，放射線被曝がない利点もある．MRI 装置を用いて胆嚢や胆管，膵管を同時に描出する検査を MRCP（magnetic resonance cholangiopancreatography）といい，膵管や胆管の描出に優れる．

④超音波内視鏡検査（endoscopic ultrasonography：EUS）：EUS は超音波装置を伴った内視鏡で，胃や十二指腸の内腔から US を行うもの．病変の近傍から超音波像を描出するため，膵病変の存在診断の感度は他の画像診断より優れ，小膵癌の検出に有用である．膵病変の組織診断のため，EUS 画像下に病変を穿刺し，組織を採取する EUS-FNA（fine needle aspiration）が行われる．

⑤内視鏡的逆行性胆管膵管造影（endoscopic retrograde cholangiopancreatography：ERCP）：内視鏡的に十二指腸乳頭部から膵管にカニューレを挿入し，胆管や膵管の造影を行う検査である．膵管の詳細な画像が得られるが，MRCP の描出能が良好なこと，ERCP 後膵炎の合併もあり，診断目的だけでは行われなくなっている．閉塞性黄疸に対する胆汁ドレナージや細胞診のための膵液採取などの目的で行われることが多い．

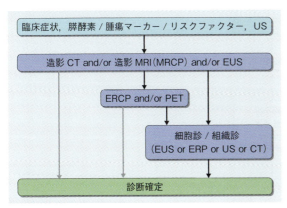

❹ 膵癌診断アルゴリズム

(日本膵臓学会膵癌診療ガイドライン改訂委員会〈編〉：膵癌診療ガイドライン 2016 年版．東京：金原出版：2016．p.44．)

❺ 膵癌の CT/MRI 所見

膵病変の直接所見	
単純	膵実質とほぼ等吸収域を示す
造影早期	膵実質に比べ低吸収域を示す
平衡相	漸増性に造影される
膵癌の間接所見	
病変の尾側膵管の拡張	
膵嚢胞	

⑥ポジトロン断層撮影（positron emission tomography：PET）：癌細胞では糖代謝が更新していることを利用した核医学検査であり，膵腫瘍性病変の鑑別や遠隔転移の検出に用いる．CT と組み合わせた PET-CT が用いられる．全身検索が可能であるが，分解能が劣るため小病変の検出には限界がある．

診断

膵癌の検出と質的診断

膵癌を疑う症状や検診などで血中膵酵素や腫瘍マーカーの上昇，糖尿病の急な発症，US で異常所見を認める場合など，膵癌を念頭においた CT や MRI の検査を行う（❹）．

膵癌の特徴的な所見を❺❻に示す．画像診断により，多くの場合膵癌と他の膵腫瘍性病変との鑑別は可能となってきたが，小病変や典型的な所見を示さない病変もあり，組織診断による確定診断が必要となる．

膵癌の進行度診断

膵癌の局所進展度（T因子），リンパ節転移（N因子），遠隔転移（M因子）を評価し，進行度診断（病期診断）を行う（❼）．日本の「膵癌取扱い規約第 7 版」および「UICC 第 8 版 TNM 臨床分類」があり，以下の通りほぼ同様に規定されている．

IA 期：T1 N0 M0
IB 期：T2 N0 M0

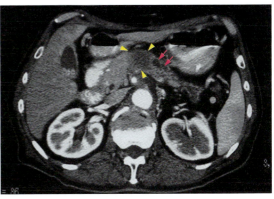

❻ 膵癌の造影 CT 像

膵体部に低吸収域の腫瘤（三角）を認め，尾側の膵管が拡張している（矢印）．

❼ 膵癌の TNM 分類（UICC 分類一部変更）

T-原発腫瘍	
Tx	原発腫瘍の評価が不可能
T0	原発腫瘍を認めない
Tis	上皮内癌
T1	腫瘍径が 2 cm 以下の腫瘍
T2	最大径が 2 cm を超えるが 4 cm 以下の腫瘍
T3	最大径が 4 cm を超える腫瘍
T4	腹腔動脈，上腸間膜動脈，および／または総肝動脈に浸潤する腫瘍

N-領域リンパ節	
Nx	領域リンパ節の評価が不可能
N0	領域リンパ節転移なし
N1	1～3 個の領域リンパ節転移
N2	4 個以上の領域リンパ節転移

M-遠隔転移	
M0	遠隔転移なし
M1	遠隔転移あり

IIA 期：T3 N0 M0
IIB 期：T1,2,3 N1 M0
III 期：T4 N に関係なく M0
IV 期：T に関係なく N に関係なく M1

TNM 分類による病期診断は造影 CT が最も有用であり，必要に応じて MRI，EUS，PET-CT などを組み合わせて行う．

治療

膵癌の治療は病期に従って治療方針を決定する（❽）．切除手術が膵癌に対して唯一根治が期待できる治療であり，切除適応をまず考慮することになる．通常，IA，IB，IIA，IIB 期が切除手術の適応となるが，切除可能例は 20 ％程度にとどまる．術式としては，通常膵頭部癌に対して膵頭十二指腸切除，膵体尾部癌に

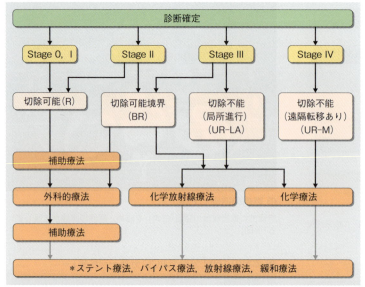

❹⓼ 膵癌治療のアルゴリズム
（日本膵臓学会膵癌診療ガイドライン改訂委員会〈編〉：膵癌診療ガイドライン2016年版．東京：金原出版；2016．p.45をもとに作成．）

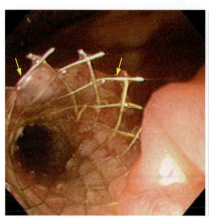
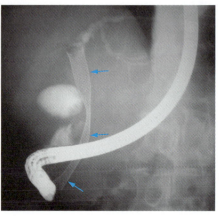

❹⓽ 膵頭部癌による閉塞性黄疸
胆管狭窄部に金属ステント（矢印）が留置されている．

対しては膵体尾部切除が行われる．根治切除ができても高率に再発を認めることから，可能な限り術後補助療法を行うことが推奨されている．

Ⅲ期は切除不能局所進行に相当するが，上腸間膜静脈あるいは門脈に180°以上の接触・浸潤あるいは閉塞を認め，かつその範囲が十二指腸下縁を超えないもの，上腸間膜動脈あるいは腹腔動脈に腫瘍との180°未満の接触・浸潤があるが，狭窄・変形は認めないもの，などを切除可能境界（borderline resectable）と定義し，術前化学療法後に切除可能かどうか判断する治療が試みられている．Ⅲ期の切除不能局所進行に対する治療は，化学療法単独か，化学療法と放射線療法の併用（化学放射線療法）が行われる．化学療法は遠隔転移例と同じ治療法が用いられる．

Ⅳ期は化学療法が行われ，フルオロウラシル／レボホリナート／イリノテカン／オキサリプラチン併用療法（FOLFIRINOX療法）あるいは，ゲムシタビン／ナブパクリタキセル併用療法が第一選択の標準治療として用いられている．

膵頭部癌ではしばしば胆管狭窄をきたし，閉塞性黄疸を併発する．多くの場合，膵癌に対する治療を行うためには減黄が必要となり，胆道ドレナージを施行する．ERCPを行い，内視鏡を用いて金属ステントを留置する方法が多く行われる（❹⓽）．

膵癌患者では診断初期から腹痛などの疼痛や消化吸収障害，糖尿病，不安などを認めることが多く，これらに対する支持療法を適切に行うことが必要である．

予後

主要な癌種のなかでは最も予後不良であり，切除・非切除を含めた膵癌の5年生存割合は10％未満である．治療別の予後は，切除例の5年生存割合約20％，非切除例の3年生存割合3％程度である．これは同じ腺癌である胃癌や大腸癌に比べきわめて不良であり，膵癌の早期診断が難しいこと，有効な薬剤が少ないこと，生物学的悪性度がきわめて高いことなどに起因する．しかし，手術手技や周術期の管理の工夫，

有効な薬剤の開発などにより，膵癌の予後は徐々に改善しつつある．

（古瀬純司）

●**文献**
1) 日本膵臓学会膵癌診療ガイドライン改訂委員会（編）：膵癌診療ガイドライン 2016 年版．東京：金原出版；2016.
2) 日本膵臓学会（編）：膵癌取扱い規約．東京：金原出版；2016.
3) UICC 日本委員会 TNM 委員会（訳）：TNM 悪性腫瘍の分類第 8 版日本語版．東京：金原出版；2017.
4) Ryan DP, et al：Pancreatic adenocarcinoma. *N Engl J Med* 2014；371：1039.

膵神経内分泌腫瘍
pancreatic neuroendocrine neoplasm

概念
● 神経内分泌腫瘍は内分泌細胞や神経細胞から発症す

る腫瘍の総称である．
● 以前は，消化管に発生する神経内分泌腫瘍は消化管カルチノイドと呼ばれてきたが，2010 年の WHO 分類により神経内分泌腫瘍の範疇に入れられ，カルチノイドという用語はカルチノイド徴候のみに用いられるようになった．

疫学

日本では膵神経内分泌腫瘍の全国疫学調査が 2005 年と 2010 年の患者を対象に施行され，膵神経内分泌腫瘍の 2010 年の年間受療者数は 3,379 人と推定され，2005 年の約 1.2 倍に増加している．2010 年の有病者数は 2.69 人，新規発症数は 1.27 人であった（❺⓪）．非機能性神経内分泌腫瘍は全体で 67.3 ％と多くを占め，次いでインスリノーマ（20.9 ％），ガストリノーマ（8.2 ％）の順であった．

病理

2010 年の WHO 分類では神経内分泌腫瘍の増殖動

❺⓪ 膵神経内分泌腫瘍の疫学の推移

		1 年間の受療者数	有病患者数 （人口 10 万人あたり）	1 年間の新規発症率 （人口 10 万人あたり）
2005 年	機能性腫瘍	1,627 人	1.27 人	0.50 人
	非機能性腫瘍	1,218 人	0.95 人	0.51 人
	全体	2,845 人	2.23 人	1.01 人
2010 年	機能性腫瘍	1,105 人	0.88 人	0.40 人
	非機能性腫瘍	2,274 人	1.81 人	0.87 人
	全体	3,379 人	2.69 人	1.27 人

❺① 消化管神経内分泌腫瘍の特徴および WHO2010 分類

特徴		WHO 2010 分類
CgA（＋＋＋） Synp（＋＋） SSTR2（＋＋＋） FDG-PET（−～＋）	NET G1	well-differentiated G1：核分裂像＜ 2/10 HPF and/or ≦ 2 ％ Ki-67 指数
CgA（＋＋＋） Synp（＋＋） SSTR2（＋＋＋） FDG-PET（−～＋）	NET G2	well-differentiated G2：核分裂像 2～20/10 HPF and/or 3～20 ％ Ki-67 指数
CgA（−～＋） Synp（＋＋） SSTR2（−～＋） FDG-PET（＋＋）	NEC（large or small cell type）	poorly-differentiated G3：核分裂像＞ 20/10 HPF and/or ＞ 20 ％ Ki-67 指数

NET：neuroendocrine tumor，NEC：neuroendocrine carcinoma.

❺② 膵神経内分泌腫瘍における 2017 改訂 WHO 分類

		Ki-67 指数	核分裂指数
well differentiated NENs	neuroendocrine tumor（NET）G1	＜ 3 ％	＜ 2/10 HPF
	neuroendocrine tumor（NET）G2	3～20 ％	2～20/10 HPF
	neuroendocrine tumor（NET）G3	＞ 20 ％	＞ 20/10 HPF
poorly differentiated NENs	neuroendocrine carcinoma（NEC）G3 small cell type large cell type	＞ 20 ％	＞ 20/10 HPF
mixed endocrine-nonendocrine neoplasm（MENEN）			

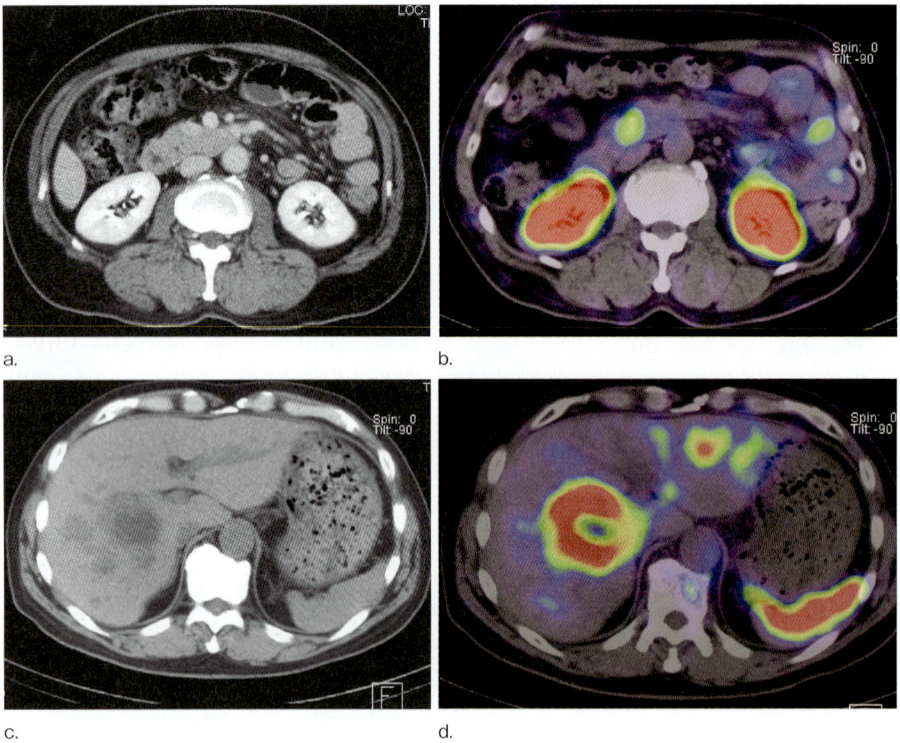

(53) 非機能性膵神経内分泌腫瘍症例におけるソマトスタチン受容体シンチグラフィ（SRS）

a. CT 画像．膵頭部非機能性神経内分泌腫瘍．
b. ^{111}In-SRS 画像．CT（a）と同部位に SRS の集積を認める．
c. CT 画図．多発性肝転移．
d. ^{111}In-SRR 画像．CT（c）と同部位に SRS の集積を認める．

態である核分裂像（mitosis）および Ki-67 指数を指標とした新しい分類が発表された（(51)）．この分類では高分化型の NET（neuroendocrine tumor）と低分化型の NEC（neuroendocrine carcinoma）に大別され，NET はさらに G1（Grade 1：NET G1）と G2（Grade 2：NET G2）に識別された．Ki-67 指数は 2％以下を NET G1，2％を超えて 20％までを NET G2，20％を超える場合に NEC G3 と分類されている．近年，高分化型で Ki-67 指数が 20％を越える症例も散見され，2017 年に膵神経内分泌腫瘍のみ改訂され NET G3 のカテゴリーが追加された（(52)）．超音波内視鏡（EUS）の普及により，超音波内視鏡下穿刺吸引法（EUS-FNA）が行われるようになり，正確な病理診断および組織に見合った治療が可能となってきた．

診断

存在診断

膵神経内分泌腫瘍の診断に用いられる検査は多岐にわたる．存在診断は機能性膵神経内分泌腫瘍で特に重要である．

①血液検査：存在診断では，症状や画像より膵神経内分泌腫瘍が疑われた場合，各種膵ホルモンの基礎値を測定する．多発性内分泌腫瘍症 1 型（MEN-1）鑑別のために，初診時に血清 Ca および副甲状腺ホルモン（PTH）を測定する．血中クロモグラニン測定は欧米では診断・治療のモニタリングに不可欠とされている．しかし，日本では保険適応はない．NET では神経特異エノラーゼ（NSE），NEC ではガストリン放出ペプチド前駆体（pro-GRP）が高値を示すことが多い．

②負荷試験：インスリノーマやガストリノーマが疑われた場合，負荷試験を加えて存在診断を進める．インスリノーマでは Whipple の三徴や，Fajans index（血漿インスリン濃度/空腹時血糖＞0.3）などが知られている．存在診断のゴールドスタンダードは絶食試験である．

局在診断

①画像診断：画像診断では多くは多血性で内部均一な腫瘍であるが，乏血性を示すものや嚢胞変性を伴うような非典型例では，他の膵腫瘍との鑑別が必要となる．また，インスリノーマやガストリノーマでは腫瘍が小さいものも多く，正確な局在診断が重要である．症例に応じて超音波検査，CT・MRI，EUS，ERCP などを組み合わせる．

②選択的動脈内カルシウム注入法（selective arterial

calcium injection：SACI）：SACIテストは，機能性腫瘍芽カルシウムによりホルモン過剰分泌を引き超こすことにより腫瘍局在を判定する方法で，描出困難な腫瘍の存在領域診断が可能である．

ソマトスタチン受容体シンチグラフィ

多くの神経内分泌腫瘍にはソマトスタチン受容体（SSTR）2が発現しているが，それを利用したソマトスタチン受容体シンチグラフィ（SRS）が日本でも承認され，神経内分泌腫瘍の局在診断，遠隔転移の検索，治療効果判定などにおいて有用である（53）．

薬物治療
分子標的薬

近年，膵神経内分泌腫瘍に対するさまざまな分子標的薬を用いた国際臨床試験が行われてきた．その結果，mTOR阻害薬であるエベロリムスとマルチキナーゼ阻害薬であるスニチニブが進行性NET（NET G1/G2）に有効であることが示された．

ソマトスタチンアナログ

ソマトスタチンアナログのオクトレオチドおよびランレオチドは機能性神経内分泌腫瘍のホルモン過剰分泌による内分泌症状を改善する目的で用いられてきた．一方，膵神経内分泌腫瘍に対してランレオチドが抗腫瘍効果を示すことが証明され，近年膵神経内分泌腫瘍に保険適応となった．

全身化学療法

全身化学療法は，奏効率が低く，有意な無増悪生存期間や全生存期間に対する効果を示した比較試験はないが，増悪を示し，かつ他の治療選択肢がない場合には選択肢の一つとして用いられる．現在，アルキル化剤であるストレプトゾシンが日本では主に用いられる．NEC（G3）に対しては小細胞肺癌の治療に準じ，白金製剤をベースとする併用療法が治療選択肢となる．

〔伊藤鉄英，藤山　隆，宮原稔彦〕

●文献

1) 日本神経内分泌腫瘍研究会（JNETS），膵・消化管神経内分泌腫瘍診療ガイドライン作成委員会（編）：膵・神経内分泌腫瘍（NET）診療ガイドライン．東京：金原出版；2015.
2) Ito T, et al：Therapy of metastatic pancreatic neuroendocrine tumors (pNETs)：recent insights and advances. J Gastroenterol 2012；47：941.
3) Ito T, et al：Advances in the diagnosis and treatment of pancreatic neuroendocrine neoplasms in Japan. J Gastroenterol 2017；52：9.

囊胞性膵腫瘍　cystic neoplasms of the pancreas

概念

- 囊胞とは液体や半固形状の物質を含む閉鎖腔であり，内腔に上皮細胞を有する真性囊胞と上皮細胞を欠く仮性囊胞に分けられる．
- 囊胞性膵腫瘍は膵囊胞内腔に腫瘍細胞を認める真性囊胞であり，その腫瘍細胞や内容液の性状により膵管内粘液性乳頭腫瘍（IPMN），膵粘液性囊胞腫瘍（MCN），漿液性囊胞性腫瘍（SCN），充実性偽乳頭状腫瘍（SPN）がある．

膵管内粘液性乳頭腫瘍
intraductal papillary mucinous neoplasm（IPMN）

病態生理

主膵管のびまん性拡張，十二指腸乳頭部の開大，多量の粘液産生を特徴とし，予後の良好な腫瘍として1982年に大橋らにより初めて報告された．膵管内腔に乳頭状に発生する．粘液を多量に産生する腫瘍であり，膵管拡張を主体とする．主膵管の拡張を主体とする主膵管型（54 a）と，分枝膵管の拡張を主体とする分枝膵管型（54 b），主膵管と分枝膵管の両者が拡張する混合型（54 c）に分けられる．

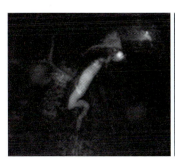
a.
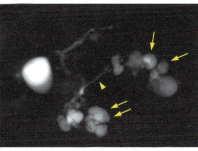
b.
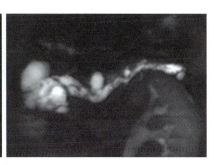
c.

54 膵管内粘液性乳頭腫瘍（IPMN）のMRCP像
MRCPは膵管全体を低侵襲に描出でき，IPMNの診断に有用である．
a. 主膵管型IPMN．主膵管のみが拡張し，分枝膵管の拡張は認めない．
b. 分枝膵管型IPMN．頭部および尾部にブドウの房状の分枝膵管拡張を認めるが（矢印），主膵管拡張は認めない（三角）．
c. 混合型IPMN．主膵管と分枝膵管の両者が拡張する．

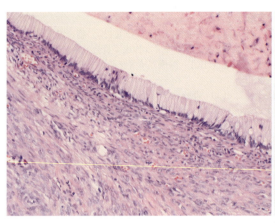
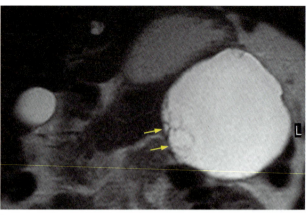

a.
b.

⑮ 膵粘液性囊胞腫瘍（MCN）
a. 組織像（HE 染色）．上皮直下に卵巣の間質に類似した卵巣様間質を有する．
b. MRCP 像．画像診断では球形の囊胞性腫瘍として描出され，囊胞内に小囊胞を認める（矢印）．

病理

　肉眼的に粘液による膵管拡張と，組織像としては拡張膵管に乳頭状構造を呈する粘液産生性の腫瘍性上皮よりなる．良性から悪性へゆっくり進行し，WHO 分類では low grade dysplasia（低異型），intermediate grade dysplasia（中等度異型），high grade dysplasia（高度異型），invasive carcinoma（浸潤癌）と表記される．膵管内を進展し，多発する傾向にある．主膵管型，複合型に悪性例が多い．また，腫瘍細胞の形態と粘液形質発現により胃型（gastric type），腸型（intestinal type），胆膵型（pancreatobiliary type），好酸性型（oncocytic type）に分類される．

疫学

　IPMN は近年では疾患認知度も高まり，膵臓病専門医でなくとも認知される疾患となっている．中高年の男性に多く，膵頭部に好発する．また，他臓器癌，なかでも消化器癌の合併が多い．特に通常型膵癌の合併が多く，注意を要する．

臨床症状

　全国調査では有症状例は 37.0 ％であり，腹痛や腰痛が多い．膵頭部腫瘍で起こりやすい黄疸は少ない．一方，約 60 ％が無症状であり，人間ドックや他疾患の精査中に発見されることも多い．また，急性膵炎の合併も多い．

診断

　腫瘍の局在診断と質的診断が重要であり，画像診断が中心となる．まずスクリーニング検査として低侵襲検査である腹部超音波検査，CT，MRI，MRCP が選択される．そののちに診断確定と治療方針のために内視鏡的逆行性胆管膵管造影（ERCP），超音波内視鏡（EUS），管腔内超音波内視鏡（IDUS），経口膵管鏡（POPS）などが施行される．
　MRCP は膵管の全体像を低侵襲に描出可能であり有用性は高い．EUS や IDUS は解像度も高く，小さな壁在結節の描出に優れる．また，ERCP は膵液採取による細胞診で組織的の診断が得られ，良悪性診断に重要である．さらに，乳頭の開大と粘液の排出は IPMN に特徴的な所見である．

治療

　IPMN は slow-growing な腫瘍であるために，腺癌を切除適応とし腺腫は経過観察可能と考えられている．国際診療ガイドラインでは，悪性を強く示す所見としては膵頭部腫瘍による閉塞性黄疸，囊胞内の造影される 5 mm 以上の壁在結節，主膵管径 10 mm 以上があげられ，悪性を疑う所見として囊胞径 30 mm 以上，造影される 5 mm 未満の壁在結節，囊胞壁の肥厚および造影効果，主膵管径 5〜9 mm，尾側膵の萎縮に伴う膵管径の変化，リンパ節腫大，CA19-9 の上昇，囊胞径の 5 mm 以上/2 年の増大があげられている．これらの所見がある場合は切除の適応となる．

予後

　IPMN は通常型膵癌に比べ予後が良い腫瘍である．術後 5 年生存率では良性〜非浸潤癌では 90 ％以上と良好であるが，浸潤癌ではおよそ 30〜70 ％と低下する．

膵粘液性囊胞腫瘍
mucinous cystic neoplasm（MCN）

病態生理

　1978 年に Compagno らが報告したのが最初である．胃腸もしくは膵管上皮への分化傾向を示し，上皮直下に卵巣様間質を有する（⑮a）．起源として女性

ホルモンの関与や生殖原基の背側膵原基への迷入など が考えられているがいまだ不明である。

病理

線維性被膜を有する単房性・多房性腫瘍である。病理組織学的には、円柱状・粘液産生上皮より形成された嚢胞性腫瘍で卵巣様間質は紡錘形の細胞が密に集合した卵巣の間質に類似した組織であり、免疫組織学的にエストロゲン受容体やプロゲステロン受容体、インヒビン-α、ビメンチンなどに陽性となる。

疫学

膵外分泌腫瘍の 2～2.5 ％とまれな腫瘍である。40～50 歳代に好発し、ほとんどが女性である。膵体尾部に発生し、平均腫瘍径は 5～6 cm 大である。約 1～3 割が悪性である。

臨床症状

有症状例は約 40～70 ％であり、腹痛が最も多い。そのほか、腫瘤触知や体重減少、食思不振などがみられる。IPMN とは異なり、急性膵炎の合併は少ない。一方、無症状例も多い。

診断

膵体尾部の比較的大きな単房性・多房性の球形腫瘍として描出される（**55** b）。嚢胞内部に確認される隔壁や小嚢胞は典型的所見である。また、壁在結節は悪性を示唆する重要な所見である。一般的に主膵管と腫瘍との交通は認めず、主膵管の拡張は認めないが、腫瘍が大きくなると主膵管の圧排偏位が確認される。

治療

MCN は術前での良悪性の診断が難しい。そのため、ほとんどすべてが体尾部腫瘍であるために、手術侵襲が頭部に比べ低く、切除により根治が得られるということから、MCN と診断された時点で切除が勧められる。

予後

全国調査では 5 年生存率が腺腫で 98.8 ％、腺癌で 86.5 ％であり、術後長期成績は良好である。そのため、完全摘除により長期生存が期待できる。

漿液性嚢胞性腫瘍 serous cystic neoplasm（SCN）

病態生理

1978 年に Compagno らにより独立した疾患概念として初めて報告された。一般に、微小嚢胞が蜂巣状に集簇してなるため microcystic tumor として認識されているが、近年、大型の嚢胞を有する macrocystic type と、肉眼的に嚢胞成分を認識できない solid type もある。

病理

被膜と隔壁は薄く、凹凸のある球形の腫瘍で、多くは数 mm 径の小嚢胞で構成される（蜂巣状〈honey-comb pattern〉）。典型例では小嚢胞を中心に、辺縁に比較的大きな嚢胞を認める場合が多い。また、macrocystic type においても純粋に大きな嚢胞のみで構成されることはまれで、一部に小嚢胞を含むことが多い。嚢胞内部には星芒状の線維化・石灰化（stellate scar）を認めることがある。嚢胞内腔面の上皮は立方状、あるいは扁平状の一層性上皮であり、細胞質は明るく核は丸く小さい。細胞質はグリコーゲンが豊富であり PAS 染色陽性を示すため、glycogen-rich adenoma と呼ばれる。上皮直下の嚢胞壁には多数の微小血管の増生を伴うため、画像診断上血流信号や強い造影効果を認める。細胞異型はほとんどなく、良悪性の判断は困難である。脈管侵襲、神経周囲浸潤、肝転移やリンパ節転移の所見をもって悪性と診断される場合が多いが、SCN のほとんどは良性である。solid type は肉眼的には嚢胞成分を認識できないが、組織学的には微小嚢胞で構成される。

疫学

膵腫瘍の 1～2 ％、嚢胞性膵腫瘍の 4～10 ％を占める比較的まれな腫瘍である。50～60 歳代の女性に好発する。腫瘍の局在に関して傾向はなく、あらゆる部位に発生する。そのほとんどは良性であり、悪性はそのわずか 1～2 ％である。

臨床症状

臨床症状としては腹痛が最多である。しかし、有症状例はおよそ 20～68 ％であり、無症状例も多い。

診断

特異的な腫瘍マーカーはなく、画像診断が中心になる。SCN の特徴である微小嚢胞の集簇として描出され、微小嚢胞は腫瘍の外側ほど大きくなる傾向にある（**56**）。また、中心部に石灰化を認めることがある（stellate scar）。

微小嚢胞の描出は EUS や MRI で良好である。また、CT では造影することによって隔壁が造影され、嚢胞構造が明瞭となる。

治療

SCN はそのほとんどが malignant potential を有さない良性腫瘍であるため、SCN と診断され、かつ無症状であれば経過観察は可能である。全国調査では悪性例は 3.3 ％のみであった。しかし、悪性例は良性例よりも腫瘍が大きくなる傾向がある。

また、大きな嚢胞より形成される macrocystic type や肉眼的に充実性腫瘍に近似した solid type などは、IPMN や MCN、SPN、内分泌腫瘍などとの鑑別が困難であり、治療方針を決定するうえで問題となる。

現時点では有症状例や、腫瘍の大きなもの、経過観察期間における増大例、IPMN や MCN、膵内分泌腫瘍、通常型膵癌など他の膵腫瘍との鑑別が困難な症例

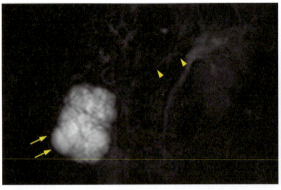
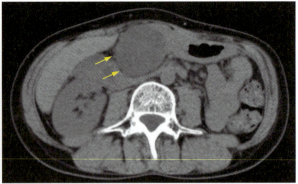
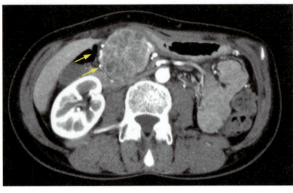

56 漿液性嚢胞性腫瘍（SCN）
a. MRCP像．SCNは微小嚢胞の集簇像として描出され（矢印），主膵管の拡張は認めない（三角）．
b. 単純CT像．境界明瞭な低吸収腫瘤として描出される．
c. 造影CT像．造影することにより隔壁が造影され，微小嚢胞が明瞭になる．

が手術適応となる．

予後

腫瘍の完全摘除によって予後は期待でき，完全摘除できるのであれば縮小手術も可能である．

充実性偽乳頭状腫瘍

solid-pseudopapillary neoplasm（SPN）

病態生理

1959年にFrantzらにより初めて報告された腫瘍である．本来，充実性の腫瘍であるが，出血・壊死を繰り返し嚢胞性に変化する．そのため，充実成分と嚢胞成分の混在する場合が多いが，完全に充実性腫瘍のみである場合や，嚢胞成分のみの場合もある．

病理

一般的に肉眼的には被膜に覆われる境界明瞭な腫瘍として認める．出血壊死を繰り返し嚢胞化する．組織学的には腫瘍細胞は充実性・偽乳頭性に増生する．免疫組織学的にはβ-catenin，CD10，chromogranin A，ビメンチンに発現陽性となり，特にβ-cateninの発現は診断に有用である．

疫学

膵腫瘍の1〜2％を占めるまれな腫瘍である．若い女性に好発する．多くは単発の腫瘍である．低悪性度腫瘍であり，被膜外浸潤・転移症例は14〜28％であ

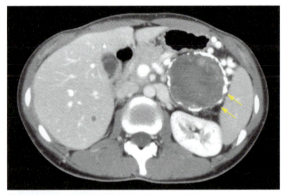

57 充実性偽乳頭状腫瘍（SPN）のCT像
腫瘍辺縁は石灰化を認め，内部は不均一である（矢印）．内部の充実部分は造影効果を認める．

る．

臨床症状

腹痛や腫瘤触知などが認められるが，多くは無症状である．

診断

特異的な腫瘍マーカーはなく，画像診断が中心となる．多くは境界明瞭な腫瘍として描出され，腫瘍辺縁や内部に石灰化を認めることが多い（57）．膵管との交通はなく，狭窄や拡張を認めることはないが，腫瘍

による圧排や偏位を認めることがある．また，充実成分が残存していれば内部は造影効果を有する．他の囊胞性膵腫瘍と異なりEUS下での穿刺吸引細胞診（EUS-FNA）が診断確定に有用である．

治療

基本的に低悪性度腫瘍であるが，一定の割合で悪性腫瘍を認め，画像診断での良悪性診断が困難であるため，診断がつき次第，原則切除の適応となる．他臓器浸潤例や遠隔転移例も可能であれば切除が望ましい．リンパ節転移の頻度は低く，予防的なリンパ節郭清は不要である．

予後

完全摘除できれば，5年生存率は95％以上と，予後も良好である．しかし，わずかであるが再発例もあるため，注意を要する．

（鈴木　裕，杉山政則）

● 文献
1) 国際膵臓学会ワーキンググループ：IPMN/MCN 国際診療ガイドライン2017年版．東京：医学書院；2018．
2) 鈴木　裕ほか：IPMT，MCTにおける全国症例調査の分析と現状における問題点．膵臓 2003；18：653．
3) 山雄健次ほか：卵巣様間質を伴うMCNの臨床病理学的特徴と予後—日本膵臓学会他施設共同研究から—．膵臓 2012；27：9．
4) 木村　理ほか：膵漿液性囊胞腫瘍（Serous cystic neoplasm）の全国症例調査—日本膵臓学会膵囊胞性腫瘍委員会—．膵臓 2012；25：572．

その他の膵囊胞
pancreatic cystic lesion；the others

- 膵囊胞とは，内部に液体や半固形状の物質を含有する病的に形成された袋状の構造物が膵臓に生じる疾患の総称である．
- 囊胞を構成する上皮の有無により仮性囊胞と真性囊胞に大別され，さらには腫瘍性囊胞と非腫瘍性囊胞に分類される．

単純性囊胞　simple cyst

先天的に発生したと考えられる囊胞であり，多くは単房性の形態をとる．後天的な要因が明らかではなく，充実性腫瘍の存在，膵炎や外傷の既往がないことが診断の一助となる．特に症状を呈することはなく，治療の必要性はない．

先天性囊胞　congenital cyst

発生過程の異常によって発生する囊胞であり，膵のみに発生するものと肝や腎にも発生する囊胞症に分類される．これらには，囊胞線維症，多発性囊胞症，

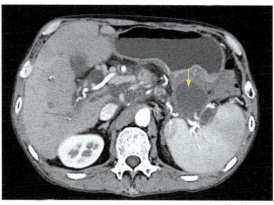

⑱ 急性仮性囊胞のCT像
造影CTでは，境界明瞭な円形から楕円形の単房性囊胞として観察される（矢印）．内部に壊死物質を含まないため囊胞内は均一である．

von Hippel-Lindau病に合併する膵囊胞も含まれる．これらの病態でみられる囊胞自体には治療の必要性はない．

仮性囊胞　pseudocyst

概念
- 囊胞壁内腔面に上皮細胞を認めないものを仮性囊胞と呼ぶ．非腫瘍性囊胞のなかで最も頻度が高い．
- 急性仮性囊胞と慢性仮性囊胞に分かれる．

病因
原因としては急性膵炎，慢性膵炎の急性増悪，外傷などによるが，特発性のこともある．診断には，膵炎，アルコール歴，外傷，開腹手術などの病歴が重要である．

急性仮性囊胞（⑱）は，急性間質性膵炎により急性膵周囲液体貯留（acute peripancreatic fluid collection：APFC）が出現し，それが時間の経過とともに被包化され，膵または周囲の壊死組織を含まずに囊胞化したものである．その形成には主膵管や分枝膵管の破綻が関与することが多く，囊胞内容液の膵酵素はきわめて高い数値を示す．一方，壊死性膵炎に伴う滲出液貯留は，初期においてはacute necrotic collection（ANC：壊死後膵/膵周囲滲出液貯留）と呼ばれ，その後膵および周囲の壊死が成熟して液状化が始まり，通常4週以上経過すると壊死巣と隣接組織との境界が明瞭となって被包化され囊胞様形態をとる．しかしながら，この病態はwalled-off necrosis（WON，⑲）と呼ばれ，急性仮性囊胞とは明確に区別される．その多くは多房性を呈し内部には壊死組織が含まれる．慢性仮性囊胞（⑳）は，慢性膵炎に合併し，膵管狭窄や膵石などによる膵管閉塞機転により形成される囊胞であり，しっかりした囊胞壁をもち単房性のことが多い．

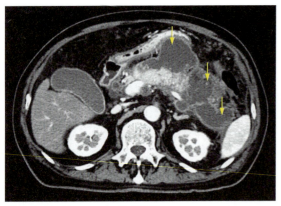
❺❾ walled-off necrosis の CT 像
歪な形をした多房性の囊胞性病変がみられる（矢印）．内部には壊死物質が貯留しているため，不均一に観察されている．

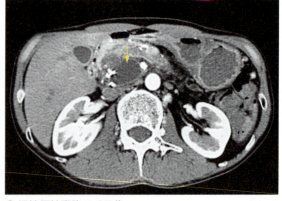
❻⓪ 慢性仮性囊胞の CT 像
膵頭部に単房の囊胞が観察されている（矢印）．囊胞に接して結石を認める．

先行する急性膵炎発作を認めないものとされ，慢性膵炎における膵仮性囊胞の頻度は30％程度である．

臨床症状
腹痛，悪心・嘔吐，腹部腫瘤，黄疸，体重減少．囊胞内の血管が破綻し，消化管出血を起こすこともある．

診断
急性・慢性仮性囊胞では，内部に壊死組織を含まないため，超音波やCT検査では比較的均一な囊胞内部構造（多くは単房性）を呈する．一方，WONにおいては，その多くは多房性を呈し内部には壊死組織が観察される．

治療
急性仮性囊胞は経過のなかで吸収され自然治癒する可能性が高い．自然消失しない例では内視鏡的や外科的なドレナージを行う．なお，WONは出血や感染を伴いやすい不安定な囊胞様病変であり，炎症波及により消化管に穿破することもある．抗菌薬投与などの保存的加療を行っても全身状態の悪化を伴う場合には積極的なドレナージ・WON内の壊死物質除去が必要となる．慢性仮性囊胞については，各種症状や感染を伴えば上記のドレナージ治療の適応となる．

貯留囊胞 retention cyst

さまざまな原因（腫瘍，膵炎，膵石症）により導管の狭窄・閉塞をきたした結果，膵液のうっ滞により末梢膵管が囊胞状に拡張したものであり，慢性膵炎に合併する慢性仮性囊胞も含まれる．膵癌による二次性所見として認められることがあり，臨床上重要である．治療法は各原因によるが，有症状例や感染合併例に対しては，原疾患に鑑みながらドレナージ治療を考慮する．

類上皮囊胞 epidermoid cyst

膵内副脾から発生する病変である．このため，副脾の好発部位である膵尾部に認められることがほとんどである．CA19-9は約半数の症例で上昇する．充実成分と囊胞成分から構成され，診断には，充実部分が副脾であることの証明が必要となるため，超音波内視鏡下穿刺生検法（endoscopic ultrasound-guided fine-needle aspiration biopsy：EUS-FNA）が有用とされている．診断が得られれば特に治療の必要はない．

類皮囊胞 dermoid cyst

成熟奇形腫に分類される良性腫瘍である．皮膚付属器を含む表皮に被覆され，囊胞内に皮脂，角化物，毛髪などが含まれる．胚細胞の基となる原始生殖細胞が腫瘍化したもので，3胚葉成分から構成される．多くは卵巣に発生し，膵臓に発生することはまれとされている．膵臓の類皮囊胞の診断においては，特徴的画像はないとされ，各種画像で明らかな胚葉成分を同定できないことも多く，外科的切除前の診断は難しい．

リンパ上皮囊胞 lymphoepithelial cyst

内層は重層扁平上皮，外層はリンパ組織に覆われた真性囊胞であり，中年男性に好発するまれな良性疾患である．CTなどの画像検査では膵外に突出するようにみられることが特徴的で，単房性または多房性であり，薄い囊胞壁や隔壁が確認されることも多い（❻❶）．囊胞内部には，おから様のケラチン様物質・粘稠な液体貯留がみられることが多く，ケラチン部分はCTでは水よりやや高い低吸収像を示し，超音波検査ではモザイク状の多彩な内部エコーとなる．囊胞による腹痛や腹部圧迫症状などがなければ経過観察でも問題はな

い．しかし，リンパ上皮嚢胞は腫瘍ではないが増大傾向をもつことに加えて，血液検査でCA19-9の上昇を認めることが多く，悪性疾患を否定できずに切除される例が多い．

（菅谷武史，入澤篤志）

● 文献
1) 金子　揚ほか：嚢胞性膵疾患の画像診断．臨床画像 2010 ; 26 : 518.
2) 乾　和郎ほか，厚生労働省難治性膵疾患に関する調査研究班：膵仮性嚢胞の内視鏡治療ガイドライン2009．膵臓 2009 ; 24 : 571.
3) 厚生労働省科学研究費補助金難治性疾患克服研究事業難治性膵疾患に関する調査研究班（研究代表者　下瀬川徹）：膵炎局所合併症（膵仮性嚢胞，感染性被包化壊死等）に対する診断・治療コンセンサス．膵臓 2014 ; 29 : 777.

膵形態異常
pancreatic morphological abnormality

　膵臓は，背側膵原基と腹側膵原基が胎生7週頃に癒合して形成されるという複雑な発生過程をとるため種々の形態異常を呈しやすい．代表的な膵形態異常には，先天性膵形成不全，輪状膵，膵管癒合不全，膵・胆管合流異常，異所性膵などがある．いずれもさまざまな症状，または機能異常を呈するため，疾患発生頻度はまれながらもその理解は重要である．以下にその詳細について記す．

先天性膵形成不全
congenital anomalies of the pancreas

【概念】
- 背側膵の無形成，低形成による先天的な膵形態異常である．
- 従来は，膵体尾部欠損症として臨床的にとらえられてきたが，後天的に膵体尾部が萎縮し脂肪組織に置換された病態は除外し背側膵原基の完全欠損，あるいは低形成によるものが先天性膵形成不全とされている．

【臨床症状】
　膵内分泌機能不全により高頻度に糖尿病を合併する．一方，膵外分泌機能は保たれることが多い．

【診断】
　臨床症状に乏しい疾患のため，糖尿病に関連した症状で偶発的に診断されることが多い．腹部超音波検査（US）や超音波内視鏡検査（EUS），CT，MRIで膵体尾部の欠損所見がみられた場合は，本疾患を念頭に内視鏡的逆行性胆管膵管造影（ERCP）や血管造影を施

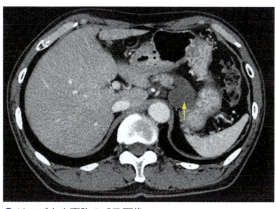

61 リンパ上皮嚢胞のCT画像
膵尾部に，膵外に突出するように隔壁をもった多房性嚢胞がみられる（矢印）．内部は水成分よりもやや高い低吸収として観察されており，ケラチン様物質の存在が疑われる．

行し確定診断を行う．

【治療】
　主として膵内分泌機能不全に付随した症状に対して対症的な治療（インスリン，経口血糖降下薬など）を行う．

輪状膵　annular pancreas

【概念】
- 膵頭部が輪状に十二指腸をとり囲む発生異常である．
- 腹側膵原基の異常と考えられている．
- 膵が十二指腸を囲む程度により，全周性の完全型と部分的な不完全型とに分類される．

【臨床症状】
　新生児や小児では完全型の頻度が高く，十二指腸の全周性狭窄による頻回の嘔吐を認めることが多い．一方，成人では不完全型がほとんどで，無症状で経過し手術や剖検で偶然発見されることが多い．有症状の場合は，上腹部痛，悪心・嘔吐，上腹部不快感などを呈する．

【治療】
　無症状であれば治療は不要であるが，十二指腸狭窄が強い場合は胃十二指腸吻合や胃空腸吻合などのバイパス手術の適応となる．

膵管癒合不全　pancreas divisum

【概念】
- 胎生期に十二指腸主乳頭（Vater乳頭）に開口する腹側膵管（Wirsung管）と副乳頭に開口する背側膵管（Santorini管）の癒合が形成されない形態異常である．
- 腹側膵と背側膵の癒合がまったくない完全型と，分枝膵管レベルでわずかに癒合がみられる不完全型と

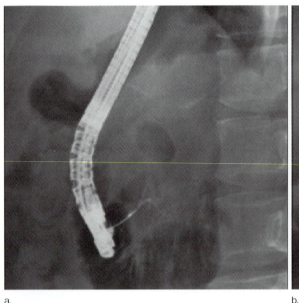
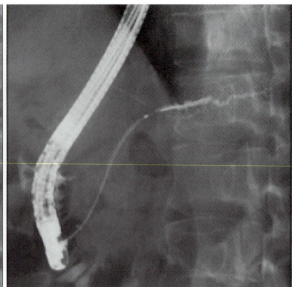

㉒ 膵管癒合不全
a. 主乳頭からの造影で，馬尾状の腹側膵管が造影されている．
b. 副乳頭からの造影では，尾側膵管までの背側膵管が造影されている．

に分類される．

疫学
人種間で発生頻度に差があり，ERCP 施行例による検討では，西洋では 5.8～6.0 %，東洋では 1.5 % 程度とされている．

臨床症状
背側膵管は膵液の大部分をドレナージするが，それが開口部の狭い副乳頭へつながるため膵液うっ滞による膵炎症状で発見されることが多い．したがって，膵管癒合不全では背側膵のみの炎症を呈することがほとんどである．一方，無症状で経過する症例もあり，中高年になってから慢性膵炎（確診，準確診）が発症し，その際に膵管癒合不全が診断される例もある．

診断
CT や MRCP で拡張した背側膵管が胆管下部を横断し十二指腸に開口している所見がみられる．ERCP では，十二指腸主乳頭からの造影で馬尾状の腹側膵管が造影され，副乳頭からの造影では尾側膵管までの背側膵管が造影される（㉒）．

治療
膵管癒合不全に伴う膵炎と診断した場合は，急性膵炎に準じて治療を行う．膵炎を繰り返す場合には，背側膵管の流出障害を解除する目的で，副乳頭開口部に対する内視鏡的治療や外科的治療が考慮されるが，近年では内視鏡的治療が優先されている．内視鏡的治療としては，拡張バルーンを用いた内視鏡的副乳頭拡張術，sphincterotome や pre-cutting knife を用いた副乳頭切開術，副乳頭ステント留置術があり，それらを単独あるいは組み合わせて行う．外科的治療としては副乳頭形成術がある．

膵・胆管合流異常
pancreaticobiliary maljunction

概念
- 「解剖学的に膵管と胆管が十二指腸壁外で合流する先天性の形成異常である」と定義される膵形態異常である．
- 通常，膵管と胆管は十二指腸壁内で合流し，合流部は十二指腸乳頭部括約筋（Oddi 筋）にとり囲まれるため，膵液と胆汁の混和が起こりにくい解剖学的構造となっている．一方，膵・胆管合流異常では機能的に Oddi 筋の作用が膵胆管合流部に及ばないため，膵液と胆汁の相互逆流が起こり，胆汁や膵液の流出障害や胆道癌など胆道ないし膵にさまざまな病態を引き起こす．

疫学
膵・胆管合流異常には人種差があり，東洋人で頻度が高い．また男女比は 1：3 と女性に多い．

臨床症状
胆道あるいは膵に結石，胆道癌，膵炎などさまざまな病態が惹起され，それらに起因した腹痛，発熱，黄疸などの臨床症状が出現する．また，先天性胆道拡張症の多くは膵・胆管合流異常を合併している（㉓）．

診断

本症の診断は，日本膵・胆管合流異常研究会が作成した「膵・胆管合流異常診断基準2013」を用いて行う（⑥4）．

治療

膵・胆管合流異常と診断されれば，胆道癌発生の予防を考慮した早期の外科的治療が望まれる．基本術式は，胆嚢摘除＋肝外胆管切除＋肝門部胆管空腸吻合術（いわゆる分流手術）であるが，胆管非拡張例では，胆嚢摘除のみで経過観察する場合も多い．

異所性膵 ectopic pancreas

概念

- 異所性膵は，迷入膵（aberrant pancreas）や副膵（accessory pancreas）とも呼ばれ，本来の膵臓とは無関係の臓器内に存在する膵組織のことである．

疫学

発生頻度は0.1～数％に認められる．男女比は3：1と男性に多い．胃や十二指腸に発生するものが約半数を占める．まれに，回腸，食道，胆嚢，胆管，腸間膜などに認めることもある（⑥5）．

臨床症状

多くが無症状で経過し，剖検で偶発的に発見されることも多い．占拠部位やサイズによって上腹部痛，不快感，潰瘍形成に伴う出血などを呈する．ごくまれに異所性膵由来の急性膵炎が発生することがある．

診断

多くは内視鏡やEUSによる画像診断で容易に診断可能である．胃や十二指腸に発生する異所性膵は，主

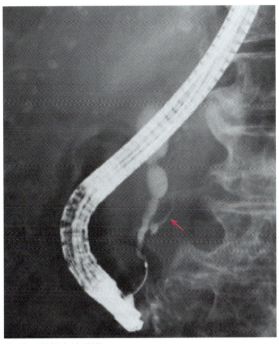

⑥3 膵・胆管合流異常
先天性胆道拡張症を伴う膵・胆管合流異常症例．選択的胆管造影で主膵管（矢印）が造影されており，合流異常形態が確認される．

---

⑥4 膵・胆管合流異常の診断基準 2013

定義
膵・胆管合流異常とは，解剖学的に膵管と胆管が十二指腸壁外で合流する先天性の形成異常をいう．

病態
膵・胆管合流異常では，機能的に十二指腸乳頭部括約筋（Oddi筋）の作用が膵胆管合流部に及ばないため，膵液と胆汁の相互逆流が起こり，胆汁や膵液の流出障害や胆道癌など胆道ないし膵にいろいろな病態を引き起こす．

診断基準
膵・胆管合流異常の診断は，画像または解剖学的検索によって行われ，以下のいずれかを満たせばよい．

1. 画像診断
   1) 直接胆道造影（ERCP，経皮経肝胆道造影，術中胆道造影など）またはMRCPや3D-DIC-CT像などで，膵管と胆管が異常に長い共通管をもって合流するか，異常な形で合流することを確認する．
   2) EUSまたはmultidetector-row CT（MD-CT）のmulti-planar reconstruction（MPR）像などで，膵管と胆管が十二指腸壁外で合流することを確認する．
2. 解剖学的診断
   手術または剖検などで，膵胆管合流部が十二指腸壁外に存在するか，または膵管と胆管が異常な形で合流することを確認する．

補助診断
次のような所見は，膵・胆管合流異常の存在を強く示唆しており，有力な補助診断となる．

1. 高アミラーゼ胆汁
   開腹直後または内視鏡的あるいは経皮的に採取した胆管内または胆嚢内の胆汁中膵酵素が異常高値を示す．
   しかし，膵・胆管合流異常例でも血清濃度に近い例や，それ以下の低値例も少なからずある．また，膵胆管合流部に乳頭括約筋作用が及ぶ例でも，胆汁中膵酵素が異常高値を呈し，膵・胆管合流異常と類似する病態を呈する例もある．
2. 肝外胆管拡張
   膵・胆管合流異常には，胆管に拡張を認める例（先天性胆道拡張症）と胆管に拡張を認めない例（胆管非拡張型）がある．肝外胆管に囊胞状，紡錘状，円筒状などの拡張がみられるときには，膵・胆管合流異常の詳細な検索が必要である．
   なお，胆管拡張の診断には，年齢に相当する総胆管径の基準値を参考にする．

（日本膵管胆道合流異常研究会，日本膵・胆管合流異常研究会診断基準検討委員会：膵・胆管合流異常の診断基準2013. 胆道　2013；27：1.）

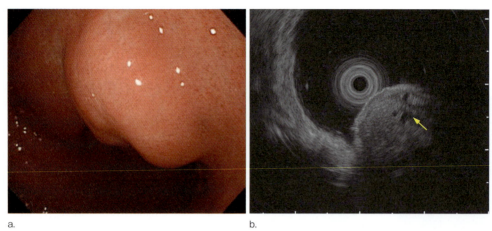

a.
b.

⑥ 異所性膵
a. 胃角部小彎後壁に 15 mm 大の粘膜下病変（異所性膵）を認めている．
b. 超音波内視鏡では，表面平滑で均一な低エコー腫瘤（膵と同等レベル）として認められ，内部に導管エコーが観察されている．

として粘膜下層を主座として発育し，その多くは充実成分内に導管エコーが観察される．また，消化管腫瘍径が大きく粘膜下腫瘍の形態を呈した場合は消化管間質腫瘍（gastrointestinal stromal tumor：GIST）などとの鑑別が必要になるため超音波内視鏡下穿刺吸引法（endoscopic ultrasound-guided fine-needle aspiration：EUS-FNA）や内視鏡的粘膜切除後の直接生検による病理診断が必要となる．

治療

治療の対象となることはまれであるが，高度の炎症を伴った場合などは切除も考慮される．

（富永圭一，入澤篤志）

● 文献

1) 桐山勢生ほか：先天性膵形成不全および後天性膵体尾部脂肪置換．胆と膵 2014；35：987．
2) 日本膵管胆道合流異常研究会，日本膵・胆管合流異常研究会診断基準検討委員会：膵・胆管合流異常の診断基準 2013．胆道 2013；27：1．
3) 日本膵・胆管合流異常研究会，日本胆道学会（編）：膵・胆管合流異常診療ガイドライン．東京：医学図書出版；2012．

内科学書 Vol.4

索引

和文索引

あ

アカラシア 102, 104
アカンプロサート 352
悪性黒色腫 108
悪性リンパ腫 63, 94, 274, 399
アザチオプリン 475
アシアロ肝シンチグラフィ 317
アシアロ糖蛋白受容体 47
アステリクシス 302
アスパラギン酸アミノトランスフェラーゼ 306
アスピリン 283
アセチルコリン 8, 450, 451
アセチルコリンエステラーゼ 159
アセチルシステイン 367
アセトアミノフェン 71, 365, 367
圧痕性浮腫 15, 301
アディポサイトカインの分泌異常 353
アデノシン三リン酸 296
アデホビル 337
アトルバスタチン 357
アニサキス 266
アポトーシス 299
アミラーゼ 451, 454
アミラーゼ・クレアチニンクリアランス比 455
アミロイドーシス 281
アメーバ性肝膿瘍 388
アメーバ性腸炎 172
アラニンアミノトランスフェラーゼ 306
アルカリホスファターゼ 307
アルコール依存症 351
アルコール関連生活習慣病 348
アルコール性肝炎 349
アルコール性肝癌 349
アルコール性肝硬変 349
アルコール性肝障害 299, 348
アルコール性肝障害診断基準 351
アルコール性肝障害と性差 351
アルコール性肝障害の発症機序 350
アルコール性肝障害の要点 348
アルコール性脂肪肝 349
アルコール性膵炎の発症機序 466
アルコール性線維症 349

アルコール代謝 349
アルコール脱水素酵素 349
アルコール毒性説 466
アルゴンプラズマ凝固法 81
アルシアン・ブルー 58
アルデヒド脱水素酵素 348
アルベンダゾール 443
アンモニア代謝 297

い

胃 4
胃角 29
胃型 482
胃癌 54, 82, 133
いきみ 237
胃巨大皺襞症 126
異型結節 384
異型ポルフィリン症 377
医原性の胆管狭窄 447
胃軸捻症 116
胃十二指腸動脈 449
胃食道逆流症 67, 70, 98, 114, 286
移植片対宿主病 399
異所性胃粘膜 49
異所性膵 489
胃–腎短絡路 111
胃切除後症候群 284
胃前庭部毛細血管拡張症 151
位相コントラスト画像 315
一時性下部食道括約部弛緩 113
胃腸間質腫瘍 116
一過性下部食道括約筋弛緩 98
一酸化窒素合成酵素 128
逸脱酵素 306
胃電図法 72
遺伝性コプロポルフィリン症 377
遺伝性膵癌症候群 476
遺伝性非ポリポーシス（性）大腸癌 200, 216
伊東細胞 294
犬山分類 359
胃脾間膜 4, 8
胃抑制性ポリペプチド 14
イレウス 27, 221, 464
イレウス管 236
陰窩膿瘍 181
印環細胞癌 134
インクレチン 14

インジゴカルミン 42
インスリノーマ 479
インスリン 14, 450, 452
インスリン受容体基質 354
インターフェロン 305, 337, 338
インターベンション 79
咽頭 2
インドシアニングリーン 307

う

ウイルス学的検査 318
ウイルス性肝炎 401
ウイルス性腸炎 172
ウイルス性慢性肝炎 335
ウェルシュ菌 78
うっ血肝 396
うっ血性肝硬変 364, 396
ウリジン二リン酸–グルクロン酸転移酵素 369
ウルソデオキシコール酸 344, 366, 404, 420, 430
ウロビリノゲン 298, 407

え

エキノコックス 392
壊死後膵 485
壊死性膵炎 460, 485
エピネフリン加高張食塩水 43
エフェクター T 細胞 12
エプーリス 91
エベロリムス 481
エラスターゼ1 454
エルバスビル 339
鉛管様 182
塩酸 4
炎症性筋腺管ポリープ 210
炎症性腸疾患 180, 399
炎症性ポリープ 181
エンテカビル 329, 337
エンテロキナーゼ 451
エンドトキシン血症 260
エンドトキシンショック 233, 236

お

横隔膜ヘルニア 113
横行結腸 6

黄疸　300, 360, 419, 454
黄疸出血性レプトスピラ症　388
オクトレオチド　481
オリゴ糖　165
オルトトリジン法　25

か

回虫　443
回腸　6
外分泌　451
外分泌腺　450
海綿状血管腫　228
海綿状血管増生　394
潰瘍性大腸炎　180, 399, 428, 472
蛙腹　302
花筵状線維化　470
化学シフト画像　315
架橋ひだ　226
核医学検査　317
核酸アナログ治療　337, 338
拡散強調画像　315
核磁気共鳴画像法　314
核周囲型抗好中球細胞質抗体　26
過形成性ポリープ　206
過形成性ポリポーシス　215
下行結腸　6
過誤腫　213, 228
過誤腫性ポリープ　209
ガストリノーマ　479
ガストリン　4, 13, 69, 451
ガストリン産生細胞　127
ガストリン放出ペプチド前駆体　480
仮性憩室　156, 157
仮性動脈瘤　254
仮性嚢胞　485
仮想内視鏡　44
家族性アミロイドポリニューロパチー
　377
家族性大腸腺腫症　148, 211, 216
下腿浮腫　15, 301
カタラーゼ　349
カチオニックトリプシノゲン　465
下腸間膜動脈　2
活性化部分トロンボプラスチン時間
　25
活性酸素　297, 354
活性酸素・過酸化脂質産生説　466
カテコール-O-メチルトランスフェラー
　ゼ（COMT）阻害薬　469
カドヘリン　133
カニ爪像　232
化膿性肝膿瘍　386
過敏性腸症候群　70, 164, 166
下部食道括約筋　3, 67, 98
カプセル内視鏡　40, 41, 72, 205
カモスタットメシル酸塩　469
ガラクトース血症　164
カルチノイド　276
カルチノイド腫瘍　215, 231
カルチノイド症候群　201, 276

カルチノイド徴候　479
カルニチン　363
肝アミロイドーシス　377
肝胃間膜　4
肝移植　347, 381
肝エキノコックス症　392
肝炎ウイルス　303, 401
肝炎ウイルスによる急性肝炎　325
肝円索　18
肝外胆管切除　489
肝外胆道系の区分　431
肝外門脈閉塞症　394
肝芽腫　384
肝画像検査　311
肝型糖原病　374
肝可溶性抗原抗体　324
肝管　406
肝寄生虫症　391
肝機能検査　306
肝機能検査法の選択基準（2006）　310
肝吸虫　442, 443
肝吸虫症　391
管腔内超音波　457
肝頸静脈逆流現象　396
肝血管腫　312, 314, 316, 384
肝血行異常　393
肝結節性再生性過形成　393
眼瞼結膜そう白　16
肝構成細胞　294
肝硬度検査　311, 318
肝硬変　357, 403
肝再生　299
肝細胞　293, 296
肝細胞癌　313, 314, 316, 378
肝細胞癌治療アルゴリズム　381
肝細胞索　293, 296
肝細胞死　299
肝細胞障害　299
肝細胞腺腫　384
肝細胞特異性ガドリニウム造影剤　315
肝細胞ロゼット形成　342
肝細葉　292
カンジダ　278
肝疾患の身体所見　300
間質性浮腫性膵炎　460
肝腫大　301, 454
肝腫瘍　378
肝腫瘍性疾患のBモード所見　313
肝循環障害　328
肝静脈　291
肝小葉　292
肝性口臭　16, 302
肝星細胞　294, 298
肝性脳症　359, 362
肝性脳症昏睡度の分類　359
肝性ポルフィリン症　377
肝切除　381
間接ビリルビン　372
関節リウマチ　279, 346, 398
肝線維化　299, 345
肝線維化マーカー　309

感染性膵壊死　464
肝臓移植　403
肝臓の解剖学　290
肝臓の区域　290
癌胎児性抗原　25, 456
肝胆道シンチグラフィ　317, 412
肝中心静脈閉塞症　395
肝蛭　442
肝蛭症　392, 444
肝動脈　291
肝動脈化学塞栓療法　382
肝内結石を伴う肝内胆管狭窄　444
肝内胆管癌　313, 314, 382
肝肉腫　384
肝嚢胞　313, 316, 385
肝膿瘍　386
肝膿瘍の起炎菌　386
肝の感染症　386
肝の結核症　388
肝の真菌感染症　390
肝の梅毒　389
肝のヒト免疫不全ウイルス（HIV）感染
　症　390
肝発癌　300
肝庇護療法　341
肝脾腫　360
間膜　7
肝門部胆管空腸吻合術　489
肝良性腫瘍　384
肝類洞閉塞症候群　395, 399
関連痛　21

き

機械的結石破砕装置　421
偽還納　257
キシロース　74
偽性アカラシア　104
偽性腸閉塞症　236
機能性胃腸症　70
機能性消化管障害　71
機能性ディスペプシア　70, 121
キノコ毒　365
偽ポリポーシス　211
偽膜性腸炎　174
キモトリプシンC　465
逆蠕動波　30
吸収不良症候群　72, 73, 160
急性ウイルス肝炎各型の特徴　326
急性ウイルス性肝炎　403
急性壊死性貯留　86
急性仮性嚢胞　485
急性肝炎　325
急性間欠性ポルフィリン症　377
急性肝梗塞　396
急性肝疾患　325
急性肝不全　299, 331
急性肝不全の診断基準　331
急性肝不全の成因分類　332
急性呼吸促迫症候群　462
急性出血性直腸潰瘍　244

急性膵炎　18, 85, 455, 459
急性膵炎重症度判定基準（2008改訂）　463
急性膵炎の治療方針　464
急性膵周囲液体貯留　485
急性大動脈解離　464
急性胆管炎　410, 420, 424
急性胆管炎の診断基準　426
急性胆嚢炎　410, 420, 421, 464
急性胆嚢炎の診断基準　423
急性胆嚢炎の治療フローチャート　424
急性腸間膜動脈閉塞　464
穹窿部　29
胸水貯留　462
蟯虫症　268
強皮症　279
胸腹ヘルニア　114
虚血性合併症　464
虚血性肝炎　396
虚血性腸炎　198
巨細胞性肝炎　404
鋸歯状腺腫　206, 217
巨大舌　93
緊急内視鏡検査　43
筋強直　22
筋硬直　260
禁酒　352
金属音　234

く

グアニリン　14
グアヤック法　25
空腸　6
空腹期収縮　279
クエン酸回路　296
くも状血管拡張　300, 360
くも状血管腫　16
グラゾプレビル　339
クラミジア　390
グリアジン　165
グリチルリチン製剤　366
クリプトスポリジウム　442, 443
グルカゴン　451, 452
グルカゴン様ペプチド1　14
グルクロン酸抱合　369
グルテン過敏性腸症　165
クレアチニン　25
グレカプレビル　339
グレリン　4, 9, 13

け

経カテーテル的動脈塞栓術　120
経頸静脈的肝内門脈大循環短絡術　113
経口プレドニゾロン　475
経口免疫寛容　12
経肛門的内視鏡下マイクロサージェリー　223
警告うつ病　453
憩室　117, 156

経乳頭的内視鏡治療　421
経皮経肝胆管造影　414
経皮経肝胆管ドレナージ　84, 427
経皮経肝胆道ドレナージ　415, 421
経皮経肝胆嚢胆汁吸引術　423
経皮経肝胆嚢ドレナージ術　423
経皮経肝的胆道鏡下治療　421
経皮経肝門脈静脈短絡術　153
経皮的局所療法　381
経皮的ラジオ波焼灼療法　382
劇症肝炎　331
劇症肝炎の肝移植適応ガイドライン　334
劇症肝炎様の病態　398
血液生化学検査　410
血液濾過透析　335
結核　170
結核結節　178
結核腫　389
結核性腹膜炎　247
血管雑音　454
血管作動性腸ポリペプチド　8, 13
血管腫　220
血管造影　46, 459
血管造影下CT　317
血管肉腫　384
血球貪食症候群　398, 399
血算　25
血小板　309
血小板減少性紫斑病　362
血漿遊離アミノ酸分析　308
血清ALPアイソザイム　307
血清LDHアイソザイム　307
血清亜鉛　310
血清アミロイドA蛋白　26
血清金属　309
血清酵素　306
血清コレステロール　308
血清総胆汁酸　308
血清蛋白　308
血清鉄　309
血清銅　309
血清ビリルビン　306
結節性再生性過形成　397
結節性多発動脈炎　397
血栓性血小板減少性紫斑病　403
血中アンモニア　308
結腸　6, 215
結腸軸捻転症　232
結腸膨起　27
結腸膨起運動　9
血沈　26
血便　34
ケノデオキシコール酸　408
ゲムシタビンとシスプラチン併用療法　432, 435, 436
ゲムシタビン／ナブパクリタキセル併用療法　478
下痢　453
限局性結節性過形成　47, 385
限局性胆嚢腺筋腫症　410

剣状突起　17
原発性硬化性胆管炎　399, 428, 446
原発性硬化性胆管炎関連抗体　324
原発性硬化性胆管炎の診断基準　429
原発性胆汁性胆管炎　344, 397
原発性胆汁性胆管炎における肝移植適応時期　347
原発性胆汁性胆管炎の組織学的病期分類　345
原発性胆汁性胆管炎関連抗体　324
原発性胆汁性胆管炎の診断基準　346

こ

コア蛋白定量法　322
抗CD20抗体　475
抗PD-1　141
抗TNF-α抗体　191
高圧酸素療法　236
抗アルドステロン薬　363
抗ウイルス治療の基本方針　338
高解像度内圧検査　70
抗核抗体　323
抗肝細胞膜抗体　324
抗肝腎ミクロソーム1抗体　323
抗菌薬起因性腸炎　173
口腔　2
口腔扁平苔癬　89
膠原病　397
抗好中球細胞質抗体　324
抗コリン薬　469
好酸球性消化管疾患　269
好酸性型　482
溝状舌　92
甲状腺機能亢進症　400
甲状腺機能低下症　400
光線力学療法　81, 107
光線療法　371
交代性便秘　218
鉤虫症　268
後腸　2
後天性免疫不全症候群　278
高度異型　482
口内炎　89
後腹膜線維症　249
抗平滑筋抗体　323
抗ミトコンドリアM2抗体　324
抗ミトコンドリア抗体　324
肛門　243
肛門縁　243
肛門管　30, 243
肛門クッション　240
呼気試験　75
黒色腫　108
黒色石　416, 418
黒色便　25
黒色毛舌　92
コークスクリュー食道　103
古典的鋸歯状腺腫　206
孤立性肝結核腫　388
コリンエステラーゼ　307

コール酸　408
コレシストキニン　9, 13, 127, 409, 450, 460
コレスチラミン　367
コレステロール　408
コレステロール過飽和胆汁　416
コレステロール結晶　416
コレステロール結晶析出過程　419
コレステロール 7 α-ヒドロキシラーゼ　407
コレステロール胆石　416
コレステロールポリープ　437
混合結合組織病　272
混合石　418
コンゴーレッド　42
昏睡型急性肝不全　331
混成石　418
コンピュータ断層撮影　313, 458

さ

臍窩　226
細菌性腸炎　170
細菌性腹膜炎　260
サイクロビリルビン　372
再生不良性貧血　399
細胆管　406
サイトメガロウイルス　125, 278, 401
臍部腫瘤　454
細胞外液性ガドリニウム造影剤　315
細胞内膵酵素活性化説　466
杯細胞　6, 181, 231
鎖肛　119, 120
鎖骨上リンパ節転移　16
匙状爪　15
サラゾスルファピリジン　183
サルコイドーシス　400
酸化ストレス　354
酸性スフィンゴミエリナーゼ　376

し

ジアルジア　442, 443
ジェノタイプ 1 型　339
ジェノタイプ 1 型の治療フローチャート　340
ジェノタイプ 2 型　340
ジェノタイプ 2 型の治療フローチャート　340
痔核　240
シカゴ分類　103
磁気共鳴画像　458
磁気共鳴胆管膵管造影　412, 458
色素胆石　416
色素沈着　300
シクロオキシゲナーゼ　123, 128, 282
自己拡張型金属ステント　83
自己消化性合併症　464
自己免疫性肝炎　328, 341, 397
自己免疫性肝炎関連抗体　323
自己免疫性肝炎の重症度判定　344

自己免疫性肝炎の診断指針（2016 年）342
自己免疫性肝疾患　403
自己免疫性膵炎　428, 446, 470
自己免疫性膵炎の国際分類　471
自己免疫性膵炎臨床診断基準 2011　474
自己免疫による胆管上皮細胞障害　344
脂質代謝障害説　466
脂質蓄積症　376
歯周炎　91
歯状線　243
シスプラチン　107
持続携行式腹膜透析法　247
痔帯　7
シトクロム P450　296
シトリン欠損による新生児肝内胆汁うっ滞（症）　376, 404
歯肉炎　91
歯肉増殖症　92
脂肪肝　349
脂肪酸カルシウム石　417
脂肪酸代謝　297
脂肪腫　227
脂肪性肝炎　353
脂肪摂取細胞　294
脂肪便　72, 160, 165
脂肪抑制画像　315
シメプレビル　340
若年性特発性関節炎　398
若年性ポリポーシス　127, 209, 214
充実性偽乳頭状腫瘍　484
重症急性膵炎　461
重症急性膵炎の経過　462
重炭酸　128
十二指腸　5
十二指腸腫瘍　148
十二指腸堤筋　5
十二指腸乳頭部の解剖　435
絨毛萎縮　165
宿便性潰瘍　244
酒皶　300
手掌紅斑　15, 300, 360
主膵管の圧排偏位　483
術後肝障害　400
術後胆汁うっ滞　401
術中胆道損傷に基づく狭窄　447
腫瘍随伴症候群　379
腫瘍マーカー　324, 455
腫瘍類似病変　384
循環血液量減少性ショック　118
循環障害による肝障害　400
循環不全　396
純コレステロール石　418
漿液性嚢胞性腫瘍　483
消化管運動　70
消化管間質細胞腫瘍　65
消化管間質細胞腺腫　64
消化管間質腫瘍　143, 150, 490
消化管関連リンパ組織　10
消化管穿孔　464
消化管粘膜関連リンパ組織　65

消化管ポリポーシス　211
消化管ホルモン　13
上行結腸　6
症候性 Weber-Christian 病　454
条虫症　269
小腸　5
上腸間膜動脈　2, 153, 449
小腸血管性病変　41
小腸細菌過剰繁殖　164
小腸の動脈　7
上皮増殖因子　101
小胞輸送システム　409
静脈瘤　111, 302, 360
小網　4, 8
小葉間胆管　406
小彎　4, 29
食後愁訴症候群　121
触診　20
褥瘡性潰瘍　89
食道　2
食道アカラシア　71
食道癌　51, 82, 105
食道カンジダ症　278
食道憩室　96
食道術後吻合部狭窄　84
食道静脈瘤　360
食道内圧測定　103
食道破裂　109
食道扁平上皮癌　64
食道裂孔ヘルニア　97
食物アレルギー　269
女性化乳房　302, 360
ショック肝　396
痔瘻　240
心窩部痛症候群　122
腎機能低下例　341
神経鞘腫　228
神経線維腫　228
神経特異エノラーゼ　26, 480
神経内分泌癌　149, 201, 215
神経内分泌腫瘍　106, 149, 200, 215, 276
人工肝補助療法　335
深在性嚢胞性大腸炎　237
浸潤癌　482
尋常性天疱瘡　90
振水音　19
新生児　403
新生児胆汁うっ滞症　403
迅速ウレアーゼ試験　76
シンチグラフィ　47, 71

す

膵萎縮　467
膵炎　85, 459
膵外分泌機能検査　456
膵外分泌機能不全　466
膵外分泌部　451
膵仮性嚢胞　86, 469
膵画像検査　457

495

膵癌　52, 455, 469, 475
膵管鏡　459
膵癌診断アルゴリズム　477
膵癌治療のアルゴリズム　478
膵管内乳頭粘液性腫瘍　469
膵管内粘液性乳頭腫瘍　481
膵癌の進行度診断　477
膵管の走行　450
膵癌のリスク因子　476
膵管癒合不全　449, 487, 488
膵形態異常　487
膵酵素　454, 455
膵酵素の生理的活性化機構　460
膵疾患に伴う総胆管狭窄　445
膵周囲滲出液貯留　485
膵腫大　446
膵腫瘍　475
膵神経内分泌腫瘍　479
膵性胸腹水　469
膵星細胞　451
膵石　467
膵石灰化　467
膵切除術　469
膵線維化形成機序　466
膵腺房細胞　450, 465
膵臓　449
膵臓の機能　451
膵臓の構造　449
膵臓の動脈系　450
膵臓の発生　449
膵臓の部位　449
膵体尾部切除　477
膵・胆管合流異常　440, 488
膵・胆管合流異常の診断基準 2013　489
膵島　450
膵頭十二指腸切除　477
膵島-腺房門脈系　452
水痘・帯状疱疹ウイルス　90
膵内分泌機能検査　456
膵内分泌ホルモン　452
膵粘液性嚢胞腫瘍　482
膵嚢胞性腫瘍　469
膵分泌性トリプシンインヒビター　465
膵ポリペプチド　451
頭蓋内出血　439
スキルス胃癌　29, 135
ズダン III 染色　74
ストレプトゾシン　481
スニチニブ　481
スピロノラクトン　363
スピロヘータ　59, 62
スプルー症候群　161

せ

性感染症　388
制御性 T 細胞　12, 93
成人 T 細胞白血病　398
成人期発症シトルリン血症 II 型　376
成人発症 Still 病　398
正中弓状靱帯症候群　254

生理的狭窄部　29
生理的狭窄部位（食道）　3
赤沈　26
赤痢アメーバ　172, 388
赤痢アメーバ症　59, 62
セクレチン　13, 127, 451, 460
セクレチン試験　456
舌　2
石灰乳胆汁　448
赤血球沈降速度　26
切除可能境界　478
セリアックスプルー　165
セリアック病　160, 165, 274
セルカリア　391
セルロプラスミン　309
セロコンバージョン　320
セロタイプ判定保留　341
セロトニン　13
穿孔　128
腺腫　206, 437
腺腫性過形成　384
染色　59
全身疾患に伴う肝障害　396
全身性エリテマトーデス　279, 397
全身性炎症反応症候群　260, 461
全身性強皮症　398
全身免疫機構　10
全大腸内視鏡検査　38
選択的インスリン抵抗性の機序　354
選択的動脈内カルシウム注入法　480
前腸　2
穿通　128
疝痛（発作）　21, 232, 234, 280
先天性肝線維症　364
先天性巨大結腸症　159
先天性高ビリルビン血症　368
先天性食道狭窄症　96
先天性食道閉鎖症　95
先天性膵形成不全　487
先天性胆道拡張症　441, 488
先天性嚢胞　485
腺房　450

そ

造影 CT　51, 314, 411
造影 MRI　315
造影超音波検査　311
総肝管　291, 406
臓器障害・不全　464
早期慢性膵炎の治療　470
総胆管　292
総蛋白　308
爪病変　301
続発性骨粗鬆症　346
粟粒性肝結核　388
鼠径ヘルニア　255
ソホスブビル　339
ソマトスタチン　4, 13, 451
ソマトスタチンアナログ　481
ソマトスタチン産生細胞　452

ソマトスタチン受容体シンチグラフィ
　481
ソラフェニブ　382

た

体外式超音波検査　33
体外衝撃波結石破砕療法　469
体外衝撃波胆石破砕療法　420
タイ肝吸虫　443
第三世代 HCV 抗体　322
体質性黄疸　368
体質性黄疸をきたす疾患　368
代謝性肝疾患　373
体重減少　453
代償性肝硬変　358
帯状疱疹　90
体性痛　21
大腿ヘルニア　255
大唾液腺　2
大腸　4
大腸癌　215
大腸粘膜下腫瘍　226
大腸の動脈　7
大腸ポリープ　81
ダイナミック CT　314
胎便性イレウス　155
大網　4, 8
大彎　4, 29
濁音変換現象　302
多剤耐性関連蛋白 2　372, 409, 416
多剤耐性蛋白 3　409
打診　20
脱水　454
多発性筋炎・皮膚筋炎　279
多発性骨髄腫　399
多発性胆管過誤腫　364
多発性内分泌腫瘍症 1 型　480
多発性嚢胞症　485
多包条虫　392
タール便　25
胆管　291
胆管癌　411, 432
胆管癌の肉眼型分類　431
胆管狭窄　469
胆管結核　388
胆管結石　411, 421
胆管細胞癌　316
胆管周囲炎　399
胆管上皮細胞　298
胆管良性腫瘍　437
炭酸カルシウム石　417
胆汁　407
胆汁酸　408
胆汁酸負荷試験　75
胆汁生成メカニズム　409
胆汁の分泌　408
胆汁流出障害　424
単純 CT　313, 411
単純性脂肪肝　353
単純性嚢胞　485

単純疱疹　90
胆膵型　482
胆石　403, 418
胆石経口溶解療法　420
胆石形成の成因と危険因子　418
胆石症　285, 370, 416
胆石膵炎　420
胆石の分類と特徴　417
短腸症候群　75, 155, 160, 254, 399
胆道回虫症　443
胆道肝吸虫症　443
胆道寄生虫症　442
胆道クリプトスポリジウム症　443
胆道系酵素　307
胆道形成異常　438
胆道系の炎症　421
胆道ジアルジア症　443
胆道ジスキネジア　48, 442
胆道疾患の身体所見　410
胆道出血　447
胆道造影　413
胆道内視鏡　415
胆道閉鎖症　48, 404, 438
胆道閉鎖症の基本病型　438
胆道良性疾患　436
胆嚢　406
胆嚢癌　410, 420, 431
胆嚢管　406
胆嚢癌の肉眼型分類　431
胆嚢管リンパ節　407
胆嚢結石　410, 420
胆嚢コレステローシス　448
胆嚢静脈　407
胆嚢腺筋腫症　410, 437, 447
胆嚢・胆道の構造　406
胆嚢摘出術　420
胆嚢摘除　489
胆嚢動脈　407
胆嚢病変　410
胆嚢ポリープ　436
胆嚢良性疾患　436
蛋白・アミノ酸代謝　297
蛋白・エネルギー低栄養状態　352
蛋白塞栓説　466
蛋白漏出性胃腸症　72
ダンピング症候群　284
単包条虫　392
単房性・多房性の球形腫瘍　483

ち

地図状舌　92
遅発性肝不全　331
遅発性ラクターゼ欠乏症　164
虫垂炎　176
虫垂腫瘤　230
中腸軸捻　155
中等度異型　482
中毒性巨大結腸症　27
腸 angiodysplasia　168
超音波検査　33, 311, 410, 457

超音波内視鏡　36, 85, 416, 457
超音波内視鏡ガイド下穿刺吸引生検　416
超音波内視鏡下穿刺吸引生検法　227
腸回転異常症　155
腸型　482
腸管感染症　77
腸管子宮内膜症　199
腸管出血性大腸菌　78
腸肝循環　407
腸管粘膜免疫　10
腸管嚢腫性気腫症　228
腸管不全　399
腸間膜　8, 250
腸間膜虚血性疾患　250
腸結核　178
腸骨恥骨靱帯　257
腸重積　226, 232
腸上皮化生　125
聴診　19
超低密度リポタンパク質　297
腸内細菌叢　78
腸閉塞　233, 286
直接作用型抗ウイルス薬　305, 362
直接ビリルビン　407
直接ヘルニア　255
直腸　6, 215
直腸潰瘍　244
直腸癌　52
直行蠕動　30
貯留嚢胞　486

て

低異型　482
低酸素性肝炎　396
低侵襲経肛門手術　223
ディスペプシア　121
低増殖期　336
低分化型腺癌　62
デジタルサブトラクション血管造影法　46
デス-α-カルボキシプロトロンビン　325
デス-γ-カルボキシプロトロンビン　381
デスモイド腫瘍　211
デスレセプター経路　299
鉄欠乏性貧血　221, 285
テネスムス　242
テノホビルアラフェナミド　329, 337
テノホビル　ジソプロキシルフマル酸塩　329, 337
テラプレビル　340
転移性肝癌　314, 383
転移性肝腫瘍　312
電気水圧衝撃波破砕術　421

と

導管　451

陶器様胆嚢　448
糖代謝　296
糖尿病　400
糖尿病症状　472
毒素 A　174
毒素 B　174
特発性細菌性腹膜炎　247
特発性新生児肝炎　405
特発性門脈圧亢進症　111, 362, 393
怒責　237, 257
戸谷分類　441
ドプラ法　311
トランスコバラミン II　74
トリクラベンダゾール　444
鳥の嘴サイン　102
鳥の嘴状狭窄　117
トリプシノゲン　465
トリプシン　451, 460, 465
呑酸　99

な

内視鏡的逆行性胆管膵管造影　37, 84, 413, 458
内視鏡的経乳頭的胆嚢ドレナージ　423
内視鏡的経鼻胆管ドレナージ　427
内視鏡的止血法　79
内視鏡的ステント挿入術　83
内視鏡的胆管ドレナージ　427
内視鏡的乳頭拡張術　421
内視鏡的乳頭括約筋切開術　421, 427
内視鏡的粘膜下層剥離術　80, 138, 148, 206, 222
内視鏡的粘膜切除術　80, 138, 148, 206, 228
内視鏡的バルーン拡張術　83
内視鏡的バンド結紮術　80
内視鏡的副乳頭拡張術　488
内臓逆位症　155
内臓痛　21
内臓肥満　454
ナイーブ T 細胞　11
内分泌　452
内分泌疾患　400
内分泌腺　450
ナトリウム-タウロコール酸共輸送ポリペプチド　408

に

ニクズク肝　396
二次性胆汁性肝硬変　363
ニッシェ　29, 137
日本住血吸虫　362
日本住血吸虫症　391
乳酸デヒドロゲナーゼ　306
乳頭炎　447
乳頭部　407
乳糖負荷試験　75
乳頭部癌　435
乳頭部癌の肉眼型分類　436

乳頭部狭窄　447
乳糖不耐症　163
乳頭部良性腫瘍　437
尿ウロビリノゲン　306
尿素呼気試験　76
尿素サイクル異常症　375
尿素窒素　25
尿ビリルビン　306
尿・便検査　410
妊娠　401
妊娠悪阻　402
妊娠急性脂肪肝　402
妊娠性胆汁うっ滞　402

ね

ネクローシス　299
ネコ肝吸虫　443
熱ショック蛋白　193
粘膜下腫瘍　201, 226
粘膜関連リンパ組織　142
粘膜橋　181, 211
粘膜固有層リンパ球　11
粘膜上皮間リンパ球　11
粘膜垂　211
粘膜脱症候群　238, 245
粘膜の敷石像　186
粘膜ひだ　226
粘膜ひも　182, 211

の

囊胞性膵疾患　475
囊胞性膵腫瘍　481
囊胞線維症　485

は

排泄性胆管造影　413
背側膵芽　487
梅毒に伴う肝障害　389
ハウストラ　9, 181
瀑状胃　117
白色爪　15
白板症　89
播種性血管内凝固　234
ばち（状）指　301, 360
白血病　398
発熱　417
バニプレビル　340
羽ばたき振戦　302, 359
パラコート　365
バルーン閉塞下逆向性経静脈的塞栓術　113
バロスタット法　71
パロモマイシン　443
パンエンドスコピー　38
汎狭細型膵管像　446
パンクレオザイミン-セクレチン試験　74
板状硬　22

反跳痛　260
晩発性皮膚ポルフィリン血症　377

ひ

非 A 〜非 E 型肝炎　323
非 B 非 C 肝硬変　358
非 Hodgkin リンパ腫　278
非アルコール性脂肪性肝炎　299, 353, 378
非アルコール性脂肪性肝疾患　353
ヒアルロン酸　309
ピオクタニン　58
ピオグリタゾン　357
皮下脂肪織炎　454
非昏睡型急性肝不全　331
脾腫　301, 454
非ステロイド性抗炎症薬　122, 206, 282
非代償性肝硬変　346, 358
ビタミン B_{12}　92, 285
ビタミン B_{12} 吸収試験　74
ビタミン D　285
ビタミン K 欠乏時産生蛋白-II　325, 380
非典型的自己免疫性肝疾患　346
脾動脈　450
非特異性多発性小腸潰瘍症　195
非特異性直腸潰瘍症候群　237
非特異的反応性肝炎　397
ヒトパピローマウイルス　243
ヒト免疫不全ウイルス　278, 390
非びらん性胃食道逆流症　68, 98
ビフィズス菌　78
皮膚瘙痒感　347
皮膚着色斑　454
皮膚転移　454
皮膚の緊張度　236
ピブレンタスビル　339
非閉塞性腸管虚血症　265
被胞化壊死　86
びまん性肝疾患　312, 315
びまん性肝病変　314
びまん性前庭部毛細血管拡張症　151
びまん性大細胞型 B 細胞リンパ腫　142, 150, 200, 229, 274
病理診断　59
日和見感染症　401
ピランテルパモ酸　443
ビリルビン　407
ビリルビン異性体　372
ビリルビンカルシウム石　416, 418
ビリルビン代謝　297, 368
ビリルビン尿　424
ビリルビンポリマー　416
ピルビン酸　296
貧血　221, 284

ふ

フィトクロム　372

フィブラート製剤　430
フィブリノゲン　25
フィブリン分解産物　25
フェノバルビタール　367
フェリチン　309
腹腔鏡下胆嚢摘出術　420
腹腔鏡内視鏡合同手術　147
腹腔動脈　2
副腎皮質ステロイド　329, 342, 430, 472
副腎皮質ステロイドパルス療法　366
副膵　489
腹水　247, 301, 302, 359
腹側膵管　487
腹痛　417, 453
副乳頭　449
副乳頭ステント留置術　488
副乳頭切開術　488
腹部 CT　44, 411
腹部 MRI　44
腹部膨満　234
腹部膨隆　17
腹壁　7
腹壁静脈の怒張　301, 360
腹壁ヘルニア　17
腹膜　7
腹膜炎　247, 260
腹膜偽粘液腫　231, 247
腹膜中皮腫　248
フコース転換酵素　456
浮腫　15, 359
部分容積現象　44
プラジカンテル　392, 443
振子運動　153
フルオロウラシル　107
フルオロウラシル／レボホリナート／イリノテカン／オキサリプラチン併用療法　478
プロスタグランジン　122, 128
フロセミド　363
プロテアーゼ阻害薬　340
プロトロンビン時間　25, 308
プロトンポンプ阻害薬　68, 130, 286, 469
フロプロピオン　442
吻合部潰瘍　132
分枝膵管の不規則な拡張　467
噴水状嘔吐　115
糞線虫症　267
分泌酵素　307
糞便顕微鏡検査　456
糞便中エラスターゼ 1　456
噴門　4, 29

へ

平滑筋腫　109, 227
閉鎖孔ヘルニア　255
閉塞性黄疸　472
ペグインターフェロン　337
ベザフィブラート　347

ペプシノゲン　4
ヘマトキシリン-エオジン　58
ヘム　372
ヘモクロマトーシス　374
ヘルニア　113, 255
辺縁帯 B 細胞性リンパ腫　65
鞭虫症　268
扁平上皮癌　243
扁平上皮癌関連抗原　26

ほ

抱合型ビリルビン　407
傍乳頭憩室　119
ポジトロン断層撮影法　49
ホスホリパーゼ A2　455
ホスホリラーゼキナーゼ欠損症　374
ボリオール　165
ポリープ　57, 201
ポリペクトミー　205
ポルフィリン症　377
ポルフィリン代謝異常　372

ま

膜結合型酵素　307
麻酔薬起因性肝障害　400
マルチキナーゼ阻害薬　481
慢性胃炎　123
慢性仮性嚢胞　485
慢性活動性肝炎　397
慢性肝炎　300
慢性肝疾患　335
慢性偽性腸閉塞症　70
慢性甲状腺炎　346
慢性膵炎　455, 465, 488
慢性膵炎の病期と治療方針　466
慢性膵炎臨床診断基準 2009　468
慢性非化膿性破壊性胆管炎　345
マントル細胞リンパ腫　229

み

ミオパシー　400
ミグルスタット　377
ミクロソームエタノール酸化系　349
ミトコンドリア経路　299

む

無症候性胆石症　417
無神経節性巨大結腸症　159
ムチン　4
ムチン性腹水　248
無痛性胆嚢腫大　433

め

迷入膵　489
メズサの頭　18, 302, 360
メタセルカリア　392, 444

メチシリン耐性黄色ブドウ球菌　174
メトホルミン　357
メトロニダゾール　388, 443
メラニン産生細胞　108
免疫応答期　336
免疫学的検査　323
免疫寛容期　336
免疫関連副作用　365
免疫染色　60
免疫チェックポイント阻害薬　108

も

盲係蹄症候群　74, 162, 285
毛細管拡張症　46
毛細胆管　406
毛細胆管膜　408
盲腸　6, 215
モチリン　9, 13
モノクローナル抗体　141
門脈　290
門脈圧亢進症　152
門脈域　292
門脈-大循環短絡　111

や

薬物性肝障害　328, 346, 365, 401
薬物性肝障害診断基準　367
薬物性肝障害の分類　366

ゆ

有機アニオン輸送ポリペプチド 1B1
　373
有機陰イオン輸送ペプチド　408
有機溶媒　365
有茎性胆嚢ポリープ　410
有茎性ポリープ　57
幽門　4
幽門狭窄症　115
幽門部　5
癒着性腸閉塞　286
輸入脚症候群　285

よ

溶血性尿毒症症候群　403
陽電子放射断層撮影法　317
横川吸虫症　268

ら

ラクターゼ欠乏症　163
ラクチトール　362
ラクツロース　362
ラジオ波焼灼療法　224
ラミブジン　329, 337
ランゲルハンス島　450
ランブル鞭毛虫　268, 442, 443
ランレオチド　481

り

リツキシマブ　475
リバースセロコンバージョン　336
リパーゼ　454
リバビリン　340
リファキシミン　362
リポ多糖　354
良性胆管狭窄　444
良性胆管狭窄の分類　444
輪状膵　119, 120, 487
リンパ管腫　228
リンパ球刺激試験　324
リンパ上皮嚢胞　486
リンパ節転移　82

る

類上皮細胞性肉芽腫　66
類上皮嚢胞　486
るいそう　453
類天疱瘡　91
類洞　293
類洞側細胞膜　408
類洞内皮細胞　298
類皮嚢胞　486
ルゴール法　43

れ

レゴラフェニブ　382
レシチン　408
レジパスビル　339
レプチン　13
レプトスピラ症　388
レンズマメ結合性 AFP　324
レンバチニブ　382

ろ

ロイシンアミノペプチダーゼ　307
肋骨脊柱角　20
濾胞性リンパ腫　64, 229

数字

1 型 AIP における各臓器病変　472
1 型自己免疫性膵炎　470
2 型自己免疫性膵炎　470
III 型プロコラーゲン N 末端ペプチド
　309
IV 型コラーゲンの N 末端 7S 領域　309
5-ASA　183, 191
5-FU　107, 224
5-アミノサリチル酸　183, 191
7S ドメイン　309
^{18}F-FDG　50
^{99m}Tc-GSA (galactosyl human serum albumin)　47, 317
^{99m}Tc-HIDA (dimethyl acetanilide

iminodiacetic acid) 412
99mTc-HSA 49, 273
99mTc-PI (pyridoxylidene isoleucine) 412
99mTc-PMT (N-pyridoxyl-5-methyl tryptophan) 47, 317, 412

欧文索引

ギリシャ文字

α₁ アンチトリプシン欠損症 378
α₁ アンチトリプシン試験 75
α₁ アンチトリプシン補充療法 378
α ディフェンシン 10
α フェトプロテイン（AFP） 60, 138, 324, 380
β-catenin 484
γ-グルタミルトランスペプチダーゼ（γ-GTP） 307

A

ABCB11 409
ABCB4 409
ABCC2 409, 416
abdominal compartment syndrome 234
abdominal esophagus（Ae） 29
abdominal wall 7
aberrant pancreas 489
accessory pancreas 489
ace-of-spades sign 233
acetylcholine esterase（AchE） 159
acetylcholine（ACH） 8
acid pocket 114
acidsphingomyelinase（ASM） 376
acquired immunodeficiency syndrome （AIDS） 278, 401
acute cholangitis 424
acute cholecystitis 421
acute fatty liver of pregnancy （AFLP） 402
acute hemorrhagic rectal ulcer （AHRU） 244
acute hepatic infarction 396
acute hepatitis by hepatitis viruses 325
acute liver failure 331
acute necrotic collection（ANC） 86, 485
acute pancreatitis 455, 459
acute peripancreatic fluid collection （APFC） 86, 485
acute respiratory distress syndrome 462
AD/AE 151
Addison 病 73, 92
adenoma 437
adenomatous hyperplasia 384
adenomyomatosis 437
adenomyomatosis of the gallbladder 447
adenosine triphosphate（ATP） 296
adult onset Still disease（AOSD） 398
adult T-cell leukemia（ATL） 398
adult-onset citrullinemia type 2

（CTLN2） 376
ADV 337
Aδ 線維 21
AFP-L3 分画 324, 380
aganglionosis 159
AH 法 58
ALAD（delta-aminolevulinic acid dehydratase）欠損型ポルフィリン症 377
Alagille 症候群 404
alanine aminotransferase（ALT） 306
Albright 症候群 92
Alcian blue（AB）染色 58, 59
alcohol dehydrogenase（ADH） 349
alcohol toxic theory 466
alcoholic liver disease 348
aldehyde dehydrogenase（ALDH） 348
alkaline phosphatase（ALP） 307
AL アミロイドーシス 377
AMA M2 324
amebic liver abscess 388
ampullary region carcinoma 435
amylase creatinine clearance ratio （ACCR） 455
amyloidosis 281
anal verge 243
anastomotic ulcer 132
Andersen 病 374
angiectasia（AE） 151, 168
angiodysplasia（AD） 151
angiosarcoma 384
Ann Arbor 分類 275
annular pancreas 120, 487
anti-mitochondrial antibody（AMA） 324
antineutrophil cytoplasmic antibody （ANCA） 324
antiperistalsis 30
anti-smooth muscle antibody （ASMA） 323
APC 202, 211, 216
aplastic anemia 399
APTT 25
argon plasma coagulation（APC） 81
arteriovenous malformation 151
Ascaris lumbricoides 443
ascites 302
aspartate aminotransferase（AST） 306
asterixis 302
Astler-Coller 分類 221
Atlanta 分類 85
ATP7B 遺伝子 373
ATP-binding cassette, subfamily C group 2（ABCC2） 372
ATP-binding cassette transporters （ABC transporters） 409
ATP 結合カセット輸送体 409
ATTR 281
Auerbach 神経叢 2, 13, 102, 159

autoimmune hepatitis（AIH）
341, 397
autoimmune pancreatitis（AIP）
428, 470
Azan-Mallory 染色　59
A 型肝炎　326, 329
A 型肝炎ウイルス　304, 318
A 型急性肝炎　304

B

backwash ileitis　181
bacterial translocation　236, 464
balloonoccluded retrograde transve-
nous obliteration（BRTO）　113
Banti 症候群　393
BAO　69
Bardet-Biedl 症候群　159
Barostat 法　71
Barrett 癌　99
Barrett 食道　64, 65, 106
Barrett 粘膜　99
basolateral membrane　408
Bassen-Kornzweig 症候群　74
Bauhin 弁　160
beak sign　117
Behçet 病　193, 279
benign lesion of biliary tract　436
benign lesion of gallbladder　436
benign stenosis of bile duct　444
benign tumor of bile duct　437
benign tumor of papilla of Vater　437
bile　407
bile canalicular membrane　408
bile canaliculi　406
bile duct　291
bile salt export pump（BSEP）　409
biliary ascariasis　443
biliary atresia　438
biliary clonorchiasis, biliary clonorchi-
osis　443
biliary dyskinesia　442
biliary hemorrhage, hemobilia　447
biliary parasitosis　442
biliobiliary fistula　445
binarytoxin　174
bird beak sign　102, 233
BLI（blue laser imaging）　40
blue rubber bleb nevus 症候群　228
Blumberg 徴候　461
BMPR1A　214
Bochdalek 孔ヘルニア　114
Boerhaave 症候群　109
Borchardt の三徴　117
borderline resectable　478
Borrmann 分類　217
Bowen 病　243
BRAF　108, 206, 217
bridging fold　143, 226
Brown 法　30
Brunner 腺　6

Brunner 腺腫　148
BT-PABA（N-benzoyl-L-tyrosyl-
para-aminobenzoic acid）排泄試験
455, 456
Budd-Chiari 症候群　18, 111, 272,
302, 362, 394, 403
bulging flanks　17
BUN／Cr　25
B 型肝炎　327, 329, 403
B 型肝炎ウイルス　304, 318
B 型肝炎の肝細胞癌リスク　338
B 型肝炎の再活性化　339
B 型肝炎ワクチン　304
B 型慢性肝炎　335
B 細胞　10
B モード超音波検査　311

C

C14 抗体　322
CA19-9　26, 138, 455
CagA　134
Cajal 介在細胞　9, 143, 230
Calot 三角　407
Camper 筋膜　7
cap polyposis　238
caput medusae　18, 302, 360
carcinoembryonic antigen（CEA）　25,
138, 456
cardia　4
cardiac cirrhosis　396
Castell 法　20
cavernous hemangioma　228
cavernous transformation　394
CDDP　107
CDH1　133
cecum　6
celiac sprue　165
cervical esophagus（Ce）　28
Chagas 病　102
Charcot 三徴　417, 425
chemical clearance　98
cherry-red spot　111
Child-Pugh の（肝硬変重症度）分類
310, 362
cholangiocarcinoma　432
cholangio-venous reflux　424
cholecystokinin（CCK）　9, 13, 127,
409, 450, 460
cholelithiasis　416
cholesterol polyp　437
cholesterosis of the gallbladder　448
cholinesterase（ChE）　307
chronic non-suppurative destructive
cholangitis（CNSDC）　345
chronic pancreatitis　465
CIPO　70
c-kit　200, 230
clonorchiasis　391
Clonorchis sinensis　391, 443
Clostridioides difficile　78, 173

clubbed finger　301, 360
CMV 感染　328
CMV による肝炎　330
cobblestone appearance　186
coffee bean sign　233, 261
Cogans 症候群　254
colic pain　234
collagenous colitis（CC）　196
colon　6
colon cut-off sign　462
common bile duct　292, 406
common hepatic duct　291
computed tomography（CT）　44, 51,
313, 457
COMT 阻害薬　442
congenital anomalies of the pancreas
487
congenital biliary dilatation　441
congenital cyst　485
congenital hepatic fibrosis　364
congenital jaundice　368
congenital megacolon　159
congestive cirrhosis　396
congestive hepatopathy, congestive
liver　396
congestive liver　364
continuous ambulatory peritoneal dial-
ysis（CAPD）　247
Cooper 靱帯　256
Cori 病　374
costovertebral angle（CVA）　20
Couinaud 分類　290
Courvoisier 徴候　433, 454, 475
Cowden 病　214
COX-1　128, 282
COX-2　128, 206, 282
C-reactive protein（CRP）　26
Crigler-Najjar 症候群　370
Crigler-Najjar 症候群 I 型　370
Crigler-Najjar 症候群 II 型　371
Crohn 病　31, 49, 65, 128, 160, 180,
186, 281, 399
Cronkhite-Canada 症候群　214, 127,
212, 272
crypt abscess　181
Cryptosporidium　443
CT colonography　30, 44, 205, 220
Cullen 徴候　18, 260, 454, 462
Cushing 症候群　18
cushion sign　144, 227
cut-off sign　261
cyclooxygenase（COX）　123, 128, 282
CYP7A1　407
cystic duct　406
cystic fibrosis transmembrane con-
ductance regulator（CFTR）遺伝子
変異　466
cystic neoplasms of the pancreas
481
cytochrome P450（CYP450）　296
cytomegalovirus（CMV）　125, 278

C型肝炎　327, 403
C型肝炎ウイルス　305, 321
C型肝炎の肝細胞癌リスク　341
C型慢性肝炎　339
C線維　21
C反応性蛋白　26

D

DAA（direct acting antivirals）　305, 339, 362
DCC　216
de novo B型肝炎　339
decubitus像　27
delle　226
dentate line　243
dermoid cyst　486
des-α-carboxy prothrombin（DCP）　325
des-γ-carboxy prothrombin（DCP）　381
Desmin　59
DIC-CT（drip infusion cholangiography CT）　411
diffuse large B-cell lymphoma（DLBCL）　142, 150, 229, 274
diffuse antral vascular ectasia（DAVE）　151, 152
diffuse esophageal spasm（DES）　102
diffuse large B-cell lymphoma　150
digital subtraction angiography（DSA）　46
DISH（dual color *in situ* hybridization）　140
disseminated intravascular coagulation（DIC）　234
distended double fluid filled space　121
double bubble sign　117, 118, 153
Douglas窩　7, 8, 261
Down症候群　120, 155, 159
drip infusion cholangiography（DIC）　413
drug-induced liver injury（DILI）　365
drug-induced lymphocyte stimulation test（DLST）　324
Dubin-Johnson症候群　372
Dukes分類　221
duodenum　5
DUPAN-2　26, 456
dysplastic nodule　384
D型肝炎　328
D型肝炎ウイルス　303, 305, 322
D-キシロース試験　74
D細胞　4, 13
Dダイマー　25

E

EBR　339
EBV感染　328
EBVによる肝炎　330
Echinococcus granulosus　392
Echinococcus multilocularis　392
ECL（enterochromaf fin-like）細胞　13, 276
ectopic pancreas　489
EC細胞　4, 14
edema　15
EGFR　224
electrogastrogram（EGG）　72
electrohydraulic lithotripsy（EHL）　421
emperipolesis　342
endoscopic band ligation（EBL）　80
endoscopic biliary drainage（EBD）　427
endoscopic injection sclerotherapy（EIS）　112
endoscopic mechanical lithotripsy（EML）　421
endoscopic mucosal resection（EMR）　80, 138, 148, 206, 228
endoscopic nasobiliary drainage（ENBD）　427
endoscopic papillary dilatation（EPD）　421
endoscopic retrograde cholangiopancreatography（ERCP）　37, 84, 413, 457
endoscopic submucosal dissection（ESD）　80, 138, 148, 206, 222
endoscopic transpapillary gallbladder drainage（ETGBD）　423
endoscopic ultrasonography（EUS）　33, 36, 85, 106, 416, 457
endoscopic variceal ligation（EVL）　112
endotoxemia　260
Entamoeba histolytica　388
enterohemorrhagic *Escherichia coli*（EHEC）　78
enterohepatic circulation　407
epidermal growth factor（EGF）　101, 128
epidermoid cyst　486
epigastric pain syndrome（EPS）　122
Epstein-Barr virus（EBV）　65, 133, 330
epulis　91
erythrocyte sedimentation rate（ESR）　26
esophagus　2
EST　421, 427
ESWL　420
ETV　337
EUS-guided fine needle aspiration biopsy（EUS-FNAB）　145, 227, 457
EUS-guided fine needle aspiration（EUS-FNA）　416

EUS-guided pancreatic pseudocyst drainage（EUS-CD）　87
EUSガイド下ドレナージ　87
EVG（Elastica van Gieson）染色　59
extracorporeal shockwave lithotripsy（ESWL）　469
extrahepatic portal obstruction（EHO）　394
E型肝炎　328
E型肝炎ウイルス　305, 323

F

Fajans index　480
familial adenomatous polyposis（FAP）　148, 211, 216
familial amyloid polyneuropathy（FAP）　377
familial constipation syndrome　13
familial diarrhea syndrome　13
*Fasciola*属　392
fascioliasis　392, 444
fat-storing cell　294
FDG-PET/CT（[18]F-fluorodeoxyglucose positoron emission tomography/computed tomography）　317
FDP　25
fecal microbiota transplantation（FMT）　12
Felty症候群　398
fetor hepaticus　302
fibroblast growth factor（FGF）　128
fibromuscular obliteration　242
FICE　38
FISH（fluorescence *in situ* hybridization）　140
Fitz-Hugh-Curtis症候群　390, 19
flat mucosa　165
flexible spectral color enhancement（i-SCAN）　38
fluorodeoxyglucose（FDG）　50
focal nodular hyperplasia（FNH）　47, 385
FODMAP　165
FOLFIRINOX療法　478
FOLFIRI療法　224
FOLFOX療法　224
follicular lymphoma　229
Fontan associated liver disease　364
football sign　120
Forrest分類　79
Fox徴候　18, 462
FPN（ferroportin）　374
free air　27, 33
free reflux　98
Frey手術　469
frog abdomen　302
functional dyspepsia（FD）　71
functional gastrointestinal disorders（FGID）　71
fungal infection of the liver　390

G

gallbladder　406
gallbladder carcinoma　431
Gardner 症候群　211
gastric antral vascular ectasia (GAVE)　151, 152
gastric inhibitory polypeptide (GIP)　14
gastric type　482
gastrin　13
gastroduodenal artery (GDA)　449
gastroesophageal reflux disease (GERD)　67, 70, 98, 106, 286
Gaucher 病　376
GAVE/DAVE　152
GBA 遺伝子異常　376
GC 療法　432, 435, 436
ghrelin　14
giant cell hepatitis　404
Giardia intestinalis　443
Giardia lamblia　443
Giemsa 染色　59
Gilbert 症候群　369
gingivitis　91
GIP (glucose-dependent insulinotropic polypeptide)　14, 452
GIST (gastrointestinal stromal tumor)　64, 65, 116, 143, 150, 148, 200, 226, 229, 275, 490
GLE　339
Glisson 鞘　290
Glisson 嚢　290
GLP-1 (glucagon-like peptide 1)　14, 452
glycogen-rich adenoma　483
goblet cell　231
Golgi 装置　296
graft-versus-host disease (GVHD)　399
Grey-Turner 徴候　18, 260, 454, 462
guanylate cyclase C (GC-C)　14
guanylin　13
gut-associated lymphoid tissue (GALT)　10
gynecomastia　302, 360
GZR　339
G 細胞　4, 13, 127

H

H2 受容体　13
H2 受容体拮抗薬　469
hemolysis, elevated liver enzymes, low platelets (HELLP) syndrome　402
haustra　27, 181
HAV　304, 318, 326
hayfork sign　232
HBc 抗原, HBc 抗体　320

HBe 抗原, HBe 抗体　320
HBe 抗原陰性慢性肝炎　336
HBe 抗原セロコンバージョン　336
HBs 抗原, HBs 抗体　319
HBV　304, 318, 327
HBV DNA　321
HBV 持続感染者の自然経過　336
HBV の構造　318
HBV マーカー　319
HB コア関連抗原　321
HB ワクチン　304
HCO$_3^-$　128
HCV　305, 321, 327
HCV 遺伝子診断　322
HCV 遺伝子の構造　321
HCV 抗体測定　321
HCV マーカー　322
HDV　303, 305, 322, 328
Head zone　22
Healey-Schroy 分類　290
heat-shock protein (HSP)　193
Helicobacter pylori　59, 62, 76, 121, 123, 127, 142, 238, 274
hematoxylin-eosin (HE) 染色　58
hemochromatosis　374
hemodiafiltration (HDF)　335
hemophagocytic syndrome (HPS)　398, 399
hemosuccus pancreaticus　469
Henoch-Schönlein 紫斑病　272, 280
hepatic acinus　292
hepatic amyloidosis　377
hepatic bile duct　406
hepatic echinococcosis　392
hepatic encephalopathy　359
hepatic glycogen storage disease　374
hepatic hemangioma　384
hepatic porphyria　377
hepatic sarcoma　384
hepatic segment　290
hepatic stellate cell　294
hepatic syphilis　389
hepatic tumor　378
hepatitis virus　303
hepatoblastoma　384
hepatocellular carcinoma (HCC)　378
hepatocyte growth factor (HGF)　128
hepatojugular reflex　396
hepatomegaly　301
HEPC (hepcidin)　374
hereditary hemorrhagic telangiectasia (HHT)　151, 214
hereditary non-polyposis colorectal cancer (HNPCC)　200, 216
Hers 病　374
Hesselbach 三角　256
HEV　305, 323, 328
Heyde 症候群　16, 151, 169
HFE 遺伝子　374

high grade dysplasia　482
high-resolution manometry (HRM)　70, 103
Hirschsprung 病　70, 155, 159
HIV infection of the liver　390
HIV 感染　401
HIV 関連胆管炎　401
hMLH1　206, 217
HOMA-R (homeostasis model assessment insulin resistance)　356
honey-comb pattern　483
hooking　23
Howship-Romberg 徴候　15, 259
HPV　243
human cytomegalovirus (HCMV)　330
human immunodeficiency virus (HIV)　278, 390
Hunter 舌炎　92, 285
HUS　403
hyperbaric oxygen therapy (HBO)　236
hyperemesis gravidarum (HG)　402
hyperthyroidism　400
hypertonic saline-epinephrine (HSE)　43
hypothyroidism　400
hypovolemic shock　118
hypoxic hepatitis　396

I

IBS　70
ICG 色素負荷試験　307
ICG 試験　307
idiopathic duct-centric chronic pancreatitis (IDCP)　470
idiopathic neonatal hepatitis (INH)　405
idiopathic portal hypertension (IPH)　111, 393
IFN-γ　178
IgA　11, 280
IgA 血管炎　→　Henoch-schönlein 紫斑病をみよ
IgG4　455
IgG4-related disease (IgG4-RD)　428
IgG4-related sclerosing cholangitis (IgG4-SC)　428
IgG4 関連硬化性胆管炎　445
IgG4 関連硬化性胆管炎の診断基準　429
IgG4 関連疾患　93, 249, 428
IgG4 関連胆管炎　428
ileocecal valve syndrome　227
ileum　4
iliopubic tract　257
image enhanced endoscopy (IEE)　106
immune clearance phase　336
immune tolerance phase　336

immune-related adverse event (irAE)　365

incretin　14

indocyanine green (ICG)　307

induced IEL (iIEL)　12

induced Treg (iTreg)　12

inducible nitric oxide synthase　128

ineffective esophageal motility (IEM)　102

inflammatory bowel disease (IBD)　399

inflammatory myoglandular polyp (IMGP)　210

insulin receptor substrate (IRS)　354

intercellular adhesion module-1 (ICAM-1)　128

interface hepatitis　342

interferon (IFN)　305, 337, 338

intermediate grade dysplasia　482

internal pancreatic fistula (IPF)　469

interventional EUS　85

intestinal bacterial flora　78

intestinal metaplasia　125

intestinal mucosal immunity　10

intestinal type　482

intraductal papillary mucinous neoplasm (IPMN)　469, 481

intraductal ultrasonography (IDUS)　457

intraepithelial lymphocyte (IEL)　11, 12

intrahepatic cholaugio carcinoma (ICC)　382

intrahepatic cholestasis of pregnancy (ICP)　402

invasive carcinoma　482

irritable bowel syndrome (IBS)　166

ischemic hepatitis　396

islet ncinnr portal cystem　452

IVR (interventional radiology)　113

J

Jackhammer esophagus　103

jaundice　300

jejunum　6

juvenile idiopathic arthritis (JIA)　398

juvenile polyposis　127, 209, 214

K

Kaposi 肉腫　278

Kartagener 症候群　155

Kayser-Fleisher 角膜輪　373

Kerckring 皺襞　261

Kerckring ひだ　27, 279

Kerckring 輪状ひだ　234

key board sign　234

KIT　230

Klebsiella oxytoca　175

Kohlrausch ひだ　7

K-*ras*　216

Kupffer 細胞　47, 294, 299

K 細胞　14

L

lactate dehydrogenase (LDH)　306

Ladd 靱帯　155

LAM　337

lamina propria lymphocyte (LPL)　11

Langerhans 島　450

laparoscopic and endoscopic cooperative surgery (LECS)　147

large intestine　6

late-onset hepatic failure　331

lateonset hepatic failure (LOHF)　331

LCA (leukocyte common antigen)　59

LCT　163

LDV　339

lead pipe　182

leg edema　301

Lemmel 症候群　119, 447

Leptospira icterohaemorrhagica　388

leptospirosis icterohemorrhagica　388

leucin aminopeptidase (LAP)　307

leukemia　398

Lewis 酵素　456

limy bile　448

lipomatosis　227

lipopolysaccharide (LPS)　354

lithogenic bile　416

liver abscess　386

liver cell adenoma　384

liver cirrhosis　357

liver cyst　385

liver kidney microsome 1 (LKM-1)　323

LKB-1　213

l-LV　224

localized colitis cystica profunda (CCP)　237

low grade dysplasia　482

low replicative phase, inactive phase　336

lower esophageal sphincter (LES)　3, 67, 98

lower thoracic esophagus (Lt)　29

LPL　12

Ludwig 分類　345

Lugano 国際会議分類　275

lymphocytic colitis (LC)　196

lymphoepithelial cyst　486

lymphoepithelial lesion (LEL)　61

lymphoplasmacytic sclerosing pancreatitis (LPSP)　470

Lynch 症候群　60, 200, 216

lypidosis　376

L 細胞　4, 14

M

Ménétrier 病　126, 272

Mac-2 binding protein glycosylation isomer (M2BPGi)　309

Mac-2 結合蛋白糖鎖修飾異性体　309

Mackler の三徴　109

macrocystic type　483

major salivary gland　2

malabsorption syndrome　72

malignant lymphoma　399

Mallory-Denk 体　349

MALT リンパ腫　65, 94, 142, 274

mantle cell lymphoma　229

MAO　69

MCM6　163

MDCT (multidetector-row CT)　44, 219, 272

Meckel 憩室　49, 117, 156, 158

Meckel 憩室炎　46

Meissner 神経叢　2, 13, 159

MEK　108

melanocyte　108

MELD (model for end-stage liver disease) スコア　347, 364

MEN-1　480

mesentery　250

metacercaria　444

metalic sound　234

metastatic liver cancer　383

methicillinresistant *Staphylococcus aureus* (MRSA)　174

microcolon　155

microcystic tumor　483

microfilament　406

microscopic colitis (MC)　196

microsomal ethanol-oxidizing system (MEOS)　349

middle thoracic esophagus (Mt)　28

migrating motor complex (MMC)　279

minimally invasive transanal surgery (MITAS)　224

MIP (maximum intensity projection)　44

Mirizzi 症候群　421, 445

mismatch repair deficient (dMMR)　224

Moeller-Hunter 舌炎　92

monocyte chemoattractant protein-1 (MCP-1)　353

Morgagni 孔ヘルニア　114

motilin　13

MR elastography 法　356

MRCP (MR cholangiopancreatography)　412, 457

MRI (magnetic resonance imaging)　44, 314, 412, 457

mTOR 阻害薬　481

mucinous cystic neoplasm (MCN)

482
mucosa-associated lymphoid tissue (MALT) 65, 94, 142, 229
mucosal break 98
mucosal bridge 181, 211
mucosal prolapse syndrome (MPS) 245, 238
mucosal tag 182, 211
multidetectorrow CT (MDCT) 458
multidrug resistance 3 (MDR3) 409
multidrug resistanceassociated protein 2 (MRP2) 372, 409, 416
multiple myeloma 399
multiple parallel hits hypothesis 353
Murphy 徴候 422
MUTYH-associated polyposis (MAP) 211
Mycobacterium avium complex (MAC) 401
Mycobacterium aviumintracellulare 401
myopathy 400

N

NAFLD activity score (NAS) 356
Nakanuma 分類 345
naked fat sign 227
narrow band imaging (NBI) 38, 136, 203
natural IEL (nIEL) 12
natural Treg (nTreg) 12
N-benzoyl-L-tyrosyl-*p*-aminobenzoic acid (BTPABA) 74
necrosis-fibrosis 説 466
neonatal intrahepatic cholestasis caused by citrin deficiency (NICCD) 376, 404
neuroendocrine carcinoma (NEC) 149, 201, 215, 276, 479
neuroendocrine neoplasm (NEN) 276
neuroendocrine tumor (NET) 106, 149, 200, 215, 276, 479
neurofibroma 228
neuron specific enolase (NSE) 26
niche 29
nIEL 12
Niemann-Pick 病 376
Nikolsky 現象 91
Nixon 法 20
nodular regenerative hyperplasia (NRH) 393, 397
nonalcoholic fatty liver diseases (NAFLD) 353
nonalcoholic fatty liver (NAFL) 353
nonalcoholic steatohepatitis (NASH) 299, 353, 378
noncirrhotic portal hypertension 393
non-erosive reflux disease (NERD) 68, 98

non-occlusive mesenteric ischemia (NOMI) 265
nonspecific esophageal motility disorder (NEMD) 102
non-specific reactive hepatitis (NSRH) 397
non-steroidal anti-inflammatory drugs (NSAIDs) 122, 128, 206, 282
NOS 9, 128
NO 神経 102
NSE 480
Nuck 管水腫 259
NUD (non-ulcer dyspepsia) 121
nutcracker esophagus 103
nutmeg liver 396

O

O157 78
OATP1B3 373
Oddi 括約筋 407, 449
Oddi 筋 9, 488
OGIB (obscure gastrointestinal bleeding) 40
Ogilvie 症候群 160, 236
oncocytic type 482
Opisthorchis felineus 443
Opisthorchis viverrini 443
oral tolerance 12
oral cavity 2
organic anion transporting peptide (OATP) 373, 408
oriental schistosomiasis 391
ornithin transcarbamylase deficiency (OTCD) 375
OTC 欠損症 375
O リング 80

P

p53 134, 216
PABA 排泄試験 456
Paget 病 243
palmar erythema 15, 300, 360
pancreas 449
pancreas divisum 449, 487
pancreatic cancer 455
pancreatic carcinoma 475
pancreatic function diagnostant (PFD) 試験 456
pancreatic morphological abnormality 487
pancreatic neuroendocrine neoplasm 479
pancreatic polypeptide (PP) 451, 452
pancreatic pseudocyst (PPC) 86
pancreaticobiliary maljunction 440, 488
pancreatitis 459
pancreatobiliary type 482

panendoscopy 38
Paneth 細胞 6, 10
papillary stenosis 447
papillitis 447
paraneoplastic syndrome 379
parasitic liver disease 391
partial volume phenomenon 44
PAS (periodic acid-Schiff) 染色 59
patatin-like phospholipase domain-containing protein 3 (PNPLA3) 354
PD-1 (programmed cell death-1) 141, 224
PDGFR 200
Peg-IFN と核酸アナログ製剤の薬剤特性 337
pegylated interferon (Peg-IFN) 337, 340
pemphigoid 91
penetration 128
peptide YY (PYY) 9
percutaneous transhepatic biliary drainage (PTBD) 85, 415, 421, 427
percutaneous transhepatic cholangiography (PTC) 414
percutaneous transhepatic gallbladder aspiration (PTGBA) 423
percutaneous transhepatic gallbladder drainage (PTGBD) 423
perforation 128
pericholangitis 399
perinuclear anti-neutrophil cytoplasmic antibody (P-ANCA) 26
periodontitis 91
peripapillary diverticulum 119
peristaltic rush 30
peritoneum 7
peritonitis 260
PET/CT 412
PET (positron emission tomography) 49, 412
Peutz-Jeghers 症候群 213, 16, 92, 211
Peyer 板 6, 10
PFD (pancreatic function diagnostant) 試験 74
pharynx 2
photo-dynamic therapy (PDT) 81, 107
pH モニタリング 67
PIB 340
PIE 症候群 268
pigmentation 300
pit pattern 219
pitting edema 15, 301
PIVKA-II 380
Plummer-Vinson 症候群 93
pneumatosis cystoides intestinalis (PCI) 228
POEM (per-oral endoscopic submuco-

sal myotomy）　105

polyarteritis nodosa（PN）　398

polymerase proofreading-associated polyposis（PPAP）　211

polypectomy　205

polypoid lesion of gallbladder　436

porcelain gallbladder　448

portal tract　292

portal vein　290

postoperative hepatopathy　400

postprandial distress syndrome（PDS）　121

potassium-competitive acid blocker（PCAB）　100

PPH（procedure for prolapse and hemorrhoids）　240

PPI　130

primary biliary cholangitis（PBC）　344

primary biliary cirrhosis（PBC）　397

primary sclerosing cholangitis（PSC）　399, 428

procollagen type III *N*-terminal peptide（P III NP）　309

pro-GRP　480

projectile vomiting　115

proliferating cell nuclear antigen（PCNA）　145

prostaglandin（PG）　122, 128

protein energy malnutrition（PEM）　352

protein plug theory　466

protein-induced by vitamin K absence or antagonist-II（PIVKA-II）　325, 381

prothrombin time（PT）　25, 308

proton density fat fraction（PDFF）　355

proton pump inhibitor（PPI）　68, 100, 286

PRSS1 遺伝子異常　465

PSC　446

pseudocyst　485

pseudomyxoma peritonei（PMP）　231

pseudopolyposis　211

PS 試験　74

PTEN　214

pulmonary infiltration with eosinophilia　268

pylorus　4

pyogenic liver abscess　386

Q

QuantiFERON®-TB Gold　178

R

radiofrequency ablation（RFA）　224

Ramsay Hunt 症候群　90

rapid turnover protein（RTP）　27

rapid urease test（RUT）　76

ras　202, 216

RBV　340

R-CHOP 療法　142

reactive oxygen species（ROS）　297, 354

Recklinghausen 病　228

rectum　6

red wale marking　111

regulatory T cell　93

Rendu-Osler-Weber 病　151, 168

retention cyst　486

Reye 症候群　374

Reynolds の五徴　425

rheumatoid arthritis（RA）　398

RHOA　134

Richter ヘルニア　257

Riolan のアーケード　7

Rokitansky-Aschoff sinus（RAS）　406, 410, 447

Rokitansky 憩室　96

Rome III 診断基準　442

Rome IV 診断基準　122, 166

rosacca　300

Rotor 症候群　373

RTD-PCR 法　322

S

S-100 蛋白　143

saddle bag sign　120

Santorini 管　449, 487

SASP　183

Scarpa 筋膜　7

Scheuer 分類　345

Schilling 試験　74

Schistosoma japonicum　391

schwannoma　228

Schwann 細胞　109

secondary biliary cirrhosis　363

secretin　13, 460

selective arterial calcium injection（SACI）　480

self-expandable metallic stent（SEMS）　83

sentinel loop sign　462

seroconversion　320, 336

serotonin　13

serous cystic neoplasm（SCN）　483

serrated adenoma（SA）　206

serrated polyposis　215

serum amyloid A（SAA）　26

serum total bile acid　308

sessile serrated adenoma/polyp（SSA/P）　216

sexually transmitted disease（STD）　388

shifting dullness　302

shock liver　396

Siater Mary Joseph 結節　454

sigmoid scopy　38

simple cyst　485

sinusoidal membrane　408

sinusoidal obstruction syndrome（SOS）　395, 399

Sister Mary Joseph 結節　18

Sjögren 症候群　94, 272, 346, 398

SLC25A13 遺伝子異常　376

SLCO2A1　195

SMAD4　214

small duct theory　465

small intestinal bacterial overgrowth（SIBO）　164

small intestine　5

SMV　340

sodium-taurocholate cotransporting polypeptide（NTCP）　408

SOF　339

solid type　483

solid-pseudopapillary neoplasm（SPN）　484

solitary ulcer syndrome of the rectum　237

soluble liver antigen（SLA）　324

somatostatin　13

sonographic Murphy sign　423

Span-1　456

SPINK1 遺伝子異常　465

SPIO 造影剤　315

splenic artery（SA）　450

splenomegaly　301, 360

spontaneous bacterial peritonitis（SBP）　247

spoon nail　15

squamous cell carcinoma（SCC）　26, 243

Starling の腸管の法則　8

steatohepatitis　353

steatorrhea　72

stellate scar　483

stercoral ulcer（SU）　244

Still 病　398

STK-11　213

stomach　4

storiform fibrosis　470

string sign　115

submucosal tumor（SMT）　143, 226

succussion splash　19

superior mesenteric artery（SMA）　153, 449

Sydney System　66

symptom association probability（SAP）　68

symptom index（SI）　68

symptom sensitivity index（SSI）　68

synthetic growth hormone secretagogue（GHS）　13

systemic immunity　10

systemic inflammatory response syndrome（SIRS）　260, 461

systemic lupus erythematosus（SLE）　397

systemic sclerosis（SSc） 398
S 状結腸 6, 215
S 状結腸鏡検査 38
S テスト 456

T

T1 強調画像 315
T2 強調画像 315
TAE 120
TAF 337
target sign 232
TDF 337
telangiectasia 46, 168
Terry 爪 15, 301
Th1 12
Th17 12
Th2 12
TIPS 113
TNM 分類 221
to-and-fro 153, 234
tongue 2
total colonoscopy 38
total lymphocyte count（TLC） 27
toxic megacolon 27
traditional serrated adenoma（TSA） 206, 217
transanal endoscopic microsurgery （TEM） 224
transcatheter arterial chemoembolization（TACE） 382
transient elastography 法 356
transient lower esophageal sphincter relaxation（TLESR） 98, 113
transjugular intrahepatic portsystemic shunt（TIPS） 113, 153
Traube 三角 20
Treg 11, 93
Treitz 靭帯 5, 30, 156
triangular cord sign 439
tripple bubble sign 155
TTG-IgA 抗体 165
TTP 403
TTR 282
tuberculoma 389
tuberculosis of the liver 388

tuberculous peritonitis 247
tumor necrosis factor（TNF） 134
Turcot 症候群 212
turgor 236
TVR 340
Type 1 AIP 470
Type 2 AIP 470
T 細胞 11

U

UDP-glucuronosyltransferase 1A1 （UGT1A1） 409
UDP（uridine diphosphate）グルクロン酸転移酵素 1A1 409
UGT1A1 遺伝子 369
ulcerative colitis（UC） 399, 428
ultrasonic cervix sign 115
ultrasonography（US） 33, 457
umbrella sign 115
upper thoracic esophagus（Ut） 28
upside down stomach 113, 117
urea breath test（UBT） 76
urea cycle abnormality 375
uridine diphosphate-glucuronosyl transferase（UGT） 369
ursodeoxycholic acid（UDCA） 344, 346, 366, 420, 430
UTG1A1 遺伝子 370

V

VAN 340
vanishing tumor 267
varicella zoster virus 90
varices 302
variegate porphyria 377
vascular ectasia 151
vascular spider 16, 300, 360
Vater 乳頭 38, 119, 407, 449
VEGF 224
veno-occlusive disease（VOD） 395, 399
Vero 毒素 78
very low-density lipoprotein（VLDL） 297

vesicular transport system 409
Vimentin 59
VIP（vasoactive intestinal peptide）神経 102
VIP（vasoactive intestinal polypeptide） 8, 13, 451
Virchow 転移 16
virtual colonoscopy 220
virtual endoscopy 44
volcano sign 231
von Gierke 病 374
von Hippel-Lindau 病 485
von Meyenburg complexes 364
von Recklinghausen 病 92
von Willebrand 症候群 16

W

Waardenburg 症候群 159
Wahl 徴候 234
walled-off necrosis（WON） 86, 485
Warthin-Starry 染色 59
watch and wait（ストラテジー） 142, 275
watermelon stomach 151, 152
WDHA（watery diarrhea-hypokalemia-achlorhydria）症候群 13, 70
Weil 病 388
Whipple の三徴 480
Whipple 病 162, 170, 272
whirl pool sign 156
Wilson 病 373, 403
Wirsung 管 449, 487
Wisteria floribunda agglutinin-Mac-2 binding protein（WFA⁺-M2BP） 309

Y

YMDD 変異 321

Z

Zenker 憩室 96
Zollinger-Ellison 症候群 69, 126, 276

中山書店の出版物に関する情報は，小社サポートページを御覧ください．
https://www.nakayamashoten.jp/support.html

内科学書 改訂第9版（全7冊）

初　版	1971年 4月15日	第1刷	〔検印省略〕
第2版	1982年 2月 5日	第1刷	
第3版	1987年 9月 5日	第1刷	
第4版	1995年 4月28日	第1刷	
第5版	1999年 3月 1日	第1刷	
第6版	2002年10月10日	第1刷	
第7版	2009年11月10日	第1刷	
	2012年 4月20日	第2刷	
第8版	2013年10月31日	第1刷	
第9版	2019年 8月30日	第1刷 ©	

総編集 ──── 南学正臣

発行者 ──── 平田　直

発行所 ──── 株式会社 中山書店
〒112-0006　東京都文京区小日向4-2-6
TEL 03-3813-1100（代表）　振替 00130-5-196565
https://www.nakayamashoten.jp/

本文デザイン・装丁 ──── 臼井弘志（公和図書 株式会社 デザイン室）
印刷・製本 ──── 三松堂 株式会社

Published by Nakayama Shoten. Co., Ltd.　　　　　　　　　　　　Printed in Japan
ISBN978-4-521-74749-1（分売不可）

落丁・乱丁の場合はお取り替え致します

- 本書の複製権・上映権・譲渡権・公衆送信権（送信可能化権を含む）は株式会社中山書店が保有します．

- JCOPY ＜（社）出版者著作権管理機構　委託出版物＞
本書の無断複写は著作権法上での例外を除き禁じられています．複写される場合は，そのつど事前に，（社）出版者著作権管理機構（電話 03-5244-5088，FAX 03-5244-5089．e-mail: info@jcopy.or.jp）の許諾を得てください．

本書をスキャン・デジタルデータ化するなどの複製を無許諾で行う行為は，著作権法上での限られた例外（「私的使用のための複製」など）を除き著作権法違反となります．なお，大学・病院・企業などにおいて，内部的に業務上使用する目的で上記の行為を行うことは，私的使用には該当せず違法です．また私的使用のためであっても，代行業者等の第三者に依頼して使用する本人以外の者が上記の行為を行うことは違法です．